Für unsere Kinder

Zu diesem Buch

Mit dem Ausbau von staatlichen Ganztags-Betreuungsmodellen hat sich der gesundheitliche Zustand unserer Kinder dramatisch verschlechtert. Unter staatlicher Anleitung und nach behördlichen "Qualitätsstandards" werden unsere Kinder bereits ab den ersten Stunden der Fremdbetreuung mit industriell hergestellten und gesundheitsschädigenden Nahrungsmitteln versorgt: Sie bekommen mit Schadstoffen belastetes Brot, Nudeln, Obst und Gemüse sowie Wurst- und Milchprodukte aus der Massentierhaltung. Ihnen fehlen die Nährstoffe, die sie für ein gesundes Aufwachsen brauchen.

Falsche oder irreführende Informationen über die Zusammenhänge von Nahrung, Giftstoffen und Stoffwechselprozessen werden systematisch und über unzählige Initiativen der Bundesregierung in unser Bildungssystem getragen. Unsere Kinder verinnerlichen somit von klein auf gesundheitsschädigende Verhaltensweisen. All das macht sie krank.

Ulrike von Aufschnaiter deckt schonungslos auf, wie Behörden, Politiker, Journalisten, Ärzte und Wissenschaftler, als verlängerte Arme der Konzernwelt, die Gesundheit von Kindern aufs Spiel setzen. Die Situation ist dramatisch, aber nicht unumstößlich. Als Gesellschaft können wir wieder Rahmenbedingungen schaffen, die unseren Kindern ein gesundes Aufwachsen ermöglichen. Neben differenzierten Nährwerttabellen, eingängigen Schilderungen eigener Rechercheergebnisse und fundierten Erfahrungen, bietet die Autorin konkrete Handlungsoptionen für alle, um sich aus der Misere zu befreien: Für Familien, für Kitas und Schulen, für Verbände und Organisationen sowie für lokale Politiker.

Über die Autorin

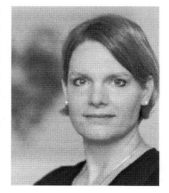

Ulrike von Aufschnaiter, geb. 1975, ist Gründerin und Geschäftsführerin einer Unternehmensberatung. Sie arbeitet als Coach und Organisationsentwicklerin mit Personen im oberen Management von DAX und FTSE Konzernen zusammen. Darüber hinaus blickt sie auf eine 10-jährige und internationale Karriere im Investment Banking zurück. Ihr Insiderwissen aus den Bereichen der Finanz- und Konzernwelt ermöglichte ihr eine differenzierte Ausarbeitung der Einflüsse genau dieser Akteure auf unsere globale Lebensmittelversorgung und Gesundheit. Ausschlaggebend für ihre umfängliche Recherche zu ihrem Buch war die Erkrankung des eigenen Kindes an der Zahnschmelzstörung Kreidezähne/MIH. MIH ist eine von vielen gesundheitlichen Störungen, von denen inzwischen schon große Teile der Kinder in Deutschland, wie auch weltweit, betroffen sind.

Ulrike von Aufschnaiter

Deutschlands
Kranke Kinder

Wie auf Anweisung der Regierung Kitas und Schulen die Gesundheit unserer Kinder schädigen

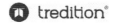

Haftungsausschluss

Der Inhalt dieses Buches wurde mit größter Sorgfalt erstellt und überprüft. Für die Vollständigkeit, Aktualität und Richtigkeit der Inhalte kann jedoch keine Garantie oder Gewähr übernommen werden. Der Inhalt dieses Buches repräsentiert die persönlichen Erfahrungen und Meinungen der Autorin und dient nur dem Unterhaltungszweck. Der Inhalt darf nicht mit medizinischer Hilfe verwechselt werden. Es wird keine juristische Verantwortung für Schäden übernommen, die durch kontraproduktive Ausübung oder Fehler des Anwendens entstehen.

Dieses Buch enthält ebenfalls Links zu externen Webseiten Dritter, auf deren Inhalte die Autorin keinen Einfluss hat. Deshalb kann die Autorin für diese fremden Inhalte auch keine Haftung übernehmen. Für die Inhalte der verlinkten Seiten ist stets der jeweilige Anbieter oder Betreiber der Seiten verantwortlich. Die verlinkten Seiten wurden zum Zeitpunkt der Verlinkung auf mögliche Rechtsverstöße überprüft, rechtswidrige Inhalte waren nicht erkennbar.

© 2019 Ulrike von Aufschnaiter
Deutsche Erstausgabe Mai 2019
Webseite: www.deutschlandskrankekinder.de

Verlag und Druck: tredition GmbH, Hamburg
Webseite: www.tredition.de
Umschlagsgestaltung: Nadine Bieg

ISBN
Paperback: 978-3-7482-6237-4
Hardcover: 978-3-7482-6238-1
e-Book: 978-3-7482-6239-8

Das Werk, einschließlich seiner Teile, ist urheberrechtlich geschützt. Jede Verwertung ist ohne Zustimmung des Verlages und der Autorin unzulässig. Dies gilt insbesondere für die elektronische oder sonstige Vervielfältigung, Übersetzung, Verbreitung und öffentliche Zugänglichmachung.

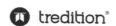

STIMMEN ZUM BUCH

"Das Buch liefert eine große Fülle ganz wichtiger Daten und Fakten und, noch besser: ausgezeichnete Analysen, Hintergründe und Erklärungsansätze. Und das alles sehr gut verständlich und leicht lesbar geschrieben, methodisch sauber und klar. Ein Buch von einem ganz besonders wachen Geist und mit viel gesundem Menschenverstand. Ein Glücksfall. Ein wunderbarer Ratgeber für Menschen, die sich Gedanken über die Ernährung, eine gesunde Lebensweise und das Leben machen, besonders zu empfehlen für Eltern, die ihre Kinder gesund aufwachsen lassen möchten. Möge das Buch viele Leserinnen und Leser finden!"

Prof. Dr. Christian Kreiß
Professor für Finanzierung an der Hochschule Aalen und Autor der Bücher
"Gekaufte Forschung: Wissenschaft im Dienst der Konzerne", "Geplanter Verschleiß" sowie "Profitwahn"
www.menschengerechtewirtschaft.de

"Dieses Buch sollte Pflichtlektüre für alle jungen Mütter und Erziehenden sein. Es sollte in Lehrerräumen sowie Wartezimmern von Kinderärzten liegen und eigentlich überall da zur Verfügung stehen wo es um das Wohlbefinden junger Menschen geht.

Zum Thema Nährstoffversorgung darf Folgendes hervorgehoben werden: Die wissenschaftliche Grundlage für die Nahrungsversorgung der deutschen Bevölkerung bietet die Deutsche Gesellschaft für Ernährung (DGE). Der von der DGE vorgeschlagene Tagesbedarf ist allerdings nicht mehr als ein Vorschlag, denn zum Einen ist die Zufuhr eines Nährstoffs nicht gleichzusetzen mit der Menge, die im Körper auch tatsächlich ankommt. Gestörte Verdauungsprozesse sind eine häufige Ursache von Nährstoffdefiziten, wobei sich bei einer nährstoff- und ballaststoffarmen Ernährung automatisch Verdauungsprozesse verschlechtern. Ein Teufelskreis.

Weiterhin ist seit Jahrzehnten bekannt, dass Stress- und dazu zählt psychologischer oder auch toxischer Umweltstress-, den Nährstoffbedarf deutlich erhöhen kann. Betrachtet man all diese Faktoren zusammen, so wird die von der Autorin erwähnte nährstoffarme Ernährung noch weiter defizitär. Es wundert nicht, dass unsere moderne Medizin den Kinderkrankheiten, einschließlich der Kinderdiabetes und Dickleibigkeit ständig hinterläuft. Dass eine nährstoffarme, chemiereiche Ernährung die Aufnahmefähigkeit unseres Organismus gegenüber Toxinen erhöht, ist eine weitere tragische Tatsache. Alles Themen, die in diesem leicht leserlichen Buch ausreichend erklärt werden."

Dr. E. Blaurock-Busch PhD
Research Direktor
Labor f. umweltmedizinische Untersuchungen
MTM Micro Trace Minerals GmbH
www.microtrace.de

"Ich bin sehr erfreut, dass Betroffene nicht nur still leiden und krank bleiben (und/oder ihre Kinder), wenn die Medizin, wie so oft bei chronischen Krankheiten, nicht helfen kann und die Ärzte, eingefangen durch Fehlinformationen von Verantwortlichen und Bürokratiewahn, keine Zeit mehr zum Zuhören und zum 'Lernen vom Patienten' haben. Selbst in der Not zeigen die Betroffenen Courage, informieren sich und finden oft Lösungen, die weit über den Stand der "etablierten Medizin" hinausgehen. Das haben wir tausendfach selbst bei Patient(inn)en erlebt und durften dabei wertvolle Erkenntnisse gewinnen, die man an keiner Universität lernen kann:

- Das, was wirklich krank macht.
- Und das, was effektiv helfen kann.

Denn, wie Frau von Aufschnaiter richtig beschreibt, behindern die Interessengruppen, die für den Schaden und die unterschiedlichen Krankheiten verantwortlich sind, eine faire Aufklärung und politische Maßnahmen. So werden Jahr für Jahr nicht nur Kinder, sondern auch in vielen weiteren Bereichen Millionen Lebewesen geschädigt und krank gemacht.

Neben Entwicklungsstörungen, Allergien, Autoimmunerkrankungen, Krebs, Schlaganfall, Schlafstörungen, Depressionen, chronischen Schmerzen und anderen Krankheiten, hat nun auch die Krankheit MIH im Kindesalter in den letzten Jahren massiv zugenommen und wird weiter zunehmen. Dass die Ursachen für diese und die meisten anderen Krankheiten eben Giftstoffe, Vitalstoffmängel durch minderwertige Nahrung, manche medizinische Maßnahmen oder technische Strahlungen sein können, wird offiziell bestritten, obwohl die unabhängige wissenschaftliche Faktenlage ziemlich klar erscheint. Wenn also die normale Ernährung der Bevölkerung, in Kindertagesstätten, in Krankenhäusern und Schulen nachgewiesenermaßen eine Vielzahl von Giftstoffen enthält, da konventionell angebaut, und somit zig Tonnen 'unschädlicher' Agrochemikalien, dann sind Krankheiten natürlich vorprogrammiert.

Das Fazit des Buches ist einfach, aber revolutionär und wirksam: eine bessere, ökologisch erzeugte Ernährung, das Meiden von Giftstoffen. Damit werden nicht nur Krankheiten verhütet oder verbessert, sondern auch unserem Lebensraum geholfen. Und dazu ist es bald zu spät, wenn wir so weitermachen und viele Zeitgenossen im Halbschlaf einfach 'mitmachen', anstatt ihr Tun kritisch zu hinterfragen. Daher kann ich nur jedem dieses Buch eindringlich empfehlen."

Dr. med. Joachim Mutter
Facharzt für Hygiene und Umweltmedizin
Autor der Bücher "Lass dich nicht vergiften!: Warum uns Schadstoffe chronisch krank machen und wie wir ihnen entkommen", "Amalgam – Risiko für die Menschheit", "Gesund statt chronisch krank" und "Grün essen! NA: Die Gesundheitsrevolution auf Ihrem Teller"
www.detoxklinik.de, www.drmutter.org

"Ulrike von Aufschnaiter hat aus meiner Sicht eine Pflichtlektüre für alle Eltern, denen die Zahngesundheit ihrer Kinder am Herzen liegt, geschaffen. Auch für diejenigen, deren Nachwuchs nicht an MIH erkrankt ist. Denn das, was sie hier beschreibt, ist in meinen Augen eine der Hauptursachen für sämtliche chronische Erkrankungen. Die

"Ernährung ist lange nicht mehr das, was unsere Körper zum Erhalt aller Lebensfunktionen benötigt. Ganz im Gegenteil: Sie belastet durch die enthaltenen synthetischen Beimischungen, Pestiziden, Farbstoffen und viel zu viel Zucker die Körperfunktionen. Aber nicht nur die Nahrung als solche belastet, sondern ebenso in hohem Maße die Behältnisse der Lebensmittel, die häufig aus Kunststoffen bestehen. Daraus gelangen chemische Substanzen in die Lebensmittel und darüber in den Körper."

Dr. Karin Bender-Gonser
Holistische Zahnärztin und vierfache Mutter
www.drkarinbendergonser.com

"Die Menschheit wird lernen, in Kooperation mit der Natur zu leben oder sich im profitablen Krieg gegen die Biosphäre selbst vernichten. Ausgelaugte Böden, die immer weniger Spurenelemente enthalten, können keine Lebensmittel für volle Gesundheit hervorbringen. Die Böden der Welt sind in extremer Weise degradiert worden, ohne Humus geraten der Wasserhaushalt, das Klima sowie Quantität und Qualität der Ernährung aus den Fugen. *"Deutschlands Kranke Kinder"* zeigt die massiven Auswirkungen, Wirkungen, die wissenschaftlich seit vielen Jahrzehnten bekannt sind.

Die Täter in Politik und Wirtschaft sind oft nicht bösartig, sondern selber Opfer von Fehlinformation und Selbstbetrug. Immer mehr Menschen erkennen, dass sie selber auch Opfer sind. Möge dieses Buch zum schnelleren Erwachen aus dem aktuellen Idiotenspiel ohne Gewinner beitragen. Es braucht kleinräumige, ökologische Landwirtschaft, die Humus aufbaut und große Mengen hochwertige Lebensmittel liefert. Unglaublich viele erprobte Lösungen sind verfügbar. Es können dauerhaft selbst 30 Milliarden Menschen gesund ernährt werden – in einer wundervollen Welt, in der alle und auch die zukünftigen Kinder Gewinner sein können."

Prof. Dr. Ralf Otterpohl
Leiter des Instituts für Abwasserwirtschaft und Gewässerschutz
und der AG Ländliche Entwicklung, RuVival Technische Universität Hamburg
Autor "Das Neue Dorf – Vielfalt leben, lokal produzieren, mit Natur und Nachbarn kooperieren"

"Wir sollten Frau von Aufschnaiter sehr dankbar sein, dass sie sich die Mühe gemacht hat, ihre Erkenntnisse für den interessierten Laien in diesem Buch zu veröffentlichen. Es ist eine spannende Lektüre, die in logischer und allgemein verständlicher Art die entstehenden Probleme durch die Ernährung mit Produkten aus unserer Nahrungsmittel-Industrie aufdeckt. Jeder kann daraus für sich selbst Informationen für seine eigene gesundheitliche Entwicklung und das Wohlergehen seiner Familie schöpfen. Das Buch wurde geschrieben von einer kritischen, gesundheitsbewussten Person für alle, die mehr darüber erfahren wollen, wie sie chronische Gesundheitsschäden vermeiden können. Es leistet somit einen wertvollen Beitrag zur allgemeinen Gesundheitsvorsorge."

Dr. Karlheinz Graf
Zahnarzt
Präsident der Deutschen Gesellschaft für Umwelt- und Human-Toxikologie –
aktiv für Mensch und Umwelt (www.dguht.de)

"Als Kind litt ich an chronischer Bronchitis. Auf Rat des Kinderarztes sind meine Eltern mit mir regelmäßig an die Ostsee gefahren. Dass sie während der fünfstündigen Fahrt im Auto nicht rauchen sollten, hatte er ihnen nicht gesagt. Die Folgen des Passivrauchens waren in den 70iger Jahren durch zahlreiche wissenschaftliche Studien belegt und durch umfangreiche Lobby- und Marketingaktivitäten erfolgreich bekämpft. Die gesundheitlichen Folgen von Fertigprodukten, Süßigkeiten und billigem, oft mit Antibiotika und Hormonen versetztem Fleisch sowie gespritztem Obst und Gemüse, sind ebenfalls wissenschaftlich erforscht und publiziert.

Darauf zu warten, dass der Gesetzgeber ungesunde Lebensmittel aus dem öffentlichen Raum verbannt, ist müßig. Die Verantwortung, gesund einzukaufen und zu kochen, gesunde Ernährung an Kitas, Schulen und Kantinen einzufordern, Parteien zu wählen, die Rahmenbedingungen schaffen, in denen Lebensmittel uns wieder nähren, liegt bei uns Erwachsenen.

Ulrikes Buch liefert die Fakten für die notwendigen Diskussionen mit Behörden, Kindergärten, Kantinenbetreibern, Politikern sowie Freunden und Familien. Und es wird konkret mit Ideen für den Speiseplan der eigenen Küche. Ihre präzise akribische Recherche und ihr Talent, 'trockene Kost' locker schmackhaft darzustellen, macht das Lesen überraschend kurzweilig und nachhaltig.

Die Lektüre des Buches bleibt jedoch nicht ohne Nebenwirkungen: Bei mir zunächst in Form von Selbstzweifeln – 'Rabenmutter' – und schlechtem Gewissen. Ich habe viele Jahre im Marketing der von ihr zitierten Firmen gearbeitet. Darauf folgte Aktionismus: Vorräte durchsortieren, neue Rezepte ausprobieren und stundenlang diskutieren mit Familie & Freunden. Langsam spüre ich Veränderungen: Freude beim Einkaufen von gesunden Lebens-Mitteln. Eine neue, wertschätzende Haltung zum alltäglichen Kochen und damit auch zu mir selbst, wenn ich das Essen für meine Familie zubereite. Und eine große Dankbarkeit für das samstägliche Sauerkraut, die Gemüse- und Linseneintöpfe, kurz die gesunde Küche meiner Eltern. Es ist Zeit, die alten Rezepte wieder aus der Schublade zu holen."

Manuela auf der Heide
Executive Coach, Trainer & Facilitator

INHALT

VORWORT 13

EINLEITUNG: Warum dieses Buch? 19

1. NAHRUNG UND GESUNDHEIT: Wer definiert und entscheidet? 29
    Unsere Nahrung: Basiswissen 34
    Die Bausteine unserer Nahrung: Ein kurzer Überblick 36
    Historisch gewachsenes Wissen 45
    Erhalt und Verluste von Nährstoffen 45
    Gesunde Ernährung: Man muss genau hinschauen 51
    Essenzielle Nährstoffe: Vitamine, Mineralstoffe und Fettsäuren – Worin sind sie enthalten? 52
    Zwischenstand: Was braucht der Körper, um gesund zu sein? 69
    Die richtige Ernährung: Mikro- versus Makronährstoffe 70
    Essen muss gelernt sein 71
    Altes Wissen neu entdeckt 72

2. UNSER KÖRPER: Das Zusammenspiel von Nährstoffen und unserem Organismus 75
    Stoffwechsel 75
    Das Immunsystem 77
    Der Darm 80
    Die Leber 86
    Die Nieren 90
    Stress 93
    Bewegung 97
    Vitamin D 99
    Fazit: Worüber sollten wir aufgeklärt werden? 108

3. MANGELERSCHEINUNG: Das Beispiel Zahnschmelzerkrankung Kreidezähne/MIH 109
    Eine Bestandsaufnahme 109
    Die Entstehung von bleibenden Zähnen 113
    MIH: Ein Beispiel für Mangel- und Fehlernährung 116
    Zusammenfassung: Viel Wissen, wenig Anwendung. Warum? 118

4. NEUE ZUTATEN: Was mischt uns die Industrie ins Essen und warum? 119
    Pflanzenschutzmittel 119

Antibiotika und Hormone in der Massentierhaltung 125

Zusatzstoffe allgemein 129

Zucker 133

Salz (Natrium) 138

Phosphat 142

Nitrat, Nitrit und Nitriosamine 145

Glutamat 149

Aluminium 152

Zusammenfassung: Was ist gefährlich für unsere Gesundheit? 155

5. ANWEISUNGEN: Ernährungspläne und Einflussnahme von DGE und BMEL 156

Schwachstellen im Detail 158

Zusammenfassung: Was lernen unsere Kinder über Ernährung in Kitas und Schulen und was lernen sie nicht? 172

6. DIE REALITÄT: Essen, das unsere Kinder krank macht 175

Ein durchschnittlicher Tagesplan für Kita-Kinder 177

Menüplan einer lokalen Ganztagsgrundschule 179

Systematische Mangelernährung in öffentlichen Einrichtungen 180

Mangel- und Fehlernährung mit der DGE: Nichts Neues 181

7. SCHLEICHENDE VERÄNDERUNG: Eine persönliche Bestandsaufnahme 183

Anweisungen, die unser Leben veränderten 183

Die neue Produktwelt: Süßigkeiten, Knabberzeug und Convenience 188

Was erklären Ärzte, Krankenkassen, Behörden und Medien? 190

Fazit: Beeinflussung auf allen Ebenen 196

8. GLOBALE TRENDS: Eine düstere Zukunft mit steigenden Krankenständen 198

Ein Überblick: Zivilisationskrankheiten, Wachstumsraten und Profiteure 198

    1. Diabetes 198

    2. Fettleibigkeit 200

    3. Krebs 201

    4. Psychische Erkrankungen: Trends 203

    5. Sinkende Belastbarkeit der arbeitenden Bevölkerung 205

    6. Sinkende Fruchtbarkeit von Menschen 207

Trends: Verändertes Ernährungsverhalten und mangelhafte Ernährungsbildung 209

    Das Schulfach Gesundheit: Fehlanzeige 210

    Verantwortung der Bundesregierung: Fehlanzeige 211

    Schutz für Kinder: Fehlanzeige 212

Das globale Bild 214

Fazit: Eine gesellschaftliche Abwärtsspirale. Weltweit. 218

9. DIE AKTEURE IM MARKT: Die Privatwirtschaft 219

Die Agrarindustrie 220
    Minderwertige Nahrung und hohe Rendite 223
    Das Zusammenspiel vom Bauernverband, der Wirtschaft und der Politik 233
    Ausblick für die Zukunft 240
    Fazit: Eine Verschlechterung der Grundnahrungsmittel. Weltweit. 245

Die Lebensmittelindustrie 246
    Ein Blick hinter die Kulissen 246
    Das Beispiel Nestlé – der weltweit größte Lebensmittelkonzern 251
    Eroberung der Welt: Die Mechanismen 254
    Wieder das Beispiel Nestlé: Ein neues Geschäftsmodell musste her 262
    Es wird noch viel schlimmer, wenn wir nichts tun! 270
    Fazit: Mächtige Konzerne und gefährliche Produkte 273

Das Gesundheitswesen 274
    Ein Blick hinter die Kulissen 274
    Vitamin D: Ein Hype oder eine große Gefahr fürs Geschäft? 284
    Die Rolle von Kinder- und Jugendärzten 294
    Profitable Geschäftsfelder: Herz-Kreislauf-Erkrankungen, Impfen, mangelnde
    Zahngesundheit und neuronale Störungen 300
    Die Rolle der Medien und Wissenschaft 320
    Unsere Beiträge und Lebenserwartung 330
    Das internationale Bild 334
    Die Rechtslage: Das Antikorruptionsgesetz im Gesundheitswesen 336
    Fazit: Manipulation auf allen Ebenen. Weltweit. 338

Die Investoren und Finanzindustrie 342
    Die unbekannte Macht im Hintergrund 347
    Und wieder das Beispiel Nestlé 351
    Persönlichkeitsstörungen unserer Mächtigen 354
    Fazit: Kapitalmacht und kranke Menschen – eine toxische Gefahr für die Welt 356

10. DIE AKTEURE IM MARKT: Die öffentliche Hand 357

Die Deutsche Gesellschaft für Ernährung (DGE) 357
    Die Deutsche Gesellschaft für Ernährung: Hintergründe und Aufgaben 357
    Die einzelnen Akteure der DGE 361
    Fazit: Fehlinformationen und fragwürdige Verbindungen auf allen Ebenen 372

Die Bundesministerien BMEL und BMG 374
    Hintergründe: Aufgaben, Struktur und finanzielle Mittel 374
    1. Bundeszentrum für Ernährung (BZfE) 376
    2. Bundeszentrale für Landwirtschaft und Ernährung (BLE) 377
    3. Nationaler Aktionsplan – IN FORM 379
    4. Plattform Ernährung und Bewegung e.V. (BEP) 381
    5. Bundeszentrale für Gesundheitliche Aufklärung (BzgA) 383

  6. Robert Koch-Institut 388
  7. Bundesamt für Risikobewertung (BfR) 391
  Fazit: BMG und BMEL: Eine Gefahr für unsere Gesundheit 397
 Einzelne Politiker *398*
  Verstrickungen mit der Wirtschaft 398
  Zugang zum Bundestag 402
 EU und globale Organisationen *404*
  1. Das International Life Sciences Institute (ILSA) 404
  2. Codex Alimentarius (CA) 404
  3. Europäische Behörde für Lebensmittelsicherheit (EBL/EFSA) 406
  4. Die Weltgesundheitsorganisation (WHO) 412
  Fazit: Ein weltweites Drama 416
 Die Bundesregierung: Teil des Problems und nicht Teil der Lösung *417*
  Ahnungslose Politiker 420
  Gesunde Nahrung: Die größte Gefahr für unseren materiellen Wohlstand 422
  Das globale Weltwirtschaftsmodell in Gefahr 423
  Fazit: Eine Regierungskoalition in der Sackgasse 426

11. VERÄNDERUNGEN: Globale Bewegungen 429
 Weisheiten erobern die Welt *430*
 Sichtbarer Wandel *431*
 Als Erstes gilt: Hürden überwinden! *438*

12. PRAKTISCHE UMSETZUNG: Verantwortliche einbinden 441
 1. Die Bundesregierung in die Pflicht nehmen *441*
 2. Krankenkassen in die Pflicht nehmen *445*
 3. Landespolitiker in die Pflicht nehmen *448*
 4. Selbst aktiv werden *454*
 5. Schulfach "Gesundheit" einfordern *455*
 6. Unterstützer mobilisieren *459*
 Fazit: Wir brauchen Veränderungen. Jetzt! *461*

13. UNSERE ANTWORT: Persönliche Veränderungen und Umsetzungen 462
 Neue Ernährungsregeln und deren Umsetzung *462*
 Umstellung unserer Ernährung *469*
 Umstellungen im Haushalt *472*
 Auswirkungen auf unsere Gesundheit *480*

DANKSAGUNGEN 483

VORWORT

Die Umstände, die zur Entstehung dieses Buches geführt haben, sind mehr als ungewöhnlich: Die Sorgen einer Mutter wegen eines kranken Backenzahnes ihres Kindes führen über viele beachtliche Stationen letztendlich zu einer kritischen Bestandsaufnahme der Weltwirtschaft! Wow, wer hätte das gedacht, dass ein Kinderzahn solch eine Karriere macht!

Auch wenn sicherlich etliche Nörgler einzelne Punkte des Buches bekritteln werden, so möchte ich das gezeichnete Bild insgesamt doch voll unterstützen: Ausgehend von einer ganz anderen Position bin ich zu vergleichbaren Erkenntnissen gekommen. Nach mehr als 50 Jahren Tätigkeit in unserem so genannten Gesundheitssystem (das zwischenzeitlich allerdings zum "Kranken-System" mutiert ist), und in dem ich alle Stufen durchlaufen habe (vom Hilfspfleger bis zum Professor, Chefarzt und Unternehmer als Gründer des ersten medizinischen Versorgungszentrums an einem Großklinikum in Deutschland), hat mich das Universum – oder wer auch immer an den Rädern der Geschichte dreht – aus diesem Umfeld herausgeholt. Dies geschah – wie auch in zahlreichen anderen Fällen – im Rahmen einer Existenzkrise. Doch dies ist nun rund 15 Jahre her und ich habe inzwischen einen neuen Weg für mich gefunden.

Ich könnte nun stundenlang aus dem Nähkästchen plaudern und noch seitenweise über "Storys aus dem System" berichten. Aber zum einen ist es nicht die Sache eines Vorwortes, die Autorin des Buches mit zusätzlichen "Fachinformationen rechts zu überholen". Zum anderen gibt es zahlreiche Dokumentationen und Personen, die die von Frau von Aufschnaiter berichteten Sachverhalte und die Kritik an der Gesellschaft bestätigen – und dies nicht erst seit gestern! Allerdings kann ich mir den Hinweis auf ein weiteres, aktuelles Beispiel nicht verkneifen: Vor wenigen Monaten wurde der international hoch geachtete Leiter des dänischen Cochraine Institutes, Prof. Peter Gøtzsche, seines Amtes enthoben und verlor zusätzlich seine Position als Chefarzt am Rigshospitalet in Kopenhagen. Damit hat es vier Jahre gedauert, bis die offensichtlich sorgfältig eingefädelte Reaktion auf sein Buch *"Tödliche Medizin und organisierte Kriminalität: Wie die Pharmaindustrie unser Gesundheitswesen korrumpiert"* brutale Wirklichkeit wurde.

Vielleicht auch noch ein kleiner Rückblick, der aufzeigt, dass die Problematik nicht so ganz neu ist. Bereits im Jahr 1983 erschien das Buch "Der tödliche Fortschritt: Von der Zerstörung der Erde und des Menschen im Erbe des Christentums" geschrieben von einem Vertreter eben dieses Christentums, dem Pastor Eugen Drewerman. Er macht seinem weltweit als mächtiger Konzern agierenden Unternehmen Kirche die gleichen Vorwürfe wie die Autorin dieses Buches heute den "Größen der Weltwirtschaft". Auch die Auswirkungen sind durchaus vergleichbar: Ausnutzung und Missbrauch der Menschen – unter dem Deckmantel der Menschlichkeit und Fürsorge, bis hin zum sexuellen Missbrauch der anvertrauten Kinder (und Erwachsenen)! Ein wesentlich gravierenderer "Kollateralschaden" als ein kranker Backenzahn bei dem Kind der Autorin infolge der Umtriebe der Lebensmittelindustrie! Dies ungeachtet der Tatsache, dass beides, körperliche und seelische Unversehrtheit unserer Kinder, unverzichtbare Forderungen an die Gesellschaft darstellen. Ich werde später noch einmal auf das Thema Kindergesundheit zurückkommen.

Vielmehr möchte ich dieses Vorwort nutzen, um den bereits weit gespannten Bogen von Frau von Aufschnaiter noch etwas zu erweitern und auf einen Zusammenhang verweisen, der das allgemeine Bewusstsein noch nicht erreicht hat: die Bedeutung der Umwelt für alle Lebewesen und damit auch für den Menschen. Wir leben nämlich nicht zufällig in dieser (irdischen) Umwelt, die wir seit einigen Jahrhunderten immer intensiver zerstören. Dabei ist allerdings die Sorge vor katastrophalen Unwettern und feuchten Füßen für einige Bewohner sowie dürre Steppen für andere eine schon fast müßige Diskussion angesichts der bereits eingetretenen, weltweiten Gesundheitskatastrophe, um die es in diesem Buch geht.

Was wir nicht verstanden haben ist die Tatsache, dass wir von dieser Umwelt leben und ein Bestandteil von ihr sind, sozusagen eine vorübergehende Ansammlung von Biomasse dieser Erde, die in jedem Lebewesen ein nichtlineares, selbst organisierendes, selbst regenerierendes und selbst reproduzierendes System verwirklicht, welches in konstantem Austausch und damit in direkter Abhängigkeit von und mit seiner Umwelt existiert. Hat das einzelne Lebewesen seinen Auftrag (Fortführung der Evolution) erfüllt, kehren seine Bestandteile zu dieser Biomasse zurück. So einfach und doch so genial ist dieses Konzept der Natur - das mit und ohne göttlichen Hintergrund seit Milliarden von Jahren hervorragend funktioniert.

Dabei ist kürzlich erst deutlich geworden, dass die von der Autorin zitierten vielfältigen Mikronährstoffe nicht nur für unsere (gesunde) Ernährung von Bedeutung, sondern vielmehr Steuerungsfaktoren der Erbsubstanz (Gene) unseres Systems sind, ohne die das System nicht richtig funktionieren kann. Andere (physikalische) Steuerungsfaktoren aus unserer Umwelt sind z. B. die Schwerkraft, das Magnetfeld und die Strahlung der Sonne. Hinzu kommen chemische Voraussetzungen wie Sauerstoff und Wasser. Von den zuletzt zitierten Faktoren ist bekannt, dass ein Fehlen in der Umwelt tödlich ist: Nach drei Minuten ohne Sauerstoff stellt das Gehirn seine Funktion ein und nach drei Tagen ohne Wasser gibt das gesamte System seinen Löffel ab.

Ein Mangel an zahlreichen anderen Faktoren führt indes nicht sofort zur Katastrophe. Vielmehr "humpelt" das System zunächst, d. h. einzelne Organsysteme werden durch den Mangel in ihrer Funktion etwas beeinträchtigt. Allerdings ist der Körper lange Zeit in der Lage, diese Beeinträchtigungen zu kompensieren – so lange, bis das System es aufgrund der ständig zunehmenden Defizite nicht mehr schafft und dann dekompensiert. Die Symptome dieser Dekompensation werden von der zeitgenössischen Medizin als Krankheiten diagnostiziert und (vergeblich) behandelt: wie z. B. kranke Zähne, Demenz oder Krebs, um nur einige Vertreter zu nennen.

Zu diesen "Hard Facts" als Problemauslöser der Systemsteuerung kommen noch als "Soft Facts" zahlreiche Sozialfaktoren. Denn auch unser Sozialsystem hat sich gegenüber der evolutionären Realität vor mehreren Millionen Jahren dramatisch verändert. Aus dem einstmaligen "homo sapiens", der Krone der Schöpfung, wurde der "Konsum-Sklave" der Zivilisation, der von Menschen geschaffenen Ersatzwelt. Um dies zu verstehen, müssen wir nochmals zurück in die Evolution schauen, jedoch nicht die Evolution der Arten, sondern des einzelnen Menschen. Diese Entwicklung läuft wie bei der Evolution der Arten von der einzelnen Zelle (die seinerzeit im Urmeer herumschwabbelte) bis zum fertigen Individuum der verschiedenen Spezies, immer in direkter Abhängigkeit von der Umwelt.

Bei den Säugetieren, zu denen auch der Mensch gehört, ist diese Umwelt, in der sich das Leben entwickelt, nicht mehr irgendein Teil der Natur, sondern der Körper der Eltern und das "Drama des Gesundheitsverlustes" beginnt bereits bei der Entwicklung der Keimzellen, die das neue Leben einmal bilden sollen. Denn auch diese Keimzellen sind – wie alle Lebewesen – von ihrer Umwelt abhängig. Und diese Umwelt ist der Körper von Mann und Frau. Das gleiche Prinzip gilt übrigens auch für die sogenannten Stammzellen, mit denen uns die Evolution ausgestattet hat.

Ist der Körper nun in einer top Verfassung, bildet er eine top Umwelt für die Keimzellen, die sich korrekt entwickeln können. Fehlt es dem Körper an natürlichen Ressourcen, kann er diese Aufgabe nicht leisten. Der seit Jahren aktenkundige Rückgang der Spermienzahl und -qualität ist eine eindrucksvolle Dokumentation dieses Prinzips. Kommt es dennoch zu einer Befruchtung, also einem neuen Lebewesen, welches sich in Abhängigkeit von seiner Umwelt selbst organisiert, gilt der gleiche Grundsatz: Ist der Körper der Mutter in einer top-Verfassung, kommt es zu einer top-Entwicklung des Kindes. Bietet der Körper der Frau jedoch nicht die erforderlichen Ressourcen, geht das Ganze im wahrsten Sinne des Wortes "in die Hosen", d. h. es erfolgt eine Fehlgeburt. Meist wird das Kind jedoch ausgetragen, d. h. die Natur kann auch hier vieles kompensieren – allerdings nicht ohne Qualitätsverluste.

Was dann (unter Umständen als Frühgeburt oder auch zum Termin) erscheint, sieht aus wie ein normales Kind, ist es aber zum Teil nicht mehr, da das sich entwickelnde System infolge fehlender Ressourcen oder durch den Einfluss von Schadstoffen seine evolutionären Potenziale nicht voll entfalten konnte. Die älteren Leser werden sich sicherlich an die Contergan Affäre erinnern: Hier hat eine einzige Schlaftablette in der Schwangerschaft zum Verlust von Armen und/oder Beinen des Kindes geführt.

Solche schweren Missbildungen (wie z.B. auch die bekannte Spina bifida) sind zum Glück selten. Es ist jedoch mehr als fraglich, ob ein infolge eines Mangels an Omega 3-Fettsäuren nicht voll ausgereiftes kindliches Gehirn als "Glücksfall" bezeichnet werden kann. Das gleiche gilt für ein gestörtes Immunsystem infolge eines Vitamin D Mangels der Mutter. Bereits nach der Geburt kommt es hier zu Milchschorf und im weiteren Verlauf zu einem erhöhten Risiko für Asthma, Rheuma und Multiple Sklerose. Dass dieser Mangel an Vitamin D mehr als 80 % aller Mütter in Deutschland betrifft, ist zwar aktenkundig, stört die Verantwortlichen dieser Gesellschaft jedoch offensichtlich nicht.

Die so geschädigten Kinder werden durch die Umwelt/Lebenswelt, in die sie geboren werden, weiter geschädigt: von der falschen Ernährung mit Fast Food über die fehlende Bewegung und den Vitamin-D-Mangel bis hin zur zunehmenden Exposition mit Schadfaktoren wie Pestiziden, Konservierungsmitteln, Luftverschmutzung und Elektrosmog (vom Babyphone zum Smartphone!), um nur einige Punkte zu nennen. Die daraus resultierenden Schäden des Systems hindern es in den meisten Fällen jedoch (noch) nicht daran, sich zu reproduzieren. Sollte dieser Fall doch eintreten, wie sich zunehmend zeigt, steht die Reproduktionsmedizin bereit, und das nunmehr entstehende Kind ist noch mehr belastet als seine Eltern. Als Konsequenz finden sich nicht nur "unerklärliche" Gefäßveränderungen bei Kindern aus der künstlichen Befruchtung, sondern auch ein deutlich früheres Auftreten chronischer Erkrankungen, die einst dem Alter zugeordnet wurden. So finden sich inzwischen Fälle von "Altersdiabetes" mit zwölf Jahren und Herzinfarkte im Alter von 20 Jahren. Ich habe diesen Teufelskreis bereits vor zehn Jahren in meinem ersten Buch *"Vitamin D – das Sonnenhormon für unsere Gesundheit und der Schlüssel zur Prävention"* beschrieben, und habe den Eindruck, dass sich dieses Rad immer schneller dreht.

Doch damit nicht genug: Nach neun Monaten wird das Kind aus dem Uterus der Mutter in den sozialen Uterus, die Lebenswelt der Familie entlassen. Fehlen in dieser ersten sozialen Umwelt des Kindes die nötigen (sozialen) Ressourcen, kommt es im Bereich der Persönlichkeitsentwicklung ebenfalls zu gravierenden Störungen. Der Fachausdruck dafür lautet Narzissmus, der sich in zwei unterschiedlichen Extremen ausprägen kann: Die einen landen als Clochard unter den Brücken oder als Insasse in einem Gefängnis, die anderen ziehen sich einen ehernen Panzer an und machen Karriere. Ein aktuelles Beispiel ist der derzeitige Präsident der Vereinigten Staaten.

Bedauerlicherweise nimmt auch diese Entwicklung zusätzliche Fahrt auf – unabhängig von der Entwicklung der Patchworkfamilien: Offensichtlich stimuliert von der Wirtschaft, der qualifizierte Arbeitskräfte fehlen und die gerne die in Deutschland überwiegend gut ausgebildeten jungen Frauen hinter dem Kochtopf hervorholen möchte, hat die Bundesregierung verkündet, dass jede Frau das Recht hat, ihre Persönlichkeit (durch Berufstätigkeit) zu entfalten. Damit die Kinder nun nicht unversorgt zurückbleiben, errichtet die Regierung bundesweit Kindertagesstätten und verspricht jeder Mutter einen Platz für ihr Kind. Was die Regierung nicht verspricht, was jedoch fatal ist, ist die ausreichende und qualifizierte personelle Besetzung dieser Kindertagesstätten. Dies überlässt sie den ohnehin überschuldeten Gemeinden.

Die Folgen waren vorherzusehen und finden sich nunmehr in den Tageszeitungen: Personalmangel in den Kindertagesstätten. Was dort nicht steht, jedoch bereits wissenschaftlich aufgearbeitet wurde, ist die Tatsache, dass Kinder in einer Kindertagesstätte, die nicht mit adäquatem Personal ausgestattet ist, abends einen Spiegel des Stresshormons haben, der die Dimensionen eines Burnout-Managers erreicht! Damit ist vorprogrammiert, dass diese Kinder zu seelischen Krüppeln werden – auch wenn sie nicht von geistlichen Würdenträgern missbraucht werden. Auch Herr Trump ist nicht als "enfant terrible" auf diese Welt gekommen, sondern in seiner Kindheit von "seinem sozialen Uterus" dazu gemacht worden. Egal wo und wie diese Schädigung unserer Kinder geschieht, es ist unwahrscheinlich, dass die Verantwortlichen dafür geradezustehen haben, wie die Geschichte lehrt.

So wie im Buch konsequent dargelegt, stellt sich nun die Frage: Was können wir, was kann der Einzelne tun, wenn die gesamte Gesellschaft auf Abwegen ist? Auch hier stimme ich mit den Ausführungen der Autorin weitestgehend überein: Von "oben" haben wir wenig zu erwarten. Anstatt jedoch in depressive Untätigkeit zu versinken, gilt es, die Ärmel hochzukrempeln und sich selbst an die Arbeit zu machen. Umfangreiche und konkrete Möglichkeiten dazu finden sich in den letzten Kapiteln des Buches. Allerdings ist klar, dass die Reichweite solcher persönlichen Aktionen meist sehr begrenzt ist, es sei denn, wir erinnern uns an die Möglichkeiten der Symbiose, das Grundprinzip der Evolution. Konkret bedeutet dies eine Graswurzelbewegung zu starten, in die die Ambitionen und die Aktivitäten des Einzelnen münden: Vereint sind auch die (vermeintlich) Schwachen stark.

Die Chancen für solch eine Graswurzelbewegung stehen gut, denn die Autorin hat zu Recht darauf verwiesen, dass sich quer durch die Gesellschaft hindurch etwas tut: *"Überall gibt es Menschen, die sich für unsere Kinder und deren Zukunft stark machen. Menschen die Verantwortung wieder in ihre eigenen Hände nehmen und nicht blind Politikern und der Wirtschaft vertrauen, die richtigen Rahmenbedingungen zu schaffen"*. Soweit der Originalton. Unter diesen Personen finden sich Leuchttürme ganz unterschiedlicher Provenienz wie Prof. Gerald Hüther als Neurobiologe und Gründer der "Akademie für Potenzialentfaltung" oder Peter Spiegel und Ulrich Weinberg, Gründer der WeQ Foundation und Margret Rasfeld von "Schule im Aufbruch", um nur einige zu nennen, sowie Tausende von Coaches, die die Zeichen der Zeit erkannt und sich auf den Weg gemacht haben.

Was dabei bislang fehlt, ist eine gemeinsame Interessenvertretung, eine Lobby für die Gesundheit. Genau dieses Ziel habe ich mit meinem "Netzwerk für Spitzen-Gesundheit". Ich gebe gerne zu, dass dieses Namensspiel nicht ganz frei ist von persönlicher Eitelkeit, jedoch ist der Name auch zugleich Programm. Nur wenn wir es schaffen, nicht nur die evolutionären Potenziale des Einzelnen zu fördern und zu entfalten, sondern die daraus erwachsenen Kräfte auch zu bündeln, wird uns der nötige Erfolg beschieden sein: eine gute Gesundheit für die Mitglieder der Gesellschaft mit enormen positiven Folgen nicht nur für die Lebensqualität des Einzelnen, sondern auch die gesellschaftlichen Strukturen bis hin zur verbesserten, internationalen Wettbewerbsfähigkeit der Unternehmen.

Damit die Eigenwerbung nicht zu kurz kommt, lade ich alle an der Gesundheit Interessierten ein, sich in diesem Netzwerk einzubringen: sei es als "einfacher Follower" auf der Internetplattform meiner "Akademie für menschliche Medizin" oder als aktiver Mitarbeiter im Netzwerk – vom Forscher über den Coach und Therapeuten bis hin zu den Unternehmen, die Gesundheit bzw. gesunde Produkte herstellen, denn auch so etwas gibt es inzwischen. Ungeachtet aller Visionen bin ich dabei ein bescheidener Mensch geblieben: Sollte es uns gelingen, auch nur ein Prozent der deutschsprachigen Bevölkerung für dieses Projekt zu gewinnen, so bedeutet dies rund 1 Million Menschen in eine bessere Zukunft zu geleiten! Wow! Welch eine Perspektive!

Diejenigen, die an den wissenschaftlichen Hintergründen und Zusammenhängen meiner hier gemachten Aussagen interessiert sind, finden weitere Gesundheits-Informationen in den zahlreichen YouTube Videos von mir sowie auf dem jährlich in Frankfurt stattfindenden *"Kongress für menschliche Medizin"*. Gänzlich unabhängig von diesem Buch und seiner Autorin, jedoch zeitlich nahezu parallel zu seiner Publikation, entspricht das diesjährige Schwerpunktthema der etwa 20 eingeladenen Experten exakt dem Anliegen dieses Buches und lautet: *"Tatort Schwangerschaft – wie in den frühen Jahren der Kindheit die Krankheiten des Alters entstehen"*. Weitere Einzelheiten zu diesen und den früheren Kongressen finden sich auf der Internetplattform "Kongress für menschliche Medizin". Fühlen Sie sich eingeladen, auch wenn Sie kein Gesundheits-Profi sind! Hier finden Sie wertvolle Informationen, die sie dazu anregen werden, sich noch mehr für das Anliegen dieses Buches einzusetzen.

Warum ich ungeachtet all der aufgelisteten Probleme unserer Gesellschaft immer noch zuversichtlich in die Zukunft schaue, verdeutlicht eine alte Weisheit, die ich als Wahlspruch für meine Akademie und meine Stiftung ausgesucht habe:

"Wissen und Liebe vermehren sich, wenn man sie teilt"

Schlangenbad im Februar 2019

Prof. Dr. med. Jörg Spitz
Hochinfektiöser Gesundheitserreger

EINLEITUNG: Warum dieses Buch?

Ein krankes Kind
Alles begann mit einem braunen Zahn. Genauer gesagt, mit vier braunen Zähnen.

Mitte November 2016 wurde bei unserem damals knapp sechsjährigen Sohn eine schwere Zahnschmelzstörung diagnostiziert. Im deutschsprachigen Raum wird diese Erkrankung mit dem Begriff *Kreidezähne* betitelt, der Fachbegriff ist *Molar Incisor Hypomineralisation*, kurz MIH.

In den ersten Lebensjahren ist im Körper unseres Kindes irgendetwas gravierend schiefgelaufen. Das hat dazu geführt, dass sich bei allen vier bleibenden Backenzähnen, welche um das sechste Lebensjahr durchbrechen, der Zahnschmelz im Gaumen nicht normal entwickelt hat. Die Kronen der Backenzähne sind braun oder orange verfärbt, die Schneidezähne, die auch häufig von MIH betroffen sind, weisen ebenfalls braune oder deutlich zu helle Stellen auf. Die von der Erkrankung betroffenen Zähne haben generell eine deutlich geringere Zahnschmelzdichte, sind porös und können somit sehr schnell zerbrechen. Wir selbst hatten von dieser Erkrankung bis zu dem Zeitpunkt noch nie gehört.

Die zahnärztliche Prognose traf uns hart. Bei einem Schweregrad, wie er bei unserem Sohn vorlag, war zu erwarten, dass die Zähne zeitnah komplett entfernt oder mit Stahlkappen versehen werden müssten. Die Prozeduren rund um die Behandlung sind für die betroffenen Kinder meist höchst schmerzhaft und hinterlassen auch bei Eltern oft bleibende emotionale Spuren. Die Kosten für eine langfristige Restaurierung der Zähne belaufen sich geschätzt auf zwischen 10.000 und 30.000 Euro pro Kind. Diesen finanziellen Aufwand teilen sich in der Regel die Krankenkassen und Eltern.

Die emotionale Erschütterung war, besonders bei mir als Mutter, sehr hoch. Um zu verstehen, wieso ausgerechnet unser Kind an dieser Entwicklungsstörung litt, habe ich mich in den folgenden Wochen und Monaten durch jede Menge Fachliteratur gearbeitet. Nach kurzer Zeit war klar: Diese Erkrankung des Zahnschmelzes ist relativ neu und wird in der Fachliteratur vermehrt erst seit Ende der 1990er beschrieben, dabei ist sie keineswegs selten. Es wurden weltweit in den letzten zwei Jahrzehnten etliche Studien hierzu angefertigt. Im Durchschnitt sind mittlerweile global über 14% der Kinder betroffen, in einigen westlichen Ländern und Regionen sogar zwischen 30 und über 40%. In Deutschland wurde bei der letzten bundesweiten zahnärztlichen Untersuchung in 2016 ein Befall von 28,7% der 12-Jährigen festgestellt. Das Krankheitsbild findet sich in allen Gesellschaftsschichten, dabei ist die Ausprägung unterschiedlich stark und bei jüngeren Kindern vermehrt zu beobachten.

Irgendetwas ist mit unseren Kindern weltweit passiert. Aber was? Ein gesunder Körper produziert gesunde Zähne und keinen Zahnschmelz, der im Kindesalter schon zerbröselt.

Die Suche nach Ursachen
In den vorliegenden Studien wurde nach möglichen Faktoren gesucht, die zu diesem Symptombild führen können. Untersucht wurden mögliche Auswirkungen von

Antibiotika, Frühgeburt, Dioxinen aus der Muttermilch, Weichmachern, erhöhtem Krankheitsstand in den ersten Lebensjahren, genetische Ursachen, Erkrankungen der Atemwege sowie mangelnde Mundhygiene. Doch keine einzige dieser Studien führte zu einem eindeutigen Ergebnis. Irritierend war, dass praktisch all die in den Studien vermuteten Faktoren in unserem persönlichen Fall irrelevant waren. Antibiotika hatte unser Sohn nie genommen, er kam termingerecht zur Welt, Vorbelastungen in der Familie gibt es nicht, Erkrankungen der Atemwege hatte er keine und krank war er selten. Ich habe ihn die ersten zehn Monate gestillt. Zwar konnte ich Dioxine, also eine Form von chemischen Giftstoffen, nicht ganz ausschließen, allerdings klangen allein Dioxine als Auslöser für den weltweiten Anstieg von MIH recht unwahrscheinlich.

Kurios war, dass ich keine Studie finden konnte, die eine veränderte Ernährung mit der Entstehung dieses Krankheitsbildes in einen Zusammenhang zu bringen versuchte. Und das, obwohl häufig erklärt wird, dass eine vollwertige Ernährung für eine gesunde Entwicklung generell wichtig ist und sich unsere Ernährung in den letzten Jahren deutlich verändert hat. Lediglich allgemeine Hinweise auf Ernährung sowie eine Studie, die einen niedrigen Vitamin-D-Spiegel klar als Einflussfaktor aufwies, konnte ich ausfindig machen. Was genau Vitamin D ist und was es im Körper bewirkt, wusste ich zu dem Zeitpunkt allerdings selbst noch nicht.

In Gesprächen mit Eltern im Freundes- und Bekanntenkreis stellte sich schnell heraus, dass auch etliche Kinder in unserem unmittelbaren Umfeld die hier beschriebenen Symptome aufwiesen. Ein paar Rahmenbedingungen schienen bei allen Kindern gleich zu sein: Sie wurden früh fremdbetreut, die Kinder waren schlechte oder wählerische Esser, beide Eltern waren berufstätig und Essen war zu Hause eine Nebensächlichkeit. All diese Bedingungen waren auch bei uns gegeben. Folgende Vermutung lag also nahe: Vielleicht hatte die Erkrankung etwas mit der Ernährung unserer Kinder zu tun, besonders in den ersten Lebensjahren.

Ein Vergleich mit dem, was es bei mir in der Kindheit bis Anfang der 1980er zu essen gab, und dem, was wir oder die Kita unserem Sohn als Nahrungsmittel angeboten hatten, machte mich stutzig. Ich wurde 1975 geboren. In den ersten Jahren meiner Kindheit gab es Sauerteigbrot mit Butter und Käse, selten Marmelade. Mittags gab es viele Eintöpfe und Suppen, Kartoffeln, Gerichte mit Eiern, Sonntagsbraten mit frischem Gemüse, Leber mit Zwiebelringen und Apfelmus, frischen oder geräucherten Fisch. Salat mit Kürbis- oder Sonnenblumenkernen. Kräuter aus dem Garten gab es häufig, ebenso wie Naturjoghurt oder Quark und Obst als Nachtisch. Absolute Ausnahmen waren Süßigkeiten, Nutella war verboten. Eis gab es nur in den Sommerferien und salzige Knabberartikel oder industriell hergestellte Kekse waren bei uns ein Fremdwort. Zu trinken gab es Wasser oder Kräutertee, Softgetränke waren höchst verpönt. Meine Mutter erstellte Wochen-Essenspläne und es wurde jeden Tag frisch gekocht. Wir waren schlank, sportlich und selten krank.

35 Jahre später wurde unser Sohn ab dem ersten Geburtstag in einer Kita betreut. Dort gab es Tortellini in Sahnesoße, Gyros mit Kraut und Joghurt-Soße, Suppe mit Wienerwürstchen, Speck und Baguette, Currywurst mit Pommes und Gemüse-Knabberteller, Milchreis und Schokopudding. Beim organisierten Frühstück wurden Brötchen vom Bäcker präsentiert, Aufschnitt aus Plastikverpackungen, Marmelade

und Butter oder Margarine vom Discounter, etwas Gurke, Apfel, Möhre, manchmal abgepacktes Müsli. Im Spätdienst gab es Knäckebrot mit Marmelade, Zwieback, Kekse aus der Tüte, oder frisches Obst- und Gemüse. Für Geburtstage und Festivitäten wurden immer reichlich Kuchen, Waffeln und Muffins, Süßigkeiten, Säfte und etwas Salziges zum Knabbern mitgebracht. Wir haben uns an diesen Vorgaben orientiert und uns zu Hause ganz ähnlich ernährt.

Wir waren der Überzeugung, dass unsere Kinder in der Kita über die warme Mittagsmahlzeit den Großteil von dem, was sie zum Wachsen brauchten, bekamen. Entsprechend haben wir abends nicht gekocht, sondern mit Brot, Joghurt, Käse, etwas Gemüse oder Milchreis und Pfannkuchen, improvisiert. Frisch gekocht haben wir für uns und unsere Kinder nur am Wochenende. Bei Freunden und Bekannten sah die Ernährung ganz ähnlich aus.

Der Unterschied zu der Ernährung, mit der ich noch aufwuchs, war also groß. Was dieser Unterschied für unsere Kinder bedeutet, war mir zunächst nicht klar. Es wurde jedoch immer deutlicher, dass die Krankheit unseres Sohnes irgendetwas mit fehlenden Nährstoffen zu tun haben könnte.

Schnell hatte ich mir ein paar Bücher gekauft, in denen Nährstoffe und ihre Funktion erklärt wurden. Der Titel eines der ersten Bücher in meinem neuen Ernährungsliteratursortiment lautete *"Vitamine, Mineralstoffe und Spurenelemente"* von Heinz Knieriemen (2014). Für jedes wichtige Vitamin und jeden Mineralstoff wird auf wenigen Seiten erklärt, was sie im Körper bewirken und wie sich Mangelerscheinungen äußern. Am Ende von jedem Abschnitt wird darüber hinaus erläutert, in welchen Lebensmitteln sich die entsprechenden Nährstoffe vornehmlich befinden. Nirgendwo wurden unter dieser Sektion Nudeln, Brot, Wurst oder Milchreis gelistet. Auch das hat mich stutzig gemacht. Ebenso fiel mir schnell auf, dass die dort beschriebenen Mangelerscheinungen zu lauter Krankheitsbildern (so genannten "Zivilisationserkrankungen") passten, die wir häufig in der Bevölkerung sehen.

Viele kranke Kinder

In den ersten Wochen meiner Recherche wurde zudem offensichtlich, dass Kinder in meinem Umfeld nicht nur gestörten Zahnschmelz aufwiesen. Auch sonst sahen viele nicht ganz gesund aus. Aus Neugier habe ich dann für diverse Krankheitsbilder die Statistiken herausgesucht. Dabei ergab sich ein erschreckendes Bild. In meiner eigenen Kindheit kannte ich nur sehr wenige Kinder, die solche Krankheitsbilder aufwiesen. Einige der folgenden Erkrankungen kannte ich gar nicht.

Insgesamt haben wir in Deutschland knapp über 13 Millionen Kinder und Jugendliche unter 18 Jahren. An folgenden Krankheiten und Symptomen leidet aktuell unsere Jugend (Die Quellenangaben zu den folgenden Informationen finden sich am Ende dieser Einleitung):

Störungen des Immunsystems und der Hormonsteuerung:
- ca. 20% bzw. 2,6 Millionen der Kinder sind **übergewichtig**
- ca. 10% bzw. 1,3 Million Kinder haben eine **Fettleber**
- ca. 15% bzw. knapp 2 Millionen Kinder leiden unter **Neurodermitis**
- ca. 50% bzw. 6,5 Millionen der Schulkinder leiden regelmäßig unter **Kopfschmerzen**

- ca. 10% bzw. 1,3 Millionen der Kinder haben **Asthma**
- ca. 4% bzw. 520.000 der Kinder haben regelmäßig **Migräne**
- ca. 1% bzw. 130.000 der Kinder und Jugendlichen haben **Krebs**
- ca. 10% bzw. 1,3 Million der Kinder haben **Heuschnupfen**
- mehr als 0,2% bzw. 30.000 Kinder und Jugendliche haben **Diabetes Typ 1**
- Die Zahl der **Typ-2-Diabetes**-Neuerkrankungen bei Jugendlichen hat sich in den letzten Jahren verfünffacht

Neuronale Störungen wie Verhaltensauffälligkeiten, ADHS, Essstörungen und Lernstörungen:
- bis zu 50% bzw. 6,5 Millionen Kinder zeigen **Verhaltensauffälligkeiten** bei der Einschulung
- bei ca. 25% bzw. über 3 Millionen Kindern besteht ein Verdacht auf eine Essstörung bzw. liegt eine bestätigte **Essstörung** vor
- ca. 4% bzw. 500.000 der Kinder haben **ADHS**
- 2 bis 4% bzw. bis zu 520.000 Kinder sind **Legastheniker**
- Eine rapide wachsende Zahl unserer Kinder gilt als **nicht mehr beschulbar und gewalttätig**
- Der festgestellte sozial-emotionale **Förderbedarf** steigt rasant in allen Bundesländern

Knochen- und Wachstumsstörungen, mangelnde Zahngesundheit sowie Störung an Sinnesorganen:
- ca. 30% bzw. 3,9 Millionen der Kinder haben angeborene **Zahnfehlstellungen**
- ca. 60% bzw. 7,8 Millionen der Kinder werden **kieferorthopädisch** behandelt
- ca. 28% der 12-Jährigen bzw. bis zu 3,5 Millionen aller Kinder leiden an der **Zahnschmelzstörung MIH / Kreidezähne**
- ca. 15% bzw. 2 Millionen der Kleinkinder weisen **Karies** auf
- ca. 8% bzw. ca. 1 Million der Kinder haben **Hörschäden**
- **Kurzsichtigkeit** bei Kindern steigt rapide an
- zahlreiche Kinder leiden unter **Skoliose** (schiefer Rücken)

In der Summe sind also geschätzt irgendwas über 80% der Kinder in Deutschland in einem oder mehreren der beschriebenen Symptombilder auffällig, belastet oder gestört. Tendenz in allen Bereichen steigend. Zudem lässt sich beobachten, dass sich die Krankheitsbilder mit zunehmendem Alter häufen und verschlechtern.

Viele von unseren Kindern sind also nicht gesund. Die Statistiken sprechen für sich und stammen aus glaubwürdigen Quellen. Außerdem gilt: Man muss sich nur die Kinder im öffentlichen Raum genauer ansehen. In Freizeitparks und Indoor-Spielplätzen, in öffentlichen Schwimmbädern, in Kitas und Schulen, in Innenstädten – überall fallen Kinder auf, die deutlich zu dick sind, sich auffällig verhalten und bei denen Zähne, Haut und Haare alles andere als gesund aussehen. Diese Symptome passen alle zu den beschriebenen Mangelerscheinungen aus dem Buch von Heinz Knieriemen. Irgendetwas stimmt hier also nicht!

Behörden und Ärzte: Wenig Interesse und keine Antworten

Dann tauchte die Frage auf: Wer ist denn eigentlich in Deutschland für die Ernährung und die Qualität unserer Lebensmittel zuständig? In erster Linie ist es das

Bundesministerium für Ernährung und Landwirtschaft (BMEL). In einem Anfall von Aktionismus und, aus heutiger Sicht, einer großen Portion Naivität, habe ich dieses Ministerium kontaktiert. Ich glaubte, dass dem Ministerium vielleicht nicht aufgefallen war, dass unsere Kinder so krank sind, und dass dieser Zustand möglicherweise etwas mit unserer veränderten Ernährung zu tun haben könnte. Frau Dr. Anke Oepping, Referatsleiterin des Nationalen Qualitätszentrums für Ernährung in Kitas und Schulen (NQZ), schien die richtige Ansprechpartnerin zu sein. Meinen ausführlichen Bericht über die Krankheit MIH, globale Statistiken rund um weitere Krankheitsbilder, einen Vergleich von unseren Essgewohnheiten "früher und heute", sowie mein formulierter Verdacht, dass es sich hier um eine Mangelerscheinung handeln könnte, wurde höflich beantwortet. Eine Frau Maier schrieb mir im Auftrag am 6.12.2016, wie sie mit Interesse meine Ausführungen gelesen habe und dass sie diese Informationen an die relevanten Personen intern im Ministerium weiterleiten würde. Ferner erklärte mir Frau Maier Folgendes:

"Das Bundesministerium orientiert sich bei seinen Empfehlungen für eine gesunde Ernährung bei Kindern an denen der Deutschen Gesellschaft für Ernährung (DGE). Informationen zu den Aktivitäten des BMEL hinsichtlich der gesunden Ernährung bei Kindern finden Sie auf dem Online-Portal IN FORM sowie auf der Homepage des BMEL: Gesunde Ernährung – Kita und Schule."

Die Deutsche Gesellschaft für Ernährung (DGE) war mir nur ganz vage ein Begriff. Das Portal IN FORM kannte ich gar nicht. Ich arbeitete mich also Schritt für Schritt durch deren Webseiten. Auch dort wurden die gleichen Lebensmittel angepriesen, die es in der Kita und auch bei uns zu Hause zu essen gab: viel Brot, Nudeln, mäßig Wurst, etwas Süßzeug, Obst und Gemüse. Sätze wie "Nimm 5" stammen von der DGE. Diese Aussage kannte ich. In dem Buch von Herrn Knieriemen und auch anderen Büchern über Nährstoffe wurden diese Lebensmittel allerdings selten als relevante Quellen für Nährstoffe genannt. Dafür wurden Lebensmittel wie Schweineleber, Sesam, Austern, Bierhefe, Parmesan, Hagebutten, Sanddorn oder Lebertran aufgeführt. Auf den Seiten von IN FORM konnte ich diese Lebensmittel nicht finden.

Daraufhin kontaktierte ich Sonja Fahmy und Dr. Helmut Oberritter, indem ich ihnen meine Rechercheergebnisse sendete. Frau Fahmy ist für den Bereich Kitas und Schulen bei der Deutschen Gesellschaft für Ernährung (DGE) zuständig und Herr Dr. Oberritter ist Geschäftsführer dieser Gesellschaft. Von Frau Fahmy bekam ich am 16.12.2016 eine höfliche Email zurück. Auszüge daraus lesen sich so:

"Was die Verpflegung in Kitas und Schulen betrifft, so gibt es seit fast 10 Jahren für beide Lebenswelten den DGE-Qualitätsstandard. Er definiert genau, wie eine ausgewogene Verpflegung sein sollte. Gleichzeitig stehen aber auch die individuellen Bedürfnisse der Kitas und Schulen im Vordergrund. Nur indem dies berücksichtigt wird, besteht die Chance, dass die Empfehlungen umgesetzt werden. Dies bedeutet z. B., wir empfehlen entsprechende Portionen an Gemüse und Obst, sagen aber nicht im Detail, welches Gemüse es sein muss.

Mittlerweile ist der DGE-Qualitätsstandard als Basiswerk bundesweit bei Essensanbietern, Schulen, Kitas und Trägern anerkannt. Gerne können Sie sich von den Inhalten überzeugen. Bestellen Sie den DGE-Qualitätsstandard kostenfrei unter www.dge-medienservice.de."

Die DGE hat also seit 2005 Qualitätsstandards in allen öffentlichen Bereichen eingeführt. Im selben Zeitraum ist die Bevölkerung, darunter insbesondere unsere Kinder, dicker und kränker geworden. Zufall?

Im Zuge meiner Untersuchungen habe ich ebenfalls all die Wissenschaftler im deutschsprachigen Raum, die ihre Erkenntnisse im Zusammenhang mit der Zahnschmelzstörung MIH veröffentlicht haben, und die ich ausfindig machen konnte, kontaktiert. Auch diesen Experten und dieser Expertin habe ich meine Unterlagen gesendet und eine Zusammenarbeit angeboten: Mein Mann und ich waren bereit, die Auswirkungen einer konsequenten Ernährungsumstellung auf die Zahngesundheit unseres Sohnes dokumentieren zu lassen, um neue wissenschaftliche Erkenntnisse zu generieren. Konkret habe ich zwischen dem 25.11.2016 und 8.12.2016 folgende Personen kontaktiert:

- Prof. Dr. Norbert Krämer: Kinderzahnheilkunde, Universitätsklinikum Gießen
- Prof. Dr. Ulrich Schiffner: Zentrum für Zahn-, Mund- und Kieferheilkunde (ZMK) Universitätsklinikum Hamburg-Eppendorf (UKE)
- Prof. Dr. Jan Kühnisch: Kinderzahnheilkunde, Klinikum der Universität München (LMU)
- Prof. Dr. Katrin Bekes: Universitätszahnklinik medizinische Universität Wien

Keine einzige dieser Personen hat auf meine Kontaktaufnahme oder Informationen reagiert. Auch das hat mich stutzig gemacht. Wenn eine epidemieartige Gesundheitsstörung über unsere Kinder einbricht, würde man doch denken, dass unsere führenden Wissenschaftler/in jede Möglichkeit ausschöpfen, um Lösungen zu finden?

Die Antworten vom BMEL und der DGE haben mich nicht beruhigt; ebenso wenig das Schweigen der Wissenschaftler/in. Vielleicht wäre die BEVK, die Bundeselternvertretung für Kinder in Kindertageseinrichtungen und Kindertagespflege in Berlin, an einem Dialog interessiert? Sämtliche Unterlagen habe ich daraufhin an Herrn Norman Heise, seit September 2016 Geschäftsführer der BEVK, weitergeleitet. Herr Heise schien an meinen Ausführungen interessiert zu sein und nach einigem Hin und Her zog er die Expertise einer erfahrenen Zahnärztin sowie Leiterin des zahnmedizinischen Dienstes eines Berliner Bezirks hinzu. Von dieser Zahnärztin wiederum bekam ich ein 2-seitiges Schreiben, welches auf diverse meiner Recherchen und Annahmen Bezug nahm. Fünf Aussagen stachen aus dem Schreiben heraus:

1. "Die Entstehungszeit (Mineralisation der 6 Jahresmolaren und Ober- und Unterkieferzähne) liegt um die Geburt herum. Das heißt Schwangerschaft letztes Drittel – Geburt – Babyzeit bis max. 8 Monate, würde ich sagen. Dieser Fakt ist wissenschaftlich weltweit untersucht und ich denke unumstößlich."

2. "Gesunde Ernährung ist schon sehr wichtig! Die Ernährung in den 80ziger Jahren war anders als heute."

3. "In der Nahrung ist heute so viel drin – wo man nicht sagen kann, welchen Einfluss Enzyme, Geschmacksstoffe, Farbstoffe u. a. auf unsere Entwicklung haben"

4. *"Heute gibt es weit mehr Interessenkonflikte, besonders in der Landwirtschaft."*
5. *"Die Politik und Wissenschaft sollten etwas tun – jetzt – und nicht warten, bis der Verbreitungsgrad weiter steigt. Die Folgen sind nicht lapidar – es entstehen große Probleme für Kinder und Eltern."*

Diese Aussagen waren für mich nicht plausibel: Dass bleibende Zähne schon vor oder kurz nach der Geburt im Körper geformt werden, klang für mich wenig logisch, ebenso wenig, dass wir nicht klar benennen können, welche Auswirkungen einzelne Zusatzstoffe in unserer Nahrungskette auf die Gesundheit haben.

Offensichtlich war für mich auch nicht, wie Interessenkonflikte in der Landwirtschaft möglicherweise unsere Nahrung verändert haben oder was genau eigentlich unsere Politik und Wissenschaft machen, um uns zu schützen.

Die Suche nach Antworten
Mit diesen Aussagen und Fragestellungen habe ich mich intensiv auseinandergesetzt. Was sich in über zwei Jahren Recherche herauskristallisiert hat, ist Folgendes:

1. Es existiert ein komplexes System von Entwicklungen, die unsere gesamte Nahrungskette negativ beeinflussen. Der Niedergang unserer lebensnotwendigen Versorgung schadet besonders Kindern in der kritischen Phase des Wachstums.
2. Die verantwortlichen gesellschaftlichen Akteure in der Politik, der Wissenschaft und im medizinischen Sektor unterstützen diese negative Entwicklung aktiv, weil sie in eine wirtschaftliche Abhängigkeit geraten sind und/oder die Auswirkungen ihres Handelns in einem globalisierten Marktumfeld nicht verstehen.

Mein Ziel ist es, Ihnen als Leser bzw. Leserin zu ermöglichen, genau diese Zusammenhänge besser zu verstehen. Lösungsansätze zur Schaffung der notwendigen Bedingungen für eine wirklich gesunde Entwicklung Ihrer Familien schildere ich am Ende des Buches. Folgende Schwerpunkte habe ich herausgearbeitet:

1. NAHRUNG UND GESUNDHEIT: Wer definiert und entscheidet?
2. UNSER KÖRPER: Das Zusammenspiel von Nährstoffen und unserem Organismus.
3. MANGELERSCHEINUNG: Das Beispiel Zahnschmelzerkrankung MIH.
4. NEUE ZUTATEN: Was wird uns von der Industrie ins Essen gemischt und was bewirken diese Zutaten in unserem Körper?
5. ANWEISUNGEN: Ernährungspläne und Einflussnahme der DGE und des BMEL.
6. DIE REALITÄT: Essen, das unsere Kinder krank macht.
7. SCHLEICHENDE VERÄNDERUNG: Eine persönliche Bestandsaufnahme.
8. GLOBALE TRENDS: Eine düstere Zukunft mit steigenden Krankenständen.
9. DIE AKTEURE IM MARKT: Der private Sektor und die öffentliche Hand.
10. VERÄNDERUNGEN: Globale Bewegungen erobern die Welt.
11. Praktische Umsetzungen: Politiker/innen und Krankenkassen in die Pflicht nehmen, selbst aktiv werden.
12. UNSERE ANTWORT: Persönliche Veränderungen und Umsetzungsmöglichkeiten.

Alles, was ich hier zusammengetragen habe, stützt sich auf öffentlich und frei zugängliche Informationen oder persönliche Erfahrungen. Die Quellenangaben der jeweiligen Abschnitte sind immer direkt hinterlegt. Dort finden sich weiterführende Informationen und Hintergründe.

Bei genauer Betrachtung stellte sich für mich heraus, dass wir ein globales System geschaffen haben, welches uns, und besonders unseren Kindern, schwer schadet. Für all diese Kinder habe ich dieses Buch geschrieben.

Zu meiner Person

Ich bin keine ausgebildete Ernährungsexpertin. Bis Ende 2016 hatte ich generell wenig Ahnung von Nährstoffen. Ich hatte kein Verständnis davon, was unser Essen in unserem Körper bewirkt. Welche biochemischen Prozesse einzelne Nährstoffe in unserem Organismus auslösen, war mir unbekannt. Diese Zusammenhänge habe ich weder in meiner Schullaufbahn noch im Studium gelernt. Ich bin auch keine Agrarwissenschaftlerin. In den ersten 40 Jahren meines Lebens habe ich fast nichts darüber gelernt, wie wir unsere Lebensmittel produzieren und verarbeiten. Aber ich kann lesen und mich schnell in neue Inhalte einarbeiten.

Wovon ich Ahnung habe, ist Wirtschaft. Ich habe selbst zehn Jahre in leitender Funktion in Frankfurt und London in zwei Investment-Banken gearbeitet. Seit 2009 arbeite ich international mit Personen im oberen Management von DAX und FTSE Konzernen zusammen. Ich unterstütze diese Unternehmenslenker/innen darin, wie sie umsichtiger mit ihren Mitarbeitern umgehen, wie sie Konflikte lösen und Zukunftsvisionen klar und verständlich kommunizieren.

Ich habe viele Jahre im Ausland gelebt: in den USA, in Chile, Ecuador und Großbritannien. In all den Jahren konnte ich beobachten, wie sich die Lebensumstände in all diesen Ländern rasant verändert haben; insbesondere die Art und Weise, wie sich Menschen ernähren. In meinem Werdegang habe ich ebenfalls gelernt, dass viele Menschen nicht immer so agieren, wie sie eigentlich wollen. Sie arbeiten eingebettet in Glaubens- und Sachzwänge, die sie oft dazu verleiten, Dinge zu tun, die nicht gut sind, weder für sie selbst noch für andere.

Ebenfalls habe ich gelernt, dass – wenn es um viel Geld geht – auch Entscheidungen getroffen werden, die der Allgemeinheit schaden. Was diese komplexen Dynamiken aber mit unserem Essen und der Gesundheit unserer Kinder zu tun haben, das wusste ich nicht.

Als Anmerkung vorab: Ich habe in diesem Buch überall dort, wo beide Geschlechter angesprochen werden, meist nur die männliche Form verwendet. Ich tue das aus zwei Gründen: Ich bin grundsätzlich der Ansicht, dass die sprachlichen Regeln des Gender-Mainstreamings die Lesbarkeit eines Buches deutlich stören. Ebenso gilt: Meine Kommentare in Bezug auf berufliche Personengruppen sind meist kritischer Natur – ich benenne Fehlverhalten der obersten Entscheidungsträger. Genau diese Entscheidungsträger sind überwiegend Männer. Frauen sprachlich in diesem Zusammenhang "gleichzustellen", würde in vielerlei Hinsicht die Realität verzerren.

Ulrike von Aufschnaiter
Bremen, im April 2019

Quellen und weitere Informationen zu den Krankheitszahlen unserer Kinder
Störungen des Immunsystems und Hormonsteuerung
- **Übergewicht:** Deutsche Allianz nicht übertragbarer Krankheiten (DANK) http://www.dank-allianz.de/nachricht/211.html
- **Übergewicht:** Gesundheit.de https://www.gesundheit.de/ernaehrung/essstoerungen/hintergrund/uebergewicht-jedes-fuenfte-kind-in-deutschland-ist-zu-dick
- **Fettleber:** Fettleber erkennen und behandeln http://www.ndr.de/ratgeber/gesundheit/Fettleber-erkennen-und-behandeln,fettleber102.html
- **Neurodermitis:** Neurodermitis Hautwissen online http://www.neurodermitis-hautwissen.de/verbreitung-bei-kindern.html
- **Kopfschmerzen und Migräne:** http://www.kopfschmerz-schule.de/ und http://www.netdoktor.de/krankheiten/migraene/bei-kindern/
- **Asthma:** Lungenärzte im Netz: https://www.lungenaerzte-im-netz.de/krankheiten/asthma-bei-kindern/wie-haeufig-ist-asthma-bei-kindern/ und https://www.lungeninformationsdienst.de/aktuelles/schwerpunktthemen/kindliches-asthma/index.html
- **Krebserkrankungen bei Kindern und Jugendlichen:** https://www.kinderkrebsinfo.de/erkrankungen/index_ger.html
- **Heuschnupfen** Barmer GEK: https://www.barmer.de/blob/43950/978c0ec643f0f8a92495f1e9cb3c535e/data/pm-heuschnupfen.pdf
- **Diabetes:** Deutsche Diabeteshilfe https://www.diabetesde.org/ueber_diabetes/was_ist_diabetes_/diabetes_in_zahlen

Neuronale Störungen wie Verhaltensauffälligkeiten, ADHS, Essstörungen und Lernstörungen:
- **ADHS:** Info-Portal ADHS in Deutschland http://www.adhs.info/fuer-eltern/was-ist-das/haeufigkeit/adhs-in-deutschland.html
- **Essstörung:** Weser-Kurier 3.2.2017 http://www.weser-kurier.de/region/achimer-kurier_artikel,-Essstoerungen-sind-ein-stilles-Thema-_arid,1543168.html und https://www.bzga-essstoerungen.de/lehr-und-fachkraefte/zahlen-zur-haeufigkeit/
- **Legasthenie:** Arbeitskreis Legasthenie Bayern "Häufigkeit von Legasthenie" http://www.akl-bayern.de/index.php?id=47 und https://de.wikipedia.org/wiki/Lese-_und_Rechtschreibst%C3%B6rung
- **Nicht beschulbare Kinder:** Echo 7.9.2013 "Diagnose 'unbeschulbar' - Wenn Kinder ausgeschult werden" http://www.echo-online.de/lokales/suedhessen/diagnose-unbeschulbar-wenn-kinder-ausgeschult-werden_15755370.htm
- Gewalttätigkeit: Taz 25.6.2014 "Ein Kind sieht rot. Alle reden von Inklusion. Doch das drängendere Problem ist die wachsende Zahl von 'unbeschulbaren' Kindern, die brüllen und zuschlagen." http://m.taz.de/!5039943;m/
- **Sozial-emotionalem Förderbedarf:** Süddeutsche 13.12.2017 "Wenn wir das nicht in den Griff kriegen, fahren wir die Inklusion an die Wand" https://www.sueddeutsche.de/bayern/bildung-in-bayern-wenn-wir-das-nicht-in-den-griff-kriegen-fahren-wir-die-inklusion-an-die-wand-1.3788666 und VDS Bildungsakademie 2018 "Inklusive Beschulung von Schülern mit sozial-emotionalem Förderbedarf – aber wie?" https://www.vds-bildungsakademie.de/front_content.php?client=13&idart=868
- **Verhaltensauffälligkeit vor Einschulung:** Weser-Kurier 18.3.2016 "Nur 50 Prozent der zukünftigen Erstklässler haben vom kinder- und jugendärztlichen Dienst des Landkreises Diepholz eine Schulempfehlung ohne größeren Bedenken attestiert bekommen." http://www.weser-kurier.de/region/regionale-rundschau_artikel,-Immer-mehr-Kinder-verhaltensauffaellig-_arid,1337461.html

Knochen- und Wachstumsstörungen, mangelnde Zahngesundheit sowie Störung an Sinnesorganen
- **Zahnfehlstellungen:** http://www.t-online.de/gesundheit/kindergesundheit/id_41455576/zahnspangen-fast-die-haelfte-aller-kinder-muss-zum-kieferorthopaeden.html
- **Zahnschmelzstörung Molar Incisor Hypomineralisation:** ZM online 13.2017: http://www.zm-online.de/hefte/MIH-Hohe-Praevalenz-gleich-hohe-klinische-Relevanz_392279.html#1
- **Frühkindlicher Karies:** http://www.bambini-kinderarznei.de/kindergesundheit/expertenwissen-kompakt/ein-loch-im-milchzahn/

- **Kurzsichtigkeit:** Sehen online 20.8.2014 "Deutlich zunehmende Kurzsichtigkeit bei Kindern!" https://www.sehen.de/presse/pressemitteilungen/kind-und-sehen/deutlich-zunehmende-kurzsichtigkeit-bei-kindern/
- **Hörschäden:** Ärzteblatt online 26.4.2011 "Hörschäden bei Kindern und Jugendlichen nehmen um 26 Prozent zu" https://www.aerzteblatt.de/treffer?mode=s&wo=17&typ=1&nid=45582&s=H%F6rsch%E4den&s=Jugendlichen&s=Kindern&s=Prozent&s=bei&s=nehmen&s=und und https://www.aerzteblatt.de/nachrichten/45582/Hoerschaeden-bei-Kindern-und-Jugendlichen-nehmen-um-26-Prozent-zu und https://www.aerzteblatt.de/nachrichten/63618/Fast-jedes-zwoelfte-Kind-hat-Hoerprobleme-bei-der-Einschulung
- **Skoliose:** http://www.deutsches-skoliose-netzwerk.de/

1. NAHRUNG UND GESUNDHEIT: Wer definiert und entscheidet?

"Deine Nahrungsmittel seien deine Heilmittel."
Hippokrates (460 vor Chr. geboren)

In Deutschland gibt es zwei Bundesministerien, deren Aufgabe es ist, die Bevölkerung bei der Auswahl ihrer Nahrungsmittel anzuleiten und ihr zu erklären, wie man sich vor Krankheit und Fehlernährung schützen kann. Die Ministerien für Ernährung und Landwirtschaft (BMEL) und Gesundheit (BMG) sind die obersten Hüter der Gesundheit der deutschen Bevölkerung.

Diese Ministerien überwachen die Sicherheit unserer Lebensmittel und sind zuständig für öffentliche Ernährungspläne. Sie bestimmen die Rahmenbedingungen für unsere medizinische Versorgung und sind auch verantwortlich für die Gesundheitsbildung der Bevölkerung. Sie erstellen umfangreiche Informationsmaterialien für etliche Bildungsmaßnahmen in Kitas und Schulen und zur gesundheitlichen Vorsorge.

In diesen Ministerien und ihren angegliederten Behörden wird entschieden, welche Lebensmittel in unseren Supermärkten verkauft werden dürfen, welche Nahrungsmittel für unsere Kinder als gesund oder unbedenklich gelten und was unsere Kinder in Kitas und Schulen zu essen bekommen sollen. Notwendige Präventionsmaßnahmen werden mit den Krankenkassen und Ärzteverbänden ausgehandelt.

Die Grundlagen für alle Initiativen rund um Ernährung liefert die Deutsche Gesellschaft für Ernährung (DGE). Die DGE ist somit Deutschlands "höchste Instanz" in Bezug auf alles, was wir essen und sie bestimmt maßgeblich, was bei uns auf dem Teller landet.

Ich kannte die DGE vor Beginn meiner Recherchen nicht. Als Erstes habe ich daher die Webseiten dieser Gesellschaft durchgelesen www.dge.de. Zu deren Leitbild heißt es dort:

> *"Der Wissenschaft verpflichtet" – "Partner für Essen und Trinken"*
> *Ziele und Aufgaben der DGE sind es, ernährungswissenschaftliche Erkenntnisse zu vermitteln und die Gesundheit der Bevölkerung in Deutschland durch gezielte, wissenschaftlich fundierte und unabhängige Ernährungsaufklärung und Qualitätssicherung zu fördern. Dafür nimmt die DGE qualitativ hochwertige Aufklärungsmaßnahmen wahr, bietet Dienstleistungen an und erarbeitet Medien."*

Die DGE gibt vier unterschiedliche Informationspakete in Bezug auf gesunde Ernährung heraus. Dazu gehören:

1. Die 10 Ernährungsregeln. Diese lauten wörtlich:
    1. *"**Lebensmittelvielfalt genießen:** Nutzen Sie die Lebensmittelvielfalt und essen Sie abwechslungsreich. Wählen Sie überwiegend pflanzliche Lebensmittel.*

Kein Lebensmittel allein enthält alle Nährstoffe. Je abwechslungsreicher Sie essen, desto geringer ist das Risiko einer einseitigen Ernährung.

2. **Gemüse und Obst – nimm "5 am Tag"** Genießen Sie mindestens 3 Portionen Gemüse und 2 Portionen Obst am Tag. Zur bunten Auswahl gehören auch Hülsenfrüchte wie Linsen, Kichererbsen und Bohnen sowie (ungesalzene) Nüsse. Gemüse und Obst versorgen Sie reichlich mit Nährstoffen, Ballaststoffen und sekundären Pflanzenstoffen und tragen zur Sättigung bei. Gemüse und Obst zu essen, senkt das Risiko für Herz-Kreislauf- und andere Erkrankungen.

3. **Vollkorn wählen:** Bei Getreideprodukten wie Brot, Nudeln, Reis und Mehl ist die Vollkornvariante die beste Wahl für Ihre Gesundheit. Lebensmittel aus Vollkorn sättigen länger und enthalten mehr Nährstoffe als Weißmehlprodukte. Ballaststoffe aus Vollkorn senken das Risiko für Diabetes mellitus Typ 2, Fettstoffwechselstörungen, Dickdarmkrebs und Herz-Kreislauf-Erkrankungen.

4. **Mit tierischen Lebensmitteln die Auswahl ergänzen:** Essen Sie Milch und Milchprodukte wie Joghurt und Käse täglich, Fisch ein- bis zweimal pro Woche. Wenn Sie Fleisch essen, dann nicht mehr als 300 bis 600 g pro Woche. Milch und Milchprodukte liefern gut verfügbares Protein, Vitamin B2 und Calcium. Seefisch versorgt Sie mit Jod und fetter Fisch mit wichtigen Omega-3-Fettsäuren. Fleisch enthält gut verfügbares Eisen sowie Selen und Zink. Fleisch und insbesondere Wurst enthalten aber auch ungünstige Inhaltsstoffe.

5. **Gesundheitsfördernde Fette nutzen:** Bevorzugen Sie pflanzliche Öle wie Rapsöl und daraus hergestellte Streichfette. Vermeiden Sie versteckte Fette. Fett steckt oft 'unsichtbar' in verarbeiteten Lebensmitteln wie Wurst, Gebäck, Süßwaren, Fast-Food und Fertigprodukten. Pflanzliche Öle liefern, wie alle Fette, viele Kalorien. Sie liefern aber auch lebensnotwendige Fettsäuren und Vitamin E.

6. **Zucker und Salz einsparen:** Mit Zucker gesüßte Lebensmittel und Getränke sind nicht empfehlenswert. Vermeiden Sie diese möglichst und setzen Sie Zucker sparsam ein. Sparen Sie Salz und reduzieren Sie den Anteil salzreicher Lebensmittel. Würzen Sie kreativ mit Kräutern und Gewürzen. Zuckergesüßte Lebensmittel und Getränke sind meist nährstoffarm und enthalten unnötige Kalorien. Zudem erhöht Zucker das Kariesrisiko. Zu viel Salz im Essen kann den Blutdruck erhöhen. Mehr als 6 g am Tag sollten es nicht sein. Wenn Sie Salz verwenden, dann angereichert mit Jod und Fluorid.

7. **Am besten Wasser trinken:** Trinken Sie rund 1,5 Liter jeden Tag. Am besten Wasser oder andere kalorienfreie Getränke wie ungesüßten Tee. Zuckergesüßte und alkoholische Getränke sind nicht empfehlenswert. Ihr Körper braucht Flüssigkeit in Form von Wasser. Zuckergesüßte Getränke liefern unnötige Kalorien und kaum wichtige Nährstoffe. Der Konsum kann die Entstehung von Übergewicht und Diabetes mellitus Typ 2 fördern. Alkoholische Getränke sind ebenfalls kalorienreich. Außerdem fördert

Alkohol die Entstehung von Krebs und ist mit weiteren gesundheitlichen Risiken verbunden.

8. ***Schonend zubereiten:*** *Garen Sie Lebensmittel so lange wie nötig und so kurz wie möglich, mit wenig Wasser und wenig Fett. Vermeiden Sie beim Braten, Grillen, Backen und Frittieren das Verbrennen von Lebensmitteln. Eine schonende Zubereitung erhält den natürlichen Geschmack und schont die Nährstoffe. Verbrannte Stellen enthalten schädliche Stoffe.*

9. ***Achtsam essen und genießen:*** *Gönnen Sie sich eine Pause für Ihre Mahlzeiten und lassen Sie sich Zeit beim Essen. Langsames, bewusstes Essen fördert den Genuss und das Sättigungsempfinden.*

10. ***Auf das Gewicht achten und in Bewegung bleiben:*** *Vollwertige Ernährung und körperliche Aktivität gehören zusammen. Dabei ist nicht nur regelmäßiger Sport hilfreich, sondern auch ein aktiver Alltag, in dem Sie z. B. öfter zu Fuß gehen oder Fahrrad fahren. Pro Tag 30 bis 60 Minuten moderate körperliche Aktivität fördern Ihre Gesundheit und helfen Ihnen dabei, Ihr Gewicht zu regulieren."*

2. Die Dreidimensionale DGE-Lebensmittelpyramide (Schulungsmodell) oder der Ernährungskreis. Hier handelt es sich um zwei bildliche Darstellungen, die seit 2005 im Einsatz sind und die Prinzipien einer vollwertigen Ernährung erläutern. Laut DGE verwenden viele Fachgesellschaften im Bereich der Ernährung die Lebensmittelpyramide, da sie besonders aussagekräftig die Verknüpfung von quantitativen mit qualitativen Aussagen bildlich verbindet.

3. Die Qualitätsstandards, sprich die Ernährungspläne für alle öffentlichen Bereiche. Dazu gehört zum Beispiel der Ernährungsplan *"IN FORM - DGE-Qualitätsstandard für die Verpflegung in Tageseinrichtungen für Kinder"*. Dieser Plan wird, ebenso wie alle anderen Qualitätsstandards, in Zusammenarbeit mit dem Bundesministerium für Gesundheit (BMG) und dem Bundesministerium für Landwirtschaft und Ernährung (BMEL) ausgearbeitet und verbreitet. Ich werde später noch detailliert auf diese Pläne eingehen.

4. Die Referenzwerte für Nährstoffe. Hier wird definiert, wie viel von jedem Nährstoff – Energie, Proteine, Ballaststoffe, Fette, Vitamine und Mineralstoffe – täglich im Mittel konsumiert werden sollte. Die Mengenangaben variieren je nach Alter und Lebenssituation. Eine schwangere Frau braucht laut DGE zum Beispiel von vielen Nährstoffen deutlich mehr als ein kleines Kind. Die Details dieser Informationen finden sich auf den Webseiten der DGE. Zusätzlich gibt es einen umfänglichen Ordner, den man im Internet für 35 Euro bestellen kann. Dort kann man für jeden Nährstoff nachlesen, welche Funktion dieser im Körper hat und welche Mangelerscheinungen man beobachtet, wenn der Körper davon zu wenig bekommt. Die wissenschaftlichen Studien zu diesen Aussagen sind jeweils angegeben.

Zu den Referenzwerten erklärt die DGE auf ihren Webseiten:
"Die Referenzwerte bilden die Basis für die Ableitung von lebensmittelbezogenen Empfehlungen für eine vollwertige Ernährung. Lebensmittelbezogene Empfehlungen kommuniziert die DGE über den DGE-Ernährungskreis und der

darauf basierenden Dreidimensionalen DGE-Lebensmittelpyramide sowie die 10 Regeln der DGE. Die Referenzwerte dienen ferner als Orientierung in der Planung einer vollwertigen Ernährung sowie der Beurteilung der Nährstoffzufuhr in der Ernährungsberatung und in der Gemeinschaftsverpflegung."

In den Begleittexten und auf den Seiten des Bundesministeriums für Landwirtschaft und Ernährung (BMEL) wird an zahlreichen Stellen erklärt, dass man grundsätzlich mit allen für den Körper notwendigen Nährstoffen versorgt ist, wenn man sich an die Vorgaben des DGE-Ernährungskreises, der DGE-Lebensmittelpyramide oder an die 10 Regeln der DGE halte. Bei genauer Betrachtung stellt man jedoch Folgendes fest:

- Die ersten drei "Infopakete" geben viele Wahlmöglichkeiten und sind somit an vielen Stellen unspezifisch. Lebensmitteloptionen der unterschiedlichen Gruppen scheinen gleichwertig: welches Getreide, welche Fette oder Milchprodukte man konkret isst, scheint unwichtig.
- Bei *"nimm 5 am Tag"* scheint es egal zu sein, welches Obst und Gemüse und in welcher Darbietungsform diese zu konsumieren sind: frisch, gefroren, als Saft, in der Dose oder im Quetschbeutel.
- Bei Fleisch scheint es irrelevant zu sein, welches Stück man wählt und aus welcher Haltungsform.
- Für Zucker gibt es keine Obergrenze.
- Mögliche Gefahren durch Zusatzstoffe der Lebensmittelindustrie oder Belastungen durch Rückstände von Pflanzenschutzmitteln oder Verpackungschemikalien werden nicht erwähnt.

Auf den ersten Blick scheinen die ersten drei Richtlinien und oft wenig konkreten Vorgaben der DGE akzeptable und gute Prinzipien für eine gesunde Ernährung zu sein. Und trotzdem leiden immer mehr Menschen an Erkrankungen, besonders unsere Kinder.

Der Verdacht liegt nahe, dass genau diese von der DGE ausgearbeiteten und von unseren Bundesministerien propagierten Ernährungspläne und Anweisungen dazu geführt haben, dass der Gesundheitszustand der Bevölkerung sich stetig verschlechtert hat. Was also stimmt mit den Angaben nicht?

Spurensuche: Was genau braucht der Körper, um sich gesund zu entwickeln?
Nachdem bei unserm Sohn die Zahnschmelzerkankung MIH diagnostiziert wurde und offensichtlich war, dass es sich bei dieser Erscheinung um ein flächendeckendes Krankheitsbild handelt, war meine Überzeugung, dass es bereits eine wissenschaftliche Erklärung für diese Erkrankung geben muss.

Physiologische Prozesse und die Auswirkung von Nahrung und Schadstoffen auf den menschlichen Organismus sind umfänglich erforscht. Ich war anfangs sicher, dass sich über all mein Zusammentragen von relevanten Informationen bald ein klares Bild ergeben würde. Im ersten Schritt habe ich mich also mit folgenden Fragen beschäftigt:

1. Welche Nahrungsbestandteile gibt es und was für eine Wirkung haben sie auf unseren Körper?
2. Wie werden unsere Lebensmittel produziert, was ist sonst noch in unserem Essen und was macht das mit unserem Organismus?
3. In welchen Lebensmitteln findet man welche Nährstoffe und wie müsste man das Nahrungsangebot einen Tag aufbauen, damit ein Kind optimal versorgt ist?

Anmerkung: In dem späteren Kapitel die *"Akteure im Markt: die Öffentliche Hand"* gehe ich detailliert auf die Historie und Informationspolitik der Ministerien für Ernährung, Landwirtschaft und Gesundheit sowie der Deutschen Gesellschaft für Ernährung, ein.

Quellen und weitere Informationen zu "NAHRUNG UND GESUNDHEIT: Wer definiert und entscheidet?"

- **Deutsche Gesellschaft für Ernährung** "Leitbild der Deutschen Gesellschaft für Ernährung" *Anmerkung:* Der Wortlaut des Leitbildes hat sich Ende 2018 leicht verändert. Die neue Version findet sich in dem späteren Kapitel über die DGE https://www.dge.de/wir-ueber-uns/leitbild/
- **FitKid/In Form** "Deutschlands Initiative für gesunde Ernährung und mehr Bewegung – DGE-Qualitätsstandard für die Verpflegung in Tageseinrichtungen für Kinder" http://www.fitkid-aktion.de/qualitaetsstandard.html
- **Deutsche Gesellschaft für Ernährung** "DGE-Ernährungskreis" https://www.dge.de/ernaehrungspraxis/vollwertige-ernaehrung/ernaehrungskreis/
- **DGE online** "Vollwertig essen und trinken nach den 10 Regeln der DGE" *Anmerkung:* Die 10 Regeln der DGE wurden im September 2017 geringfügig überarbeitet. Was sich im Vergleich zu den vorherigen Regeln verändert hat, ist, dass der Verzehr von Eiern nicht mehr stark beschränkt wird und generell Vollkornprodukte bevorzugt werden sollen. Fettarme Produkte werden nicht mehr explizit empfohlen. Der Satz "Zu viele gesättigte Fettsäuren erhöhen das Risiko für Fettstoffwechselstörungen, mit der möglichen Folge von Herz-Kreislauf-Krankheiten" wurde gestrichen. Obst soll nur noch mit zwei und Gemüse nun mit drei Portionen pro Tag sein. Fleisch soll in Maßen gegessen werden, bis maximal 600g pro Woche und pro Erwachsenem. Generell betont die DGE weiterhin, dass die "Empfehlungen Platz für individuellen Spielraum lassen und nicht als starre Ge- oder Verbote zu verstehen sind". *Weitere Anmerkung:* Zusätzlich zu den oben aufgeführten Regeln finden sich seit Ende 2018/Anfang 2019 auf den Webseiten weitere Informationen welche die oben aufgeführten Aspekte ergänzen. Eine Pressemitteilung dieser Ergänzungen und Verbreitung in der Bevölkerung konnte ich bis Anfang April 2019 nicht finden. http://www.dge.de/ernaehrungspraxis/vollwertige-ernaehrung/10-regeln-der-dge/
- **SPIEGEL ONLINE 1.9.2017** "Überarbeitete Ernährungsregeln - Gesund essen - jetzt aber wirklich" http://www.spiegel.de/gesundheit/ernaehrung/gesunde-ernaehrung-die-dge-hat-ihre-10-regeln-erneuert-a-1165566.html
- **Deutsche Gesellschaft für Ernährung** "Ausgewählte Fragen und Antworten zu den Referenzwerten für die Nährstoffzufuhr allgemein" https://www.dge.de/wissenschaft/weitere-publikationen/faqs/referenzwerte/
- **Bundeszentrum für Ernährung (Bzfe - Teil des BEML)** "Die Ernährungspyramide: eine für alle Ampel, Bausteine und Handmaß. Die Ernährungspyramide ist ein einfaches und alltagstaugliches System, mit dem jeder sein Ernährungsverhalten prüfen und optimieren kann - ganz ohne Kalorienzählen https://www.bzfe.de/inhalt/die-aid-ernaehrungspyramide-640.html
- **Bundsministerium für Ernährung und Landwirtschaft (BMEL)** "Ernährungspolitik des BMEL" *Zitat:* "Die Auswahl an Lebensmitteln in Deutschland ist vielfältig. 160.000 verschiedene Produkte stehen in den Ladenregalen. Verbraucherinnen und Verbraucher erwarten zu Recht, dass die Produkte gesundheitlich unbedenklich und qualitativ hochwertig sind. Für das Bundesernährungsministerium hat die Sicherheit unserer Lebensmittel höchste Priorität." https://www.bmel.de/SharedDocs/Videos/4_Ministerium/Hausthemen/Ernaehrungspolitik.html
- **Bundesministerium für Ernährung und Landwirtschaft** "Ernährungsbildung mit den LandFrauen IN FORM Projekt 'SchmExperten – Ernährungsbildung für Fünft- und Sechstklässler': Weitere 100 LandFrauen werden seit November für den Einsatz an Schulen qualifiziert. https://www.in-form.de/wissen/ernaehrungsbildung-mit-den-landfrauen/

Unsere Nahrung: Basiswissen

Auf den folgenden Seiten habe ich ein paar grundsätzliche Zusammenhänge und Definitionen von Nahrung, Nährstoffen und einzelnen Lebensmitteln, sowie deren Wirkung auf unseren Körper, zusammengestellt.

Hier handelt es sich eigentlich um recht oberflächliches Basiswissen, das theoretisch den meisten Bürgern und Bürgerinnen bekannt sein sollte. Die Realität ist allerdings, dass heutzutage nur wenige über dieses Wissen verfügen, so dass das Lesen der folgenden Details für einige Menschen etwas anstrengend sein mag.

Man braucht aber auch nicht alle Informationen gleich zu verstehen oder sich zu merken. Die folgenden Seiten dienen unter anderem als Nachschlagewerk für spätere Kapitel und als Hilfsmittel, um am Ende dieses Buches die Informationspolitik der zuständigen Bundesministerien besser prüfen und durchschauen zu können.

Ein weiteres Ziel ist, das Verständnis für den eigenen Körper zu stärken und zu lernen, wie man selbst für die Wiederherstellung bzw. den Erhalt der eigenen Gesundheit sorgen kann. Vorschläge für eine genaue Umsetzung schildere ich im letzten Kapitel.

Grundlagen

Alle Lebewesen sind aus einer großen Anzahl von Grundbausteinen zusammengesetzt. Diese Grundbausteine sind eine Kombination aus Wasser, Fetten, Kohlenhydraten, Eiweißen, Mineralstoffen, Vitaminen, Ballaststoffen und sekundären Pflanzenstoffen. Genau diese Stoffe tauschen wir Lebewesen untereinander aus.

Wir Menschen zum Beispiel nutzen Pflanzen als Nahrung. Pflanzen wiederum brauchen für ihr Wachstum Stickstoff, Phosphor und Kalium. Genau diese Stoffe, oder besser die Überschüsse, die wir selbst nicht brauchen, scheiden wir Menschen, wie alle Säugetiere, mit unserem Urin oder anderweitig aus. Wird dieser Urin wieder auf Felder ausgebracht, wachsen Pflanzen – also unsere Nahrung – besonders gut. Dieses Prinzip ist seit Tausenden von Jahren bekannt und wird auch heute noch in der Landwirtschaft genutzt.

Ebenso gilt, dass bis vor der Industrialisierung Nahrung auch immer etwas war, das es in der direkten Umgebung zu finden gab. Entsprechend entwickelten sich überall auf der Welt ökologische Kreislaufsysteme. Die einzelnen Pflanzen und Tiere sahen vielleicht unterschiedlich aus, die Grundbausteine der Lebewesen sowie die Prinzipien des Austausches zwischen ihnen waren aber immer ähnlich. So erklärt sich, warum Menschen ganz unterschiedliche Sachen essen konnten und sich trotzdem auf allen Kontinenten gesund entwickelt haben. Die Menschen orientierten sich an dem, was in der jeweiligen Region und Saison verfügbar war. All diese Grundprinzipien sind sehr gut erforscht: Wir wissen, aus welchen Bausteinen Lebewesen "gemacht sind" und was die unterschiedlichen Organismen als Nahrung brauchen, um sich gesund zu entwickeln.

Für uns Menschen haben wir das, was wir essen und zum Leben brauchen, in Kategorien unterteilt. Dabei werden Makronährstoffe von Mikronährstoffen unterschieden.

1. **Makronährstoffe** gibt es in unserer Ernährung in großen Mengen. Aus diesen Stoffen gewinnen wir Energie. Ebenso brauchen wir Makronährstoffe als

Bausteine für unsere Zellen. Zu den Makronährstoffen zählen wir Eiweiß, Fett, Kohlenhydrate und manchmal auch Ballaststoffe. Man könnte sagen, es handelt sich hierbei um den "Treibstoff" für unseren Körper. Art und Menge dieser Stoffe müssen auf Verpackungen der Lebensmittelindustrie angegeben werden.

2. **Mikronährstoffe** brauchen wir nur in sehr geringen Mengen. In Lebensmitteln sind diese Stoffe allerdings auch nur in deutlich geringerer Menge vorhanden als Makronährstoffe. Trotzdem sind sie für unser Überleben absolut wichtig. Sie stellen sicher, dass unsere unterschiedlichsten Körperfunktionen in allen Bereichen reibungslos ablaufen. Zu den Mikronährstoffen zählen wir Vitamine, Mineralstoffe, Spurenelemente sowie essenzielle Fett- und Aminosäuren. Wenn wir diese Mikronährstoffe nicht bekommen, geht unser "Motor" gewissermaßen kaputt. Da viele Stoffwechselfunktionen voneinander abhängen, tritt der "Motorschaden" nicht immer abrupt, sondern zuweilen schleichend ein.

Ein solcher "Motorschaden" entsteht, auch wenn es nur an einigen wenigen der Mikronährstoffe mangelt und zwar auch dann, wenn wir genug "Treibstoff" tanken". Hinweise zu Mikronährstoffen müssen auf den Verpackungen der Lebensmittelindustrie nicht angegeben werden. Auf die Gründe hierfür komme ich später noch zu sprechen.

Essenziell und nicht essenziell

Die einzelnen Bausteine der Ernährung werden in "essenzielle" und "nicht essenzielle" kategorisiert. Essenziell bedeutet, der Körper braucht diese Nährstoffe, weil er sie nicht selbst synthetisieren kann. Damit der Stoffwechsel reibungslos funktioniert, müssen essenzielle Nährstoffe also über die Nahrung zugeführt werden. Zu den essenziellen Nährstoffen gehören alle Nährstoffe, die die Bezeichnung "essenziell" tragen. Sie finden sich unter den Vitaminen, Mineralstoffen, Spurenelementen, Fettsäuren (Fette) und Aminosäuren (Proteine/Eiweiße). Bei diesen essenziellen Nährstoffen muss man genau hinschauen, dass man auch wirklich genug von ihnen bekommt.

Nicht-essenziell bedeutet, dass der Körper diese Stoffe durch biochemische Umwandlungsprozesse auch selbst herstellen kann. Dazu gehören zum Beispiel die Kohlenhydrate, sprich Zucker und Stärke. Das bedeutet, dass der menschliche Körper auf ein Angebot dieser Stoffe durch die Nahrung nicht angewiesen ist.

Es gibt im Internet und in zahlreichen Büchern viele gute Zusammenfassungen über all diese unterschiedlichen Bausteine und deren Funktionen im Körper. Eine gute Aufbereitung der Informationen habe ich unter den Seiten von "DEBInet - Deutsches Ernährungsberatungs- und -Informationsnetz" (www.ernaehrung.de) gefunden.

Quellen und weitere Informationen zu "Unsere Nahrung - Basiswissen"
- **Landmensch** "Urin als Dünger" https://landmensch.wordpress.com/2013/01/06/urin-als-dunger/
- **AgrarZeitung 3.7.2014** "Bodenleben - Gülle mit Antibiotika stört Bakterien" https://www.agrarzeitung.de/nachrichten/wirtschaft/Guelle-mit-Antibiotika-stoert-Bakterien-52791
- **Buch:** "Arzneimittel des 20. Jahrhunderts. Historische Skizzen von Lebertran bis Contergan" 2015, Hrsg. v. Eschenbruch, Nicholas / Balz, Viola / Klöppel, Ulrike / Hulverscheidt, Marion, *siehe Kapitel:* "1927 - 'Dann schon lieber Lebertran'. Staatliche Rachitisprophylaxe und das wohl entwickelte Kind" 2015, Heiko Stoff Transkript Verlag

Die Bausteine unserer Nahrung: Ein kurzer Überblick

Nahrungsmittel sind also entweder tierischer oder pflanzlicher Herkunft und enthalten eine unterschiedliche Nährstoffverteilung. Dieser Nährstoffgehalt ist – neben dem Energiehaushalt – maßgebend für die Bewertung eines Nahrungsmittels. Jeder der folgenden Nährstoffe hat, im Körper wie auch im Stoffwechselgeschehen, ganz spezifische Aufgaben zu erfüllen. Zu den Nährstoffen gehören:

- Eiweiß/Proteine
- Fett
- Kohlenhydrate
- Ballaststoffe
- Vitamine
- Mineralstoffe
- Spurenelemente
- Sekundäre Pflanzenstoffe

Lebensnotwendig ist auch Wasser. Der Körper besteht zu über 60 % aus diesem Stoff (H_2O). Und obwohl Wasser kein Nährstoff im eigentlichen Sinne ist, dient es als Transport- und Lösungsmittel von Nährstoffen und zur Entsorgung von Abfallprodukten unseres Körpers.

Eiweiß/Proteine

Eiweiße bzw. Proteine sind Nährstoffe, die aus Aminosäuren aufgebaut sind. Aminosäuren wiederum sind chemische Verbindungen, die unser Körper braucht, um Eiweiße aufzubauen. Eiweiße sind große Moleküle, die wiederum für den Aufbau von unseren Zellen gebraucht werden. Kurz:

- Aminosäuren sind die kleinen Teile (chemische Verbindungen).
- Eiweiße/Proteine sind große Teile (Makromoleküle), zusammengebaut aus den kleinen Aminosäuren.
- Beide zusammen bilden die Grundbausteine jeder einzelnen Zelle in unserem Körper.

Unter den Aminosäuren sind neun immer essenziell; diese müssen wir über die Nahrung zuführen. Andere, als nicht-essenziell eingestufte Aminosäuren, können unter bestimmten Umständen (z. B. in der Kindheit, im Alter, in der Schwangerschaft, in der Rekonvaleszenz) ebenfalls lebensnotwendig sein und werden daher auch als semi-essenziell bezeichnet.

Proteinogene Aminosäuren (21)	
nicht-essentielle Aminosäuren	Glycin, Alanin, Prolin, Asparagin, Glutamin, Asparaginsäure, Glutaminsäure, Selenocystein
semi-essentielle Aminosäuren	Cystein, Tyrosin, Arginin, Serin
essentielle Aminosäuren	Valin, Leucin, Isoleucin, Methionin, Phenylalanin, Tryptophan, Threonin, Lysin, Histidin

Unser Körper kann Eiweiß nicht speichern; es wird immer direkt für den Aufbau von Zellen genutzt. Da unsere Zellen einem kontinuierlichen Auf- und Abbau unterliegen, brauchen wir also eine regelmäßige Zufuhr über die Nahrung. Wenn der Körper diese Zufuhr nicht bekommt, baut er als erstes seine Muskulatur ab. Er nutzt die dort vorhandenen Proteine, um andere lebensnotwendige Bereiche im Körper zu erhalten. Die Funktionen dieser Aminosäuren im Körper umfassen folgende Aspekte:

- Aufbau und Erhalt von Binde- und Muskelgewebe, Haut und Haaren
- Aufbau und Erhalt des Immunsystems und der Darmschleimhaut
- Proteinsynthese
- antioxidative Wirkungen
- Hormonmetabolismus
- Kollagenbildung und Wundheilung
- Entgiftung
- embryonale und kindliche Entwicklung
- anitvirale Wirkung (z.B. L-Lycin gegen Herpes)

Eiweiß kommt in tierischen und pflanzlichen Lebensmitteln vor. Geeignete Eiweißlieferanten sind:

Tierische Quellen:
- Fleisch, Fisch, Eier
- Milch und Milchprodukte

Pflanzliche Quellen:
- Nüsse und Samen (Haselnüsse, Walnüsse, Sonnenblumenkerne, Leinsamen)
- Hülsenfrüchte (Linsen, Bohnen, Lupinen, Erbsen)
- Getreide (Hafer, Gerste, Roggen, Weizen)
- Sojaprodukte

Die aufgeführten Lebensmittel (Getreide, Hülsenfrüchte, Nüsse, Samen, Fleisch, Fisch, Eier und Milchprodukte) liefern natürlich auch etliche weitere essenzielle Vitamine, Mineralstoffe und Spurenelemente. Wenn man also reichlich von diesen Produkten isst, ist man mit vielen essenziellen Nährstoffen gut versorgt.

Fette
Unter dem Begriff Fette (Lipide) werden verschiedene Verbindungen verstanden. Fette transportieren fettlösliche Vitamine und sind Träger von Geschmacks- und Aromastoffen.

Die im Nahrungsfett am häufigsten vorkommenden Lipide sind die "Neutralfette" (Triglyceride). Bei diesen hängen an einem Teilchen Glycerin drei ("tri") Fettsäuren.

Wie viel sich von welcher Fettsäure in einem Fettmolekül (Triglycerid) befindet, bestimmen die Eigenschaften des Fettes und damit dessen Bedeutung für den menschlichen Körper. Es wird unterschieden in:

- gesättigte Fettsäuren
  z. B. Palmitinsäure oder Stearinsäure, die u. a. in Fleisch und Wurst vorkommen
  Empfehlung: rund 10 Energie-% des gesamten Energiebedarfs

- einfach ungesättigte Fettsäuren
  z. B. Ölsäure, die u. a. in Raps- oder Olivenöl vorkommt
  Empfehlung: mehr als 10 Energie-% des gesamten Energiebedarfs

- mehrfach ungesättigte Fettsäuren
  z. B. Linolsäure, die z.B. in Sonnenblumen- und Rapsöl vorkommt
  Linolensäure, die in Lein-, Raps- und Walnussöl enthalten ist;
  Eicosapentaensäure (EPA) und Docosahexaensäure (DHA), die sich in Fischölen finden.
  Empfehlung: rund 7 Energie-%, davon 2,5 Energie-% Linolsäure, 0,5 Energie-% Linolensäure

Der Körper kann die aufgenommenen Fette entweder direkt in Energie umwandeln oder für einen späteren Zeitpunkt speichern. Überschüssige Energie wird in der Leber wieder zu Körperfett umgebaut und dieses dann entweder als Depotfett unter der Haut oder als Organfett gespeichert.

Depotfett bildet für den menschlichen Körper eine Notreserve und ist in geringer Menge durchaus gesund. Organfett hingegen ist eine Belastung für unser Herz und unseren Kreislauf. Es kann Übergewicht, Diabetes und andere Stoffwechselerkrankungen auslösen bzw. verstärken. Man sollte also vermeiden, dass sich an den Organen Fett ansammelt.

Essenzielle Fettsäuren
Einige mehrfach ungesättigte Fettsäuren, wie die Linolsäure (Omega 6) und die Linolensäure (Omega 3), sind für den Körper essenziell. Die Aufgaben dieser essenziellen Fettsäuren sind:

- Notwendig für den Aufbau von Zellmembranen.
- Beteiligt an der Regulation von Entzündungsreaktionen wie Fieber und Allergie.
- Beteiligt an der Regulation des Herz-Kreislauf-Systems, des Blutdrucks, der Salzausscheidung, der Blutgerinnung und dem Schmerzempfinden.
- Relevant für die Vorbeugung und Behandlung neuronaler Erkrankungen wie Alzheimer und Depression, sowie von Tumoren.

Kohlenhydrate
Kohlenhydrate werden auch als Saccharide (griech. sakkharon: Zucker) bezeichnet. Sie sind aus den Elementen Kohlenstoff (C), Wasserstoff (H) und Sauerstoff (O) zusammengesetzt. Anhand der Zahl der beteiligten Bausteine werden Kohlenhydrate in verschiedene Gruppen eingeteilt. Neben den Einfach-, den Zweifachzuckern und den Oligosacchariden (drei bis neun Zucker-Bausteine), gibt es auch die Vielfachzucker, die aus mindestens zehn Bausteinen bestehen.

- **Pflanzen** bilden Zucker durch Photosynthese mit Hilfe von Sonnenenergie. Aus den Zuckermolekülen bauen sie Stärke auf. Stärke besteht also aus zahlreichen, miteinander verknüpften Glucose-Bausteinen.

- **Tierische** Lebensmittel enthalten Kohlenhydrate in wesentlich geringeren Mengen als pflanzliche, da Tiere, wie Menschen auch, ihre Energie vorwiegend in Form von Fett speichern. Kohlenhydrate, die in Tieren zu finden sind, werden überwiegend als Glykogen bezeichnet. Es handelt sich dabei um einen langkettigen Vielfachzucker, den der Körper in den Muskeln und in der Leber lagert. Auch in Milch findet sich ein Kohlenhydrat: Lactose (Milchzucker).

Übersicht unterschiedliche Formen von Kohlenhydraten

Name	Vertreter	Eigenschaften	Vorkommen
Monosaccharide (Einfachzucker)	Glucose - Traubenzucker Fructose - Fruchtzucker Galactose	leicht löslich; werden sehr schnell ins Blut aufgenommen; schmecken süß	Bauteile der Mehrfachzucker; Glucose und Fructose kommen in Obst und Honig vor
Disaccharide (Zweifachzucker)	Saccharose - Haushaltszucker Maltose - Malzzucker Lactose - Milchzucker	sind gut löslich; werden schnell ins Blut aufgenommen; schmecken schwach süß bis süß	Saccharose kommt u. a. in Zuckerrüben vor; Maltose u. a. in keimender Gerste; Laktose u. a. in Milch
Oligosaccharide (Zucker mit bis zu neun Zuckerbausteinen)	Raffinose Stachyose	gut löslich; erst im Dickdarm bakteriell gespalten; meist süß	Raffinose in Zuckerrüben, Stachyose in Schmetterlingsblütlern und Kürbisgewächsen
Polysaccharide (Vielfachzucker)	Stärke Glykogen	müssen erst gespalten werden; gehen langsam ins Blut; schmecken nicht süß	Stärke kommt u. a. in Getreide, Gemüse und Kartoffeln vor; Glykogen ist ein "Speicherkohlenhydrat"; Vorkommen in der Leber und in der Muskulatur
Polysaccharide (Ballaststoffe)	Cellulose Hemicellulose Pektin Inulin	sind nur zum Teil verdaulich; erhöhen das Stuhlvolumen; binden Giftstoffe	Ballaststoffe kommen in pflanzlichen Lebensmitteln vor (Getreide, Obst, Gemüse, Hülsenfrüchten etc.), Inulin in Artischocken, Chicorée, Topinambur

Quelle: www.ernaehrung.de

Im Körper werden Kohlenhydrate primär als Energielieferant, Energiespeicher und als Bestandteile der DNA genutzt. In ihrer Funktion als Energielieferant wirken sie, je nach Dauer ihrer Aufnahme, unterschiedlich auf den Blutzuckerspiegel. Langkettige, komplexe Kohlenhydrate können als gesünder eingestuft werden als die Einfach- oder Zweifachzucker, da sie den Blutzuckerspiegel langsamer ansteigen lassen, die in ihnen enthaltene Energie weniger gut aufgeschlossen ist und daher länger verwertet werden kann. Die langsame Verstoffwechselung von langkettigen Kohlenhydraten bedeutet für den Körper also eine längere und konstante Versorgung mit Energie. Kohlenhydrate wie Stärke oder Glykogen wirken daher länger sättigend als Einfach- oder Zweifachzucker.

Ballaststoffe
Ballaststoffe sind Kohlenhydrate, die im Dünndarm kaum bis gar nicht aufgeschlossen werden können und somit unverdaut den Dickdarm erreichen. Diese

Ballaststoffe werden auch Präbiotika genannt und dienen den Bakterien im Dickdarm als Nahrung. Die Umwandlungsprozesse im letzten Darmabschnitt helfen, dass im Körper Wasser gebunden wird, sich unser Stuhlvolumen erhöht und unsere körpereigenen Abfallprodukte unseren Organismus wieder relativ schnell und als weicher Kot verlassen können.

Ballaststoffe sind also sehr wichtig, da sie ermöglichen, dass der Darm kürzer mit möglichen Giftstoffen in Berührung kommt. Wenn unser Darm weniger mit Giftstoffen zu kämpfen hat, wirkt sich das positiv auf unsere gesamte Gesundheit aus.

Ballaststoffe kommen nur in pflanzlichen Lebensmitteln vor, hauptsächlich in Vollkorn-Getreideprodukten, Gemüse, Obst und Hülsenfrüchten.

Vitamine

Vitamine sind chemische Substanzen, die der Körper für seinen Stoffwechsel braucht und nicht selber herstellen kann. Von daher müssen sie mit der Nahrung zugeführt werden.

Vitamine kommen sowohl in tierischen als auch in pflanzlichen Lebensmitteln vor. Ohne sie läuft im menschlichen Körper fast nichts, denn Vitamine arbeiten als Hilfsmoleküle mit anderen Molekülen, sogenannten Enzymen, zusammen und regulieren auf diese Weise viele Stoffwechselvorgänge. Vitamine werden in zwei Gruppen unterschieden:

- **Fettlösliche Vitamine:** diese kann der Körper besser in Kombination mit Fett aufnehmen. Einige Vitamine kann der Mensch aus einer Vorstufe, den so genannten Provitaminen, umwandeln (z. B. ß-Carotin zu Vitamin A). Fettlösliche Vitamine sind A, D, E und K.
- **Wasserlösliche Vitamine:** diese Stoffe lösen sich im Wasser auf und der Körper braucht für die Aufnahme kein Fett. Wasserlösliche Vitamine sind alle B-Vitamine sowie Vitamin C.

Eine unzureichende Zufuhr an Vitaminen kann zu Mangelerkrankungen führen. Bei manchen Vitaminen, in der Regel eher den fett- als den wasserlöslichen Vitaminen (z. B. Vitamin A), kann jedoch auch eine überhöhte Zufuhr schaden und Erkrankungen auslösen.

Fettlösliche Vitamine	Wasserlösliche Vitamine	
Vitamin A	Vitamin B1 - Thiamin	Vitamin B7 - Biotin
Vitamin D	Vitamin B2 - Riboflavin	Vitamin B9 - Folsäure
Vitamin E	Vitamin B3 - Niacin	Vitamin B12 - Cobalamin
Vitamin K	Vitamin B5 - Pantothensäure	Vitamin C
	Vitamin B6 - Pyrodoxin	

Mineralstoffe/Spurenelemente/Ultraspurenelemente

Mineralstoffe und Spurenelemente sind anorganische Bestandteile unserer Nahrung. Auch sie sind lebensnotwendig und haben vielfältige Aufgaben in den Bereichen Wachstum und Stoffwechsel. Menschen brauchen diese anorganischen Bestandteile in unterschiedlichen Mengen. Man unterscheidet daher zwischen:

- Mengenelementen (z. B. Calcium, Kalium, Magnesium)
- Spurenelementen (z. B. Jod, Selen, Zink)
- Ultraspurenelementen, von denen wahrscheinlich nur kleinste Mengen für den Organismus bedeutsam sind (z. B. Bor, Brom, Cadmium)

Mengenelemente		Spurenelemente			
Natrium Chlorid Kalium Schwefel	Calcium Phosphor Magnesium	Eisen Jod Fluorid	Zink Selen Kupfer	Mangan Chrom Molybdän	Kobalt Nickel

Ultraspurenelemente

Da offiziell kein Mangel an diesen Elementen bekannt ist, lautet die Annahme, dass sie ausreichend über die Nahrung zugeführt werden, zumal der Körper sie auch nur in geringsten Mengen benötigt. Allerdings liegen aus Tierversuchen Hinweise vor, dass Ultraspurenelemente doch essentiell sind. In höheren Mengen wirken die hier aufgeführten Substanzen giftig und schaden dem Menschen. Dazu gehören: Aluminium, Antimon, Arsen, Barium, Bismut, Blei, Bor, Brom, Cadmium, Caesium, Germanium, Lithium, Quecksilber, Rubidium, Samarium, Silicium, Strontium, Thallium, Titan, Wolfram.

Sekundäre Pflanzenstoffe

Wie der Name schon vermuten lässt, sind diese Stoffe ausschließlich in Pflanzen zu finden. Pflanzenstoffe werden zwar nicht als essenziell bezeichnet, sind aber trotzdem für den Erhalt unserer Gesundheit von großer Bedeutung.

Diese Pflanzenstoffe helfen dem menschlichen Organismus und seinem Immunsystem, sich gegen ungewollte Bakterien und Viren zu schützen und Zellschäden zu reparieren. Sie sind wichtig für ein intaktes Immunsystem. Sie bewirken, dass Blutergüsse im Körper wieder abgebaut werden, Entzündungen schneller abheilen oder die Verdauung angeregt wird. Die Funktionen und die Wirkungen der sekundären Pflanzenstoffe im Körper umfassen folgende Aspekte:

1. **Antibiotisch:** ein natürliches Antibiotikum, welches schädliche Mikroorganismen abtötet
2. **Antikanzerogen:** hilft dem Körper dabei, Krebszellen zu eliminieren
3. **Antimikrobiell:** tötet unwillkommene Mikroorganismen im Körper ab
4. **Antioxidativ:** verhindert die Zerstörung von Zellen durch Sauerstoff
5. **Antithrombotisch:** verhindert die Bildung von Blutgerinnseln im Körper
6. **Immunmodulierend:** hilft dem Körper, sein Immunsystem zu regulieren
7. **Entzündungshemmend:** hilft dem Körper, schneller bei Entzündungen zu heilen
8. **Blutdruckbeeinflussend:** schützt unsere Gefäße vor Überlastung durch zu viel Innendruck

9. **Cholesterinsenkend:** senkt das schädliche Cholesterin LDL, welches unsere Arterien verkalken lässt
10. **Blutzuckerbeeinflussend:** hilft, den Blutzucker stabil zu halten und schont somit unsere Bauchspeicheldrüse
11. **Verdauungsfördernd:** hilft den Bakterien, in unserem Darm Nährstoffe aus unserem Essen zu gewinnen

Auch die Wirkungen dieser Stoffe sind intensiv erforscht. In der Fachwelt nennen sich diese Wirkstoffe Carotinoide, Glukosinolate, Phytoöstrogene, Polyphenole, Phytosterine, Sulfide, Saponine oder Monoterpene.

Diese sekundären Pflanzenstoffe befinden sich in dem breitgefächerten Spektrum von Nüssen, Samen, Hülsenfrüchten, Obst, Gemüse, Gartenkräutern, Wildkräutern, Wildbeeren und Gewürzen. Alle Pflanzen und deren Bestandteile wie Blüten, Wurzeln, Blätter oder Früchte weisen, zusätzlich zu Vitaminen und Mineralstoffen, also auch immer unterschiedliche Kombinationen dieser Pflanzenstoffe auf. Insgesamt gibt es über 70.000 Studien, die die Wirkung von sekundären Pflanzenstoffen analysiert haben. Hier einige ausgewählte Kernaussagen:

1. Es wird davon ausgegangen, dass es auf der Erde mehr als 250.000 sekundäre Pflanzenstoffe gibt.
2. Bislang wurden etwa 80.000 davon identifiziert.
3. In der menschlichen Nahrung werden 5.000 bis 10.000 sekundäre Pflanzenstoffe vermutet. Gemüse weist – wie auch bei den Vitaminen – in der Regel höhere Gehalte auf als Obst.
4. Ca. 80% aller Pflanzen, die wir auf der Welt finden, sind für den Menschen essbar. Wenn wir viele von diesen Naturprodukten konsumieren, erhält unser Organismus Stärkung und Unterstützung im Kampf gegen unerwünschte Eindringlinge.

Auch auf den Webseiten der Deutschen Gesellschaft für Ernährung (DGE) finden sich Informationen zu sekundären Pflanzenstoffen. Zum Beispiel die folgende Tabelle und weitere Erläuterungen. Nicht aufgeführt werden Wildkräuter und wilde Beeren. Gerade darin ist die Konzentration vieler dieser Wirkstoffe besonders hoch.

Eine Übersicht über sekundäre Pflanzenstoffe und ihre gesundheitsfördernden Wirkungen ist Folgende:

Sekundäre Pflanzenstoffe	z. B. enthalten in ...	mögliche Gesundheitseffekte
Flavonoide Farbstoffe rot hellgelb blau violett	Äpfeln, Birnen, Trauben, Kirschen, Pflaumen, Beerenobst, Zwiebeln, Grünkohl, Auberginen, Soja, schwarzem und grünem Tee u.v.m.	- antioxidativ - antithrombotisch - blutdrucksenkend - entzündungshemmend - immunmodulierend - antibiotisch - neurologische Wirkungen (pos. Einfluss auf kognitive Fähigkeiten) Einfluss auf die Gesundheit beim Menschen bestimmter Krebskrankheiten und Herz-Kreislauf-Krankheiten.
Phenolsäuren Abwehrstoffe gegen Fraßfeinde	Kaffee, Tee, Vollkornprodukten, Weißwein, Nüssen	- antioxidativ - Einfluss auf die Gesundheit beim Menschen Vorbeugend gegen bestimmte Krebskrankheiten.
Carotinoide Farbstoffe gelb orange rot	Karotten, Tomaten, Paprika, Kürbis grünem Gemüse wie Spinat, Grünkohl, Obst wie Grapefruit, Aprikosen, Melonen	- antioxidativ - immunmodulierend - entzündungshemmend - Einfluss auf die Gesundheit beim Menschen - Herz-Kreislauf-Krankheiten und - altersbedingte Augenkrankheiten In Diskussion: Risikosenkung hinsichtlich Krebs, metabolisches Syndrom, Gefäßveränderungen.
Phytoöstrogene Pflanzenhormone, die ähnlich wie das weibliche Sexualhormon Östrogen aufgebaut sind	Getreide und Hülsenfrüchten (z. B. Sojabohnen), Leinsamen	- antioxidativ - immunmodulierend - Einfluss auf die Gesundheit beim Menschen - verbessern Blutgefäßfunktion und Blutdruck In Diskussion: Protektive Wirkungen hinsichtlich Krebs-, Herz-Kreislauf-Krankheiten, Knochendichte, klimaterische Beschwerden.
Glucosinolate Abwehrstoffe gegen Fraßfeinde oder Pathogene	allen Kohlarten, Rettich, Radieschen, Kresse, Senf	- antioxidativ - immunmodulierend Einfluss auf die Gesundheit beim Menschen bestimmter Krebskrankheiten.

Sulfide Duft- und Aromastoffe	Zwiebeln, Lauch, Knoblauch, Schnittlauch	<ul><li>antibiotisch</li><li>antioxidativ</li><li>antithrombotisch</li><li>blutdrucksenkend</li><li>cholesterolsenkend</li></ul> Einfluss auf die Gesundheit beim Menschen bestimmter Krebskrankheiten.
Monoterpene Duft- und Aromastoffe	Minze, Zitronen Kümmel	<ul><li>cholesterolsenkend</li><li>antikanzerogen</li></ul>
Saponine Bitterstoffe	Hülsenfrüchte, Soja, Spargel, Hafer Lakritze	<ul><li>antikanzerogen</li><li>antibiotisch (antifungal)</li></ul>
Phytosterole Membranbaustoff, Pflanzenhormone, die ähnlich wie Cholesterol aufgebaut sind	Nüssen und Pflanzensamen (Sonnenblumenkernen, Sesam, Soja) Hülsenfrüchten	<ul><li>cholesterolsenkend</li><li>senken die Cholesterolkonzentration im Blut</li></ul> In der Diskusssion: Zusammenhang mit Herz-Kreislauf-Krankheiten.

Quelle: Watzl und Rechkemmer 2004, Watzl 2008, Watzl 2012, zitiert auf den Seiten der DGE
https://www.dge.de/wissenschaft/weitere-publikationen/fachinformationen/sekundaere-pflanzenstoffe-und-ihre-wirkung/

Fazit: Auch sekundäre Pflanzenstoffe sind für unsere Gesundheit äußerst wichtig. Je mehr Gemüse, Kräuter, Hülsenfrüchte, Getreide, Nüsse, Obst und unterschiedliche Gewürze man isst, desto mehr stärkt man seine Gesundheit.

Diese natürlichen sekundären Pflanzenstoffe finden sich aber wenig bis gar nicht in Produkten wie Instantkakaopulver, Wurstprodukten, Instantbrühe, Fertiglasagne, Fertig-Pizzen, Eis, Butterkeksen, Milchbrötchen, Schokocroissants und Nudeln.

Quellen und weitere Informationen zu "Die Bausteine unserer Nahrung: Ein kurzer Überblick" "
- **Workshop Ernährung** "Grundlagen und Stoffwechsel" https://workshopernaehrung.de/eiweiss-grundlagen/
- **Deutsche Gesellschaft für Ernährung (DGE)** "Ausgewählte Fragen und Antworten zu Proteinen und unentbehrlichen Aminosäuren" https://www.dge.de/wissenschaft/weitere-publikationen/faq/protein/
- **Deutsche Gesellschaft für Ernährung (DGE)** "Sekundäre Pflanzenstoffe und ihre Wirkung auf die Gesundheit" http://www.dge.de/wissenschaft/weitere-publikationen/fachinformationen/sekundaere-pflanzenstoffe-und-ihre-wirkung/
- **UGB** "Sekundäre Pflanzenstoffe: Substanzen mit vielen Unbekannten" by Dr. oec. troph. Edmund Semler https://www.ugb.de/ernaehrungsplan-praevention/sekundaere-pflanzenstoffe-bioaktive-substanzen/
- **Zentrum der Gesundheit** "Wildkräuter für Hausapotheke und Küche" https://www.zentrum-der-gesundheit.de/wildkraeuter.html
- **Gesundheitslexikon** "Was sind freie Radikale" http://www.gesundheits-lexikon.com/Orthomolekulare-Medizin-Vitalstoff-Medizin/Oxidativer-Stress-Freie-Radikale/Was-sind-Freie-Radikale-.html
- **European Food Safety Authority (ESA)** "Metalle als Schadstoffe in Lebensmitteln" https://www.efsa.europa.eu/de/topics/topic/metals-contaminants-food

- Buch: "Eiweiss Guide – Tabellen mit über 500 Lebensmitteln, bewertet nach ihrem Eiweissgehalt und ausgewählten Aminosäuren" 2016, by H.Lemberger, F. Mangiameli, Dr. N. Worm
- Buch: "Sekundäre Pflanzenstoffe: Einsatz in der naturheilkundlichen Therapie" 2016, by Anja Bettina Irmler, Georg Wolz
- Buch: "Pflanzliche Antibiotika & Antivirale Heilmittel: Sanfte Heilung aus der Natur (Inkl. Grundlagenwissen der Salbenherstellung und Rezepten)" 2015, by Mira Brand
- Buch: "Antibiotische Heilpflanzen: Über 50 Pflanzen und ihre Wirkung" 2018, by Liesel Malm, Margret Möbus
- Buch: "Essbare Wildpflanzen – 200 Arten bestimmen und verwenden" 20 Auflage 2018, by Steffen Guido Fleischhauer, Jürgen Guthmann, Roland Spielberger

Historisch gewachsenes Wissen

Bei genauer Betrachtung stellt sich heraus, dass das heutige wissenschaftliche Verständnis enorm ist. Die Wissensbildung rund um die Zusammenhänge von Nahrung und Gesundheit bauen auf Erkenntnissen einer der ältesten Wissenschaften überhaupt auf. Das Erforschen von Nahrung und ihrer Wirkung auf unsere Gesundheit reicht bis weit in die Antike.

Schon Hippokrates (460 vor Chr.) erklärte *"Deine Nahrungsmittel seien deine Heilmittel"*. Auch die Äbtissin und bedeutende Universalgelehrte Hildegard von Bingen, geboren 1098, widmete ihr Leben unter anderem der Wirkung und den Heilkräften von Pflanzen. Die Wirkung der meisten Vitamine wurde bereits Anfang des letzten Jahrhunderts entdeckt: Vitamin D und seine Funktion im Körper ist seit 1929 bekannt, ebenso B1 (Thiamin), gefolgt von Vitamin C (1937), Vitamin K (1943) und Vitamin B12 (1964). Für diese Erkenntnisse wurden Nobelpreise vergeben und zahlreiche Veröffentlichungen geschrieben. Die Zusammenhänge von Nährstoffen, Nahrung und Gesundheit wurden bis in die 1980er auch der Bevölkerung vermittelt. Die meisten Mütter und Großmütter, die nach den Zweiten Weltkrieg geboren wurden, haben in Hauswirtschaftskursen und in der Schule gelernt, wie man einen nährstoffreichen Eintopf richtig zubereitet. Sie wussten, dass Lebertran und Vitamin D für den Knochenaufbau wichtig sind oder dass Vitamin C vor Infektionen schützt. Sie lernten, wie man einen Eintopf kocht, Gemüse und Obst vitaminschonend lagert, oder wie man Kräutertees für Hals und Ohrenschmerzen zubereitet. Dieses Wissen wird heute aber fast nicht mehr in Schulen, in Schwangerschaftsvorbereitungskursen oder in Initiativen von unseren Behörden vermittelt.

Das Wissen über die Wirkung von Pflanzen- oder Nährstoffen auf unseren Körper ist aber nach wie vor da. Man kann sich in etlichen Fachbüchern und Artikeln informieren.

Erhalt und Verluste von Nährstoffen

Über den Erhalt und mögliche Verluste von Nährstoffen sollte man Folgendes wissen: Alles, was wir mal gegessen haben, waren früher Produkte aus natürlich gewachsenen Strukturen: Pflanzen oder Tiere. Diese organischen Strukturen sind nicht "stabil". Lebensmittel können schimmeln, verfaulen, gären oder vertrocknen. Sie werden dann oft ungenießbar. Wenn wir davon essen, wird uns übel oder wir bekommen Durchfall. Das ist den meisten Menschen klar. Aber schon bevor Lebensmittel für den Menschen ungenießbar werden, verändern sie sich. Es finden in den Lebensmitteln chemische

Prozesse statt, die zum Beispiel bewirken, dass Vitamine zerfallen. Die richtige Handhabung von Lebensmitteln ist daher sehr wichtig.

Die Veränderungsprozesse, die in unseren natürlich gewachsenen Lebensmitteln erfolgen, sind ebenfalls umfänglich erforscht. Bis zu den 1990ern wurde dieses Wissen auch von Seiten der Bundesministerien, also den öffentlichen Behörden, in zum Beispiel Schulen, differenziert vermittelt.

So habe ich im online-Archiv des Bundesministeriums für Landwirtschaft und Ernährung (BMEL) einen umfänglichen Bericht mit dem Titel: *"Vitaminverluste bei der Lagerung und Zubereitung von Lebensmitteln"* von A. Bogner, publiziert in *"Ernährung/Nutritition, Vol 19/NR.9 1995"*, gefunden. In der Einleitung dieses Artikels steht Folgendes:

> *"Aufgrund der vorliegenden Empfehlungen soll der Vitaminbedarf von gesunden Menschen nach wie vor durch den Verzehr von Lebensmitteln gedeckt werden. Voraussetzung dafür ist, dass nicht nur allein Wissen über den Vitaminbedarf und über den Gehalt an verschiedenen Vitaminen in den einzelnen Lebensmitteln, sondern auch Kenntnisse über ihre Veränderung bei der Lagerung und Zubereitung vorhanden sind.*
>
> *Die Veränderung der Vitamine bei der Lagerung und Zubereitung ist neben den Einflüssen wie z.B. Sauerstoff, Licht und Wärme auch von dem Verarbeitungsgrad des Lebensmittels abhängig.*
>
> *Über die Vitaminveränderungen bei der Lagerung und Zubereitung der unterschiedlichen Lebensmittelprodukte liegt in der Fachliteratur heute eine Fülle von Untersuchungsergebnissen vor."*

Wir als Bevölkerung müssen also wissen, wo Vitamine und Mineralstoffe enthalten sind und wie diese sich unter unterschiedlichen Einwirkungen verändern. Ich konnte zu diesem Sachverhalt aber keine differenzierten und aktuellen Informationen auf den Seiten des BMEL finden. Auch auf den Seiten der DGE konnte ich in Bezug auf Vitaminverluste nur Hinweise unter Thiamin (B1) finden und das auch nur sehr spärlich. Wo genau man diese *"Fülle von Untersuchungsergebnissen"* einsehen kann, oder wie genau diese Ergebnisse der Bevölkerung zugänglich gemacht werden, ist mir in über zwei Jahren meiner Recherche nicht klar geworden. Ich selbst habe in meiner Schullaufbahn, während oder nach dem Studium, praktisch keine strukturierten Informationen über diese Veränderungsprozesse in Lebensmitteln gelernt. Auch das hat mich stutzig gemacht.

Da ich keine strukturierten Informationen von Seiten der Behörden finden konnte, habe ich die Grundlagen von Nährstoffverlusten und weiteres Wissen rund um Nahrungsmittel selbst zusammengesucht. Diese Informationen ergänzen die oben aufgeführte Aufstellung der Nährstoffe. Folgende Erkenntnisse sind bereits lange bekannt:

1. **Vitamine** sind komplexe organische Moleküle, die sich durch verschiedene Einwirkungen verändern bzw. zerstört werden. Verluste durch Transport, Licht, Erhitzen, Gefrieren, sowie lange Lagerung und Oxidation, also die Reaktion mit Sauerstoff aus der Luft, führen dazu, dass Vitamine an Wirksamkeit verlieren.

Ein Beispiel: Die Verluste von gefrorenem Blattgemüse betragen ca. 7% pro Monat. Wenn man also Erbsen ein Jahr im Tiefkühlfach aufbewahrt und dann verwendet, ist fast kein Vitamin B1 mehr vorhanden. Um sicherzustellen, dass der Körper ausreichend Vitamine erhält, sollte man besonders Obst und Gemüse öfter roh, frisch und zeitnah zur Ernte verzehren.

2. **Mineralstoffe** sind anorganische Stoffe, die wir für unseren Stoffwechsel brauchen und auch nicht selbst herstellen können. Gleichzeitig sind Mineralstoffe auch Elemente, also chemisch gesehen Reinstoffe, die nicht weiter zerlegt werden können. Die Angaben für z.B. Eisen, Magnesium, Kalium, Calcium, Zink beziehen sich immer auf die Menge des Reinstoffes, den unser Körper täglich braucht. Allerdings kommen diese Stoffe nicht in Reinform vor, sondern nur als Verbindung mit anderen Stoffen. Viele von diesen Verbindungen sind im festen Zustand beständig. Man kann also zum Beispiel Grünkohl im Kühlschrank lagern oder einfrieren und der Gehalt an Eisen oder Zink ist nach einem Jahr immer noch der gleiche. Allerdings sind diese mineralischen Verbindungen meist wasserlöslich. Wird eine Kartoffel gekocht, kann das im festen Gemüse gebundene Kalium oder Magnesium gelöst und ausgeschwemmt werden. Das bedeutet, dass mit dem Abgießen des Kochwassers ein Teil der Mineralstoffe verlorengeht. Das sollte also vermieden werden. Vor diesem Hintergrund wird deutlich, dass Eintöpfe eine besonders gute Möglichkeit bieten, Mineralstoffe in der Nahrung zu erhalten.

3. **Hormone** werden im menschlichen Körper produziert. Sie sind zuständig für die Übertragung von Signalen und steuern das Zusammenspiel und die Kommunikation zwischen den Zellen und Geweben innerhalb eines Organismus. Hormone sind von der Struktur her Vitaminen sehr ähnlich. Auch Vitamine sind im Grunde fast immer Botenstoffe und für die Kommunikation zwischen den Zellen zuständig. Bemerkenswert ist, dass Hormone, Vitamine und Mineralstoffe praktisch immer in unterschiedlichen Konstellationen zusammenarbeiten. Insofern ist eine vitaminschonende und mineralstofferhaltende Zubereitung von Lebensmitteln indirekt auch für die Produktion unserer Hormone relevant. Fehlen essenzielle Nährstoffe, kann es leicht zu Störungen in unserem Hormonhaushalt kommen.

4. **Darmbakterien:** Vitamine kann der menschliche Körper nicht selber herstellen. Dafür können aber unsere Darmbakterien einige von den lebenswichtigen Vitaminen synthetisieren, zumindest, wenn die richtigen Bakterienstämme in ausreichenden Mengen im Darm vorhanden sind. Diese Bakterien können die essenziellen Vitamine C und K sowie alle B-Vitamine herstellen. In welchen Mengen das genau erfolgt, ist unklar und kann von Mensch zu Mensch, abhängig von seinem Ernährungsverhalten, stark variieren.

5. **Vitamin D** ist sowohl ein Hormon als auch ein Vitamin. Unter günstigen Konditionen – viel Sonne bei hohem Sonnenstand – kann der Körper genug Vitamin D eigenständig produzieren. Das Produkt wird dann als Hormon bezeichnet. Bei niedrigem Sonnenstand, oder nur kurzen Sonnenaufenthalten, braucht der Körper eine externe Zufuhr. Das nennt sich dann Vitamin D und es findet sich in wenigen Lebensmitteln. Auch dazu gleich mehr.

6. **Förderung bzw. Behinderung der Aufnahme:** Bestimmte Vitamine und Spurenelemente behindern bzw. fördern die gegenseitige Aufnahme über den Darm und somit auch ihre Wirkung im Körper. Eine Behinderung entsteht, indem die Stoffe miteinander reagieren, also praktisch miteinander "verkleben". Diese neue Verbindung kann der Körper dann nicht aufnehmen und die wichtigen Mineralstoffe werden über den Urin oder Stuhlgang wieder ausgeschieden. Zum Beispiel wird die Aufnahme von Eisen durch die gleichzeitige Gabe von Calcium oder Zink gehemmt durch die Zugabe von Vitamin C jedoch gefördert. Die Unterschiede schwanken zwischen 2,5% bis 20% Resorptionsrate, je nach Kombination. Man kann also auch einen Mangel entwickeln, indem man regelmäßig die falschen Nährstoffkombinationen zu sich nimmt. So kann auch die Einnahme von Multivitamin-Tabletten, die Eisen, Zink und Calcium vereinen, einen Eisenmangel fördern, einfach deshalb, weil der Darm es in dieser angebotenen Form nicht aufnehmen kann.

7. **Pflanzliche Störstoffe:** Es gibt auch pflanzliche Bestandteile in unseren Lebensmitteln, die Mineralstoffe wie Eisen, Calcium, Zink und Magnesium binden und somit verhindern, dass diese Mineralstoffe über den Darm aufgenommen werden. Dazu gehört die Phytinsäure. Phytinsäure ist in den Schalen von Getreide, Hülsenfrüchten und Nüssen vorhanden. Sie dient den Pflanzen als Fraßschutz gegen Insekten. Der Gehalt an Mineralstoffen in den Naturprodukten, wie z.B. Kleie und Hafer, die ebenfalls Phytinsäure beinhalten, bedeutet also NICHT, dass der Körper auch tatsächlich eine entsprechend hohe Ausbeute aus diesen verzehrten Lebensmitteln erhält. Man spricht hier von einer guten oder schlechten "Bioverfügbarkeit". Gemeint ist damit, wie viel der Körper von den Nährstoffen, die in einem Lebensmittel vorhanden sind, aufnehmen kann. Phytinsäure in Lebensmitteln kann aber auch abgebaut und somit weniger schädlich für den Körper gemacht werden. Das passiert zum Beispiel durch Fermentieren oder Einweichen. Diese Praxis kommt bei Hülsenfrüchten oder bei der Herstellung von Sauerteig zum Einsatz.

8. **Fettlösliche Vitamine:** Für die Aufnahme der Vitamine A, E, D und K über den Darm braucht der Körper gleichzeitig eine Zugabe von Fett. Wenn man diese Vitamine also ohne fetthaltende Mahlzeit als wasserlösliche Brausetabletten oder künstlich angereichert in Säften zu sich nimmt, können diese Vitamine nicht richtig aufgenommen werden. Dafür kann der Körper diese fettlöslichen Vitamine in seinen Zellen für Wochen speichern. Man kann also an manchen Tagen höhere Dosen aufnehmen und an anderen Tagen keine.

9. **Wasserlösliche Vitamine:** Die wasserlöslichen Vitamine – hierzu gehören fast alle B-Vitamine und Vitamin C – kann der Körper in seinen Zellen nicht gut speichern. Ihm müssen diese Vitamine bedarfsgerecht zugeführt werden. Allerdings können unsere Darmbakterien all diese essenziellen Vitamine zum Teil auch selber produzieren, zumindest solange wir eine gesunde Darmflora haben.

Angaben zu Nährstoffen sind mit Vorsicht zu betrachten!

Es gibt Tabellen, in denen die Konzentration von Nährstoffen in bestimmten Lebensmitteln angegeben wird. Aus diesen Angaben kann abgeleitet werden, wie viel Eisen zum Beispiel ein Stück mageres Rindfleisch aufweist.

In der folgenden Sektion *"Essenzielle Nährstoffe: Vitamine, Mineralstoffe und Fettsäuren – Worin sind sind sie enthalten?"* habe ich eine Tabelle mit Lebensmitteln und deren Nährstoffgehalt erstellt. Für diese Angaben habe ich zum größten Teil zwei Bücher genutzt:

- *"Die Nährwerttabelle 2016/2017"* von Prof. Dr. Helmut Heseker und Dipl. oec. Troph Beate Heseker
- *"Die große GU Nährwerttabelle 2016/2017"* von Prof. Dr. Emadfa, W Aigen, Prof. Dr. E. Muskat, Dipl. oec. Troph D. Fritsche

Diese Nährstoffangaben sind generell mit etwas Vorsicht zu betrachten, da sie nicht immer die Spannweite der möglichen Abweichungen wiedergeben. Gravierende Unterschiede bzw. Verluste in der Nährstoffkonzentration können durch folgende Aspekte entstehen:

- **Unterschiedlicher Mineralstoffgehalt im Boden:** In deutschen Böden kommt zum Beispiel Selen kaum noch vor, dafür findet sich dieser Mineralstoff aber in größeren Mengen in kanadischen Böden. Angebautes Getreide wird je nach Standort also ganz unterschiedliche Nährstoffkonzentrationen aufweisen.

- **Unterschiedliche Züchtungsformen bei Obst und Gemüse:** Hochgezüchtetes oder genverändertes Obst und Gemüse haben oft deutlich weniger Nährstoffe als alte Sorten. Ein Zuchtapfel aus Chile (plus Transportverlust) hat somit nur einen Bruchteil des Vitamin C-Gehalts eines Bio-Apfels "Alte Sorte", gepflückt und gegessen im Garten.

- **Haltungsformen wie Freiland oder Massentierhaltung:** Nur Freiland-Rinder oder Hühner können Vitamin D produzieren und es in den Muskeln speichern, da der Mechanismus der gleiche wie bei Menschen ist: es braucht Sonnenstrahlen. Ebenso ist das Verhältnis von essenziellen Fettsäuren in tierischen Produkten aus der Massentierhaltung deutlich schlechter als bei artgerechter Haltung.

- **Lagerung, Transport, Verarbeitung:** Wie bereits beschrieben, können durch alle drei Faktoren hohe Nährstoffverluste entstehen.

In den oben aufgeführten Büchern wird nicht erklärt, aus welchen Quellen die evaluierten Lebensmittel stammen. Es ist also zum Beispiel unklar, ob der aufgeführte Wert für Calcium für Milch von einer Kuh aus der biologischen Freilandhaltung oder aus der Massentierhaltung im Stall gemessen wurde.

Wohl um diese möglichen Schwankungen in Zucht und Verarbeitung auszugleichen, rät die *"GU-Nährwert-Kalorien-Tabelle"* von Almadfa et al., bei allen Lebensmitteln zwischen 10% und 35% auf alle dort genannten Angaben zu addieren.

Ein Beispiel: Die Deutsche Gesellschaft für Ernährung (DGE) empfiehlt, Kindern zwischen 1-4 Jahren täglich 20mg Vitamin C zu geben. Diese Menge ist laut der oben genannten Tabelle in 200g Äpfeln enthalten. Um die Verluste durch falsche

Handhabung (Lagerung, Zubereitung) und Zucht auszugleichen, sollte das Kind von 1-4 Jahren, dessen einzige Vitamin C-Quelle Äpfel sind, ca. 260 Gramm davon essen. Das entspricht ungefähr drei kleinen Äpfeln.

Für stark verarbeitete Lebensmittel gibt es nur sehr wenige Informationen. Ein paar Produkte sind in dem Buch *"Die Nährwerttabelle"* von Prof. Dr. Helmut und Beate Heseker aufgelistet. Die Produkte sind dort aber nicht nach Herstellern aufgeführt. Somit ist z.B. unklar, wie groß die Schwankungsbreite für das Fertigprodukt *"Spaghetti mit Tomatensauce"* tatsächlich sein mag.

Generell kann man davon ausgehen, dass für verarbeitete Produkte die Nährstoffverluste beachtlich sind. In vielen Produkten werden zum Beispiel Auszugsmehle verwendet. Ein Auszugsmehl ist das gleiche wie Weißmehl, welches unter der Nummer 405 im Supermarkt angeboten wird. Weißmehl entsteht, indem man die Schale vom geernteten Korn entfernt und dieses dann zu Mehl zerreibt. Allerdings befinden sich in dieser Schale die meisten Mineralstoffe.

Die prozentualen Mineralstoffverluste bei der Herstellung von Auszugsmehl verdeutlicht die folgende Tabelle:

Calcium	-60%	Eisen	-76%	Zink	-78%
Magnesium	-85%	Chrom	-80%	Kupfer	-68%
Kalium	-77%	Mangan	-86%	Selen	-75%

Quelle: "Mineralien – das Erfolgsprogramm" 2005 Strunz

Quellen und weitere Informationen zu "Erhalt und Verluste von Nährstoffen"
- **"Vitaminverluste bei der Lagerung und Zubereitung von Lebensmitteln"** von A. Bogner publiziert in Ernährung/Nutritition, Vol 19/NR.9 1995, https://www.openagrar.de/servlets/MCRFileNodeServlet/Document_derivate_00001904/1995_Ernaehrg_bognar.pdf;jsessionid=3E71D4DB273D7D9C02607508D85CC142
- **DocMedicus** "Zink – Definition, Synthese, Resorption, Transport und Verteilung" http://www.vitalstoff-lexikon.de/Spurenelemente/Zink/
- **NCBI** "Systematic genome assessment of B-vitamin biosynthesis suggests co-operation among gut microbes" 2015 by Stefania Magnúsdóttir, Dmitry Ravcheev, Valérie de Crécy-Lagard and Ines Thiele https://www.ncbi.nlm.nih.gov/pmc/articles/PMC4403557/
- **Intechopen Open - access peer-reviewed chapter.** "Biosynthesis of Vitamins by Probiotic Bacteria" By Qing Gu and Ping Li Published: July 13th 2016 https://www.intechopen.com/books/probiotics-and-prebiotics-in-human-nutrition-and-health/biosynthesis-of-vitamins-by-probiotic-bacteria
- **Gesundheitswissen** "Wie Sie Vitamine und Mineralstoffe richtig einnehmen" https://www.fid-gesundheitswissen.de/orthomolekulare-medizin/wie-sie-vitamine-und-mineralstoffe-richtig-einnehmen/
- **Buch:** "Mineralien – das Erfolgsprogramm" 2005, Dr. med. Ulrich Strunz und Andreas Jopp 2005
- **Buch:** "Vitamine, Mineralstoffe, Spurenelemente" 2014, Heinz Knieriemen (Seite 76 bis 102)

Gesunde Ernährung: Man muss genau hinschauen

Es gibt also viele Bausteine in unserer Ernährung. Ganz einfach ist das Bild nicht. So kompliziert, dass man es nicht lernen und verstehen kann, allerdings auch wieder nicht. Wir lernen ja auch höhere Mathematik oder Fremdsprachen. Es stellt sich also die Frage: Warum werden diese Grundlagen nicht systematisch in unserem Schulsystem vermittelt?

Ich halte fest:
- Der Körper braucht Energie in Form von Fett, Eiweiß und Kohlenhydraten.
- Kohlenhydrate – Zucker oder Stärke – kann der Körper aus Fett oder Eiweiß selbst herstellen. Zumindest dann, wenn er genug von diesen beiden Makronährstoffen zugeführt bekommt. Kohlenhydrate sind somit nicht lebensnotwendig für den Menschen.
- Lebensnotwendig sind aber all die so genannten essenziellen Nährstoffe: Vitamine, Mineralstoffe, Fettsäuren und Aminosäuren. Ohne eine ausreichende Versorgung mit diesen Nährstoffen wird der Körper krank.

Die Deutsche Gesellschaft für Ernährung (DGE) definiert, wie viel man im Durchschnitt von allen Nährstoffen, also auch essenziellen Vitaminen, Mineralstoffen und Fettsäuren, jeden Tag mit seiner Nahrung aufnehmen sollte. Sie nennt diese Angaben *"Referenzwerte"*. Als Einleitungstext für diese Rubrik steht auf den Webseiten der DGE:

"Mit einer Zufuhr in Höhe der Referenzwerte werden lebenswichtige physische und psychische Funktionen sichergestellt, Mangelkrankheiten ebenso wie eine Überversorgung verhindert, Körperreserven geschaffen und – wo möglich – wird ein Beitrag zur Prävention chronischer ernährungsmitbedingter Krankheiten geleistet. Kurzum – die Umsetzung der Referenzwerte trägt dazu bei, Wachstum, Entwicklung und Leistungsfähigkeit sowie die Gesundheit des Menschen ein Leben lang zu fördern bzw. zu erhalten."

Auf den Seiten der DGE wird für jeden einzelnen dieser Makro- und Mikronährstoffe eine Mengenangabe für unterschiedliche Zielgruppen je nach Alter und Geschlecht definiert. Es wurde also festgelegt, wie viel von jedem einzelnen Nährstoff ein gesunder Mensch im Durchschnitt benötigt, um gesund zu bleiben. Diese Referenzwerte basieren auf internationalen Studien der letzten 50 und mehr Jahre und finden sich in den meisten Ländern als offizielle Angaben wieder. Die Angaben pro Nährstoff schwanken geringfügig zwischen den einzelnen Ländern. Einigkeit besteht darin, dass alle als essenziell deklarierten Nährstoffe tatsächlich lebensnotwendig sind. Die exakte Menge kann von Mensch zu Mensch, und je nach Lebensphase und gesundheitlichem Zustand, etwas variieren.

Erstaunlich war für mich im ersten Moment meiner Recherche zu sehen, dass weder auf den Seiten der DGE noch in dem Ordner der DGE, den man im Internet für 35 Euro kaufen kann, erklärt wird, in welchen Lebensmitteln diese lebensnotwendigen Nährstoffe zu finden sind. Es wird den Konsumenten, also zum Beispiel den Betreibern von Kitas und Schulen oder auch uns Eltern, erstaunlich schwer gemacht, herauszufinden, ob sie/wir den täglichen Bedarf von diesen notwendigen Stoffen abdecken.

Wenn es aber so ist, dass unsere Kinder, und auch wir Erwachsenen, krank werden, wenn wir diese essenziellen Nährstoffe nicht in ausreichenden Mengen bekommen, und viele Menschen nun krank sind, dann sollte man doch mal genau nachschauen, ob in der Nahrung genug von diesen Stoffen enthalten ist. Diese Details beleuchte ich im nächsten Kapitel.

Essenzielle Nährstoffe: Vitamine, Mineralstoffe und Fettsäuren – Worin sind sie enthalten?

Über den Zeitraum von mehreren Wochen habe ich eine Tabelle erstellt, in der für alle essenziellen Vitamine, Mineralstoffe und essenziellen Fettsäuren aufgeführt wird, wie viel man im Durchschnitt von bestimmten Lebensmitteln essen sollte, um die vorgegebene Tagesdosis zu erreichen. Ebenfalls aufgeführt habe ich, was dieser Nährstoff im Körper bewirkt und welche Mangelerscheinungen zu beobachten sind, wenn man zu wenig bekommt. Die Altersklasse, die ich gewählt habe, ist 1 bis 4 Jahre. In dem Alter wird ein Großteil unserer Kinder bereits in öffentlichen Kitas betreut. Diese öffentlichen Einrichtungen müssten dann anteilig die Nährstoffversorgung unserer Kinder übernehmen.

Vorbemerkungen zur folgenden Tabelle:
Auf den ersten Blick mag die Flut der Daten etwas erschlagend wirken. Wer sich in die Details aber ein wenig einliest, erkennt den Nutzen recht schnell.

Diese Tabelle ermöglicht es Eltern zu kontrollieren, ob das eigene Kind ungefähr den richtigen Mix von Lebensmitteln zu sich nimmt. Sie können sich die Frage stellen: Bekommt mein Kind mit den angebotenen Lebensmitteln genug von allen essenziellen Nährstoffen, um langfristig gesund zu bleiben?

Ebenfalls ist es möglich, sich die Mangelsymptome in der letzten Spalte anzuschauen. Wenn ein Kind bestimmte Mängel aufweist, können Eltern oder Betreuer evaluieren, ob das Kind genug von den notwendigen Lebensmitteln für die Behebung des Mangelsymptoms erhält. Tut es das nicht, kann man grundsätzlich die Zufuhr der benötigten Lebensmittel erhöhen, bevor man mit Medikamenten versucht, die Symptome zu beheben. Die Tabelle ist in vier Spalten gegliedert:

- **Spalte 1:** Name des jeweiligen essenziellen Nährstoffs (Vitamin, Mineralstoff, Fettsäure), die tägliche Menge, die ein Kind in der Altersgruppe 1-4 Jahre zu sich nehmen sollte (z.B. für Vitamin E 6mg) und Anmerkungen bezüglich spezieller Eigenschaften des Nährstoffs.
- **Spalte 2:** Optionale Lebensmittel mit Mengenangabe. Eine der jeweils aufgeführten Optionen sollte ein Kind täglich essen, um den Bedarf für diesen Nährstoff zu decken. Für Vitamin E zum Beispiel braucht ein kleines Kind pro Tag 2 Gramm Weizenkeimöl oder 1kg Tomaten.
- **Spalte 3:** Was genau bewirkt der Nährstoff im Körper? An welchen Stoffwechselprozessen ist er, ggf. zusammen mit anderen Nährstoffen, beteiligt?
- **Spalte 4:** Welche Mangelerscheinungen sind zu beobachten, wenn man zu wenig von diesem lebensnotwendigen Nährstoff zu sich nimmt?

Beim Lesen der Tabelle sollten folgende Aspekte berücksichtigt werden:

1. Die Angaben der DGE in Bezug auf die jeweiligen Referenzwerte sind generell nach Alter und Geschlecht gestaffelt. Ich habe mir die Werte für die Zielgruppe 1-4 Jahre angeschaut und entsprechend passende Mengen der gelisteten Lebensmittel herausgesucht. Ältere Kinder, Jugendliche und Erwachsene brauchen im Schnitt oft deutlich mehr von diesen essenziellen Nährstoffen, also entsprechend höhere Mengen der aufgeführten Lebensmittel.

2. Der Kalorienbedarf (kcal) für die Altersgruppe 1-4 Jahre wird mit "Soll Kilokalorien" pro Trag 1300 von der DGE vorgegeben.

3. Die Mengenangaben gelten nur für gesunde Kinder. Bei Krankheit, viel Bewegung, Übergewicht, in Wachstumsphasen, bei erhöhtem Stress oder Verletzungen, ist der Bedarf von manchen Nährstoffen deutlich höher.

4. Die Angaben der DGE zu den Mikro-Nährstoffzufuhrmengen je Altersgruppe sollten für die meisten Nährstoffe als Untergrenze bzw. Richtwerte zur Vermeidung von akuten und mittelfristigen Mangelerscheinungen betrachtet werden. Die aufgeführten Mengen sollte jedes Kind erreichen, um halbwegs gesund zu bleiben.

5. Ich habe keine Aufschläge gemacht für zum Beispiel Verluste durch das Kochen, Abgießen oder falsche Lagerung. Ich habe lediglich die Menge des jeweiligen Nahrungsmittels aufgelistet – so wie in der Fachliteratur aufgeführt – derer es bedarf, um den täglichen Wert des essenziellen Nährstoffs für die entsprechende Altersgruppe zu decken.

6. Ebenfalls nicht berücksichtigt habe ich die Produktion von Vitaminen durch körpereigene Darmbakterien. Die wiegen sich bei einer gesunden Darmflora ggf. mit Punkt 5 etwas auf.

7. Ich habe immer eine Auswahl an Lebensmitteln gewählt, die auch oder primär in den Kitas und Schulen vorkommen bzw. von der DGE als besonders empfehlenswert eingestuft werden. Dazu gehören Brotprodukte, Kartoffeln, Reis, Nudeln, Äpfel, Bananen, Birnen, Erdbeeren, Tomaten, Gurken, Mohrrüben, Erbsen, mageres Rind- oder Schweinefleisch, Wurstprodukte, fettarmer Joghurt, Käse und Milch, Rapsöl. Diese Angaben habe ich **FETT** hervorgehoben.

Die Informationen bezüglich der Funktionen im Körper und möglicher Mangelerscheinungen habe ich aus einer Reihe von Büchern, Originalstudien und Internetartikeln gesammelt. Ich habe jeweils genau darauf geachtet, dass die Angaben aus unterschiedlichen Quellen übereinstimmen. Ich konnte keine gravierenden Unstimmigkeiten bezüglich Funktionen und Mangelerscheinungen finden. Diese Angaben scheinen von der Wissenschaft langjährig getestet zu sein und erwiesene Korrelationen zu repräsentieren. Ich betrachte sie somit als verlässlich.

Quellen und weitere Informationen zu "Vitaminen, Mineralstoffen und Fettsäuren – Worin sind sie enthalten?"
- **Deutsche Gesellschaft für Ernährung (DGE) DACH-Referenzwerte für Nährstoffzufuhr** https://www.dge.de/wissenschaft/referenzwerte/
- **Nährwertrechner** http://www.naehrwertrechner.de/
- **Buch:** "Die Nährwerttabelle 2016/2017" Prof. Dr. Helmut Heseker und Dipl. oec. Troph Beate Heseker

- **Buch:** "Die große GU Nährwerttabelle 2016/2017" Prof. Dr. Emadfa, W Aigen, Prof. Dr.E. Muskat, Dipl. oec. Troph D. Fritsche
- **Buch:** "Handbuch der Nährstoffe" 2012, Prof. Dr. Michael Zimmermann, Hugo Schurgast, Uli P Burgerstein
- **Buch:** "Vitamine, Mineralstoffe, Spurenelemente" 2014, Heinz Knieriemen
- **Buch:** "Ernährungsmedizin und Diätetik" 12 Auflage 2014, Heinrich Kasper
- **Buch:** "Duale Reihe – Biochemie" 3 Auflage 2012, Joachim Rassow, Karin Hauser, Roland Netzker, Rainer Deutzmann
- **Buch:** "Mineralien – das Erfolgsprogramm" 2005, Dr. med. Ulrich Strunz und Andreas Jopp
- **Buch:** "Topfit mit Vitaminen" 2013, Dr med. Ulrich Stunz und Andreas Jopp
- **Buch:** "Vitamine – aus der Natur oder als Nahrungsergänzung – wie sie wirken, warum sie helfen" 2013, Dr. med. Ulrich Strunz
- **Buch:** "Grün essen! NA: Die Gesundheitsrevolution auf Ihrem Teller" 2018, Dr. Joachim Mutter

Fettlösliche Vitamine

Zu den fettlöslichen Vitaminen zählen **Vitamin A, D, E und K**. Diese Vitamine können von unserem Körper nur in Kombination mit Fett aufgenommen werden. Unser Körper kann sie speichern. Dabei gilt: Der Vitaminspeicher von Risikogruppen wie älteren Menschen, Säuglingen oder Schwangeren, ist etwas schneller leer und muss daher in kürzeren Abständen wieder aufgefüllt werden.

Vitamine	Beispiel Lebensmittel & Menge pro Mikronährstoff (Tagesbedarf für ein Kind 1-4)	Funktion im Körper	mögliche Mangelerscheinung
Vitamin A oder Provitamin A 0,6mg Vitamin A oder 3,6mg ß-Carotin Zusammengefasst sind hier das Vitamin A und das Pro-Vitamin A Beta-Carotin, welches der Körper in Vitamin A umwandelt. **Umrechnungsformel:** 1mg Retinol (tierischer Ursprung) = 6mg ß-Carotin (pflanzlicher Ursprung) **Anmerkung Verluste:** Empfindlich gegenüber Sauerstoff, Licht und Temperaturschwankungen. Verlust bei falscher Handhabung bis 40%.	1g Lebertran 3g Schweineleber 10g Leberwurst **30g Mohrrüben** 40g Süßkartoffeln (gegart) 40g Löwenzahnblättern 50g Dill 60g Spinat 70g Petersilie 70g Sauerampfer 70g Grünkohl 80g Honigmelone 100g Mangold 100g Basilikum 200g Gouda 300g Aprikosen (getrocknet) 350g Paprika (rot) **1kg Gurken** **1,5kg Spagetti mit Tomatensauce (Fertigprodukt)** 2kg Joghurt (3,5% Fett) 3kg Tomaten **3kg Karamellpudding** 12kg Äpfeln 15kg Salami **15kg Bierschinken** **15kg Mortadella** **18kg Frankfurter Würstchen** 60kg Vollkornbrot 60kg Kartoffeln Nicht enthalten in Reis, Auszugsmehl und Schweinespeck.	• für gesunde Haut und Schleimhäute • für Augen/ Nachtsehen • Herstellung von Geschlechtshormonen wie Testosteron • gegen Krebszellwachstum • steigert Immunzellproduktion • Entwicklung der Plazenta und Embryo	• Anfälligkeit für Infekte • trockene Haut • spröde, glanzlose Haare • verminderte Talg- und Schweißsekretion, Bildung stecknadelkopfgroßer Knötchen • Nachtblindheit • entzündete Schleimhäute und in Folge Erkältungen, Allergien und Asthma • Entzündungen im Darm • eingeschränkter Geruchssinn • Akne • Wachstumsstörungen bei Kindern • Hörschäden • Unfruchtbarkeit/ Fehlgeburten • Missbildung des Ungeborenen • erhöhtes Krebsrisiko

Vitamin D 20µg Man unterscheidet: D-3 – tierischer Ursprung D-2 – pflanzlicher Ursprung D3 ist die für den Menschen besser verwertbare Form. **Anmerkung Verluste:** Kann der Körper bei ausreichender Sonnenbestrahlung und hohem Sonnenstand selber produzieren.	2g Lebertran 20g Aal (geräucherter) 120g Lachs 600g Eiern 700g Steinpilzen (roh) 700g Avocados 1,4kg Zucht-Champignons (roh) 2kg Butter (Weidehaltung) 2 Liter Vollmilch (Weidehaltung) 1kg Champignons 1.8kg Emmentaler oder Gouda (Weidehaltung) Keine relevanten Mengen an Vitamin D sind enthalten in anderen Getreide, Reisprodukten, Obst und Gemüse.	• unerlässlich für Zahn- und Knochenaufbau • reguliert die Calciumaufnahme aus dem Darm • steuert das Calcium/Phosphat Gleichgewicht im Körper • aktiv im Immunsystem an unzähligen Prozessen • stimuliert Muskel- und Zellwachstum	• Rachitis (schiefe Zähne, krumme Beine, schiefe Wirbelsäule, Mineralstoffstörungen in Knochen und Zähnen, Karies) • Knochenbrüche • erhöhte Anfälligkeit für Krebs • schwache Muskulatur • Anfälligkeit für Infekte • erhöhte Anfälligkeit für Diabetes Typ 1 & 2 • Autoimmun-erkrankungen wie Asthma, MS, Dermatitis • Krebs • Osteoporose
Vitamin E 6mg **Anmerkung Verluste:** Wird durch Licht und Sauerstoff schnell abgebaut. Von daher dunkel und verschlossen lagern und schnell aufbrauchen. Wird beim Gefrieren komplett vernichtet, ist aber unempfindlich bis 200 Grad Kochtemperatur.	2g Weizenkeimöl 12g Sonnenblumenöl **20g Rapsöl** 50g Ölsardinen (in Dosen) 50g Roggenkeimen (getrocknet) 60g Haselnüssen 60g Mandeln 80g Aal (geräuchert) 90g Hühnereigelb 100g Fenchel 120g Hagebutten 120g Pflaumen (getrocknet) 120g Süßkartoffeln 200g Aprikosen (getrocknet) 350g Äpfel 1kg Tomaten 1kg Pfannkuchen 2kg Kartoffeln 2kg Erbsen 2kg Bockwurst 2kg Bananen 5kg Vollkornbrot 6kg Gurken 9kg Vollkorneis 12kg Vollkornnudeln	• schützt alle fetthaltigen Zellen und Botenstoffe vor freien Radikalen im Körper (in Zusammenarbeit mit Vitamin C) • Schutz der Zellen in: Lunge, Blutkörperchen, Gehirnzellen und Nerven • schützt die Erbsubstanz	• Krebsanfälligkeit • Arteriosklerose, Schlaganfall, Herzinfarkt • Diabetes • Übergewicht • Demenz • Gicht, Rheuma, Arthritis • Augenerkrankungen wie grauer Star

Vitamin K 15 μg **Eigenproduktion:** Vitamin K wird auch von den Bakterien einer gesunden Darmflora produziert.	1g Liebstöckel 3g Brennnesseln 3g Löwenzahnblättern 10g Brokkoli 10g Rosenkohl 10g Schnittlauch 40g Olivenöl 80g Avocados **400g Apfelsinen** 600g Emmentaler Nicht enthalten in Getreide und Reisprodukten.	• für Blutgerinnung im Körper • beteiligt am Aufbau von Knochen und Zähnen • Antioxidans – kann auch Vitamin E regenerieren	• verlängerte Gerinnungszeit bei Blutungen • bei Mangel vermehrt Nasenbluten, starke Regelblutung bei Frauen • schlechte Zähne und Knochen

Wasserlösliche Vitamine

Dazu gehören die **B-Vitamine, Vitamin C und Folsäure**. Die B-Vitamine sind oft in den gleichen Lebensmitteln vorhanden und in unterschiedlichen Konstellationen zusammen. Die meisten dieser Vitamine kann der Körper ein paar Tage bis zu wenigen Wochen speichern. Ausnahme ist das Vitamin B12 – das kann der Körper bis ca. 10 Jahre speichern.

Vitamine	Beispiel Lebensmittel & Menge pro Mikronährstoff (Tagesbedarf für ein Kind 1-4)	Funktion im Körper	mögliche Mangelerscheinung
B1 – Thiamin 0,6mg **Anmerkung Verluste:** Empfindlich gegenüber Hitze, Kälte, Licht und Luft – schnell verbrauchen. Wie alle B Vitamine ist es wasserlöslich, daher sollte Gemüse nie lange im Wasser liegen. Verluste bei falscher Handhabung bis zu 80%. **Eigenproduktion:** Vitamin B1 wird auch von den Bakterien einer gesunden Darmflora produziert.	50g Roggenkeimen (getrocknet) 80g Buchweizenmehl 80g Schinkenspeck 80g Mohnsamen 80g Pekannüssen 90g Pistazienkernen 80g Amaranth **90g Erbsen** 100g Chiasamen 110g Haferflocken 110g Linsen 200g Hühnerleber **200g Birnen** 300g Zucchini 350g Roggenbrot 500g Vollkornnudeln (roh) **600g Kartoffeln** **800g Weißbrot** **1kg Weißmehl Typ 405** **1kg Reis oder Nudeln roh (Auszugsmehl)** **1,2kg Chickenburger** **1,3kg Banane** **1,5kg Äpfel** **2kg Marmorkuchen**	• für Energiestoffwechsel – baut Kohlehydrate in Glukose um • beteiligt an Übertragung von Nervenimpulsen • beteiligt an der Bildung von Neurotransmittern wie Serotonin (Glückshormon) und Adrenalin	• Stimmungs-schwankungen • Aggressivität, Streitsucht • Depression • Konzentrations-schwäche • Lern- und Gedächtnisstörungen • Vergesslichkeit • häufig Kopfschmerzen • Appetitlosigkeit • Müdigkeit • Wasseransammlungen • Infektanfälligkeit • schlechte Wundheilung • Herz-Kreislaufprobleme – niedriger Blutdruck, Herzversagen, Herzklopfen, Kurzatmigkeit • schwache Muskeln, allgemeiner Schwächezustand • motorische Entwicklungsstörungen bei Säuglingen und Kleinkindern • Magen-Darm und Lebererkrankungen
B2 - Riboflavin 0,7mg **Anmerkung Verluste:** Hitzebeständig Wie die meisten B-Vitamine ist B2 wasserlöslich, daher sollte Gemüse nie	30g Hühnerleber 200g Seelachs 200g Eiern 200g Steinpilzen **300g Rindfleisch** 300g Brokkoli 400g Schinken 500g Haferflocken 500ml Vollmilch (3,5) **500g Erbsen**	• an Kohlehydrat- und Stoffwechselprozessen beteiligt • Energieproduktion in den Zellen • überführt B6 in seine aktive Form • Schutz vor freien Radikalen	• Müdigkeit, Appetitlosigkeit • Depressionen • Persönlichkeits-veränderungen • eingerissene Mundwinkel • trockene, schuppige, gerötete Haut

lange im Wasser liegen. Sehr lichtempfindlich. Verluste durch falsche Handhabung bis maximal 75%. **Eigenproduktion:** Riboflavin wird auch von den Bakterien einer gesunden Darmflora produziert.	1kg Bananen 400g Vollkornbrot 800g Reis (roh) 1kg Nudeln mit Pesto 1kg Weißbrot 1,3kg Kartoffeln (gekocht mit Schale) 2,5kg Äpfel 3,5kg Gurken	• beteiligt an Übermittlung von Nervenimpulsen • beteiligt an Proteinsynthese • **Anmerkung:** Braucht genügend Folsäure, um aktiv zu wirken.	• entzündete Schleimhäute • Halsschmerzen • Augenprobleme: Lichtempfindlichkeit, tränende & gerötete Augen
B3 – Niacin 8mg **Anmerkungen Verluste:** Gegen Hitze und Licht empfindlich. Wird beim Kochen ausgeschwemmt. Bei hohem Eiweißkonsum braucht man mehr Vitamin B3. Maximale Verluste bei falscher Handhabung 60%. **Eigenproduktion:** Niacin wird auch von den Bakterien einer gesunden Darmflora produziert.	50g Speisekleie 55g Erdnüssen 60g Hühnerleber 100g Chiasamen 120g Pfifferlingen **150g Naturreis** **200g Rinderfleisch** 350g Seelachs **800g Kartoffeln** **800g Weißbrot** **900g Bananen** 1,5kg Haferflocken 1,4kg Brokkoli 1,7kg Roggenbrot 2,5kg Äpfel 4kg Gurken	• beteiligt an der Energieproduktion • beteiligt am Aufbau von Proteinen und Fetten bei der Zellteilung • wichtig für die Reparatur der Erbmasse	• Schlafstörungen • Reizbarkeit • Unruhe • Depression • Angst • Kopfschmerzen und Migräne • Neigung zu Sonnenallergien • Rissige, rote Haut • Verdauungsstörungen • Übelkeit
B5 – Pantothensäure 4mg **Anmerkungen Verluste:** Gegen Sauerstoff und Licht unempfindlich. Verluste bei Temperatur-schwankungen. Wird beim Kochen ausgeschwemmt.	8g Butter 80g Schweineleber 150g Vollmilch 150g Steinpilzen 200g Linsen 220g Eiern 230g Vollkornmehl 350g Haselnüssen 400g Haferflocken 400g Lachs **400g Rindfleisch** 600g Weißbrot 1kg Kartoffeln 1,8kg Gurken 4kg Äpfel	• beteiligt an Energieproduktion • beteiligt an Bildung von körpereigenen Geschlechtshormonen, Cortisol, Cholesterin und Vitamin D • spielt bedeutende Rolle bei der Synthese von Aminosäuren, Fettsäuren und Proteinen und für den Neurotransmitter Acetylcholin	• Anämie • Ausbleichen der Haarfarbe • Depression • Erbrechen & Magenverstimmung • geschwächtes Immunsystem • Kopfschmerzen • Müdigkeit • Muskelschmerzen • Taubheit und Brennen in Unterschenkeln und Fußgelenken • Schlaflosigkeit

Maximale Verluste bei falscher Handhabung 50%. **Eigenproduktion:** Pantothensäure wird auch von den Bakterien einer gesunden Darmflora produziert.			
B6 – Pyridoxin 0,4mg **Anmerkungen Verluste:** Gegen Hitze und Licht empfindlich. Wird beim Kochen ausgeschwemmt. Maximale Verluste bei falscher Handhabung 40%. **Eigenproduktion:** Pyrodoxin wird auch von den Bakterien einer gesunden Darmflora produziert.	15g Flusskrebsen 20g Roggenkeimen (getrocknet) 30g Hummern 40g Makrelen 40g Haferflocken 50g Wallnüssen 50g Sesam 50g Linsen 60g Erdnüssen 80g Buchweizen 100g Schnittlauch 100g Amaranth 100g Quinoa 100g Haselnüssen 100g Mohnsamen **100g Knäckebrot** **120g Vollkornbrot** **120g Reis (natur)** **200g Erbsen** **220g Kartoffeln** 300g Haferflocken 300g Eiern 400g Äpfel **800g Lasagne (Fertiggericht)** **1kg Gurken** **2kg Birnen** **2,5kg Weißbrot**	• Bildung von Niacin • beteiligt am Fettstoffwechsel: wichtig für die Synthese von Fetten und den Schutz des Nervenmarks • Synthese für Proteine und Neurotransmittern • für Bildung von roten Blutkörperchen	• Blutarmut – Anämie • erhöhtes Arterioskleroserisiko • gerötete, schuppige, fettige, schmerzhafte Haut • anfälliges Immunsystem • eingerissene Mundwinkel und Lippen • Bildung von Gallensteinen • brennende und kribbelnde Hände & Füße • Störungen im - Zentralnervensystem: Muskelzuckungen, Depressionen, Reizbarkeit, Angstzustände, Kopfschmerzen, Schlaflosigkeit
B7 – Biotin 10 – 15µg **Eigenproduktion:** Biotin wird auch von den Bakterien einer gesunden Darmflora produziert.	20g Schweineleber 40g Erdnüssen 50ml Vollmilch 50g Eiern 80g Haferflocken 100g Naturreis 180g Lachs **200g Mais** **250g Bananen** **300g Erdbeeren** **300g Vollkornbrot** **300g Äpfel** **350g Joghurt**	• wichtig für Synthese und Abbau von Fettsäuren • für Synthese von Glukose für konstanten Blutzucker • wichtig für Zellwachstum und Zellteilung	• vermindertes Wachstum • verlangsamte geistige und körperliche Entwicklung • Erbrechen, Magenschmerzen • Haarausfall und Glatzenbildung • Muskelschmerzen • schuppige, gerötete Hautstellen besonders um Mund und Nase

	220g Mohrrüben 500g Reis (poliert) 500g Weißbrot 1,5kg Gurken		• Taubheit und Kribbeln der Extremitäten • Depression, Müdigkeit, Angstzustände
B9 – Folsäure 120µg **Anmerkung Verluste:** Gegen Hitze und Licht empfindlich. Wird beim Kochen ausgeschwemmt. Maximale Verluste bei falscher Handhabung 100%. **Eigenproduktion:** Folsäure wird auch von den Bakterien einer gesunden Darmflora produziert.	10g Entenleber 25g Hühnerleber 25g Rinderleber 25g Kichererbsen 70g Linsen **80g Erbsen** 90g Spinat 90g Mango (getrocknet) 100g Sonnenblumenkernen 150g Haferflocken 300g Erdbeeren 800g Birnen 900g Pfannkuchen (Fertigprodukt) 900g Bananen 1kg Reis 1,5kg Äpfel 2,5kg Nudeln mit Tomatensauce (Fertigprodukt)	• wichtig für Entwicklung des Fötus – besonders für Zentralnervensystem • Umwandlung von Aminosäuren und Synthese von Struktur- und Funktionsproteinen • Zellteilung – für DNS Aufbau beim Zellwachstum im ganzen Körper	• Anämie und dadurch Ermüdung, Schwäche, Kurzatmigkeit, verminderte Konzentrations-fähigkeit • geschwächtes Immunsystem und in Folge Krebs • Entzündungen im Mund und gesamten Verdauungssystem • bei Entzündung reduzierte Aufnahme von anderen Nährstoffen • bei Entzündung Durchfall und Gewichtsverlust • gestörte Entwicklung im Fötus-Wachstum besonders im Zentralnervensystem plus Auslösen von Geburtsfehlern • Störungen im Zentralnervensystem: Reizbarkeit, Aggressivität, Gedächtnisschwäche, Angstzustände, Depression
B12 – Cobalamin 1,0µg **Anmerkung Verluste:** Instabil bei Kontakt mit Sauerstoff und Licht. Stabil bei Temperaturschwankungen. Ist NICHT wasserlöslich Wird also nicht beim Kochen ausgeschwemmt.	1g Chlorella Alge 2g Leber 30g Emmentaler **50g Rinderfilet** 80g Salami 120g Schinken (gekocht) 200ml Milch B12 ist NICHT enthalten in Obst, Gemüse, Reis oder Getreide.	• bei Bildung von roten Blutkörperchen beteiligt • sorgt für Einbau von Eisen in die Erythrozyten • für Umwandlung von Folsäure in seine aktive Form • schleust Methylgruppen in den Stoffwechsel ein • für Mitochondrien-stoffwechsel relevant	• geschwächter Allgemeinzustand durch Schwächung des Antioxidans-Schutzsystems • Anämie • reduzierte Konzentrationsfähigkeit • Müdigkeit, Schwäche und Kurzatmigkeit • Taubheit und Kribbeln der Hände und Füße • Verlust von Tastsinn, unsicherer Gang,

Maximale Verluste bei falscher Handhabung 10%. **Eigenproduktion:** Vitamin B12 wird auch von den Bakterien einer gesunden Darmflora produziert.		für Energieproduktion in den einzelnen Zellen • schützt Nervenstränge durch Synthese von Myelin • mit Folsäure zusammen für Synthese von DNS notwendig	schlechte Koordination der Muskulatur • verminderte Sehkraft • Entzündungen und Schwächung des Verdauungssystems • Störungen im Zentralnervensystem: Gereiztheit, Aggressivität, Gedächtnisstörungen, Verwirrung, Psychosen, Depression, Müdigkeit
Vitamin C 20mg **Anmerkung Verluste:** Vitamin C ist nicht hitzebeständig und baut sich schnell ab. Gemüse und Obst sollte man daher immer frisch und zeitnah verzehren. **Eigenproduktion:** Vitamin C wird auch von den Bakterien einer gesunden Darmflora produziert. **Anmerkung:** Der tägliche Bedarf an Vitamin C, auch von kleinen Kindern, wird in der Fachliteratur teilweise als signifikant höher eingestuft. Notwendige Mengen werden mit 60 bis 1000 mg pro Tag beziffert. Siehe Kaspert/Burghardt, Strunz, Paulin, Werbach.	2g Hagebutten 5g Sanddorn 8g Brennnesseln 10g Giersch 15g Petersilie 18g Paprika 20g Rosenkohl 20g Sauerampfer 20g Grünkohl 25g Löwenzahn 30g Brokkoli 40g Liebstöckel 45g Weißkohl 45g Schnittlauch **45g Orangen** **45g Zitronen** 60g Rinderleber 70g grüne Bohnen 100g Sauerkraut **150g Kartoffeln (gekocht mit Schale)** **200g Äpfel** **200g Bananen** **220g Gurken** **400g Birnen** Vitamin C ist NICHT enthalten in Getreide und Reis Produkten.	• Antioxidans – schützt vor freien Radikalen • für Umwandlung von Kupfer in verfügbare Form • wichtig für Prozesse in Enzymsystemen • für Synthese von L-Carnitin (zusammen mit Niacin und Vitamin B6) • für Cholesterinabbau zu Gallensäure • für Entgiftung der Leber, unterstützt Ausscheidung von toxischen Umweltgiften und Medikamenten • fördert Eisenresoption • für Produktion von Schilddrüsen-hormonen • für Kollagenproduktion • für Kontrolle des Histaminspiegels • für Synthese von Neutrotransmittern	• raue Haut • entzündetes, blutendes Zahnfleisch • verminderte Wundheilung • Depression • verstärkt Infektionen • Muskelschwäche • Abgespanntheit, Müdigkeit • erhöhtes Krebsrisiko • erhöhtes Risiko für Herzerkrankungen, Schlaganfall, Arthritis und Katarakt

Mineralstoffe und Spurenelemente

Zu den Mineralstoffen und Spurenelementen gehören Natrium, Chlorid, Kalium, Calcium, Phosphor, Magnesium, Eisen, Jod, Flourid, Kupfer, Mangan, Molybdän, Zink, Selen. Diese Stoffe kommen in unterschiedlichen Verbindungen in unserer Nahrung vor, wovon manche von unserem Körper gut aufgenommen werden können, andere wiederum nicht. Die täglichen Mengenangaben sind also mit etwas Vorsicht zu betrachten.

Mineralstoffe & Spurenelemente	Beispiel Lebensmittel & Menge pro Mikronährstoff (Tagesbedarf für ein Kind 1-4)	Funktion im Körper	mögliche Mangelerscheinung
Kalium 1100mg **Anmerkung:** Kalium ist der Gegenspieler von Natrium.	60g Kakaopulver 80g Kabeljau (getrocknet) 90g Aprikosen (getrocknet) 90g Pfirsichen (getrocknet) 90g Kleie 105g Hühnereiklar (getrocknet) **120g Erbsen** 120g Linsen 120g Rosinen **250g Kartoffeln** 300g Haferflocken **350g Schnitzel** 300g Knäckebrot **400g Gummibärchen** 850g Vollkornnudeln **1kg Weißbrot** **1kg Kuchen**	Reguliert: • Wasserhaushalt im Körper • Säuren-Basengleichgewicht • Nervenreizleitungen • Muskelkontraktion • elektrische Spannung in der Zellmembran **Anmerkung:** Viele zelluläre Enzymsysteme hängen vom Kaliumhaushalt ab.	• Müdigkeit • Verstopfung • Schwindel • Muskelschwäche • Veränderung der Herztätigkeit • Absinken des Blutdrucks
Calcium 600mg **Anmerkung:** Das Verhältnis von aufgenommenem Calcium sollte ca. 1:1 bis 1,2:1 mit dem von Phosphor betragen.	0,5g Eierschalen 45g Parmesankäse 50g Mohnsamen 75g Sesam 80g Gouda (45% Fett) 80g Emmentaler (45% Fett) 90g Brennnesseln 100g Chiasamen 100g Salbei 150g Avocados 220g Mandeln **400g Gurken** **500 ml Milch** 800g Brokkoli **800g Bananen**	• für Blutgerinnung • für Funktion von Muskulatur funktioniert nur, wenn Calcium und Magnesium im Gleichgewicht sind • für Regulation der Reizleitungen zwischen Nervenzellen • wichtig für Knochen: 99% des Skeletts bestehen aus Calcium • Calcium kann nur mit Vitamin D in Knochen eingebaut werden	• Osteoporose • schlechte Zahnqualität, Karies, Parodontose • erhöhte Neigung zu Blutungen • Muskelkrämpfe • erhöhte Erregbarkeit des Nervensystems – Epilepsie/AHDS/Hyperaktivität • Mangel führt indirekt zu Übergewicht

	900g Äpfel 2,9kg Vollkornbrot 3,5kg Vollkornnudeln	• braucht körperliche Aktivität, um zu wirken • Calciumverluste entstehen bei hoher eiweißreicher Nahrung • schützt gegen Allergien und Neurodermitis • schützt gegen Brustkrebs (mit Vitamin D) • schützt gegen ADHS und Verhaltensstörungen (mit Magnesium)	
Phosphor 500mg **Anmerkung:** Das Verhältnis von aufgenommenem Phosphor sollte ca. 1:1 bis 1:1,2 mit dem von Calcium betragen. Um Phosphor im Körper richtig zu nutzen, braucht es ebenfalls Vitamin D.	60g Schmelzkäse 60g Maggi-Würze 80g Gouda 80g Lachskonserve 110g Cracker 110g Vollkornzwieback 150g Stockfisch (getrocknet) 150g Rinderleber 180g Vollkornreis 250g Vollkornbrot 400g Schweineschnitzel 550g Weißbrot 600g Joghurt 2kg Bananen 4kg Äpfel	• spielt, zusammen mit Calcium, wichtige Rolle im Knochenstoffwechsel und ist notwendig für feste Knochen • übernimmt Schlüsselrolle im Energiestoffwechsel und ist beteiligt an etlichen weiteren Stoffwechselprozessen • wichtiger Baustein im Erbgut	• Osteoporose • Schlechte Zahnqualität wie Karies, Parodontose Durch gestörten Energiestoffwechsel kann es zu Folgendem kommen: • Schwächezustände • Hypoventilation • Muskelschmerzen • Herzinsuffizienz • Herzrhythmusstörungen • Parästhesien • Verwirrtheit • epileptische Anfälle • Koma
Magnesium 80mg **Anmerkung:** Bei Getreide und Reis ist die Bioverfügbarkeit von Magnesium deutlich geringer, da die Phytinsäure in der Schale Magnesium bindet und somit für den Körper nicht verfügbar macht.	20g Weizenkleie 25g Chiasamen 55g Haferflocken 60g Naturreis 100g Schokoladenpulver 120g Weizenvollkornbrot 220g Emmentaler 250g Weißbrot 250g Bananen 300g Bohnen (grün) 400g Weißmehl (Typ 405) 400g Kartoffeln 600g Orangen 1,3kg Äpfel	• physiologischer Gegenspieler zu Calcium, verhindert Calciumüberladung • an allen Reaktionen des Stoffwechsels beteiligt • mit Calcium und Phosphor am Aufbau von Knochen und Zähnen beteiligt • regelt Durchlässigkeit der Zellmembran und regelt somit den Natrium-Kalium-Transport in die Zelle hinein und heraus	Übererregbarkeit wie z.B. • Hyperaktivität • Schlaflosigkeit, • Konzentrationsstörungen • Muskelzittern, Krämpfe (Menstruationskrämpfe, Bronchialkrämpfe/ Asthma) Ebenso: • Migräne • Übelkeit • Störungen der Herzfunktionen, Herzrhythmusstörungen • Arteriosklerose • Störungen des Immunsystems • Störung des Calcium-Magnesium-Phosphor-

			• regelt Zusammenziehen und Erschlaffen des Muskels • regelt normale Funktionen des Zentralnervensystems	Verhältnisse führt zu Aufbaustörungen von Knochen und Zähnen
Eisen 8mg **Anmerkungen:** Eisen wird von Phytin- und Oxalsäure gebunden und ist dann für den Körper nur in geringem Maße zugänglich. Die gleichzeitige Einnahme von Vitamin C verbessert die Resorptionsrate von Eisen.		25g Gänseleber 40g Pfifferlinge (getrocknet) 50g Schweineleber 60g Zuckerrübensaft 80g Blutwurst 80g Chiasamen 100g Rosmarien **100g Cornflakes (angereichert)** 120g Blutwurst 100g Linsen 120 Haferflocken 120g Basilikum 180g Aprikosen (getrocknet) **190g Vollkornbrot** 200g Brennnesseln 200g Spinat **450g Rindfleisch** **600g Reis (parboiled)** **600g Bierschinken** **600g Nudel (eifrei roh)** 1kg Huhn 2kg Kartoffeln 4kg Äpfel	• für Energiestoffwechsel • für Sauerstofftransport im Blut (als Transferrin) • als Speicher und zur Nutzung in Leber, Milz oder Knochenmark (in Form von Ferritin oder Hämosiderin)	• Blutarmut • Hautblässe, raue, spröde Haut, brüchiges Haar • Risse an Mundwinkeln, Aphten • rasche Ermüdbarkeit • Appetitlosigkeit • Störungen der Wärmeregulation • Störungen der mentalen und motorischen Entwicklung bei Kindern • Kopfschmerzen, Reizbarkeit, Nervosität • Entzündungen und Infektanfälligkeit • bei Sportlern: reduzierte Leistungsfähigkeit, rasche Bildung von Milchsäure in den Muskeln – Muskelkrämpfe • in der Schwangerschaft: erhöhter Anteil von Frühgeburten und niedrigeres Geburtsgewicht des Neugeborenen
Jod 100µg **Anmerkung:** Die benötigte Menge Jod variiert von Mensch zu Mensch recht stark – sowohl ein Zuviel als auch ein Zuwenig kann erheblich schaden.		20g Kombu Algen 25g Schellfisch 35g Seelachs 40g Jakobsmuschel 50g Krustentiere 75g Tunfisch (in Öl/Dose) 140g Makrele 140g Thunfisch 500g Spinat 600g Brokkoli (roh) **1L Milch** 1kg Roggenbrot 5kg Weizenbrötchen 5kg Bananen	• wichtig für Bildung des Schilddrüsenhormons (dieses produziert Hormone, die wichtige Körperfunktionen steuern)	• Störung der Schilddrüse – Kropf • geschwächtes Immunsystem • Antriebslosigkeit • Gewichtszunahme • Trockene Haut • Krebs • Herzprobleme • Kognitive und feinmotorische Störungen bei Kindern • Beeinträchtigung des Lernens bei Kindern

Fluorid 100µg	Meeresfischen Fleisch Eiern Schwarztee **Anmerkung:** Die Konzentration von Fluorid variiert stark in natürlich gewachsenen Lebensmitteln.	• Vermeidung von Karies • Erhaltung der Skeletstruktur	• Karies **Warnung:** Fluorid wird den meisten zahnärztlichen Produkten, inklusive Zahnpasten zugesetzt, eine Überdosierung ist dadurch schnell möglich. Eine Überdosierung kann zu Schäden am Zahnschmelz (Dentalfluorose) oder zu Schäden am Skelett führen.
Kupfer 0,5 – 1mg	20g Kakaopulver 20g Cashewkernen 50g Leber 70g Austern 70g Krabben 80g Haselnüssen 80g Emmentaler 100g Linsen 100g Bohnen 100g Aprikosen (getrocknet) **400g Weißbrot** **600g Roggenmischbrot** **1,5kg Äpfeln**	• Schutz gegen Herz-Kreislauf-Erkrankungen und Arthritis • unterstützt das Immunsystem • für Blutbildung – erleichtert Mobilisation und Resorption von Eisen • für Verflechtung von Kollagen und Elastin • für gesunden Aufbau Skeletterhalt und Bindegewebe • bildet Schutzsicht um Nervenzellen (Myelinschichten)	• Anämie • Störung der Nervenzellen • Haar- und Hautpigmentstörungen • Arteriosklerose • Schlafstörungen • Infektanfälligkeit • Entzündungen • Skelettstrukturstörungen • Haarstrukturstörungen • Fertilitäts- und Wachstumsstörungen • erhöhte Cholesterinwerte • Appetit- und Gewichtsverlust
Mangan 1,0 – 1,5mg	20g Haselnüssen 30g Haferflocken 30g Chiasamen 30g Heidelbeeren 80g Linsen 80g Roggenbrot **200g Weißbrot** **2kg Cornflakes**	• antioxidative Wirkung – Schutz gegen freie Radikale • zusammen mit Vitamin K für Blutgerinnung • für Glukose und Fettstoffwechsel • für Bildung von Cholesterin und Geschlechtshormonen • für Histaminabbau • für Kollagenbildung • moduliert Aktivität von Neurotransmittern	• reduzierte Produktion von Sexualhormonen • reduzierte Fertilität • Wachstumsverzögerung • Störung der Gewebestruktur von Haut, Knochen, Knorpel • Immunschwäche, verminderte Antikörperbildung Störungen im Zentralnervensystem: • Epilepsie, • Schizophrenie, • Störung der Neurotransmitter
Molybdän 25 – 50µg	8g Buchweizen 20g Sojabohnen 30g Rotkohl 50g Hafer 50g Kakaopulver 80g Spinat	• antioxidative Wirkung durch den Aufbau von Harnsäure (fängt freie Radikale) • beteiligt am Eisenmetabolismus	• Haarausfall • Sulfitallergieen • Müdigkeit • Karies • gewisse Krebsformen

	120g Weißbrot 120g Zander 180g Brathuhn	(für Transport und Eisenvorrat) • Schwefelmetabolismus – Aufbau von wichtigen schwefelhaltigen Verbindungen (Cystein, Methionin, Taurin, Glutamin etc.)	• Nierensteine • niedrige Harnsäurewerte im Blut • Fertilitätsstörungen • gestörte Fetale Entwicklung in der Schwangerschaft
Selen 15µg	5g Kokosnüssen 7g Paranüssen 50g Lachs 50g Eiern 50g Champignons 80g Rosenkohl 100g Bohnen (weiß) 150g Linsen 150g Haferflocken **1,5kg Weizentoast**	• unterstützt den Muskelaufbau • hilft beim Abnehmen • für die Fruchtbarkeit des Mannes • stärkt das Immunsystem • aktiviert das Schilddrüsenhormon • bindet Schadstoffe (Arsen, Blei, Kadmium, Quecksilber und Aluminium und leitet diese aus dem Körper) • Zellschutz und Schutz gegen Krebs • Antioxidans	• Leistungsabfall und ständige Müdigkeit • erhöhte Anfälligkeit für Infektionen und ein allgemein geschwächtes Immunsystem • verringerte Spermienbildung bis hin zur Unfruchtbarkeit • Haarausfall • Veränderung der Gelenke oder ein reduziertes Knochenwachstum • Erkrankung des Herzmuskels (Keshan-Krankheit) • indirekt durch Mangel an Schadstoffausscheidung: Asthma, Dermatitis und Allergien • Übergewicht durch gestörten Stoffwechsel
Zink 3mg	25g Weizenkleie 40g Kalbsleber 80g Haferflocken **80g Rindfleisch** 80g Linsen 90g Gouda **120g Schweinefleisch** 200g Roggenbrot **300g Huhn** **600g Weißbrot** **1kg Äpfeln** **1kg Birnen** **1kg Bananen**	• stärkt das Immunsystem • für Zellschutz – schützt vor freien Radikalen • schützt vor Schwermetall-vergiftungen • aktiv in vielen Stoffwechsel-prozessen: • für gesunde Haut, Nägel, Augen, Darm, Wundheilung, • Steuerung der Sexualhormone Hormonhaushalt • Botenstoff für Nervensysteme • Schutz der Augen (mit Vitamin A)	• Unfruchtbarkeit • Unterfunktion der Hoden und Eierstöcke • verminderte Spermienqualität • weiße Flecken an den Fingernägeln • Haarausfall • Verlangsamte Wundheilung • Ausschläge, Pusteln, Verhornung auf der Haut • Erkrankungen der Augen • Infektanfälligkeit • Durchfall • Wachstumsstörungen • Depression, Psychosen • Lethargie • Aggressivität • Hyperaktivität • Lernschwächen

Fettsäuren			
essenzielle Fettsäuren	Beispiel Lebensmittel & Menge pro Mikronährstoff (Tagesbedarf für ein Kind 1-4)	Funktion im Körper	mögliche Mangelerscheinung
Omega 6 Linolsäure oder Archidonsäure	**Linolsäure** ist in vielen Speiseölen enthalten. In größeren Mengen kommt sie vor in Ölen aus: • Distel • Sonnenblumen • Soja • Nachtkerzen • Maiskeimen • Kürbiskernen • Weizenkeimen **Archidonsäure** ist in tierischen Produkten enthalten wie: • Schweineschmalz • Schweineleber • Eigelb • Thunfisch • Leberwurst • **Schweinefleisch** • **Rindfleisch** • **Hühnerfleisch** • Camembert • Lachs • Makrele	• fördert die Energiebildung im Körper und kann die Erholungszeit der Muskeln nach intensiven Körperübungen verkürzen • ist am Stoffwechsel des Sauerstoffs beteiligt und hilft, elektrische Ströme zu generieren, die das Herz in regelmäßiger Folge schlagen lassen • essenzieller Bestandteil der Zellmembranen (Zellwände) und trägt zur Flüssigkeitsversorgung bei • wichtig für Gesundheit der Haut • beteiligt an Bildung von Prostaglandinen - relevant für Wachstum und Regeneration der Zellen • beteiligt an Regulation von Cholesterin und Funktion der Blutplättchen • wichtig für Abtransport und Ausscheidung von fettlöslichen Toxinen (über Haut, Lunge, Nieren und Darm)	• Anfälligkeit für Infektionen und Herz-Krankheiten, • Leber- und Nierenschwächen **Anmerkung:** Eine zu hohe Zufuhr kann zu das Risiko für Schlaganfälle erhöhen und eventuell kanzerogen wirken.

Omega 3	α-Linolensäure	• schützt vor Übergewicht (Adipositas)	• Übergewicht/ Adipositas
0,5% der Tageskalorien	• ca. 5g Leinöl	• mindert allergische Reaktionen	• Allergien
	• Ca. 15g Hanföl		• Asthma
Anmerkung:	• Ca. 30g Walnüsse	• mindert Asthma	• erhöhter Blutdruck
Die Bioverfügbarkeit – also die Aufnahme im Körper – von Omega 3 ist aus Pflanzenfetten deutlich geringer als aus Fisch.	• Ca. 30g Chiasamen	• senkt Blutdruck	• Depression
	• Ca. 30g Rapsöl	• reduziert Depression	• Diabetes
	Eicosapentaensäure (EPA)	• reduziert Insulinresistenz/ verringert Diabetes Risiko	• Fruchtbarkeits- störung bei Männern/geringe Spermienzahl und Beweglichkeit
	• Hering (Atlantik, Ostsee)	• erhöht Spermienqualität (Spermienzahl, Mobilität und Morphologie)	
	• Thunfisch		
	• Sprotte	• verhindert trockene Haut/Ekzeme/brüchiges Haar	• brüchiges Haar
Fisch hingegen ist oft mit Schwermetallen belastet.	• Lachs		• Herz-Kreislauf- Erkrankungen
	Docosahexaensäure (DHA)	• verringert Krebsrisiko	• Krebs
	• Thunfisch	• reduziert Migräneanfälle und Intensität	• Migräne
	• Sprotte		• Morbus Crohn
	• Lachs	• mindert Auswirkungen/ Rückfallquoten von Morbus Crohn, Multiple Sklerose, rheumatischer Arthritis/ Entzündungen	• Multiple Sklerose
	• Hering (Ostsee)		• Rheumatische Arthritis
	• Makrele		• Entzündungen
	• Mikroalgen (Schizochytrium sp. und Ulkenia sp.)		• Schuppenflechte
	Ebenso findet man Omega-3-Säuren in Milch, Käse und Butter aus Weidetieren (durch den Anteil an Wildkräutern).		

Zwischenstand: Was braucht der Körper, um gesund zu sein?

Bei genauerer Betrachtung der Lebensmittel und enthaltenen Mikronährstoffe fällt Folgendes auf: Auf den vorderen Plätzen der essentiellen Mikronährstoffe finden sich immer Lebensmittel, die nicht oder wenig verarbeitet sind. Eine gesunde Entwicklung des Körpers unterstützen insbesondere folgende Lebensmittel:

- Wild- und Gartenkräuter wie Brennnessel, Löwenzahn oder Liebstöckel
- grünes Blattgemüse, Kohlsorten und Wurzelgemüse sowie Pilze
- (Wild-) Beeren wie Sanddorn oder Hagebutten und Trockenobst
- tierische Produkte wie Fleisch, Eier und Milch; Toplieferant ist Leber
- frischer und geräucherter Fisch
- Nüsse und Samen
- Hülsenfrüchte wie Linsen oder Erbsen
- Öle aus Keimen (kaltgepresst) und tierische Fette wie Butter und Voll-Milch

- Pseudogetreide wie Amaranth, Buchweizen, Quinoa, Chiasamen
- volles Getreide und Körner (Spitzenreiter ist Hafer)

Produkte, die mit Auszugsmehlen und Reis (Brot, Nudeln, Cracker) hergestellt werden, sind hingegen wenig wertvoll für den Körper. Sie befinden sich fast immer auf den hinteren Plätzen der Nährstofflieferanten. Nur bei Salz (Clorid/Natrium) und Phosphat findet man verarbeitete Produkte im vorderen Bereich.

Wenn man über die Evolution des Menschen nachdenkt, ist diese Erkenntnis allerdings nicht überraschend. Wir haben einen Stoffwechsel, welcher sich über Tausende von Jahren an das Nahrungsangebot der jeweiligen Umwelt angepasst hat. Und da gab es früher nun einmal nur Beeren, Wildkräuter, Nüsse, Wurzeln, Pilze, Obst, Gemüse sowie ein paar wilde Tiere, und gelegentlich wohl auch mal etwas Honig oder Trockenfrüchte zum Naschen.

Auch diese Erkenntnis ist nicht neu und hat in unterschiedlichen Ausprägungen Millionen von Befürwortern auf der Welt: Alle ursprünglichen Ernährungsformen sowie neuere Ernährungskonzepte, wie der Ernährungskompass von Bas Kast, die Weston Price-Ernährung, Steinzeitdiät, LOGI, die Strunz-Diät und viele, viele mehr, greifen auch heute bewusst oder unbewusst die oben aufgeführten Prinzipien auf. Bei all diesen Konzepten gelten die Grundregeln: Konsumiert, was die Natur euch gibt, als breites Spektrum frisch auf den Teller, und meidet industriell verarbeitete Produkte.

Wer sich gesund und mit allen notwendigen Nährstoffen ernähren will, hat also grundsätzlich drei Ernährungskonzepte zur Auswahl:

1. eine Mischkost, die Fisch und Fleisch beinhaltet
2. eine vegetarische Ernährung
3. eine vegane Ernährung

Für alle drei Ernährungsformen gilt jedoch:

1. Mit zunehmender Entfernung vom Äquator, in den Wintermonaten oder selbst in den Sommermonaten bei unzureichender Sonnenexposition, kann es schnell zu einem Mangel an Vitamin D kommen.
2. Für den täglichen Bedarf an Jod sollte man gezielt Nahrungsmittel aus dem Meer integrieren: Fisch, Meeresfrüchte oder Algen.
3. Eine wirklich gesunde Ernährung ist nur möglich, wenn man industriell hergestellte Produkte weitgehend vom Speiseplan streicht. Diese Produkte bieten meist viel zu wenig essenzielle Nährstoffe, dafür aber viele Zusatzstoffe. Auf die Zusatzstoffe und die aus deren Verzehr resultierenden Gefahren für den menschlichen Körper, komme ich später ausführlich zu sprechen.

Die richtige Ernährung: Mikro- versus Makronährstoffe

Eine ausgewogene Ernährung bedeutet also, dass man die gesamte Palette von Lebensmitteln mit allen essenziellen Mikronährstoffen zu sich nimmt – in den richtigen Mengen und wenig bis gar nicht verarbeitet. Dazu gehören all die erwähnten

Vitamine, Mineralstoffe, Spurenelemente, Fettsäuren, Aminosäuren und sekundären Pflanzenstoffe.

Bei genauer Betrachtung wird klar, dass dies eine durchaus knifflige Angelegenheit ist. Sich gesund zu ernähren, erfordert viel Wissen und Übung sowie eine umsichtige Handhabung der Lebensmittel. Gesunde Ernährung ist somit nichts, das man nebenbei mit einem Brötchen "auf die Hand", einem Teller Nudeln oder einer Tüte Pommes gewährleisten kann.

Bis noch vor 50 Jahren war die Auswahl der hoch verarbeiteten Lebensmittel recht gering und man konnte überwiegend nur essbare Sachen wählen, die zu den aufgeführten Lebensmitteln gehörten. Diese Lebensmittel fanden sich je nach Saison im eigenen Garten und Wald, wurden von Freunden geschenkt oder man konnte sie in kleinen Läden kaufen. Ebenso haben die meisten Menschen damals täglich frisch gekocht.

All das machte eine gesunde Ernährung noch vergleichsweise einfach. Heute haben wir weit über 100.000 unterschiedliche Lebensmittelprodukte in unseren Supermärkten. Unter diesem breiten Angebot die wenigen Produkten auszuwählen, die für uns wirklich gesund sind, ist für Konsumenten sehr schwierig geworden. Ein Großteil der Lebensmittel, die besonders wertvoll für den Menschen sind, darunter Wildkräuter, Beeren und Pilze, welche unter natürlichen Bedingungen gewachsen sind, finden sich selten oder gar nicht im Supermarkt.

Interessant ist auch, dass, wenn man sich also an dem Bedarf essenzieller Mikronährstoffe orientiert, man praktisch automatisch die richtigen bzw. genügend Mengen an Makronährstoffen bekommt: Kohlenhydrate, Fett, Proteine. Dabei ist natürlich die Deckung des Wasserbedarfs nicht zu vergessen.

So sind Ernährungspläne bei uns aber nicht aufgebaut. Wir orientieren uns an den **MAKRO**nährstoffen, und uns wurde immer erklärt, dass die **MIKRO**nährstoffe darin automatisch schon enthalten sind. Entsprechend werden auch lediglich Kalorien, Protein bzw. Eiweiß, Kohlenhydrate und Zucker, Fett und Salz auf verarbeiteten Lebensmitteln angegeben. Angaben zu dem Gehalt von natürlichen Mikronährstoffen finden sich praktisch gar nicht. Sie sind in den meisten verarbeiteten Produkten wohl auch kaum enthalten. Fazit: Essenzielle Mikronährstoffe sind KEIN automatischer Bestandteil von unseren heutigen "Lebensmitteln".

Essen muss gelernt sein

Hinzu kommt, dass zwischen dem Alter von knapp 2 und ca. 8 Jahren Kinder überhaupt erst lernen müssen, eine breite Palette von Lebensmitteln zu erkennen und richtig auszuwählen. Ebenso müssen sich die Geschmacksnerven langsam an die unterschiedlichen Nahrungsmittel gewöhnen. Aus diesem Grund sind die meisten Kinder in dieser Phase "schlechte" oder "vorsichtige" Esser. Das heißt aber nicht, dass sie in dieser Zeit weniger Nährstoffe brauchen; im Gegenteil. Dass die Zurückhaltung beim Essen ein Grund zur Sorge ist, wussten auch noch die meisten unserer Eltern und Großeltern. Sie haben sich daher einer Palette von Tricks bedient, um sicherzustellen, dass die eigenen Kinder vor dem Nachtisch auch genug vom Eintopf aßen. Die mühsamen Rituale wie "ein Löffelchen für Tante Ingeborg" waren in den meisten Familien Gang und Gäbe.

Essen – oder besser das Nichtessen – war noch bis vor wenigen Jahrzehnten – zu Recht – häufiger Gesprächsstoff in den Familien. Dass Kinder lernen müssen, gesunde Lebensmittel zu essen, wurde ebenfalls wissenschaftlich ausgiebig erforscht und belegt. Einblicke in die wissenschaftlichen Erkenntnisse bietet zum Beispiel die Studie *"Development of Eating Behaviors Among Children and Adolescents"* von 1998, zu finden unter den Quellenangaben.

Der Hintergrund ist auch hier ganz einfach: Evolutionsbedingt haben sich Menschen aus den Angeboten der Umgebung ernährt. Grundsätzlich galt: Süßes und Fettiges gab es selten, Essen war frei von fragwürdigen, gefährlichen Zusatzstoffen und enthielt viel Energie. Wer davon etwas fand, konnte hemmungslos zugreifen. Pflanzen, die sauer, scharf oder bitter schmeckten und vielleicht auch noch grün waren, waren hingegen teilweise sehr giftig. Um Kinder zu schützen, hat sich "Mutter Natur"" daher eines einfachen Tricks bedient: In dem Alter, in dem Kinder noch nicht sicher zwischen ungefährlichen und gefährlichen Lebensmitteln unterscheiden können, sich aber bereits von der Mutter entfernten, lehnten sie alles, was sie nicht sicher kannten oder was süß oder fettig war, ab. Kinder mussten lernen, dass Rosmarin für sie sehr gesund ist, Eiben aber giftig. Oder dass Bärlauch im Frühjahr ihr Immunsystem stärkt, aber schon wenige Blätter vom Maiglöckchen sie tötet. Diese Pflanzenpaare sehen sich nämlich sehr ähnlich.

Dieser Prozess hat auch einen wissenschaftlichen Namen und nennt sich "Neophobie": fremdes Essen ablehnen. Unter dem gleichen Selbstschutz "leiden" auch andere Säugetiere wie zum Beispiel Ratten und Kapuzineräffchen. Auch die Jungen dieser Tierarten müssen von den erwachsenen Tieren lernen, welche Lebensmittel sie essen können und welche nicht. Die Erwachsenen dieser Säugetierarten, also auch wir Menschen, müssen unserem Nachwuchs mühsam beibringen, was er ohne Sorge in den Mund stecken darf und was nicht. Die Voraussetzung dafür ist, dass ausgewachsene Tiere wie erwachsene Menschen selber wissen, welche Nahrungsmittel die Gesundheit fördern und welche ihr schaden.

Quellen und weitere Informationen zu "Essen muss gelernt sein"
- **Pediatrics, March 1998, VOLUME 101 / ISSUE Supplement 2** "Development of Eating Behaviors among Children and Adolescents", Leann L. Birch, Jennifer O. Fisher
  http://pediatrics.aappublications.org/content/101/Supplement_2/539.short
- **Spiegel online 12.06.2011** "Ernährung für Kinder - Vorsicht, bitter! Achtung, sauer!"
  http://www.spiegel.de/gesundheit/ernaehrung/ernaehrung-fuer-kinder-vorsicht-bitter-achtung-sauer-a-864814.html

Altes Wissen neu entdeckt

Bei genauer Betrachtung wurde mir klar, dass all dieses Wissen, das ich nun in Buchläden und im Internet gefunden habe, schon sehr lange vorhanden ist: über etliche Generationen weitergetragen und wissenschaftlich belegt seit knapp einem Jahrhundert, unter anderem von Herrn Weston Price.

Anfang der 30er Jahre des letzten Jahrhunderts hatte sich der Arzt und Wissenschaftler Price für die Erforschung und Verbreitung der hier thematisierten Zusammenhänge einen Namen gemacht. Weston Andrew Valleau Price, D.D.S. (1870-

1948) war ein amerikanischer Zahnarzt und Ernährungswissenschaftler. Er war von 1914 bis 1923 Vorsitzender der Forschungsabteilung der American Dental Association. Bekannt wurde er vor allem durch seine Studien über die Ernährungsgewohnheiten abgeschiedener Völker, welche ihm den Beinamen "Charles Darwin der Ernährung" einbrachten.

Verwundert über die seit Ende des 19. Jahrhunderts zunehmenden Fälle von Zahnfäule und den generellen Abbau physischer Stärke seiner Patienten und Patientinnen, versuchte Price, der von der vorherrschenden Theorie säureproduzierender Bakterien im Mundraum nicht überzeugt war, einen anderen Grund für diese Symptome zu finden. Price suchte nach den Faktoren, die einen guten Gesundheitszustand bedingen und in der modernen Welt fehlten – er fand sie hauptsächlich in der Nahrung.

Dazu muss man wissen, dass in den USA bereits seit Ende des 19. Jahrhunderts Zucker, Weißmehl und Margarine in großen Mengen industriell produziert und von der Bevölkerung verspeist wurden. Die Essgewohnheiten der amerikanischen Bevölkerung hatten sich in wenigen Jahrzehnten grundlegend verändert. Konserven und industriell hergestellte Lebensmittel wurden schon vor dem Ersten Weltkrieg von der breiten Bevölkerung konsumiert.

Price begab sich also auf die Suche nach Antworten. Über mehrere Jahrzehnte bereiste er die Welt und studierte die Essgewohnheiten von Urvölkern in unterschiedlichen Teilen der Erde. Unter anderem hat Price abgelegene Dörfer in der Schweiz, galiläische Gemeinden in den Äußeren Hebriden (GB), indigene Völker im nördlichen Polargebiet, Inselbevölkerungen der Polynesischen See, Afrikanische Stämme, Aborigines in Australien, Maori in Neuseeland und die Indianische Bevölkerung sowohl in Nord- als auch in Südamerika erforscht. All diese Bevölkerungsgruppen konnten mit einer signifikant besseren Gesundheit aufwarten als die westlichen Zivilisationen zur selben Zeit.

Price entdeckte, dass im Vergleich zu der damals durchschnittlichen US-amerikanischen Ernährung die Nahrung der Ureinwohner wenigstens viermal so viel Calcium und andere Mineralien, und mindestens zehnmal so viele fettlösliche Vitamine tierischer Herkunft – aus etwa Butter, Schalentieren und Organen – enthielt. Die von Price untersuchten Menschen erfreuten sich grundsätzlich einer hohen Vitalität und Gesundheit. Das galt sowohl für die Zahngesundheit, die im Vordergrund der Untersuchungen stand, als auch für den Rest der körperlichen Verfassung. Die Urvölker hatten ein paar Grundprinzipien in ihrer Ernährung gemeinsam:

1. Es wurden ausschließlich natürliche Lebensmittel verwendet. Zusatzstoffe oder chemische Pestizide gab es nicht.
2. Sie aßen Fisch, Meeresfrüchte, Geflügel, Rind, Lamm, Wild, Innereien und Eier; einen bestimmten Anteil davon immer roh.
3. Natürlich produzierte Milchprodukte stammten von weidengefütterten Kühen oder Ziegen, und wurden, wenn möglich roh, und/oder fermentiert verzehrt. Produkte wie Joghurt, Butter, Kefir, Naturkäse, frische und saure Sahne standen regelmäßig auf dem Speiseplan.
4. Traditionelle Fette und Öle, einschließlich Butter und anderer tierischer Fette, wurden reichlich gegessen.

5. Kaltgepresstes Olivenöl, Sesam- und Leinöl sowie tropische Öle, wie unraffiniertes Kokosnussöl, waren ebenfalls ein fester Bestandteil der Ernährung.
6. Fleischstock von den Knochen von Huhn, Rind, Lamm oder Fisch wurde in Suppen und Soßen genutzt und stand regelmäßig auf dem Speiseplan.
7. Es wurde viel frisches Gemüse und Kräuter in Form von Salaten, Suppen oder leicht gedämpft gegessen, sowie mäßig Obst.
8. Enzymverbessertes, milchsäurefermentiertes Gemüse, Obst, Getränke und Gewürze gehörten zu allen Kulturen.
9. Körner, Nüsse und Hülsenfrüchte wurden durch Einweichen, Fermentierung oder Keimung vorbereitet (zur Neutralisierung der Phytinsäure und anderer Störstoffe).
10. Süßstoffe gab es in beschränktem Maß, wie Honig, Ahornsirup, dehydrierten Zuckersaft (vom Zuckerrohr) und Steviapulver. Es gab keine raffinierten oder künstlichen Süßstoffe.

All diese Naturvölker haben ihren Schwangeren und Kindern in den kritischen Entwicklungsphasen besondere Aufmerksamkeit gewidmet. In den sensiblen Phasen des Wachstums wurde sichergestellt, dass Kinder und Schwangere besonders viele Lebensmittel mit einer hohen Mikronährstoffdichte bekamen.

Quellen und weitere Informationen zu "Altes Wissen neu entdeckt"
- **Weston Price Foundation** https://www.westonaprice.org/
- **Wikipedia** "United States military ration" https://en.wikipedia.org/wiki/United_States_military_ration
- **Wikipedia** "Early history of food regulation in the United States" https://en.wikipedia.org/wiki/Early_history_of_food_regulation_in_the_United_States
- **Price Pottenger** "Cod-Liver Oil: A historical perspective" https://price-pottenger.org/healthy-living-tips/nutrition/cod-liver-oil-historical-perspective
- **Buch:** "Nutrition and Physical Degeneration – A Comparison of Primitive and Modern Diets and Their Effects" Weston Price, erste Veröffentlichung 1938

Beispiele für Webseiten, die über physiologische Zusammenhänge von Nahrung und Gesundheit aufklären:
- **Zentrum für Gesundheit** https://www.zentrum-der-gesundheit.de/?gclid=Cj0KCQjw08XeBRC0ARIsAP_gaQDhIR0HRfoCBJ09aXjPfbwJZtdOZXP56t9BFE82M60Xu4PS6BPOqYcaAuffEALw_wcB
- **UGB Gesundheitsberatung unabhängig, kompetent, nachhaltig** https://www.ugb.de/geschaeftsstellen/deutschland/alt/
- **Heilkräuter-Seiten** https://www.heilkraeuter.de/
- **Akademie für menschliche Medizin** https://spitzen-praevention.com/

2. UNSER KÖRPER: Das Zusammenspiel von Nährstoffen und unserem Organismus

Um die Zusammenhänge von Nahrung und Gesundheit wirklich zu begreifen, sollte man nicht nur verstehen, was man in den Körper "reinsteckt", sondern auch, was dann mit diesen Sachen in unserem Körper passiert.

Grundsätzlich verstehen sollten Erwachsene und unsere Kinder unter anderem folgende Aspekte: Wie arbeitet unser Stoffwechsel, was leistet unser Immunsystem und wie funktionieren die Organe Darm, Leber und Nieren? Auch die Bedeutung von Bewegung, Stress und Vitamin D sollte genauer verstanden werden. Schnell fällt auf, dass all diese Aspekte ganz eng miteinander verknüpft sind. Und nur, wenn man die notwendigen Rahmenbedingungen für all diese Bereiche einhält, bleibt man auch langfristig gesund.

Stoffwechsel

Als Stoffwechsel bezeichnet man die Gesamtheit aller chemischen Prozesse in Lebewesen, also auch in uns Menschen. In unserem Körper werden permanent Stoffe in Zwischenprodukte und Endprodukte umgewandelt. Es handelt sich hier um lauter biochemische Vorgänge, die dazu führen, dass unser Körper in all seinen Einzelteilen permanent aufgebaut und erneuert wird. Dieser Bereich nennt sich Baustoffwechsel. Ebenso führen diese Stoffwechselprozesse dazu, dass unser Körper aus Nahrung Energie gewinnen kann. Dieser zweite Bereich nennt sich Energiestoffwechsel. Beide Bereiche sind immer ganz eng miteinander verknüpft. Die chemischen Prozesse, in denen Stoffe in unserem Körper umgewandelt werden, sind immer aus zwei Perspektiven zu betrachten:

- Alles, was wir dem Körper zuführen – Nahrung, Flüssigkeit und Giftstoffe von außen.
- Alles, was der Körper, meist aufbauend auf diesen externen Stoffen, im Inneren damit macht.

Zu dem Bereich des "Inneren" gehören einzelne Organe und Prozesse, die lokal stattfinden. Man kann sich dazu zum Beispiel die Funktionen und Aufgaben der Leber, des Darms, der Nieren, der Haut, des Blutkreislaufs, der Muskulatur und vieles mehr ansehen. Aber auch übergreifende Prozesse, die unter bestimmten Konditionen passieren, sind wichtig für unseren Stoffwechsel. Dazu gehören Bewegung, Stress oder Krankheit und Verletzung.

Man kann sich also die Bereiche immer sowohl einzeln als auch im Zusammenspiel anschauen. Genau das hat die Wissenschaft über die letzten Jahrhunderte, und besonders in den letzten Jahrzehnten, sehr intensiv getan. In all diesen Bereichen haben wir also ein sehr umfangreiches Wissen über unseren Körper.

Was sich herauskristallisiert hat, ist, dass die Bedürfnisse von Menschen, unabhängig von Herkunft und Geschlecht, ähnlich sind. Der Darm, die Nieren oder die Leber funktionieren bei uns allen fast immer gleich. Ebenso lösen Bewegung oder Stress bei uns allen ähnliche Prozesse im Körper aus. Wir wissen also, welche Rahmenbedingungen der Mensch braucht, um gesund zu bleiben und wir wissen, was ihn krank macht.

Trotzdem gibt es Unterschiede in den individuellen Bedürfnissen von Menschen. Nicht jeder Mensch braucht exakt gleich viele Nährstoffe oder Bewegung. Unterschiede entstehen durch eine Reihe von Faktoren.

1. **Faktoren, die den individuellen Bedarf beeinflussen: Schwangerschaft:** Der Körper muss dann zwei Organismen versorgen und braucht mehr essenzielle Nährstoffe.
2. **Stress und Schlafmangel:** Dann braucht der Körper mehr Mikronährstoffe.
3. **Einnahme von Medikamenten.** Medikamente sind immer ein Eingriff in den natürlichen Stoffwechsel und können zu Störungen der natürlichen Stoffwechselprozesse führen, die dann oft durch die Substitution bestimmter Nährstoffe kompensiert werden müssen.
4. **Alkohol, Rauchen und weitere Giftstoffe aus der Umwelt:** All diese Stoffe bedeuten einen Eingriff in die Biochemie des Körpers. Unser Körper muss sich mehr anstrengen, um diese Giftstoffe abzutransportieren. Dazu braucht er mehr essenzielle Nährstoffe.
5. **Leistungssport:** Der Körper braucht dann nicht nur mehr Energie, sondern auch mehr essenzielle Nährstoffe. Nur dann funktionieren alle Umwandlungsprozesse im Körper.
6. **Eine genetische Veranlagung und Einflüsse während der Schwangerschaft:** Manche Menschen kommen mit einem weniger widerstandsfähigen Körper auf die Welt. Oft ist allerdings unklar, welche Rolle die Gene dabei spielen und welche Auswirkungen die Versorgung des Fötus und der Gesundheitszustand der Mutter während der Schwangerschaft hierbei haben. Wenn das Baby bereits bei der Geburt geschwächt ist, braucht es oft mehr Nährstoffe.

All diese Faktoren führen dazu, dass jeder Stoffwechsel etwas unterschiedlich funktioniert. Daher kann der eine Mensch einen bestimmten Mangel für eine gewisse Zeit ausgleichen, während bei ähnlichem Nähstoffangebot ein anderer Mensch diesen Ausgleich nicht so lange schafft und krank wird.

Ebenso gilt: Viele Krankheiten entwickeln sich langsam über Jahrzehnte. Wenn man zum Beispiel über Jahre nicht genug Vitamin D bekommt oder zu wenig sekundäre Pflanzenstoffe dem Körper helfen, unerwünschte Bakterien immer wieder zu töten, können sich Krebszellen im Körper ausbreiten. Oder der Körper leidet an chronischen Entzündungen, die lange Zeit nicht bemerkt werden. Irgendwann bekommt man dann aber sichtbare Symptome wie Asthma, Multiple Sklerose, Autoimmunerkrankungen oder Allergien.

Es ist also wichtig, dass man jeden Tag darauf achtet, möglichst optimale Bedingungen für den eigenen Stoffwechsel und somit für die eigene Gesundheit zu schaffen.

Sebastian Kneipp (1821 – 1897), ein deutscher Priester und Naturheilkundler, sagte treffend: *"Wer keine Zeit für seine Gesundheit hat, wird später viel Zeit für seine Krankheiten brauchen."*

Das Immunsystem

Das Immunsystem ist unser körpereigenes Abwehrsystem. Es ist Teil unseres Stoffwechsels. Es ist ein komplexes Netzwerk aus verschiedenen Organen, Zelltypen und Molekülen, in denen lauter chemische Prozesse ablaufen. All diese unterschiedlichen Teile "kommunizieren" in unserem Körper in unterschiedlichen Konstellationen miteinander und schützen uns vor Krankheit und Infektionen.

Verschiedene Organe und Zelltypen übernehmen unterschiedliche Aufgaben:

1. **Die Haut:** Das ist unsere äußere Schutzhülle. Sie dient als Barriere, Schutz und Wachstumsbremse für ungewollte Mikroorganismen. Sie ist nach dem Darm das wichtigste Organ zur Aufnahme von gesundheitsfördernden Substanzen: Vitaminen, Mineralstoffen und Wasser.

2. **Die Schleimhäute:** Sie befinden sich hauptsächlich im Mund, in der Nase und im Genitalbereich. Sie binden Mikroorganismen und Fremdpartikel wie Staub.

3. **Die Augen:** Sie enthalten das antimikrobielle Enzym Lysozym, das Mikroorganismen bekämpft.

4. **Die Atemwege:** Dort bindet der Schleim in Rachen und Lunge ungewollte Organismen und Partikel. Mit dem Schleim werden diese Stoffe in den Magen und andere Bereiche im Körper transportiert und dort neutralisiert und/oder ausgeschieden.

5. **Die Leber:** Dort werden Eiweiße produziert, die sicherstellen, dass bei Verletzungen unser Blut verklebt und sich Wunden schließen. Die Leber ist ebenfalls der Speicher für alle essenziellen Nährstoffe, die bei Bedarf von anderen Zellen abgerufen werden können. Weiterhin ist die Leber das wichtigste Entgiftungsorgan.

6. **Der Magen:** Dort produzieren wir unsere Magensäure, die einen Großteil unerwünschter Bakterien und Mikroorganismen unschädlich macht, damit diese nicht in unsere Blutbahn gelangen.

7. **Der Darm:** Unsere Darmflora bildet mit ihren unterschiedlichen Bakterienstämmen ein eigenes System der Infektabwehr. Dort werden ebenfalls Vitamine gebildet, die dann wieder andere Organe unterstützen. Der Darm ist auch für den Abtransport der "Abfallprodukte" zuständig, die als Stuhlgang wieder ausgeschieden werden.

8. **Der Harntrakt und die Nieren:** Eine ähnliche Funktion haben die Blase, ihr umliegendes Gewebe und die angrenzenden Nieren. Hier werden die flüssigen Reste und Giftstoffe unseres Körpers gesammelt und über den Urin ausgeschieden.

9. **Der Blut- und Lymphkreislauf:** Hierbei handelt es sich um zwei Kreislaufsysteme, in denen unterschiedliche Zelltypen alles, was dort schädlich für den Körper ist, zerstören, zum Beispiel Krebszellen. Bewerkstelligt wird diese Form von Immunabwehr durch nützliche Zelltypen, die in der Fachsprache Neutrophile Granulozyten, Monozyten/Makrophagen und dendritische Zellen genannt werden.

All diese Bereiche schützen unseren Körper also von außen und innen gegen Eindringlinge und helfen uns bei Krankheit und Verletzungen, schnell wieder auf die Beine zu kommen. Unser Immunsystem ist also ganz entscheidend für unsere Gesundheit.

Unsere Aufgabe wiederum ist es, jedes einzelne dieser Organe in seiner Funktion zu unterstützen. Das tun wir, indem wir unserem Körper die richtigen Nährstoffe geben und aufpassen, dass keine schädlichen Substanzen in unseren Organismus gelangen. Wir unterstützen unser Immunsystem auch, indem wir uns viel bewegen (möglichst an der frischen Luft) und so sicherstellen, dass all diese Nährstoffe auch bei uns im Körper richtig umgewandelt und zu den Organen und Zellen transportiert werden.

Ebenso muss man wissen, dass unser Immunsystem kein starres System ist, sondern eines, das sich ständig verändert. Dieses System lernt täglich neue Aufgaben und Schutzfunktionen. Wenn man dem Körper zum Beispiel regelmäßig und in geringen Mengen für uns ungesunde Bakterien anbietet, lernt das Immunsystem, diese zu erkennen und zu bekämpfen. Das Immunsystem sollte also, ähnlich wie unsere Muskeln, kontinuierlich unterstützt und trainiert werden. Dieser Prozess beginnt bereits im Mutterleib, also während der Schwangerschaft. Das Verhalten einer werdenden Mutter in Bezug auf Ernährung, Bewegung oder Aufnahme von Giftstoffen über Medikamente oder die Umwelt spielt also eine entscheidende Rolle für die zukünftige Gesundheit des noch ungeborenen Kindes. Im Grundsatz gilt: Je besser die Gesundheit der Mutter, desto gesünder wird ihr Kind werden.

Wir können dieses Immunsystem aber auch verwirren oder schwächen. Das geschieht, indem wir ihm über längere Zeit Stoffe anbieten, mit denen das System nichts anfangen kann. Das sind primär Stoffe, die nicht Teil unserer natürlichen Nahrungskette sind. Die Menge und Anzahl dieser unterschiedlichen Stoffe ist in den letzten Jahrzehnten deutlich gestiegen, entsprechend auch die Gefahren für unser Immunsystem.

Substanzen, die das Immunsystem durcheinanderbringen, einzelne Organe über längere Zeit reizen oder schwächen, sind zum Beispiel konventionelles Speisesalz, Alkohol, Industriezucker, Rückstände von Pflanzenschutzmitteln oder auch viele der so genannten Lebensmittelzusatzstoffe. Auch viele von der EU zugelassene Stoffe in unserer Nahrung und in Pflegeprodukten schaden unserem Immunsystem.

Einzelne Teile unserer Immunabwehr können auch von außen verletzt werden: Zum Beispiel unsere Haut oder unser Zahnfleisch. In solchen Fällen ist die Abwehr dort lokal geschwächt. Bakterien können an den verletzten Stellen viel leichter in unseren Körper eindringen und unseren ganzen Organismus schwächen. Besonders relevant für eine intakte Immunabwehr ist allerdings unser Darm. Auf den komme ich gleich zu sprechen.

Es gibt also sehr viele Faktoren, die einen negativen Einfluss auf unsere eigene Körperabwehr haben können. Ist unser Körper erst einmal geschwächt, kann er sich nicht mehr richtig wehren. Dann werden wir häufiger krank oder entwickeln Autoimmunerkrankungen. Das sind Erkrankungen, bei denen unsere Körperabwehr so verwirrt oder gereizt ist, dass sie anfängt, für uns eigentlich ungefährliche Substanzen oder eigenes Gewebe zu bekämpfen. Solche Autoimmunerkrankungen sind zum Beispiel Asthma, Multiple Sklerose und Schilddrüsenfehlfunktionen.

Wenn das Immunsystem erst einmal richtig verwirrt oder geschwächt ist, dauert es oft Monate und manchmal Jahre, bis es sich wieder normalisiert hat. In der Zeit braucht es viel Geduld und Disziplin, um das Immunsystem vor genau den Stoffen und Reizen, die es durcheinander gebracht haben, zu schützen. Und selbst nachdem sich das Immunsystem wieder beruhigt hat, bleibt oft eine lebenslange Sensibilität in Bezug auf die entsprechenden Störfaktoren bestehen. Bei einem wiederkehrenden Kontakt reagiert der Körper dann mit bekannten oder auch neuen Irritationen und unerwünschten Symptombildern.

Um negative Auswirkungen auf seine Gesundheit zu vermeiden, sollte man also genau wissen, was der Körper braucht und was ihm schadet. Dieses Wissen sollte jeden Tag angewendet werden.

Was braucht ein starkes Immunsystem?
Es gilt folgender Grundsatz: Ein starkes Immunsystem wird durch ein richtiges Angebot von außen und einem gesunden Maß von Anspannung und Entspannung im Inneren des Körpers gefördert.

Nahrungsangebot von außen:
1. **Ausgewogene Ernährung**: Mit allen und den richtigen Mengen von lebensnotwendigen Nährstoffen.
2. **Genug Wasser**: Wasser unterstützt den Transport von Nährstoffen im Körper und das Ausscheiden von Giftstoffen über Urin und Schweiß.
3. **Reichlich sekundäre Pflanzenstoffe**: Diese Pflanzenstoffe helfen dem menschlichen Organismus, sich gegen ungewollte Bakterien zu schützen und bei einer Infektion schneller zu heilen.
4. **Ein ständiges Angebot geringer Dosen von Bakterien und Viren**: Das wiederkehrende Angebot dieser potentiellen Krankheitserreger veranlasst den Körper Antikörper zu bilden, die dann diese Eindringlinge bekämpfen.
5. **Wenig Giftstoffe**: Giftstoffe belasten den Verdauungsapparat und das Nervensystem und behindern dadurch die Resorption von Nährstoffen; zudem verbrauchen Giftstoffe ebenso Nährstoffe für den eigenen Abtransport.

Wechsel von Anspannung und Entspannung im Körper:
1. **Schlaf und Entspannungsübungen** wie beispielsweise Yoga, Meditation, autogenes Training (Entspannung).
2. **Regelmäßige sportliche Betätigung** und immer wieder Bewegungseinheiten über den Tag verteilt (Anspannung).
3. **Gefäßtraining** wie Wechselduschen, Sauna und Spaziergänge an der frischen und durchaus auch an der kalten Luft. Das stimuliert die Kontraktion von Blutgefäßen an der Hautoberfläche und trainiert die Lunge (Anspannung und Entspannung im Wechsel).

4. **Eine Fastenkur** oder einfach ab und zu eine Mahlzeit auslassen. Dieser Prozess hilft dem Körper, die Umstellung von Stoffwechselprozessen zu trainieren und erlaubt ihm, angereicherte Giftstoffe besser auszuscheiden.
5. **Viel Lachen** – das spannt viele Muskeln an und hilft unserem Körper, Glückshormone zu produzieren, was wiederum unsere Abwehr stärkt.

Was schadet unserem Immunsystem – Zusammenfassung:
1. vitamin- und mineralstoffarmes Essen
2. steriles Essen und ein Umfeld mit zu wenig körperfreundlichen Mikroorganismen
3. zu wenig Bewegung
4. zu wenig Schlaf
5. Zusatzstoffe aus der Nahrung und Giftstoffe aus der Umwelt
6. Medikamente, Alkohol, Zigaretten, Industrie-Zucker, zu viel Salz
7. negativer Stress – dieser verhindert die notwendige Entspannung im Körper
8. ein gleichbleibendes, warmes "gemütliches Umfeld" – der Körper wird dann schlaff, es fehlt Anspannung

Wer also oft krank ist, sollte zuerst klären, ob all die Faktoren, die man für eine gute Gesundheit braucht, in ausreichendem Maße berücksichtigt werden. Erst wenn all diese Rahmenbedingungen gewährleistet sind und sich immer noch keine Besserung zeigt, ist zu erwägen, ob Medikamente weiterhelfen können.

Denn generell gilt: Medikamente behandeln vor allem Symptome, heilen aber nicht oder nur selten die zugrunde liegende Erkrankung. Wenn also falsche Ernährung und Bewegungsmangel die Ursache für ein geschwächtes Immunsystem und Krankheit sind, helfen Medikamente nicht langfristig. Im Gegenteil: Sie belasten den Stoffwechsel zusätzlich mit unnötigen Nebenwirkungen, machen oft abhängig und verursachen womöglich noch Sekundärerkrankungen. Das eigentliche Problem – fehlende Nährstoffe oder ein Mangel an Bewegung und Schlaf – wird nicht gelöst.

Weitere Informationen zu "Das Immunsystem"
- **MedizinInfo** "Aufgaben der Haut"
  http://www.medizinfo.de/hautundhaar/anatomie/aufgaben.htm
- **FOCUS 22.3.2012** "Dreck schützt Kinder vor Asthma. Eine große Studie hat die Hygiene-Hypothese untermauert: Wenn Kinder völlig verdreckt vom Spielplatz zurückkommen, hält sie das gesund. Der Kontakt mit Schmutz und Kleinem stärkt das Immunsystem, schützt vor Allergiene und Asthma." https://www.focus.de/familie/kindergesundheit/dreck-schuetzt-kinder-vor-asthma-internationale-studie-bestaetigt_id_2356925.html
- **Video Dokumentation:** "Fasten und Heilen – Wissen und neue Forschung" 2011, Frankreich, ausgestrahlt vom ORF und ARTE zu mehreren Zeitpunkten
  https://www.youtube.com/watch?v=epMRBGKtIIY

Der Darm

Um zu verstehen, wie man gesund bleibt oder wird, muss man auch, zumindest in Grundzügen, die Aufgaben des Darms begreifen. Der Darm ist das wichtigste Organ für unser Immunsystem und der zentrale Bereich unseres Verdauungstraktes.

Die Funktionen des Darms umfassen folgende Aufgaben:
1. Verdauung und Nährstoffresorption
2. Regulation des Wasserhaushaltes

3. Ausbildung eines Großteils der Abwehrzellen des Immunsystems
4. Produktion von Hormonen, Vitaminen und Botenstoffen
5. Verbindung zum Gehirn über die Ausläufer des Zentralnervensystems (Vagus-Nerv)
6. Entgiftung

Der Darm ist beim erwachsenen Menschen ca. 5,5 – 7,5 Meter lang und besitzt wegen der feinen Darmzotten (kleine "Schleimhautwellen") eine Oberfläche von etwa 32 m². Der Darm selbst ist auch der "Wohnraum" für unsere Darmflora. Das sind all die Bakterien, die in unserem Darm leben. Davon haben erwachsene Menschen ca. 10 bis 100 Billionen. Eine gesunde Darmflora hat ca. 200 unterschiedliche Bakteriengattungen, die bestenfalls untereinander synergetisch wirken, also eine ideale Balance gewährleisten. Wir haben somit ca. 10-mal mehr Bakterien in unserem Darm als Zellen im Rest des Körpers. Ist die Darmflora gestört, kann diese Bakterienvielfalt rapide abnehmen. Eine Störung führt oft zu einem erhöhten Wachstum seiner schädlichen Bakterienstämme. Unser Darm leidet ähnlich wie unsere Natur, wenn die Artenvielfalt zurückgeht. Ist das der Fall, können sich Krankheitserreger leicht ausbreiten.

Es gibt unterschiedliche Bakterienstämme und einige von ihnen sind besonders gut für den Menschen. Je nachdem, was man isst, ob man sich viel oder wenig bewegt, viel oder wenig gestresst ist, wachsen bestimmte Bakterienstämme mehr oder weniger stark. Man hat also großen Einfluss auf die Gesundheit der eigenen Darmflora. Die Darmflora lässt sich grob in drei verschiedene Typen von Bakterienstämmen unterschieden, so genannte Enterotypen (von lat. entero = Darm):

1. **Enterotyp 1** enthalten besonders viele Bakterien der Gattung Bacteroides. Diese spalten Kohlenhydrate und sind gute Produzenten für die Vitamine Riboflavin (B2), Pantothensäure (B5) und Biotin (B7).
2. **Enterotyp 2** enthalten besonders viele Bakterien der Gattung Prevotella, die Zucker-Eiweiß-Komplexe abbauen und Vitamin Thiamin (B1) und Folsäure herstellen können.
3. **Enterotyp 3** enthalten besonders viele Ruminococcus-Bakterien, die sehr gut Zucker und Eiweiße verdauen können.

Unterstützt werden diese unterschiedlichen Bakterienstämme wiederum durch andere Bakterien und Pflanzenstoffe, die sich an und in unseren Lebensmitteln befinden. Wir unterscheiden zwischen:

- **Probiotika**: Das sind lebende Mikroorganismen, die sich im Darm ansiedeln und eine gesunde Darmflora unterstützen. Es gibt viele verschiedene Arten von Probiotika, zum Beispiel Milchsäurebakterien und Hefen. Sie finden sich in fermentiertem Gemüse wie Sauerkraut oder Milch- und Wasserkefir und Joghurt. Entscheidend ist hier allerdings, dass die Lebensmittel vor dem Verzehr nicht erhitzt werden, weil dann die nützlichen Bakterien wieder absterben.

- **Präbiotika (auch Prebiotika)**: Hier handelt es sich um nicht verdaubare Lebensmittelbestandteile, sogenannte Faserstoffe, die wiederum das Gleiche sind wie Ballaststoffe. Sie dienen als Nahrung für die oben aufgeführten Bakterienstämme und helfen, das Wachstum und/oder die Aktivität einer oder mehrerer Bakterienarten im Dickdarm gezielt anzuregen und somit die Gesundheit des Wirts, also uns Menschen, zu verbessern.

Präbiotika finden sich in relevanten Mengen in pflanzlichen Produkten wie Artischocken, Chicorée, Löwenzahnblättern, Zwiebeln, Knoblauch, Hülsenfrüchten, Spargel, Pastinaken und Haferflocken. Ebenso liefern kalte Kartoffeln, kalter Reis oder kalter Haferbrei relevante Mengen an Präbiotika. Das liegt daran, dass sich während des Kochens und anschließendem Abkühlen lange und kristallisierte Stärkeketten bilden, die nicht im Dünndarm zersetzt, sondern erst von den Darmbakterien im späteren Darmabschnitt, dem Dickdarm, "aufgefressen" werden.

In der industriellen Verarbeitung von Lebensmitteln werden Probiotika überwiegend zerstört. Um Lebensmittel haltbar zu machen, um sie dann in Konserven, Plastikbechern oder Gläsern zu lagern, werden sie erhitzt. Dieser Prozess zerstört alle lebenden Mikroorganismen, also auch die für uns nützlichen. Diese Art der Haltbarmachung muss für Milchprodukte angezeigt werden. Auf Verpackungen findet man dann folgende Angaben: "pasteurisiert", "sterilisiert", "wärmebehandelt", "ultrahocherhitzt", "länger haltbar" oder "ESL".

Einige Lebensmittelhersteller reichern die sterilen Lebensmittel im Nachhinein mit meist einem geringen Spektrum an Probiotika wieder an. Diese oft recht teuren Produkte findet man nun im Supermarkt in den Kühlregalen, beworben als besonders gesundheitsfördernde Lebensmittel. Solche Produkte sind zum Beispiel LC1 von Nestlé, Actimel von Danone, oder ProCult von Müller.

Auch natürliche Präbiotika sind in industriell hergestellten Lebensmitteln meist Mangelware. Das liegt daran, dass sich relevante Konzentrationen dieser Stoffe primär in solchen Nahrungsmittel befinden, die selten von der Industrie angeboten werden (siehe oben) oder im Verarbeitungsprozess verlorengehen. Oft werden auch hier die fehlenden Stoffe den verarbeiten Lebensmitteln nachträglich wieder zugefügt, zu finden in der Zutatenliste unter den Bezeichnungen "Inulin" oder "Oligofruktose". Diese Praxis nutzt die Lebensmittelindustrie bei vielen Backwaren, Milcherzeugnissen, Fruchtsäften, Müsliriegeln, Süßwaren, Säuglingsnahrung, Nahrungsergänzungsmitteln oder Wurst.

Der wissenschaftliche Beweis, dass besonders vergorene Milchprodukte und fermentierte Lebensmittel (Probiotika) die menschliche Darmflora so beeinflussen, dass gesundheitlicher Nutzen entsteht, ist übrigens auch schon über 100 Jahre alt. Elie Metchnikoff (1845 – 1916), ein russischer Zoologe am Pariser Institut Pasteur, bekam für seine immunologischen Forschungen zu dieser Thematik bereits 1908 den Medizin-Nobelpreis.

Darmgesundheit ist also sehr wichtig. Um diese zu fördern und zu schützen, muss man wissen, wodurch das Gleichgewicht in unserem Darm geschützt und wodurch es gestört wird.

Was schadet der Darmflora?
1. **Antibiotika**: Das Wort bedeutet übersetzt "Leben töten" (von griech. ἀντι- anti- "gegen" und βίος bios "Leben"). Antibakterielle Wirkstoffe finden sich in vielen Pflanzen. Dazu gehören Thymian, Zwiebel, Knoblauch,

Meerrettich, Salbei und viele, viele mehr. Wer regelmäßig diese Pflanzen isst, hilft dem Körper dabei, ungewollte Bakterien kontinuierlich abzutöten. Wer aber ein geschwächtes Immunsystem hat, kann oft auch eine kleine Anzahl von Bakterien nicht effektiv bekämpfen. Diese vermehren sich dann im Körper, und eine Infektion bricht aus. Daraufhin verschreibt der Arzt meist ein von Pharmakonzernen hergestelltes Antibiotikum. Das ist ein hochdosiertes Mittel, welches nicht nur ein paar Bakterien abtötet, sondern gleich alles, was im Weg ist. Dazu gehört auch ein Großteil der nützlichen Bakterien im Darm. Diese Form von Antibiotika führt also zu einer Wüste in unserem Körper, in der oft für Wochen erst einmal viele Stoffwechselprozesse gestört sind. Die Bakterienstämme müssen sich mühsam wieder aufbauen, eigene Vitaminproduktion findet dann nur gering oder gar nicht statt, und die Aufnahme von Nährstoffen aus der Nahrung ist ebenfalls gestört.

2. **Weitere Medikamente**: Auch Anti-Histamine (also Allergiemittel), die Anti-Baby Pille oder Hormone, die in den Wechseljahren genommen werden, ändern die Mikrobengemeinschaft im Darm. Nichtsteroidale Antirheumatika (NSAR) wie ASS (Acetylsalicylsäure), Diclofenac und Ibuprofen stören ebenfalls das Gleichgewicht der Darmflora. Wie schädlich die Wirkung für den Darm und somit auch die restliche Gesundheit sein kann, sieht man oft schon im Kleingedruckten der Beipackzettel. Dort werden bei vielen Medikamenten Nebenwirkungen wie: *"kann Magen-Darm-Probleme wie zum Beispiel Übelkeit, Erbrechen, Durchfall, Bauchschmerzen und Appetitlosigkeit auslösen"*, aufgeführt. Weitere mögliche Nebenwirkungen umfassen Schwindel, Kopfschmerzen, Müdigkeit, Reizbarkeit, Hautausschlag oder Juckreiz. All diese Nebenwirkungen bedeuten, dass das genommene Medikament in das natürliche Gleichgewicht der Darmflora eingreift und es stört. Wenn unsere Darmflora gestört wird, gibt es meist Folgeprobleme.

3. **Viel Salz**: Forscher haben herausgefunden, dass ein Übermaß von Kochsalz die Zahl der Laktobazillen im Darm reduziert. Auch das stört das Gleichgewicht und führt unter anderem zu erhöhtem Blutdruck.

4. **Rauchen**: Das stört die Zusammensetzung und somit das Gleichgewicht der Bakterienstämme im Darm. In Studien wurde bei Rauchern und Raucherinnen eine deutlich höhere Anzahl der Gattung Bacteroides beobachtet. Wenn es von diesen Bakterien zu viele gibt, können Entzündungen im Darm ausgelöst werden.

5. **Zucker**: Das süße Pulver ist ein hervorragender Nährboden, allerdings nur für bestimmte Darmbakterien und vor allem für Pilze. Bei einem erhöhten Angebot vermehren sich diese sehr schnell. Es kommt zu einem Ungleichgewicht in der Darmflora und somit zur Störung verschiedener Stoffwechselprozesse. Dieser Prozess führt oft zu Entzündungen im Körper. Besonders in Verbindung mit Fett ist Zucker ein maßgeblicher Risikofaktor für die Entwicklung der chronisch entzündlichen Darmerkrankung Morbus Crohn. Diese Darmentzündung führt auch dazu, dass sich die Darmschleimhaut verdünnt und somit als Barriere in den restlichen Körper nicht mehr richtig funktioniert. Dieses Symptombild, eine

geschädigte Darmschleimwand, haben mittlerweile sehr viele Menschen und man nennt es "Leaky Gut-Syndrom".

6. **Alkohol:** Alkohol ist eine chemische Verbindung, die durch das Gären von Fruchtzucker oder andere zuckerhaltige Rohstoffe wie Kartoffeln, Getreide oder Mais entsteht. Alkohol ist ein Nerven- und Zellgift. Es schädigt praktisch alle Zellen im Körper. Besonders relevant für den Darm ist, dass Alkohol die Regulierung des Wasserhaushalts im Körper stört. Wir scheiden mehr davon aus. Beim Gang auf die Toilette verliert der Körper neben Wasser auch wichtige Mineralien wie Magnesium, Kalium und Natrium. Ein Mangel dieser essenziellen Nährstoffe wiederum kann zu Kopfschmerzen und anderen Beschwerden führen.

7. **Rückstände von Pflanzenschutzmitteln:** Sinn und Zweck von Pflanzenschutzmitteln ist, ungewollte Organismen abzutöten bzw. diese in ihrer Entwicklung zu stören. Diese Organismen sind Kleinstlebewesen wie Bakterien, Pilze oder Unkräuter. Wenn Rückstände von Pflanzenschutzmitteln in unsere Darmflora gelangen, haben sie in abgeschwächter Wirkung dort den gleichen Effekt. Sie töten oder schwächen Kleinstlebewesen, und zwar dann unsere Darmbakterien.

8. **Lebensmittelzusatzstoffe:** Genau wie Antibiotika und andere Medikamente wirken sich diese naturfremden Substanzen auf viele nützliche Darmbakterien schlichtweg tödlich aus. Auf eine Reihe der Zusatzstoffe komme ich später noch zu sprechen.

9. **Bewegungsmangel und Stress:** Auch viel Sitzen und ein genereller Mangel an Bewegung sowie Stress schaden der Darmflora. Die Bakterienstämme im Darm arbeiten dann nicht effektiv zusammen.

Zusammenfassend gilt: Eine gesunde Darmflora wird durch folgende Aspekte gefördert:
1. soweit wie möglich keine Antibiotika, Hormontherapien und Medikamente einnehmen
2. Industrie-Zucker meiden
3. Salzzusätze meiden
4. wenig bis keinen Alkohol konsumieren
5. nicht rauchen
6. viele Vitamine und Mineralstoffe aus möglichst natürlicher Quelle essen und trinken
7. auf eine ausreichende Aufnahme von Ballaststoffen achten
8. Bio-Produkte nutzen
9. gesundes Maß an Stress und regelmäßig Bewegen

Es gibt viele Lebensmittel, die die Darmgesundheit fördern. Besonders wichtig sind folgende:

1. fermentierte Lebensmittel wie Sauerkraut, Joghurt, Kefir (nicht wärmebehandelt / nicht homogenisiert / nicht pasteurisiert)
2. Gewürze wie Anis, Koriander, Kurkuma oder Kümmel

3. Kräuter und Gemüse wie Löwenzahn, Kapuzinerkresse, Oregano, Dill, Grünkohl oder Pastinaken
4. Rohmilch und (mäßig) Käse
5. kalte Kartoffeln oder Kartoffelsalat (selbstgemacht und somit nicht keimfrei)
6. Ananas, Apfel, Papaya
7. Leinsamen, Chiasamen

Diese Lebensmittel sollten aus biologischer Landwirtschaft stammen.

Warum wissen wir von all dem so wenig?

Auch die Aufgaben und Funktionen unseres Darms sind umfassend und teils seit vielen Jahrzehnten detailliert wissenschaftlich belegt. Nur die breite Bevölkerung weiß von diesem Organ und seiner Wirkung auf unsere Gesundheit ganz wenig. So wenig, dass es die junge Medizinstudentin Giulia Enders mit gerade mal 24 Jahren in 2014 mit ihrem Buch *"Darm mit Charme"* wochenlang auf die Bestsellerlisten geschafft hat. Das Buch wurde mehr als eine Million Mal verkauft.

In diesem Buch erklärt Giulia Enders in einfacher Sprache, wie schädlich Antibiotika und andere Medikamente für die Bakterienstämme in unserem Darm sind, und dass Kartoffelsalat und Sauerkraut besonders von unseren gesundheitsfördernden Bakterienstämmen benötigt werden. Sie verweist auf Studien, die belegen, dass Rückstände von Pestiziden unsere Darmflora schädigen. Enders erklärt, dass besonders die Lebensmitteln zugesetzte Fruktose unseren Darm durcheinanderbringt und er uns mit Bauchweh und Verdauungsproblemen bestraft. All diese Fakten erkläre ich nun unserem 8-jährigen Sohn. Der versteht die Zusammenhänge bereits sehr gut und fragt mich nun ständig, warum in der Schule Kekse, Salzstangen und Süßigkeiten serviert werden, und warum viele Kinder nicht wissen, dass man Brennnessel und Löwenzahn essen kann.

Man mag sich also fragen, warum wir all diese lebenswichtigen Weisheiten nicht von unseren Ministerien für Gesundheit und Ernährung oder der DGE erklärt bekommen? Aufklärung und gesundheitsfördernde Rahmenbedingungen für die Bevölkerung zu schaffen, ist schließlich nach deren eigenen Angaben ihr Auftrag.

Quellen und weitere Informationen zu "Der Darm"
- **Deutschlandfunk 2.4.2016** "Welche Faktoren die Darmflora beeinflussen" http://www.deutschlandfunk.de/bakterien-welche-faktoren-die-darmflora-beeinflussen.676.de.html?dram:article_id=352861
- **Die Welt 3.9.2011** "Und zu welchem Darmtyp gehören Sie?" https://www.welt.de/gesundheit/article13580687/Und-zu-welchem-Darmtyp-gehoeren-Sie.html
- **Verbraucherzentrale 30.8.2016** "Lebensmittel mit zugesetzten speziellen Ballaststoffen (früher "Prebiotika")" https://www.verbraucherzentrale.de/wissen/lebensmittel/kennzeichnung-und-inhaltsstoffe/lebensmittel-mit-zugesetzten-speziellen-ballaststoffen-frueher-prebiotika-13936
- **NT-V 17.11.2017** "Immunsystem verschluckt sich – Salz verdrängt wichtige Darmbakterien" https://www.n-tv.de/wissen/Salz-verdraengt-wichtige-Darmbakterien-article20136557.html
- **NCBI Jan 2014** "Western diet induces dysbiosis with increased E coli in CEABAC10 mice, alters host barrier function favouring AIEC colonisation." by Martinez-Medina M, Denizot J, Dreux N, Robin F, Billard E, Bonnet R, Darfeuille-Michaud A, Barnich N. https://www.ncbi.nlm.nih.gov/pubmed/23598352
- **Harvard Health Publishing 22.9.2017** "Leaky Gut: What is it, and what does it mean for you?" https://www.health.harvard.edu/blog/leaky-gut-what-is-it-and-what-does-it-mean-for-you-2017092212451

- **NCBI 2014** "Gut Microbes, Diet, and Cancer" by Meredith A. J. Hullar, Andrea N. Burnett-Hartman, and Johanna W. Lampe https://www.ncbi.nlm.nih.gov/pmc/articles/PMC4121395/
- **NCBI 2016** "Chemical Pesticides and Human Health: The Urgent Need for a New Concept in Agriculture" by Polyxeni Nicolopoulou-Stamati, Sotirios Maipas, Chrysanthi Kotampasi, Panagiotis Stamatis, and Luc Hens https://www.ncbi.nlm.nih.gov/pmc/articles/PMC4947579/
- **NCBI 2015** "Systematic genome assessment of B-vitamin biosynthesis suggests co-operation among gut microbes" Stefanía Magnúsdóttir, Dmitry Ravcheev, Valérie de Crécy-Lagard, and Ines Thiele https://www.ncbi.nlm.nih.gov/pmc/articles/PMC4403557/
- **NCBI 2015** "The Impact of Diet and Lifestyle on Gut Microbiota and Human Health" Michael A. Conlon* and Anthony R. Bird https://www.ncbi.nlm.nih.gov/pmc/articles/PMC4303825/
- **NCBI 2012** "Smokers with active Crohn's disease have a clinically relevant dysbiosis of the gastrointestinal microbiota." by Benjamin JL, Hedin CR, Koutsoumpas A, Ng SC, McCarthy NE, Prescott NJ, Pessoa-Lopes P, Mathew CG, Sanderson J, Hart AL, Kamm MA, Knight SC, Forbes A, Stagg AJ, Lindsay JO, Whelan K. https://www.ncbi.nlm.nih.gov/pubmed/22102318
- **Scientific American 12.2.2010** "Think Twice: How the Gut's 'Second Brain' Influences Mood and Well-Being. The emerging and surprising view of how the enteric nervous system in our bellies goes far beyond just processing the food we eat." https://www.scientificamerican.com/article/gut-second-brain/
- **Wikipedia** "Élie Metchnikoff" https://en.wikipedia.org/wiki/%C3%89lie_Metchnikoff
- **Magen-Darm Ratgeber** "Übelkeit & Co. – Nebenwirkungen nach Alkohol" https://www.magen-darm-ratgeber.de/ernaehrung/alkohol/nebenwirkungen/
- **Buch:** "Darm mit Charme" 2014, by Gulia Enders
- **Video Dokumentation**: "Der Darm beeinflusst fast alles | Prof. Michaela Axt-Gaderman", SWR1 Leute. SWR1 Baden-Württemberg 24.5.2018 *Beschreibung Dokumentation* "Wie heilen Darmbakterien Hautkrankheiten? Wie verzögern Bakterien die Alterung? Und wieso beginnt menschliche Attraktivität im Darm? Lange Zeit galt der Darm als reines Verdauungs- und Durchgangsorgan. Doch zeigen Forschungen, dass der Darm fast alles in unserem Körper beeinflusst. Es gibt nichts, das nicht direkt oder indirekt mit dem Darm und mit dem, was wir ihm täglich zuführen, zusammenhängt. Prof. Dr. Michaela Axt-Gadermann ist Ärztin und Professorin für Gesundheitsförderung an der Hochschule Coburg. Sie erforscht u.a. die vielfältigen Zusammenhänge zwischen Darmbakterien und Gesundheit." https://www.youtube.com/watch?v=q4uzSoo8chc

Die Leber

Auch die Leber ist ein zentrales Organ des gesamten Stoffwechsels und somit für unsere Gesundheit von höchster Bedeutung. Die Leber ist unser wichtiges "Entgiftungsorgan".

Gifte, also Stoffe, die unseren Organismus schädigen können, kommen entweder von außen, dann werden sie exogene Toxine genannt. Giftstoffe können aber auch im Körper selbst entstehen. Das passiert während einer Reihe regulärer Stoffwechselprozesse oder wenn der Körper krank ist. Dann heißen sie endogene Toxine.

Zu den exogenen Toxinen, also Giftstoffen von außen, gehören:
- Medikamente
- Alkohol
- generelle Umweltgifte aus Wasser, Textilien und der Luft (z.B. Abgase, Tabakrauch, Nitrat)
- Gifte und Zusatzstoffe aus der Nahrung oder Kosmetika (z.B. Zahnpasta, Nagellack, Cremes, Shampoo)
- Wohnraumgifte wie Lösungsmitteldämpfe aus Möbeln, Farbanstrichen, Teppichböden, Putzmitteln

- Weichmacher wie Phtalate und Bisphenol A und Mikroplastik aus Plastikflaschen und Verpackungsfolien
- Schwer- und Leichtmetalle aus der Nahrung (Fisch) oder als Rückstände von Verpackungsmaterialien (Alufolie, Tetrapacks) und Zahnfüllungen (Amalgam, Quecksilber, Palladium)
- Aflatoxine: Pilzgifte aus Wohnräumen, Kellern, feuchten Wänden
- auch Zucker, Koffein, Kohlenhydrate und Fett sind in höheren Mengen belastend und somit toxisch für die Leber

Zu den endogenen Toxinen, also körpereigenen Giftstoffen, gehören:
- einige Ausscheidungsprodukte von Bakterien, Viren, Parasiten von Entzündungsherden (z.B. chronische Nebenhöhlenentzündung, Darmflorastörungen, eitrige Zähne)
- einige Stoffwechselprodukte, die bei Allergien freigesetzt werden

All diese Stoffe werden von der Leber gefiltert und in ungiftige Stoffe umgewandelt. Wasserunlösliche Schadstoffe gibt die Leber über die Gallenflüssigkeit direkt in den Darm ab. Die Stoffe werden dann über den Stuhlgang entsorgt. Wasserlösliche Stoffe scheidet die Leber ins Blut ab. Sie gelangen mit dem Blutstrom zu den Nieren, die wiederum die Giftstoffe aus dem Blut filtern. Von dort gelangen die wasserlöslichen Stoffe in die Blase und werden dann mit dem Urin aus dem Körper ausgeschieden.

Bei genauerer Betrachtung fällt auf, dass die Substanzen, die der Leber und unserer Darmflora schaden, ganz ähnlich sind: Medikamente, Alkohol, Tabakrauch, Umweltgifte, Zucker usw. All diese Substanzen waren allerdings auch nie Teil unserer natürlichen Nahrung oder des natürlichen biologischen Kreislaufsystems. Schnaps, Zigaretten, Tabletten und Lollies liegen ja nicht im Wald herum.

Weiterhin leistet die Leber für uns folgende Dienste:

1. **Sie speichert Nährstoffe:** In ihren Zellen speichert sie Zucker, Fett, Eiweißbausteine (Aminosäuren) und Vitamine, wenn diese nicht gerade anderweitig im Körper benötigt werden. Bei Bedarf kann unser Organismus dann auf diese Reserven zugreifen. Die Leber speichert zudem alle essenziellen Nährstoffe. Dazu gehören die Vitamin A, E, C, D, B1, B2, B5, B6, B7, B12, Folsäure und die Mineralstoffe Selen, Eisen, Magnesium, Phosphor, Calcium, Kalium, Natrium, Zink, Kupfer, Mangan. Die Leber ist somit unsere körpereigene "Apotheke" und bietet uns auf Abruf einen Großteil der Nährstoffe, die wir für unsere Stoffwechselfunktionen brauchen. Das setzt allerdings voraus, dass die meisten dieser Stoffe dem Körper von außen regelmäßig wieder zugeführt werden.

2. **Sie produziert Proteine:** Die Leber übernimmt ebenso die Produktion von lebenswichtigen Proteinen, also Eiweißen. Diese brauchen wir zum Beispiel bei Verletzungen, damit unser Blut gerinnt und wir nicht verbluten. Das Eiweiß Fibrinogen unterstützt die Blutgerinnung.

3. **Sie unterstützt die Verdauung:** In der Leber wird ebenfalls aus Cholesterin unsere Gallenflüssigkeit produziert. Diese Flüssigkeit fließt in den Dünndarm. Dort werden dann mit Hilfe der Gallenflüssigkeit Fette und fettlösliche Vitamine

aus der Nahrung resorbiert. Die Leber und der Darm arbeiten also ganz eng zusammen.

Die Leber realisiert über 200 verschiedene Stoffwechselprozesse. Rund um die Uhr passieren in diesem Organ Billiarden biochemischer Reaktionen. Wenn die Leber ausfällt, sind wir in wenigen Tagen tot. Wir sterben dann an einer Vergiftung. Die Aufgaben der Leber sind so komplex, dass sie bislang von keiner Maschine ersetzt werden können.

Ein akutes Versagen der Leber ist selten. Häufiger dagegen ist ein jahrelanger und schleichender Zerfall der Leberzellen. Dies passiert durch drei Hauptfaktoren: falsche Ernährung, viel Alkohol und zu viele Giftstoffe. Diese Kombination führt dazu, dass der Stoffwechsel nicht mehr richtig funktioniert, und das an vielen Stellen. Bei der Leber ist in einem solchen Fall zu beobachten, dass diese mehr Fettzellen einlagert und meist erhöhte Entzündungswerte aufweist. Man spricht dann von einer Fettleber. Das ist ein klares Signal, dass im Körper etwas gewaltig schiefläuft.

Eine Fettleber ist oft die Vorstufe von Leberzirrhose und Leberkrebs. Wer eine Fettleber hat, hat ebenfalls auch ein deutlich erhöhtes Risiko, an Diabetes zu erkranken oder einen Schlaganfall zu erleiden. Auch hier gilt: Wenn ein Organ geschädigt ist, sind meist auch andere Bereiche in Gefahr.

Unter einer Fettleber leiden mittlerweile 10% unserer Kinder und über 40% der Erwachsenen. Bei Kindern ist die Ursache nicht Alkohol, sondern fast ausschließlich falsche Ernährung und die Aufnahme von Giftstoffen.

Einfache Maßnahmen für eine Behandlung bzw. Prävention
- eine wirklich gesunde, ausgewogene Ernährung mit allen essenziellen Nährstoffen
- die Vermeidung pharmazeutisch hergestellter Medikamente
- wenig bis keinen Alkohol
- wenig bis keinen industriell hergestellten Zucker
- keine Zigaretten
- Eliminierung von Abgasen aus der Luft und Giftstoffen aus dem Wasser
- ausreichend Bewegung und wenig Stress

Für die Förderung der Lebergesundheit sollte man zusätzlich auch eine Reihe von Nahrungsmitteln gezielt in seine Ernährung integrieren: Lebensmittel, die unsere Leber in ihrer Entgiftungs- und Stoffwechselfunktion unterstützen und insbesondere die Produktion der Gallenflüssigkeit anregen, sind unten aufgeführt.

Neben Lebensmitteln mit Bitterstoffen sind ebenfalls Kreuzblütler, Zwiebelgewächse und Kräuter wichtig. Sie alle haben besonders hohe Konzentrationen von Vitaminen, Mineralstoffen und sekundären Pflanzenstoffen. Das wiederum bedeutet eine gesunde Darmflora und eine gute Produktion der B-Vitamine und des Vitamin C, die wiederum die Voraussetzungen für eine gesunde Leber sind.

Alle bitter schmeckenden Gemüse sowie bittere Heilkräuter und Gewürze	Alle Kreuzblütler und Zwiebelgewächse	Alle Küchenkräuter
Chicoree Artischocke Radicchio Salat Löwenzahnblatt Schafgarbe Beifuss Brennnessel Benediktenkraut Mariendistel Curcumawurzel Kardamom Kümmel Bitterfenchelkörner Sternanis	Brokkoli Blumenkohl Kohlsprossen Rosenkohl Grünkohl Pak Choi Chinakohl Krenn Knoblauch Bärlauch Zwiebel	Petersilie Rosmarin Salbei Thymian Oregano Rucola Dill Schnittlauch Kresse Lavendel

Dass bittere Kräuter die Leber und Verdauung unterstützen, ist auch überall auf der Welt seit Hunderten von Jahren bekannt. Der Brauch, reichlich Kräuter für die Zubereitung von Speisen zu nutzen und einen Kräuterschnaps oder Kräutertee nach schwerer und fettiger Kost zu sich zu nehmen, war weit verbreitet und wurde bis vor wenigen Jahren in den meisten Teilen der Welt regelmäßig praktiziert.

Viele dieser genutzten Kräuter, zum Beispiel Löwenzahn, Beifuß, Schafgarbe oder Brennnessel, wachsen überall in Europa an Böschungen und Wegrändern und sind kostenfrei zu haben. In Asien, Afrika oder Latein Amerika gehören zur traditionellen Nahrung Gewürze und Kräuter wie Curcuma, Kardamom, Kreuzkümmel, Sternanis oder Fenchelsamen. Im Supermarkt gibt es viele dieser Kräuter und Gewürze nur selten oder gar nicht zu kaufen. In industriell hergestellten Lebensmitteln sind diese Zutaten Mangelware.

Die Leber ist also sehr wichtig. So wichtig, dass sie es auf die Titelseite der November-Ausgabe 2017 der Wochenzeitschrift FOCUS geschafft hat. Unter dem Titel *"Die Leber – das unterschätzte Organ. Was das Kraftwerk des Lebens zu leisten vermag und wie achtlos wir es oft behandeln"* widmet das Magazin unserem wichtigsten Entgiftungsorgan zehn Seiten.

Es stellen sich folgende Fragen:
- Warum braucht es eine Wochenzeitung, die uns die Funktion der Leber auf wenigen Seiten schlüssig erklärt?
- Warum wird uns und unseren Kindern nicht schon in der Grundschule beigebracht, wie wichtig dieses Organ für uns ist?
- Warum lernen unsere Kinder nichts über die Wirkung von Bitterstoffen und Kräutern?
- Wieso erklären uns so wenige Ärzte, welche Lebensmittel wir essen sollten, um unsere Leber zu stärken und welche wir unbedingt meiden sollten?
- Warum versuchen wir nicht konsequent, kranke Kinder mit erprobten und wenig belastenden Naturheilverfahren gesund zu pflegen?

Quellen und weitere Informationen "Die Leber"

- **Wikipedia** "Gift" *Anmerkung:* Diese Seiten bietet Definitionen und Zusammenfassung der wissenschaftlichen Erkenntnisse und weiterführende Links. https://de.wikipedia.org/wiki/Gift#Toxine
- **Foods from Africa** https://foodsfromafrica.com/pantry/african-herbs-and-spices/
- **Ärzteblatt.de 2014** "Nichtalkoholische Fettlebererkrankung – Epidemiologie, Verlauf, Diagnostik und Therapie" https://www.aerzteblatt.de/archiv/160842/Nichtalkoholische-Fettlebererkrankung
- **Internisten im Netz** "Funktion der Leber" https://www.internisten-im-netz.de/fachgebiete/leber-galle-bauchspeicheldruese/leber/funktion-der-leber/
- **Gesundheitsstadt Berlin 17.9.2017** "Dass immer mehr Kinder zu dick sind, ist bekannt. Aber dass schon Dreijährige eine nicht-alkoholische Fettleber haben, ist wirklich alarmierend." https://www.gesundheitsstadt-berlin.de/schon-dreijaehrige-kinder-haben-eine-fettleber-11705/
- **Ärztezeitung 23.6.2017** "Wie viel Fett und Eisen lastet auf Deutschlands Lebern? Innerhalb der deutschen Bevölkerung liegt die Prävalenz für eine Fettlebererkrankung bei 42,2 Prozent." https://www.aerztezeitung.de/medizin/krankheiten/magen_darm/lebererkrankungen/article/938454/studie-fett-eisen-lastet-deutschlands-lebern.html
- **Netdoktor 8.3.2016** "Fettleber" https://www.netdoktor.de/krankheiten/fettleber/
- **SWR 7.3.2017** "Heilkräuter für die Leber-Pflege" https://www.swr.de/kaffee-oder-tee/gesundheit/leber-heilkraeuter-fuer-die-leber-pflege/-/id=2666346/did=18881912/nid=2666346/4ohcnz/index.html
- **Zentrum der Gesundheit 11.1.2018** "Leberreinigung – ganzheitlich" https://www.zentrum-der-gesundheit.de/leberreinigung.html
- **Medizinauskunft** "Verdauungsschnaps: Nur mit Kräutern hilfreich" http://www.medizinauskunft.de/artikel/gesund/Tipps/13_12_verdauungstrunk.php
- **FOCUS 18.11.2017** "Die Leber – das unterschätzte Organ. Was das Kraftwerk des Lebens zu leisten vermag und wie achtlos wir es oft behandeln." https://www.focus.de/gesundheit/focus-titel-die-leber-das-unterschaetzte-organ_id_7863378.html
- **Buch:** "Leber und Galle entgiften und natürlich stärken" (GU Ratgeber Gesundheit) 2017, by Nicole Schaenzler

Die Nieren

Jeder gesunde Mensch hat zwei Nieren. Die Nieren sind jeweils ca. 10 bis 12 cm lang, haben eine Breite von 5 bis 6,5 cm und eine Dicke von 3 bis 5 cm. Sie liegen rechts und links jeweils im unteren Teil unseres Rumpfes, verborgen hinter unseren Rippenknochen. Auch die Nieren sind ganz wichtig für den Erhalt unserer Gesundheit. Die Aufgaben der Nieren sind Folgende:

1. **Regulierung des Mineralstoffhaushalts:** Die unterschiedlichen Bereiche im Körper brauchen ständig ein passendes Angebot und die richtigen Mengenverhältnisse von etlichen Mineralstoffen, auch Elektrolyten genannt. Namentlich sind das Natrium, Kalium, Calcium, Magnesium, Phosphor und Bicarbonat. Die Nieren steuern die Verfügbarkeit und Mengenverhältnisse dieser Stoffe im Körper. Sie bestimmen, wie viel in den Blutkreislauf abgegeben und wie viel über den Urin ausgeschieden wird. Wenn es von diesen Stoffen allerdings zu viel im Blut gibt, schaffen die Nieren den Abtransport über den Urin nicht.

2. **Regulierung des Blutdrucks:** Über die abgegebenen Mengen von Salz und Wasser in unseren Blutkreislauf steuern die Nieren auch den Blutdruck: sie können ihn erhöhen oder senken.

3. **Regulierung des Wasserhaushalts:** Gleichzeitig regulieren die Nieren den Wasserhaushalt und sorgen dafür, dass der Körper überschüssige Flüssigkeit ausscheidet. Sie passen die Urinproduktion an die Trinkmenge an und gleichen so Unterschiede im Wasserhaushalt des Körpers aus.
4. **Steuerung der Ausscheidung von Abfallprodukten und Giftstoffen:** Die Nieren sorgen für den Abtransport von Harnsäure, Harnstoff, Kreatinin und giftiger Substanzen, wie Rückstände von Medikamenten, über den Urin.
5. **Regulierung des Säure-Basen-Haushalts.** Der pH-Wert des Blutes darf nur in einem engen Bereich schwanken, da größere Änderungen in Richtung saurer oder alkalischer Werte zu Erkrankungen, schlimmstenfalls zum Tod, führen können.
6. **Maßgebliche Beteiligung an der Synthese von Glucose (Traubenzucker)** und somit der Bereitstellung von Energie für den Körper. Diesen Stoffwechselprozess leisten die Nieren gemeinsam mit der Leber.

Wenn die Nieren nicht richtig funktionieren, so ist das an einer Reihe von Symptomen erkennbar:

- Anstieg des Blutdrucks
- Wassereinlagerungen (in den Beinen, um die Augen oder im ganzen Körper)
- rascher Gewichtsanstieg
- Harnauffälligkeiten (z.B. rötlich-bräunliche Verfärbungen und Schäumen)
- Atemnot
- schnelles Ermüden
- Blässe & Juckreiz
- Unwohlsein
- Appetitlosigkeit
- Erbrechen
- Verwirrtheit
- Schlafstörungen

Es gibt einige Faktoren, die unsere Nieren schädigen. Bei genauer Betrachtung stellt man fest: Diese Faktoren sind fast identisch mit denen, die auch unseren Darm und unsere Leber schwächen. Schädlich für unsere Nieren sind folgende Substanzen:

- Medikamente, insbesondere Schmerzmittel
- Giftstoffe, die nicht von der Leber gefiltert werden können
- Phosphatzusätze
- viel Salz
- viel tierisches Eiweiß
- viel Alkohol
- ein Mangel an Schlaf und andauernder Stress

Lebensmittel, die besonders unsere Nieren dabei unterstützen, ihre Funktionen zu erfüllen, sind auch wieder identisch mit denen, die besonders gut für unseren Darm und unsere Leber sind:

- **Wurzelgemüse:** Es besitzt entwässernde und entgiftende Eigenschaften, die die Gesundheit der Nieren fördern können. Zusätzlich zeichnet es sich durch einen hohen Kaliumanteil aus, der bei der Nierenreinigung hilft und dem Schutz von Leber und Galle dient.

- **Beeren:** Diese stärken die Nierenfunktion und beugen Infektionen vor, die durch Bakterien entstehen können.

- **Vollkorn:** Die Cerealien helfen, Wasseransammlungen abzubauen und die Nieren zu entgiften.

- **Sellerie:** Dieses Lebensmittel besteht zum größten Teil aus Wasser, Mineralien und Vitaminen wie Alfatocoferol oder Vitamin E, Betacarotin (oder Provitamin A), Vitamin C sowie Folsäure. Aufgrund seiner Zusammensetzung und seiner entwässernden Eigenschaften ist Sellerie zur Nierenreinigung und Ausleitung von Schadstoffen sehr empfehlenswert.

- **Zwiebeln, Knoblauch, Lauch:** Sie sind reich an Flavonoiden (sekundäre Pflanzenstoffe), besonders an Quercetin, einem sehr wirksamen Antioxidans, das Nieren und Herz unterstützt. Außerdem regulieren Zwiebeln den Stoffwechsel und helfen dabei, Giftstoffe aus dem Körper zu entfernen.

- **Kartoffeln:** Diese sind reich an Vitaminen und Mineralien, die bei der Vorbeugung und Behandlung von Nierensteinen helfen können. Sie sind zudem reich an Stärke, Kalium, Calcium, Phosphor, B-Vitaminen sowie Vitamin C, die allesamt die Nieren stärken und Nierensteinen vorbeugen können.

- **Kresse:** Sie enthält entwässernde Wirkstoffe, die die Nieren säubern können. Diese Pflanze bekämpft vorhandene Nieren- und Gallenblasensteine und beugt neuen vor. Zudem wirkt Kresse positiv bei Wassereinlagerungen und erleichtert die Ausscheidung von Giftstoffen.

Das wissenschaftliche Verständnis über Funktion und Relevanz unserer Nieren ist groß. Es stellt sich also auch hier wieder die Frage: Warum lernen unsere Kinder nicht schon im Kindergarten, dass Sellerie oder Beeren die Funktion unserer Nieren besonders gut unterstützen? Oder dass regelmäßig konsumierte Lebensmittel wie Wurst, Salzstangen und Chips mit dem dazugehörigen hohen Salzgehalt, auch schon in geringen Mengen unsere Nieren langfristig stark schädigen können?

Quellen und weitere Informationen zu "Die Nieren"
- **Internisten im Netz** "Tipps für Nieren-Patienten" https://www.internisten-im-netz.de/krankheiten/nierenschwaeche-chronisch/tipps-fuer-nieren-patienten/
- **BR Nachrichten 18.6.2015** "Erkrankungen der Nieren - Was den Nieren schadet" http://www.br.de/radio/bayern2/sendungen/gesundheitsgespraech/themen/niere-nierenversagen-diabetes-100.html
- **Die Welt 13.3.2017** "Nierenschäden – Die lautlose Gefahr, von der viele nichts ahnen" https://www.welt.de/gesundheit/article162551800/Die-lautlose-Gefahr-von-der-viele-nichts-ahnen.html
- **Wikipedia** "Niere" *Anmerkung:* Diese Seiten bieten eine anschauliche Übersicht über die Funktion der Nieren. https://de.wikipedia.org/wiki/Niere
- **NCBI 2012** "Role of FGF23 in vitamin D and phosphate metabolism: implications in chronic kidney disease." by LD Quarles https://www.ncbi.nlm.nih.gov/pubmed/22421513

Stress

Wir unterscheiden Stress in positiven (Eustress) und negativen Stress (Distress). Beide Varianten haben eine hohe Auswirkung auf unsere Gesundheit.

Positiv ist für den Körper eine hohe bis maximale Anspannung mit anschließender Entspannung. Negativ für den Organismus ist Anspannung, die zu einem Dauerzustand wird.

Positiver Stress – Beispiele für Auslöser:
1. höhere sportliche Belastung mit anschließenden Pausen
2. intellektuelle Anstrengung (z.B. bei Prüfungsvorbereitungen) mit anschließenden Pausen und/oder anschließender Bewegung
3. starke Emotionen wie Angst, Erschrecken, Lachen, Weinen, intensive Konzentration mit anschließender Entspannung durch Ruhe, Körperkontakt, Musik oder Bewegung
4. ein kurzfristiger Infekt und genug Ruhe und Erholung, um sich zu regenerieren.
5. Sex mit anschließender Entspannung

Bei kurzfristigen Anspannungen mit anschließender Entspannung wird unser Immunsystem trainiert. Der Blutdruck steigt an, Sauerstoff wird vermehrt im Körper transportiert, die Darmbakterien arbeiten besser und produzieren für uns Vitamine. Unsere Aufmerksamkeit steigt, und wir sind leistungsbereit. Der gesamte Stoffwechsel gerät in Fahrt, bekämpft effektiv virale und bakterielle Eindringlinge und stärkt somit unser Immunsystem. Ebenso wird unsere Hormonproduktion angekurbelt und Glückshormone werden ausgeschüttet.

Kurzfristige Anspannung, und somit Stress, ist für unsere Gesundheit absolut wichtig. Diesen Zustand der Anspannung kann der Körper aber nur eine gewisse Zeit halten, und er braucht anschließend eine Entspannungsphase. Bekommt er diese Entspannung nicht oder nicht genug, wird unser Organismus krank.

Eine lang anhaltende Anspannung ist für Menschen, ebenso wie für Tiere, negativer Stress. Wenn der Organismus über einen längeren Zeitraum in Alarmbereitschaft ist, hat er nicht mehr die Möglichkeit, sich zu beruhigen und verändert eine Reihe von Stoffwechselprozessen. Diesen anhaltenden Stress können wir Menschen selbst durch belastende Gedanken und/oder Emotionen verursachen. Er kann aber auch durch Einwirkungen von außen, wie zum Beispiel durch einen Unfall oder schwere Krankheit, entstehen.

Negativer Stress – Beispiele für Auslöser:
Psychische Faktoren
1. permanenter Leistungs- und Zeitdruck
2. andauernde Über- oder Unterforderung
3. dauerhafte Trennung von Eltern oder familiäre Anspannung
4. ein Gefühle der Unsicherheit, mangelnder Akzeptanz, fehlender Geborgenheit oder auch Angst vor Überfremdung
5. permanente Fremdbestimmung und Bevormundung
6. Angst, keine absehbare Zukunftsperspektive zu haben, sich nicht gebraucht zu fühlen

7. einschneidende Erlebnisse, wie z.B. der Tod einer nahestehenden Person
8. das Gefühl, grundlegenden Veränderungen (wie z.B. eine zunehmende Digitalisierung) nicht mehr gewachsen zu sein
9. anhaltende Anspannung durch zum Beispiel aufregende Computerspiele

Physische und externe Faktoren
1. Mobbing und physische Gewalt
2. anhaltende Krankheit oder schwere Verletzung
3. permanentes Schlafdefizit
4. hohe und kontinuierliche Lärmbelastung und Reizüberflutung
5. andauernde Kälte oder Hitze
6. permanente Belastung durch Giftstoffe wie Alkohol, Nikotin, Schwermetalle, Strahlen u.a.
7. zu wenig Bewegung

All diese Faktoren schwächen unseren Körper. Und fast alle unsere Kinder und Jugendlichen leiden mittlerweile unter einer Kombination dieser anhaltenden Stressfaktoren. Das Gleiche gilt für einen Großteil der Erwachsenen, die dann selbst wiederum mehr Stress im häuslichen Umfeld erzeugen.

Auswirkungen von Stress auf den Körper
Die genauen Auswirkungen von Stress auf den menschlichen Körper sind ebenfalls sehr gut erforscht. Entsprechend steht eine große Menge an Literatur zur Verfügung. Eine gute Zusammenfassung findet sich unter Gesundheits-Lexicon.com unter dem Stichwort *"Mikronährstoffe Prävention und Therapie"*. Inhaltlich ist der Text identisch mit diversen anderen Quellen, die ich gelesen habe. Ein paar Ausschnitte aus dem Text:

> *"Auswirkungen von Stress auf die Gesundheit*
> *Befindet sich der Körper in einer Stresssituation, wird er von Reizen überflutet und stellt in kürzester Zeit ein hohes Maß an Energie zur Verfügung.*
> *Der Sympathikus des vegetativen Nervensystems wird aktiviert, welcher die Stresshormone Katecholamine Adrenalin, Noradrenalin und Dopamin freisetzt.*
>
> *Die Konzentration von Adrenalin und Noradrenalin im Blut steigt sehr schnell an. Mit Hilfe dieser Hormone bewirkt der Körper eine Leistungssteigerung des Organismus, indem sich die Herzfrequenz sowie der Blutdruck erhöhen, die Atmungsfrequenz gesteigert wird, sämtliche Muskeln angespannt sowie die Tätigkeit der Geschlechts- und Verdauungsorgane herabgesetzt werden. Bleibt der Körper über einen längeren Zeitraum in diesem Zustand der erhöhten Reaktions- beziehungsweise Alarmbereitschaft, versucht der Gegenspieler des Sympathikus, der Parasympathikus, den hohen Energieverbrauch zu senken. Die vermehrte Ausschüttung und Konzentration der Stresshormone im Blut verhindert jedoch die Abschwächung und somit die Beruhigung des Organismus.*
>
> ***Auswirkungen von Stress auf den Mikronährstoffhaushalt (Vitalstoffe)***
> *Mikronährstoffe (Vitalstoffe) als Schutzmechanismen des Körpers können in ausreichenden Mengen die negativen Auswirkungen von Stressbelastungen weitestgehend einschränken. Mangelt es jedoch an essentiellen Mikronährstoffen wie an Vitamin C, Vitaminen des B-Komplexes, Coenzym Q10, Calcium, Eisen,*

Magnesium und Zink, kommt es zu einer erhöhten Stressanfälligkeit, wodurch das Immunsystem geschwächt wird....

Neben der hohen Hormonausschüttung gehört der vermehrte Vitaminabbau zu den stressbedingten Stoffwechselstörungen. Stressreaktionen erhöhen damit den Bedarf an Mikronährstoffen (Vitalstoffen). Insbesondere ist der Status der B-Vitamine betroffen, da diese mit der Psyche eng verbunden sind – psychogene Vitamine – und direkten Einfluss auf die Gefühlslage, die nervliche Belastbarkeit und auf unsere geistige Leistungsfähigkeit haben. Vitamin B1, B2, B3, B6 und B12 werden für die Produktion von Noradrenalin und anderen Gefühlshormonen (z. B. Serotonin) benötigt. Aufgrund der vermehrten Noradrenalinausschüttung bei Dauerstress werden die Vitamin B-Reserven aufgebraucht. Wenn nicht genügend der Vitamine mit der Nahrung aufgrund einseitiger Ernährungsweisen (zu wenig Obst, Gemüse sowie Milch- und Milchprodukte) zugeführt werden, entsteht ein Mangel im Körper. Falsche Ernährung verstärkt zudem die Stresssymptome und intensiviert deren Auswirkungen auf den Körper."

Wir wissen also: Wenn der Körper Stress erlebt, braucht er mehr Vitamine und Mineralstoffe, insbesondere die Vitamine B1, B2, B3, B6, B12 und C sowie die Mineralstoffe Calcium, Eisen, Magnesium, Zink und die Fettsäure Omega 3. Bei einem Mangel entstehen Störungen im zentralen Nervensystem und anderen Bereichen im Körper. Die Bakterien eines gesunden Darms produzieren einen Teil dieser Vitamine selbst. Ist der Körper zusätzlich von außen mit allen essenziellen Nährstoffen gut versorgt und hat ein gesundes Maß an Anspannung und Entspannung, kann der Organismus Stress gut verkraften.

Besteht aber eine Dauerbelastung, sinkt die Darmtätigkeit. Die B-Vitamine und Vitamin C werden dann nicht oder nur in geringem Maß selbst produziert. Ebenso werden die Nährstoffe von außen nicht mehr richtig aufgenommen. Man wird krank und begibt sich in eine Abwärtsspirale. Deren Dynamik nimmt zu, wenn die Versorgung von außen, also über unsere Nahrung, zusätzlich wenig essenzielle Nährstoffe aufweist.

Verblüffend ist die hohe Übereinstimmung der negativen Stress-Symptome mit den Symptomen, die aus einem Nährstoffmangel resultieren. Ein Vergleich der weiter oben aufgeführten Tabellen (Seiten 55 – 69) ergibt Übereinstimmungen in folgenden Bereichen:

- neuronale Störungen, z.B. Konzentrations- und Gedächtnisstörungen
- emotionale Störungen, z.B. Trennungsangst, Phobien, Depression, Aggression
- körperliche Schmerzen jeglicher Form
- Schlafstörungen
- Autoimmunerkrankungen
- Verdauungsprobleme, z.B. Durchfall und Verstopfung
- Herz-Kreislauf-Erkrankungen
- Hauterkrankungen, z.B. Neurodermitis
- Gewichtsveränderungen
- Störungen der Reproduktion

Lebensmittel, in denen sich relevante Mengen an B1, B2, B6, B7, B12, Folsäure, Calcium, Eisen, Magnesium, Zink sowie Omega 3 und Vitamin C befinden, sind Leber, Samen, Nüsse, Hülsenfrüchte, Getreide, Ei, frische Vollmilch, Kräuter, wildes Obst und grünes Gemüse.

Auch all diese Zusammenhänge sind schon sehr lange bekannt. Die im Gesundheits-Lexicon.com zitierten Studien, sowie die Studie *"Vitaminverluste bei der Lagerung und Zubereitung von Lebensmitteln"* von A. Bogner, stammen überwiegend aus den 1980er und 90er Jahren.

Quelle und weitere Informationen zu "Stress"
- **DocMedicus** http://www.gesundheits-lexikon.com/Mikronaehrstoffmedizin-Praevention-und-Therapie-mit-Mikronaehrstoffen-Vitalstoffen-/Beruflicher-und-emotionaler-Stress/
- **Upliftconnect** "The Science of how Sex reduces Stress" https://upliftconnect.com/sex-reduces-stress/
- **The American Institute of Stress** "Stress Effects – 50 Common Signs and Symptoms of Stress" https://www.stress.org/stress-effects/
- **Helpguide** "Stress Symptoms, Signs, and Causes" https://www.helpguide.org/articles/stress/stress-symptoms-signs-and-causes.htm
- **MDR 8.8.2018** "Stress für den Körper. Warum wir die Hitze als belastend empfinden" https://www.mdr.de/nachrichten/vermischtes/hitze-stress-koerper-100.html
- **Die Presse 14.1.2017** "Was unser Körper in der Kälte braucht. Große Kälte bedeutet immer Stress für den Körper, weil er mehr tun muss, um warm zu bleiben." https://diepresse.com/home/leben/gesundheit/5154403/Was-unser-Koerper-in-der-Kaelte-braucht
- **Besser gesund leben 7.3.2015** "Warum Weinen gesund ist" https://bessergesundleben.de/warum-weinen-gesund-ist/
- **Netdoctor 11.8.2015** "Musik zu lauschen, mindert Stress" https://www.netdoktor.de/news/musik-zu-lauschen-mindert-stress/
- **Süddeutsche Zeitung 29.7.2016** "Therapeutische Wirkung: Tiere streicheln baut Stress ab" https://www.sueddeutsche.de/news/leben/tiere-therapeutische-wirkungtiere-streicheln-baut-stress-ab-dpa.urn-newsml-dpa-com-20090101-160728-99-846689
- **Spektrum 20.9.2013** "Entzauberte Antioxidanzien. Oxidativer Stress fördert Alterungsprozesse in Zellen und Geweben, Vitamine wirken ihm entgegen und halten so die Alterung auf – diese These klingt einleuchtend und wurde lange kaum hinterfragt. Nun gerät sie ins Wanken. https://www.spektrum.de/news/antioxidanzien-koennen-auch-schaden/1207955
- **Meine Gesundheit 15.5.2018** "Oxidativer Stress. Zellalterung und oxidativer Stress sind zunächst einmal ganz normale biologische Vorgänge. Freie Radikale spielen dabei eine wichtige Rolle. Hier finden Sie Informationen über Ursachen, Symptome und Behandlung von oxidativem Stress." https://www.meine-gesundheit.de/krankheit/krankheiten/oxidativer-stress
- **Hans Seidel Stiftung 2013** "STRESS – DAS UNTERSCHÄTZTE PROBLEM FRÜHKINDLICHER BETREUUNG RAINER BÖHM || Frühkindliche Bildung und Betreuung heißt ein Zauberwort der derzeitigen deutschen Sozial- und Familienpolitik. Dass fast alle Parteien des politischen Spektrums dieses Ziel in seltener Einmütigkeit verfolgen, ist erstaunlich und sollte durchaus zu Skepsis Anlass geben. Neue Ergebnisse der Entwicklungspsychologie und der Neurowissenschaften zeigen, dass kritische Wachsamkeit dringend geboten ist. https://www.fachportal-bildung-und-seelische-gesundheit.de/hanns-seidel-stiftung-bildung-braucht-bindung-boehm.pdf
- **Berliner Zeitung 9.8.2017** "Studie: Angst vor Kontrollverlust lässt Menschen AfD wählen" *Zitat:* "Die Angst auch vor Überfremdung ist weit stärker ausgeprägt in der AfD-Wählerschaft. Durch Zuwanderung fühlt man sich fremd in eigenem Land, sagen gut acht von zehn AfD-Wählern, nur knapp die Hälfte, 44 Prozent der Gesamtbevölkerung, da sind die AfD-Wähler schon drin." https://www.bz-berlin.de/deutschland/studie-angst-vor-kontrollverlust-laesst-menschen-afd-waehlen

Bewegung

In der Öffentlichkeit und von Seiten unserer Regierung wird oft erklärt, dass Bewegung besonders wichtig ist, um eine ausgeglichene Energiebilanz zu gewährleisten, man also nicht dick wird. Bewegung übernimmt in unserem Körper aber noch ganz andere, und deutlich wichtigere Aufgaben, und hat eine hohe Auswirkung auf die Gesundheit generell. Wichtig für den Körper sind zum Beispiel folgende Aspekte:

1. **Starke Knochen und Zähne:** Bewegung führt zu einem funktionierenden Knochenstoffwechsel und hilft dem Körper, Calcium und Phosphor in den Knochen einzulagern. Die Knochen werden dadurch stark und elastisch. Gesunde Knochen erneuern sich mit entsprechend viel Bewegung und den richtigen Mengen an Mikronährstoffen ca. alle sieben Jahre. Viel Bewegung stellt sicher, dass man mit zunehmendem Alter weniger an Osteoporose leidet.

2. **Verteilung von Nährstoffen:** Erst bei viel Bewegung kommt der Stoffwechsel richtig in Schwung. Das bedeutet, dass die Nährstoffe, die mit der Nahrung aufgenommen oder auch von Darmbakterien produziert werden, im Körper effektiv verteilt werden.

3. **Bessere Sauerstoffversorgung:** Mit erhöhter Bewegung nimmt die Lunge mehr Sauerstoff auf und das Blut pumpt dann diesen Sauerstoff mit Hilfe von Eisen und diversen anderen Nährstoffen in die unterschiedlichen Bereiche im Körper.

4. **Produktion von Glückshormonen:** Ein angeregter Stoffwechsel produziert Endorphine – also körpereigene Opiate, und sorgt für die Ausschüttung von Glückshormonen wie Adrenalin. Wir fühlen uns psychisch dann besser.

5. **Gesunder Darm:** Bewegung regt auch die Darmaktivität an. Das hilft dabei, die Stoffwechselprozesse in unserem Verdauungstrakt zu beschleunigen. Ebenso regt Bewegung die für den Menschen positiven Bakterienstämme im Darm an, um mehr von den für uns essenziellen Nährstoffen wie den B-Vitaminen zu produzieren.

6. **Gesunde Arterien:** Auch das schädigende Cholesterin LDL kann durch Sport gesenkt werden. So wird verhindert, dass die Arterien langfristig verkalken. Es kommt dann zu weniger Herz-Kreislauf-Erkrankungen.

7. **Gute Konzentration:** Eine bessere Durchblutung führt zu einer besseren Versorgung des Gehirns mit Nährstoffen und Sauerstoff. Das steigert die Leistungsfähigkeit und Konzentration – Kinder werden in der Schule aufmerksamer und können besser lernen.

8. **Gesunde Haut:** Bei Sport fangen wir an zu schwitzen. Unsere Schweißdrüsen produzieren vermehrt das antimikrobielle Peptid. Das wiederum hilft, die Bakterien auf unserer Hautoberfläche zu verringern und schützt uns gegen Infektionen in der Haut.

9. **Abtransport von Giftstoffen:** Wenn wir schwitzen, werden über die Haut auch schädliche Giftstoffe aus unserem Körper ausgeschieden. Die Haut ist also neben Nieren, Leber und dem Dickdarm ein wichtigstes Organ, um den Körper zu reinigen.

10. **Starkes Herz:** Mit Laufen, Springen und Hüpfen baut sich die Herz- und Beinmuskulatur auf, was wiederum zu einer verbesserten Durchblutung und somit auch zur besseren Versorgung mit Sauerstoff und Nährstoffen des gesamten Körpers führt.

11. **Langfristig funktionsstarke Muskeln:** Die Zellen unserer Muskelfasern haben ein Muskelgedächtnis (Muscle memory effects). Wer schon in der Kindheit seine Muskeln trainiert, kann somit im späteren Leben, auch nach Verletzung oder längerer Krankheit, schnell wieder eine intakte und leistungsfähige Muskulatur aufbauen. Diese Muskulatur ist die Grundvoraussetzung, um anschließend all die oben genannten Vorteile von Bewegung und Sport im Körper zu erleben.

Kurz: Auch Bewegung ist essenziell für eine vitale Gesundheit und wirkt vorbeugend und behandelnd für alle Zivilisationskrankheiten, die wir mittlerweile beobachten. Für Kinder empfiehlt die Weltgesundheitsorganisation (WHO) mindestens eine Stunde intensive Bewegung pro Tag. Die Regierung in Finnland empfiehlt für Kinder zwischen 2 und 3 Stunden pro Tag. Die Süddeutsche Zeitung schreibt in einem Artikel vom 17.5.2010:

> *"Der Bedarf an täglicher Bewegungszeit von Kindern liegt laut den Experten bei drei bis vier Stunden, davon etwa eine Stunde intensiv, also richtig toben und verausgaben."*

Bewegung bedeutet: Hüpfen, Springen, Laufen, Toben, Kämpfen, Fahrradfahren, Schwimmen, Klettern, Tanzen, Schaukeln, Balancieren, Dehnen und vieles mehr. Der Körper sollte mindestens einmal am Tag für 30 bis 60 Minuten richtig schwitzen. Zusätzlich sollten sich besonders Kinder alle 30 bis 45 Minuten bewegen, damit ihr Kreislauf wieder in Schwung kommt und Nährstoffe das Gehirn erreichen. Sonst lässt die Konzentration und somit die Leistung nach.

Das alles – sich viel, häufig und intensiv zu bewegen – erfüllen die allerwenigsten unserer heutigen Kinder. Die meisten Kinder bewegen sich nur noch halb so viel im Vergleich zu Kindern vor 30 Jahren. Wenn man sich die gravierende Bedeutung von Bewegung anschaut, besonders für einen wachsenden Organismus, mag man sich Folgendes fragen:

- Warum schaffen unsere regierenden Politiker nicht ausreichende Rahmenbedingungen, die sicherstellen, dass sich alle Kinder ein bis zwei Stunden am Tag in unseren Schulen und Kitas intensiv bewegen?
- Warum plant unsere Bundesregierung in 2018 eine Investition von 5 Mrd. Euro für den Ausbau von Digitalisierung an unseren Schulen, OHNE zuerst alle notwendigen Rahmenbedingungen zu schaffen, welche unseren Kindern erlauben, gesund aufzuwachsen?
- Warum wird nicht mindestens ein Teil der für die Digitalisierung vorgesehenen Summe in fähige Sportlehrer, Turnhallen und Bewegungskonzepte investiert?

Quellen und weitere Informationen zu "Bewegung"
- **UGB online** "Gesunde Knochen: Muskeln bringen's" https://www.ugb.de/ernaehrungsplan-praevention/gesunde-knochen-muskeln-bringen/
- **Equapio online** "Körperliche Bewegung: Warum so wichtig für die Gesundheit?" https://equapio.com/gesundheit/koerperliche-bewegung-warum-wichtig-fuer-gesundheit/

- **Süddeutsche Zeitung 17.5.2010** "Bewegung macht schlau. Der Bedarf an täglicher Bewegungszeit von Kindern liegt laut den Experten bei drei bis vier Stunden, davon etwa eine Stunde intensiv, also richtig toben und verausgaben."
  http://www.sueddeutsche.de/leben/koerper-und-geist-bewegung-macht-schlau-1.277914
- **BBC Online 8.9.2016** "Children need three hours exercise a day – Finland"
  http://www.bbc.com/news/world-europe-37306818
- **Eltern online** "Wetten, dass Deine Kinder zu wenig toben?"
  http://www.eltern.de/schulkind/erziehung-und-entwicklung/kinder-in-bewegung.html
- **Spiegel online 23.6.2018** "Gedächtniskraft von Muskelzellen – Schnell wieder zur Höchstform. Früher waren Sie so schön stark? Dann bringt Sport die Kraft auch schnell zurück – denn Muskeln erinnern sich an frühere Leistung."
  http://www.spiegel.de/gesundheit/ernaehrung/muskeln-erinnern-sich-an-fruehere-leistung-schnell-wieder-in-hoechstform-a-1206563.html
- **Nature 30.1.2018** "Human Skeletal Muscle Possesses an Epigenetic Memory of Hypertrophy" by Robert A. Seaborne, Juliette Strauss, Matthew Cocks, Sam Shepherd, Thomas D. O'Brien, Ken A. van Someren, Phillip G. Bell, Christopher Murgatroyd, James P. Morton, Claire E. Stewart & Adam P. Sharples https://www.nature.com/articles/s41598-018-20287-3
- **Bundesministerium für Bildung und Forschung 11.7.2018** "Wissenswertes zum DigitalPakt Schule" https://www.bmbf.de/de/wissenswertes-zum-digitalpakt-schule-6496.html
- **BMEL:** "Ernährungs- und Bewegungsverhalten verändern" *Zitat:* "Wichtig ist auch eine ausgeglichene Energiebilanz. Denn Ernährung und Bewegung sind untrennbar miteinander verbunden. Wer sich viel bewegt, ist nicht nur körperlich fitter, er verbraucht auch mehr Energie, kann also mehr Kalorien zu sich nehmen."
  https://www.bmel.de/DE/Ernaehrung/GesundeErnaehrung/ArbeitFreizeit/_Texte/VollwertigeErnaehrung.html?nn=391868

Vitamin D

Das "Vitamin D" bedarf spezieller Aufmerksamkeit. Vitamin D ist ein Stoff, der für die Gesundheit von Menschen unerlässlich ist. Vitamin D ist an mehr als 200 Stoffwechselprozessen beteiligt. Ein Mangel an Vitamin D kann zu einer großen Zahl von Krankheitsbildern führen.

Unser Organismus bildet das sogenannte Vitamin D3, wenn er der Sonne ausreichend ausgesetzt wird. Alternativ hierzu kann Vitamin D auch über die Nahrung aufgenommen werden: D3 aus tierischen Produkten und D2 aus pflanzlichen Produkten. Unabhängig von der Art der Quelle durchläuft Vitamin D im Körper mehrere Stufen, bevor es von unterschiedlichen Zellen in seine eigentlich aktive Form umgewandelt wird.

Zunächst wird Vitamin D2/D3 in der Leber zu einer Vorstufe, dem sogenannten 25-Hydroxy-Vitamin-D3 (auch: Calcidiol), umgewandelt. Diese Form von Vitamin D zirkuliert in unserem Blut, wird dadurch im Körper verteilt und dann in unserer Leber und allen Fettzellen gespeichert. Bei Bedarf kann unser Organismus diese Vorstufe 25-Hydroxy-Vitamin-D3 zum eigentlich aktiven Vitamin-D-Hormon Calcitriol umwandeln. Wir unterscheiden entsprechend zwischen:

1. Vitamin D: Dieses produziert unser Körper, mit Unterstützung von Sonnenstrahlen, in der Haut oder es wird über die Nahrung aufgenommen (in Form von Vitamin D2 oder D3).
2. 25-OH-Vitamin-D3: Das ist die umgewandelte Form von Vitamin D2/D3 in eine nicht-aktive Vorstufe des Vitamin-D-Hormons (Calcidiol). Diese Vorstufe schwimmt in unserem Blut und findet sich in unserer Leber und unseren Fettzellen.

3. **Aktives Vitamin-D- Hormon** (Calcitriol): Dieses Hormon wird aus der Vorstufe 25-OH-Vitamin-D3 bei Bedarf in seine aktive Form umgewandelt. Erst dieses Hormon steuert etliche unserer körpereigenen Stoffwechselprozesse.

Mit einer einfachen Blutuntersuchung lässt sich die Versorgung des Körpers mit der Vorstufe 25-OH-Vitamin-D3 messen. Dieser Test kann entweder von einem Arzt oder auch eigenständig zuhause mithilfe eines Heimtests durchgeführt werden. Der Test, zu kaufen im Internet, kostet ca. 30 Euro, und das Resultat ist innerhalb weniger Tage zu haben.

Etwas verwirrend ist, dass dieses 25-OH-Vitamin-D3 in zwei unterschiedlichen Einheiten gemessen wird: in Nanomoles per liter (nmol/l) und in Nanograms per milliliter (ng/ml). Diese beiden Maßeinheiten haben sich historisch entwickelt. Es gilt: Nanomol ist 2,5x so viel wie Nanogram, d.h.:

- 70nmol/l = 30ng/ml
- 50nmol/l = 20ng/ml
- 30nmol/l = 12ng/ml

Manchmal wird bei Laborwerten auch die Messgröße "µg/l" angegeben. Das ist das gleiche wie ng/ml. Hier muss also nicht umgerechnet werden. Die internationale Skalierung nach der US Endocrine Society, dem Pendant der Deutschen Gesellschaft für Endokrinologie (Hormonstoffwechselstörungen), und des Vitamin D Council, ist folgende:

Nanomoles per liter (ng/ml)	Nanograms per milliliter (nmol/l)	Status im Körper
0-10	0-25	Schwerst mangelversorgt
10-20	25-50	Unterversorgt
20-30	50-75	Schwach unterversorgt
30-40	75-100	Ausreichend versorgt
40-100	100 - 250	Gut versorgt
100 und mehr	250	Überverorgt bis toxisch

Warum ist Vitamin D so wichtig?

Evolutionsbedingt hat sich der Mensch, wie alle Lebewesen, physiologisch an die vorherrschenden Konditionen und Nahrungsangebote angepasst. Das heißt für uns, dass unser Körper darauf eingestellt ist, dass wir als tagaktive "Säugetiere" viel Zeit in der Sonne verbringen. Genau das haben Menschen bis zur Industrialisierung bzw. bis vor ca. 150 Jahren auch getan. Wir haben uns tagsüber an der frischen Luft und in der Sonne aufgehalten, weltweit. Und genau diese Konditionen braucht es, um eine ausreichende Versorgung von Vitamin D im Körper aufzubauen. Konkret sollten folgende Rahmenbedingungen eingehalten bzw. bedacht werden:

- Größere Flächen unseres Körpers, z.B. unbedeckte Arme und Beine, sollten mehrmals in der Woche zwischen 15 und 40 Minuten der direkten Sonne ausgesetzt werden.

- Die Sonne muss dabei einen hohen Stand aufweisen, da sonst nicht genug Strahlen durch die Atmosphäre bei uns ankommen. In Deutschland ist das der Fall zwischen ca. 11 und 15 Uhr in den Monaten März bis ca. Oktober.
- Weiterhin muss der Himmel klar sein; eine dicke Wolkenschicht oder starke Luftverschmutzung lassen keine Vitamin D-Produktion im Körper zu. Ebenso verhindern Bekleidung und Sonnencreme ab Lichtschutzfaktor 8 fast vollständig die Eigensynthese von Vitamin D.

Aufgrund von veränderten Lebensumständen erfüllen heute die wenigsten Menschen diese notwendigen Rahmenbedingungen. Ein schleichender gesellschaftlicher Wandel hat unser Verhalten verändert. Ab den 1960ern kam z.B. der Einzug in Hochhäuser, Büros, zunehmend ganztägige Kitas und gemütliche Wohnzimmer mit Fernsehern und später Computern. Als Folge bewegen wir uns alle, inklusive unsere Kinder, nur noch selten in der Sonne. Das Resultat ist, dass die Bevölkerung unter einem flächendeckenden Vitamin D-Mangel leidet, einfach, weil den meisten Körpern die Chance genommen wird, die notwendige Eigenproduktion zu leisten. Wir haben ganz grundsätzliche Rahmenbedingungen für eine gesunde Existenz verändert.

Sonnenmangel ist nichts Neues
Schon vor dem Einzug in Büros und Ganztagsschulen gab es Zeiten, in denen Sonne für uns Menschen Mangelware war. Besonders auf der bevölkerten Nordhalbkugel waren die sonnenarmen Monate ein Problem.

In dieser Zeit benötigten Menschen schon immer verstärkt Vitamin D aus der Nahrung. Eine gute Quelle von Vitamin D ist Leber oder Lebertran-Öl, also das Öl, das aus der Leber von Fischen gewonnen wird. Denn auch für Fische und Tiere gilt: Die Leber ist ihr Speicher für essenzielle Nährstoffe und füllt sich immer wieder auf, solange sie unter natürlichen Bedingungen leben.

In größeren Mengen kann man auch fetten Seefisch wie Aal oder Lachs essen, da auch deren Fettzellen, wie bei uns Menschen, Vitamin D speichern. Die Wikinger wussten das bereits vor über 1000 Jahren und haben sich mit den entsprechenden Fischprodukten über die dunkle Winterzeit hinweggeholfen. Auch bei der Nachkriegsgeneration stand geräucherter Fisch – oder Lebertran-Öl – sehr oft auf dem winterlichen Speiseplan. In der heutigen Zeit essen die meisten Menschen aber weder viel fetten Fisch noch nehmen sie Lebertran ein oder halten sich ausreichend lange in der Sonne auf.

Neben natürlicher Sonne und Nahrung gibt es noch eine dritte Möglichkeit, um den Körper mit Vitamin D zu versorgen. Seit den 1920ern ist bekannt, dass auch mit einer Höhensonne (Solarium) mit den entsprechenden UVB Strahlen einem Vitamin D Mangel entgegengewirkt werden kann. Ähnlich wie bei natürlicher Sonne produziert der Körper dann in der Haut Vitamin D. Aber auch dieses Wissen sowie die Angewohnheit, sich besonders im Winter regelmäßig ins Solarium zu legen, gehen seit den 1990er Jahren stark zurück. Dank zusätzlicher Regulierung seitens der EU und einer Panikmache in den Medien rund um die Gefahr von Hautkrebs, haben sich die Nutzerzahlen von Solarien in den letzten 20 Jahren halbiert. Allerdings ist anzumerken, dass die Nutzung von Sonnenbänken für manche Menschen tatsächlich gesundheitliche Nachteile bedeuten kann und Solarien im Grunde keine gute

Alternative darstellen, den körpereigenen Vitamin D-Mangel auszugleichen. Trotzdem gilt: Der Körper braucht Sonnenstrahlen und Vitamin D.

Hinzu kommt, dass die Eigensynthese und die Aufnahme von Vitamin D auch im Körper gestört sein können. Das nennt man dann "Verwertungsstörungen". Diese Störungen entstehen vor allem durch Schäden an der Leber und den Nieren, durch z.B. Magen- und Darmkrankheiten, Wechselwirkungen mit verschiedenen Medikamenten oder Erkrankungen der Nebenschilddrüse. Wenn man bedenkt, wie viele Menschen heute bereits einer dieser Gruppen zuzuordnen sind, kann man die Versorgungssituation der Bevölkerung leicht überschlagen. Ich halte fest:

1. Die Mehrheit der Bevölkerung geht selten in die Sonne, und wenn, dann meist nur mit viel Sonnencreme.
2. Die Mehrheit der Bevölkerung isst wenig bis keine Leber, selten fetten und geräucherten Fisch und nimmt keinen Lebertran.
3. Die Mehrheit Bevölkerung geht selten oder gar nicht ins Solarium.
4. Große Teile der Bevölkerung schlucken regelmäßig Medikamente und haben in der Folge Probleme mit der Leber, der Verdauung und der Schilddrüse.

In der Konsequenz sind die meisten Menschen bei uns in Deutschland stark unterversorgt mit Vitamin D. All das ist kein Geheimnis, sondern umfänglich recherchiert und belegt. Auf relevante Studien verweise ich auf den folgenden Seiten und späteren Kapiteln.

Funktion von Vitamin D im Körper

Die Relevanz von Vitamin D für den Körper kann gar nicht genug thematisiert werden. Der Organismus braucht es für endlos viele Stoffwechselprozesse. Und auch hier gilt: Vitamin D wirkt nicht alleine. Es ist vielmehr ein "Aktivierer" und arbeitet immer mit anderen "Spielern" zusammen. Spieler sind dabei andere Vitamine, Hormone, Mineralstoffe und mehr. Wenn ein Vitamin erst mit anderen "Spielern" seine Wirkung im Körper erreicht, werden sie Cofaktoren oder Hilfsmoleküle genannt. Für Vitamin D sind zum Beispiel Magnesium, Vitamin K, Phosphor, Calcium, Zink und Vitamin A wichtig.

All diese Mikronährstoffe – immer auch im ungefähr richtigen Verhältnis – braucht es zum Beispiel, um gesunde Zähne und Knochen aufzubauen und zu erhalten. Es braucht also nicht nur Vitamin D, sondern auch diverse andere Mikronährstoffe, um gesunde Stoffwechselfunktionen sicherzustellen.

Liegt der Blutspiegel unter 30ng/ml bzw. 75 nmol/l, zeigen sich erste Symptome von Mangelerscheinungen. Dabei sind die Symptome einer Vitamin D Unterversorgung sehr vielfältig, da das aktive Vitamin-D-Hormon in alle Körperzellen eingreift und, wie erwähnt, an weit über 200 Stoffwechselprozessen beteiligt ist. Mögliche Symptome einer Vitamin D Unterversorgung:

Skelett/Zähne/Immunsystem	Organe/Muskulatur/Blutgefäße	Stoffwechselstörungen & Autoimmunerkrankungen
Verformung der Wirbelsäule/Skoliose	Bluthochdruck	Allergien
"O-Beine" oder "X-Beine"	allgemeine Muskelschwäche und schlaffe Bauchdecke	Adipositas
Quadratschädel und/oder abgeflachter Hinterkopf	Kurzsichtigkeit	Asthma
Parodontose	chronische Rückenschmerzen	Diabetes
verspäteter Zahndurchbruch	Neigung zu Verstopfung	Krebs
Fehlstellung der Zähne	feuchte Makuladegeneration	Osteomalazie
efekter und/oder veränderter Zahnschmelz wie MIH	Muskelkrämpfe	Schlafstörungen
Erhöhte Kariesanfälligkeit	Appetitlosigkeit	Multiple Sklerose
grippale Infekte	chronische Darmenzündungen	Demenz
geschwächtes Immunsystem	Herz-Kreislauf-Erkrankungen	Rheuma
Kopfschmerzen	Verlust des Gehörs und/oder Ohrensausen	Depressionen, Aggressionen, Angstzustände

Die Funktion von Vitamin D sowie die Folgen eines entsprechenden Mangels sind umfänglich und seit etlichen Jahrzehnten erforscht. Zu jedem einzelnen der oben aufgeführten Krankheitsbilder und der entsprechenden Korrelation mit einer Vitamin D-Unterversorgung gibt es etliche Studien. Diese Studien sind größtenteils online zu finden, zum Beispiel über eine Suche mit den englischen Schlagwörtern in scholar.google.com.

Das, was übereinstimmend in den meisten der Studien in Bezug auf Vitamin D festgestellt wird, ist Folgendes: Menschen, die Symptome wie Autoimmunerkrankungen, Krebs, Osteoporose und vieles mehr aufweisen, haben meist gleichzeitig einen besonders niedrigen Vitamin-D-Spiegel der Vorstufe 25-OH-Vitamin-D3. Wenn dieser Spiegel mit der Substitution von Vitamin D reguliert wird, verbessert sich das Krankheitsbild oder die Symptome verschwinden komplett. Basierend auf diesen Resultaten wurde die "gesunde Grenze" von 30 ng/ml bzw. 75 nmol/l festgelegt.

Das heißt allerdings nicht, dass jeder Mensch, der einen niedrigeren Vitamin-D-Spiegel hat, automatisch all diese Krankheitsbilder aufweist. Nein, es handelt sich hier vielmehr um eine statistische Größe, die besagt, dass bei Auftreten der beschriebenen Symptome die Überprüfung des Vitamin-D-Spiegels zu empfehlen und ggf. zu korrigieren ist.

Täglicher Bedarf und die Gefahr der Überdosierung
Im Winter, oder wenn man sich generell nicht viel in der Sonne aufhält, sollte man laut DGE den täglichen Bedarf an Vitamin D über die Ernährung decken. Dieser Bedarf wird von der DGE mit 20 µg für Kinder und Erwachsene definiert. Diese Menge findet sich zum Beispiel in folgenden Lebensmitteln: ca. 2g Lebertran, 3g Schweineleber, 120g Lachs, 7 Eiern (aus Freilandhaltung), 700 Gramm Steinpilze oder in 2 Litern

Vollmilch. Das wäre dann entsprechend in den Wintermonaten täglich, oder addiert alle paar Tage, zu essen. Übrigens: nahezu keine relevanten Mengen an Vitamin D finden sich in Getreide, Reisprodukten, Obst und Gemüse.

Gerne wird in den Medien verbreitet, dass der Körper zwischen 80% und 90% seines Vitamin-D-Bedarfs selbst herstellt. Das geht natürlich nur, wenn er auch tatsächlich der Sonne ausgesetzt wird. Da dies jedoch mehrheitlich nicht mehr geschieht, ist diese Angabe in der Regel irreführend.

Ebenfalls wird in den öffentlichen Medien und auch von Ärzten gerne erklärt, dass eine Überdosierung von Vitamin D sehr gefährlich sein kann und man deswegen äußerst vorsichtig mit der Substitution sein sollte. Dazu sollte man wissen, dass es zwei Referenzgrößen gibt, die eine verlässliche Aussage über eine mögliche Überversorgung von Vitamin D bieten.

- **Erstens:** Der gemessene Wert im Blut der Vorstufe von 25-OH-Vitamin-D3. Dieser sollte, wie gesagt, nicht höher als 100ng/ml oder 250nmol/l sein.
- **Zweitens:** Die wissenschaftlich belegte und als sicher geltende Maximaldosis für einen Erwachsenen, die man an einem Tag zu sich nehmen darf, beträgt 100.000 internationale Einheiten (i.E.). Diese Dosis sollte allerdings nicht über Monate eingenommen werden, sondern nur im Fall einer starken Unterversorgung und als Korrektur, und dann nur wenige Tage. Andernfalls wird sich der Blutspiegel langsam aber sicher irgendwann in den nicht mehr gesunden Bereich bewegen.

Als Orientierung gilt auch Folgendes zu bedenken: Der menschliche Körper produziert in ca. 30 Minuten zwischen 10.000 bis 20.000 i.E. Vitamin D. Voraussetzung ist, dass er um die Mittagszeit und bei hohem Sonnenstand der Sonne ausgesetzt ist. Genau das haben praktisch alle Menschen in unseren Breitengraden bis vor 150 Jahren und in weiten Teilen in z.B. Afrika bis vor wenigen Jahren getan, und zwar ohne Sonnencreme. Diese Größenordnung gilt als Referenzgröße und dient als Orientierungsgröße dafür, wie lange man sich täglich ohne weitere Bedenken der Sonne aussetzen kann, sofern sie denn scheint.

Ebenfalls sind die Angaben durchaus noch in Relation zu setzen: Die DGE empfiehlt in den Wintermonaten als tägliche Zugabe 800 i.E., Internationale Behörden wie die US Endocrine Society empfehlen dagegen 1500 – 2000 i.E. Die gesundheitlich völlig zulässige als Ergänzungsmittel eingenommene Maximaldosis ist also ca. 100 Mal so hoch wie die empfohlene Tagesdosis. In der Größenordnung ist so ziemlich jeder Stoff für den Körper giftig. Uns wird zum Beispiel empfohlen, 2 Liter Wasser täglich zu trinken. Ab 8 Liter ist dann aber auch Wasser für den Menschen tödlich – in dem Fall versagen die Nieren. Das ist allerdings nur 4-mal so viel wie offiziell empfohlen.

Weiterführende Infoseiten

Um sich einen generellen Überblick über die Funktion von Vitamin D zu verschaffen, sind unter anderem folgendes Video und folgende Internetseiten empfehlenswert:

- Prof. Dr. med. Jörg Spitz "Vitamin D – Hype oder Hope" veröffentlicht am 27.2.2018 (Video) https://www.youtube.com/watch?v=xEU7Hb8KrpM
- Vitamin D Mangel online: www.vitamind.net
- Ein unabhängigen Ratgeber zu Vitamin D www.vitamindelta.de

Man kann auch auf die meisten Originalstudien im Internet zugreifen. Ich habe mir mehr als 100 Studien alleine zu Vitamin D angeschaut. Zu finden sind diese Studien, wie bereits erwähnt, leicht unter "Google Scholar" durch die Eingabe der relevanten Schlagwörter, z.B. "Hearing Loss" oder "Autism" und "Vitamin D".

Anbei ein paar wenige Beispiele von aktuellen Studien zu Symptombildern, welche mit einem Mangel an Vitamin D korrelieren. Hier handelt es sich um Krankheitsbilder, unter denen besonders unsere Kinder heutzutage leiden: Die Zahnschmelzstörung MIH/Kreidezähne, Hörschäden, Autismus, Kurzsichtigkeit, Knochenverformungen wie Skoliose und Autoimmunstörungen wie Asthma, Dermatitis und Allergien.

Zahnschmelzerkrankung MIH/Kreidezähne sowie Karies:
- "Elevated serum 25(OH)-vitamin D levels are negatively correlated with molar-incisor hypomineralization" 2015, by Kühnisch J, Thiering E, Kratzsch J, Heinrich-Weltzien R, Hickel R, Heinrich J; GINIplus study group; LISAplus study group. https://www.ncbi.nlm.nih.gov/pubmed/25503610
- "Vitamin D and Dental Caries in Children" 2016, by Schroth RJ, Rabbani R, Loewen G, Moffatt ME. https://www.ncbi.nlm.nih.gov/pubmed/26553883

Hörschäden:
- "Role of vitamin D in prevention of deafness" 2012, by Mahendra K Taneja, Vivek Taneja http://www.indianjotol.org/article.asp?issn=0971-7749;year=2012;volume=18;issue=2;spage=55;epage=57;aulast=Taneja
- "Vitamin D deficiency - a new cause of cochlear deafness" 1983, by Brookes GB https://www.ncbi.nlm.nih.gov/pubmed/6602194

Autismus:
- "Core Symptoms of Autism Improved After Vitamin D Supplementation" 2015, by Feiyong Jia, Bing Wang, Ling Shan, MDa , Zhida Xu, Wouter G. Staal, Lin Du http://pediatrics.aappublications.org/content/pediatrics/135/1/e196.full.pdf
- "Untangling the most probable role for vitamin D3 in autism" 2017, Dianne E. Godar , PhD & Stephen J. Merrill, PhD https://www.tandfonline.com/doi/full/10.1080/19381980.2017.1387702
- "Gestational vitamin D deficiency and autism spectrum disorder" 2017, Anna A. E. Vinkhuyzen, Darryl W. Eyles, Thomas H. J. Burne, Laura M. E. Blanken https://www.cambridge.org/core/journals/bjpsych-open/article/gestational-vitamin-d-deficiency-and-autism-spectrum-disorder/339D73DC98FF9C2672A9A099D4F0F4F6

Kurzsichtigkeit:
- "Myopia is associated with lower vitamin D status in young adults" 2014, by Yazar S, Hewitt AW, Black LJ, McKnight CM, Mountain JA, Sherwin JC, Oddy WH, Coroneo MT, Lucas RM, Mackey DA. https://www.ncbi.nlm.nih.gov/pubmed/24970253
- "Serum 25-hydroxyvitamin D level is associated with myopia in the Korea national health and nutrition examination survey" 2016, Jin-woo Kwon, MD, Jin A Choi, MD, PhD,∗ and Tae Yoon La, MD, PhD∗ https://www.ncbi.nlm.nih.gov/pmc/articles/PMC5120893/

- "Low serum vitamin D is associated with axial length and risk of myopia in young children" 2016, by J. Willem L. Tideman, Jan Roelof Polling, Trudy Voortman, Vincent W. V. Jaddoe, André G. Uitterlinden, Albert Hofman, Johannes R. Vingerling, Oscar H. Franco, Caroline C. W. Klaver
https://link.springer.com/article/10.1007/s10654-016-0128-8

Skoliose:
- "Association between vitamin D serum levels and adolescent idiopathic scoliosis" 2014, by Rodrigo Batista, Delio E Martins, Lilian F Hayashi, Marise Lazaretti-Castro, Eduardo B Puertas and Marcelo Wajchenberg
https://scoliosisjournal.biomedcentral.com/articles/10.1186/1748-7161-9-S1-O45
- "Vitamin-D measurement in patients with adolescent idiopathic scoliosis" 2017, by Balioglu MB1, Aydin C, Kargin D, Albayrak A, Atici Y, Tas SK, Kaygusuz MA.
https://www.ncbi.nlm.nih.gov/pubmed/27089048

Neurodermitis, Asthma und allergischen Erkrankungen:
- "Vitamin D in Atopic Dermatitis, Asthma and Allergic Diseases" 2010, by Daniel A Searing and Donald YM Leung
https://www.ncbi.nlm.nih.gov/pmc/articles/PMC2914320/
- "Vitamin D in Asthma. Mechanisms of Action and Considerations for Clinical Trials" 2014, by Paul E. Pfeffer, Catherine M. Hawrylowicz,
https://journal.chestnet.org/article/S0012-3692(17)32697-1/pdf
- "Vitamin D and the Pathophysiology of Inflammatory Skin Diseases" 2018, by Umar M., Sastry K.S., Al Ali F., Al-Khulaifi M., Wang E., Chouchane A.I. https://www.karger.com/Article/FullText/485132

Wenn man bedenkt, wie vielfältig und gravierend die gesundheitlichen Probleme sind, die bei einem niedrigen Vitamin-D-Spiegel zu beobachtet sind, ist Folgendes bemerkenswert: Bei den konventionellen Blutuntersuchungen, die die Krankenversicherungen bezahlen, wird der Vitamin -D-Spiegel meist nicht gemessen. Selbst die Möglichkeit und Relevanz dieser Untersuchung wird Patienten und Patientinnen oft vorenthalten und muss auf Wunsch dieser normalerweise aus eigener Tasche bezahlt werden.

Zusammenfassung: Mindestens Folgendes sollte über Vitamin D bekannt sein:
1. **Versorgung sicherstellen:** Um sich gesund zu entwickeln und die Eigensynthese anzuregen, sollten sich Kinder und Erwachsene im Sommer mehrmals die Woche um die Mittagszeit herum und ohne Sonnencreme in der freien Sonne aufhalten. Um eine gesundheitsfördernde Versorgung sicherzustellen, benötigen in unseren Breitengraden die allermeisten Menschen im Winter Zugaben in Form von Tabletten/Tropfen, viel fettem Fisch (Vorsicht - potenzielle Belastung durch Schadstoffe), Lebertran oder Höhensonne.
2. **Versorgung überprüfen:** Sind einige der oben genannten Symptome zu beobachten, sollte der Vitamin-D-Spiegel untersucht werden. Er sollte idealerweise beständig das ganze Jahr über 30mg/ml oder 75nmo/l betragen.
3. **Besondere Zielgruppen:** Eine Gefährdung durch Unterversorgung besteht besonders bei folgenden Bevölkerungsgruppen:

a. **Kinder:** Sie brauchen, bezogen auf ihre Körpermaße, mehr Vitamin D für den Aufbau von Knochen, Zähnen, Muskulatur und dem Immunsystem.
b. **Schwangere:** Sie brauchen prozentual mehr Vitamin D, da sie zwei Organismen versorgen müssen.
c. **Menschen mit dunkler Hautfarbe, die in unseren Breitengraden leben:** Diese Menschen, Kinder ebenso wie Erwachsene, brauchen für die Eigensynthese mehr Sonnenbestrahlung, was oft nicht gegeben ist.
d. **Ältere Menschen:** Die Fähigkeit der Eigensynthese in der Haut lässt mit zunehmendem Alter nach. Daher ist eine externe Versorgung meist das ganze Jahr über notwendig.
e. **Alle Menschen, die krank oder gestresst sind:** Der Körper braucht dann deutlich mehr Vitamin D, um den Heilungsprozess zu beschleunigen.

Die Ministerien für Gesundheit und Ernährung und Landwirtschaft sowie unsere Ärzteschaft sollten uns über diese Zusammenhänge ausgiebig aufklären. Das tun sie aber nicht oder nur häppchenweise und immer wieder mit verwirrenden Einschüben. Warum?

Weitere Quellen und Informationen zu "Vitamin D"
- **Wikipedia Lebertran** https://de.wikipedia.org/wiki/Lebertran
- **Rosita online** "History – The Viking Experience" http://evclo.com/history/
- **The Jama Network online** "THE HISTORY OF COD LIVER OIL AS A REMEDY" August 1923, By RUTH A. GUY, M.D. https://jamanetwork.com/journals/jamapediatrics/article-abstract/1173883
- **Price Pottenger Org 6.8.2015** "Cod Liver Oil: A Historical Perspective" https://price-pottenger.org/healthy-living-tips/nutrition/cod-liver-oil-historical-perspective
- **Welt 24 online 23.2.2013** "Sonnenstudios steuern auf ein Schattendasein zu." https://www.welt.de/wirtschaft/article113856353/Sonnenstudios-steuern-auf-ein-Schattendasein-zu.html
- **Cancer Research UK** http://www.cancerresearchuk.org/health-professional/cancer-statistics/statistics-by-cancer-type/skin-cancer/incidence#heading-Two
- **Strategyr Online** "Global Suncare Products Market" http://www.strategyr.com/MarketResearch/Sun_Care_Products_Market_Trends.asp
- **Spektrum 4.12.2017** "Kann man sterben wenn man zuviel Wasser trink?" https://www.spektrum.de/frage/kann-man-sterben-wenn-man-zu-viel-wasser-trinkt/1523653
- **Gesundheitsberatung - unabhängig, kompetent, nachhaltig (UGB)** "Ist Fisch noch geniessbar?" https://www.ugb.de/lebensmittel-im-test/ist-fisch-noch-geniessbar/
- **Nordkurier 23.9.2013** "Der Wanderfisch war früher in Deutschland heimisch. Angler kämpfen für die Rückkehr des Lachses" *Zitat:* "Früher war der Lachs ein Arme-Leute-Essen. In der Leine kam der majestätische Wanderfisch noch im 19. Jahrhundert derart häufig vor, dass sich die Tagelöhner bei den Adeligen beschwerten, wenn sie öfter als dreimal pro Woche mit Lachs abgespeist werden sollten." https://www.nordkurier.de/politik-und-wirtschaft/angler-kaempfen-fuer-die-rueckkehr-des-lachses-232029109.html
- **Buch:** "Vitamin D – Das Sonnenhormon. Kompakt-Ratgeber: Warum die Sonne so wichtig für uns ist – Wie Sie Ihren Vitamin-D-Vorrat auftanken" 2017, by Prof. Dr. med. Jörg Spitz, William B. Grant Ph.D.

Fazit: Worüber sollten wir aufgeklärt werden?

Das wissenschaftliche Verständnis über die Zusammenhänge von Nahrung und Gesundheit ist hoch. Folgende Aspekte sind zum Teil seit vielen Jahrzehnten gut erforscht und umfänglich belegt:

1. Welche Nahrungsbausteine der Körper braucht und welche Mangelerscheinungen zu sehen sind, wenn ein Mangel an diesen Stoffen vorliegt.
2. In welchen Lebensmitteln sich diese Nahrungsbausteine finden und wie man sie in der Verarbeitungskette bestmöglich erhält.
3. Welche Wirkung einzelne Inhalts- und Schadstoffe auf den menschlichen Organismus haben.
4. Dass insbesondere Zucker, Salz, Alkohol, Nikotin und Medikamente eine hohe Belastung für den Körper darstellen.
5. Wie das menschliche Immunsystem wirkt, wie man es stärkt und was es schwächt.
6. Wie die Verdauung reguliert wird und wie fundamental wichtig eine gesunde Darmflora oder eine gesunde Leber für die Gesundheit sind.
7. Welche Wirkung Sport, Bewegung und Stress auf den Körper haben.

All dieses Wissen ist notwendig, um die eigene Gesundheit und somit das Wohlbefinden unserer Gesellschaft zu schützen und zu fördern. Man sollte also erwarten, dass unsere Bundesministerien für Gesundheit und Ernährung uns all diese Aspekte nahebringen. Gesundheitsbildung der Bevölkerung ist ja ihr Auftrag.

Entsprechend sollten diese Grundkonzepte auch unseren Kindern schon in Kita und Schule vermittelt werden. Genau das passiert aber nicht. Warum?

3. MANGELERSCHEINUNG: Das Beispiel Zahnschmelzerkrankung Kreidezähne/MIH

Wie eingangs erklärt, war der Auslöser für meine Nachforschungen die Diagnose der Zahnschmelzerkrankung Kreidezähne/MIH bei unserem Sohn. Es handelt sich bei dieser Störung um ein Phänomen, das im öffentlichen Diskurs als wenig erforscht und verstanden dargestellt wird. Da diese Erkrankung eine Betroffenheitsquote von ca. 30% der deutschen Kinder aufweist, möchte ich in diesem Kapitel genauer auf das Krankheitsbild und mögliche Ursachen eingehen. Für die folgenden Seiten lauten meine zentralen Thesen:

1. Es braucht mehrere Rahmenbedingungen, die für einen gesunden Zahnaufbau gegeben sein müssen: die richtigen Nährstoffe, ein gesundes Maß an Bewegung, Sonne und positivem Stress. Alle vier sind Grundvoraussetzungen der für den Zahnaufbau notwendigen Stoffwechselprozesse.
2. Die Notwendigkeit der Einhaltung sowie die negativen Konsequenzen einer Nichteinhaltung dieser Rahmenbedingungen sind wissenschaftlich belegt.
3. Die notwendigen Rahmenbedingungen sind oft nicht gegeben.
4. Das Wissen über diese Grundlagen wird der Bevölkerung nicht systematisch vermittelt.
5. Eine Störung des Zahnschmelzes ist somit aus wissenschaftlicher Perspektive keine Überraschung.

Eine Bestandsaufnahme

Was genau sind Kreidezähne und welche Aspekte sind über dieses Krankheitsbild bekannt? Diesen Fragen bin ich nachgegangen und habe die verfügbaren Informationen zusammengetragen.

- MIH ist eine Störung des Zahnschmelzes primär der bleibenden Zähne.
- Besonders betroffen sind die 6-Jahres-Molaren und Schneidezähne der bleibenden Zähne, wobei sich diese Störung mittlerweile wohl auch verstärkt auf angrenzende Zähne ausweitet.
- MIH tritt ebenfalls an Milchzähnen auf und wurde in der Literatur bereits vor ca. 10 Jahren beschrieben, zum Beispiel in der unter den Quellenangaben am Ende dieser Sektion aufgeführten Studie: *"Schmelzbildungsstörungen – Fallbericht einer generalisierten Schmelzbildungsstörung in der 1. Dentition"*.
- Bei MIH ist meistens nur der Zahnschmelz, nicht aber das Dentin oder der Wurzelzement beschädigt. Die Krone ist meist normal ausgebildet, "lediglich" der Zahnschmelz ist in der Art und Weise, wie er mineralisiert wurde, gestört.
- Da die Dichte des Zahnschmelzes der betroffenen Zähne nur ca. 10% eines gesunden Zahnschmelzes aufweist, besteht eine deutlich höhere Anfälligkeit für Karies und Zerfall der Zähne.

- Kinder mit MIH im Alter von 9 Jahren müssen sich 10-mal häufiger einer zahnärztlichen Behandlung ihrer 6-Jahres-Molaren unterziehen als Kinder ohne MIH. Es wird sogar eine 11-mal höhere Wahrscheinlichkeit einer zahnärztlichen Therapie aufgezeigt (siehe Knapp und Nies 2009).
- Bei Einbruch des Zahnschmelzes sind umfängliche Restaurierungsarbeiten bis zur Überkronung mit Stahlkappen notwendig. Die Prozeduren sind sowohl für die Patienten als auch für die Eltern oft schmerzvolle und traumatische Erlebnisse.
- Die Kosten für die notwendigen und oft lebenslangen Restaurationsarbeiten an den Zähnen tragen zu großen Teilen die Patienten bzw. Eltern. Nach der Diagnose von MIH ist eine Zusatzzahnversicherung, die Folgekosten dieser Erkrankung einschließt, meist nicht mehr möglich. Die Kosten für eine wertige Restaurierung der Zähne bewegen sich über die Lebensspanne der Patienten wahrscheinlich irgendwo zwischen 10.000 und 30.000 Euro.
- Die Prävalenz in Deutschland lag 2016 laut der *"Fünften Deutschen Mundgesundheitsstudie"* bei 28,7% der 12 jährigen Kinder. Bei dieser Studie handelt es sich um eine repräsentative Studie, die in 90 Städten und Gemeinden durchgeführt wurden.
- Die weltweite Prävalenz liegt bei bis über 40% der untersuchten Kinder, gemessen in Stichproben in der Bevölkerung Australiens, Schwedens, Indiens, Brasiliens und Großbritanniens. Die Tendenz ist überall steigend.
- Das Erkrankungsbild wurde in den Jahren bis ca. 1980 nicht oder nur sehr vereinzelt beobachtet. In den Fachpublikationen wurde allerdings die Frage gestellt, ob eine allgemein schlechtere Zahngesundheit und Karies in früheren Jahren eine mögliche MIH überdeckt haben.
- Die Ausprägung der Zahnschmelzstörung variiert und wird verschiedentlich in drei Schweregrade unterteilt:
    - milde Defekte – farbliche Veränderungen
    - mäßige/moderate Defekte – isolierte Schmelzverluste
    - schwere Defekte – Schmelzverluste mit betroffenen Dentinanteilen

Mögliche Ursachen von MIH/Kreidezähnen
Global wurde in den letzten zwei Jahrzehnten verstärkt nach möglichen Ursachen für diese Erkrankung geforscht. So werden im April 2017 alleine bei einer Suche über "Google Scholar" 2650 Ergebnisse zum Thema MIH angezeigt. Unter Google Search wiederum finden sich 11 400 Treffer zu dem Thema Molar Incisor Hypomineralisation. Es wurde versucht, folgende Faktoren mit MIH zu korrelieren:

1. Komplikationen während der Geburt, möglicherweise Sauerstoffmangel
2. Frühgeburten
3. Erkrankungen im Kindesalter wie Fieber, Magen-Darm-Infekte
4. Antibiotika
5. genetische Veranlagung
6. Lungenerkrankungen/Asthma
7. schlechte Mundhygiene im Milchzahngebiss
8. Stillverhalten der Mütter/Dioxine in der Muttermilch
9. Weichmacher wie BPA durch Plastiksauger/Babyflaschen

In keiner Studie konnte einer der aufgeführten Faktoren eindeutig als Auslöser der Erkrankung identifiziert werden.

Mögliche Korrelationen mit einer Ernährung ohne ausreichende Vitalstoffe, eine Belastung durch Strahlungen (zum Beispiel Mikro- oder Radiowellen) oder Chemikalien sowie giftige Substanzen (ausgelöst durch Kunststoffe, Spielzeug oder Zahnfüllungen) wurden meiner Kenntnis nach nicht speziell erforscht. Eine Erklärung, warum diese Aspekte nicht untersucht wurden, konnte ich nicht finden.

Eine detailreiche Aufstellung der unterschiedlichen Studien und ihrer jeweiligen nicht aussagekräftigen Ergebnisse bis 2009 erfolgt in einer Studie von Silke Knapp und Verena Mies von 2009. In dieser Studie wird Mangelernährung als mögliche Ursache zwar erwähnt, ich konnte aber keine Folgestudien finden, die sich dieser Thematik annahmen.

Lediglich Hinweise auf eine mögliche Relevanz von Schwankungen im Calciumphosphat-Spiegel in den ersten vier Lebensjahren habe ich in einzelnen Studien gefunden. Zum Beispiel in der Studie *"Molar-Incisor-Hypomineralization"*, Verena Knapp, Silke Marie Nies 2009. In dieser Studie wird erklärt:

> *"Möglicherweise haben häufige Erkrankungen in den ersten 4 Lebensjahren einen Einfluss auf die Entstehung von Hypomineralisierungen der bleibenden Zähne. Dabei spielen insbesondere Erkrankungen, die mit Schwankungen des Kalziumphosphat-Spiegels einhergehen, wie Mangelernährungszustände, Durchfallerkrankungen und Fieberzustände eine Rolle und wirken sich auf die Schmelzbildung aus."*

Kreidezähne und Vitamin D: Wichtige Erkenntnisse werden nicht verbreitet
Untersuchungen zu fehlenden Nährstoffen im Zusammenhang mit MIH/Kreidezähnen konnte ich nicht finden. Dafür habe ich eine Studie gefunden, welche die Rolle von Vitamin D im Krankheitsbild MIH betrachtet.

Die 10 Jahresstudie *"Elevated serum 25(OH)-vitamin D levels are negatively correlated with molar-incisor hypomineralization"* wurde in München an der LMU unter der Leitung von Prof Dr. med. dent. Jan Kühnisch erstellt und 2015 veröffentlicht.

Diese Studie belegt, dass Kinder, die einen niedrigen Vitamin-D-Spiegel aufwiesen, deutlich häufiger durch MIH geschädigte Zähne hatten. Ebenso zeigten die Forschungsergebnisse, dass die untersuchten Kinder mit einem höheren Vitamin-D-Spiegel generell auch deutlich seltener an Karies litten. Man sollte also annehmen, dass diese wissenschaftlich belegten Ergebnisse dazu führen, dass ein Vitamin-D-Mangel zumindest als möglicher Auslöser oder als Co-Faktor für diese Erkrankung der Zähne in der Öffentlichkeit diskutiert wird. Ebenso könnte man denken, dass diese Erkenntnisse dazu führen, dass bei Kindern, bei denen MIH oder auch starke Karies diagnostiziert wurde, der Vitamin-D-Spiegel untersucht und ggf. korrigiert wird. Das aber passiert anscheinend nicht. Im Gegenteil. In keinem weiteren der öffentlich zugänglichen Berichte und Artikel wurde das Ergebnis, dass Vitamin D relevant für die Zahngesundheit, besonders bei MIH, sein könnte, erwähnt.

In Bezug auf die Studie selbst ist weiterhin Folgendes kurios: Nirgendwo wird aufgeführt, in welcher Höhe genau sich denn nun der Vitamin-D-Spiegel der betroffenen Kinder bewegt: Bei unter 5, 10, 20 oder 30 ng/ml? Es wird von einer gesundheitsfördernden Anhebung des Spiegels geschrieben, aber nicht erklärt, von wo nach wo korrigiert werden soll. Die Differenz des gemessenen Spiegels im Vergleich zu einem wissenschaftlich belegten gesunden Spiegel von 30ng/ml wird nicht erwähnt. Diese Information wäre ja durchaus relevant, damit Kinder- oder Zahnärzte den Vitamin-D-Spiegel ihrer Patienten und Patientinnen entsprechend korrigieren könnten.

Ebenfalls kurios ist, dass in der Studie nicht parallel die Blutwerte bezüglich des Calcium- und Phosphatgehalts der Probanden gemessen wurden. Dass diese drei Bausteine – Vitamin D, Calcium und Phosphat – für einen gesunden Knochen- und Zahnstoffwechsel essenziell sind, ist ja schließlich seit mehreren Jahrzehnten bekannt. Über die Stoffwechselprozesse und den Auf- und Abbau von Knochen- und Zahnsubstanz informiert zum Beispiel die Studie *"Demineralization–remineralization dynamics in teeth and bone"*. Diese Studie bezieht sich auf 234 internationale Studien rund um diese physiologisch und wissenschaftlich erforschten Prozesse.

Anmerkung: Prof. Dr. med. dent. Jan Kühnisch war einer der Experten, die ich Anfang Dezember 2016 mit der Aussage kontaktiert habe, dass es sich bei MIH vielleicht um ein Krankheitsbild handelt, welches durch Fehl- oder Mangelernährung ausgelöst wird. Eine Antwort erhielt ich nicht.

Quellen und weitere Informationen "Was ist Molar Incisor Hypomineralisation (MIH): Eine Bestandsaufnahme"

- **Deutscher Ärzte-Verlag, Köln Oralprophylaxe & Kinderzahnheilkunde 31 (2009) 4** "Schmelzbildungsstörungen – Fallbericht einer generalisierten Schmelzbildungsstörung in der 1. Dentition. Enamel malformations – Case report of a generalised enamel malformation in the primary dentition." By C. Fuchs1, G. Buske2, N. Krämer1 https://www.zahnheilkunde.de/beitragpdf/pdf_6668.pdf
- **"Molar-Incisor-Hypomineralization"** Verena Knapp, Silke Marie Nies 2009 https://www.thieme.de/statics/dokumente/thieme/final/de/dokumente/tw_zahnmedizin/Fortbildung_MHI_Zaup_5_09.pdf
- **Institut der Deutschen Zahnärzte im Auftrag von Bundeszahnärztekammer und Kassenzahnärztlicher Bundesvereinigung 2016** "Fünfte Deutsche Mundgesundheitsstudie (DMS V) – Kurzfassung" https://www.bzaek.de/fileadmin/PDFs/dms/Zusammenfassung_DMS_V.pdf
- **NCBI Februar 2015** "Elevated serum 25(OH)-vitamin D levels are negatively correlated with molar-incisor hypomineralization." by Kühnisch J, Thiering E, Kratzsch J, Heinrich-Weltzien R, Hickel R, Heinrich J; GINIplus study group; LISAplus study group ***Zusammenfassung Studie:*** "...a 10 nmol/l increase in serum 25(OH)D concentrations was significantly associated with a lower odds ratio of having MIH (OR = 0.89; P = 0.006). Furthermore, higher 25(OH)D values were associated with a lower number of caries-affected permanent teeth. It is concluded that elevated serum 25(OH)D concentrations were associated with better dental health parameters. The major finding was that higher serum 25(OH)D concentrations were significantly associated with a lower proportion of 10-year-olds with MIH and fewer hypomineralized teeth (Table 3). In addition, significantly fewer caries-related restorations (FS) were observed in children with increased serum 25(OH)D levels (Table 3). Given that MIH most likely occurs in the first year of life and dental caries is frequently a progressive disease, it is an interesting finding that the serum 25(OH)D concentration at 10 years of age was significantly related to these two Conditions" https://www.ncbi.nlm.nih.gov/pmc/articles/PMC4438736/
- **The 3 D-Group** "Prevelance of Molar Hypomineralisation" http://www.thed3group.org/prevalence.html
- **Science Direct May 2018** "Molar hypomineralization: What is the US experience?" Michael J.Hubbard https://www.sciencedirect.com/science/article/pii/S0002817718301922
- **SPIEGEL ONLINE 24.5.2018** "Kreidezähne bei Kindern Zahnärzte warnen vor neuer Volkskrankheit" http://www.spiegel.de/gesundheit/diagnose/kreidezaehne-zahnaerzte-warnen-vor-neuer-volkskrankheit-mih-a-1209122.html

- **NCBI** "Demineralization-remineralization dynamics in teeth and bone" Int J Nanomedicine. 2016; 11: 4743–4763. Published online 2016 Sep 19. doi: 10.2147/IJN.S107624 by Ensanya Ali Abou Neel,1,2,3 Anas Aljabo https://www.ncbi.nlm.nih.gov/pmc/articles/PMC5034904/
- **NCBI** "The Effect of Casein Phosphopeptide-Amorphous Calcium Phosphate on Molar-Incisor Hypomineralisation: A Pilot Study. By Bakkal M, Abbasoglu Z, Kargul B. Oral Health Prev Dent. 2017;15(2):163-167. doi: 10.3290/j.ohpd.a37928. https://www.ncbi.nlm.nih.gov/pubmed/28322360
- **Video-Dokumentatio:** "Volkskrankheit Kreidezähne" Plusminus ARD 14.11.2018, *Anmerkung:* Hier handelt es sich um eine von vielen neueren Dokumentationen über Kreidezähne/MIH. Auf Vitamin D oder ein mögliches Ungleichgewicht an Nährstoffen im Körper wird nicht hingewiesen. Als wahrscheinliche Ursache werden Plastik bzw. BPA aufgeführt. Interviewt wird Prof. Dr. Norbert Krämer von der Universität Gießen. Krämer ist ebenfalls einer der Professoren, die ich im Dezember 2016 angeschrieben habe. http://mediathek.daserste.de/Plusminus/Volkskrankheit-Kreidez%C3%A4hne/Video?bcastId=432744&documentId=57663048

Die Entstehung von bleibenden Zähnen

Um herauszufinden, in welchem Stadium eine Schädigung des Zahnschmelzes überhaupt stattfinden kann, sollte zuerst geklärt werden, wie und wann die Zähne denn eigentlich aufgebaut werden. Das Wissen um diesen Prozess ist umfänglich, wenngleich an manchen Stellen lückenhaft. Ebenfalls ist bekannt, wie die Zähne vor und nach dem Durchbruch mit Hilfe von Blut und Speichel mit Mineralstoffen versorgt werden.

Entwicklungsstadien

Die Entwicklung der Zähne ist ein hochkomplexer Prozess, der auch noch nicht abschließend verstanden wird. Zum Beispiel ist noch unklar, durch welchen Impuls sich die Zähne im Kiefer anordnen und auf welchen Grundlagen sie in ihrer jeweiligen Funktion ausgebildet werden, oder was genau den Mineralisierungsprozess auslöst.

Gut erforscht ist, dass sich die Entstehung der Zähne in unterschiedliche Stadien gliedert, die zeitlich versetzt sind: das Knospen-, das Kappen-, das Glocken- und das Kronenstadium. Der jeweilige Wurzelzement wird zeitlich deutlich später ausgebildet.

Dentin und Zahnschmelz werden im Kronenstadium, also dem letzten Stadium, final ausgebildet. Über eine komplexe Anordnung von Kristallen und verschiedene Einlagerungsprozesse von Mineralien (Calcium/Phosphat/Fluor) wird der Zahnschmelz gebildet. Dieser Prozess vollzieht sich in Phasen – der Zahnschmelz wird ähnlich wie ein Baum in Ringen bzw. Lagen aufgebaut. In der ersten Phase sind die Zähne lediglich zu 30% mineralisiert – es folgen komplexe Prozesse der Umstrukturierung und weitere Mineralisierungsprozesse. Die finale Ausreifung der Zähne passiert nach Durchbruch im Mundraum über die Anreicherung von Mineralstoffen aus dem Speichel. Die Ausbildung der Zahnhartsubstanz findet bei den 6-Jahres-Molaren und den Schneidezähnen zwischen dem ca. 2. und 7. Lebensjahr statt.

Manche Zahnärzte und Zahnärztinnen erklären, dass die Entstehungszeit der 6-Jahres-Molaren, also der bleibenden Backen- und Schneidezähnen, vor der Geburt beginnt und bis zum Ende des ersten Lebensjahrs abgeschlossen ist. Diese Aussage bekam ich auch von der eingangs erwähnten Amtsärztin aus Berlin; sie entspricht allerdings nicht unserem heutigen Wissensstand.

Intuitiv kommt selbst ein medizinischer Laie recht schnell zu der Erkenntnis, dass diese oft verbreitete Aussage nicht stimmen kann. Dazu muss man sich lediglich die durchaus beachtliche Größe von ausgewachsenen Backen- und Schneidezähne vorstellen und dann überlegen, wie genau diese wohl in den noch sehr kleinen Kopf und Gaumen eines Säuglings passen sollen? Dieser eklatante Platzmangel wird noch offensichtlicher, wenn man bedenkt, dass das Milchgebiss bei Säuglingen überhaupt erst Ende des ersten Lebensjahres fertig ausgebildet ist. Der nötige Raum für den strukturellen Aufbau von bleibenden Zähnen ist somit erst ab ca. Ende des ersten Lebensjahrs gegeben. Hinzu kommt, dass die Zahnschmelzschädigung MIH selbst meist nur den Zahnschmelz betrifft, und der wiederum wird in einem besonders späten Stadium des Zahnwuchses final ausgebildet.

Mit all diesen Erkenntnissen kann man die Zeitspanne einer möglichen Schädigung und somit Entstehung von MIH recht genau eingrenzen: Sie wird sich auf den Zeitraum ab Ende des 1. Lebensjahres bis kurz nach dem Durchbruch der Zähne belaufen.

Essenzielle Nährstoffe für gesunde Zähne

Der Auf- und Abbau von Zähnen ist ein lebenslanger Prozess. Zähne mineralisieren sich in unterschiedlichen Teilen über den Speichel und das Blut. Inwieweit sich Zähne auch in der Struktur wieder aufbauen können, ist umstritten. Der bereits erwähnte Wissenschaftler Weston Price beschreibt in den 1930 Jahren in seinem Buch *"Nutrition and Physical Degenration – A comparison of primative and modern diets and their effects"* umfänglich, und mit vielen Foto-Dokumentationen, wie sich bei verschiedenen Naturvölkern der Zahnschmelz nach starkem Abrieb wieder aufgebaut hat. Dieser Prozess scheint aber von der heutigen Schulmedizin nicht dokumentiert oder bestätigt zu werden.

Wissenschaftlich belegt ist Folgendes: Um Knochen und Zähne aufzubauen und zu mineralisieren, braucht es einen hohen Vitamin D Blutspiegel (ideal +30ng/ml), insbesondere die richtigen Mengen und Verhältnisse von Calcium, Phosphat, Magnesium sowie Vitamin K und ggf. noch diverse andere Mineralstoffe, Vitamine und Aminosäuren. Im Detail bedeutet eine adäquate Versorgung für Kinder Folgendes:

1. **Vitamin D**: Zur körpereigenen Produktion von Vitamin D muss ein Kind regelmäßig der Sonne bei hohem Sonnenstand, mit unbedeckter Haut und ohne Sonnencreme, ausgesetzt sein. Im Winter und bei niedrigem Sonnenstand wird für gesunde Kleinkinder eine *wöchentliche* Zufuhr von der DGE empfohlen, die folgenden Lebensmitteln entspricht: 140 Gramm geräuchertem Aal oder 840 Gramm Lachs oder 3,5 Kilogramm Ei. Alternativ kann man pro Woche 14 Gramm Lebertran verabreichen oder eine entsprechende Vitamintablette schlucken.

2. **Calcium**: Die von der DGE empfohlene *Tagesdosis* für Kinder von 1-4 Jahren findet sich in folgenden Lebensmitteln: 0,5 Gramm Eierschalen, 45g Parmesankäse, 50g Mohnsamen, 80g Gouda oder Emmentaler (45% Fett), 90g Brennnessel, 220g Mandeln, 400g Gurke, 500 ml Milch, 800g Banane oder zum Beispiel 2,9kg Vollkornbrot, 3,5kg Vollkornnudeln.

3. **Phosphat** ist in Fleisch, Fisch, Hülsenfrüchten, Nüssen, Eiern, Milchprodukten und Getreide enthalten. Einen Überschuss an natürlichem Phosphat scheidet

der Körper wieder aus. Künstliches Phosphat, welches von der Lebensmittelindustrie als Stabilisator, Säureregulator, Rieselhilfsmittel, Dickungs-, Gelier- und Bindemittel, zur Konservierung sowie als Geschmacksverstärker eingesetzt wird, kann der Körper nicht richtig ausscheiden. Bei Konsum von industriell hergestellten Lebensmitteln bildet sich somit schnell ein Phosphat-Überschuss, der den Aufbau von Zähnen stören kann.

4. **Magnesium** findet sich primär in Hülsenfrüchten, Nüssen und vollem Getreide sowie in Mineralwasser. Die Aufnahme von Magnesium, ebenso wie von Phosphat, wird durch einen hohen Gehalt an Phytinsäure, welche sich in den Schalen dieser Lebensmittel befindet, behindert. Durch Einweichen oder Fermentieren wird die Konzentration von Phytinsäure verringert. Die DGE empfiehlt für gesunde Kinder, ohne Stress oder jegliche Krankheiten, für die ersten 1 bis 4 Jahre 80mg *pro Tag.* Dies entspricht ca. 50g Nüssen, 55g Hafer, 60g Linsen, 70g Spinat, 300g Weißbrot oder 10 Liter Bremer Trinkwasser.

5. **Vitamin K:** Dieses Vitamin ist nur in Obst und Gemüse vorhanden. Die von der DGE empfohlene Tagesdosis für gesunde Kleinkinder findet sich in 1 Gramm Liebstöckel, 3 Gramm Brennnessel oder Löwenzahn, 10 Gramm Brokkoli, Rosenkohl oder Schnittlauch, 40 Gramm Olivenöl, 400 Gramm Apfelsine. Eine gesunde Darmflora kann allerdings auch Vitamin K selbst herstellen.

Sind diese Konditionen nicht gegeben, ist eine Störung wie Kreidezähne/MIH aus wissenschaftlicher Perspektive keine Überraschung.

Wenn zusätzlich Störfaktoren den Organismus in der Aufnahme und bei Stoffwechselprozessen behindern, ist eine Erkrankung der Zähne zu erwarten. Zu diesen Störfaktoren gehören Salz, Zucker, Antibiotika, Rückstände von Pflanzenschutzmitteln, Aluminium und einiges mehr. Auf die Wirkung dieser Substanzen im Körper gehe ich im nächsten Kapitel *"NEUE ZUTATEN: Was mischt uns die Industrie ins Essen und warum?"* ausführlich ein.

Die Versorgung der Zähne: Blut und Speichel
Vor ihrem Durchbruch durch das Zahnfleisch werden Zähne über die Stoffwechselprozesse des umliegenden Gewebes bzw. über das Blut mit Mineralstoffen angereichert. Nach dem Durchbruch der Zähne übernimmt der Speichel die Funktion der Mineralisierung.

Vereinfacht: Speichel ist vergleichbar mit Blut, aus dem die roten Blutkörper herausgefiltert wurden. Der Speichel übernimmt entsprechend eine ähnliche Versorgung des Mundraumes wie Blut für den Rest des Körpers. Der Speichel spielt eine entscheidende Rolle in der Zahngesundheit: Er schützt die Zähne, indem er Säuren im Mundraum neutralisiert, und er mineralisiert die Zähne durch die Zufuhr von Calcium, Kalium, Phosphat und Fluor das ganze Leben lang.

Der Speichelfluss kommt nachts praktisch komplett zum Erliegen. Aus genau diesem Grund können sich Bakterien im Mund während des Schlafens ungehindert vermehren und führen dann morgens oft zu einem etwas unangenehmen Geschmack im Mund, und der Atem riecht unvorteilhaft. Der Speichelfluss kommt aber mit der ersten Nahrungsaufnahme wieder in Gang und erfüllt dann wieder seine Aufgaben im Mundraum: Anreicherung der Zähne mit Mineralstoffen, Abtötung und Abtransport von Bakterien sowie Herstellung eines ausgewogenen PH-Werts im Mundraum.

Speichel selbst wird wiederum von drei großen und etlichen kleinen Mundspeicheldrüsen produziert. Wenn diese Drüsen entzündet sind, wird der Speichelfluss gestört. Das wiederum beeinträchtigt die Mineralisierung der Zähne. Zu den Risikofaktoren einer Speicheldrüsenentzündung – der häufigsten Erkrankung der Speicheldrüsen – gehört eine verminderte Speichelproduktion. Die Faktoren, die sich negativ auf die Gesundheit der Speicheldrüsen auswirken, sind Medikamente, Diabetes, Eiweißmangel, Vitaminmangel oder Hormonstörungen. All diese Faktoren können zu einer Schwellung dieser Drüsen und in Folge zu einer Störung des Speichelflusses führen.

Für gesunde Zähne, ebenso wie für eine gesunde Leber, einen gesunden Darm oder gesunde Nieren, ist also entscheidend, dass unsere Stoffwechselprozesse im Körper richtig funktionieren. Und nur wenn diese Grundbedingung erfüllt ist, können unser Blut bzw. unser Speichel mit den notwendigen Nährstoffen angereichert werden und unsere unterschiedlichen Körperteile – inklusive unserer Zähne – versorgen.

Somit gilt: Das normale Vorgehen von schulmedizinisch ausgebildeten Zahnärzten, sich nur den Mundraum anzuschauen und häufiges Zähneputzen anzuraten, führt nicht automatisch zu Zahngesundheit.

Quellen und weitere Informationen zu " Die Entstehung von bleibenden Zähnen"
- **Wikipedia** "Human tooth development" https://en.wikipedia.org/wiki/Human_tooth_development#Enamel
- **ZM online 16.4.2013** "Zusammensetzung und Funktion eines oft unterschätzten Helfers." von Prof. Dr. Wolfgang Buchalla https://www.zm-online.de/archiv/2013/08/titel/zusammensetzung-und-funktion-eines-oft-unterschaetzten-helfers/
- **OptiDentSuisse** "Speichel, Speicheldrüsen, Speichelfunktion, Speichelfluss" http://www.optimale-zahnbehandlung.ch/mund/speichel?showall=1
- **BlogHistoryFakt 20.5.2015** "Hatten im Mittelalter alle Menschen schlechte Zähne?" https://blog.histofakt.de/?p=939
- **Freie Hansestadt Bremen Gesundheitsamt Bremen** "Trinkwasserüberwachung" *Anmerkung:* Die Konzentration von Mineralstoffen variiert zwischen Trinkwasserversorgern. Die genauen Werte kann man bei den jeweiligen Wasserwerken abfragen. https://www.gesundheitsamt.bremen.de/trinkwasser-2027
- **Buch:** "Ten Cate's Oral Histology 8th Edition. Development, Structure, and Function" 2013, by Antonio Nanci

MIH: Ein Beispiel für Mangel- und Fehlernährung

Dass es sich bei MIH grundsätzlich um eine Stoffwechselstörung handelt, die durch falsche oder fehlende Nährstoffe verursacht wird und nicht, wie oft in der Öffentlichkeit suggeriert wird, in erster Linie durch Weichmacher oder unerklärbare toxische Substanzen, legt eine in 2008 veröffentlichte Studie nahe. Die Zeitschrift European Archives of Pediatric Dentistry publizierte die Studie: *"Nothing new under the heavens: MIH in the past?"*

Dort erklären die Autoren Ogden, Pinhasi, und White den Zusammenhang zwischen einem Mangel an den für den Zahnaufbau relevanten Nährstoffen in der entsprechenden Wachstumsphase und MIH anhand historischer Skelettfunde. In dieser Studie wird gezeigt, wie anhand detaillierter Zahnanalysen von 41 untersuchten Skeletten und 557 untersuchten Zähnen aus dem 17. und 18. Jh. aus einem Londoner Friedhof MIH nachgewiesen wurde. Neben den Untersuchungen der Zähne wurden ebenfalls etliche weitere Studien mit Erkenntnissen rund um die Zusammenhänge von Nährstoffmangel und Zahnfehlbildung hinzugezogen. Ein Großteil dieser Studien ist bereits 20 und mehr Jahre alt.

Urbane Zentren: Mangelernährung

In dem Zusammenhang dieser Erkenntnisse sollte man Folgendes wissen: London war bereits 1650 eine der dichtest besiedelten Regionen der Welt. Über 500.000 Menschen tummelten sich auf engstem Raum und die Bevölkerung wuchs bis 1815 auf über 1,4 Millionen Menschen an. Die Versorgung mit frischen Nahrungsmitteln war mangelhaft und Krankheiten und Seuchen schwächten weite Teile der Bevölkerung. Ab 1750 nahm die Industrialisierung, besonders in London, Geschwindigkeit auf, und mit ihr hielt eine rapide Verschlechterung der Luftqualität Einzug.

Die untersuchten Skelette stammten also von Menschen, die auch schon in jungen Jahren mit einer hohen Luftverschmutzung, wenig Sonne und Bewegung im Freien zu kämpfen hatten. Für weite Teile dieser Bevölkerung war die Versorgung mit grünem Gemüse und somit den Mineralstoffen Calcium, Magnesium und Phosphat, ungenügend. Die notwendigen Rahmenbedingungen für eine gesunde Entwicklung von Zähnen waren nicht gegeben.

Was es zu dem Zeitpunkt nicht gab, waren Weichmacher aus Plastikmaterialien oder andere synthetische Giftstoffe. Und auch, wenn diese Substanzen mit einer hohen Wahrscheinlichkeit nicht förderlich für einen gesunden Zahnaufbau sind, scheiden sie aufgrund dieser Studie als hauptsächliche Ursache für MIH aus. Diese Studie macht ebenfalls deutlich, dass es sich bei MIH um kein neues Symptombild handelt. Kreidezähne sind das Resultat einer Entwicklungsstörung, unter der Menschen unter bestimmten Gegebenheiten auch schon in der Vergangenheit litten.

Quellen und weitere Informationen zu "Kreidezähne/MIH: Ein wissenschaftlicher Beleg für Mangel und Fehlernährung"

- **Quelle:** European Archives of Paediatric Dentistry December 2008, Volume 9, Issue 4, pp 166–171|Cite as "Nothing new under the heavens: MIH in the past?" by A. R. Ogden (Biological Anthropology Research Centre (BARC), Archaeological Sciences University of BradfordBradford England) R. Pinhasi (Archaeology University of CorkIreland) W. J. White (Centre for Human Bioarchaeology Museum of London, London England)
  Zusammenfassung Studie: "**Introduction:** Bouts of malnutrition, disease and fever are known to depress the activity of the enamel-forming ameloblasts and to result in the formation of a thin and poorly calcified enamel matrix, with the formation of linearly distributed pits or grooves of defective enamel. Dental enamel hypoplasia (DEH) has therefore long been used as a non-specific indicator of systemic physiological stress during early life [Goodman and Rose, 1990; Gautelli-Steinberg et al., 1999]. Once formed, enamel is not remodelled during life and every individual's enamel is a record of the first 8 or 9 years of their life when their crowns are formed [Smith, 1991; Skinner and Goodman, 1992; Hillson and Bond, 1997]."
  Results: Of the total number of individuals 41 (93.2%) showed signs of enamel developmental dysplasia or MIH, 28 of them showing moderate or severe lesions of molars, primary or permanent (63.6% of the sample). Incisors and canines, though surviving much less often, showed episodes of linear hypoplasia.
  Conclusion: The extensive lesions seen on many of the molars displayed cuspal enamel hypoplasia (CEH). Many of these teeth also exhibited Molar Incisal Hypomineralisation (MIH)."
  https://link.springer.com/article/10.1007/BF03262632

Zusammenfassung: Viel Wissen, wenig Anwendung. Warum?

Für gesunde Zähne sind folgende "Zutaten" notwendig:

1. **Alle relevanten Nährstoffe:** Bei einem gesunden Körper gibt es einen ständigen Prozess des Auf- und Abbaus von Mineralstoffen in Zähnen. Damit diese für den Zahnerhalt wichtigen Stoffwechselprozesse richtig funktionieren, muss die Nahrung aus hochwertigen Rohstoffen bestehen und eine angemessene Konzentration von Nährstoffen, besonders von denen, die für den Zahnaufbau notwendig sind, aufweisen.

2. **Keine/wenige Giftstoffe:** Nahrung sollte keine bis wenige Substanzen enthalten, die unsere Darmflora und Leber schädigen, sonst funktionieren die notwendigen Stoffwechselprozesse nicht. Dazu gehören zum Beispiel viele Medikamente, Zucker, Nitrat, Salz, Aluminium und Pestizide.

3. **Bewegung und Sonne:** Zusätzlich braucht der Körper ausreichend Bewegung und Sonne (bzw. Fisch), um die Versorgung mit Vitamin D – der Grundvoraussetzung für eine korrekte Einlagerung von Calcium und Phosphat in den Zähnen – zu gewährleisten.

Kinder brauchen also, besonders in den ersten Lebensjahren, Nahrungsmittel, die diese aufgeführten Nährstoffe beinhalten: Hülsenfrüchte, Kräuter, Eier, volles Getreide, viel grünes Gemüse, Samen und Nüsse. Die meisten Kinder bekommen aber von diesen Lebensmitteln offenbar zu wenig. Dafür bekommen sie Nahrung mit wenig Vitaminen und Mineralstoffen und Zutaten, welche die Darmflora, Leber und etliche weitere Organe und Stoffwechselprozesse stören: Wurst, Nudeln, Frischkäse, Kekse, Eis, Milchpulver, Süßigkeiten und salzige Knabberartikel.

Hinzu kommt, dass sich unsere Kinder oft nur eingeschränkt bewegen und in der Sonne – wenn überhaupt – nur unter Einwirkung von Sonnenschutzmitteln spielen dürfen. Häufiger Stress in Form von Lärmbelästigung, Krankheiten, Unruhe in externen Betreuungsmodellen sowie eine familiäre Überlastung stehen ebenfalls schon für Säuglinge und Kleinkinder auf der Tagesordnung. All diese oft dauerhaften Stresssituationen bedeuten eine zusätzliche Belastung für den wachsenden Organismus.

Wenn man sich dieses Gesamtbild anschaut, ist eine Störung der Zahnschmelzstruktur, ebenso wie etliche weitere Erkrankungen, wahrlich keine Überraschung.

4. NEUE ZUTATEN: Was mischt uns die Industrie ins Essen und warum?

Ich halte fest: Insbesondere unsere Kinder, aber auch wir Erwachsene, brauchen all die oben aufgeführten Mikronährstoffe und entsprechenden Lebensmittel, um gesund zu bleiben. Die Realität ist aber, dass die meisten Menschen, besonders unsere Kinder, diese Lebensmittel viel zu wenig bekommen. Stattdessen gibt es viele verarbeitete Produkte mit diversen Zusätzen. Was machen diese Zutaten mit dem menschlichen Körper, besonders mit dem von Kindern im Wachstum? Auch hier lohnt sich ein Blick in die Details. Vertiefen möchte ich dabei zwei Aspekte, die besonders ins Auge fallen:

1. **Die Produktion:** Bei der Produktion unserer Grundnahrungsmittel kommen auf den Feldern und in Gewächshäusern Pflanzenschutzmittel zum Einsatz; in der Massentierhaltung erhalten unsere Nutztiere Hormone und Antibiotika.
2. **Die industrielle Verarbeitung:** Unsere Grundnahrungsmittel werden heutzutage überwiegend von Lebensmittelkonzernen weiterverarbeitet. Dabei werden ihnen Zucker, Salz und etliche Zusatzstoffe zugesetzt.

Vor diesem Hintergrund habe ich versucht, folgende Fragen zu beantworten:

1. Was bewirken die zugesetzten Substanzen in unserem Körper?
2. Welche Veränderungen beobachten wir als Folge des Konsums dieser Zusatzstoffe in unserem Körper?
3. Was sagt die Wissenschaft in Bezug auf Gefahren dieser Substanzen, und welche Informationen bekommt die Bevölkerung hierüber von den Ministerien für Gesundheit (BMG) und Ernährung und Landwirtschaft (BMEL) oder der Deutschen Gesellschaft für Ernährung (DGE)?

Pflanzenschutzmittel

Gesunde Pflanzen

In der ursprünglichen Natur gibt es keine synthetischen Pflanzenschutzmittel. Pflanzen und Tiere leben dort in Kreislaufsystemen. Tiere fressen Pflanzen, und die Ausscheidungsprodukte der Tiere sind wiederum die Nahrung für Pflanzen und Kleinstlebewesen im Boden. Dieses harmonische Zusammenwirken von Lebewesen, Stoffen und Kräften wird als Synergie bezeichnet und nach diesem Prinzip funktioniert die Natur buchstäblich naturgemäß. Mit Synergie sind natürliche Mechanismen von Wechselwirkungen zwischen Pflanzen, Schädlingen und Nützlingen gemeint. Die Stabilität eines Biotops hängt immer von der Vielfalt der Arten ab. Ein intaktes Bodenleben mit vielen Kleinstlebewesen ist dabei ein entscheidender Faktor. In diesem Kreislauf müssen Pflanzen nicht durch synthetische Substanzen geschützt werden und sie brauchen auch nicht extra von Menschen gedüngt zu werden.

Langfristig überleben nur die Organismen, die sich in diesen Kreislauf einfügen: Sie müssen in dem System des Gebens und Nehmens immer etwas beisteuern und dürfen auch nur so viel für sich selbst in Anspruch nehmen, dass diese Balance nicht gefährdet wird. Lebewesen, die sich zu stark vermehren und/oder zu viel aus der Umgebung wegfressen oder dem Boden zu viele Nährstoffe entziehen, geht irgendwann die Nahrung aus. Sie werden schwächer, anfälliger für Krankheiten und vermehren sich dann weniger.

Diese Grundprinzipien nutzt die ökologische Landwirtschaft. Sie erlaubt Pflanzen und Tieren an geeigneten Standorten, in Gemeinschaften zu wachsen, die dafür sorgen, dass alle Arten mit der für sie notwendigen Nahrung versorgt werden. Den einzelnen Organismen wird Zeit und Platz zum Wachsen gegeben, die Gesundheit der Böden wird durch Kompost gefördert und Pflanzen sind Wind und Sonne im "richtigen Maße" ausgesetzt. Blühstreifen auf den Feldern bewirken beispielsweise eine Reduzierung von Schädlingslarven, da sie Nützlingen einen Lebensraum bieten. Ertragseinbußen durch Pflanzenschädlinge werden somit reduziert und das wiederum macht den Einsatz von Pestiziden ganz oder teilweise obsolet. Diese und einige weitere Rahmenbedingungen erzeugen gesunde Pflanzen und Tiere.

Kranke Pflanzen

Die Intensivlandwirtschaft funktioniert allerdings ganz anders: Hier werden riesige Felder mit immer nur einer Pflanzenart bestückt, oft über Jahre hinweg. Diese Pflanzenart nimmt schon in den ersten Wochen genau die Nährstoffe aus dem Boden, die sie zum Wachstum braucht. Das trägt dazu bei, dass andere Arten verdrängt werden. Die Artenvielfalt auf diesen Flächen lässt also nach. Man spricht in diesem Zusammenhang von "Monokulturen". Es entstehen somit keine natürlichen Abfälle, und infolgedessen gibt es auch kaum noch Nahrung für die Kleinstlebewesen im Boden. Doch gerade diese Kleinstlebewesen sind es, die den Boden auflockern, mit ihren Stoffwechselprodukten anreichern und die Nahrungsquelle für andere Lebewesen sind. Sie sterben aus und die Vielfalt des Lebens im Boden nimmt ab und zwar nicht nur im Boden. Auch Tiere, die sich von diesen Kleinstlebewesen ernähren, sind durch Monokultur somit früher oder später gefährdet.

In der Folge bekommt auch die Nutzpflanze nicht mehr die Nährstoffe, die sie zum Wachsen braucht. Dadurch wird sie anfälliger für Parasiten und Witterungseinflüsse. Insekten oder Pflanzen, die sich an diese veränderten Bodenverhältnisse besser anpassen können, breiten sich dann aus, und die Erträge der Pflanzen, die wir Menschen nutzen wollen, sinken.

Um den angepassten, aber wenig nützlichen Pflanzen und Insekten Einhalt zu gebieten, spritzen Bauern schließlich Pestizide. Das ist der Überbegriff für chemische Substanzen, die wir in der Intensivlandwirtschaft nutzen. Pestizide haben immer das Ziel, die als lästig oder schädlich angesehenen Lebewesen zu töten, zu vertreiben oder in der Keimung, im Wachstum oder der Vermehrung zu hemmen. Getötet oder vertrieben werden sollen ungewollte Kräuter, Insekten, Pilze, Schnecken, Milben und Nagetiere, also genau die Lebewesen, die ein Biotop für optimale Synergieeffekte braucht.

Zusammengefasst und auf den Punkt gebracht lässt sich Folgendes festhalten:
1. Große Monokulturen führen dazu, dass Nährstoffe dem Boden einseitig entzogen werden.
2. Ökonomisch uninteressantere Pflanzen werden verdrängt oder durch Pestizide abgetötet. Das Spektrum an stabilisierenden sekundären Pflanzenstoffen nimmt ab.
3. Es entstehen keine natürlichen Abfallprodukte von Pflanzen und Lebewesen aus der Umgebung, die die Nährstoffverluste wieder ausgleichen.
4. Das verringerte Angebot von Pflanzen- und Nährstoffen führt zur Abnahme der Vielfalt von Lebewesen im Boden.
5. Auch die Nutzpflanze wird schließlich aufgrund des geringeren Angebots an Pflanzen- und Nährstoffen geschwächt.
6. Auf die geschwächten Pflanzen und das instabile Ökosystem werden nun chemische Pflanzenschutzmittel ausgebracht. Die verschlechtern den Zustand von Boden und Nährstoffangebot zusätzlich.
7. Auf das geschwächte Ökosystem, das sich nicht mehr aus eigener Kraft stabilisieren kann, müssen chemische oder organische Düngemittel nun von Menschen auf die Felder ausgetragen werden, da sonst fast gar nichts mehr wächst.
8. Dieser gesamte Kreislauf der Intensivlandwirtschaft – Monokulturen, Verlust von Artenvielfalt, Abtöten mit Pestiziden, Düngen mit Chemie – ist ein massiver Eingriff in die Natur und schwächt das gesamte ökologische System.

Was bewirken Pflanzenschutzmittel im Körper?

Da wir nun in der Intensivlandwirtschaft flächendeckend Pflanzenschutzmittel nutzen und die behandelten Lebensmittel in Schulen, Kitas und bei den meisten Menschen auch zu Hause auf den Teller kommen, wollte ich wissen, was genau die Rückstände dieser Substanzen in unseren Kindern bewirken. Deshalb habe ich eine schriftliche Anfrage an das Bundesinstitut für Risikobewertung (BfR) gestellt. Das BfR ist für die Lebensmittelsicherheit in Deutschland zuständig und somit auch für die Belastung unserer Nahrung mit Pflanzenschutzmitteln. Die Aufsichtsbehörde des BfRs ist das Bundesministerium für Ernährung und Landwirtschaft.

Am 12.06.2017 bekam ich eine schriftliche und wenig aussagekräftige Antwort von der Abteilung für Presse- und Öffentlichkeitsarbeit. Auf meine Frage, wie genau sich die unterschiedlichen Pestizide auf unsere Kinder, also einen Organismus im Wachstum, auswirken, gab es keine Antwort. Man verwies mich lediglich auf die Webseiten des BfRs. Auf den Seiten des BfR werden ein paar grundlegende Aspekte in Bezug auf Pflanzenschutzmittel erklärt:

> "Im November 2014 waren in Deutschland 775 verschiedene Pflanzenschutzmittel zugelassen."

> "Diese Pflanzenschutzmittel enthielten insgesamt 276 unterschiedliche Wirkstoffe."

> "Pflanzenschutzmittelrückstände in Lebensmitteln sind bis zum jeweils gesetzlich festgesetzten Rückstandshöchstgehalt erlaubt. Gesundheitliche Beeinträchtigungen sind bei Einhaltung der zulässigen Rückstandshöchstgehalte nach dem gegenwärtigen wissenschaftlichen Kenntnisstand unwahrscheinlich."

"Rückstände von Pflanzenschutzmitteln können in pflanzlichen Lebensmitteln vorkommen. Auch Lebensmittel, die vom Tier stammen, können solche Rückstände aufweisen, wenn die Tiere zuvor pflanzliches Futter aufgenommen haben, das Rückstände von Pflanzenschutzmitteln enthalten hat."

"Die toxische Wirkung wird auf der Basis von Studienergebnissen ermittelt. Meist handelt es sich dabei um tierexperimentelle Studien, die Auskunft über die akute, subakute und chronische Toxizität eines Pflanzenschutzmittelwirkstoffes geben. Sie liefern u.a. auch Informationen zu möglichen erbgutschädigenden (gentoxischen), krebsauslösenden (kanzerogenen) und die Fortpflanzung beeinträchtigenden (reproduktionstoxischen) Eigenschaften."

"Bei Stoffen der Kategorie 2, die krebserregend wirken, das Erbgut aber nicht schädigen, liegt – nach derzeitigem wissenschaftlichen Erkenntnisstand – der kanzerogenen Wirkung ein Schwellenwert zugrunde. Unterhalb dieses Wertes ist mit einer krebsauslösenden Wirkung nicht zu rechnen."

Im Hinblick auf diese Aussagen, stimmen mich einige Aspekte nachdenklich:

- Wir haben also eine große Anzahl von unterschiedlichen Wirkstoffen und einzelnen Pflanzenschutzmitteln, die bundesweit zugelassen sind.
- Laut des BfR gibt es Grenzwerte für einzelne zugelassene Pestizide, aber keine Beschränkungen für die gleichzeitige Nutzung von mehreren Pflanzenschutzmitteln. Ein Landwirt kann also ein einzelnes Pestizid oder auch 10 unterschiedliche mit dem jeweils maximalen Rückstandsgehalt auf seinen Feldern austragen.
- Es wird lapidar erklärt, dass: *"nach dem derzeitigen wissenschaftlichen Kenntnisstand keine gesundheitlichen Beeinträchtigungen zu befürchten"* sind, und dass *"solange zugelassene Pflanzenschutzmittel nach guter fachlicher Praxis angewandt werden"*. Das heißt im Umkehrschluss, bei Abweichungen, welcher Art auch immer, bestehen Gefahren. In welcher Art und Weise, ist nicht erkennbar.
- Rückstände können sich auf Pflanzen, aber auch in tierischen Produkten wiederfinden. Wie Konsumenten eine tägliche Aufnahme erkennen oder berechnen können, ist nicht ersichtlich. Rückstände von Pflanzenschutzmitteln müssen nicht auf Lebensmitteln deklariert werden.
- Ob diese chemischen Substanzen giftig sind oder nicht, wird anhand von Studien ermittelt. Ob diese Studien von unabhängigen Instituten oder der Industrie beauftragt oder finanziert werden, ist nicht ersichtlich.
- Substanzen werden, wenn überhaupt, an Tieren, nicht aber an Menschen getestet. Ob sich Auswirkungen, die man beispielsweise bei Ratten beobachtet, gleichermaßen auf Kinder im Wachstum übertragen lassen, bleibt unklar.
- Definierte Grenzwerte, zum Beispiel für krebserregende Substanzen, orientieren sich an dem derzeitigen wissenschaftlichen Kenntnisstand. Welche Konsequenzen eine Bevölkerung zu befürchten hat, wenn sich dieser derzeitige Kenntnisstand als falsch erweist, bleibt unklar.

Hinzu kommt, dass es grundsätzlich keinerlei Langzeitstudien gibt, die beleuchten, was dieser Cocktail von Chemikalien mit uns Menschen nach 50 oder 70 Jahren macht. Denn ein Großteil der zugelassenen Substanzen wird erst seit den 1980er Jahren in

Europa eingesetzt, und das in immerzu neuen Variationen und unterschiedlich dosierten Mengen. Wir hatten noch keine Generation von Menschen, die ein ganzes Leben lang jeden Tag Rückstände von Pflanzenschutzmitteln geschluckt hat. Unsere Kinder sind die ersten, die dieses "Experiment" durchlaufen.

Das beunruhigende Beispiel Glyphosat

Glyphosat – wie wohl mittlerweile den meisten Menschen bekannt – ist ein Totalherbizid. Es ist weltweit das mit Abstand am meisten genutzte Pflanzenschutzmittel. In Deutschland wird Glyphosat auf ca. 40% unserer Felder eingesetzt; ebenso kommen auf diesen und den restlichen Feldern auch weitere Pflanzenschutzmittel zum Einsatz.

Glyphosat tötet alle Pflanzen, die nicht genetisch extra manipuliert worden sind. Das gilt besonders für Pflanzen im Wachstum – sie werden praktisch im Keim erstickt. Wenn man Vergleichsbilder von Feldern mit und ohne die Nutzung von Glyphosat anschaut, sagt einem schon der gesunde Menschenverstand, dass diese Substanz gefährlich ist. Man sieht verdorrte, tote Erde auf der einen Seite und grüne gesunde Vegetation auf der anderen Seite.

Aber nicht nur auf Pflanzen wirkt Glyphosat tödlich, sondern auch auf Bakterien. Aus genau diesem Grund wurde der Wirkstoff Glyphosat bis in die 1970er Jahre als Rohrreiniger verwendet. Wenn man sich etwas mit Bakterien und unserer Verdauung auskennt, wird auch schnell klar, warum Glyphosat dann für den Menschen alles andere als gesundheitsfördernd ist. Glyphosat beeinträchtigt ganz maßgeblich, und zwar negativ, das Bakterienspektrum in unserer Darmflora. Auch das ist bekannt und wissenschaftlich belegt. (Unter anderem in der Studie *"Glyphosate, pathways to modern diseases II: Celiac sprue and gluten intolerance"* 2013 von Anthony Samsel und Stephanie Seneff, siehe Quellenangaben.)

In dieser Studie wird erklärt, dass die Aufnahme von Glyphosat dazu führt, dass die Resorption von essenziellen Nährstoffen wie Vitamin D, A, Eisen, Molybdän und weiteren essenziellen Mineralstoffen, gestört wird. Weiterhin beeinflusst Glyphosat die Aufnahme der essenziellen Aminosäuren Tryphstophan, Tyrosin, Methionin und Selenomethionin. Die Stoffwechselstörungen und Krankheitsbilder, die wiederum mit einem Mangel an diesen essenziellen Nährstoffen assoziiert werden, sind unter anderem Erkrankungen des Darms, Krebs, Reproduktionsstörungen, Unfruchtbarkeit, Fehlgeburten und Missbildungen. Genau diese Gesundheitsstörungen, besonders Krebs, wurden in einer ganzen Reihe von Versuchen mit Nagern schon in den 1980er Jahren umfänglich belegt. Die gleichen Krankheitsbilder sehen wir nun rund um den Globus, bei Fischen, Säugetieren und Menschen, die viel mit Glyphosat in Kontakt kommen. Eine gute Zusammenfassung der internationalen Studienlage findet sich in: *"GLYPHOSAT: Wirkung des Totalherbizids auf Menschen und Tiere"* Monika Krüger, Jürgen Neuhaus, Arwad Shehata, Wieland Schrödl, Institut für Bakteriologie und Mykologie, Universität Leipzig (siehe Quellenangaben).

Was sagen die Ministerien und die DGE?

Die Anzahl der internationalen Studien, die nachweislich Schäden und Gefahren durch die Nutzung von Glyphosat, wie auch durch weitere zugelassene Pflanzenschutzmittel, belegen, ist erdrückend. Man könnte denken, dass das

Bundesministerium für Gesundheit (BMG) und das Bundesministerium für Ernährung und Landwirtschaft (BMEL) vor diesen potentiell gefährlichen Substanzen warnen, eine Offenlegung aller internationalen Studienergebnisse einfordern und die unterschiedlichen Sichtweisen von Wissenschaftlern transparent und öffentlich machen. Aber genau das passiert nicht. Das BMEL erklärt auf seinen Webseiten in Bezug auf Glyphosat zum Beispiel Folgendes:

> *"Auf Basis aller vorliegenden Erkenntnisse kommen unabhängige Wissenschaftler in Deutschland und allen EU- Mitgliedstaaten überein: Bei bestimmungsgemäßer und sachgerechter Anwendung des Wirkstoffs Glyphosat bestehen keine Zweifel an der gesundheitlichen Unbedenklichkeit."*

Diese Aussage ist offensichtlich falsch, denn allein die hier in diesem Text zitierten Studien kommen zu der Auffassung, dass Glyphosat für Menschen und Tiere eine beachtliche Gefahr darstellt.

Quellen und weitere Informationen zu "Pflanzenschutzmitteln"
- **Wikipedia** "Pestizid" https://de.wikipedia.org/wiki/Pestizid
- **Bundesanstalt für Risikobewertung** "Pflanzenschutzmittel" http://www.bfr.bund.de/de/pflanzenschutzmittel-240.html
- **Bundesanstalt für Risikobewertung** "Gesetzlicher Auftrag" http://www.bfr.bund.de/de/gesetzlicher_auftrag-7465.html
- **PREVOR Forschungslabor Toxikologie und Umgang mit chemischen Risiken** "Pestizide und Ihre Gefahr" http://www.prevor.com/de/pestizide
- **TAZ 2.12.2017** "Viele Bauern sind Glyphosat-Junkies" http://www.taz.de/!5464754/
- **Compact 13.11.2015** "Wie ein Rohrreiniger in unsere Körper kommt" https://blog.campact.de/2015/11/wie-ein-rohrreiniger-in-unsere-koerper-kommt/
- **NBCI** "Glyphosate, pathways to modern diseases II: Celiac sprue and gluten intolerance." 2013 by Samsel A, Seneff S https://www.ncbi.nlm.nih.gov/pubmed/24678255
  Zusammenfassung Studie: "Celiac disease is associated with imbalances in gut bacteria that can be fully explained by the known effects of glyphosate on gut bacteria. Characteristics of celiac disease point to impairment in many cytochrome P450 enzymes, which are involved with detoxifying environmental toxins, activating vitamin D3, catabolizing vitamin A, and maintaining bile acid production and sulfate supplies to the gut. Glyphosate is known to inhibit cytochrome P450 enzymes. Deficiencies in iron, cobalt, molybdenum, copper and other rare metals associated with celiac disease can be attributed to glyphosate's strong ability to chelate these elements. Deficiencies in tryptophan, tyrosine, methionine and selenomethionine associated with celiac disease match glyphosate's known depletion of these amino acids. Celiac disease patients have an increased risk to non-Hodgkin's lymphoma, which has also been implicated in glyphosate exposure. Reproductive issues associated with celiac disease, such as infertility, miscarriages, and birth defects, can also be explained by glyphosate. Glyphosate residues in wheat and other crops are likely increasing recently due to the growing practice of crop desiccation just prior to the harvest. We argue that the practice of 'ripening' sugar cane with glyphosate may explain the recent surge in kidney failure among agricultural workers in Central America."
- **The Detox Projekt** "Glyphosate and Roundup negatively affect gut bacteria" https://detoxproject.org/glyphosate/glyphosate-and-roundup-negatively-affect-gut-bacteria/
- **US national libary of Medicine Datenbank mit allen weltweiten Studien zum Thema Glyphosate** https://toxnet.nlm.nih.gov/cgi-bin/sis/search2/r?dbs+hsdb:@term+@rn+1071-83-6
- **Institut für Bakteriologie und Mykologie Universität Leipzig** "GLYPHOSAT: Wirkung des Totalherbizids auf Menschen und Tiere" Monika Krüger, Jürgen Neuhaus, Arwad Shehata, Wieland Schrödl https://www.beauftragter-sicherheit.uni-mainz.de/files/2016/08/Risiko-Glyphosat.pdf
- **Scientific Research March 2018** "Environmental Exposure to Glyphosate and Reproductive Health Impacts in Agricultural Population of Argentina" by Medardo Avila-Vazquez, Flavia S. Difilippo, Bryan Mac Lean, Eduardo Maturano, Agustina Etchegoyen https://www.scirp.org/Journal/PaperInformation.aspx?PaperID=83267

- **Research Gate December 2017** "Glyphosate toxicity for animals"
  Jatinder, Pal Kaur Gill, Nidhi Sethi, Anand Mohan, Shivika Datta, Madhuri Girdhar
  https://www.researchgate.net/publication/321822115_Glyphosate_toxicity_for_animals
- **Bundesministerium für Ernährung und Landwirtschaft** "Pflanzenschutzmittel"
  https://www.bmel.de/DE/Landwirtschaft/Pflanzenbau/Pflanzenschutz/_Texte/DossierPflanzenschutzmittel.html?notFirst=true&docId=5305986#doc5305986bodyText10
- **FOCUS ONLINE 9.10.2012** "Immer mehr Tiere sind allergisch"
  https://www.focus.de/wissen/natur/tiere-und-pflanzen/tiere-immer-mehr-tiere-sind-allergisch_aid_835277.html
- **UC San Diego Health 24.10.2017** "Exposure to Glyphosate, Chemical Found in Weed Killers, Increased Over 23 Years" *Zitat Studie:* "Analyzing samples from a prospective study, University of California San Diego School of Medicine researchers found that human exposure to glyphosate, a chemical widely found in weed killers, has increased approximately 500 percent since the introduction of genetically modified crops."
  https://health.ucsd.edu/news/releases/Pages/2017-10-24-exposure-to-glyphosate-chemical-found-in-weed-killer-increased-over-23-years.aspx

Empfehlungen Video-Dokumentationen
- "Poisoned Fields – Glyphosate, the underrated risk?" 2015, by Volker Barth, Co-Production Anthro Media with ARD/WDR, Original title Gift im Acker – Glyphosat, die unterschätzte Gefahr https://www.youtube.com/watch?v=XDyI10Z8aH0&t=22s
- "Chronisch vergiftet – Monsanto und Glyphosat" (ARTE Doku) 2015, by Andreas Rummel https://www.youtube.com/watch?v=3ivpJx3gkMY
- "Monsanto-Tribunal erkennt Ökozid durch Glyphosat | Roundup, der Prozess" arte Doku 2017, https://www.youtube.com/watch?v=y3mUwYNVtSM
- "Gekaufte Wahrheit – Gentechnik im Magnetfeld des Geldes" 2010, by Bertram Verhaag
- "Schöne neue Landwirtschaft: BAYER® und Monsanto" (Doku D 2017) https://www.youtube.com/watch?v=_SRfYXhiXbY
- "Arpad Pusztai – Blowing the Whistle, He knew the truth about GMO's Years Ago" 2012, https://www.youtube.com/watch?v=Onw72ShqbP4
- "Vergiftete Böden, resistente Superunkräuter und verseuchtes Getreide sind das Resultat einer zerstörerischen gentechnischen Landwirtschaft" 2017, Code of Survival
  http://www.codeofsurvival.de/

Antibiotika und Hormone in der Massentierhaltung

Natürliches Antibiotikum und Hormonsteuerung

Wenn Tiere unter natürlichen Bedingungen gehalten werden, stärken sie ihre Körper mit den für sie richtigen Mengen an Fettsäuren, Vitaminen und Mineralstoffen, indem sie Kräuter, Gräser, Nüsse, Samen, Obst oder Würmer fressen. Die wilden Pflanzenteile enthalten häufig natürliches Antibiotikum und andere sekundäre Pflanzenstoffe. Diese helfen auch den Tieren dabei, ihr Immunsystem stabil zu halten, also Viren und Bakterien zu bekämpfen und Wunden schneller heilen zu lassen. Ausreichend Bewegung und ein natürliches Maß an Stress (z. B. moderate Wettereinflüsse) sorgen grundsätzlich für einen gesunden Stoffwechsel und eine ausgeglichene Hormonsteuerung. Geschlechts- und Wachstumshormone lassen die Tiere groß werden und erlauben ihnen, sich im angemessenen Umfang gesund zu vermehren. Wenn Tiere unter solch natürlichen Bedingungen aufwachsen, werden sie selten krank und brauchen von Menschen keine Unterstützung.

Krankmachende Hilfestellung in der Massentierhaltung

In der Massentierhaltung werden Nutztiere, wie der Begriff schon besagt, in großer Stückzahl auf engstem Raum und meist ohne natürliches Tageslicht, gehalten. Diese Tiere können sich nicht angemessen bewegen und können kein oder zu wenig, auch für sie notwendiges, Vitamin D synthetisieren. Sie leiden somit unter einem eingeschränkt funktionsfähigen Stoffwechsel.

Ebenso bekommen Nutztiere in der Massentierhaltung nicht das Futter, das sie unter natürlichen Bedingungen fressen würden. Sie erhalten Kraftfutter aus hochkonzentriertem Eiweiß, und das meistens aus genetisch verändertem Getreide wie Mais und Soja. Solche Nutztiere bekommen somit zu wenig natürliche und essenzielle Nährstoffe, dafür Rückstände von Pflanzenschutzmitteln, die ihren Organismus zusätzlich belasten. Dieses Futter führt, ähnlich wie bei uns Menschen dazu, dass unter anderem die Darmflora der Tiere gestört wird. Die Tiere werden dann viel öfter krank, selbst in der kurzen Lebenszeit, die sie haben.

Zu den Krankheiten, unter denen Nutztiere heute leiden, gehören Infektionen der Haut, des Verdauungstraktes und Entzündungen am Euter bei Kühen. Immer häufiger leiden Tiere auch an Allergien. Mehr als die Hälfte aller Masthühner erleiden Knochenbrüche, zwei Drittel weisen deformierte Krallen auf. Es entstehen Infektionen an den abgeschnittenen Schwänzen der Schweine und an Bisswunden, die sich die Tiere unter den belastenden Bedingungen der Massentierhaltung gegenseitig zufügen sowie Beschädigungen der Hufe von Rindern.

Um diese Verletzungen und die hieraus folgenden Infektionserkrankungen zu behandeln und Ansteckungsgefahren entgegenzuwirken, werden die Tiere flächendeckend mit Antibiotika, Cortison und Schmerzmitteln behandelt. Es gilt: Mästen und so lange am Leben halten, wie nötig. Die Süddeutsche Zeitung schrieb dazu am 25. Juni 2013 einen Artikel:

> *"Antibiotika in der Viehhaltung*
> *Milch von gedopten Kühen: Hochleistungs-Milchkühe müssen heutzutage bis*
> *zu 50 Liter Milch am Tag geben, das macht sie anfällig für Infektionskrankheiten.*
> *Der Einsatz von Antibiotika wird wohl weiter zunehmen – auch wenn die*
> *Langzeitwirkungen für Tier, Mensch und Umwelt unüberschaubar sind."*

Die Verabreichung der Medikamente und Hormone belastet wiederum – zusätzlich zu den Pflanzenschutzmittelrückständen – ebenfalls die Darmflora der Tiere und behindert auch bei diesen Säugetieren die Aufnahme und Produktion von essenziellen Mikronährstoffen.

Weiterhin werden Muttertiere in der Schweinezucht mit Hormonen behandelt, damit sie regelmäßig große Würfe an Jungtieren gebären. Wachstumshormone sind ebenfalls bei der Zucht von Bullen im Einsatz und werden Kühen verabreicht, um die Milchproduktion zu erhöhen. Auch diese Praktiken sind gravierende Eingriffe in den Hormonhaushalt und somit in die Stoffwechselprozesse der Tiere.

Die Metaanalyse *"A meta-analysis review of the effects of recombinant bovine somatotropin. 2. Effects on animal health, reproductive performance, and culling."* hat die Auswirkungen des Wachstumshormons Rinder-Somatotropin (rBST) – ein von Monsanto entwickeltes und seit 1994 für den Markt hergestelltes Produkt – auf die Entstehung von Entzündungen im Körper der Tiere und deren Reproduktionsfähigkeit betrachtet und kam zu folgendem Ergebnis (so übersetzt auf Wikipedia – Originalstudie unter Quellenverzeichnis):

"Als Nebenwirkungen wurden 2003 in einer Meta-Analyse eine um 25 % erhöhte Wahrscheinlichkeit der Mastitis (Entzündung der Milchdrüsen) mit teilweiser Eiterbildung beschrieben. Die Empfängnisbereitschaft von Kühen sinkt während der Behandlung mit rBST um 40 %. Die Wahrscheinlichkeit für Lahmheit in Kühen ist um 55 % erhöht."

Zusätzlich zu den Belastungen durch Bewegungsmangel, Mangel an Sonnenlicht, Rückstände aus Pflanzenschutzmitteln, Pharmaprodukten und einem nicht artgerechten Futter, sind die Tiere starkem Stress ausgesetzt. Dies führt, ähnlich wie bei Menschen, ebenfalls zu Nährstoffverlusten und macht sie anfällig für Krankheiten. Zu diesen Stressfaktoren gehört, dass die Jungtiere von den Muttertieren direkt nach der Geburt getrennt werden und soziale Beziehungen, wie sie z.B. bei Schweinen normalerweise üblich wären, nicht ausgelebt werden können.

All diese Faktoren, inklusive der körpereigenen Stresshormone, beeinflussen die Qualität von Fleisch, Milch und Eiern. Rückstände von Giftstoffen und die geringere Konzentration von Nährstoffen, wie z.B. von essenziellen Fettsäuren, machen diese tierischen Produkte weniger wertig bis gefährlich für uns Menschen.

Eine großangelegte Studie, basierend auf der Auswertung von über 200 weltweiten Studien, durchgeführt von der Organisation Compassion in World Farming, fasst die qualitativen Unterschiede von tierischen Produkten aus artgerechter Freilandhaltung im Vergleich zur Massentierhaltung wie folgt zusammen:

Anteil Körperfett
- Fleisch von Hühnern aus Freilandhaltung, mit biologisch produzierter Nahrung gefüttert = bis zu 50% weniger Körperfett
- Fleisch von mit Gras ernährten Rindern aus Freilandhaltung = zwischen 25 und 50% weniger Körperfett

Essenzielle Fettsäure Omega 3
- Fleisch von Hühnern aus Freilandhaltung, mit biologisch produzierter Nahrung gefüttert = bis 565% mehr Omega 3
- Eier aus artgerechter Hühnerhaltung = bis zu 170% mehr Omega 3
- Fleisch von mit Gras ernährten Rindern aus Freilandhaltung = bis zu 430% mehr Omega 3
- Milch von mit Gras ernährten Rindern aus Freilandhaltung = 50 bis 185% mehr Omega 3
- Fleisch von Schafen aus artgerechter Freilandhaltung = 30 bis 245% mehr Omega 3

Vitamine/Antioxidantien
- Eier von Hühnern aus Freilandhaltung, mit biologisch produzierter Nahrung gefüttert = bis zu 100% mehr Vitamin E und bis zu 280% mehr Beta-Carotine
- Fleisch von Schweinen aus artgerechter Freilandhaltung = bis zu 200% mehr Vitamin E
- Fleisch aus artgerechter Rinderhaltung = zwischen 335 und 700% mehr Beta-Carotine
- Milch aus artgerechter Rinderhaltung = zwischen 60 und 436% mehr Beta-Carotine

Was sagen die Ministerien und die DGE?

Angesichts der Ergebnisse der internationalen Studien rund um das Absinken von essenziellen Nährstoffen in der Massentierhaltung im Vergleich zu einer artgerechten Haltungsform, könnte man erwarten, dass die entsprechenden Bundesministerien und die DGE über diese Sachverhalte aufklären.

Man könnte denken, dass die Ministerien die öffentliche Diskussion nicht nur auf den Tierschutz reduzieren, sondern auf den Schutz von uns Menschen ausweiten. Man könnte glauben, dass die aus Steuergeldern bezahlten "Hüter über unsere Gesundheit" erklären, dass die Produkte aus der Massentierhaltung, welche in Supermärkten, Kantinen und auf Kita- und Schultellern angeboten werden, keinen vollen Beitrag für den Erhalt unserer Gesundheit leisten.

Eine solche Aufklärungskampagne wird von den amtierenden Politikern und Politikerinnen der Bundesministerien BMG und BMEL aber nicht geführt. Auch von Seiten der Deutschen Gesellschaft für Ernährung (DGE) finde ich keine Warnhinweise bezüglich Produkten aus der Massentierhaltung. Warum nicht?

Quellen und weitere Informationen zu "Antibiotika und Hormone in der Massentierhaltung"

- **Tiergesundheit und mehr – Rinder** "Erfolgreich vorbeugen gegen Milchfieber Milchfieber gehört nach wie vor zu den wichtigsten Stoffwechselkrankheiten bei Milchkühen." https://www.tiergesundheitundmehr.de/milchfieber-stoffwechselkrankheit-vorbeugung.pdfx
- **Wikipedia** "Rinder-Somatotropin" https://de.wikipedia.org/wiki/Rinder-Somatotropin
- **Süddeutsche Zeitung 25.6.2013** "Milch von gedopten Kühen" by Silvia Liebrich https://www.sueddeutsche.de/wirtschaft/antibiotika-in-der-viehhaltung-milch-von-gedopten-kuehen-1.1704817
- **NCBI 1999** "Bovine somatotropin and lactation: from basic science to commercial application" by Bauman DE, Domest Anim Endocrinol. 1999 Oct;17(2-3):101-16. https://www.ncbi.nlm.nih.gov/pubmed/10527114
- **NCBI 2003** "A meta-analysis review of the effects of recombinant bovine somatotropin. 2. Effects on animal health, reproductive performance, and culling." R. Dohoo, L. DesCôteaux, K. Leslie, A. Fredeen, W. Shewfelt, A. Preston, P. Dowling, in: Canadian journal of veterinary research = Revue canadienne de recherche vétérinaire. https://www.ncbi.nlm.nih.gov/pubmed/14620861?dopt=Abstract
- **Heinrich Böll Stiftung und dem BUND** "FLEISCHATLAS Daten und Fakten über Tiere als Nahrungsmittel 2018" https://www.bund.net/fileadmin/user_upload_bund/publikationen/massentierhaltung/massentierhaltung_fleischatlas_2018.pdf
- **ZEIT ONLINE 9.1.2014** "Unser täglich Hormonfleisch. Billigfleisch aus Schlachtfabriken, Turbo-Sauen voller Medikamente: Der Fleischatlas beschreibt die Bedingungen der Produktion – und zeigt, dass es auch besser ginge." http://www.zeit.de/wirtschaft/2014-01/fleischatlas-hormonfleisch-freihandel
- **Ärzte gegen Massentierhaltung** http://www.aerzte-gegen-massentierhaltung.de/
- **CIWF UK** "Nutritional Benefits of Higher Welfare Animal Products" https://www.ciwf.org.uk/research/food-and-human-health/nutrition/
- **Video-Dokumentation 25.08.2015** "Tierfabrik Deutschland" ZDF Frontal21 Dokumentation über die Erzeugung von Tierprodukten in Deutschland. https://www.youtube.com/watch?v=r4l8nrffQ1E
- **Video-Dokumentation:** "Massentierhaltung – Schluss mit Massentierhaltung. Schluss mit dem Leiden der Nutztiere, das fordern Wissenschaftler und viele Verbraucher. Doch wie sieht artgerechte Tierhaltung aus und woher kommt das Geld dafür? odysso zeigt, wie es funktionieren könnte." vom SWR von 17.09.2015 - Verfügbar bis 16.09.2020 http://www.ardmediathek.de/tv/odysso-Wissen-im-SWR/Massentierhaltung-Schluss-mit-Massenti/SWR-Fernsehen/Video?bcastId=246888&documentId=30615252

Zusatzstoffe allgemein

Natürliche Lebensmittel schimmeln, gären, vertrocknen oder verkleben. Sie werden dadurch für den Menschen oft ungenießbar. Um diesen chemischen und biologischen Prozessen entgegenzuwirken, nutzt die Lebensmittelindustrie eine große Palette an Hilfs- und Zusatzstoffen.

Neben natürlichen Zutaten oder Extrakten – dazu gehören zum Beispiel Beetenrot, ein roter Farbstoff gewonnen aus Rote Beten, Vitamin C in Form von Ascorbinsäure, aber auch Zucker und Salz – nutzt die Lebensmittelindustrie ferner Substanzen, die so in der Natur nicht vorkommen.

Insgesamt gibt es zurzeit 341 offiziell von der EU zugelassene Zusatzstoffe. All diese Stoffe verändern unsere Lebensmittel auf unterschiedliche Weise. Sie sind ursprünglich nicht, bzw. nicht in den heute genutzten Mengen, Teil unserer natürlichen Nahrungskette. Einige von diesen Hilfs- und Zusatzstoffen haben schwere Nebenwirkungen.

Diese Zusätze werden in unterschiedlichen Gruppen gebündelt und tragen "appetitanregende" Namen wie: Backtriebmittel, Komplexbinder, Mehlbehandlungsmittel, Farbstoffe, Geschmacksverstärker, Schaummittel, Schaumverhüter, Treibgas, Schutzgas, Feuchthaltemittel, Rieselhilfsmittel, Überzugsmittel.

Informationen zu diesen Zusatzstoffen finden sich in einer vom Bundesministerium für Ernährung und Landwirtschaft (BMEL) veröffentlichten Liste (entsprechender Link: siehe Quellenangaben). In den Details dieser Liste finden sich für einen Großteil dieser Zusatzstoffe Warnhinweise, die allerdings auf den Endprodukten nicht deklariert werden müssen. Dazu gehören:

1. **Bei fünf Zusatzstoffen:** *"Kann Aktivität und Aufmerksamkeit bei Kindern beeinträchtigen"*
2. **Bei achtundzwanzig Zusatzstoffen:** *"Kann pseudoallergische Symptome an Haut und Atemwegen hervorrufen"* oder *"Kann in seltenen Fällen bei empfindlichen Personen Hautreaktionen oder asthmatische Beschwerden auslösen"*.
3. **Bei acht Zusatzstoffen:** *"Bei Asthmatikern können Schwefelverbindungen Asthmaanfälle hervorgerufen"*
4. **Bei sechsundvierzig Zusatzstoffen:** *"Vorsicht bei Kleinkindern, da die akzeptable tägliche Aufnahmemenge überschritten werden könnte"*

Anmerkung: In biologisch produzierten Produkten dürfen nur vergleichsweise wenige Zusatzstoffe genutzt werden.

Fragwürdige Zutaten
Folgende Farbstoffe sind für Kinder potenziell gesundheitsschädigend und tragen den Warnhinweis: *"Kann Aktivität und Aufmerksamkeit bei Kindern beeinträchtigen"*

E Nummer und Bezeichnung	enthalten oder zugelassen in für Kinder relevanten Produkten
E 102 Tartrazin (Farbstoff Zitronengelb)	Limonaden, Back- und Süßwaren, Desserts und Schmelzkäse
E 110 Gelborange	Schmelzkäse, Spirituosen, Brausepulver, Limonaden, Desserts, Back- und Süßwaren, Marmeladen, Lachsersatz
E122 Azorubin (Farbstoff rot)	Getränke, Süßwaren, Götterspeise, aromatisierten Schmelzkäse, Fisch- und Krebstierpaste, Fertigsuppen, Soßen
E 124 (Farbstoff scharlachrot)	Chorizo-Wurst, Lachsersatz, Limonaden, Süßwaren, Würzmittel
E 129 (Farbstoff rot)	Würstchen, Süßwaren, Desserts, Getränke

Für kleine Kinder sind folgende Zusatzstoffe potenziell gefährlich und fallen unter die Rubrik: *"Vorsicht bei Kleinkindern, da die akzeptable tägliche Aufnahmemenge überschritten werden könnte"*

E Nummer und Bezeichnung	enthalten in für Kinder relevanten Produkten
E 160b Annatto oder auch Bixin, Norbixin	Gebäck, Desserts, Knabbererzeugnisse, aromatisierter Schmelzkäse, Räucherfisch, aromatisierte Milchprodukte,
E 210 Benzoesäure	Marmeladen, Ketschup, eingelegtes Gemüse und Fischkonserven
E 211 Natriumbenzoat	Marmeladen, eingelegtes Gemüse, Wurst, Senf, Soßen, Fischkonserven
E 212 Kaliumbenzoat	Soßen, Mayonnaise, Marmelade, Fertigsalate, Kuchenfüllungen, eingelegtes Gemüse, Fischerzeugnisse, aromatisierte Mineralwässer
E 220 Schwefeldioxid oder Schwefelige Säure E 221 Natriumsulfit E 222 Natriumhydrogensulfit E 223 Natriummetabisulfit E 224 Kaliummetabisulfit E 226 Calciumsulfit E 227 Calciumhydrogensulfit E 228 Kaliumhydrogensulfit	Trockenfrüchte, Kartoffelfertigprodukte, eingelegtes Gemüse, Kuchenfüllungen
E 249 Kaliumnitrit E 250 Natriumnitrit	gepökelte Fleischerzeugnisse, Gänse- und Entenleberpastete
E 321 Butylhydroxitoluol	Backwaren, Knabbererzeugnisse, Trockensuppen, Würzmittel, Kaugummi
E 338 Phosphorsäure	aromatisierte Getränke, insbesondere Colagetränke, Backwaren, Fleisch- und Fischprodukte
E 339 Natriumphosphate	aromatisierte Getränke, Schmelzkäse, Cerealien, Getränkeweißer, Backwaren, Fleisch und Fischerzeugnisse

E 340 Kaliumphosphate	aromatisierte Getränke, Kartoffelprodukte, Getränkeweißer
E 341 Caliumphosphate	aromatisierte Getränke, Cerealien, Milchpulver, Sahne oder Sahneersatz aus Pflanzenfett, Getränkeweißer
E 343 Magnesiumphosphat	aromatisierte Getränke, Kartoffelprodukte, Milchpulver, Schmelzkäse, Getränkeweißer
E 432 Polysorbat 80 E 433 Polysorbat 20 E 434 Polysorbat 40 E 435 Polysorbat 60 E 436 Polysorbat 65	Backfette, Speiseeis, Desserts, Backwaren, Soßen und Suppen, Milch und Sahneersatzprodukte aus pflanzlichen Rohstoffen
E 450 Dinatriumdiphosphat Trinatriumdiphosphat Tetranatriumdiphosphat Dikaliumdiphosphat Tetrakaliumdiphosphat Dicalciumdiphosphat Calciumdihydrogendiphosphat	Milchpulver, Schmelzkäse, Margarine, Speiseeis, Backmischungen
E 451 Pentanatriumtriphosphat Pentakaliumtriphosphat	Schmelzkäse, Fleischerzeugnisse, Margarine, Speiseeis
E 452 Natriumpolyphosphat Kaliumpolyphosphat Natriumcalciumpolyphosphat Calciumpolyphosphat	Kartoffelprodukte, Milchpulver, Schmelzkäse, Getränkeweißer, Margarine, Backspray, Speiseeis, kandierte Früchte, Cerealien, Backwaren, Fleisch- und Fischprodukte
E 473 Zuckerester von Speisefettsäuren E 474 Zuckerglyceride	Getränkeweißer, Back- und Süßwaren, Speiseeis, Desserts, nichtalkoholische und alkoholische Getränke, Oberflächenbehandlung von frischen Früchten
E 475 Polyglycerinester von Speisefetten	Back- und Süßwaren, Getränkeweißer und Fettzubereitungen
E 481 Natriumstearoyl-2-lactat E 482 Caliumstearoyl-2-lactat	Backwaren, Desserts, Knabbererzeugnisse, Toastbrot
E 483 Stearyltartrat	Desserts und Backwaren außer Brot
E 491 Sorbitanmonostearat	Backwaren, Speiseeis, Desserts und Zuckerwaren
E 492 Sorbitantristearat E 493 Sorbitanmonolaurat E 494 Sorbitanmonooleat	Backwaren, Schokolade und Kakaoerzeugnisse, Speiseeis, Desserts und Zuckerwaren
E 520 Aluminiumsulfat E 521 Aluminiumnatriumsulfat E 522 Aluminiumkaliumsulfat E 523 Aluminiumammoniumsulfat	Eiklar, glasiertes, kandiertes oder kristalliertes Obst und Gemüse
E 541 Saures Natriumaluminiumphosphat	Biskuitgebäck und englische Scones
E 554 Natriumaluminiumsilikat (auch Silikat, Kieselsalze)	Trockenlebensmittel in Pulverform, Käse in Scheiben oder gerieben, Würzmittel, Nahrungsergänzungsmittel, Kochsalz

E 950 Acesulfam-K	energiereduzierte bzw. zuckerfreie Produkte wie Getränke, Desserts, Süßwaren, Brotaufstriche, Marmeladen, Feinkostsalate
E 952 Cyclohexansulfamidsäure Natriumcyclamat Calciumcyclamat	energiereduzierte bzw. zuckerfreie Produkte wie Getränke, Desserts, Brotaufstriche, Marmeladen, Obstkonserven

Anmerkungen zur Tabelle:
- Wie hoch genau die *"akzeptable tägliche Aufnahmemenge"* für jeden dieser Stoffe ist, ist nicht ersichtlich.
- Mengenangaben dieser Zusatzstoffe müssen auf den Verpackungen von Lebensmitteln nicht ausgewiesen werden.
- Unklar ist, was genau mit Kindern passiert, die zu viel von einzelnen dieser Stoffe aufnehmen.
- Unklar ist ebenfalls, wie es sich auf Kinder auswirkt, die mehrere dieser Stoffe über die Nahrung parallel aufnehmen.
- Besonders für Kinder ergeben sich unkalkulierbare Risiken: Wie genau also Eltern oder Kita- und Schulbetreiber feststellen sollen, ob und wann eine zulässige Höchstmenge einen oder mehrere dieser Stoffe überschreitet, ist ein großes Rätsel.
- Warum es überhaupt zulässig ist, dass Lebensmittel ohne Warnhinweise verkauft werden dürfen, die unsere Kinder potentiell negativ beeinflussen, ist nicht ersichtlich.

Wahrscheinlich ist, dass ein sehr großer Teil unserer Kinder viele dieser Zusatzstoffe aufnimmt. Die Zusatzstoffe finden sich breit gefächert in industriell hergestellten Backwaren, Brotaufstrichen, Kartoffelfertigprodukten, Speiseeis, Süßwaren, Nachspeisen, Softgetränken, Fisch- und Fleischprodukten, Milchpulverprodukten und Cerealien. Diese Produkte sind quasi allgegenwärtig – auch für unsere Kinder. Wer also Gefahren für Kinder minimieren möchte, und sich nicht 341 einzelne Stoffe merken kann, sollte generell alle Substanzen mit folgendem Wortteil, meiden:

- Natrium
- Phosphat
- Nitrat, Nitrit
- Aluminium
- Bixin und Benzo
- Schwefelsäure oder Sulfit
- Glyceride
- Sorbit und Sorbat

Ebenso sollten alle Lebensmittel mit den künstlich hergestellten Farbstoffen Rot, Gelb und Orange vom Einkaufszettel gestrichen werden. Darunter fällt ein Großteil der industriell hergestellten Süßigkeiten.

Auf einige der Zusatzstoffe wie Natrium, Phosphat, Nitrat, Glutamat und Aluminium und deren Wirkung im Körper, komme ich etwas später ausführlich zu sprechen.

Quellen und weitere Informationen über "Zusatzstoffe allgemein"
- **Wikipedia** Lebensmittelzusatzstoff https://de.wikipedia.org/wiki/Lebensmittelzusatzstoff
- **Veröffentlicht vom BMEL online** "Zusatzstoffe nach E Nummer Stand Januar 2015" https://www.bmel.de/SharedDocs/Downloads/Ernaehrung/Kennzeichnung/E-Nummern-aid.pdf?__blob=publicationFile
- **Verbraucherzentrale 12.6.2013** "E-Nummern Gefährliche Stoffe in bunten Gummibären" https://www.rundschau-online.de/5373064 2017
- **Bayrisches Staatsministerium für Verbraucher und Umweltschutz** "Schwermetalle in Lebensmitteln" https://www.vis.bayern.de/ernaehrung/lebensmittelsicherheit/unerwuenschte_stoffe/schwermetalle.htm#wie
- **WDR online 14.2.2017** "Schwermetalle in Nahrungsmitteln – wie gefährlich ist das?" http://www1.wdr.de/wissen/natur/schwermetalle-in-nahrungsmitteln-100.html
- **Stern online** "Schadstoffe und Rückstände Gift im Essen" https://www.stern.de/gesundheit/ernaehrung/gesunde-ernaehrung/schadstoffe-und-rueckstaende-gift-im-essen-3084258.html
- **Bundesministerium für Landwirtschaft und Ernährung (BEMEL)** "Rückstände und Kontaminanten" https://www.bmel.de/DE/Ernaehrung/SichereLebensmittel/RueckstaendeKontaminanten/RueckstaendeKontaminanten_node.html
- **Food Detektiv** http://www.food-detektiv.de/e_nummer_ausgabe.php?id=106
- **UGB online** "Dolce vita dank Süßstoffen?" https://www.ugb.de/lebensmittel-im-test/dolce-vita-dank-suessstoffen/

Zucker

Natürlicher Energiespender
Mit Zucker bezeichnet man allgemein Einfachzucker (Monosaccharide) oder Zweifachzucker (Disaccharide). Das sind kurzkettige Kohlenhydrate, die sich leicht in Wasser auflösen, und die, wenn wir sie essen oder trinken, in unserem Körper sehr schnell ins Blut und somit auch zu allen anderen Zellen gelangen. Die schnelle Verstoffwechselung bedeutet für uns, dass wir kurzfristig viel Energie zur Verfügung haben, was besonders in Situationen großer Anstrengung sehr wichtig ist.

Diese Form von Zucker ist Teil unserer natürlichen Nahrung und findet sich in Obst, Honig, Wurzelgemüse wie Zuckerrüben, Zuckerrohr und Milch. Diese Einfach- und Zweifachzucker befinden sich also in Nahrungsmitteln, welche Menschen seit Tausenden von Jahren konsumieren. Sie sind in ihrer ursprünglichen Form gesunde Nahrungsmittel und leisten einen wichtigen Beitrag für den Erhalt unserer Gesundheit.

Industrie-Zucker: Eine Gefahr für die Gesundheit
Zucker wird von der EU nicht als Zusatzstoff definiert und taucht somit auch nicht in der Liste der zugelassenen Zusatzstoffe auf. Aber dieses weiße Pulver wird von der Lebensmittelindustrie fast allen verarbeiteten Nahrungsmitteln zugeführt: Es dient als Konservierungsstoff, Geschmacksträger und kostengünstige Zutat, um Lebensmittel zu strecken.

Der eingesetzte Zucker ist ein Extrakt von ursprünglichen Nahrungsmittel: Zucker basiert also auf Naturprodukten. Das macht den Industrie-Zucker für uns Menschen aber trotzdem nicht besser. Namen von Zucker sind folgende:

1. Saccharose = Disaccharide/ Zweifachzucker/ Weißer Zucker/ Haushaltszucker/ Kristallzucker

2. Fruktose = Monosacharid/ Fruchtzucker
3. Glukose = Monosacharid/ Dextrose/ Traubenzucker
4. Isoglukose = Glucose-Fructose-Sirup/ Maissirup (Gemisch aus Glucose und Fructose)
5. Laktose = Disaccharide/ Zweifachzucker/ Milchzucker

Die Hauptausgangsquellen für die Herstellung von Industriezucker sind Zuckerrohr, Zuckerrüben, Mais oder Milch. Dabei gilt: Ein natürliches Produkt wird durch die Raffination so lange verarbeitet, bis weißer Staub oder eine zähe Masse (Sirup) übrig bleiben: Fructose, Glucose, Saccharose, Isoglukose, Laktose.

Dieser Staub oder Sirup liefert nur Energie in Form von Kilokalorien, aber praktisch keine weiteren essenziellen Nährstoffe. Die sind im Verarbeitungsprozess verlorengegangen und genau da liegt das größte Problem. Denn wenn der Körper eine Anstrengung vollbringen soll, muss der Stoffwechsel in allen Bereichen funktionieren. Die folgende Tabelle beleuchtet das Dilemma: Industriezucker, Fruchtzucker und Traubenzucker im Vergleich zu Ahornsirup, Honig, Rübenkraut und Trockenobst. Je 100 Gramm:

	Kcal	Kohlenhydrate (gesamt)	Natrium (Salz) mg	Kalium mg	Calcium mg	Magnesium mg	Phosphor mg	Eisen mg	Zink mg	ß-Carotin (A Vorstufe) mg	Vitamin E mg	Vitamin B1 mg	Vitamin B2 mg	Vitamin B 6 mg	Folsäure µg	Vitamin C mg
Zucker (Saccharose)	399	100	0	2	1	0	0	0,3	+	0	0	0	0	0	0	0
Fruchtzucker (Fruktose)	396	99	0	2	1	0	0	0,2	+	0	0	0	0	0	0	0
Traubenzucker (Glukose)	364	91	0	2	1	0	0	0,2	+	0	0	0	0	0	0	0
Ahornsirup	275	67	10	200	65	15	2	1,2	4,1	0	0	0,01	0,01	+	0	0
Honig	302	75	2	45	6	2	5	1,3	0,4	0	0	+	0	0,16	2	2
Rübenkraut (Bio-Bauck)	279	67	90	1450	500	140	30	18	+	0	+	0	+	+	+	0
Pflaume getrocknet	254	47	8	825	40	30	70	2,3	0,4	0,14	1,5	0,15	0,12	0,15	4	4
Tagesbedarf eines Kindes 1-4 Jahre	1300	39	300	1000	600	80	500	8	3	3,6	6	0,6	0,7	0,4	120	20

Quelle: "Die Nährwerttabelle 2016/17" Heseker/Heseker

Anmerkungen zur Tabelle – Folgendes fällt auf:
1. Rübenkraut, Trockenobst, Ahornsirup oder Honig leisten bei einigen essenziellen Nährstoffen einen wertvollen Beitrag zum Erhalt der Gesundheit. Sie liefern neben Energie, in Form von Kohlenhydraten, auch relevante Mengen

an essenziellen Nährstoffen wie Eisen, Kalium, Calcium, Magnesium oder Zink, Vitamin E, Carotin, Vitamin B6 oder Vitamin C.
2. Alle Industriezucker hingegen liefern nur Energie und praktisch keine Vitamine und Mineralstoffe. Auch essenzielle Amino- und Fettsäuren sowie sekundäre Pflanzenstoffe finden sich nicht in den Industriezuckern.
3. Man sieht hier auch sehr anschaulich, was die industrielle Verarbeitung mit einem Naturprodukt wie der Zuckerrübe macht: aus 18mg Eisen im Rübenkraut werden 0,3 mg Eisen im weißen Industriezucker.

Wenn Kinder also regelmäßig Instantkakao, Lollies, Gummibärchen, Schokolade, Kekse, gesüßte Joghurts oder Ketchup bekommen, baut sich sehr schnell ein gravierendes Defizit an lebensnotwendigen Nährstoffen auf. Und dann sind wir wieder bei der Palette an Mangelerscheinungen, die wir bei unserem Nachwuchs beobachten und die mit dem Konsum von Industriezucker in Verbindung gebracht werden: Verhaltensauffälligkeiten, Darmprobleme, Fettleber, Störungen des Blutzuckers, Probleme mit Haut und Haaren und vieles mehr.

Schon aus diesem Grund macht es durchaus Sinn, dass die Weltgesundheitsorganisation (WHO) empfiehlt, den täglichen Konsum von freiem Zucker auf maximal 10%, und noch besser auf 5%, der täglichen Kilokalorien (Kcal) zu beschränken. 5% wären für ein 1-4 jähriges Kind ca. 15g zugefügter Zucker. Das ist das Äquivalent von jeweils drei glatt gestrichenen Teelöffeln Zucker oder 60g Heinz Ketchup, oder 120 Gramm Fruchtzwerge, oder 150ml trinkfertige Milch der Marke Nesquik oder 150 ml Coca Cola, oder 70ml Orangennektar.

Ein Konsum, der sich an die Vorgaben der WHO hält, ist weit entfernt von der heutigen Realität der meisten Kinder. Bezüglich des Zuckerkonsums von Kindern erklärt der bremische Weser-Kurier am 28.12.2018:

> *"Am Leibniz-Institut für Präventionsforschung und Epidemiologie – BIPS in Bremen erforscht Hebestreit die Entstehung von Übergewicht bei Kindern. Das Institut leitet die größte europäische Langzeitstudie dazu. Ein Ergebnis: 'Mit umgerechnet 114 Gramm pro Tag sind deutsche Kinder Spitzenreiter bei der Gesamtzuckeraufnahme, Estland ist mit 77 Gramm das Land mit der geringsten Zuckerzufuhr', so die Forscherin."*

Laut BIPS konsumieren deutsche Kinder also im Schnitt ca. achtmal so viel Zucker wie von der WHO empfohlen wird. Kinder nehmen dann ein Viertel ihres täglichen Kalorien-Bedarfs ohne essenzielle Nährstoffe auf. Das kann nicht gut gehen! Bei einem solchen Konsumverhalten sind drei Folgen höchstwahrscheinlich:

1. Der Körper verlangt nach mehr Essen in der "Hoffnung", dass irgendwann auch die notwendigen Vitamine und Mineralstoffe dabei sind. **Dann wird er dick, bleibt ansonsten aber noch eine Weile gesund.**
2. Der Körper leidet unter Appetitlosigkeit oder man unterdrückt bewusst das körperliche Verlangen nach ausreichend lebenswichtigen Nährstoffen. Man bekommt vielleicht genug Energie, aber zu wenig Vitamine, Mineralstoffe und essenzielle Fettsäuren. In dem Fall **bleibt der Körper dünn und wird relativ schnell krank.**

3. Der Körper verlangt nach mehr, bekommt aber trotzdem nicht die lebensnotwendigen Nährstoffe und isst immer weiter. Dann wird man recht schnell dick und krank.

Industrie-Zucker ist gefährlich!
Vor den Gefahren von Zucker wird inzwischen in den konventionellen Medien intensiv gewarnt. Zum Beispiel hat das Magazin Der SPIEGEL dem weißen Pulver im April 2018 das Cover gewidmet:

> *"Versteckter Krankmacher – Die bittere Wahrheit über Zucker. Übergewicht, Erblindung, Herzinfarkt – Forscher überführen den Zucker als wahren Krankmacher. Doch die Ernährungsindustrie unternimmt alles, um die Gefahren zu verschleiern."*

Der Leser wird in dem Beitrag auf wenigen Seiten darüber aufgeklärt, dass die Verharmlosung von Zuckerkonsum eine der größten Lügen der Nahrungsmittelindustrie darstellt. Das Magazin beleuchtet, wie schon in den 1950ern von der mächtigen Zuckerlobby der Plan ausgeheckt wurde, Fett, und nicht Zucker, als gesundheitsschädigend darzustellen. Die Leser bekommen Einblicke, wie diese Lobby Regierungen weltweit beeinflusst und mitbestimmt, wie viel Zucker bei uns auf dem Teller landet.

Von der Industrie hingegen hören wir ganz andere Töne. Sie erklärt, dass Zucker ein Naturprodukt sei, uns viel Energie gibt und somit als Teil unserer Ernährung durchaus sinnvoll sei. Besonders bei hohen Belastungen, wie zum Beispiel beim Schreiben eines Examens oder einer sportlichen Anstrengung, soll z.B. ein Stück Traubenzucker oder auch ein Riegel Mars oder Snickers auf die Sprünge helfen.

Was sagen die Ministerien und die DGE?
Die DGE und somit auch das Bundesministerium für Ernährung und Landwirtschaft erklären der deutschen Bevölkerung, dass Menschen alle essenziellen Nährstoffe in den richtigen Mengen brauchen, um gesund zu bleiben. Bei der DGE weiß man, dass raffinierter Zucker die notwendigen Vitamine, Mineralstoffe und Fettsäuren nicht enthält und man bei dem Verzehr von Industrie-Zucker rein rechnerisch schnell Mangelerscheinungen erwarten sollte.

Die DGE sollte also vor dem weißen Pulver warnen. Das macht sie aber nicht. In einer Stellungnahme vom 7.4.2015 in Bezug auf das Anraten der Weltgesundheitsorganisation (WHO), Zucker auf 5 bzw. 10% der Tageskalorien zu beschränken, erklärt die DGE Folgendes:

> *"Klare Dosis-Wirkungs-Beziehungen und Grenzwerte für Zucker abzuleiten ist schwierig – gleichwohl sind diese für verbraucher- und gesundheitspolitische Empfehlungen wünschenswert. Wo die Grenze liegt bzw. ob es möglich ist, einen Grenzwert für die Zuckerzufuhr abzuleiten, müsste aufgrund der unsicheren Datenlage aus Sicht der DGE in weiteren Untersuchungen geklärt werden.*
>
> *Das gilt insbesondere für den Grenzwert von < 5 %. Diese Empfehlung basiert auf einer schwachen Evidenz, sodass die DGE sich entschlossen hat, diesen Aspekt weniger stark zu betonen. Auch wenn keine gesundheitlichen Nachteile aus dem Grenzwert der WHO für die Zufuhr freier Zucker in Höhe von < 5 % der*

Energiezufuhr resultieren, ist keine ausreichende Evidenz hinsichtlich der Vorteile gegeben und dieses Ziel praktisch nur schwer zu erreichen."

Die DGE erklärt also *"klare Dosis-Wirkungs-Beziehungen und Grenzwerte für Zucker abzuleiten, ist schwierig"*. Man mag sich fragen: Wie passt diese Aussage zu der Tatsache, dass Industrie-Zucker keinen von den lebenswichtigen Nährstoffen bietet?

Die DGE erklärt weiter, das Ziel, weniger als 5% freie Zucker – also Industrie-Zucker, welcher Lebensmitteln zugeführt wird – sei praktisch nur schwer zu erreichen. Wenn eine Bevölkerung zu großen Teilen industriell gefertigte Lebensmittel konsumiert, ist die Aussage in der Tat zutreffend.

Man mag sich fragen: Wie ist es denn so weit gekommen, dass Menschen diese Produkte essen? Welche Informationspolitik haben die Ministerien und die DGE in den letzten 50 Jahren betrieben, die es zugelassen haben, dass die Bevölkerung zu weiten Teilen nun Fertigprodukte mit zugesetztem Zucker kauft und nicht mehr selbst Nahrung ohne Zucker zubereitet?

Quellen und weitere Informationen zu "Zucker"
- **Wikipedia** "Saccharose" https://de.wikipedia.org/wiki/Saccharose
- **Wikipedia** "Glukose" https://de.wikipedia.org/wiki/Glucose
- **Wikipedia** "Fructose" https://de.wikipedia.org/wiki/Fructose
- **Wikipedia** "Isoglucose" https://de.wikipedia.org/wiki/Isoglucose
- **Wikipedia** "Laktose" https://de.wikipedia.org/wiki/Lactose
- **SPIEGEL ONLINE 7.4.2018** "Versteckter Krankmacher – Die bittere Wahrheit über Zucker. Übergewicht, Erblindung, Herzinfarkt – Forscher überführen den Zucker als wahren Krankmacher. Doch die Ernährungsindustrie unternimmt alles, um die Gefahren zu verschleiern." http://www.spiegel.de/spiegel/wie-die-zuckerlobby-die-wahrheit-ueber-zucker-verschleiert-a-1201921.html
- **NDR 16.1.2018** "Wie gefährlich ist Zucker wirklich?" https://www.ndr.de/ratgeber/verbraucher/Wie-gefaehrlich-ist-Zucker-wirklich-,zucker133.html
- **SPIEGEL ONLINE 24.11.2017** "Zuckerlobby und Wissenschaft. Die bittere Geschichte von "Projekt 259" – Wie hängen Darmflora, Zuckerkonsum und Blutfettwerte zusammen? In den Sechzigern finanzierte die Industrie die Studie dazu – doch dann stoppte sie den Geldfluss. Heute erheben Forscher deshalb schwere Vorwürfe." http://www.spiegel.de/gesundheit/ernaehrung/zuckerlobby-und-wissenschaft-die-bittere-geschichte-von-projekt-259-a-1179551.html
- **Weser-Kurier 28.12.2018** "Übergewicht bei Kindern - Jedes zehnte Kind in Bremen ist zu dick. Der Anteil übergewichtiger Mädchen und Jungen im Grundschulalter steigt seit Jahren. Dickmacher sind vor allem Zucker, Salz und Fett in Fertiglebensmitteln. Bremen fordert eine Nährwertampel für die Produkte." https://www.weser-kurier.de/bremen/bremen-stadt_artikel,-jedes-zehnte-kind-in-bremen-ist-zu-dick-_arid,1794772.html
- **Deutsches Ernährungsberatung und Informationsnetz** "Sporternährung – Ernährungsempfehlungen" http://www.ernaehrung.de/tipps/sport/vitamine-mineralstoffe-spurenelemente.php
- **Zentrum Gesundheit 26.11.2016** "Zucker – Auswirkungen auf den Körper" https://www.zentrum-der-gesundheit.de/zucker.html
- **Womens Health 23.8.2017** "Zucker macht krank – Diese krassen Auswirkungen hat Zucker auf den Körper" https://www.womenshealth.de/artikel/so-wirkt-zucker-im-koerper-140493.html
- **SWR Markencheck 15.1.2018** "Billige Isoglukose – Wo ist sie drin? Warum ist sie ungesünder als normaler Zucker?" https://www.swr.de/marktcheck/isoglukose/-/id=100834/did=20748924/nid=100834/pzb41i/index.html
- **National Center for Heralth Statistics** "Consumption of Added Sugar Among U.S. Children and Adolescents, 2005–2008" R. Bethene Ervin, Ph.D., R.D.; Brian K. Kit, M.D., M.P.H.; Margaret D. Carroll, M.S.P.H.; and Cynthia L. Ogden, Ph.D., M.R.P. https://www.cdc.gov/nchs/data/databriefs/db87.htm

- **DGE Webseite 7.4.2015** "Position der Deutschen Gesellschaft für Ernährung WHO-Guideline (2015): Sugars intake for adults and children"
  https://www.dge.de/fileadmin/public/doc/ws/position/DGE-Position-WHO-Richtlinie-Zucker.pdf
- **SFR 26.8.2013** "Orangensaft enthält gleich viel Zucker wie Cola"
  https://www.srf.ch/sendungen/kassensturz-espresso/services/interaktiv/aha/orangensaft-enthaelt-gleich-viel-zucker-wie-cola
- **Netzfrauen 30.4.2016** "Vorsicht! EU hat den Zuckermarkt neu geregelt – Gefährlicher Industriezucker – Maissirup, der neue Süßstoff"
  https://netzfrauen.org/2016/04/30/zuckermarkt/
- **Foodwatch** "Hintergrundinformationen zum Thema Zucker, Fette und Co."
  https://www.foodwatch.org/de/informieren/zucker-fett-co/mehr-zum-thema/
- **Es geht anders 17.1.2017** "Die Zuckerindustrie und ihre Komplizen bei 'hart aber fair'",
  http://esgehtanders.de/die-zuckerindustrie-und-ihre-komplizen-bei-hart-aber-fair/
- **Berliner Morgenpost 12.6.2017** "Die Zuckerindustrie gerät immer stärker unter Druck"
  https://www.morgenpost.de/wirtschaft/article210879847/Die-Zuckerindustrie-geraet-immer-staerker-unter-Druck.html
- **Wikipedia** "Zuckerindustrie" https://de.wikipedia.org/wiki/Zuckerindustrie
- **Stern 11.5.2018** "Süßes Gift: Warum Zucker Deutschlands größtes Suchtproblem ist"
  https://www.stern.de/tv/zucker-ist-deutschlands-groesstes-suchtproblem---uebergewicht-und-krankheiten-als-folge-7974636.html
- **Deutsche Gesellschaft für Ernährung 20.12.2018** "Empfehlung zur maximalen Zuckerzufuhr in Deutschland – DGE, DAG und DDG veröffentlichen gemeinsames Konsensuspapier" *Anmerkung:* Im Dezember 2018 erklärt die DGE nun Folgendes "Mit dem Konsensuspapier schließen sich die drei Fachgesellschaften der Empfehlung der Weltgesundheitsorganisation (WHO) aus dem Jahr 2015 an und sprechen sich für eine maximale Zufuhr freier Zucker von weniger als 10 % der Gesamtenergiezufuhr aus." Diese Information wurde vier Tage vor Heiligabend und lediglich auf den Webseiten der DGE veröffentlicht. Im Titel wird eine Beschränkung von Zucker nicht erwähnt, eine Pressemitteilung oder Berichterstattung in den Medien suche ich bis Mitte März 2019 vergeblich. https://www.dge.de/presse/pm/empfehlung-zur-maximalen-zuckerzufuhr-in-deutschland/
- **Video-Dokumentation** "Die große Zuckerlüge" Doku Coproduktion ZDF/Arte 2015,
  https://www.youtube.com/watch?v=Qe5spCAQgr0
- **Buch:** "Zucker, Zucker: Krank durch Fabrikzucker. Von süssen Gewohnheiten, dunklen Machenschaften und bösen Folgen für unsere Gesundheit" 2017, by Dr. Max O.Bruker
- **Buch:** "Die bittere Wahrheit über Zucker. Wie Übergewicht, Diabetes und andere chronische Krankheiten entstehen und wie wir sie besiegen können"2016, by Dr. Robert H. Lustig

Salz (Natrium)
Ein lebenswichtiger Baustein

Mit Salz bzw. Kochsalz bezeichnen wir umgangssprachlich die chemische Verbindung von Natrium und Chlor (NaCl), also Natriumchlorid. Diese Verbindung findet sich in gelöster Form in unseren Meeren oder in gebundener Form in ausgetrockneten Salzseen sowie in Gestein in großen Mengen überall auf der Welt. Sowohl Natrium als auch Chlor sind für Menschen, ebenso wie für alle Tiere, essenziell. Diese Verbindung ist in geringer Menge auch in allen Lebewesen zu finden: Natriumchlorid ist somit Bestandteil unserer natürlichen Nahrungskette.

Der Körper ist auf diese Verbindung angewiesen. Die richtige Menge Natriumchlorid ist entscheidend für einen gesunden Blutdruck und einen ausgeglichenen Druck von Wasser in unseren Zellen. Salz dient der Übertragung und Weiterleitung von Nervenreizen und wird bei der Muskelspannung gebraucht. Salz ist unerlässlich für die Glukose-Resorption und den Transport von Nährstoffen in unserem Körper. Ebenso ist Salz wichtig für das Säuren-Basen-Gleichgewicht im Körper. Wenn man zu wenig Salz bekommt, wird einem schwindelig und schlecht, der Blutdruck fällt, man bekommt Krampfanfälle oder verliert das Bewusstsein.

Aber auch das konventionelle Kochsalz wurde raffiniert. Ursprüngliches Salz besteht aus bis zu 84 Elementen. Unser heutiges Kochsalz beinhaltet hingegen nur noch Natrium und Chlor. Abgesehen vom Verlust wichtiger Inhaltsstoffe beeinflusst die Raffination auch die elektrische Leitfähigkeit des Salzes. Wenn ich in der Folge von Salz spreche, meine ich NaCl, also das konventionelle Industrie-Salz.

Zuviel Salz ist gefährlich

Auch ein Zuviel an Salz ist gefährlich und mittlerweile sehr stark verbreitet. Akute Symptome einer Überdosierung von Salz sind Müdigkeit, Reizbarkeit, Unruhe, Krampfanfälle, Muskelzuckungen, Fieber, Erbrechen, Übelkeit, Atemnot, Durst und im Extremfall der Tod. Für kleine Kinder erklärt der Berufsverband der Kinder- und Jugendärzte die Gefahren einer Überdosierung von Salz wie folgt:

> *"Salz kann in größeren Mengen lebensgefährlich sein. Für Kleinkinder reicht etwa ein Teelöffel, um zu einer Salzvergiftung zu führen.... Ein stark versalzenes Essen kann für Kinder lebensbedrohlich werden. 'Wenn Kinder zu viel Salz zu sich nehmen, können Blutungen im Kopf und Schwellungen im Gehirn auftreten', warnt Dr. Sascha Meyer, Leiter der Giftzentrale am Uniklinikum des Saarlandes in Homburg."*

Zu viel Salz ist also nicht nur eine akute Gefahr, sondern führt auch langfristig zu einer Schädigung unserer Gesundheit, da regelmäßig überhöhter Salzkonsum zu Bluthochdruck führt und die Blutgefäße belastet. Eine dauerhafte und übermäßige Beanspruchung unserer Gefäße ist wiederum für das Entstehen von Herz-Kreislauf-Erkrankungen maßgeblich verantwortlich. Laut der Weltgesundheitsorganisation (WHO) sind genau diese Erkrankungen – Schädigungen des Herzens und Blutkreislaufs – weltweit die häufigste Todesursache.

Die Schäden an unseren Blutgefäßen infolge eines hohen Salzkonsums treten also nicht über Nacht ein, sondern entstehen über Jahre. Netdoctor erklärt diesbezüglich in einem Artikel vom 18.8.2014:

> *"Salz – unterschätzte Gefahr*
> *"Ein hoher Salzkonsum über Jahre und Jahrzehnte ist nicht nur schädlich für Menschen mit erhöhtem Blutdruck, sondern letztlich für uns alle. Weil wir davon ausgehen, dass die Gefäßalterung und Versteifung, der wir alle unterliegen, dadurch beschleunigt wird", sagt Prof. Martin Meddecke vom Hypertoniezentrum München in einem Gespräch mit Bayern 2."*

Die Belastung durch Salz wird mit der Zeit also immer schlimmer. Die Weltgesundheitsorganisation empfiehlt für Erwachsene als täglich zulässige Höchstmenge 5 Gramm Salz. Die DGE erlaubt maximal 6 Gramm für Erwachsene und empfiehlt als Richtwert 1 Gramm für Kinder in der Altersklasse 1-4 Jahre. Die Menge, die die Bevölkerung mittlerweile zu sich nimmt, übersteigt diese Mengenangabe allerdings sehr deutlich. Zu den Risiken eines erhöhten Salzgehaltes schrieb die DGE in einer Pressemitteilung 2016:

"Speisesalzgehalt in Lebensmitteln senken – Hohe Speisesalzzufuhr erhöht den Blutdruck

(dge) Die Zusammenhänge zwischen Speisesalzzufuhr und Blutdruck sind eindeutig: Eine hohe Speisesalzzufuhr erhöht das Risiko für Bluthochdruck (Hypertonie). Bluthochdruck gehört zu den wichtigsten Risikofaktoren für Herz-Kreislauf-Krankheiten.

Aus diesem Grund erhöht sich durch einen hohen Speisesalzkonsum indirekt auch das Risiko für Herz-Kreislauf-Krankheiten, die mit knapp 40 % die häufigste Todesursache in Deutschland sind. In ihrer aktuellen wissenschaftlichen Stellungnahme 'Speisesalzzufuhr in Deutschland, gesundheitliche Folgen und resultierende Handlungsempfehlung' betont die DGE daher die Notwendigkeit, die Speisesalzzufuhr in der Bevölkerung zu senken. Eine bevölkerungsweite Abnahme des Blutdrucks kann, selbst wenn diese moderat ausfällt, zu einer Verringerung der kardiovaskulären Krankheitslast beitragen."

In diesem Beitrag erklärt die DGE auch, dass Brot, Käse und Wurst sowie Fertigprodukte einen hohen Anteil an zugeführtem Salz haben. Weiter heißt es in einer Pressemitteilung der DGE (2017):

"Bei 93 % der Männer und 90 % der Frauen lag die Natriumzufuhr der Bevölkerung in Deutschland über dem D-A-CH-Referenzwert von 1,5 g/Tag für Erwachsene. Die mediane Natriumzufuhr betrug in DEGS bei Männern 4,0 g und bei Frauen 3,4 g Natrium/Tag, das entspricht ca. 10 g bzw. 9 g Speisesalz täglich."

Salz: Konservierungsstoff und Geschmacksverstärker

Die Lebensmittelindustrie nutzt Salz, um Lebensmittel haltbar zu machen und um deren Geschmack zu verbessern. Salz findet sich nahezu in allen verarbeiteten Lebensmitteln. Besonders viel von diesem weißen Pulver findet sich in industriell hergestellten Brotwaren, Käse, Wurst, Konserven und natürlich in allen salzigen Knabberartikeln. Es folgen ein paar Beispiele von einem Salzgehalt pro 100 Gramm verzehrfertiger Lebensmittel:

Vollkornbrot	1,3 g
Cracker	2,4 g
Laugenbrezel	3 g
Scheiblettenkäse (20% Fett)	3 g
Frankfurter Würstchen	3 g
Rollmops	3,5 g

Quelle: "Die Nährwerttabelle 2016/2017" Heseker/Heseker

Aber nicht nur Salz in Form von Natriumchlorid wird als Geschmacksverstärker und Konservierungsstoff genutzt. Nein, auch etliche Zusatzstoffe mit Natrium in Form unterschiedlicher Verbindungen sind EU-weit erlaubt und kommen in unseren Lebensmitteln zum Einsatz. Namentlich sind das:

- E 221 Natriumsulfit
- E 222 Natriumhydrogensulfit
- E 223 Natriummetabisulfit
- E 339 Natriumphosphate

- E 481 Natriumstearoyl-2-lactat
- E 541 Saures Natriumaluminiumphosphat
- E 554 Natriumaluminiumsilikat (auch Silikat, Kieselsalze)
- E 952 Natriumcyclamat

Hier handelt es sich um chemische Verbindungen, die in der Natur so nicht vorkommen. Diese Verbindungen tragen alle den Zusatz: *"Vorsicht bei Kleinkindern, da die akzeptable tägliche Aufnahmemenge überschritten werden könnte."*

Was sagen die Ministerien und die DGE

Die DGE erklärt: *"Die Zusammenhänge zwischen Speisesalzzufuhr und Blutdruck sind eindeutig: Eine hohe Speisesalzzufuhr erhöht das Risiko für Bluthochdruck (Hypertonie). Bluthochdruck gehört zu den wichtigsten Risikofaktoren für Herz-Kreislauf-Krankheiten".* Laut der obersten Hüter unserer Ernährung liegt die zulässige Höchstdosis für Erwachsene bei 6 Gramm.

Allerdings befinden sich bedenklich hohe Mengen Salz in industriell verarbeiteten Lebensmitteln wie Brot, Käse, Wurstwaren und Fertigprodukten. Wenn Bürger von diesen Produkten auch nur in mäßigen Mengen essen, konsumieren sie schnell mehr als die täglich zulässige Höchstmenge Salz.

Genau diese Lebensmittel werden von der DGE und dem BMEL aber auf der Lebensmittelpyramide, dem Ernährungskreis und den Qualitätsstandards als gute und gesunde Nahrungsmittel empfohlen. Man mag sich fragen: Wie passt die empfohlene maximale Tagesdosis von Salz zu der gleichzeitigen Empfehlung, Speisen mit bedenklich hohen Konzentrationen von Salz zu konsumieren?

Quellen und weitere Informationen zu "Salz"
- **Wikipedia** "NatriumChlorid" https://de.wikipedia.org/wiki/Natriumchlorid
- **Berufsverband der Kinder und Jugendärzte online 2006** "Eltern dürfen Kindern nicht zu viel Salz geben" https://www.kinderaerzte-im-netz.de/news-archiv/meldung/article/eltern-duerfen-kindern-nicht-zu-viel-salz-geben/
- **DGE 02.03.2016** "Speisesalzgehalt in Lebensmitteln senken. Hohe Speisesalzzufuhr erhöht den Blutdruck" http://www.dge.de/presse/pm/speisesalzgehalt-in-lebensmitteln-senken/
- **DGE online Presseinformation** "Wie sind die Deutschen mit Nährstoffen versorgt? DGE-Ernährungsbericht untersucht Versorgung mit Vitamin D, Folat, Natrium, Kalium und Jod" Presse, DGE aktuell 06/2017 vom 15. August, http://www.dge.de/presse/pm/wie-sind-die-deutschen-mit-naehrstoffen-versorgt/
- **DGE-Ernährungskreis** http://www.dge.de/ernaehrungspraxis/vollwertige-ernaehrung/ernaehrungskreis/
- **Fredonia online** "World Salt" https://www.freedoniagroup.com/industry-study/world-salt-3426.htm
- **Fredonia online** "World Salt – Demand and Sales Forecasts, Market Share, Market Size, Market Leaders" https://www.freedoniagroup.com/World-Salt.html
- **Planet 3D Now** "Wir essen Industriesalz" https://www.planet3dnow.de/vbulletin/threads/77990-Wir-essen-Industriesalz-
- **The Pharma Letter** "Slow growth forecast for cardiovascular drug market as blockbusters face generics" https://www.thepharmaletter.com/article/slow-growth-forecast-for-cardiovascular-drug-market-as-blockbusters-face-generics
- **PM Life** "Top 25 pharma companies by cardiovascular sales" http://www.pmlive.com/top_pharma_list/cardiovascular_revenues
- **Wikipedia** "List of countries by salt production" https://en.wikipedia.org/wiki/K%2BS
- **Wikipedia** "K+S" https://de.wikipedia.org/wiki/K%2BS
- **European Heart Network online** "European Cardiovascular Disease Statistics 2017" http://www.ehnheart.org/cvd-statistics.html

- **Welt 13.7.2011** "WISSENSCHAFT HIRNFORSCHUNG – Im Gehirn wirkt Salz genau wie Heroin und Kokain" https://www.welt.de/wissenschaft/article13483247/Im-Gehirn-wirkt-Salz-genau-wie-Heroin-und-Kokain.html
- **FAZ 1.12.2017** "Kleiner Helfer gegen das fiese Salz – Hoher Blutdruck, Herz-Kreislauf-Leiden und Autoimmunkrankheiten: Salzreiche Nahrung gilt schon lange als schädlich." http://www.faz.net/aktuell/wissen/medizin-ernaehrung/gesundheit-salzkonsum-schaedigt-die-darmflora-15313591.html
- **NCB 2016** "Cardiovascular disease market set to grow very slowly to $146.4 billion by 2022, says GBI Research" Sep. 2016, by Cardiovasc J Afr https://www.ncbi.nlm.nih.gov/pmc/articles/PMC5370385/
- **Salz-Kontor** "Liste der Spurenelemente und Mineralien im natürlichen Meersalz" http://www.Salz-Kontor.dehttp://www.salz-kontor.de/zusammensetzung-meersalz.php
- **Aponet 7.3.2013** "Zu viel Salz verwirrt das Immunsystem" https://www.aponet.de/aktuelles/ihr-apotheker-informiert/2013-3-zu-viel-salz-verwirrt-das-immunsystem.html
- **Weill Cornell Medicine 18.1.2018** "A High-Salt Diet Produces Dementia in Mice" https://news.weill.cornell.edu/news/2018/01/a-high-salt-diet-produces-dementia-in-mice

Phosphat

Natürliches Phosphat: Ein Grundbaustein von Lebewesen

Phosphat (PO_4^{3-}) ist eine Verbindung aus Sauerstoff und Phosphor, die es überall auf der Welt gibt. Phosphor ist ebenfalls ein essenzieller Nährstoff, ein Baustein aller Lebewesen und wird im Körper für etliche Stoffwechselprozesse benötigt.

Außerhalb von Wasser verbindet sich Phosphor mit organischen oder anorganischen Stoffen. Wir Menschen essen, unter natürlichen Bedingungen, überwiegend organisch gebundenen Phosphor in Form von Phosphoproteinen oder Phospholipiden – also Eiweiß und Fett. Diese Form von Phosphor findet sich zum Beispiel in Gemüse, Obst und Fleisch.

In gewissen Mengen essen wir auch an Mineralstoffe gebundenen Phosphor, wie Eisen-, Kalium-, Calcium- und Magnesiumionen. Hier spricht man von "anorganischen Verbindungen". Solche Verbindungen finden sich in den Schalen von Hülsenfrüchten, Getreide und Nüssen als Bestandteile der bereits erwähnten Phytinsäure. Wie seit vielen Jahren bekannt, kann unser Körper den in dieser Form gebundenen Phosphor und die mit ihm verbundenen Mineralstoffe nur richtig absorbieren, wenn die Phytinsäure durch Fermentation oder Einweichen der Lebensmittel abgebaut wird.

Aus all diesen natürlichen Quellen kann unser Körper Phosphor aufschlüsseln und die Mengen nutzen, die wir für unseren Stoffwechsel brauchen. Der Rest wird als Phosphat über die Nieren herausgefiltert und dann über den Urin ausgeschieden. Durch die Exkremente von Tieren, ursprünglich auch durch die von uns Menschen, gelangt Phosphat wieder in das Ökosystem, wo es wiederum als Dünger verwertbar ist. Das ist der natürliche Kreislauf.

Künstliches Phosphat: Zusätze in der Lebensmittelverarbeitung

Um Nahrungsmittel zu konservieren oder den Geschmack zu verstärken, sie zu stabilisieren, den Säuregehalt zu regulieren, sie zu verdicken oder zu binden, nutzt die Lebensmittelindustrie zusätzlich auch eine Reihe von chemischen Phosphatverbindungen. Hier handelt es sich um Phosphat, das künstlich an Calcium, Natrium, Kalium, Magnesium oder Säuren wie Schwefel- oder Salpetersäure gebunden wird.

Solche Phosphatverbindungen finden sich heute in Fleisch- und Wurstwaren, Schmelzkäse, Streichfetten, verarbeiteten Kartoffelerzeugnissen, im Frühstücksmüsli aus dem Supermarkt, in Backmischungen, Babybrei, Puddingpulver, normalem Backpulver und Cola-Getränken. Die E-Nummer bzw. die Produktnamen dieser Phosphatverbindungen sind folgende und werden unter der jeweiligen Zutatenliste aufgeführt:

- E 338: Phosphorsäure
- E 339: Natriumphosphate
- E 340: Kaliumphosphate
- E 341: Calciumphosphate
- E 343: Magnesiumphosphate
- E 450: Dinatriumdiphosphat, Trinatriumdiphosphat, Tetranatriumdiphosphat, Dikaliumdiphosphat, Tetrakaliumdiphosphat, Dicalciumdiphosphat, Calciumdihydrogendiphosphat
- E 451: Pentanatriumtriphosphat, Pentakaliumtriphosphat
- E 452: Natriumpolyphosphat, Kaliumpolyphosphat, Natriumcalciumpolyphosphat, Calciumpolyphosphat

Für all diese Zusätze gilt der Warnhinweis: *"Vorsicht bei Kleinkindern, da die akzeptable tägliche Aufnahmemenge überschritten werden könnte."*

Für uns Menschen sind diese künstlichen Verbindungen ein Problem. Wenn Phosphat mit diesen Mineralstoffen verbunden ist, kann unser Körper sie nicht in der gleichen Art und Weise verstoffwechseln, als wenn sie natürlichen Ursprungs wären. Ebenso kann unser Körper diese Verbindungen auch nicht wieder mit dem Urin ausscheiden, so dass sich eine ungesunde Phosphatanreicherung in unserem Körper bildet. Gefahren bestehen nicht nur für kleine Kinder, sondern für alle Menschen. Über die Details dieser Gefahren wird in den Medien sporadisch seit einigen Jahren berichtet. Zum Beispiel erklärt der NDR in einem Beitrag vom 31.3.2017:

"Warum Phosphat so gefährlich ist
Der menschliche Körper braucht Phosphat für viele Stoffwechselvorgänge. Phosphat ist ein zentrales Element bei Muskelbewegungen und bildet die mineralische Grundsubstanz von Zähnen und Knochen. Der Körper bekommt Phosphat über die Nahrung. Fleisch, Hülsenfrüchte und Nüsse enthalten viel natürliches Phosphat. Davon geht nur etwa die Hälfte ins Blut über. Der Rest wird unverdaut ausgeschieden.

Künstlich zugesetzte Phosphate aber sind meist frei löslich und werden daher fast vollständig aufgenommen. Mit dem zunehmenden Verzehr von Fast Food und anderen hochgradig verarbeiteten Fertiglebensmitteln wird der Körper mit Phosphaten überschwemmt.

Was bewirkt zusätzliches Phosphat im Blut?
Nierenkranke Patienten können Phosphat oft nicht mehr über den Urin ausscheiden. Welche Gefahren das für die Gesundheit bringt, zeigt die Forschung:

- *Phosphat verändert die Innenwände der Gefäße: Herzinfarkt und Schlaganfall drohen.*

- *Phosphat erhöht das Osteoporose-Risiko: Kalzium wird aus den Knochen gelöst, sie werden brüchig.*
- *Phosphat kann Haut und Muskeln schneller altern lassen.*

Fazit: *Bei gesunden Menschen wird Phosphat in den Nieren aus dem Blut herausgewaschen. Aber je mehr Phosphat der Mensch konsumiert, desto schneller verliert die Niere diese Fähigkeit. Und schon eine kleine Erhöhung des Phosphatwertes im Blut, die man heutzutage bei vielen Menschen findet, schädigt die Blutgefäße am Herzen.*

'Experimentell konnte man zeigen, dass zu viel Phosphat im Blut zu Muskelabbau führt, auf der anderen Seite aber auch zu Verkalkungen an den Gefäßen, den Weichteilen oder zu einer Herzwandverdickung und nachfolgendem Herzpumpversagen', erklärt der Internist und Nierenexperte Dr. Kai-Michael Hahn."

Was sagen die Ministerien und die DGE?

Phosphatzusätze sind also für Menschen potentiell gefährlich: sie schädigen Gefäße, Knochen, Muskeln, Haut und Haar. Als Verbraucher/in sollte man erwarten, dass die Ministerien für Gesundheit und Ernährung Rahmenbedingungen schaffen, die eine klare Kennzeichnungspflicht und entsprechende Warnhinweise verpflichtend von der Industrie einfordern. Das ist nicht der Fall.

Der Zusatz von Phosphaten muss zwar in der Zutatenliste angegeben werden, aber nur dann, wenn Phosphate im Endprodukt einen technischen Zweck erfüllen. Die Angabe kann entfallen, wenn Phosphat in einem Vorprodukt oder einer Zutat enthalten ist, aber im Endprodukt keine Funktion mehr erfüllt, so zum Beispiel bei Wurst oder Käse auf einer Pizza: Selbst wenn der Belag Phosphatzusätze enthält, muss der Phosphateinsatz auf der Verpackung der Pizza nicht mehr angegeben werden. Die Angaben auf den Verpackungen sind also hinsichtlich der Verwendung von Phosphaten nicht immer aussagekräftig.

Ebenso muss nicht die tatsächlich zugesetzte Menge dieser Gruppe von Zusatzstoffen angezeigt werden. Für Konsumierende industriell hergestellter Nahrungsmittel ist es somit unmöglich, eine tatsächliche Aufnahme von Phosphatzusätzen zu bestimmen oder erhöhte Dosen zu verhindern.

Quellen und weitere Informationen zu "Phosphat"
- **Wikipedia** "Phytinsäure" https://de.wikipedia.org/wiki/Phytins%C3%A4ure
- **Wikipedia** "Kaliumphosphat" https://de.wikipedia.org/wiki/Kaliumphosphat
- **Wikipedia** "Calciumhopsphat" https://de.wikipedia.org/wiki/Calciumphosphat
- **Wikipedia** "Natriumphosphat" https://de.wikipedia.org/wiki/Natriumphosphat
- **Wikipedia** "Phosphaorsäure" https://de.wikipedia.org/wiki/Phosphors%C3%A4ure
- **Internisten im Netz 8.3.2009** "Internisten fordern Kennzeichnung des Phosphat-Gehalts von Lebensmitteln. Vor dem Welt-Nierentag am 12.März warnt der BDI vor den Folgen einer phosphatreichen Ernährung" https://www.internisten-im-netz.de/aktuelle-meldungen/aktuell/?tx_ttnews%5Btt_news%5D=527&cHash=05a2dd5417050373aacd5cc57de6bbbc
- **Institut Dr. Flad Berufskolleg für Chemie, Pharmazie und Umwelt** "Phosphat (PO43-)" https://www.chf.de/eduthek/chemischer-index13.html
- **DocMedicus** "Phosphor – Definition, Synthese, Resorption, Transport und Verteilung" http://www.vitalstoff-lexikon.de/Mineralstoffe/Phosphor-/
- **Lernhelfer** "Knochen" https://www.lernhelfer.de/schuelerlexikon/biologie/artikel/knochen

- **Ärzteblatt 2012** "Gesundheitsrisiko durch Phosphatzusätze in Nahrungsmitteln" https://www.aerzteblatt.de/archiv/119315/Gesundheitsrisiko-durch-Phosphatzusaetze-in-Nahrungsmitteln
- **NDR online 31.3.2017** "Schmelzkäse: So gefährlich sind Phosphate" http://www.ndr.de/ratgeber/verbraucher/Schmelzkaese-So-gefaehrlich-sind-Phosphate,phosphat117.html
- **Wikipedia** "Calcium –und Phosohathaushalt" https://de.wikipedia.org/wiki/Calcium-_und_Phosphathaushalt
- **NCBI 2016** "Demineralization–remineralization dynamics in teeth and bone" By Ensanya Ali Abou Neel, Anas Aljabo, Adam Strange, Salwa Ibrahim, Melanie Coathup, Anne M Young, Laurent Bozec, Vivek Mudera https://www.ncbi.nlm.nih.gov/pmc/articles/PMC5034904/
- **NCBI 2012** "Role of FGF23 in vitamin D and phosphate metabolism: implications in chronic kidney disease." by Quarles LD1. https://www.ncbi.nlm.nih.gov/pubmed/22421513
- **First Research 2017** "Excerpt from Kidney Dialysis Centers Industry Profile" http://www.firstresearch.com/Industry-Research/Kidney-Dialysis-Centers.html
- **Veterinärmedizinische Universität Wien** "Neue Ursache für hohen Blutdruck und Gefäßverkalkung entdeckt" https://www.vetmeduni.ac.at/de/infoservice/news/detail/artikel/2014/05/05/fgf23-blutdruck/
- **Staatlich anerkannte Berufsfachschule für Diätassistenten Bayreuth der GGSD** "Phosphat Teil II – Qualitativer Unterschied zwischen natürlichen Lebensmittelphosphaten und Phosphatzusätzen" http://xn--bfsdit-fua.de/phosphat-teil-ii-qualitativer-unterschied-zwischen-naturlichen-lebensmittelphosphaten-und-phosphatzusatzen/
- **Hochschule für angewandte Wissenschaften Hamburg Fakultät Life Sciences Studiengang Ökotrophologie** "Phosphate in Lebensmitteln - überhöhter Konsum, Folgen und Prävention" http://edoc.sub.uni-hamburg.de/haw/volltexte/2014/2392/pdf/D_Medjeral_Lazar_Anhari.pdf
- **WHO May 2017** "Cardiovascular diseases (CVDs)" http://www.who.int/mediacentre/factsheets/fs317/en/
- **Cardiovascular Journal of Africa Oct 2016** "Cardiovascular disease market set to grow very slowly to $146.4 billion by 2022, says GBI Research" https://www.ncbi.nlm.nih.gov/pmc/articles/PMC5370385/

Nitrat, Nitrit und Nitriosamine

Nitrat: Teil des ökologischen Kreislaufs

Nitrat (NO_3^-) ist der Ausgangsstoff von Nitrit (NO_2^-). Es ist in natürlich vorhandenen Mengen ungefährlich. Erst bei einer Überdosierung von Nitrat kann sich im Körper Nitrit bilden, und das kann dann die Gesundheit gefährden. Aus Nitrit und Aminen (Stickstoffverbindungen, die auch im Körper gebildet werden können) bildet der Körper wiederum Nitrosamine. Nitrosamine sind schwer krebserregend und können die Leber schädigen.

Nitrat befindet sich in vielen natürlich gewachsenen Lebensmitteln. Wenn wir diese Lebensmittel in verträglichen Mengen konsumieren, scheiden wir die Überschüsse mit unserem Urin wieder aus. Nitrat ist somit ein natürliches Abfallprodukt in unserem Stoffwechselprozess, ebenso wie von allen anderen Säugetieren. Pflanzen wiederum brauchen Nitrat in angemessenen Mengen zum Wachsen und binden es in ihren Zellen. Wir Menschen essen dann wieder einen Teil des gebundenen Nitrats, wenn z.B. Spinat oder Grünkohl auf unserem Teller landen. Nitrat ist somit ein Bestandteil des natürlichen Nahrungskreislaufs.

Nitrat: Künstlich eingetragene Überschüsse

Die industrielle Massentierhaltung, Intensivlandwirtschaft und die Nahrungsmittelindustrie stören dieses Gleichgewicht jedoch an mindestens drei entscheidenden Stellen:

1. **Massentierhaltung und Grundwasser:** In der Massentierhaltung fallen große Mengen an Urin an und somit entsteht ein hoher Überschuss an Nitrat. Dieses Nitrat wird auf die Felder aufgebracht, kann aber von den Pflanzen in diesen Mengen nicht aufgenommen werden. Überschüsse landen dann in unserem Oberflächen-, Grund- und später Trinkwasser. Das wiederum gelangt bei uns auf dem Esstisch und in unsere Körper. Für Trinkwasser gilt ein Parameterwert von 50 mg/l für Nitrat. Das bedeutet, dass Wasser mit höheren Nitrat-Konzentrationen nicht als Trinkwasser und somit auch nicht für die Zubereitung von Säuglingsnahrung geeignet ist. Dieser Wert wird jedoch in vielen Regionen Deutschlands überschritten. (Siehe Quellenangaben: Bundesumweltamt 21.12.2018 "FAQs zu Nitrat im Grund- und Trinkwasser")

2. **Zuchtform:** Manche Pflanzen nehmen mehr Nitrat auf als andere, das gilt besonders, wenn sie unter Folie oder in Gewächshäusern gezüchtet werden. Gemüse und Blattsalate, die unter solchen Züchtungskonditionen vergleichsweise viel Nitrat speichern, sind beispielsweise Feldsalat, Mangold, Spinat, Rettich, Radieschen, Rote Rüben, Kohlgemüse und Rucola.

3. **Nahrungsmittelindustrie:** Nitrat und Nitrit werden ebenfalls in der Nahrungsmittelindustrie als Konservierungsstoff genutzt. Es lässt Fleischprodukte rot und somit frisch aussehen. Darüber hinaus wird Nitrit bei der Herstellung von Frisch-, Hart- und Schnittkäse genutzt. Die dort verwendete Substanz heißt Natriumnitrit, E-Nummer 249 und 250. Auf der vom BMEL veröffentlichten Liste über zugelassene Zusatzstoffe tragen diese Substanzen den Warnhinweis: *"Vorsicht bei Kleinkindern, da die akzeptable tägliche Aufnahmemenge überschritten werden könnte."*

Aus diesen drei Quellen bekommen wir Menschen zu viel Nitrat und Nitrit. Das ist für uns Menschen potentiell gefährlich. Unter Zusatzstoffe-online.de wird in Bezug auf Nitrite Folgendes erklärt (diese Informationen sind weitgehend identisch mit etlichen anderen verfügbaren Artikeln):

> *"Nitrite wirken blutdrucksenkend und gefäßerweiternd. Sie verändern den roten Blutfarbstoff Hämoglobin, der dann keinen Sauerstoff mehr transportieren kann. In Mengen ab etwa 0,5 g sind Nitrite akut giftig. Erwachsene Menschen verfügen über ein Enzym, das den veränderten roten Blutfarbstoff schnell wieder in das Sauerstoff transportierende Hämoglobin umwandelt. Im Blut von Säuglingen ist der rote Blutfarbstoff durch Nitrit aber besonders leicht zu verändern. Zusätzlich ist das helfende Enzym bei Kindern unter sechs Monaten noch nicht voll verfügbar. Daher kann Nitrit – vor allem aus nitratreichem Wasser oder Gemüse – bei ihnen zu innerem Ersticken führen. Aus Nitrit entstehen im Zusammenspiel mit Eiweißbausteinen (Aminen) so genannte Nitrosamine. Sie zählen zu den stark krebserregenden Stoffen und zeigten sich im Tierversuch als schädlich für Leber und Erbgut."*

Wir Menschen sollen also genau darauf achten, dass sich die tägliche Aufnahme von Nitrat in einem für uns verträglichen Rahmen bewegt. Wir sollten wissen, welche Faktoren den Nitratgehalt in Lebensmitteln beeinflussen. Auswirkungen haben folgende Aspekte:

- Natürliches Sonnenlicht und Wärme begünstigen den Abbau von Nitrat in der Pflanze.
- Gemüse aus Glashaus und Folienkulturen haben aufgrund der geringeren Sonneneinstrahlung höhere Nitratgehalte als Feldgemüse.
- Düngung erhöht den Nitratgehalt in Pflanzen.
- Unterschiedliche Pflanzenarten haben unterschiedlich hohe Nitratgehalte: Gemüse wie Rucola, Spinat, Rote Rüben, Radieschen, Kohlgemüse und Kohlrabi können besonders viel Nitrat speichern.
- Raumtemperatur erhöht die Umwandlung von Nitrat in Nitrit: Lagerung und Transport von nitratreichen Lebensmitteln sollten daher gekühlt erfolgen.

Nitratgehalt wird in Milligramm pro 100 Gramm gemessen und wie folgt bewertet:

- über 250mg = sehr hoch
- 100 – 250mg = hoch
- 50 – 100mg = mittel
- Unter 50mg = niedrig

Ein paar Beispiele, welche Unterschiede aus der Anbaumethode resultieren:

Obst/Gemüse	Anbaumethode	Nitratgehalt Mittelwert in mg je 100g Nahrungsmittel
Gartenkresse	Biologisch	70
Gartenkresse	Feldanbau nicht biologisch	155
Gartenkresse	Glashausanbau	334
Kopfsalat	Biologisch	119
Kopfsalat	Feldanbau nicht biologisch	159
Kopfsalat	Glashausanbau	368
Radieschen	Biologisch	131
Radieschen	Feldanbau nicht biologisch	153
Radieschen	Glashausanbau	286

Quelle: "Die Große Nährwert-Kalorien-Tabelle 2016/2017" Elmadfa/Aign/Muskat/Fritsche Seite 93

Bezüglich zulässiger Maximalmenge pro Tag schreibt das Bundesinstitut für Risikobewertung (bfr):

> *"Für Nitrat hat die WHO eine duldbare tägliche Aufnahmemenge (ADI) von 3,7 mg/kg Körpergewicht abgeleitet, die allerdings nicht für Säuglinge unter 3 Monaten gilt. Der Wert entspricht einer Nitratmenge von 222 mg/Tag für einen 60 kg schweren Erwachsenen. Für Kinder ab 3 Jahren gilt eine maximale Aufnahme von 93 mg/Tag (25 kg Körpergewicht)."*

Wie genau man als Verbraucher/in feststellen kann, ob und wann eine zulässige Maximaldosis überschritten ist, bleibt unklar. Der Nitratgehalt im Trinkwasser ist mit etwas Anstrengung zwar noch über die Wasserversorger der Kommunen herauszubekommen; die genaue Menge von Nitratzusätzen in Fleischprodukten sowie die Züchtungsform von im Supermarkt angebotenem Gemüse zu evaluieren, ist jedoch praktisch unmöglich.

Das bedeutet, dass sich die Bürger auf die offiziellen Ernährungsempfehlungen der Behörden und die Einhaltung der rechtlichen Rahmenbedingungen von Seiten der Industrie verlassen müssen. Sind diesen Vorgaben nicht korrekt oder werden sie nicht eingehalten, drohen gesundheitliche Risiken. Besonders heikel ist diese Situation für kleine Kinder bzw. generell für Kinder im Wachstum.

Folgende Sachverhalte sollten Verbraucher und Verbraucherinnen sich merken:
1. Nitratüberschüsse werden vom Körper in Nitrit umgewandelt; anschließend können gefährliche Nitrosamine entstehen.
2. Nitrat stört ebenfalls die Aufnahme von Jod, was wiederum zu Störungen diverser Hormonprozesse im Körper führen kann
3. Nitrit hemmt die Sauerstoffaufnahme und entsprechend die Versorgung aller Organe. Bei Säuglingen kann eine Überdosis von Nitrit zu Erstickungen und somit zum Tod führen.
4. Nitrosamine sind direkt oder indirekt krebserregend und stehen im Verdacht, die Leber zu schädigen.

Maßnahmen, die eine verträgliche Aufnahme von Nitrat gewährleisten:
1. Pflanzen aus biologischem und Freilandanbau bevorzugen.
2. Bei produzierten Lebensmitteln darauf achten, dass kein Nitrat oder Nitrit unter den Zusatzstoffen aufgeführt wird.
3. Beim Trinkwasser darauf achten, dass die Grenzwerte von Nitrat nicht überschritten werden.
4. Vitamin C regelmäßig über den Tag konsumieren: Dieses Vitamin hemmt die Bildung von Nitrosaminen im Körper.

Was sagen die Ministerien und die DGE?

Auswirkungen und Gefahren eines überhöhten Nitratkonsums sind bekannt und wissenschaftlich belegt. Klare Hinweise und Vorsichtsmaßnahmen bezüglich der gesundheitlichen Gefahren von Nitrat kann ich allerdings auf den Webseiten des BMG, BMEL oder der DGE auch Ende März 2019 nicht finden.

Quelle und weitere Informationen zu "Nitrat, Nitrit und Nitrosamine"
- **Niedersächsischen Landesamt für Verbraucherschutz**
  http://www.laves.niedersachsen.de/lebensmittel/rueckstaende_verunreinigungen/nitrat-in-lebensmitteln-147641.html
- **Top Agrar online 3.1.201** "BMUB veröffentlicht den Nitratbericht 2016"
  http://www.heute.de/nitrat-im-grundwasser-werte-bleiben-hoch-46240004.html
- **Berkley Test 5.7.2016** "IST NITRAT SCHÄDLICH?" http://www.berkeleytest.at/ist-nitrat-schaedlich/
- **NCBI 2005** "Iodine Status of Children Living in Areas With High Nitrate Levels in Water" Penka D. Gatseva PhD & Mariana D. Argirova PhD https://www.ncbi.nlm.nih.gov/pubmed/17447577
- **Ages 13.4.2017** "Nitrat und Nitrit in Lebensmitteln"
  https://www.ages.at/themen/rueckstaende-kontaminanten/nitrat/#
- **Bundesinsitut für Risikobewertung (bfr)** "Fragen und Antworten zu Nitrat und Nitrit in Lebensmitteln" FAQ des BfR vom 11. Juni 2013
  http://www.bfr.bund.de/de/fragen_und_antworten_zu_nitrat_und_nitrit_in_lebensmitteln-187056.html
- **Bundesumweltamt 21.12.2018** "FAQs zu Nitrat im Grund- und Trinkwasser" *Zitat:* "Wie ist die Situation in Deutschland? Trinkwasser ist das bestüberwachte Lebensmittel. Seine Qualität ist durchweg sehr gut bis gut. Das gilt auch für die praktisch flächendeckende Einhaltung des Grenzwertes für Nitrat Anders sieht es beim Grundwasser aus: In Deutschland weisen ca. 18 Prozent der Messstellen des repräsentativen EUA-Grundwassermessnetzes (Messnetz für die Berichterstattung an die Europäische Umweltagentur) Nitratgehalte über dem Schwellenwert

- von 50 mg je Liter auf." https://www.umweltbundesamt.de/faqs-zu-nitrat-im-grund-trinkwasser#textpart-1
- **"Nitrate and glasshouse vegetables"** JPNL ROORDA VAN EYSINGA Institute for Soil Fertility, Haren (Gr.), The Netherlands, stationed at Glasshouse Crops Research and Experiment Station, Naaldwijk, The Netherlands (Accepted: 13.06.1983) http://edepot.wur.nl/265911
- **Haufe 25.6.2018** "EugH verurteilt Deutschland wegen zu hoher Nitrat-Werte im Grundwasser" https://www.haufe.de/compliance/recht-politik/eugh-verurteilt-deutschland-wegen-zu-hoher-nitrat-werte-im-wasser_230132_456068.html
- **SPIEGEL ONLINE 9.5.2018** "Grundwasser weiter stark mit Nitrat belastet. Der aktuelle EU-Bericht belegt erneut: Deutschlands Grundwasser hat ein Nitratproblem. Schuld ist vor allem die Landwirtschaft. Es wird teils Jahrzehnte dauern bis sich die Lage bessert." http://www.spiegel.de/wissenschaft/natur/nitrat-grundwasser-in-deutschland-laut-eu-bericht-stark-belastet-a-1206944.html
- **CORRECTIV 13.7.2017** "Irrsinn der Agrarpolitik. Die EU subventioniert Tierfabriken – und will sie gleichzeitig bestrafen, weil sie das Grundwasser mit Nitrat verschmutzen. Eine Datenrecherche" https://correctiv.org/recherchen/wirtschaft/artikel/2017/06/13/agrar-subventionen-massentierhaltung-ammoniak-nitrat/
- **Ernährungsmedizin Blog by Prof. Dr. Martin Smollich** "Darmkrebs aus dem Wasserhahn: Nitrat im Trinkwasser. In der Deutschen Trinkwasserverordnung ist für Nitrat ein Grenzwert von maximal 50 mg pro Liter festgelegt. Nun zeigt eine dänische Studie: Bereits deutlich unterhalb dieses Grenzwertes gibt es einen Zusammenhang zwischen Nitratgehalt und Darmkrebsrisiko. Vermutlich ist der aktuelle Grenzwert zu hoch angesetzt." http://www.ernaehrungsmedizin.blog/2018/04/05/nitrat-im-trinkwasser-darmkrebs-aus-dem-wasserhahn/
- **Cancer Epidemiology 13.2.2018** "Nitrate in drinking water and colorectal cancer risk: A nationwide population-based cohort study" by Jörg Schullehner, Birgitte Hansen, Malene Thygesen, Carsten B. Pedersen, Torben Sigsgaard https://onlinelibrary.wiley.com/doi/abs/10.1002/ijc.31306

Glutamat

Glutamat als Teil unserer Nahrungskette
Glutamat ist ein körpereigener Eiweißbaustein, der auch in Nahrungsmitteln wie Tomaten, Fleisch und Soja vorkommt. Der Mensch benötigt die Substanz als Botenstoff (Neurotransmitter) für die Übertragung von Informationen im Gehirn. Glutamat aus natürlichen Quellen ist für Menschen praktisch immer ungefährlich.

Glutamat als Zusatz in der Nahrungsmittelindustrie
Anders verhält es sich mit synthetischen und in Speisen extra angereicherten Verbindungen von Glutamat. Diese heißen Natriumglutamat, Mononatriumglutamat, Hefeextrakt oder Aroma und werden, weil sie einem Lebensmittel extra hinzugefügt werden, unter den Zutaten aufgeführt. Diese als Geschmacksverstärker genutzte Zutat gibt Lebensmitteln einen "fleischigen" oder generell würzigeren Geschmack.

Die E-Nummern von Glutamat sind folgende: E 620, E 621, E 622, E 623, E 624, E 625. Als Warnhinweis wird in der bereits erwähnten Liste der Zusatzstoffe lediglich bei Natriumglutamat erklärt: *"Kann bei empfindlichen Personen pseudoallergische Reaktionen auslösen"*. Für Kinder im Allgemeinen gibt es keine entsprechenden Informationen.

Die Produktion von künstlichem Glutamat ist lukrativ: In 2015 wurden weltweit mit dem Verkauf dieses Geschmacksverstärkers über 4 Milliarden Euro erwirtschaftet. Bis 2020 wird erwartet, dass der Markt auf deutlich über 5 Milliarden Euro anwächst. Das ist eine Steigerungsrate von jährlich 5%.

Die direkten Nebenwirkungen sind schon lange bekannt und werden von betroffenen Personen nach Genuss von Speisen mit künstlich angereichertem Glutamat mit Übelkeit, Kopfschmerzen und Taubheitsgefühlen beschrieben. Die Presse berichtet regelmäßig über diese beobachteten Phänomene und darüber, wie die Nahrungsmittelindustrie künstliches Glutamat in unseren Lebensmitteln verarbeitet. Ein paar Beispiele:

Welt 24 schrieb in einem Artikel vom 26.2.2009:

"Seit 1969 ist bekannt, dass Glutamat neurotoxisch wirkt und Hirnzellen töten kann, sagt Hans-Ulrich Grimm, profilierter Kritiker der Lebensmittelindustrie. Viele neurodegenerative Erkrankungen gehen mit einem erhöhten Glutamatspiegel im Gehirn einher. In der Folge kommt es zu vermehrtem Absterben von Gehirnzellen. Unklar ist bislang, ob Glutamat die Krankheiten kausal bewirkt oder ob der Glutamatspiegel erst nach Auftreten von Demenz oder Alzheimer steigt.

Verbraucherschützer bemängeln, dass Glutamat in der Zutatenliste selten genannt wird. Das Lebensmittelrecht gestattet den Produzenten, auf andere Bezeichnungen auszuweichen, die harmloser klingen. Die Decknamen lauten etwa 'Würze', 'Aroma' oder 'fermentierter Weizen'. Biohersteller tarnen Glutamat gern als 'Hefeextrakt'."

Das Erste schreibt auf seinen Webseiten in einem Beitrag vom 21.7.2015:

"In Instant-Suppen, Brühwürfeln, Wurstwaren, Fertiggerichten ist fast überall Glutamat drin, entweder ganz deutlich als Geschmacksverstärker Mononatriumglutamat gekennzeichnet oder eben etwas versteckter in den E-Nummern 620 bis 625. Schließlich kann sich auch noch hinter Bezeichnungen wie Hefeextrakt, Aroma und Würze Glutamat verbergen. In der EU ist das rechtlich kein Problem. Glutamat gilt hier als sicherer Nahrungsmittelzusatz."

Auf den Internet Seiten von Zentrum für Gesundheit wird erklärt:

"Glutamat als Suchtmittel: Im Unterschied zu den bekannteren Rauschgiften macht Glutamat nicht vorwiegend 'high', sondern es erzeugt künstlich Appetit, indem es u.a. die Funktion unseres Stammhirns stört. Das Stammhirn (limbisches System) regelt neben den elementaren Körperfunktionen unsere Gefühlswahrnehmung und daher auch den Hunger.

Durch die Störungen verursacht das Glutamat Schweissausbrüche und Stresswirkungen wie Magenschmerzen, Bluthochdruck und Herzklopfen. Es führt bei sensibleren Menschen häufig zu Migräne.

Die Sinneswahrnehmung wird deutlich eingeschränkt und die Lernfähigkeit und das allgemeine Konzentrationsvermögen nehmen nach Einnahme von Glutamat bis zu mehrere Stunden lang nachhaltig ab. Bei Allergikern kann Glutamat epileptische Anfälle bewirken oder sogar zum Soforttod durch Atemlähmung führen."

Es gibt etliche Studien, in denen die Auswirkungen von Glutamat im Körper untersucht wurden. Man kann diese Studien online lesen, zum Beispiel *"Glutamate receptors, neurotoxicity and neurodegeneration"* oder *"Extensive use of monosodium glutamate: A threat to public health?"*. Dort wird erklärt, dass Glutamat nicht nur generell Zellen schädigt und tötet, sondern dass es in wissenschaftlichen Studien auch mit Übergewicht, Alzheimer, Multiple Sklerose, Morbus Parkinson und weiteren neuronalen Störungen in Verbindung gebracht wurde.

Was sagen die Ministerien und die DGE?

Auf den Webseiten der DGE finde ich Anfang 2019 nur einen Eintrag zu Glutamat. Dort wird erklärt, dass Zusätze in unseren Lebensmitteln grundsätzlich unbedenklich sind. Es wird allerdings eingeräumt:

"Die Senatskommission sieht allerdings weiteren Forschungsbedarf. Das betrifft z. B. die Charakterisierung möglicher Risikogruppen. So wäre zu untersuchen, ob bei Personen mit eingeschränkter Darm- Funktion, z. B. bei entzündlichen Darmerkrankungen oder bei Lebererkrankungen wie Hepatitis, nach Glutamatverzehr höhere Plasmaspiegel auftreten als bei Gesunden. Darüber hinaus sind vertiefende Untersuchungen am Menschen zur detaillierten Verfolgung der Plasmaspiegelverläufe nach Aufnahme unterschiedlich hoher Glutamat-Mengen in unterschiedlichen Lebensmitteln wünschenswert.

Die Datenlage, auf der die Annahmen zur gegenwärtigen Abschätzung der Exposition des Verbrauchers beruhen, ist zu aktualisieren. Insbesondere werden Daten zu den Einsatzmengen von Glutamat in Lebensmitteln und der daraus resultierenden Exposition benötigt. Diese Aktualisierung der Datenlage muss auch die tatsächliche Verwendung von Glutamat als Würzmittel im Haushalt einschließen, um eine möglichst zeitnahe und zuverlässige Erhebung von Verzehrsdaten sicherzustellen."

Einschätzungen der DGE beschränken sich laut eigenen Angaben auf Studien, die vor 2005 angefertigt wurden. Eine Berücksichtigung neuer Studien kann ich nicht finden. Auf den Webseiten des BMEL oder BMG finde ich über die Suchfunktion keine relevanten Warnhinweise über künstliche Glutamatzusätze.

Quellen und weitere Informationen zu "Glutamat"

- **Welt N24 26.2.2009** "So schädlich ist Glutamat im Essen wirklich" https://www.welt.de/gesundheit/article3276919/So-schaedlich-ist-Glutamat-im-Essen-wirklich.html
- **Das Erste 21.7.2015** "Glutamat: Ungesunde Power-Würze?" http://www.daserste.de/information/wissen-kultur/w-wie-wissen/sendung/2012/glutamat-102.html (letzter Zugriff 4.4.2018)
- **Zentrum für Gesundheit 11.11.2018** "LEBENSMITTELZUSATZSTOFFE. Geschmacksverstärker Glutamat" https://www.zentrum-der-gesundheit.de/glutamat-ia.html#toc-glutamat-als-suchtmittel
- **NCBI 2006 "Obesity, voracity, and short stature: the impact of glutamate on the regulation of appetite."** Eur J Clin Nutr. 2006 Jan;60(1):25-31. https://www.ncbi.nlm.nih.gov/pubmed/16132059
- **Glutmat als Auslöser von Übergewicht – Studie an Nagetieren von 1979:** "The induction of obesity in rodents by means of monosodium glutamate" Bunyan J, Murrell EA, Shah PP. Br J Nutr. 1976 Jan;35(1):25-39. https://www.ncbi.nlm.nih.gov/pubmed/1106764
- **Experimental and Clinical Sciences. International online journal for advances in science 2018** "Extensive use of monosodium glutamate: A threat to public health?" 2018 by Kamal Niaz, Elizabeta Zaplatic, and Jonathan Spoor *Zitat Studie*: "In conclusion we would like to state that although MSG has proven its value as an enhancer of flavour, different studies have hinted at possible toxic effects related to this popular food-additive. These toxic effects include CNS disorder, obesity, disruptions in adipose tissue physiology, hepatic damage, CRS and reproductive malfunctions. These threats might have hitherto been underestimated. In the meantime, people keep using ever larger amounts of MSG unaware of the possible consequences. Further studies need to be undertaken in order to assess the connection between MSG and cardiovascular disorders, headache, and hypertension in human models.

- MSG is a controversial food-additive used in canned food, crackers, meat, salad dressings, frozen dinners and a myriad of other products. It is found in local supermarkets, restaurants and school cafeterias alike. While MSG probably has huge benefits to the food industry, the ubiquitous use of this food-additive could have negative consequences for public health. If more substantive evidence of MSG-toxicity would be provided, a total ban on the use of MSG as a flavour enhancer would not be unwise to consider."
  https://www.ncbi.nlm.nih.gov/pmc/articles/PMC5938543/
- **NCBI 2010** "Glutamate receptors, neurotoxicity and neurodegeneration" *Zitat Zusammenfassung Studie*: "As glutamate is a major excitatory neurotransmitter in the central nervous system (CNS), the implications of glutamate excitotoxicity are many and far-reaching. Acute CNS insults such as ischaemia and traumatic brain injury have traditionally been the focus of excitotoxicity research. However, glutamate excitotoxicity has also been linked to chronic neurodegenerative disorders such as amyotrophic lateral sclerosis, multiple sclerosis, Parkinson's disease and others." Lau A, Tymianski M., Pflugers Arch. 2010 Jul;460(2):525-42. doi: 10.1007/s00424-010-0809-1. Epub 2010 Mar 14.
  https://www.ncbi.nlm.nih.gov/pubmed/20229265
- **Hacienda Publishing November/December** 1999 "Food Additive Excitotoxins and Degenerative Brain Disorders" by Russell L. Blaylock, MD
  https://haciendapublishing.com/medicalsentinel/food-additive-excitotoxins-and-degenerative-brain-disorders
- **Globe Newswire online 17.3.2016** "Global Monosodium Glutamate Market Poised to Surge from USD 4,500.0 Million in 2014 to USD 5,850.0 Million by 2020"
  https://globenewswire.com/news-release/2016/03/17/820804/0/en/Global-Monosodium-Glutamate-Market-Poised-to-Surge-from-USD-4-500-0-Million-in-2014-to-USD-5-850-0-Million-by-2020-MarketResearchStore-Com.html
- **Deutsche Gesellschaft für Ernährung** "Glutamat - keine neuen Empfehlungen notwendig"
  https://www.dge.de/wissenschaft/weitere-publikationen/fachinformationen/glutamat-keine-neuen-empfehlungen-notwendig/ (letzter Zugriff 17.4.2019)

Aluminium

Ein Leichtmetall: Teil unserer natürlichen Nahrungskette

Aluminium ist eines der häufigsten Elemente der Erdkruste und taucht deswegen in gewissen Mengen in fast allen Nahrungsmitteln auf. Besonders in getrockneten Kräutern und Gewürzen, oder auch in Schokolade, findet sich Aluminium. Da Aluminium leicht mit anderen Stoffen reagiert und sich dadurch aus der Erdkruste löst, befinden sich geringe Mengen auch im natürlichen Trinkwasser.

Etwa 60% des aufgenommenen Aluminiums verlassen den Körper innerhalb weniger Tage mit seinen Fäkalien. Der Rest des Aluminiums wird absorbiert; wie viel genau und mit welchen Konsequenzen für den Körper, ist unklar. Das verbleibende Aluminium verteilt sich ungleichmäßig auf die unterschiedlichen Gewebe. Etwa die Hälfte des gesamten Aluminiums verbleibt in den Knochen, ungefähr ein Viertel in der Lunge. Aber auch ins Gehirn gelangt das Metall. Der Gehalt an Aluminium steigt in allen Geweben mit dem Alter an. Außerdem deuten Tierversuche darauf hin, dass sich Aluminium bei Calcium- und Eisenmangel stärker in Hirn und Knochen anreichert (Siehe: Spektrum Wissenschaft).

Gesundheitliche Gefahren durch Aluminium

Es ist durch etliche Studien erwiesen, dass erhöhte Mengen an Aluminium neurotoxisch wirken. Aluminium schädigt oder zerstört also die Nervenzellen. Dazu schreibt das Bundesinstitut für Risikobewertung (BfR) in seiner Stellungnahme Nr. 012/2012 vom 20. April 2012 unter dem Titel *"Aluminiumgehalte in Säuglingsanfangs- und Folgenahrung":*

"Beim Gefährdungspotenzial von Aluminium stehen reproduktionstoxische und neurotoxische Wirkungen sowie Effekte auf die Knochenentwicklung im Vordergrund."

Das Komitee des BfR kam zu dem Schluss, dass Aluminium (in löslichen Verbindungen) die Fortpflanzung und das sich entwickelnde Nervensystem bereits in niedrigeren Dosen als bisher angenommen beeinträchtigen kann. In einem Bericht der Europäischen Behörde für Lebensmittelsicherheit (efsa) ist ferner zu lesen:

"Das absorbierte Aluminium verteilt sich bei Mensch und Tier in alle Gewebe und wird in bestimmten Geweben, insbesondere im Knochen, angereichert. Hauptsächlicher Träger des Aluminiums im Plasma ist das eisenbindende Protein Transferrin. Aluminium kann in das Gehirngewebe eindringen und auch über die Plazenta in den Fötus gelangen."

Es gibt fünf Bereiche, in denen Aluminium in der industriellen Verarbeitung als Zusatz oder Hilfsmittel genutzt wird.

1. **Lebensmittelindustrie**: Dort wird Aluminium als Bestandteil von Farbstoffen und Überzug für Süßigkeiten, Kekse oder Backwaren genutzt. Die genutzten Zusatz- bzw. Farbstoffe sind: Aluminium (E173), die Stabilisatoren Aluminiumsulfat (E520), Aluminiumnatriumsulfat (E521) und Aluminiumammoniumsulfat (E523), sowie die als Trennmittel eingesetzten Kieselsalze Natriumaluminiumsilikat (E554), Kaliumaluminiumsilikat (E555) und Calciumaluminiumsilikat (E556) und Calciumaluminat (E598).

2. **Pharmaindustrie**: Die Pharmaindustrie setzt Aluminium in einem Großteil von Impfwirkstoffen ein, um eine verstärkte Reaktion des Immunsystems zu provozieren. Aber auch als Farbstoff kommt Aluminium in vielen Medikamenten zum Einsatz.

3. **Verpackungsindustrie**: Aluminium ist ein weit genutzter Werkstoff für die Verpackung unserer Lebensmittel. Rückstände aus Aluminiumfolie, Backblechen oder Containern können an den Lebensmitteln "festkleben" und gelangen anschließend über den Konsum der Nahrung in unseren Körper.

4. **Kosmetika**: Aluminiumzusätze werden zum Beispiel in Deos und Cremes genutzt und gelangen so über die Haut in unseren Körper. Eine Aufnahme von Aluminium ist besonders hoch, wenn die Haut an den besprühten oder eingecremten Stellen verletzt ist.

5. **Trinkwasser**: Stadtwerke nutzen Aluminiumsulfat als Flockungsmittel in der Aufbereitung von Trinkwasser. Diese Maßnahme reduziert die Menge an Sedimenten in der Wasserleitung, aber sie erhöht auch die Menge an gelöstem Aluminium erheblich, besonders dort, wo das Wasser sauer ist.

Aus diesen fünf Quellen werden uns Menschen heute zusätzliche Mengen an Aluminium zugeführt. Dieses Metall reichert sich dann über die Jahre immer mehr in unseren Zellen, besonders in den Knochen, der Lunge und dem Gehirn an.

Was sagen unsere Ministerien und die DGE?

Auf den Internetseiten des BfR sind über Aluminium diverse Informationen zu finden. Studien bezüglich der Auswirkung von Aluminium, besonders bei kleinen Kindern, habe ich allerdings nicht gefunden. Warnhinweise über mögliche Gefahren oder Informationen, wie man die Aufnahme von Aluminium beschränken kann, habe ich auf den Webseiten des BMEL, BMG oder der DGE auch nicht gefunden (Stand Juni 2018).

Quellen und weitere Informationen zu "Aluminium"

- **Wikipedia** "Aluminium" https://de.wikipedia.org/wiki/Aluminium
- **Spektrum Wissenschaft 17.4.2014** "ZUSATZSTOFFE: Wie gefährlich ist Aluminium?" https://www.spektrum.de/wissen/wie-gefaehrlich-ist-aluminium-5-fakten/1300812
- **Bundesinstitut für Risikobewertung 20.4.2012** "Aluminiumgehalte in Säuglingsanfangs- und Folgenahrung Aktualisierte Stellungnahme Nr. 012/2012" http://www.bfr.bund.de/cm/343/aluminiumgehalte-in-saeuglingsanfangs-und-folgenahrung.pdf
- **European Food and Safety Authority (EFSA) 15.6.2008** "EFSA Advises on the Safety of Aluminium in Food Scientists at Europe's food safety watchdog have assessed the safety of aluminium from all sources in food and established a Tolerable Weekly Intake (TWI) of 1 milligram of aluminium per kilogram of body weight. The experts on the AFC[1] Panel estimated that intakes of aluminium may exceed the TWI in a significant part of the European population." *Zitat Studie:* "Total dietary exposure to aluminium was estimated from studies from several European countries, including Netherlands, France, UK and Sweden. The Panel found large individual variations in dietary exposure can occur. The mean dietary exposure of adults varied from 0.2 to 1.5 mg/kg bw/per week. In children and young people, the highest exposures ranged from 0.7 to 2.3 mg/kg bw/per week." https://www.efsa.europa.eu/en/press/news/080715-0 (Letzter Aufruf 21.2.2019)
- **European Food and Safety Authority (EFSA) adopted 28.92917** "European Scientific Committee on Health, Environmental and Emerging Risks. SCHEER FINAL OPINION ON tolerable intake of aluminium with regards to adapting the migration limits for aluminium in toys" https://ec.europa.eu/health/sites/health/files/scientific_committees/scheer/docs/scheer_o_009.pdf
- **Journal of Trace Elements in Medicine and Biology March 2018** "Aluminium in brain tissue in autisms" https://www.sciencedirect.com/science/article/pii/S0946672X17308763
- **Info-Webseite über Aluminium**: www.al-ex.org/alu-fallen.html
- **AFSSAPS (französische Arzneimittelbehörde)** "Risk assessment related to the use of aluminum in cosmetic products" https://ansm.sante.fr/var/ansm_site/storage/original/application/bfd7283f781cd5ce7d59c151c714ba32.pdf
- **Baden Würtemberg Ministerium für Raum und Verbraucherschutz 2013** "Jahresbericht 2013 ÜBERWACHUNG LEBENSMITTEL · BEDARFSGEGENSTÄNDE · KOSMETIKA TRINKWASSER · FUTTERMITTEL" *Zitat* "Dauerthema Aluminium in Laugengebäck – deutliche Besserung Bei Laugengebäck, das traditionell in Baden-Württemberg schon ab dem Kleinkindalter häufig verzehrt wird, steht schon seit vielen Jahren das Element Aluminium im Fokus. Während in den Jahren 2010 und 2011 noch 18 bis 20 % der Proben wegen zu hoher Gehalte an gesundheitlich nicht unproblematischem Aluminium beanstandet werden mussten, ist diese Quote jetzt auf etwa 4 % zurückgegangen. Allerdings gibt es noch unbelehrbare Bäcker, die weiterhin laugenunbeständige Aluminiumbleche ohne Schutzfolie verwenden. So mussten in einem Fall die belasteten Backwaren vernichtet werden und es wurde ein Backverbot erteilt. Zudem wurde eine Geldstrafe in Höhe von 12.000 Euro verhängt" http://www.untersuchungsaemter-bw.de/pdf/gjb2013.pdf
- **Zentrum Gesundheit 11.3.2019** "Alzheimer: Aluminium im Trinkwasser" https://www.zentrum-der-gesundheit.de/alzheimer-aluminium-trinkwasser-ia,amp.html
- **Al-Ex Institute** "Alu-Falle Wasser" http://www.al-ex.org/alu-fallen/alu-falle-wasser.html
- **Video-Dokumentation:** "The Age of Aluminium (Die Akte Aluminium)" 2013, von Bert Ehgartner

Zusammenfassung: Was ist gefährlich für unsere Gesundheit?

Wir haben heutzutage eine Reihe von Bestandteilen in unserer Nahrungskette, die der Gesundheit von Menschen und Tieren nachweislich schaden. Unerforscht und potentiell besonders gefährlich sind die Überlagerung und die gleichzeitige Anreicherung all dieser Substanzen in unserem Organismus:

1. **Pflanzenschutzmittel:** Sie stören das Gleichgewicht einer gesunden Darmflora und führen somit zu Folgeerkrankungen.
2. **Rückstände von Antibiotika und Hormonen:** Sie stören u.a. das Gleichgewicht einer gesunden Darmflora und führen somit häufig zu Folgeerkrankungen.
3. **Industriezucker:** Er führt schon bei mäßigem Konsum zu Nährstoffdefiziten und Folgeerkrankungen.
4. **Industriesalz:** Es führt bei über 6 Gramm pro Tag zu voranschreitender Arterienverkalkung. Als Folgen drohen insbesondere Herzinfarkte und Schlaganfälle.
5. **Phosphatzusätze:** Künstlich zugesetzt, führen sie zu Störungen im Calcium-Phosphathaushalt und zu Folgeerkrankungen wie insbesondere Schäden an Knochen, Zähnen und Nieren.
6. **Nitrat:** Es hemmt die Sauerstoffaufnahme im Blut, führt zu Störungen im Hormonhaushalt und ist krebserregend.
7. **Glutamatzusätze:** Sie führen zu neurologischen Störungen wie Alzheimer, Multiple Sklerose und Morbus Parkinson.
8. **Aluminium:** Schädigt die Nervenzellen und führt zu neurologischen Schäden.

In der Bevölkerung sehen wir flächendeckend Krankheitsbilder, die mit den Nebenwirkungen genau dieser Substanzen korrelieren.

All diese Fakten sind bekannt. Man sollte davon ausgehen, dass die Ministerien und Behörden, die für unsere Versorgung mit Nahrung und unsere Gesundheit zuständig sind, intensiv vor diesen Gefahren warnen. Diese Ministerien sollten gleichzeitig Rahmenbedingungen schaffen, die uns vor diesen Substanzen effektiv schützen. Das tun sie aber nicht. Warum?

Quelle und weitere Informationen zu "Fazit – was ist gefährlich für unsere Gesundheit"
- Video-Dokumentation: "Unser täglich Gift" 2011, Arte Dokumentation by Marie-Monique Robin *Anmerkung:* Diese Dokumentation gibt einen guten Überblick über Zulassungsprozesse in den USA und Europa für chemische Substanzen in unserer Lebensmittelkette. https://www.youtube.com/watch?v=-3-pi_8w6K8

5. ANWEISUNGEN: Ernährungspläne und Einflussnahme von DGE und BMEL

Die Ministerien für Ernährung und Landwirtschaft (BMEL) und Gesundheit (BMG) haben den gesetzlichen Auftrag, Rahmenbedingungen zu schaffen, damit die Menschen in Deutschland, insbesondere Kinder, sich gesund entwickeln und auch gesund bleiben können. Diesem Auftrag werden die beiden Ministerien nicht gerecht.

Auf den folgenden Seiten belege ich anhand der öffentlichen Ernährungspläne für Kindertagesstätten, mit welchen Informationen und Methoden die zuständigen Ministerien systematisch falsche oder zumindest irreführende Informationen verbreiten.

Hintergrund der öffentlichen Ernährungspläne

Gemeinsam haben das Bundesministerium für Ernährung und Landwirtschaft (BMEL) und die Deutsche Gesellschaft für Ernährung (DGE) Ernährungspläne erstellt. Diese Pläne nennen sich Qualitätsstandards und wurden für folgende gesellschaftliche Teilbereiche konzipiert:

- Kindertagesstätten
- Ganztagsschulen
- Krankenhäuser
- Rehakliniken
- Pflegeheimen
- Betriebskantinen
- Lieferdienste bzw. "Essen auf Rädern"

Die Qualitätsstandards wurden in Deutschland ab 2005 für die unterschiedlichen Gesellschaftsbereiche eingeführt. Das Ziel dieser Pläne ist, die jeweiligen Einrichtungen zu unterstützen und eine gesunde Nahrungsgestaltung zu gewährleisten. Es werden Informationen für die Zubereitung der unterschiedlichen Mahlzeiten bereitgestellt und ausgewählte Nahrungsmittel empfohlen. Diese Standards sind nicht gesetzlich verpflichtend, aber Einrichtungen können sich für deren Umsetzung zertifizieren lassen.

Seit 2005 bilden diese Pläne also eine wichtige Grundlage für die öffentliche Versorgung der Bevölkerung mit Nahrung. All diese Pläne sind in Bezug auf Aufbau und Informationsgehalt fast identisch. Überall werden die gleichen Gerichte und Nahrungmittelkomponenten vorgeschlagen, und genau diese Gerichte sieht man nun in allen öffentlichen Bereichen.

Qualitätsstandards für Kindertagesstätten

Das deklarierte Ziel des Qualitätsstandards für Kindertagesstätten ist, die Einrichtungen zu unterstützen, eine wirklich gesunde Nahrungsgestaltung für unsere Kinder zu gewährleisten. In diesen Standards, ebenso wie in allen anderen Qualitätsstandards, ist die deklarierte Intention des ehemaligen Bundesministers für Ernährung und Landwirtschaft, Christian Schmidt, sowie des Geschäftsführers der

DGE, Dr. Oberritter, die Gesundheit der Bevölkerung zu fördern. Christian Schmidt erklärt auf Seite 6 dieses Qualitätsstandards:

"Kinder sollen gesund aufwachsen – dazu ist gutes und qualitativ hochwertiges Essen eine wichtige Voraussetzung. Gesundes Essen dient auch als Basis für Lebensqualität und Zufriedenheit und trägt zu guter Gesundheit im späteren Leben bei.

Dieser Qualitätsstandard hilft bei der Umsetzung einer gesundheitsfördernden Ernährung in die Praxis. Erfüllt eine Kindertagesstätte die geforderten Kriterien, besteht die Möglichkeit einer Zertifizierung. Die Tageseinrichtung beweist damit ihr Engagement für eine vollwertige und qualitativ hochwertige Verpflegung."

Dr. Oberritter betont auf Seite 7:

"Menschen zu befähigen, ihr optimales Gesundheitspotenzial zu verwirklichen, bedeutet auch, ihr alltägliches Lebensumfeld gesundheitsfördernd zu gestalten – und das von Anfang an....

Mit dem 'DGE-Qualitätsstandard für die Verpflegung in Tageseinrichtungen für Kinder' hat die Deutsche Gesellschaft für Ernährung e. V. (DGE) in Zusammenarbeit mit zahlreichen Experten ein grundlegendes Instrument entwickelt, um die Qualität der Verpflegung in Tageseinrichtungen zu sichern....

Kriterien zur optimalen Lebensmittelauswahl, der Häufigkeit der Verwendung bestimmter Lebensmittel sowie der Speisenplanung und -herstellung bis hin zum nährstoffoptimierten Verpflegungsangebot geben die Rahmenbedingungen vor."

Die reale Umsetzung dieser Qualitätsstandards führt aber nicht dazu, ein *"optimales Gesundheitspotential zu verwirklichen"*. Es bestehen folgende Schwachstellen:

1. **Anpreisung ungesunder Lebensmittel:** Es wird an etlichen Stellen explizit angeregt, industriell hergestellte Lebensmittel zu konsumieren. Auf die Gefahren der Zusatzstoffe oder die Belastungen durch Rückstände von Pestiziden und Hormonen wird nicht hingewiesen. Es wird nicht erklärt, dass diese Lebensmittel oft viel zu wenig essenzielle Nährstoffe, zu wenig sekundäre Pflanzenstoffe sowie selten natürliche Pro- und Präbiotika aufweisen.

2. **Irreführende und unspezifische Informationen:** Nahrungsmittel, die gravierende Unterschiede in der Konzentrationen von Nährstoffen aufweisen, werden als gleichwertig deklariert.

3. **Vorenthaltung gesundheitsfördernder Lebensmittel:** Etliche Lebensmittel, die eine besonders positive Wirkung auf den menschlichen Organismus haben, werden als Nahrungsmitteloptionen nicht oder nur sehr beiläufig erwähnt.

4. **Fehlende Berücksichtigung essenzieller Nährstoffe:** Nährstoffverluste durch Transport, Lagerung oder lange Kochzeiten werden nicht ausreichend erläutert und müssen laut der Qualitätsstandards auch nicht angemessen kompensiert werden. Auf die notwendige Versorgung mit essenziellen Nährstoffen wird nur unvollständig eingegangen.

5. **Orientierung an Wirtschaftlichkeit:** Es wird den Betreibern von Kantinen ein großer Spielraum eingeräumt, sich nach wirtschaftlichen Interessen zu richten, ohne auf mögliche Nachteile für die Gesundheit von Kindern einzugehen.

In der Summe und praktischen Umsetzung bedeuten die Anweisungen der Qualitätsstandards, dass Kinder im öffentlichen und verpflichtenden Bildungssystem minderwertige Zutaten konsumieren, ihnen zu wenig natürliche essenzielle Nährstoffe verabreicht werden und sie gleichzeitig erhöhten Belastungen durch Schadstoffe ausgesetzt werden.

Quellen und weitere Informationen zu "ANWEISUNGEN: Ernährungspläne und Einflussnahme der DGE und BMEL"
- **Essenspläne** "Kindertagesstätten" http://www.fitkid-aktion.de/service/medien.html?eID=dam_frontend_push&docID=1901
- **Essenspläne** "Ganztagsschulen" http://www.schuleplusessen.de/fileadmin/user_upload/Bilder/151017_DGE_QS_Schule_Essen2015_web_final.pdf
- **Essenspläne** "Krankenhäuser" http://www.station-ernaehrung.de/fileadmin/user_upload/Bilder/Medien/150615_DGE_QS_Station_KH_2015_web_final.pdf
- **Essenspläne** "Rehakliniken" http://www.station-ernaehrung.de/fileadmin/user_upload/DGE_QS_SE_Reha_Web.pdf
- **Essenspläne** "Pflegeheime" http://www.fitimalter-dge.de/fileadmin/user_upload/150615_DGE_QS_FitimAlter_SE_2015_web_komplett_final.pdf
- **Essenspläne** "Betriebsverpflegung" https://www.in-form.de/fileadmin/redaktion/Publikationen/pdfs/DGE_Qualitaetsstandard_fuer_die_Betriebsverpflegung_Aufl.4.pdf
- **Essenspläne** "Essen auf Rädern" http://www.fitimalter-dge.de/service/medien.html?eID=dam_frontend_push&docID=652

Schwachstellen im Detail

Auf den folgenden Seiten beleuchte ich die benannten Schwachstellen im Detail und belege mit konkreten Beispielen aus dem Qualitätsstandard für Kindertagesstätten, wie bestimmte Anweisungen, Vorenthaltungen und Fehlinformationen eine mangelhafte Verpflegung nach sich ziehen.

Die aktuelle Version, dieses Qualitätsstandards, ist die 5te Auflage, 2., korrigierter Nachdruck 2015. Die Öffentlichkeit kann die Pläne unter folgender Webseite einsehen: www.fitkid-aktion.de.

BEISPIEL 1: Anpreisen ungesunder Lebensmittel – allgemein

In den Qualitätsstandards werden für praktisch alle Mahlzeiten Convenience-Produkte angepriesen. Als Convenience-Produkte werden vorgefertigte Lebensmittel bezeichnet, bei denen der Nahrungsmittelhersteller bestimmte Be- und Verarbeitungsstufen übernimmt, um die weitere Zubereitung in privaten Haushalten, in der Gastronomie oder Gemeinschaftsverpflegung zu erleichtern.

Zu diesen Convenience-Produkten gehören im Grunde alle Lebensmittel, oder zumindest der größte Teil davon, die Kinder in den besagten größeren Gemeinschaftsverpflegungen zum Mittagessen bekommen. Auf Seite 14 wird erklärt:

"In der Gemeinschaftsverpflegung, und damit auch bei der Verpflegung in Tageseinrichtungen für Kinder, werden Produkte unterschiedlicher Convenience-Stufen verwendet."

Das ist demnach so vorgesehen und wird offenkundig als völlig in Ordnung betrachtet. Auf Nachteile durch die Nutzung dieser Produkte wird nicht eingegangen. Convenience-Produkte werden in 5 Stufen aufgeteilt:

	Convenience-Stufe	Beispiele
1	küchenfertige Lebensmittel	entbeintes, zerlegtes Fleisch, geputztes Gemüse
2	garfertige Lebensmittel	Filet, Teigwaren, TK-Gemüse, TK Obst
3	aufbereitungsfertige Lebensmittel	Salatdressing, Kartoffelpüree, Puddingpulver
4	regenerierfertige Lebensmittel	einzelne Komponenten oder fertige Menüs
5	verzehr-/tischfertige Lebensmittel	kalte Soßen, fertige Salate, Obstkonserven, Desserts

Quelle: *IN FORM DGE Qualitätsstandard für Tageseinrichtungen für Kinder Seite 14.*

Auf Seite 14 wird erklärt:

"Beim Einsatz von Convenience-Produkten gelten folgende Grundsätze:"

"Erlauben es die zeitlichen und personellen Kapazitäten, sind Produkte der Convenience-Stufen 1 und 2 zu bevorzugen."

"Beim Einsatz von Convenience-Produkten der Stufe 4 und 5 sollen diese immer mit Lebensmitteln der Stufe 1 und 2 ergänzt werden."

Das heißt augenscheinlich, dass dann, wenn Kita-Betreiber keine Zeit oder zu wenig personelle Kapazitäten haben – was ja häufig der Fall ist –, die Produkte der Stufe 3, 4 und 5 großzügig, und wenn nötig täglich, angeboten werden dürfen. Auf mögliche Belastungen und physiologische Konsequenzen durch Schad- und Zusatzstoffe wird nicht eingegangen.

Produkte, die keiner Convenience-Stufe angehören, werden gar nicht in Erwägung gezogen. Die Option, dass auch im Garten einer Großküche Kräuter, Gemüse oder Obstbäume wachsen und genutzt werden können, wird nicht vorgeschlagen.

Zusammengefasst: Convenience-Produkte werden als akzeptable, gesundheitsfördernde und täglich zu nutzende Nahrungsmittel dargestellt. Eine Selbstversorgung oder lokale Produktion durch Kinder und Personal wird nicht in Erwägung gezogen.

BEISPIEL 2: Anpreisen ungesunder Lebensmittel- Fleisch- und Wurstprodukte

Als optimale Lebensmittelauswahl für das Frühstück und als Zwischenmahlzeit werden Fleisch- und Wurstwaren als Belag angeraten. Für die Mittagsverpflegung sollen bis maximal achtmal pro Monat mageres Muskelfleisch und Wurstprodukte oder Fisch verabreicht werden. Explizit aufgeführt werden als Beispiel zur praktischen Umsetzung: Truthahn-Mortadella, Kochschinken, Bierschinken, Putenbrust, Hähnchenschnitzel und Rinderbraten (siehe Seite 11 und 16).

Das sind fragwürdige Anweisungen, denn es ist zu bedenken: Auch diese Produkte weisen oft etliche kritische Zusatzstoffe, insbesondere Salz, Phosphat und Nitrat sowie künstliche Aromen auf.

Wenn das Fleisch aus der Massentierhaltung stammt, gibt es zusätzlich auch noch Rückstände von Pflanzenschutzmitteln, Antibiotika und Hormonen. Bei Putenfleisch aus der Massentierhaltung ergeben sich weitere Gefahren durch eine häufige Belastung mit multiresistenten Keimen. (Multiresistente Keime können bei einem hohen Einsatz von Antibiotika entstehen. Wenn diese Keime in den menschlichen Körper gelangen, können sie schwere Krankheiten auslösen, welche aufgrund der Resistenz gegen herkömmliche Medikamente dann entsprechend schwer zu bekämpfen sind.)

Zur Veranschaulichung hier zwei Beispiele von Produkten, die laut Qualitätsstandard für eine Frühstücksoption, als Zwischenmahlzeit oder als Mittagsverpflegung genutzt werden können (Angaben laut Verpackungen der Hersteller, Hervorh. d. A):

Meica Bockwurst Knackig Zart: "ZUTATEN Schweinefleisch 80 %, Trinkwasser, **Speisesalz**, Gewürze, Gewürzextrakte (mit SELLERIE), Dextrose, Antioxidationsmittel: Ascorbinsäure, Konservierungsstoff: **Natriumnitrit**, Saitling, Rauch. Glutenfrei, laktosefrei"

Wiesenhof "Bierschinken": "ZUTATEN: 80% Geflügelfleisch (Truthahnfleisch, Hähnchenfleisch), Trinkwasser, jodiertes **Nitritpökelsalz** (Kochsalz, Konservierungsstoff: **Natriumnitrit**; Kaliumiodat), Dextrose, Zucker, Maltodextrin, Würze (aus Raps und Mais), Gewürze, Stabilisator: **Diphosphate**; Antioxidationsmittel: Natriumascorbat; Aromen."

Anmerkung zu diesen Beispielen:
1. **Gefährlich hohe Konzentration von Speisesalz:** Mengenangabe für Speisesalz bei Meica Bockwurst ist 1,8 Gramm pro 100 Gramm, bei Wiesenhof Bierschinken 2,5g pro 100g. Empfohlene Tagesdosis für Kinder 1-4 Jahre ist 1,016g. Salz wird als Konservierungsstoff genutzt und ist in allen Wurstprodukten bedenklich hoch.

2. **Bedenklicher Konservierungsstoff Natriumnitrit:** Nitrat wird hier als Konservierungsmittel und Farbstabilisator genutzt und hat gefährliche Nebenwirkungen. Besonders für kleine Kinder (siehe vorheriges Kapitel). Eine Mengenangabe muss auf Lebensmittelverpackungen nicht angegeben werden. Sowohl Natriumnitrit als auch Kaliumnitrit dürfen auch in biologisch erzeugten Produkten genutzt werden.

3. **Knochen- und arterienbelastender Phosphatzusatz:** Bei dem hier eingesetzten Diphosphat handelt es sich um einen Phosphatzusatz, der, wie im vorherigen Kapitel beschrieben, das Calcium-Phosphat-Gleichgewicht im Körper negativ beeinflussen und in Folge zu Störungen des Knochen- und Zahnstoffwechsels führen kann. Eine solche Beeinflussung ist besonders im Wachstum bedenklich. Eine Mengenangabe muss nicht angezeigt werden. Biologisch produzierte Produkte dürfen keine Phosphat-Zusätze aufweisen.

Zusammengefasst: Es wird angeregt, dass Kinder regelmäßig verarbeitete Wurstprodukte und mageres Muskelfleisch verzehren. Auf gesundheitliche Gefahren durch Salz und Zusatzstoffe, insbesondere bei Produkten aus der Massentierhaltung, wird nicht hingewiesen. Der Verzehr von traditionellen und nährstoffreichen Zutaten wie Leber, Knochenmark oder Nieren, wird in den Qualitätsstandards nicht angeregt.

BEISPIEL 3: Irreführende und unspezifische Informationen in Bezug auf die Nutzung von Salz, Zucker und Fetten
Ebenfalls auf Seite 14 steht:

> *"Bei Produkten mit hohem Convenience-Grad sollten der Zucker- und Salzgehalt sowie die Art des verwendeten Fettes berücksichtigt werden."*

Auf Seite 16 wird ergänzt:

> *"Auf eine fettarme Zubereitung wird geachtet"*
>
> *"Jodsalz wird verwendet, es wird sparsam gesalzen."*
>
> *"Zucker wird in Maßen eingesetzt."*

Der Betreiber soll also alle Produkte täglich evaluieren, auf Salz- und Zuckergehalt prüfen und errechnen, ob sich die Summen dann noch im verträglichen Rahmen für Kinder in den vorgegebenen Altersklassen bewegen? Wie genau sollen Betreiber von Kita-Kantinen das bewerkstelligen?

Für Zucker definiert die DGE kein verträgliches Maß. Was die Anweisung *"in Maßen eingesetzt"* bedeuten soll, bleibt unklar.

Salz bzw. Natrium wird in dieser Broschüre ebenfalls ohne einen Maximalwert aufgeführt. Aber die DGE hat für die Altersklasse 1-4 Jahre einen Richtwert von maximal 400mg Natrium auf ihren Webseiten unter Referenzwerten festgelegt. Diese Menge Natrium entspricht dem Äquivalent von 1016 mg Salz. Eine Ganztagsverpflegung dürfte dann anteilig wohl maximal 60% dieses Wertes ausschöpfen. 100 Gramm Brötchen mit Butter und Goudakäse haben allerdings bereits 2250mg Salz. Oder ein Krautsalat-Fertigprodukt von 100g kommt auf 1780mg Salz. Solche Produkte dürften, gemessen am empfohlenen Richtwert, dann gar nicht angeboten werden, stehen aber explizit im Ernährungsplan auf den späteren Seiten als Vorschläge.

Auf Seite 13 wird vorgeschlagen, als optimale Auswahl von **Fetten** *"Rapsöl, Walnuss-, Weizenkeim-, Oliven- oder Sojaöl"* zu benutzen. Wenn aber Produkte der Convenience-Stufe 3, 4, 5 verabreicht werden, dann sind darin oftmals Fette enthalten, die gar nicht für den Laien verständlich aufgelistet sind, und die selten diese teuren Nuss- und Keim-Öle beinhalten. Von der Industrie wird häufig das deutlich günstigere und weniger wertige Palmöl genutzt. (Palmöl hat nur ca. 20% Vitamin E im Vergleich zu Weizenkeimöl). Was genau soll der Kitabetreiber dann beachten? Welche Produkte soll er benutzen?

Speziell für den Konsum für Zucker werden weiterhin folgende Aspekte erklärt (Seite 19):

> "Die meisten Kinder essen sehr gerne Süßigkeiten wie Schokoladenriegel, Kekse oder süße Brotaufstriche und bevorzugen süße Getränke. Gegen eine geringe Menge Süßigkeiten ist nichts einzuwenden. Diese wird in der Regel außerhalb der Tageseinrichtung, zum Beispiel im Elternhaus, verzehrt. Wenn einige Kinder Süßigkeiten von zu Hause mitbringen und andere nicht, können zudem Neid und Streitigkeiten entstehen. Daher ist es wichtig, dass die Einrichtung in Bezug auf den Umgang klare Regeln definiert"

Gegen Süßigkeiten ist demnach generell nichts einzuwenden und es wird erwartet, dass eine gewisse Menge praktisch täglich, zumindest im Elternhaus, konsumiert wird. Gefahren durch den Konsum von Süßigkeiten entstehen nach diesen Empfehlungen lediglich dadurch, dass Kinder untereinander Gefühle von Neid entwickeln. Man braucht Regeln für den Konsum, aber keine generellen Verbote. Visuell beworben werden Süßigkeiten mit einer Nahaufnahme von zwei Kinderhänden mit 6 Gummibärchen. Weiterhin ist auf Seite 19 zu lesen:

> "Alternativ können ab und zu eine vollwertige süße Hauptmahlzeit, fruchtige Desserts oder Gebäck aus Vollkornmehl zubereitet, beziehungsweise in den Speiseplan eingebaut werden."

> "Süßigkeiten sind nur zu besonderen Anlässen erlaubt"

> "Üblicherweise werden zu Anlässen, wie zum Beispiel religiösen Feiertagen, Sommerfesten oder Geburtstagen, Speisen und Getränke angeboten. Ob Kuchen oder belegte Brote, Süßes oder Pikantes, Tee oder Saft, es obliegt der Einrichtung, die Speiseauswahl an diesen Tagen zu steuern."

Zu entscheiden, was als *"besonderer Anlass"* gewertet wird, obliegt demnach also den Einrichtungen selbst. In unserer Kita wird dieser Interpretationsfreiraum wie folgt gelebt: Wenn die Kantine keinen Nachtisch stellt, gibt es abgepackte Kekse, im Sommer gibt es öfter ein Eis am Nachmittag und belohnt wird das Aufräumen zuweilen mit Gummibärchen und anderen Süßigkeiten. An Geburtstagen, bei Sommerfesten, zum Advent und Fasching, zu Ostern, bei Übernachtungsparties und Ausflügen gibt es teils große Mengen an Kuchen, Keksen, Eis und Süßigkeiten. Im Schnitt kommen solche "Ausnahmen" ca. alle 7 bis 8 Tage vor. Dieses Verhalten scheint laut Ernährungsplänen völlig akzeptabel zu sein. Was dieses Verhalten jedoch für die tägliche und notwendige Nährstoffversorgung bedeutet, wird nicht erklärt.

Zusammengefasst: Produkte mit zugesetztem Zucker, Salz und industriellen Fetten werden als verträgliche Nahrungsmitteloptionen, auch für kleine Kinder, beworben. Klar definierte Höchstmengen werden nicht benannt. Gesundheitliche Risiken werden nicht erläutert.

BEISPIEL 4: Irreführende und unspezifische Informationen für die Speisegestaltung
Unter der Rubrik "Speiseplangestaltung" erfährt man auf Seite 15:

> "Das saisonale Angebot ist zu berücksichtigen"

"Kulturspezifische und regionale Essgewohnheiten sowie religiöse Aspekte sind zu berücksichtigen."

"Die Wünsche und Anregungen der Kinder sind in geeigneter Form in der Speiseplanung berücksichtigt."

Was genau bedeutet *"das saisonale Angebot ist zu berücksichtigen"*? Der Betreiber soll dann z.B. in den Wintermonaten einmal in der Woche Weißkohl anbieten oder jeden Tag etwas Saisonales? Das würde dann bedeuten, dass die Kitabetreiber das Jahr über ständig ihre Speisepläne umstellen und an das saisonale Angebot anpassen sollten, oder? Das wäre in der Theorie machbar, dürfte wohl aber nur selten umgesetzt werden.

Was genau macht ein Kitabetreiber, wenn er drei Kinder in der Gruppe von 21 Kindern hat, die zu Hause aus "kulturspezifischen" Gründen kein Fleisch essen? Einfach die Fleischsoße weglassen und Ketchup anbieten? Wie soll der Kitabetreiber dann sicherstellen, dass alle Mikronährstoffe aufgenommen werden?

Wie genau sollen die Wünsche und Anregungen von Kindern berücksichtigt werden? Wenn Kinder einen Eintopf nicht mögen und lieber Milchreis, Schnitzel oder Dosenmais essen wollen, sollte der Kantinenbetreiber diese Wünsche umsetzen? Welche Konsequenzen hat das dann für die Versorgung der Kinder mit Nährstoffen?

Zusammengefasst: Die praktische Umsetzung dieser Anweisungen führt im Regelfall zu erheblichen Nährstoffdefiziten.

BEISPIEL 5: Irreführende und unspezifische Informationen in Bezug auf die Auswahl von Kohlenhydraten

Unter der Sektion *"Anforderungen an einen Vier-Wochen-Speiseplan für die Mittagsverpflegung"* wird erklärt, es sollen bei jeder Mahlzeit, also 20x pro Monat, Getreide, Getreideprodukte und Kartoffeln angeboten werden. (Seite 16). Als praktische Beispiele zur Umsetzung werden folgende Optionen aufgeführt:

"Pell- und Salzkartoffeln, Kartoffelsalat, Kartoffeleintopf
Reispfanne, Reis als Beilage
Lasagne, Couscous-Salat, Hirseauflauf
Grünkern-Bratlinge, Polentaschnitten
Vollkornteigwaren, Vollkornpizza, Naturreis
Halbfertig- oder Fertigprodukte wie z.B. Kroketten, Pommes frites, Kartoffelecken, Reibekuchen, Gnocchi, Püree, Klöße"

Als Auflage wird definiert: 4x Vollkorn, 4x Kartoffelerzeugnisse. Die Auswirkung des jeweiligen Verarbeitungsgrades auf die Nährstoffkonzentration wird nicht erwähnt. Betreiber dürfen frei wählen zwischen Convenience-Stufe 1 bis 5. Selbst die Kartoffeln zu schälen oder Nudeln selbst herzustellen, wird nicht angeregt. Dass ist kurios, denn die empfohlenen Beilagen liefern ganz unterschiedliche Nährstoffprofile. Manche Lebensmitteloptionen sind gesund, andere weniger. Das zeigt die folgende Tabelle:

100 Gramm des jeweiligen Produktes, verzehrfertig	Kcal	Eiweiß Gramm	Kohlenhydrate (gesamt)	Natrium mg	Kalium mg	Calcium mg	Magnesium mg	Phosphor mg	Eisen mg	Zink mg	ß-Carotin (A Vorstufe) mg	Vitamin E mg	Vitamin B1 mg	Vitamin B2 mg	Vitamin B 6 um	Folsäure µg	Vitamin C mg
Vollkornbrot	233	8	42	540	260	25	90	245	3,0	2,4	0,005	1,1	0,29	0,12	0,24	20	0
Toastbrot Weizenmehl (Weißbrot)	244	8	49	540	130	60	25	90	0,7	0,7	0,015	0,6	0,09	0,06	0,02	20	0
Naturreis (gekocht)	128	3	27	3	75	6	40	100	1,2	0,7	0	0,2	0,07	0,02	0,05	6	0
Reis poliert (parboiled)	122	2	27	2	45	10	10	40	1,0	0,6	0	0,1	0,08	0,01	0,07	4	0
Vollkornnudel mit Ei (gekocht)	137	5	24	110	140	20	45	150	1,5	1,4	0,005	0,5	0,15	0,06	0,20	20	0
Teigwaren weiß ohne Ei (gekocht)	143	5	28	100	50	10	20	65	0,5	0,6	0	0,1	0,03	0,02	0,06	9	0
Pellkartoffel (gekocht)	75	2	15	4	410	10	25	50	0,9	0,4	0,005	0,1	0,10	0,05	0,19	10	15
Gnocchi	154	4	32	420	125	15	10	45	0,3	0,3	0,005	0,2	0,05	0,01	0,02	10	10
Tagesbedarf eines Kindes 1-4 Jahre	1300	14	39	400	1000	600	80	500	8	3	3,6	6	0,6	0,7	0,4	120	20

Quelle: "Die Nährwerttabelle 2016/2017" Heseke/Heseker

Anmerkung zur Tabelle – man sieht:
- Bei fast allen Werten liefert die Vollkorn-Variante deutlich höhere Mikronährstoffkonzentrationen als polierter Reis oder Weizen-Toast aus Weißmehl, allerdings dürfen beide Optionen gewählt werden.
- Die verarbeiteten Produkte wie Brot und Gnocchi überschreiten schon bei 100g die empfohlene tägliche Höchstdosis für Natrium (Salz).
- Für Kohlenhydrate sowie für Magnesium und Zink wäre Vollkornbrot als Quelle relevant, allerdings sind hier die Salz-Werte bedenklich hoch.

Völlig unklar ist, warum Kartoffeln bei der DGE in der Sektion von Kohlenhydraten und nicht unter Gemüse geführt werden. Pellkartoffeln, Kartoffelgratin oder Kartoffelpüree haben einen ähnlichen Kohlenhydratwert wie Zuckermais, Pastinaken, Erbsen und Bohnen. Diese Lebensmittel werden alle als Gemüse geführt.

Zusammengefasst: Die als gleichwertig angepriesenen Lebensmittel beinhalten sehr unterschiedliche Nährstoffangebote. Es ist völlig unklar, warum Convenience-Produkte wie z.B. Kroketten, Pommes frites, Kartoffelecken, Reibekuchen, Gnocchi, Püree, Klöße Kartoffeleintopf oder Lasagne angeboten werden dürfen. Diese Produkte sind nicht gesundheitsfördernd.

BEISPIEL 6: Irreführende und unspezifische Informationen am Beispiel Obst, Gemüse und Kräuter

Die DGE erklärt, man brauche essenzielle Nährstoffe. Dabei werden Obst und Gemüse oft als gute Quellen angegeben, um den täglichen Bedarf zu decken. Es wird erklärt,

Gemüse und Salat solle es bei jeder Mahlzeit geben, Obst an 8 von 20 Tagen. Welche Sorten zu wählen sind, wird nicht definiert. Auf Seite 17 wird bezüglich Kräutern noch erwähnt:

"Zum Würzen werden frische oder tiefgekühlte Kräuter verwendet."

Auch hier lohnt sich ein Blick auf die Details – wo genau finden sich denn die notwendigen Vitamine und Mineralstoffe? Die nachfolgende Tabelle gibt Aufschlüsse:

100 Gramm des jeweiligen Produktes, verzehrfertig	Kcal	Eiweiß Gramm	Kohlenhydrate (gesamt)	Natrium (Salz) mg	Kalium mg	Calcium mg	Magnesium mg	Phosphor mg	Eisen mg	Zink mg	ß-Carotin (A Vorstufe) mg	Vitamin E mg	Vitamin B1 mg	Vitamin B2 mg	Vitamin B 6 µg	Folsäure µg	Vitamin C mg
KRÄUTER																	
Rosmarin	63	1	8	8	155	215	25	10	4,8	0,5	0,31	0,1	0,08	0,40	0,30	45	150
Brunnenkresse	21	2	2	10	275	180	35	65	3,0	0,7	4,9	1,5	0,09	0,17	0,13	40	95
Petersilie	61	4	7	35	810	180	45	90	3,6	0,7	5,2	3,7	0,14	0,30	0,20	150	160
Brennnessel	46	7	1	80	475	710	80	140	4,0	1,0	2,4	0,8	0,20	0,15	0,16	30	330
GEMÜSE																	
Gurke	13	1	2	3	165	15	8	15	0,2	0,2	0,37	0,1	0,02	0,03	0,04	15	8
Tomate	19	1	3	3	235	10	10	20	0,5	0,2	0,59	0,08	0,06	0,04	0,10	20	20
Möhre	32	+	5	60	330	35	15	35	0,4	0,3	9,8	0,5	0,07	0,05	0,27	15	7
Brokkoli	34	4	3	20	260	60	20	60	0,8	0,5	0,85	0,6	0,10	0,18	0,28	40	95
OBST																	
Apfel	58	+	11	1	120	5	5	10	0,2	0,1	0,029	0,5	0,04	0,03	0,10	8	10
Banane	92	1	20	1	370	7	30	20	0,4	0,2	0,03	0,3	0,04	0,06	0,36	15	10
Mandarine (Konserve)	85	+	19	1	70	20	6	10	0,2	+	0,055	0,1	0,02	0,01	0,01	2	9
Kirsche	56	1	13	2	135	12	20	15	0,5	0,1	0,02	0,1	0,01	0,03	0,02	10	5
Tagesbedarf eines Kindes 1-4 Jahre	1300	16	39	400	1000	600	80	500	8	3	3,6	6	0,6	0,7	0,4	120	20

Quelle: "Die Nährwerttabelle 2016/2017" Heseker/Heseker

Anmerkungen zur Tabelle – man sieht:
- **Die Kräuter** sind nahezu unschlagbar bei Pro Vitamin A und C, teilweise auch bei Kalium. Sie sind gute Lieferanten für Eisen, Magnesium und Zink sowie für Folsäure, Vitamin B2 und B6. Brennnessel, kostenfrei in der Natur zu finden, ist zusätzlich eine sehr gute Quelle für Calcium. Es reichen schon kleine Mengen dieser Kräuter, um den täglichen Bedarf an etlichen essenziellen Nährstoffen zu decken.
- **Auf Zuchtgemüse,** wie Gurke und Tomate, könnte in Bezug auf Vitamine und Mineralstoffe weitgehend verzichtet werden. Dafür liefern Mohrrüben und Brokkoli ebenfalls gute Werte bei Provitamin A und Kalium. Brokkoli hat ferner

relevante Mengen an Vitamin C, zumindest, wenn er frisch geerntet und verzehrt wird.
- **Das Zuchtobst** Apfel, Mandarine und Kirsche schneidet – abgesehen von Kohlenhydraten, also Fruchtzucker, und B2 bei der Banane – bei allen Werten deutlich schlechter ab als Kräuter, Möhren und Brokkoli.

Zusammengefasst: Obst, Gemüse und Kräuter haben ganz unterschiedliche Nährstoffprofile. Das gilt für den unverarbeiteten Zustand und besonders, wenn man unterschiedliche Lagerungs- und Verarbeitungsmethoden wählt. Warum werden diese gravierenden Unterschiede nicht erklärt? Warum regen das BMEL und die DGE nicht an, dass sich Kindergärten, Kitas und Grundschulen mindestens einen kleinen Kräutergarten anlegen und Kinder täglich mit etwas frischem Grün versorgen?

BEISPIEL 7: Irreführende und unspezifische Informationen am Beispiel Ernährungsbildung

Ab Seite 28 wird auf zwei Seiten erläutert, dass kleine Kinder primär durch Imitation lernen. Ein vollwertiges Speiseangebot sowie eine Vorbildfunktion der Erzieher seien besonders wichtig. Es wird erklärt:

> *"Dabei sollte ausschließlich mit Motiven wie Genuss und Geschmack gearbeitet werden: 'Probier doch mal! Das schmeckt richtig lecker!' Andere geeignete Motive sind Entdecken, Probieren, Experimentieren, Selbermachen und Nachahmen. Eine Benennung von Lebensmitteln als 'gesund' (gut) und 'ungesund' (schlecht) ist hingegen ungünstig. Besser ist es, mit Argumenten zu arbeiten: 'Macht fit, macht stark, lässt dich wachsen' sind nur einige Beispiele."*

Laut dieser Aussage sollten Erzieher unseren Kindern NICHT erklären, dass viel Zucker, Salz, Limonade oder bestimmte Zusatzstoffe für sie schlecht sind und welche Lebensmittel sie meiden sollten. Warum nicht, wird nicht erklärt.

BEISPIEL 8: Vorenthaltung von physiologisch besonders gesundheitsfördernden Nahrungsmitteln

Beispiel Hülsenfrüchte: Diese Pflanzenprodukte haben eine besonders positive Wirkung auf den menschlichen Organismus. Aufgrund des hervorragenden Nährstoffprofils haben die Vereinten Nationen das Jahr 2016 zum "Internationalen Jahr der Hülsenfrüchte" erklärt.

Über die Vorzüge dieser Pflanzengruppe liest man selbst auf den Seiten unseres Bundesministeriums für Landwirtschaft und Ernährung recht viel. In den Qualitätsstandards der DGE und BMEL spiegelt sich diese Weisheit aber nicht angemessen wider. Das ist kurios, wenn man bedenkt, dass Hülsenfrüchte nicht nur besonders wertvolle Nahrungsmittel sind, sondern auch sehr günstig und leicht zu verarbeiten.

Kurios ist ebenfalls, dass Hülsenfrüchte generell bei der DGE NICHT als Quelle für Kohlenhydrate und für Proteine gelistet werden. Hülsenfrüchte werden unter der Sektion Gemüse vergraben und zwar in folgender Reihenfolge: Ab Seite 16 steht (Hervorh. d. A.):

"Beispiele für praktische Umsetzung für Gemüse und Salat
gegarte Möhren, Brokkoli, Kohlrabi, Gemüselasagne, gefüllte Paprika (oder Zucchini, Auberginen) **Erbsen-, Linsen-, Bohneneintopf***, Ratatouille, Wok-Gemüse, Tomatensalat, Gurkensalat, gemischter Salat, Krautsalat."*

Hülsenfrüchte werden also eher am Rande erwähnt und das, obwohl sie hervorragende Lieferanten besonders für die gesunden langkettigen Kohlenhydrate sowie für Proteine sind und bei den Mikronährstoffen zusätzlich deutlich mehr zu bieten haben als Nudeln, Brot oder Gnocchi.

Ein Vergleich von Vollkornbrot, Teigwaren, Pellkartoffel gekocht sowie Kichererbsen, Kidneybohnen und Linsen (verzehrfertig, nicht Konserve und ohne Salz zubereitet) macht die Unterschiede deutlich:

100 Gramm des jeweiligen Produktes, verzehrfertig	Kcal	Eiweiß Gramm	Kohlenhydrate (gesamt)	Natrium (Salz) mg	Kalium mg	Calcium mg	Magnesium mg	Phosphor mg	Eisen mg	Zink mg	ß-Carotin (A Vorstufe) mg	Vitamin E mg	Vitamin B1 mg	Vitamin B2 µg	Vitamin B 6 um	Folsäure µg	Vitamin C mg
Vollkornbrot	233	8	42	540	260	25	90	245	3,0	2,4	0,005	1,1	0,29	0,12	0,24	20	0
Teigwahren weiß ohne Ei (gekocht)	143	5	28	100	50	10	20	65	0,5	0,6	0	0,1	0,03	0,02	0,06	9	0
Pellkartoffel (gekocht)	75	2	15	4	410	10	25	50	0,9	0,4	0,005	0,1	0,10	0,05	0,019	10	15
Kichererbsen	306	19	44	25	756	124	129	332	6,1	2,4	0,3	2,8	0,5	0,13	0,55	340	5
Mungobohnen	269	23	41	9	171	90	166	365	6,8	3,0	0,06	1,9	0,5	0,23	0,4	180	15
Linsen	275	20	40	7	837	65	130	412	8	3,4	0,1	1,1	0,48	0,26	0,58	170	7
Tagesbedarf eines Kindes 1-4 Jahre	1300	16	39	400	1000	600	80	500	8	3	3,6	6	0,6	0,7	0,4	120	20

Quelle: "Die Nährwerttabelle 2016/2017" Heseker/Heseker und Die Große GU Nährwertkalorien Tabelle Elmadfa/Aign/ Muskat/Fritsche

Anmerkung zur Tabelle – offensichtlich ist:

- **Kichererbsen, Mungobohnen und Linsen** sind hervorragende Lieferanten für Kohlenhydrate. Sie haben exzellente Werte bei fast allen weiteren essenziellen Nährstoffen und liefern zusätzlich große Mengen an hochwertigem Eiweiß. Enthalten sind in diesem Eiweiß der Hülsenfrüchte alle für den Menschen essenziellen Aminosäuren. Die Eiweißmengen in Hülsenfrüchten sind vergleichbar mit denen von Fleisch.
- Die angepriesene **Nudel** (Teigwaren weiß, ohne Ei) ist im Vergleich und in Bezug auf essenzielle Nährstoffe minderwertig und hat auch sonst, abgesehen von Kohlenhydraten, wenig zu bieten. Es ist somit fraglich, warum Nudeln überhaupt auf dem Speiseplan stehen.

Zusammengefasst: Nahrungsmittel wie Hülsenfrüchte sind hervorragende Nährstofflieferanten sowohl für etliche essenzielle Nährstoffe, als auch für die in der Wachstumsphase wichtigen Eiweiße und Kohlenhydrate. Warum wird diese Nahrungsmittelgruppe nicht deutlich empfohlen?

BEISPIEL 9: Fehlende Berücksichtigung von essenziellen Nährstoffen
Auf Seite 18 des Qualitätsstandards steht:

> "Die Speisen der nährstoffoptimierten Menülinie sind im Speiseplan optisch hervorgehoben."

Die Nährstoffe, auf die sich dieser Satz bezieht, findet man auf Seite 19 in Form einer Tabelle (siehe weiter unten). Aufgeführt werden in dieser Tabelle, Energie (KJ und kcal), Protein, Fett, Ballaststoffe, diverse Vitamine und Mineralstoffe. Für jede Kategorie findet sich ein Referenzwert, also die Angabe, wie viel von dem jeweiligen Nährstoff zugeführt werden soll, und das pro Altersgruppe "1 bis 4" und "4 bis 7" Jahre. Wie auch auf den Webseiten der DGE, gibt es hier keine Angaben, in welchen Lebensmitteln und in welcher Konzentration diese Nährstoffe enthalten sind.

> "Die Gesamtenergiezufuhr (100%) ergibt sich aus folgenden energieliefernden Nährstoffen:
> 20 % Protein
> 30 % Fett
> 50% Kohlehydrate"

In *Kursiv* habe ich in der folgenden Tabelle eingefügt, wie hoch laut DGE der Tagesbedarf des jeweiligen Nährstoffs lauf Referenzwerten sein sollte.

	Mittagstisch-bedarf 1 bis unter 4 Jahre	*Tagesbedarf 1 bis unter 4 Jahre Referenzwert Webseite*	Mittagstisch-bedarf 4 bis unter 7 Jahre	*Tagesbedarf 4 bis unter 7 Jahre Referenzwert Webseite*
Energie (kJ)	1300	*5500*	1600	*7500*
Energie (kcal)	320	*1300*	380	*1800*
Protein (g)	16	*1g/kg Körpergewicht*	19	*1g/kg Körpergewicht*
Fett (g)	11	*30-40*	13	*30-35*
Vitamin E (mg)	2	*6*	2	*8*
Vitamin B1 (mg)	0,2	*0,6*	0,2	*0,7*
Folat (µg)	30	*120*	35	*140*
Vitamin C (mg)	5	*20*	8	*30*
Calcium (mg)	150	*600*	188	*750*
Magnesium (mg)	20	*80*	30	*120*
Eisen (mg)	2	*8*	2	*8*

Quelle: DGE Qualitätsstandard für die Verpflegung in Tageseinrichtungen für Kinder, Seite 19 und DGE Webseite für Referenzwerte

Anmerkungen zur Tabelle – man sieht:
Es werden lediglich die Vitamine E, B1, Folat und Vitamin C sowie die Mineralien Calcium, Magnesium und Eisen aufgeführt. Der gesamte Rest der essenziellen Nährstoffe wird nicht erwähnt. Warum nicht?

So fehlen Angaben zu folgenden essenziellen Nährstoffen:
- **Vitamine:** A, D, K, B2, Niacin (B3), B6, Panthetonsäure (B5), Biotin (B7), B12
- **Mineralstoffe und Spurenelemente:** Natrium, Chlorid, Kalium, Phosphor, Jod, Fluorid, Selen, Kupfer, Mangan, Chrom, Molybdän
- **Fettsäuren:** Omega 3 und Omega 6

Zur Erinnerung: Die DGE stuft ALLE diese Mikronährstoffe als essenziell, also als lebensnotwendig, ein und schreibt dazu auf ihren eigenen Webseiten:

> *"Mit einer Zufuhr in Höhe der Referenzwerte werden lebenswichtige physische und psychische Funktionen sichergestellt, Mangelkrankheiten ebenso wie eine Überversorgung verhindert, Körperreserven geschaffen und – wo möglich – wird ein Beitrag zur Prävention chronischer ernährungsmitbedingter Krankheiten geleistet. Kurzum – die Umsetzung der Referenzwerte trägt dazu bei, Wachstum, Entwicklung und Leistungsfähigkeit sowie die Gesundheit des Menschen ein Leben lang zu fördern bzw. zu erhalten."*

Es bleibt fraglich, was genau Kita-Kantinen mit diesen Aussagen anfangen sollen? Berechnen, was Chicken Nuggets, Fertiglasagne und Pommes an Fett, Kohlenhydraten, Eiweiß, Vitaminen und Mineralstoffen enthalten? Besonders schwierig gestaltet sich dieses Vorhaben, wenn man bedenkt, dass für die zulässigen Convenience-Produkte gar keine Angaben über Vitamine und Mineralstoffe gemacht werden müssen.

Zusammengefasst: Etliche essenzielle Nährstoffe müssen nicht berücksichtigt werden. Eine präzise Berechnung der Nährstoffe ist praktisch unmöglich und die tatsächliche Versorgung mit lebensnotwendigen Nährstoffen wird bei Befolgung dieser Pläne weit hinter den Vorgaben der Referenzwerte liegen.

BEISPIEL 10: Fehlende Berücksichtigung von essenziellen Nährstoffen
Ab Seite 17 findet man ein paar wenige Informationen zu Speiseherstellung:

> *"Die Warmhaltezeit zubereiteter Speisen beträgt maximal drei Stunden."*

> *"Frittierte und/oder panierte Produkte werden maximal 4x in 20 Verpflegungstagen angeboten"*

> *"Für die Zubereitung von Gemüse und Kartoffeln werden fettarme und nährstoffreiche Garmethoden (Dünsten, Dämpfen, Grillen) angewendet."*

Wenn Essen drei Stunden warm gehalten wird, verursacht das unter anderem einen etwa 25%igen Verlust von Vitamin C und 15% Verlust von Vitamin B1. Wie diese Verluste ausgeglichen werden sollen, wird nicht erklärt.

Frittierte und panierte Lebensmittel werden auch für Kinder ab dem ersten Jahr als gesundheitsfördernd empfohlen. Welches Fett oder welche Panade genutzt wird, wird in diesem Abschnitt nicht erläutert.

Welche Konzepte sich hinter fettarmen und nährstoffreichen Garmethoden verbergen, wird nicht erklärt. Vor- und Nachteile bzw. Auswirkungen auf den Körper werden nicht erläutert.

Zusammengefasst: Es gibt keine klaren Hinweise auf Nährstoffverluste durch unsachgemäße Handhabung, mögliche weitere Ursachen oder wie man diese Verluste wieder ausgleichen kann.

BEISPIEL 11: Orientierung an Wirtschaftlichkeit – Option Nachhaltigkeit
Ab Seite 37 kommt die Sektion *"Nachhaltigkeit"*. Dort liest man:

> *"Für den Bereich Ernährung und Verpflegung wurde die Trias Ökologie, Gesellschaft und Wirtschaft durch die Dimension Gesundheit ergänzt.*
>
> *Eine nachhaltige Ernährung sollte zum Beispiel folgende Aspekte beachten:"*
> - *überwiegend pflanzlich*
> - *bevorzugt gering verarbeitet*
> - *ökologisch erzeugt*
> - *regional und saisonal*
> - *umweltverträglich verpackt*
> - *fair gehandelt"*

Grundsätzlich sind diese Hinweise wichtig und lobenswert. Nur leider wird deren Umsetzung nicht eingefordert. Und mögliche Auswirkungen auf den Menschen werden auch nicht erläutert. So heißt es auf Seite 37:

> *"Es obliegt jeder Einrichtung selbst festzulegen, welche Bereiche von Bedeutung sind, beziehungsweise welche Aspekte der Nachhaltigkeit umgesetzt werden."*

Zusammengefasst: Alle aufgeführten Aspekte werden lediglich hinsichtlich der möglichen Auswirkungen auf die Umwelt, nicht aber hinsichtlich einer möglichen und direkten Beeinträchtigung der Gesundheit von Kindern betrachtet. Die optionale Formulierung ist ein offizieller Freifahrtschein, keinen dieser Aspekte berücksichtigen zu müssen. Da ein enormer Kostendruck auf fast allen Einrichtungen lastet, ist davon auszugehen, dass Aspekte dieser "Nachhaltigkeit" in den allermeisten Fällen minimal bis gar nicht umgesetzt werden. Dass konkret umgesetzte Nachhaltigkeit durch den Konsum von frischen regionalen Produkten eher gewährleistet wäre als durch Convenience-Produkte, wird nicht erwähnt.

Was wird in den Qualitätsstandards NICHT empfohlen?
Bei genauer Betrachtung der BMEL und DGE-Empfehlungen fällt auf, dass ein Großteil der Lebensmittel, die eine besonders hohe Nährstoffkonzentration haben, in den Qualitätsstandards für Kitas eine völlig untergeordnete Rolle spielen oder gar nicht empfohlen werden. Dazu gehören:

1. **Hülsenfrüchte:** Sie sind, wie gesagt, hervorragende Nährstofflieferanten bei fast allen Mikro- und Makronährstoffen und werden im Qualitätsstandard nur beiläufig unter Gemüse geführt.

2. **Zwiebelgewächse:** Hierzu gehören Zwiebeln, Knoblauch, Lauch, Schnittlauch, Bärlauch und Frühlingszwiebeln. Somit werden keine sekundären Pflanzenstoffe der Gruppe Sulfide empfohlen. Diese Stoffe wirken vorbeugend gegen Krebs und wachstumshemmend auf einige Mikroorganismen. Durch ihre antioxidative Wirkung schützen sie vor freien Radikalen. Außerdem wirken Sulfide der Entstehung von Blutgerinnseln entgegen und können den Cholesterinspiegel

senken. Hinweise auf einen regelmäßigen Verzehr von Zwiebelgewächsen finde ich nicht.

3. **Eier:** Hier wird maximal ein Ei pro Woche und Kind vorgeschlagen – und das inklusive einer Verarbeitung in den angedachten Mehlspeisen. Und das obwohl Eier eine der Hauptquellen bei 11 essenziellen Nährstoffen sind.

4. **Trockenobst und Samen:** Diese werden nur als Bestandteile von Müsli als Frühstücksoption erwähnt. Diese Lebensmittel sind jedoch äußerst nährstoffreich, mit vielen Ballaststoffen und Proteinen und somit eine gute Alternative als süßer oder energiereicher Snack für zwischendurch.

5. **Nüsse:** Sie stehen ebenfalls nicht auf dem Speiseplan, obwohl sie hervorragende Lieferanten von Proteinen und der nahezu gesamten Palette der Mineralstoffe sind – Selen, Magnesium, Mangan, Eisen etc.

6. **Pilze:** Auch Pilze werden nicht empfohlen, obwohl sie ausgezeichnete Quellen für etliche lebensnotwendige Nährstoffe sind und eine der wenigen Nahrungsmittelgruppen, in denen sich auch Vitamin D in relevanten Mengen findet.

7. **Kräuter:** Die ernährungstechnischen Vorteile von frischen Garten- und Wildkräutern sowie Gewürzen werden nur im Nebensatz als Anregung zum Würzen und ohne Spezifizierung erwähnt. Die teilweise beachtlichen Konzentrationen an Vitaminen, Mineralstoffen und sekundären Pflanzenstoffen sowie ihre vielfältigen positiven Wirkungen auf den Stoffwechsel werden nicht erklärt.

8. **Innereien wie Leber, Niere oder auch Knochenmark:** Diese Produkte werden ebenfalls nicht empfohlen. Im Gegenteil: Auf Seite 13 wird explizit erklärt, man solle mageres Muskelfleisch als Option wählen. Wie oben aufgeführt, ist die Nährstoff-Differenz zwischen Muskelfleisch und den inneren Organen aber enorm – und zwar zu Gunsten der Organe. Leber ist bei den Vitaminen A, D, B2, B3, Folsäure, B5, Biotin und Eisen unschlagbarer Toplieferant.

9. **Nahrungsmittel, die eine gesunde Darmflora fördern,** wie z.B. nicht erhitztes Sauerkraut oder generell fermentierte Lebensmittel mit lebenden Mikrobiotika, werden ebenfalls nicht erwähnt.

Quellen und weitere Informationen zu "Schwachstellen im Detail"
- **Wikipedia** "Vorsorgeprinzip" https://de.wikipedia.org/wiki/Vorsorgeprinzip
- **BUND** "Das Vorsorgeprinzip. Oder: Warum Glyphosat nicht wieder zugelassen werden darf" https://aktion.bund.net/das-vorsorgeprinzip-oder-warum-glyphosat-nicht-wieder-zugelassen-werden-darf
- **In Form – Initiative für gesunde Ernährung und mehr Bewegung** "Der DGE-Qualitätsstandard" https://www.fitkid-aktion.de/dge-qualitaetsstandard/nutzen/
- **In Form – Initiative für gesunde Ernährung und mehr Bewegung** "Zertifizierung"
- https://www.fitkid-aktion.de/dge-qualitaetsstandard/zertifizierung/
- **DGE** "Natrium Referenzwerte" https://www.dge.de/wissenschaft/referenzwerte/natrium-chlorid-kalium/
- **DGE Qualitätsstandard für die Verpflegung in Tageseinrichtungen für Kinder, Seite 19 und DGE Webseite für Referenzwerte** *Anmerkung* Angaben des Qualitätsstandards für Kohlenhydrate & Ballaststoffe habe ich entfernt da ich keinen entsprechenden Vergleichswerte für einen Tagesbedarf für Kinder finden konnte.
- **Wikipedia** "Aminosäuren" https://de.wikipedia.org/wiki/Aminos%C3%A4uren

- **Bundesministerium für Ernährung und Landwirtschaft (BMEL)** "Internationales Jahr der Hülsenfrüchte 2016 – Die Generalversammlung der Vereinten Nationen hat am 20.12.2013 das Internationale Jahr der Hülsenfrüchte | International Year of Pulses IYP 2016 beschlossen." https://www.bmel.de/DE/Landwirtschaft/JahrderHuelsenfruechte/JahrderHuelsenfruechte_node.html
- **Bundesministerium für Ernährung und Landwirtschaft (BMEL)** "Hülsenfrüchte: Multitalente für Acker und Teller – Die Vereinten Nationen haben 2016 zum Internationalen Jahr der Hülsenfrüchte erklärt. Für uns ein Grund, Sie mit interessanten Fakten zu diesen Alleskönnern zu versorgen." https://www.bzfe.de/inhalt/huelsenfruechte-6261.html
- **In Form – Initiative für gesunde Ernährung und mehr Bewegung** "Kräuterlexikon" https://www.fitkid-aktion.de/rezepte/rund-um-kraeuter/kraeuter-lexikon/
- **ZEIT ONLINE 12.1.2015** "Multiresistente Keime auf neun von zehn Putenfleisch-Proben. Der BUND hat Putenfleisch aus dem Discounter untersucht. Das Ergebnis ist eine dringende Warnung vor den Folgen des Antibiotika-Missbrauchs in der Massentierhaltung." https://www.zeit.de/wirtschaft/unternehmen/2015-01/resistente-keime-putenfleisch
- **SWR Marktcheck 13.9.2017** "Multiresistente Keime bei Mensch und Tier. Weniger Antibiotika und trotzdem Keime. In Deutschland hat sich die Menge an Antibiotika für die Tiermedizin seit 2011 mehr als halbiert. Keine Entwarnung: Das Risiko antibiotikaresistenter Bakterien etwa in Geflügelfleisch bleibt hoch." https://www.swr.de/marktcheck/multiresistente-keime-bei-mensch-und-tier-weniger-antibiotika-und-trotzdem-keime/-/id=100834/did=20275376/nid=100834/qm0ymr/index.html
- **Der Tagesspiegel 26.10.2015** "Weltgesundheitsorganisation warnt. Krebsgefahr durch Wurst. Bisher warnte die Weltgesundheitsorganisation (WHO) vor der Krebsgefahr durch Tabak oder Asbest. Nun hat sie Schinken und Wurst in die gleiche Risikokategorie genommen." https://www.tagesspiegel.de/weltspiegel/weltgesundheitsorganisation-warnt-krebsgefahr-durch-wurst/12500558.html
- **Qualitätsstandard für die Verpflegung in Tageseinrichtungen für Kinder Seite 21. – *Anmerkung zu Fett:*** Unter Punkt 21 in Kleingedruckten findet sich ein Querverweis auf einen Artikel von 2005 zu dem Thema "Gebrauch von Frittier-Fetten" von Matthäus B, Brühl L: Aktuelles Interview: Verwendung von Pflanzenölen- Ernährungsumschau 52 (2005)" Dort findet sich eine 4-seitige Abhandlung darüber, wie sich Pflanzenfett unter verschiedenen Temperaturen, Licht und Sauerstoff verändert und welche Handhabungsmethoden im jeweiligen Einsatz beachtet werden sollten. Finden diese wissenschaftlichen Erkenntnisse in der praktischen Umsetzung in Kita-Kantinen Anwendung?
- **Qualitätsstandard für die Verpflegung in Tageseinrichtungen für Kinder – *Anmerkung zu "Nimm 5 am Tag":*** In der Legende des Qualitätsstandards für Kinder in Tageseinrichtungen findet man unter Punkt 9 auf Seite 11 im Kleingedruckten einen Querverweis auf die Webseiten von "Nimm 5 am Tag". Dort wiederum wird auch auf Pilze, und etwas versteckt, auf Nüsse hingewiesen. Diese Lebensmittel werden auf den genannten Seiten als gute Lieferanten von diversen Vitaminen und Mineralstoffen aufgeführt. Im Qualitätsstandard selbst werden sie allerdings nicht als kindgerechte Optionen angepriesen. https://www.5amtag.de/wissen/was-ist-5-am-tag/
- **Buch:** "Die Nährwerttabelle 2016/2017" Heseker/Heseker *Anmerkung:* Angaben zu Salz in Brötchen mit Butter und Gouda (Seite 126), und Krautsalat (Seite 120)

Zusammenfassung: Was lernen unsere Kinder über Ernährung in Kitas und Schulen und was lernen sie nicht?

Was Kinder in Kitas und Schulen essen, prägt ihr Verständnis und ihre Gewohnheiten in Bezug auf die Ernährung sowie ihre Geschmacksnerven ein Leben lang. Die für diese Prägung notwendige Ernährungsbildung ist auch Aufgabe des Gesetzgebers und staatlicher Institutionen und sollte entsprechend in Kitas und Schulen vermittelt werden. Dieser Aufgabe kommen das BMEL und die DGE mit ihren Ernährungsplänen nur unzureichend nach.

Im Gegenteil: Die Informationen, die über die Ernährungspläne sowie deren Umsetzung gegeben werden, vermitteln Grundprinzipien, die der Gesundheit nicht zuträglich sind.

Kinder lernen folgende ungesunde Ernährungsgewohnheiten:

1. **Zucker:** Das weiße Pulver gehört zu einer ausgewogenen Ernährung. Empfohlene Tagesdosen oder Obergrenzen gibt es nicht. Süße Mehlspeisen dürfen gerne auch als vollwertige Mahlzeit verspeist werden.
2. **Salz:** Das Verzehren von salzigen Knabberartikeln sowie Salz als Mittel zum Würzen ist in undefinierten Mengen völlig in Ordnung.
3. **Frittieren:** Frittiertes ist auch für kleinste Kinder, selbst einmal in der Woche und als Hauptmahlzeit, zulässig. Welche Fette man bei der Zubereitung nutzt, ist wenig relevant.
4. **Convenience-Produkte:** Industriell verarbeitete Lebensmittel sind zulässig und völlig in Ordnung, und das praktisch zu jeder Mahlzeit.
5. **Massentierhaltung:** Milchprodukte und Wurstwaren, auch aus der Massentierhaltung, gehören regelmäßig auf den Speiseplan.
6. **Getreideprodukte:** Brötchen, Nudeln, Baguette sollten jeden Tag mehrmals gegessen werden und gerne aus dem Supermarkt. Vollkornprodukte sind zwar vorzugswürdig, sie sind aber nicht zwingend notwendig.
7. **Bezugsquellen:** Essen kauft man im Supermarkt und es kommt aus der Tiefkühltruhe, aus Plastikbechern, Dosen oder Pappkartons.
8. **Verarbeitungsgrad:** Obst und Gemüse sind gesund – egal welches und egal ob frisch, gefroren, aus der Konserve, aus einem Quetschbeutel oder als Saft.
9. **Wahlfreiheit:** Kinder dürfen selber entscheiden, was sie essen. Eine klare Unterteilung in gesunde und ungesunde Nahrungsmittel soll nicht vermittelt werden.

Kinder lernen nichts oder nur sehr wenig über folgende Lebensmittel, Prozesse und Konzepte:

1. **Lokale Naturprodukte:** Das Identifizieren und Zubereiten von Lebensmitteln aus der Umgebung wie Beeren, Pilze, Nüsse, Wildkräuter werden nicht trainiert.
2. **Sinnesorgane:** Die Geschmacksnerven der Kinder haben keine Möglichkeit, sich an besonders gesundheitsfördernde Nahrungsmittel zu gewöhnen. Dazu gehören neben dem Angebot aus der direkten Natur auch fermentierte Lebensmittel, Bitterstoffe aus Pflanzen und Innereien.
3. **Gefahren:** Welche gravierenden Gefahren ein erhöhter Konsum von Zucker, Salz und Zusatzstoffen für ihren wachsenden Organismus bedeutet, wird nicht vermittelt.
4. **Differenzieren:** Kinder lernen nicht, innerhalb der einzelnen Lebensmittelgruppen zu differenzieren. Welches Gemüse und welche Obstsorten besonders gesund und welche weniger wertvoll sind, wird nicht erklärt.
5. **Handhabung:** Die Relevanz von einem sorgsamen und umsichtigen Umgang mit Lebensmitteln wird nicht vermittelt. Welche Auswirkungen unterschiedliche

Lagerungs- und Zubereitungsmethoden auf die Nährstoffqualität haben, wird nicht erklärt.

6. **Stoffwechselprozesse:** Welche Nahrungsmittel die Verdauung, die Leber und das Immunsystem unterstützen, wird nicht vermittelt. Das Identifizieren und Beheben möglicher Mangelerscheinungen, verursacht durch inadäquate Nahrung, wird nicht vermittelt.

Zusätzlich sollte Folgendes bedacht werden: Ganztagsschulen und Kitas sind verantwortlich für 40 – 60% der täglichen Nahrungsaufnahme unserer Kinder. Die von der DGE und dem BMEL ausgearbeiteten Ernährungspläne machen es unmöglich, eine ausreichende Versorgung der essenziellen Nährstoffe anteilig zu gewährleisten und sich gleichzeitig innerhalb der vorgegebenen Kalorienangaben für die Altersgruppe zu bewegen. Kinder werden in der betreuten Zeit also systematisch mit essenziellen Mikronährstoffen unterversorgt und gleichzeitig mit energiedichten Nahrungsmitteln überversorgt.

Die Anweisungen der Qualitätsstandards bedeuten weiterhin, dass Kinder mit hoher Wahrscheinlichkeit eine große Palette an Zusatzstoffen, Hormonen, Rückständen von Antibiotika und Pestiziden sowie Zusätze der Nahrungsmittelindustrie wie Glutamat, Phosphat und Nitrat zu sich nehmen. Die möglichen Nebenwirkungen sind bekannt, und bei vielen Kindern sind Symptome, die auf eine Belastung durch diese Substanzen vermuten lassen, schon heute mehr als sichtbar. Die Langzeitfolgen sind unerforscht.

DGE-Qualitätsstandards für alle Kinder
Genau diese Qualitätsstandards sollen nun in allen Kitas und Schulen eingeführt werden. Julia Klöckner (CDU), Bundesministerin für Ernährung und Landwirtschaft, erklärte auf der Fachtagung KiTa- und Schulverpflegung Rheinland-Pfalz zum Auftakt der bundesweiten Tage der Schulverpflegung am 4.9.2018 Folgendes:

> *"Wir müssen gesunde Ernährung einfacher machen*
> *1. Maßnahme: Breitere Anwendung der DGE-Standards. Wenn es darum geht, gesunde Ernährung einfacher zu machen, sind unsere DGE-Standards der GOLD-Standard. Sie machen ein Essen weder teurer noch weniger lecker. Sie dienen als Leitplanke. Daher will ich auch, dass die Qualitätsstandards die Grundlage jedes Speiseplans in KiTas und Schulen werden."*
> Quelle: *https://www.bmel.de/SharedDocs/Reden/2018/18-09-04-Kita-Schulverpflegung.html*

Die gleiche Intention wurde bereits im Koalitionsvertrag der CDU/CSU/SPD (GroKo) 2018 verankert. Auf Seite 90 wird erklärt:

> *"Der Bund unterstützt die Länder, damit die Standards der Deutschen Gesellschaft für Ernährung (DGE) als Mindeststandards flächendeckend in Schulen, Kitas und in der Gemeinschaftsverpflegung eingeführt werden. Dies erfolgt über die stärkere Unterstützung der Schulvernetzungsstellen und den Ausbau des 'Nationalen Qualitätszentrums für Ernährung in Kita und Schule' (NQZ)"*
> Quelle: *https://www.cdu.de/koalitionsvertrag-2018*

6. DIE REALITÄT: Essen, das unsere Kinder krank macht

Ich halte fest: Kinder brauchen ausreichend essenzielle Nährstoffe, sonst werden sie krank. Relevante Konzentrationen dieser Nährstoffe finden sich in natürlich gewachsenen pflanzlichen und tierischen Produkten. Diese Produkte sollten frisch und zeitnah konsumiert werden. Solche Produkte konsumieren viele Kinder selten oder gar nicht, besonders, wenn sie in öffentlichen Einrichtungen betreut werden, die unter wirtschaftlichen Zwängen stehen.

Es gibt etliche Substanzen, die einen wachsenden Organismus außerordentlich belasten. Diese Substanzen finden sich in industriell verarbeiteten Nahrungsmitteln. Diese Nahrungsmittel werden in den meisten Kitas und Schulen täglich und zu fast allen Mahlzeiten angeboten. Das sind keine guten Voraussetzungen für eine gesunde Entwicklung. Es stellen sich folgende Fragen:

- Wie müsste ein Tagesplan aussehen, welcher Kinder angemessen versorgt?
- Was müsste z.B. ein gesundes 1 bis 4 jähriges Kind ungefähr pro Tag essen, damit es mit allen lebenswichtigen Nährstoffen gut versorgt ist?
- Wie groß ist die Diskrepanz zwischen einer gesundheitsfördernden Ernährung und der heutigen Realität?

Die folgenden Seiten sollen ein Gefühl dafür vermitteln, wie ein wirklich gesundheitsfördernder Tagesplan aussehen kann und in welcher Realität die meisten Kinder tatsächlich aufwachsen.

Ein optimaler Ernährungsplan für Kita-Kinder

Für die Erstellung eines solchen Tagesplans habe ich Lebensmittel gewählt, die jeweils besonders viele Vitamine und Mineralstoffe abdecken. Orientiert habe ich mich an den Nährstoffen, bei denen verstärkt darauf zu achten ist, dass Kinder genug von ihnen bekommen. Dazu gehören die fettlöslichen Vitamine A, E, D sowie Eisen, Jod und Kupfer, Zink und Omega 3. All diese Nährstoffe müssen von außen zugefügt werden, denn die Stoffe können auch nicht von einer gesunden Darmflora produziert werden.

Für die Aufstellung habe ich ebenfalls nur Lebensmittel gewählt, die man normalerweise auch im Supermarkt kaufen kann. Die meist nicht käuflich erwerbbaren, aber deutlich wertigeren Lebensmittel wie Wildkräuter, Wildobst oder Leber habe ich nicht berücksichtigt.

Generell gilt: Alle Produkte sollten aus ökologischer Landwirtschaft stammen, sonst belasten Rückstände von Pestiziden, Hormonen oder Antibiotika den Darm und verhindern eine effektive Nährstoffresorption. Was ich nicht berechnet habe, sind Nährstoffverluste durch Transport, falsche Lagerung und Handhabung. Diese sollte man eigentlich kompensieren, indem man von den jeweiligen Lebensmitteln bis zu 30% mehr einkalkuliert. Um sich an die Vorgaben der DGE zu halten, müsste ein gesundes 1-4 jähriges Kind also zum Beispiel pro Tag folgende Sachen essen:

Lebensmittel	Kcal	Vitamine / Fett- & Aminosäuren	Mineralstoffe / Spurenelemente
30g Haferflocken	125	20% Folsäure 25% B1 6% B2 6% B5 40% Biotin Alle essenziellen Aminosäuren	25% Eisen 50% Magnesium 15% Phosphor 5% Calcium 10% Kalium 35% Zink
40g Linsen	45	25% B1 25% Folsäure 50% B6 20% B5 Alle essenziellen Aminosäuren	40% Eisen 30% Kalium 30% Selen 45% Kupfer 30% Zink
100g Kartoffeln	80	15% Niacin 70% Vitamin C	40% Kalium 25% Magnesium
50g Emmentaler	200	20% Vitamin A Fettsäuren Omega 3 und 6 besonders bei Freilandhaltung	40% Calcium 30% Magnesium 90% Phosphor 40% Natrium 40% Zink
40g Rindfleisch	100	10% B2 20% B3 20% B5 100% B12 Alle essenziellen Aminosäuren Fettsäuren Omega 3 und 6 besonders bei Freilandhaltung	10% Eisen 10% Natrium 50% Zink
60g Lachs	120	50% Vitamin D und Vitamin E 30% Biotin 60% B2 20% B3 15% B5 Fettsäuren Omega 3 und 6	100% Selen 200% Jod 10% Natrium
150ml Milch (1,5-Fett)	150	30% B2	25% Calcium 20% Natrium
100ml Joghurt	60	10% Vitamin A	25% Calcium 15% Phosphor 10% Natrium
40g Brokkoli	15	50% Vitamin K und Vitamin C	5% Calcium
25g Mohrrübe	10	80% Vitamin A	
50g getrocknete Aprikosen	140	55% Folsäure 25% Vitamin C 15% Vitamin A	70% Kalium 5% Calcium 5% Eisen
30g Haselnüsse	180	50% Vitamin E 10% B5 Alle essenziellen Aminosäuren Omega 3 und 6	30% Kupfer 100% Mangan 20% Kalium 10% Eisen
60g Tomaten	12	60% Vitamin C	
KCAL TOTAL	**1237**		

Anmerkung zur Tabelle:
Nicht berechnet habe ich extra Fett zum Braten und Anrichten. Ebenso gilt: Alle hier gelisteten Lebensmittel beinhalten zusätzlich zu den aufgeführten Mineralstoffen und Vitaminen weitere essenzielle Nährstoffe, dann aber in weniger relevanten Mengen. Daher habe ich sie hier nicht aufgeführt. Die Angaben sollen lediglich einen Überblick geben – Prozentzahlen habe ich teilweise geringfügig gerundet.

Ein Tagesplan für ein 1-4 jähriges Kind könnte also sein:
- Zum Frühstück eine Schüssel Haferflocken mit Milch.
- Als Vormittags-Snack getrocknete Aprikose plus 25g Käse.
- Mittags etwas Rindfleisch mit Kartoffeln, Linsen und Brokkoli plus 25g Käse.
- Nachmittags eine Handvoll Haselnüsse plus einen Naturjoghurt.
- Abends ein Stück Lachs mit Tomatensalat und Möhren.

Mit einem solchen Ernährungsplan mit biologisch produzierten Lebensmitteln wären, abgesehen von Vitamin D, alle essenziellen Nährstoffe weitgehend abgedeckt. Das gilt zumindest für ein gesundes Kind. Dieser Ernährungsplan sollte variiert werden, um auch ein breites Angebot von sekundären Pflanzenstoffen zu gewährleisten.

Offensichtlich wird dabei, dass der Spielraum, verlässlich alle Nährstoffe in angemessenen Mengen abzudecken, begrenzt ist. Die Nahrungsmittel, die auswählt werden sollten, um ein Kind adäquat zu versorgen, schöpfen ebenfalls schnell die vorgesehene und maximale Kalorienzufuhr aus.

Entsprechend gilt: Für Kekse, Kuchen, Frittiertes, Süßigkeiten, Eis, Lasagne, Weißbrot, Reiswaffel, Nudeln, gesüßte Mehlspeisen, Joghurts etc., ist hier gar kein Platz mehr. All diese Lebensmittel haben eine viel zu niedrige Mineral- und Vitamindichte bei gleichzeitig viel zu vielen Kohlehydraten. Dies gilt insbesondere für Industriezucker und Weißmehl. Und das auch schon, ohne dass die Verluste durch Verarbeitung, Lagerung, Transport, Gefrieren, Erhitzen, Oxidation oder Abgießen von Kochwasser mit berechnet wurden.

Zusätzlich haben diese Lebensmittel, solange sie aus der industriellen Fertigung stammen, fragwürdige Mengen von Zusatz- und Schadstoffen, die den kindlichen Organismus belasten und mit der Zeit schwer schädigen können. Somit sollten diese Lebensmittel unseren Kindern nicht angeboten werden, zumindest nicht, wenn man die Gesundheit von Kindern sicher schützen und fördern will.

Ein durchschnittlicher Tagesplan für Kita-Kinder

Ein Tagesplan für Kinder zwischen 1-4 Jahren, in Anlehnung an die DGE-Empfehlungen, würde in einer Ganztagseinrichtung mit entsprechenden Ernährungsplänen ungefähr wie folgt aussehen:

Option 1: die "gesunde" Variante

Frühstück	Vollkornbrötchen mit Marmelade oder Wurstaufschnitt und Margarine plus ein Glas H-Milch (1,5 Fett)
Frühstückssnack	100g Gurken und 100g Apfel und Wasser/Früchtetee
Mittag	5 Beispielgerichte aus der Kita unserer Kinder von 2017: 1. Nudeln mit Spinat-Gorgonzolasoße 2. Puten-/Gemüsegeschnetzeltes, Reis, gesüßter Joghurt 3. Erbsensuppe mit Mettenden, Baguette, Obstteller 4. Currywurst, Pommes und Gemüse-Knabberteller 5. Milchreis mit Zimt und Zucker
Nachmittags-Snack Kita	Knäckebrot mit Frischkäse, Obst oder Kekse
Abends zu Hause	Rohkostsalat aus Zuchtgemüse mit Brot, Margarine und Truthahn-Mortadella und Wasser

Option 2: die "Durchschnittsvariante"

Frühstück	Schoko- oder Früchtemüsli oder Cornflakes/Schokopops/Smacks (nicht angereichert) mit Milch (1,5 Fett H-Milch) oder ein helles Brot oder Croissant mit Nutella oder Marmelade
Frühstückssnack	Ein paar Reiswaffeln und ein Stück Apfel
Mittag	Die gleichen 5 Beispielgerichte aus der Kita unserer Kinder von 2017: 1. Nudeln mit Spinat-Gorgonzolasoße 2. Puten-/Gemüsegeschnetzeltes, Reis, gesüßter Joghurt 3. Erbsensuppe mit Mettenden, Baguette, Obstteller 4. Currywurst, Pommes und Gemüse-Knabberteller 5. Milchreis mit Zimt und Zucker
Nachmittagssnack Kita	Knäckebrot mit Frischkäse, Obst oder Kekse
Zu Hause/unterwegs	Ein Eis, Bonbons, Schokolade, Salzstangen, Dinkelkekse, ein Stück Kuchen oder ein Milchbrötchen und Saft
Abends zu Hause	Ein Brot mit Wurst oder Käse, Nudeln mit Soße, Milchreis/Pfannkuchen oder eine Pizza plus ein Stück Gurke. Dazu ein Saft, Saftschorle, eine Cola oder Limonade oder Schokomilch plus Schokopudding oder gesüßter Joghurt. Zum Knabbern vor dem Fernseher oder Computer Chips, Salzstangen oder Süßigkeiten

Beide Optionen dürften laut Vorgaben der Lebensmittelpyramide oder des Qualitätsstandards der Deutschen Gesellschaft für Ernährung (DGE) zulässig sein.

Dass keine dieser beiden Kompositionen die Mindestvorgaben für die täglichen essenziellen Vitamine, Mineralstoffe, Aminosäuren, Fettsäuren und sekundären Pflanzenstoffe erreicht, sieht man schnell, wenn man sich ein wenig Basiswissen über Lebensmittelprofile angeeignet hat. Zur Mangelversorgung an einem Großteil der essenziellen Nährstoffe kommen viele der den Stoffwechsel belastenden Zusatzstoffe, welche die Nährstoffaufnahme behindern können.

Anmerkung: Unsere eigene Ernährung bestand bis Ende 2016 aus einer Kombination der aufgeführten Optionen. Eine ähnliche Herangehensweise konnten wir bei anderen Familien beobachten.

Menüplan einer lokalen Ganztagsgrundschule

In den Grundschulen ist die Situation nicht besser. Um das zu veranschaulichen, lohnt sich ein Blick auf den Vier-Wochenplan einer lokalen Grundschule.

Die Menükombinationen orientieren sich an den Vorgaben der Qualitätsstandards der DGE. Die Schule scheint einen repräsentativen Umgang mit Lebensmitteln zu haben, ähnlich wie wohl die meisten anderen Grundschulen in Deutschland. Verarbeitet werden überwiegend konventionelle und nicht biologisch produzierte Lebensmittel. Der Menüplan für 4 Wochen im Februar 2017 an dieser Grundschule lautete wie folgt:

1te Woche
- **Montag:** Chicken Wings mit Tomatenreis und Ketchup plus Joghurt mit Vanillegeschmack
- **Dienstag:** Gefüllte Paprikaschoten mit Couscous, brauner Soße und Ost
- **Mittwoch:** Fischstäbchen mit Kartoffelpüree, Erbsen und Remouladensoße plus gemischter Salat
- **Donnerstag:** Linsen-Eintopf mit Karotten und Kartoffelwürfeln, Geflügelbockwurst und Brotbeilage plus Waldmeistergötterspeise plus Vanillesoße
- **Freitag:** Nudelauflauf mit Brokkoli-Gemüsemix in Paprikasoße mit Käse überbacken plus Gemüsesticks

2te Woche
- **Montag:** Gebratenes Fischfilet mit Erbsenkarottengemüse, Bandnudeln und Ketchup plus Obst
- **Dienstag:** Tomatensuppe mit Reis, Karotten, Zucchini und Brotbeilage plus Kirschgötterspeise und Vanillesoße
- **Mittwoch:** Paniertes Putenschnitzel mit Grünkohl und Salzkartoffeln plus Gemüsesticks
- **Donnerstag:** Semmelknödel mit geschmortem Gemüse und Rahmsoße plus Stracciatella-Creme
- **Freitag:** Puten-Maccaroniauflauf mit Zwiebeln und Paprika in brauner Soße mit Käse überbacken plus gemischtem Salat

3te Woche
- **Montag:** Vollkornspagetti mit Tomatensoße und geriebenem Hartkäse plus Pudding mit Vanillegeschmack
- **Dienstag:** Frikadelle mit grünen Bohnen und Kartoffelpüree plus gemischter Salat
- **Mittwoche:** Asiapfanne mit Hühnerfleisch in Currybrühe und Vollkornreis plus Zitronenkuchen
- **Donnerstag:** Milchreis mit heißen Kirschen und Zimt mit Zucker plus Obst
- **Freitag:** Hackfleischeintopf mit Kichererbsen, Champignons Lauchstreifen und Brotbeilage plus Gemüsesticks

4te Woche
- **Montag:** Spinatlasagne mit Lachsstreifen und Champignons in Bechamelsoße plus Naturjoghurt mit Schokostreuseln

- **Dienstag**: Geflügelfrikadelle mit Rahmgemüse und Kartoffeln plus Obst
- **Mittwoch**: Frühlingsrollen mit Gemüsefüllung und Reis in Currysoße plus gemischter Salat
- **Donnerstag**: Chicken Nuggets mit Kartoffelwedges und Ketchup plus Kirschgötterspeise mit Vanillesoße
- **Freitag**: Weißkohleintopf mit Geflügelbockwurst und gemischtem Gemüse und Broteinlage plus Gemüsesticks

Man sieht: Auch in einer solchen Mittagsverpflegung gibt es zu wenige essenzielle Nährstoffe, dafür eine breite Palette an potentiell schädlichen Stoffen.

Systematische Mangelernährung in öffentlichen Einrichtungen

Wenn unser Nachwuchs also nach den Vorgaben der DGE-Lebensmittelpyramide, dem Ernährungskreis oder den DGE-Qualitätsstandards versorgt wird, und, wie vorgesehen, reichlich industriell gefertigte Convenience-Produkte – hergestellt aus Rohstoffen aus der Intensivlandwirtschaft und Massentierhaltung – konsumiert, sieht man in Bezug auf die Versorgung von essenziellen Nährstoffen Folgendes:

hohe Wahrscheinlichkeit einer Unterversorgung		wahrscheinlich unterversorgt	wahrscheinlich ausreichend oder überversorgt
Vitamin D	Vitamin B7	Vitamin A	Natrium
Vitamin E	Vitamin B12	Vitamin B3 (Niacin)	Phosphat
Vitamin K	Folsäure	Magnesium	Mangan
Vitamin B1	Jod	Vitamin C	Molybdän
Vitamin B2	Kupfer	Kalium	Omega 6
Vitamin B5	Fluorid	Zink	
Vitamin B6	Eisen		
Plus diverse Aminosäuren und sekundäre Pflanzenstoffe	Omega 3		

Zu beobachtende Symptome

Bei Kindern, die bei den aufgeführten Nährstoffen unterversorgt sind, sich zusätzlich wenig bewegen, sich nicht viel in der Sonne aufhalten und zu viel Stress erleben, sollte man folgende Symptomen:

- Allergien
- Appetitlosigkeit
- Asthma
- Diabetes
- Fettleber
- Gedächtnisstörungen und Vergesslichkeit

- Gestörte Sehfähigkeit
- Geschwächtes Immunsystem
- Infektanfälligkeiten
- Häufig Kopfschmerzen
- Hauterkrankungen
- Krebs
- Lern- und Konzentrationsschwäche
- Müdigkeit
- Schiefe Zähne und Zahnschmelzstörungen
- Skelettschäden
- Übergewicht
- Unruhe, Depression, Angst, Aggressivität
- Verhaltensauffälligkeiten und Stimmungsschwankungen
- Wachstumsstörungen

Und genau diese Symptome sehen wir flächendeckend und global.

Anmerkung: An dieser Stelle lohnt sich ein erneuter Blick auf die Tabelle *"Essenzielle Nährstoffe: Vitamine, Mineralstoffe und Fettsäuren – Worin sind sie enthalten?" (Seite 55-69)*.

Mangel- und Fehlernährung mit der DGE: Nichts Neues

Die oben aufgeführten Erkenntnisse mögen vielen Lesern neu erscheinen. Das sind sie aber nicht.

Dass eine Ernährung in Anlehnung an die Ernährungspyramide oder den Ernährungskreis in Bezug auf die Referenzwerte zu einer deutlichen Mangel- und Fehlernährung führen kann, wird seit etlichen Jahren öffentlich und von renommierten Wissenschaftlern beklagt.

Unter den Kritikern findet sich zum Beispiel der Ernährungswissenschaftler Prof. Dr. Nicolai Worm, Diplom-Oecotrophologe, Ernährungswissenschaftler und Professor an der Deutschen Hochschule für Prävention und Gesundheitsmanagement. In dem Buch *"Mehr Fett"* haben Prof. Dr. Worm und Ulrike Gonder (ebenfalls Ökotrophologin) u.a. eine detaillierte Aufstellung einer Normalkost und einer Reduktionskost, also einer Ernährung, die zu Gewichtsreduktion führen soll, auf den Mikronähstoffgehalt geprüft.

Auch auf diesen Seiten wird deutlich, dass Menschen, die sich, wie von der DGE empfohlen, mit Vollkornbrot, Nudeln oder Reis, ein paar Salzstangen, 5 Portionen Gemüse und Obst, etwas Marmelade, 3 Stück Schokolade, etwas Öl und fettarmem Käse ernähren, von den meisten Mikronährstoffen viel zu wenig bekommen.

Gemessen an den Richtwerten der DGE ist man dann sowohl bei einer optimierten Normal- als auch Reduktionskost (Diätkost) laut den Experten bei folgenden Mikronährstoffen unterversorgt (*"Mehr Fett"* Seite 191 bis 202):

- Vitamin D
- Vitamin E

- Vitamin B1 (Thiamin)
- B2 (Riboflavin)
- B5 (Panthothensäure),
- B6 (Pyridoxin)
- B7 (Biotin)
- B9 (Folsäure)
- B12 (Cobalamin)
- Calcium
- Fluor
- Jod

Bei Natrium, also Salz, besteht dagegen eine Überversorgung von bis über 700% gemessen am Maximalwert der DGE von 6 Gramm pro Tag.

Öffentliche Kritiker

Seit Jahren werden die Pläne der DGE öffentlich von etlichen Experten kritisiert. Folgende Personen haben ihren Unmut über unzulängliche Ernährungspläne in den vergangenen Jahren kundgetan:

- Dr. Johannes Scholl – Facharzt für Innere Medizin, Ernährungsmedizin, Sportmedizin
- Dr. Ulrich Strunz – Internist und Buchautor
- Birgit Blumenschein – Diätassistentin und Dipl. Medizinpädagogin
- Ulrike Gonder – Autorin und Ökotrophologin
- Daniela Kluthe-Neis – Diätassistentin
- Hans-Ulrich Grimm – Buchautor und Journalist
- Prof. Dr. Enno Freye – Autor

Die Kritik dieser Experten hat die Ministerien für Ernährung und Landwirtschaft (BMEL) und Gesundheit (BMG) allerdings nicht dazu veranlasst, die Angaben der DGE zu überarbeiten oder von der DGE unabhängige Wissenschaftler zu Rate zu ziehen. Warum?

Quellen und weitere Informationen zu "Ein durchschnittlicher Tagesplan"
- **Ärzteblatt 23.1.2017** "Empfehlungen der Deutschen Gesellschaft für Ernährung in der Kritik" https://www.aerzteblatt.de/nachrichten/72608/Empfehlungen-der-Deutschen-Gesellschaft-fuer-Ernaehrung-in-der-Kritik
- **Medscape 13.4.2016** "Interessenskonflikte – DGE-Ernährungsregeln beim DGIM unter Beschuss: 'Es ist höchste Zeit alte Zöpfe abzuschneiden'" https://deutsch.medscape.com/artikelansicht/4904777
- **NDR 10.5.2016** "Alte Ernährungsregeln gefährden Gesundheit" https://www.ndr.de/ratgeber/gesundheit/Alte-Ernaehrungsregeln-gefaehrden-Gesundheit,ernaehrungsempfehlungen100.html
- **"Ernährungslüge und Ernährungspyramide: Prof. Dr. med. Enno Freye im Gespräch mit Hans-Peter Strobel, Apotheker der Kongress-Apotheke in Davos Platz zu den offiziell wenig beachteten Gefährdungen durch unsere Nahrung."** https://www.nem-ev.de/assets/Uploads/Ernaehrungspyramide.pdf
- **Buch:** "Mehr Fett! Warum wir mehr Fett brauchen, um gesund und schlank zu sein" 2010, by Ulrike Gonder, Prof. Dr. Nicolai Worm
- **Buch:** "Das Geheimniss der Gesundheit" 2010, by Dr. med Ulrich Strunz
- **Buch:** "Mitochondropathien: Therapie und Prävention chronischer Erkrankungen" 2015, by Prof. Dr. Enno Freye
- **Buch:** "Heilen mit der Kraft der Natur" 12 Auflage 2017, by Prof. Dr. Andreas Michalsen

7. SCHLEICHENDE VERÄNDERUNG: Eine persönliche Bestandsaufnahme

Wie ist es denn überhaupt so weit gekommen? Wieso haben wir als Eltern unsere beiden Kinder in Ganztags-Kitas gebracht, in denen ihnen ständig Nahrung gegeben wurde, die ihre Gesundheit schädigt? Warum haben wir die Verantwortung und Kontrolle über unsere eigene Nahrungsversorgung abgegeben?

Ich habe mich gefragt, welche konkreten Vorbilder und Anweisungen aus der Werbung, von Behörden, Ärzten und sogenannten Experten das Bild bei uns, also in meiner Familie, über die letzten 30 Jahre geprägt haben? Auf welchen Informationen haben wir als Eltern unser Verständnis rund um Ernährung für unsere eigenen Kinder aufgebaut?

Anweisungen, die unser Leben veränderten

1. Butter: Ab den 80ern hieß es bei uns zu Hause auf einmal, Butter sei zu fett und gefährlich. Meine Mutter glaubte der Werbung, die erklärte, wir sollten nun "gesündere Margarine" benutzen. So hielten Sanella, Lätta und Rama bei uns Einzug. Mein Vater fand Margarine "ekelig", aber meiner Mutter war unsere Gesundheit wichtiger und im Vertrauen auf die Werbebotschaften aßen wir dann das künstlich erzeugte Schmierfett. Wir wussten nicht, dass Margarine industriell schon ab Ende des 19. Jh. hergestellt wurde und es seitdem kommerzielle Bestrebungen gab, die traditionelle Butter zu ersetzen. Konzerne, die damals wie heute Margarine vertreiben (z.B. Unilever – Sanella, Lätta und Rama), haben wir diese Produktwelt zu verdanken. Was uns auch nicht erklärt wurde, ist, dass Butter von Tieren aus biologischer Landwirtschaft von Natur aus Omega 3 und 6, Vitamin D, die fettlöslichen Vitamine A, D, E und diverse Spurenelemente enthält. Das künstliche Schmierfett Margarine, eine Emulsion aus pflanzlichen und/oder tierischen Fetten sowie Wasser oder Magermilch, enthält hingegen fast keine essenziellen Nährstoffe. Die gehen im Herstellungsprozess verloren, ein paar synthetisch erzeugte Vitamine werden später aber oft wieder untergemischt. Margarine wird auf dem seit 2005 genutzten Schulungsmodell der dreidimensionalen DGE-Lebensmittelpyramide visuell beworben.

2. Rohmilch und Vorzugsmilch: Rohmilch (Milch direkt von Tieren, in den meisten EU Ländern seit 2004 verboten) und Vorzugsmilch (staatlich zertifizierte und überwachte Milch direkt von Tieren) verschwanden aus den Supermarktregalen. Der Milchmann fiel dem Preiskampf der großen Ketten zum Opfer. Übrig blieben haltbare und homogenisierte Milch, meist aus der Massentierhaltung, aber angeblich ohne jegliche Vitaminverluste. Solche Milch haben wir seit Mitte der 80er Jahre getrunken. Dass diese Milch nicht die gleiche Qualität haben kann wie die von Weidekühen, hätte auffallen können. Denn es gilt: Die Qualität der Nahrung und der gesundheitliche Zustand eines Säugetiers haben einen starken Einfluss auf den Nährstoffgehalt der Muttermilch. Dieser Zusammenhang wird in der Öffentlichkeit in Bezug auf die Milch von menschlichen Müttern öfters, wenn auch meist wenig spezifisch, erwähnt. Das gleiche Prinzip gilt auch für Kühe. Somit

können eine nicht artgerechte Haltung der Tiere, häufige Behandlungen mit Antibiotika und Hormonen und Fütterung von meist genverändertem Kraftfutter rein logisch nur minderwertige Qualität liefern. Dies ist uns vor meinen Recherchen nicht so deutlich gewesen. Die DGE bewirbt Milchprodukte als wichtiges Nahrungsmittel zum Erhalt der Gesundheit – egal, aus welcher Haltungsform.

3. **Hausmannskost**: Dann hieß es, Hausmannskost sei ja ebenfalls viel zu fettreich und wir sollten doch anders kochen. Fettarme Convenience-Produkte sollten Abhilfe schaffen und dazu noch Zeit sparen. Meine Mutter probierte Mitte der 80er Jahre Bo-Frost mit asiatischen Fertiggerichten und den Lieferdienst eines lokalen Altenheims aus. Wir Kinder haben uns in der Zeit erfolgreich gegen diese Umstellung gewehrt. Dafür hielten bei uns die schnell gekochten Nudeln mit Soße Einzug und ersetzten zunehmend die bis dahin fast täglich aufgetischten Kartoffeln. Auch das hat meinen Vater irritiert, aber wir, mittlerweile Teenager, setzten uns hier durch. Er aß dann immer häufiger in der Kantine der Universität.

4. **Eier** wurden schließlich als Gefahr für unseren Cholesterinspiegel deklariert und wieder fielen einige unserer Mahlzeiten weg, die wir bis dahin aßen. Bei uns standen zuvor Eier als Senf-Eier, hartgekochte Eier zum Abendbrot, Spiegelei und Sonntags-Ei jede Woche mehrmals auf dem Speiseplan. Ab den 80ern änderte sich das. Meine Mutter wurde etwas misstrauisch und es gab nun meist nur noch das Sonntags-Ei. Dass es grundsätzlich falsch ist, dass Eier für unseren Cholesterinspiegel gefährlich sind, ist schon lange bewiesen. Der Glaube aber hält sich hartnäckig, nicht zuletzt auch wieder dank der DGE. DGE und BMEL lassen weiterhin über die Qualitätsstandards FITKID erklären, dass Kinder nur ein Ei pro Woche essen sollten. Ei ist auf der Ernährungspyramide mit der gleichen Farbzeichnung gekennzeichnet wie Speck, Wurst, Schokolade, Chips, Pommes, Kuchen, Limo und Cola. All diese Lebensmittel liegen im Bereich orange bis rot und es wird suggeriert, dass man diese Lebensmittel in ähnlichen Mengen täglich konsumieren sollte.

5. **Frühstück**: Der "Unterlassungsaufforderung" in Sachen Hausmannskost – Eier inbegriffen – fiel dann auch das übliche Bauernfrühstück – Bratkartoffeln mit Zwiebeln, Kräutern, Speck und Ei – zum Opfer. Bei genauer Betrachtung, und wenn aus biologischen Quellen, war das eine durchaus gesunde Mahlzeit. Anstelle dessen gab es nun industriell hergestellte Frühstückscerealien. Die waren ja so praktisch und angeblich sehr gesund. Bei uns gab es dann ab den 80ern im Urlaub, und später auch zu Hause, die Produkte von Kellogg's: Cornflakes, Smacks, Choco Pops und Frosties. Dass es sich hier ausnahmslos um minderwertiges Getreide handelte, verriet keiner. Außerdem gab es in den Kartons ja auch so tolle Bildchen oder Geschenke für die Kleinen (Mein Mann nutzt immer noch die Kelloggs-Schüssel aus seiner Kindheit – die gab es als Werbegeschenk und zur Kundenbindung).

6. **Leber**: Bis in die 80er gab es bei uns, und besonders in den Wintermonaten, alle paar Wochen gebratene Leber, Kartoffelstampf mit Zwiebelringen und Apfelmus. Dann wurde erklärt, dass Innereien, besonders Leber, sehr gefährlich seien. Giftstoffe könnten sich ja in der Leber ansammeln und die Leber verschwand von

unserem Speiseplan. Dass auch diese Aussage falsch ist, weiß man, wenn man versteht, wie eine Leber funktioniert: Sie filtert und wandelt Giftstoffe um und gibt diese dann zurück in den Darm oder an den Blut- und Lymphkreislauf ab. Dafür speichert sie alle essenziellen Nährstoffe – der Grund, warum sie für uns so gesund ist. Allerdings ist durchaus fraglich, welche essenziellen Nährstoffe sich in der Leber von einem industriell gemästeten und nicht artgerecht versorgten Schwein oder einer Kuh befinden. Nicht viele, ist wohl die Antwort. Außerdem ist es unwirtschaftlich, Organe von Tieren in der Massenverarbeitung zu verkaufen. Die Tierkadaver werden von großen Maschinen mittig und maschinell gespalten und dann alle inneren Organe in einem Rutsch entfernt. Aus dem Organhaufen nun einzelne Teile wieder herauszusuchen und für den Verkauf aufzubereiten, ist mühsam und somit kostspielig. Die Innereien lassen sich allerdings prima zu teurem Hundefutter verarbeiten.

7. Rindfleisch ist dann schließlich als die "rote Gefahr" betitelt worden – davon sollte man nun nur noch selten essen. Das Fleisch könnte ja Erkrankungen wie z. B. Herzinfarkt und Krebs verursachen. Auch das glaubte meine Mutter. Traditionelle Gerichte wie Tafelspitz und Sonntagsbraten gab es bei uns fortan zunehmend weniger. Dieser Grundsatz, also "die rote Gefahr", ist für verarbeitete Produkte wie Wurst mit etlichen Zusatzstoffen, viel Salz und Fleisch aus der Massentierhaltung wohl richtig – nicht aber für Biofleisch ohne Nitrat und Phosphatzusätze. Denn, wie bereits erläutert, steckt in diesen Fleischteilen ein Großteil der lebensnotwendigen Aminosäuren, essenziellen Vitamine und Mineralstoffe. Differenziert wurde zwischen den Haltungsformen und Produktionsprozessen aber nicht. Die Bevölkerung sollte nun möglichst weißes Fleisch essen – also Fleisch von Schweinen und Geflügel. Beides lässt sich in der Massentierhaltung besonders günstig produzieren. Ob Tiere aus dieser Haltungsform gesünder sind, ist mehr als fraglich.

8. Knochenmark: Anfang der 90er kam die BSE Krise – wir erinnern uns: Mit dem Ziel, die Profite zu steigern, wurden an Kühe, die naturgemäß Gras fressen und Wiederkäuer sind, gemahlene und kranke Schafe verfüttert. Danach durften wir kein Knochenmark mehr essen, da dort ja die gefährlichen Erreger in hoher Konzentration zu vermuten waren. Traditionelle Suppen und Eintöpfe, in denen Knochenmark fester Bestandteil war, verloren somit ihren Geschmack, die Konzentration an Nährstoffen und verschwanden ebenfalls von unserem Speiseplan.

9. Fetter Fisch: Das gleiche gilt für den Aal oder Lachs. Die standen vor ca. 30 Jahren noch regelmäßig auf der Speisekarte und auch bei uns auf dem Tisch. Insbesondere in den Wintermonaten boten diese Lebensmittel eine hervorragende Versorgung mit Vitamin D. Der Fisch war dann aber offiziell zu fett und somit gesundheitsschädigend. Der Aal ist dank starker Verschmutzung der Binnengewässer in den Folgejahren sowieso fast ausgerottet worden. Laut Greenpeace gingen die Fangzahlen und somit Bestände von Aalen in den letzten 20 Jahren um 99% zurück. Der Aal ist nun vom Aussterben bedroht und ebenfalls von unserem Teller verschwunden. Und wieder wurde ein Loch in unsere Versorgung mit essenziellen Vitaminen, besonders Vitamin D, gerissen.

10. **Lebertran** fiel ebenfalls aus dem gesellschaftlichen Fokus. Der war auch irgendwie gefährlich – man hätte ihn ja überdosieren können. Ab den 70ern wurde Kindern, besonders in Westdeutschland, anstelle von Lebertran oder Aal ein Produkt namens Sanostol verabreicht. Jedes Kind in Deutschland kannte wohl den dazu passenden Werbespot und die Melodie. Sanostol war ursprünglich ein Lebertran-Produkt, das über die Jahre zu einem Multivitaminsaft weiterentwickelt wurde. Den gab es bei meiner Oma und manchmal zu Hause. Besonders die fettlöslichen und schwer über die Nahrung abzudeckenden Vitamine A, D, E, und das im Wachstum nötige Eisen, gab es in diesem Sirup. Wir haben unseren Kindern weder Sanostol noch vergleichbare Produkte gegeben. Die DGE erklärt schon seit Jahren, Nahrungsergänzungsmittel seien überflüssig.

11. **Nüsse**, die wir im Garten noch finden konnten, waren dann auch zu fett. Nun galt es als gesünder, zu Reiswaffeln oder Dinkelkeksen zu greifen. Diese Produkte gab es nur in Plastik verpackt im Supermarkt. Obwohl es solche Snacks in meiner Kindheit gar nicht gab, haben wir unseren Kindern entsprechende Kekse und Waffeln in den letzten Jahren regelmäßig angeboten. Dass diese Kekse und Waffeln meist zu viel Zucker und wenig Vitamine hatten, haben wir uns nicht bewusst gemacht. Das lag wohl auch daran, dass gesunde Alternativen wie Nüsse in unserer Kita, bedingt durch Verschluckungsgefahren und mögliche allergische Reaktionen, nicht erlaubt waren. Die gleichen Vorsichtsmaßnahmen haben wir dann bei uns zu Hause getroffen und unseren Kindern, abgesehen von Nutella, keine Nussprodukte gegeben.

12. **Wilde Beeren, Kräuter und Pilze:** Wir haben als Kinder mit unseren Eltern regelmäßig Blaubeeren, Brombeeren, Heidelbeeren, diverse Kräuter, Pfifferlinge und Steinpilze gesammelt. All diese besonders wertigen Lebensmittel wurden dann aber als Gefahr deklariert. Auf die hätte ja ein Fuchs oder wildes Tier urinieren und uns mit dem angeblich gefährlichen Fuchsbandwurm anstecken können. In Bezug auf Gefahren durch den Fuchsbandwurm habe ich mittlerweile Folgendes herausgefunden: In großangelegten Studien wurde schon 1996 an der Universität Hohenheim festgestellt, dass der Fuchsbandwurm nur eine äußerst geringe Gefahr für den Menschen darstellt. Besonders wenig gefährdet sind Menschen mit einem intakten Immunsystem – das produziert nämlich Antikörper gegen diese Parasiten. Beeren- und Pilze-Sammler oder Menschen, die sich mit Nahrung aus dem Wald oder eigenen Garten versorgten, wiesen keine statistisch signifikante Häufung des Parasitenbefalls auf. Diese Erkenntnisse werden in der Öffentlichkeit aber wenig erwähnt – frische Nahrung aus der Natur wird der Bevölkerung weiterhin als potentiell gefährlich suggeriert. Die DGE half auch hier nach: Abgesehen von Petersilie sieht man in der DGE-Ernährungspyramide keinerlei Kräuter oder wilde Beeren abgebildet.

13. **Obst, Gemüse, Eintopf:** Irgendwann kam dann das Mantra "nimm 5 am Tag". Uns wurde erklärt, wenn wir doch nur 5 Portionen Obst und Gemüse am Tag essen würden, wären wir gut versorgt. Das konnte dann frisch, tiefgefroren, getrocknet, aus der Konserve oder als Saft sein. Dass all diese Varianten ganz unterschiedliche Konzentrationen an Nährstoffen liefern, wurde nicht erklärt. Es wurde auch nicht darauf eingegangen, dass "nimm 5 am Tag" nicht bedeutet, immer die gleichen 5 Produkte zu essen. Fraglich ist ebenso, warum diese Aussage überhaupt sinnvoll

sein soll. Wenn man bedenkt, wie breit gefächert Mikronährstoffe und Pflanzenstoffe zu finden sind, sollte man doch lieber empfehlen: "nimm 10 und mehr" – und zwar viele kleine Portionen. Auf "10 und mehr" kamen wir in meiner Familie in den 70ern allemal. Damals gab es bei uns ja praktisch nur Gemüse, Obst, Nüsse und ein paar tierische Produkte zu essen. Tütensuppen, gezuckerte Joghurts, Tiefkühlpizzen und Lieferdienste fanden bei uns keine Anwendung. Allein der häufig verspeiste Eintopf hatte praktisch immer mehr als 5 Sorten Gemüse und etliche Kräuter als hochwertige Mikronährstofflieferanten. Über den Tag verteilt kamen wir leicht auf 10 und mehr unterschiedliche Sorten an Obst und Gemüse. Solche Gerichte wurden von der DGE/BMEL aber wenig propagiert. Qualitätsstandards empfehlen das Anbieten von einzelnen Komponenten und verlangen, dass einzelne Zutaten erkennbar sein sollen, sowohl in Aussehen, Geschmack und Haptik. Diese Anforderungen lassen sich nicht mit dem Grundgedanken eines nährstoffreichen und durchmischten "Eintopfs" vereinbaren. Eintöpfe haben wir in den letzten Jahren nur sehr selten gekocht.

14. **Frische Meeresfrüchte** landeten schließlich auch auf der Liste der bedenklichen Nahrungsmittel. Sie konnten schließlich Keime oder Parasiten enthalten. Dann lieber die panierten Fischstäbchen aus der Tiefkühltruhe. Bei uns gab es ab den 80ern die Fischstäbchen von Iglo und nicht mehr frisch gepulte Krabben.

15. **Wurstwaren** wurden immer billiger. Die Auswahl an der Fleischtheke im Supermarkt – und später in Plastik abgepackt im Kühlregal – entpuppte sich als ständige Verlockung. Dass diese billigen Produkte aber aus der Massentierhaltung stammen und was genau diese Haltungsform und Zubereitung für unsere Gesundheit bedeutet, wurde nicht erklärt, geschweige denn davor gewarnt. Es fiel auch nicht auf, dass diese Fleischabfälle nun wenig gemeinsam hatten mit den Produkten, die meine Eltern noch von Metzger ihres Vertrauens in meiner frühen Kindheit bekommen hatten. Wurstwaren, ohne Informationen auf Haltungsform und Zusatzstoffe, werden inzwischen in allen Qualitätsstandards als gesunde Optionen für einen Mittagstisch geführt.

16. **Bewirtschaftung eines eigenen Gartens**: Im gleichen Zuge wurde uns erklärt, dass wir Kräuter, Gemüse und Obst gar nicht mehr im Garten selbst anbauen mussten. Das war angeblich mühsam und man konnte doch alles viel günstiger und praktischer im Supermarkt kaufen. Dieses Mantra hat mein Vater dann bei uns in den 1980ern öfters betont und Rhabarber, Stachelbeeren und Kräuter verschwanden aus unserem Garten. Dass das meist in Plastik verschweißte Gemüse deutlich weniger Mikronährstoffe aufweist als unsere Lebensmittel aus dem Garten, wurde uns wieder nicht erklärt. Ebenso wenig fiel auf, dass viele saisonale Kräuter und Obstsorten, die man noch im Garten angebaut oder wild gesammelt hat, im Supermarkt gar nicht zu finden waren. Dazu gehören Holunderbeeren, Schlehen, Hagebutten, wilde Blaubeeren, Walderdbeeren, Giersch, Brunnenkresse, Knoblauchsrauke und viele, viele mehr.

17. **Der Garten als Wohnraum**: Zeitgleich wuchs das Angebot von Wohn- und Architekturzeitungen. In diesen Zeitschriften wird der eigene Garten seit Jahren als Erweiterung des Wohnraums beworben. Klare Strukturen, gleichförmige Beete, Formgehölze wie Buchsbaum oder Kirschlorbeer und großblumige Züchtungen

wie Hortensien, zogen in die Gärten der Mittelschicht ein. Auch wir sind diesem Trend gefolgt und haben unseren ehemals naturnahen Garten in ein Design-Objekt verwandelt. Ohne zu verstehen, dass dieser dann schön anzusehende Garten weder für uns als Familie noch für die Artenvielfalt von Insekten und Vögeln ausreichend Nahrungsquellen zu bieten hatte.

Die neue Produktwelt: Süßigkeiten, Knabberzeug und Convenience

1. **Süßigkeiten:** In meiner frühen Kindheit hat unsere Mutter sehr genau darauf geachtet, dass wir nur ganz selten und nur in kleinsten Mengen Süßigkeiten aßen. Ab Mitte der 80er wurde unsere Mutter nachlässiger: Zu Weihnachten wurden wir Kinder mit immer größer werdenden Schokoladen-Weihnachtsmännern und -Nikoläusen und stetig wachsenden Bergen von Süßigkeiten beschenkt. Zu Ostern gab es dann den goldenen Osterhasen mit rotem Glöckchen um den Hals und Freunde brachten uns "Merci Schokolade", "Küsschen" oder "Celebrations" als Geschenke mit. Neue, kulturfremde Feste wie Halloween und Valentinstag boten noch mehr Möglichkeiten, um sich an Süßigkeiten zu laben. Selbstgemachte Marmelade, Patchworkkissen und gestrickte Socken wurden als Mitbringsel seltener. Man wollte sich keine Blöße geben und nicht altmodisch wirken. Auf der Ernährungspyramide sind 6 Stück Schokolade, ein Lutscher und ein Stück Kuchen als gesunde Empfehlungen abgebildet.

2. **Salzgebäck:** Ab den 1980ern wurde Fernsehen dann immer beliebter und als angemessene Freizeitbeschäftigung für die ganze Familie beworben. Die Schwarzwaldklinik, Heinz Sielmann Tierfilme, "Wetten Dass" und "Ich heirate eine Familie" prägten bei uns das Samstagabend-Familienprogramm. Da durften dann Tuc-Cracker (ehemals Kraft Foods, jetzt Mondolēz), und die Chipsletten und Salzstangen von der Lorenz Bahlsen Snack Gruppe nicht fehlen. Dass allerdings bereits 100g Salzstangen 4,5g Salz haben und somit mit ihnen mehr als zwei Drittel der täglichen Maximaldosis an Natrium für Erwachsene konsumiert wird, wurde nicht erklärt. Das hohe Risiko, mit Kartoffelchips, Erdnussflips, Nachos und Crackern langfristig unsere Arterien zu beschädigen und dann mit großer Wahrscheinlichkeit später an Herz-Kreislauf- und Nierenerkrankungen zu leiden, wurde ebenso verschwiegen. Es wird längst suggeriert, dass diese Sachen zu einer ausgewogenen Ernährung gehören. Und obwohl auch uns vor 2016 bereits klar war, dass diese Produkte der Gesundheit wenig dienlich sind, hatten wir uns an deren Präsenz inzwischen sehr gewöhnt und entsprechend diese salzigen Snacks regelmäßig konsumiert. Chips und Pommes werden auf der DGE Ernährungspyramide mit bunten Bildern beworben und "gesalzene Knabberartikel" im Ernährungskreis explizit als Teil einer gesunden Ernährung empfohlen.

3. **Softgetränke:** Dann wurde über die Werbung suggeriert, dass ein gemütlicher Abend oder ein Ausflug ins Kino nicht vollkommen seien ohne eine große Portion Cola, Fanta oder Sprite. Diese Produkte tauchen auch subtil in vielen Spielfilmen auf. Dass all diese Getränke aber Unmengen von Zucker und keinerlei Vitamine beinhalten, und was genau diese Kombination mit unserem Körper macht, wurde

uns nicht von unseren Ärzten und Ministerien erklärt. Cola, Limonade und Power Drinks werden ebenfalls von der DGE auf der Ernährungspyramide eingeschränkt empfohlen.

4. **Backmischungen**: Wenn wir einen Kuchen oder ein Brot backen wollten, brauchten wir das nun nicht mehr traditionell mit frischen Eiern, Mehl und Butter zu machen. Nein, eine Backmischung von Dr. Oetker oder die Fertigbrötchen von Knack und Back (Firma General Mills) waren ja ebenso gut. Die haben wir ab den 80ern auch bei uns zu Hause zunehmend genutzt. Dass in der Backmischung lauter zusätzliche Aromastoffe, Palmfett und eine extra Ladung künstliches Phosphat enthalten sind, und was das alles bei uns im Körper bewirkt, wurde nicht erläutert.

5. **Produkte ohne Gluten**: Immer mehr von unseren Freunden und Bekannten litten nun unter Darmproblemen und kauften Produkte aus dem wachsenden Sortiment ohne Klebereiweiß. Der neue Sündenbock hieß Gluten. Dass unsere Darmflora wohl eher durch zu viel Zucker, Pestizid- und Antibiotikarückstände und zu wenig an essenziellen Nährstoffen geschädigt wird, enthielt man uns als Information vor. Getreideprodukte werden von der DGE/dem BMEL als besonders gesund angepriesen, unabhängig davon, um welches Getreide es sich handelt, ob das Getreide aus biologischem oder konventionellem Anbau stammt und in welchem Verarbeitungsgrad es angeboten wird.

6. **Babymilch**: Viele Diskussionen rund ums Stillen wurden bei uns im Freundeskreis geführt. Konsens war, dass nicht zu stillen brauchte, wer dies nicht konnte oder wollte. Ich selber habe jeweils 10 Monate gestillt und dann mit Flaschenmilch weiter gefüttert. Wir haben Aptamil benutzt, ein Produkt, das inzwischen von der Danone-Gruppe produziert wird. Wir haben geglaubt, dass diese Ersatznahrung genauso gut oder besser sei als meine Muttermilch. Nicht verstanden haben wir, dass diese Babynahrung ein anderes Spektrum an Enzymen hat und was das für den Aufbau eines Immunsystems von Kindern bedeutet. Ebenso war uns nicht klar, dass diese Pulver eine Portion Phosphatzusätze und meist auch Aluminium enthalten und was das für die wachsenden Nieren und die Leber unserer Säuglinge bedeutet. Darüber hinaus war uns nicht klar, dass das Milchpulver primär von Kühen aus der Massentierhaltung stammt und somit, wie erwähnt, Rückstände von Medikamenten, künstlichen Hormonen und Pestiziden enthält. Auch darüber wurden wir von unserem Kinderarzt oder den von mir gelesenen Medien nicht aufgeklärt. Im Qualitätsstandard für Tageseinrichtungen von Kindern erklären die DGE und das BMEL auf Seite 23: *"Von der eigenen Herstellung von Säuglingsmilch ist dringend abzuraten, da diese nicht den ausgewogenen Nährstoffgehalt eines industriell hergestellten Produktes aufweist."*

7. **Babygläschen**: Für Eltern, die ständig auf Achse sein müssen, gab es Babynahrung aus Gläschen. Auch wir waren solche Eltern und haben Hipp und Alete gefüttert. Wir haben darauf vertraut, dass hier die schlausten Köpfe das beste Essen für unsere Kleinen gemacht haben. So wird es in der Werbung auch umfänglich suggeriert. Dass aber ein bisschen Birne und Pfirsich mit Getreideflocken nie und nimmer den Nährstoffbedarf unserer Kinder deckt, haben wir nicht verstanden. Oder dass die für eine gesunde Darmflora notwendigen Bakterien vor dem Abfüllen in die Gläschen einfach zerkocht werden. Ebenso wenig erklärten die

Hersteller, dass Vitamine und Mineralstoffe zu einem großen Teil in dem Verarbeitungsprozess oder spätestens, wenn die Gläschen ein halbes Jahr im Supermarkt stehen, verlorengegangen sind.

8. **Gartenarbeit:** Dass die "mühsame Gartenarbeit" genau das ist, was unser Körper braucht, um gesund und beweglich zu bleiben, war uns auch nicht bewusst. Dieser Arbeit hatten sich meine Eltern noch ausgiebig gewidmet. Wir haben aber den Großteil unserer beruflichen Jahre in kleinen Wohnungen ohne Garten gewohnt. Gartenarbeit hat früher wohl ebenfalls dafür gesorgt, dass die Generation unserer Eltern und wir als Kinder in der Sonne unsere Vitamin D-Depots aufgetankt haben. Nun wird uns empfohlen, doch nach einem langen Schul- oder Büro-Tag in künstlich beleuchteten Fitnessstudios die überflüssigen Kilos abzustrampeln. Zwischendurch können wir dann an der Theke im Fitnessstudio Energiedrinks oder dergleichen zu uns nehmen. Auch wir haben viele Jahre auf Spinning-Rädern und einem Laufband versucht, unseren Körper fit zu halten. Nebenbei gesagt: Die Industrie rund um Fitnessclubs macht mit diesem Trend nun einen jährlichen Umsatz von ca. 80 Mrd. Euro weltweit.

9. **Hygiene:** Dann wurde erklärt, dass Hygiene in der Küche ja sehr kompliziert wäre und die Zubereitung von Nahrung lauter Gefahren mit sich brächte. Insbesondere in der Gastronomie wurden immer mehr Hygienevorschriften und Kontrollen eingeführt. Daher ist es nicht erstaunlich, dass mittlerweile auch in den besseren Restaurants wenig selbst gekocht wird, dafür aber viele industriell gefertigte Produkte auf den Tisch kommen. Das ist dann ja sicherer und macht weniger Probleme mit den Behörden. Kontrollen zu Nährstoffgehalten bzw. physiologischer Wertigkeit für uns Menschen gibt es dafür keine. Dank dieser behördlichen Restriktionen zogen Stück für Stück in alle öffentlichen Bereiche verarbeitete Lebensmittelprodukte ein. Nun bekommt man in Sportvereinen, auf Indoorspielplätzen, in Vergnügungsparks, auf der Kirmes, im Bahnhof, am Flughafen, auf Raststätten, bei Schnellimbissrestaurants und natürlich in den meisten Kantinen in Deutschland, fast nur noch industriell gefertigte Lebensmittel. Soßen, Pizzen, Nudeln, Burger, Pommes, Wurst, Eis, Süßigkeiten stehen auf jeder Speisekarte. Das ist besonders praktisch für die Industrie, die an diesem Trend sehr viel verdient. Auch praktisch ist, dass man nun unzureichend oder gar völlig unqualifiziertes Personal beschäftigen kann. Auch das spart Kosten, besonders für Restaurant- bzw. Fast-Food-Ketten. Dieser schleichende Prozess war uns bis Ende 2016 gar nicht aufgefallen.

Was erklären Ärzte, Krankenkassen, Behörden und Medien?

1. **Kinderarzt:** Unser Kinderarzt hat uns unter anderem ausführlich und mit Hilfe einer Broschüre erklärt, wie wir mit unserem Sohn einen Zebrastreifen überqueren oder er nicht aus einem Stockbett fällt. Auf Ernährung oder essenzielle Nährstoffe ist er zu keinem einzigen Zeitpunkt eingegangen. Bei uns entstand der Eindruck: Straßenverkehr und Unfälle sind eine Gefahr, falsche Ernährung nicht. Lediglich die Vitamin-D-Prophylaxe Zymafluor sollten wir unseren Kindern im ersten Lebensjahr verabreichen. Was genau Vitamin D oder

auch Fluor im Körper bewirken, wurde nicht erklärt, ebenso wenig erfuhren wir, wie genau unsere Kinder denn nach dem ersten Lebensjahr ihr nötiges Vitamin D bekommen sollten. Der Beipackzettel von Zymafluor, den wir, wie immer, ebenfalls gelesen haben, erklärt unter "Anwendungsbereich" mit einem Satz: *"Zur Vorbeugung gegen Rachitis und Karies bei Säuglingen und Kleinkindern bis zur Vollendung des 2. Lebensjahres".* Die Warnhinweise und Vorsichtsmaßnahmen sind ca. 15x so lang! Mein Eindruck war, dass die Tabletten in der Summe vielleicht mehr Gefahren als Vorteile in sich bergen. Was genau Rachitis ist, war mir bis Ende 2016 nicht klar.

2. Internist: Unserem Internisten hatte ich von der Zahnschmelz-Erkrankung (MIH) unseres Sohnes erzählt und auch von meinem Verdacht, dass diese Erkrankung ein Symptom von Mangelernährung sein könnte. Er hat diese Theorie vehement bestritten und erklärt, dass, wenn man sich grundsätzlich ausgewogen ernähre, es keine Probleme mit einer Unterversorgung mit essenziellen Nährstoffen gebe. Ergänzungsmittel bräuchte man nicht. Auch Kuchen und Kekse dürfe man dann gerne öfter essen und Wein solle man ruhig regelmäßig trinken – der wäre gesund für unsere Blutgefäße. Nur Sport sei wichtig, den dürfe man auf keinen Fall vernachlässigen. Vitamin D sehe er als "Hype" und die Diskussion um Vitamin-D-Mangel sei daher aus seiner Sicht nicht wirklich relevant. Eine Korrelation mit den aufgeführten Krankheitsbildern sehe er nicht – trotz Studienlage. Die Messung des Vitamin-D-Spiegels war in dieser Praxis nicht Bestandteil unserer eigenen umfänglichen Vorsorgeuntersuchung. Wir haben allerdings darauf bestanden, dass unser Vitamin-D-Spiegel gemessen wurde. Bei der Auswertung der Ergebnisse fiel dann auf, dass unser Internist einen völlig anderen Messbereich als den, der offiziell vorgegeben wird, festgelegt hatte. Der Normbereich für einen gesunden Vitamin-D-Spiegel wird in dieser Praxis von 8,5 bis 45ng/ml bewertet. Zur Erinnerung: gesundheitsfördernd ist ein Wert ab 30ng/ml. Uns, wie wahrscheinlich auch allen anderen Patienten in dieser Praxis, wurde erklärt, dass ein Wert um die 11ng/ml – dort bewegte sich unser Wert – völlig ausreichend wäre.

3. Zahnarzt: Unser Zahnarzt hat uns nicht erklärt, welche Auswirkungen Ernährung auf Zahngesundheit hat. Informationen darüber, welche Rolle Vitamin D, Calcium und Phosphor beim Aufbau und zur Erhaltung von Zahnsubstanz spielen, haben wir nicht bekommen. Ebenfalls ist unser Sohn nach der Diagnose der Zahnschmelzerkrankung MIH nicht an unseren Kinderarzt für eine Blutuntersuchung überwiesen worden. Unser Kinderarzt hingegen erklärte uns, dass für Probleme mit Zähnen immer nur der Zahnarzt zuständig ist. Eine Untersuchung der Vitamin-D-Versorgung unseres Sohnes hat unser Kinderarzt nur unternommen, weil ich insistiert habe.

4. Krankenkasse: Wir sind Mitglieder der Techniker Krankenkasse. Dort steht auf den Webseiten unter Vitaminen: *"Mit einer von der Deutschen Gesellschaft für Ernährung empfohlenen Mischkost, die fünf Portionen Obst und Gemüse am Tag beinhaltet, sind die meisten Menschen ausreichend mit Vitaminen versorgt. Zusätzliche Vitamine in Form von Nahrungsergänzungsmitteln sind dann in der Regel nicht nötig."* Auch hier entsteht der Eindruck, wir seien gut versorgt. Von Seiten der Krankenkasse wurde uns zu keinem Zeitpunkt erklärt, in welchen

Lebensmitteln sich welche essenziellen Nährstoffe befinden und wie sich ein Wochenplan aufbauen lässt, der alle lebenswichtigen Nährstoffe abdeckt.

5. **Geburtsvorbereitungskurs:** Im Vorbereitungskurs vor der Geburt unseres Sohnes wurden Mikronährstoffe, oder eine adäquate Ernährung für stillende Mütter und ihre Säuglinge, nicht erwähnt.

6. **Handbuch für Schwangere:** Das Handbuch *"Schwanger in Bremen und Bremerhaven"*, welches ich intensiv gelesen habe, herausgegeben von der Stadt Bremen, erwähnt Mikronährstoffe mit keinem Wort.

7. **Bundeszentrale für gesundheitliche Aufklärung (BzG):** Die Broschüre *"das baby"* – wir haben die Ausgabe von 2010 – ist ebenfalls schweigsam bezüglich Mikronährstoffen. Lediglich auf pharmazeutische Zugaben von Vitamin D, Vitamin K und Fluorid im ersten Lebensjahr wird auf Seite 33 hingewiesen. Ebenfalls sieht man in der Broschüre z.B. ein ca. 9 Monate altes Baby auf Seite 80, das offensichtlich einen Keks mit Schokostücken in den Mund steckt. Der für das Bild gewählte Begleittext ist ein Hinweis für Linkshänder. Das sind alles auch Informationen, die in der aktuellen Ausgabe von 2017 zu lesen sind. In dieser Broschüre wird ab dem ersten Lebensjahr empfohlen, unseren Kindern Brot/Getreide/Nudeln, ein bisschen Obst, Gemüse und mageres Fleisch zu geben. Auch hier wird mit dieser Ernährung ein Kind niemals alle essenziellen Nährstoffe bekommen. Nüsse, Hülsenfrüchte, Leber, Eier, Beerenobst, getrocknete Früchte, Pilze, Wildkräuter sind hier tabu oder werden als Optionen nicht aufgeführt.

8. **Verbraucherzentrale:** Der Ratgeber *"Bärenstarke Kinderkost"*, 13te Auflage von 2017 der Verbraucherzentrale, baut komplett auf den Anweisungen der Ernährungspyramide der DGE auf, die, wie gesagt, nicht mit den notwendigen Mengen an Mikronährstoffen korrelieren. Fertigprodukte wie Pommes werden empfohlen. Gefahren für den Darm oder die generelle Gesundheit durch Zusatzstoffe sowie Pestizide, Zucker, Salz, Hormone, werden nicht erwähnt. Bei den essenziellen Mikronährstoffen werden nur Calcium, Eisen, Jod, Folat und Vitamin D erwähnt. Die Angaben über Vitamin D sind missverständlich – dort wird z.B. erklärt, dass Vitamin D auch in Eiern zu finden ist. Der tägliche Bedarf von einem Kind im Alter von 1-4 beträgt laut DGE 20 µg/Tag. Um auf den Wert zu kommen, müsste ein Kind 8 Eier am Tag essen. Eier werden in diesem Ratgeber auf 1-3 pro Woche beschränkt.

9. **Fachbuch Kinderentwicklung:** Das Buch *"Kinderjahre"* von Remo Largo, Baby Jahre, eines der Standardwerke für frühkindliche Entwicklung mit über 500 Seiten, geht auf die Notwendigkeit von Mikronährstoffen in der Entwicklung von Kindern oder deren Bedeutung für biochemischen Prozesse im Körper nicht ein.

10. **Prager Eltern-Kind-Programm:** Wir haben auch Bücher über PEKiP – Prager Eltern-Kind-Programm, gelesen. Das Konzept beschäftigt sich mit frühkindlicher Förderung und motorischer Entwicklung von Säuglingen und Kleinkindern. Dass Nährstoffe und ein biochemisches Gleichgewicht eine entscheidende Rolle in diesem Prozess spielen, scheint auch hier nicht bekannt zu sein. Ernährung spielt keine Rolle in diesem Konzept.

11. **Umfeld Kita:** In der gesamten Kita-Zeit unserer Kinder wurden die elementare Relevanz von Nahrung und Auswirkungen von essenziellen Nährstoffen auf den Körper nicht thematisiert. Das überrascht nicht, wenn man sich den Bremer Rahmenplan für Bildung und Erziehung im Elementarbereich anschaut. Die dort dargestellten Informationen beschränken sich überwiegend auf folgende und völlig undifferenzierte Aussagen: *"Ausgelassene Bewegung verbraucht Energie und macht Hunger. Kinder, die sich in Spiel und Bewegung verausgaben, entwickeln dabei auch ein Gefühl für die Bedürfnisse ihres Körpers: Die konzentrierte Anspannung lässt sie Ruhe und Entspannung suchen. Hunger und Durst signalisieren ihnen, wann ihre Kräfte erschöpft sind. Essen und Trinken kann dann in vollen Zügen genossen werden. Bei der Nahrungsaufnahme geht es ja nicht nur darum, dem Körper die nötigen Nahrungsstoffe wie Kalorien oder Vitamine zuzuführen. Sie ist auch stets emotional eingefärbt, beeinflusst unser psychisches Befinden. Gegessen wird auch, um Zuwendung und Gemeinschaft zu erfahren. Die emotionalen Bedeutungen, die das Essen begleiten, wurzeln in frühkindlichen Erfahrungen der Versorgung und der Zusammengehörigkeit."*

12. **Kita und Entscheidungsfreiheit:** Auch wurde uns wiederholt von den Betreuern und der Leitung unserer Kita erklärt, dass unsere Kinder selber entscheiden sollen, was sie essen mögen. Ich fand das seltsam, denn als Kind hatte ich diese Entscheidungsfreiheit bei dem verhassten Rosenkohl nicht. Aber da wir als Eltern alles richtig machen wollten und sich dieses Plädoyer für kindliche Entscheidungsfreiheit bei der Nahrungsmittelauswahl auch in etlichen Zeitschriften wiederfand, haben auch wir unsere Kinder gewähren lassen.

13. **Kitas in Bezug auf Vitamin D:** Unsere Kinder haben drei unterschiedliche Kitas besucht. In allen drei Einrichtungen gab es eine Verpflegung angelehnt an die Qualitätsstandards der DGE. Zusätzlich gab es in allen Einrichtungen die Auflage, dass Kinder im Sommer immer mit Sonnencreme und Hüten ausgestattet werden müssen. Dass es dem Körper durch dieses Verhalten nicht möglich ist, Vitamin D aufzubauen, war uns nicht klar. Wozu man Vitamin D braucht, war uns – und vielleicht Mitarbeitern der entsprechenden Einrichtungen – auch nicht bewusst. In meiner Kindheit haben wir, abgesehen von wenigen Tagen in den Sommerferien, gar keine Sonnencreme benutzt.

14. **Entwicklungsplan in der Kita:** Die Kita unserer Kinder arbeitet mit dem Konzept *"Der Baum der Erkenntnis für Kinder und Jugendliche im Alter von 1-16 Jahre"*. Hier handelt es sich um ein differenziertes und durchdachtes pädagogisches Entwicklungskonzept welches auch in etlichen anderen Bundesländern als Grundlage für Kindergräten genutzt wird. Beim erneuten Lesen fiel mir auf, dass Nährstoffe oder deren Relevanz auf die Entwicklung von Kindern nicht erwähnt werden. Es wird lediglich erklärt, dass Kinder ein Verständnis für die Bedeutung von Mahlzeiten für die Gemeinschaft, für die Gesundheit, für die Kommunikation und Kultur allgemein entwickeln sollen. Jegliche Details darüber wie genau Nahrung zu Gesundheit führt, suche ich vergeblich.

15. **Senatorin für Bildung Bremen:** Zur Einschulung unseres Sohnes bekamen wir ein Schreiben, unterschrieben von Frau Dr. Claudia Bogedan, Senatorin für Kinder und Bildung in Bremen, sowie eine Zeitschrift. In dieser Zeitschrift wurden uns

offensichtliche Hinweise gegeben, zum Beispiel, wie wir unser Kind sicher durch den Straßenverkehr leiten oder dass Kinder besser zur Schule laufen sollten, damit sie etwas Bewegung und frische Luft bekommen und dass beides wichtig sei für ein Wohlbefinden und verbessertes Lernen. Dass aber auch eine gesunde Ernährung mit allen essenziellen Nährstoffen für unsere Kinder und ihre Lernfähigkeit sehr wichtig ist, wird nicht thematisiert. Lediglich ein kleiner Paragraph auf Seite 10 der beiliegenden Zeitschrift *"Aber Sicher – gemeinsam für ein verkehrssicheres Bremen"* erwähnt, dass das Frühstücken wichtig sei für unsere Kinder. Empfohlen wird ein Käsebrot – also zu viel Salz – und Obst und Milchprodukte als Pausensnack.

16. **Die Presse und DGE:** Die DGE sowie die führende Presse lassen regelmäßig verlauten, dass die Bevölkerung unter keinem Vitaminmangel leidet. Nahrungsergänzungsmittel werden als überflüssig bis gefährlich dargestellt. Besonders bei Kindern könnten künstlich zugesetzte Vitamine schwere Schäden auslösen. Wir haben diesen Angaben geglaubt und unseren Kindern, abgesehen von der Prophylaxe für Vitamin D und Fluorid im ersten Jahr, keine Nahrungsergänzungsmittel gegeben.

17. **Kinderbücher:** In den meisten Kinderbüchern, die wir in den letzten Jahren gekauft oder bekommen haben, essen die Protagonisten regelmäßig Eis, Süßigkeiten, Wurst und Kuchen. Diese Lebensmittel werden als besonders lecker und als völlig legitim dargestellt. Wissensbücher veröffentlichen regelrechte Werbebroschüren für Zucker. In der Serie Benny Blue, Kinderleicht Wissen Thema in der Grundschule in dem Heft *"Zucker- Aus der Rübe in die Tüte"* stehen Sätze wie: *"Ein Geschenk der Natur. Zucker ist sehr wichtig für den Körper. Er gibt Energie und Kraft. Ohne Zucker könnte niemand leben."*

18. **Kochbücher für Kinder:** Wir haben eine Reihe von Kochbüchern für Kinder gelesen, unter anderem die Ernährungsratgeber von Dagmar von Cramm. Dazu gehören *"Kochen für Babys"*, *"Kochen für Kleinkinder"* und unser *"Baby – das erste Jahr"*. In keinem dieser Bücher werden Mikronährstoffe dezidiert erklärt. Auf Gefahren durch Hormone, Antibiotika, Pestizide und Zusatzstoffe geht Frau von Cramm ebenfalls nicht ein. Frau von Cramm ist übrigens als Jurymitglied des Journalisten-Preises, eine Ehrung für besonderes Engagement im Bereich der Ernährungsaufklärung, für die Deutsche Gesellschaft für Ernährung (DGE) tätig.

19. **Kochbücher für gesunde Ernährung:** Über die letzten 20 Jahre haben wir etliche weitere Kochbücher erworben. Unter anderem das Kochbuch *"Guten Appetit Deutschland. Die Top 30 der deutschen Lieblingsgerichte mit Mittagsplänen um ausgewogen zu essen und schlank zu bleiben."* Das Buch wurde 2008 veröffentlicht und zwar von dem Lebensmittelkonzern Iglo, geprüft von der DGE und veröffentlicht von dem Gräfe und Unzer Verlag GmbH (GU). In dem Buch werden etliche Produkte der Lebensmittelindustrie explizit empfohlen – primär von Iglo. Ebenfalls findet man wieder Sätze wie *"Gemüse liefert Folsäure, Milchprodukte Kalzium, Fleisch Eisen und sogar Süßigkeiten geben mit leicht verfügbaren Kohlenhydraten einen schnellen Schub Energie. Gute und schlechte Lebensmittel gibt es also nicht."* (Seite 19) Das Buch wirbt offen mit dem Prüfsiegel der DGE und

suggeriert, dass es sich hierbei um ein wissenschaftlich fundiertes Ernährungs- und Kochbuch handelt.

20. **Kochsendungen im Fernsehen:** Ich habe über Jahre immer wieder Kochsendungen, u. a. von Tim Mälzer, Stefan Henssler, Frank Rosin, Johann Lafer und Horst Lichter gesehen. In der Rückblende fällt auf: Bis vor wenigen Jahren ging es fast ausschließlich um die Präsentation der Speisen, den Geschmack und gelegentlich um die Kosten der Zutaten. Was diese Nahrungsmittel mit unserem Körper machen, wurde praktisch nie erwähnt. Auch hier wurde der Eindruck vermittelt, Essen sei primär Geschmackssache und etwas fürs Auge.

21. **TV Sendungen:** Ich habe in den letzten 30 Jahren ebenfalls regelmäßig Arzt- und Krankenhaus-Serien im Fernsehen gesehen. Darunter fallen Sendungen wie Dr. House, Dr. Klein, Bettys Diagnose, Grey's Anatomy, Der Landarzt, Dr. Stefan Frank, Der Bergdoktor, Quincy und einige mehr. Rückblickend fällt auf, dass Krankheiten in all diesen Serien und vergleichbaren Spielfilmen fast ausschließlich als mysteriöse Schicksalsschläge dargestellt werden. Hochausgebildete Ärzte behandeln die kranken Patienten mit vielen Medikamenten und schwierigen Operationen. Nährstoffmangel oder Fehlernährung als Auslöser für Krankheiten wird praktisch nie detailliert erörtert. Im realen Leben und bei Arztbesuchen waren die Vorgehensweisen der Ärzte ganz ähnlich wie in den TV-Dramen. Dass ein ganzheitlicher Blick auf den Menschen zu ganz anderen Behandlungsmethoden führen sollte, ist uns nicht in den Sinn gekommen.

22. **Grundschule:** Seit Sommer 2017 bin ich Schulelternsprecherin an der Grundschule unseres Sohnes. Diese Grundschule ist seit 2013 eine offene Ganztagsschule. Zur Übergabe des Amtes habe ich sämtliche Unterlagen der vorherigen 7 Jahre erhalten. Bei der Durchsicht fiel auf, dass alle möglichen Themen bearbeitet wurden: Inhalte von Unterrichtsfächern wie Mathematik und Deutsch wurden besprochen, die Gestaltung des Schulhofs thematisiert, welches Schriftbild genutzt werden sollte, welches System zur Benotung, Umgang mit Problemfällen und vieles mehr. Zur Ernährung habe ich hingegen lediglich zwei kurze Einträge gefunden. In einem Fall ging es darum, dass das Nahrungsangebot für den Ganztag nicht optimal sei, sich dieses aber an den Vorgaben der DGE orientiere. Weitere Diskussionen oder Hinterfragungen, ob diese Pläne wirklich sinnvoll wären, habe ich nicht gefunden. Die Auswirkung von Ernährung auf das Verhalten, die Leistung und Konzentration der Schüler wurde offensichtlich nicht bedacht.

23. **Eigenes Studium:** Vor, während und nach meinem Studium habe ich mich viel mit Psychologie und Soziologie beschäftigt. Die Grundzüge folgender Konzepte waren unter anderem Bestandteil meiner Ausbildung: Pädagogik, Kognitive Verhaltenstherapie, Psychoanalyse, Psychodynamik, Humanistik, radikaler Konstruktivismus, Transaktionsanalyse, Organisationsentwicklung, Bildung von verschiedenen Gesellschaftsstrukturen sowie diverse Instrumente der Psychometrie. Zusätzlich war mein Vater Professor für Didaktik der Physik und meine Mutter Physiotherapeutin für Kinder mit frühkindlichen Entwicklungsstörungen. Lern- und Entwicklungstheorien wurden in meiner gesamten Kindheit viel diskutiert. In der Rückblende fällt Folgendes auf: Kein einziger dieser akademischen Ansätze geht differenziert auf mögliche

Auswirkungen von einem Mangel an Nährstoffen auf die physiologische und psychologische Entwicklung des Menschen ein. Sowohl im Studium als auch über die öffentlichen Medien wurde mir vermittelt, dass unpässliches Verhalten nichts oder nur wenig mit Ernährung zu tun hat.

Fazit: Beeinflussung auf allen Ebenen

Das Sammeln all dieser Informationen hat mir deutlich gemacht, wie flächendeckend und tiefgreifend die öffentlich Anweisungen der unterschiedlichen Akteure unser eigenes Verhalten und Verständnis von Nahrung und Gesundheit geprägt haben – seit vielen Jahrzehnten.

Dieser schleichende Prozess der Beeinflussung hat bei uns bewirkt, dass wir den Großteil von dem, was wir in meiner Familie in den 70ern bis in die frühen 80er selbst im Garten produziert, gekocht und gegessen hatten, zunehmend als schlecht oder überflüssig bewertet haben. Wir haben die Verantwortung für unsere Nahrungsversorgung abgegeben und uns auf das Angebot im Supermarkt, in Kantinen und Restaurants verlassen. Wenn wir krank wurden, haben wir vertraut, dass Ärzte uns helfen würden, wieder gesund zu werden. Genauso wie wir geglaubt haben, dass die offiziellen Empfehlungen und Anweisungen von unseren Behörden für uns und unsere Kinder nur das Beste bedeuten.

Quellen und weitere Informationen zu den Kapiteln unter "Schleichende Veränderungen: Eine persönliche Bestandsaufnahme"

- **Wikipedia** "Margarine" https://en.wikipedia.org/wiki/Margarine
- **Jenny Shead** "Die Herstellung von Margarine und raffinierten Ölen" http://www.jenny-shead.de/2016/10/30/die-herstellung-von-margarine-und-raffinierten-oelen/
- **Deutsche Gesellschaft für Ernährung** "Dreidimensionale DGE-Lebensmittelpyramide" *Zitat:* "Die Dreidimensionale DGE-Lebensmittelpyramide unterstützt Mittlerkräfte bei der Erläuterung und Veranschaulichung der Prinzipien einer vollwertigen Ernährung gegenüber Verbrauchern. Seit 2005 nutzt die DGE zur Darstellung ihrer Ernährungsempfehlungen dieses Modell." *Anmerkung:* Abgebildet und als Teil einer gesunden Ernährung beworben werden bildlich: eine Tüte Chips, 6 Stück Schokolade, ein Stück Schoko/Sahne-Torte, ein Lolli, eine Aludose mit Energydrink, ein Glas mit Kola, ein Pappbecher mit Limo, Margarine, ein Stück Wurst, eine Schale Pommes, ein Weißmehlbrötchen, weiße Nudeln. All diese Lebensmittel befinden sich in dem Farbspektrum rot/orange. In dem gleichen Farbspektrum befinden sich auch ein Ei und Butter. https://www.dge.de/ernaehrungspraxis/vollwertige-ernaehrung/lebensmittelpyramide/
- **Greenpeace 23.2.2010** "ACHTUNG! GEN-MILCH BEI NESTLÉ UND MILUPA Greenpeace-Aktivisten haben in ganz Deutschland gegen Gen-Milch der Hersteller Nestlé und Milupa protestiert. In über 100 Supermärkten kennzeichneten die Aktivisten Babymilchpulver mit Aufklebern: Umweltgefahr - Für dieses Produkt bekommen Milchkühe Gentechnik-Futter. Greenpeace fordert Nestlé und Milupa auf, aus der Gen-Milchproduktion auszusteigen." https://www.greenpeace.de/themen/gentechnik/achtung-gen-milch-bei-nestle-und-milupa
- **Netzfrauen 22.1.2018** "Giftige Zusatzstoffe und Genmanipuliertes in Babynahrung – Why is this Organic Food Stuffed With Toxic Solvents?" https://netzfrauen.org/2018/01/22/babynahrung/
- **Access to European Union Law** "Berichtigung der Verordnung (EG) Nr. 853/2004 des Europäischen Parlaments und des Rates vom 29. April 2004 mit spezifischen Hygienevorschriften für Lebensmittel tierischen Ursprungs (ABl. L 139 vom 30.4.2004)" https://eur-lex.europa.eu/legal-content/DE/TXT/?uri=celex:32004R0853R(01)
- **Süddeutsche Zeitung 30.3.2019** »Die Milch, die wir kaufen, ist tot« *Zitat:* "Der Niederländer Bas de Groot gilt als weltweit einziger Milch-Sommelier. Er erklärt, warum im Supermarkt oft nur Einheitsmilch steht – und warum Milch anders schmeckt, wenn die Kühe alte Kartoffeln zu fressen bekommen." https://sz-magazin.sueddeutsche.de/essen-und-trinken/milch-geschmack-kuehe-sommelier-87052

- **Techniker Krankenkasse** "Vitamine: Wichtig für einen funktionierenden Stoffwechsel" https://www.tk.de/techniker/magazin/ernaehrung/essen-und-wissen/vitamine-wichtig-fuer-stoffwechsel-2004728
- **Der Senator für Arbeit, Frauen, Gesundheit, Jugend und Soziales, Universität Bremen** "Gebildete Kindheit, Gesundheit und Jugend. Handbuch der Bildungsarbeit im Elementarbereich" https://www.handbuch-kindheit.uni-bremen.de/teil3_1.html#Ernaehrung111
- **NDR 22.1.2018** "Frisch auf den Tisch? Die Wahrheit über Restaurants" https://www.ndr.de/fernsehen/sendungen/45_min/Frisch-auf-den-Tisch-Die-Wahrheit-ueber-Restaurants,sendung554476.html
- **FAZ 22.5.2018** "CONVENIENCE FOOD: Schnell ausgepackt und schön angerichtet? Convenience war in der Gastronomie lange eines der Unwörter schlechthin. Doch es spricht einiges dafür, dass in der Restaurantküche nicht mehr allzu heiß gekocht wird." http://www.faz.net/aktuell/stil/essen-trinken/vorgefertigtes-essen-in-restaurants-wird-immer-beliebter-15575478.html
- **Tierarzt Dr. Albert Hellmeier** "Neue Erkenntnisse zum Fuchsbandwurm" https://tierarzt-hellmeier.de/index.php/fuchsbandwurm
- **DIE ZEIT 25. Juli 1997** " Wie gefährlich ist der Fuchsbandwurm für Menschen? Ein Dorf im Test" https://www.zeit.de/1997/31/Die_Wurmkur_zu_Roemerstein/seite-2
- **Statista online** "Statistics & Facts on the Health & Fitness Industry" https://www.statista.com/topics/1141/health-and-fitness-clubs/
- **Bibernetz** "Kinder nicht zwingen, Dinge zu essen, die sie nicht mögen" http://www.bibernetz.de/wws/ernaehrung-interview-fahmy.html
- **WELT 2.1.2018** "Vergessen Sie Diäten, hören Sie auf Ihren Bauch" https://www.welt.de/gesundheit/article172088025/Essen-ohne-Regeln-Vergessen-Sie-Diaeten-hoeren-Sie-auf-Ihren-Bauch.html
- **Weser-Kurier 3.1.2018** "Die neue Freiheit auf dem Teller - Essen ohne Regeln?" https://www.weser-kurier.de/themenwelt_artikel,-die-neue-freiheit-auf-dem-teller-essen-ohne-regeln-_arid,1685401.html
- **Oliver Numrich** "Werbung aus 70er und 80er Jahren" https://www.youtube.com/watch?v=-54gp_Eiemc
- **DGE Webseiten Pressemitteilung, DGE aus der Wissenschaft 02/2012 vom 17. Juli** "Deutschland ist kein Vitaminmangelland" http://www.dge.de/presse/pm/deutschland-ist-kein-vitaminmangelland/
- **Hamburger Abendblatt 16.5.2018** "Zu hoch dosiert: Gefährliche Vitaminpillen für Kinder. Verbraucherzentrale Niedersachsen warnt vor Nahrungsergänzungsmitteln für Kinder. Oft werden Referenzwerte überschritten. https://www.abendblatt.de/hamburg/article214305115/Zu-hoch-dosiert-Gefaehrliche-Vitaminpillen-fuer-Kinder.html
- **Medizin.transparent.at 16.8.2016** "Vitaminpräparate bewahren nicht vor lebensbedrohlichen Krankheiten. Einzelne könnten sogar die Wahrscheinlichkeit für einen frühzeitigen Tod erhöhen" https://www.medizin-transparent.at/vitamintabletten-gesund-oder-gefahrlich
- **FOCUS ONLINE 8.12.2015** "Erhöhtes Krebsrisiko – Wer Vitamintabletten schluckt, stirbt früher." https://www.focus.de/gesundheit/ratgeber/krebs/vorbeugung/tid-28581/krebsrisiko-steigt-wer-vitamintabletten-schluckt-stirbt-frueher_aid_880009.html
- **SPIEGEL ONLINE 6.6.2012** "Wann Vitamintabletten schaden. Millionen Deutsche schlucken Vitaminpräparate - im Glauben, ihre Gesundheit zu verbessern. Dabei zeigen Studien das Gegenteil: Viele Pillen sind nutzlos, einige auf lange Sicht sogar schädlich." http://www.spiegel.de/gesundheit/ernaehrung/medizin-wann-vitamintabletten-schaden-a-836108.html
- **Süddeutsche Zeitung online 10.9.2012** "Überdosis Vitamin. Vitamine sind lebenswichtig - und dienen in Tablettenform oft zur Beruhigung des schlechten Gewissens nach ungesunder Ernährung. Doch Vitaminpräparate sind nicht nur meist überflüssig, oft schaden sie sogar. Neuen Studien zufolge erkranken die Menschen häufiger an Krebs, die fleißig Pillen und Brausetabletten einnehmen." http://www.sueddeutsche.de/gesundheit/nahrungsergaenzung-als-gesundheitsrisiko-ueberdosis-vitamin-1.1160651
- "Der Baum der Erkenntnis für Kinder und Jugendliche im Alter von 1-16 Jahren" https://www.baumdererkenntnis.de/

8. GLOBALE TRENDS: Eine düstere Zukunft mit steigenden Krankenständen

Nicht nur Kinder sind häufig krank, sondern auch Erwachsene. Weltweit beobachten wir ähnliche Trends in Bezug auf eine Verschlechterung der allgemeinen Gesundheit und steigende Zivilisationskrankheiten. Das nächste Kapitel beleuchtet folgende Aspekte:

1. Welche Wachstumsraten von Zivilisationskrankheiten beobachten wir und wer profitiert davon?
2. Welche Trends beobachten wir im Ernährungsverhalten von Bürgern?
3. Welche Informationen in Bezug auf gesunde Ernährung verbreiten Regierungen in unterschiedlichen Ländern?

Wenn man diese Zusammenhänge betrachtet, wird schnell klar: Wir essen mittlerweile weltweit überwiegend die gleichen Lebensmittel, wir erleben weltweit einen rasanten Anstieg bestimmter Krankheitsbilder und wir beobachten weltweit ein ähnliches System von Verflechtungen zwischen Konzernstrukturen, Politik und Aufsichtsbehörden.

Ein Überblick: Zivilisationskrankheiten, Wachstumsraten und Profiteure

1. Diabetes

Laut dem Deutschen Diabetesbericht 2017 leiden in Deutschland etwa 6,7 Millionen Menschen an Diabetes – 90 Prozent davon an Typ-2-Diabetes. Täglich kommen rund 1000 Typ-2-Neuerkrankungen hinzu, also etwa 365.000 pro Jahr. In Deutschland sehen wir eine Zunahme der Diabeteserkrankungen von zirka zwei Millionen in den 70er-Jahren auf rund sechs Millionen im Jahr 2012.

Weltweit hat sich die Zahl der Diabetiker (auch zu 90 Prozent Typ 2) zwischen 1980 und 2016 nahezu vervierfacht – von 108 Millionen auf 422 Millionen. Waren 1980 noch 4,7 Prozent der Erwachsenen betroffen, sind es heute mehr als 8,5 Prozent. Somit ist fast jeder elfte Erwachsene Diabetiker. Zucker und ein Mangel an Mikronährstoffen, insbesondere Vitamin D, sind die Hauptverursacher. So liest man in einer groß angelegten Studie der Universität Cambridge, so übersetzt in dem Buch *"Am Tropf von Big Food"* von Thomas Kruchem, Folgendes.

> *"Erhöhter täglicher Zuckerkonsum von mit Zucker gesüßten Getränken war verbunden mit einem erhöhten Vorkommen von Typ 2 Diabetes – und zwar zu 18 Prozent pro Getränk. Jüngste Forschungsergebnisse belegen, dass der Konsum zuckriger Softdrinks auch autoimmune Formen der Zuckerkrankheit, also Typ 1-Diabetes, fördert."*

Auf den Seiten der Deutschen Diabetes Gesellschaft (DDG) steht in einem Artikel vom November 2013:

"Vitamin D, das vor allem für seine Rolle beim Aufbau gesunder Knochen bekannt ist, stabilisiert auch den Blutzuckerstoffwechsel bei Diabetes. Wird ein schwerer Mangel an Vitamin D behoben, erhöht sich die Empfindlichkeit der Zellen für Insulin im peripheren Gewebe um 60 Prozent. Ebenso werden die insulinproduzierenden Zellen angeregt, wenn das Vitamin in ausreichenden Mengen im Körper vorhanden ist. Das berichtete der Endokrinologe Prof. Klaus Badenhoop (Medizinische Klinik 1) auf der Herbstagung der Deutschen Diabetes Gesellschaft (DDG) in Berlin. Badenhoop ist Sprecher der DDG Arbeitsgemeinschaft Molekularbiologie und Genetik des Diabetes.

'Ein Mangel sollte deshalb in jedem Fall vermieden werden, in manchen Fällen kann eine gezielte Vitamin D-Therapie durchaus sinnvoll sein' so Professor Badenhoop. Bei Kindern mit neu diagnostiziertem Diabetes mellitus Typ I konnte, wie er berichtete, die Funktion der Betazellen durch die Zugabe des Vitamins maßgeblich verbessert werden."

Nur für Diabetes und seine Folgekrankheiten belaufen sich die Kosten alleine in Deutschland auf rund 35 Milliarden Euro pro Jahr: Für Medikamente, die Behandlung und Pflege von Patienten, Ausgaben für Arbeitsunfähigkeit und Frühverrentung. Diese Ausgaben werden gedeckt über die Versicherungsbeiträge der Mitglieder der unterschiedlichen Krankenkassen.

Für Ärzte, Krankenhäuser und besonders Pharmakonzerne bedeuten die Ausgaben der Krankenkassen satte Gewinne. Von den steigenden Raten an Diabetes profitiert zum Beispiel der Pharmakonzern Novo Nordisk. Die Wirtschaft jubelt und bekundet freudig in zum Beispiel der Börse online in einem Artikel vom 3.11.2014:

"Novo Nordisk: Ein Champion mit dominierender Marktposition
Insulin ist das Kerngeschäft von Novo Nordisk: Wann immer Diabetiker mit Therapien und daraus resultierenden Medikamenten konfrontiert werden, stoßen sie früher oder später auf Produkte des dänischen Insulin-Konzerns Novo Nordisk. Kein Wunder, denn das Unternehmen steht für mehr als die Hälfte der weltweiten künstlichen Produktion von Insulin. Vor allem die Geschäfte in USA und China haben in den vergangenen Jahren dazu geführt, dass die Marktstellung weiter ausgebaut werden konnte.
Aus der dominierenden Marktposition heraus kann Novo Nordisk kontinuierlich verbesserte Geschäftszahlen erzielen.

Im Geschäftsjahr 2013 erzielte der Konzern einen Umsatzsprung von 7 Prozent auf 83,6 Mrd. Dänische Kronen. Unter dem Strich blieben davon 25,2 Mrd. Dänische Kronen als Gewinn hängen. Dies entspricht einem Anstieg um 18 Prozent. Diese Stärke setzt sich auch im aktuellen Geschäftsjahr fort.

Auslöser für diese Entwicklung ist weiter das starke Geschäft in Nordamerika und China. In beiden Regionen konnten zweistellige Umsatzzuwächse erzielt werden. Angesichts der hohen Bevölkerungszahlen in beiden Regionen sind solche Entwicklungen kein Wunder. Wobei vor allem China aufgrund der wachsenden Bedeutung von westlichen Ernährungsgewohnheiten mit Fast Food und Softdrinks als Statusprodukten als der Zukunftsmarkt für Insulin dient."

Für 2016, erklärt das Unternehmen auf den eigenen Webseiten, belaufe sich der Umsatz sogar auf 111,780 Mrd. dänische Kronen. Das ist eine prozentuale Steigerung von über 33% in drei Jahren. Umgerechnet in Euro sind das fast 15 Mrd. Euro.

Quellen und weitere Informationen zu "Diabetes"
- **Deutsche Diabeteshilfe** "Die Beweise für eine kausale Beziehung zwischen Zuckerkonsum und Diabetes Typ 2 sind erdrückend. Deutscher Gesundheitsbericht Diabetes 2017" https://www.diabetesde.org/pressemitteilung/deutscher-gesundheitsbericht-diabetes-2017-erschienen
- **The Lancet 2016** "Worldwide trends in diabetes since 1980: a pooled analysis of 751 population-based studies with 4·4 million participants" by Majid Ezzati, Majid (2016) http://www.thelancet.com/journals/lancet/article/PIIS0140-6736(16)00618-8/abstract
- **NCBI 2015** "Consumption of sugar sweetened beverages, artificially sweetened beverages, and fruit juice and incidence of type 2 diabetes: systematic review, meta-analysis, and estimation of population attributable fractions." Immamura, Fumiaki et al. (2015) https://www.ncbi.nlm.nih.gov/pubmed/26199070
- **NCBI 2016** "Sweetened Beverage Intake and Risk of Latent Autoimmune Diabetes in Adults (LADA) and Type 2 Diabetes" Löfvenborg, Josefin et.al. (2016) https://www.ncbi.nlm.nih.gov/labs/articles/27926472/
- **Deutsche Diabetes Gesellschaft 6.11.20013** "Vitamin D unterstützt körpereigene Insulinproduktion und Empfindlichkeit" https://www.deutsche-diabetes-gesellschaft.de/presse/ddg-pressemeldungen/meldungen-detailansicht/article/vitamin-d-unterstuetzt-koerpereigene-insulinproduktion-und-empfindlichkeit-kopie-1.html
- **Deutsche Diabetes Hilfe** https://www.diabetesde.org/ueber_diabetes/was_ist_diabetes_/diabetes_in_zahlen
- **Ärzte Zeitung 28.5.2018** "Erst steigt die Zahl der Adipösen, dann die Zahl der Diabetiker" https://www.aerztezeitung.de/medizin/krankheiten/diabetes/article/964773/volkskrankheit-erst-steigt-zahl-adipoesen-dann-zahl-diabetiker.html
- **The Guardian 12.8.2018** "Tom Watson reveals he has Type 2 diabetes but has 'reversed' the disease. Labour's deputy leader says cutting out sugar has enabled him to come off medication" https://www.theguardian.com/politics/2018/sep/12/tom-watson-reveals-he-has-type-2-diabetes-but-has-reversed-the-disease
- **Deutscher Gesundheitsbericht Diabetes 2017** "Pro Jahr entstehen durch Diabetes und seine Folgekrankheiten Kosten von rund 35 Milliarden Euro für Behandlung, Pflege, Arbeitsunfähigkeit und Frühverrentung." https://www.diabetesde.org/pressemitteilung/deutscher-gesundheitsbericht-diabetes-2017-erschienen
- **The Guardian 18.8.2018** "Cases of type 2 diabetes among young people rise 41% in three years. Leap brings calls for ministers to act to prevent so many children getting grossly obese" https://www.theguardian.com/society/2018/aug/18/cases-of-type-2-diabetes-among-young-people-rise-41-in-three-years
- **Börse online 3.11.2014** "Novo Nordisk: Ein Champion mit dominierender Marktposition" http://www.boerse.de/geldanlage/Novo-Nordisk-Ein-Champion-mit-dominierender-Marktposition/7513132
- **Buch:** "Am Tropf von Big Food" 2017, by Thomas Kruchem

2. Fettleibigkeit

Ein paar Statistiken laut der Weltgesundheitsorganisation (WHO) 2017:

- Der Anteil der Übergewichtigen an der Weltbevölkerung hat sich seit 1975 verdreifacht.
- 2017 sind etwa 39 Prozent aller Erwachsenen übergewichtig. Das sind rund zwei Milliarden Menschen.
- 650 Millionen Menschen sind fettleibig. Also fast so viele Menschen, wie in Europa leben.
- 41 Millionen Kinder unter 5 Jahren sind fettleibig.

- In Ländern wie den USA, Chile und Mexiko haben fast sieben von zehn Erwachsenen Übergewicht.

Wie vorab erläutert, sind die Hauptursachen für Fettleibigkeit ein zu hoher Konsum von industriell hergestellten Nahrungsmitteln mit einer hohen Energiedichte. Diese Nahrungsmittel beinhalten minderwertige Fette und Kohlenhydrate, primär in Form von Zucker und Weißmehl, und zu wenig der essenziellen Nährstoffe, die ein Körper braucht, um sich gesund zu entwickeln. Ebenso enthalten diese Nahrungsmittel meist Stoffe, die den Stoffwechsel zusätzlich belasten, was dazu führt, dass eine höhere Versorgung mit Mikronährstoffen erforderlich ist. Die wissenschaftlich belegten Krankheiten, die mit Fettleibigkeit in direktem Zusammenhang stehen oder damit einhergehen, sind folgende:

- Diabetes Typ 1 und Typ 2
- Herz-Kreislauf-Erkrankungen
- Bluthochdruck
- hohe Cholesterinwerte
- hohe Blutzuckerwerte
- Krebs
- Fettleber
- Nierenschäden
- Schlaganfälle
- Schäden am Skelett
- psychische Probleme
- verminderte Fruchtbarkeit

Fast-Food, gezuckerte Getränke und Convenience-Produkte sind der Hauptverursacher all dieser Erkrankungen und ein sehr lukratives Geschäft. Ebenfalls können Pharmakonzerne und Ärzte mit all diesen Krankheitsbildern sehr viel Geld verdienen.

Quellen und weitere Informationen zu "Fettleibigkeit"
- **Institute for health metrix and evaluation** "Nearly one-third of the world's population is obese or overweight, new data show" http://www.healthdata.org/news-release/nearly-one-third-world%E2%80%99s-population-obese-or-overweight-new-data-show
- **World Health Organisation** "Obesity and overweight - Fact sheet. Updated October 2017" http://www.who.int/mediacentre/factsheets/fs311/en/
- **DIE ZEIT 11.10.2017** "Zahl der fettleibigen Kinder hat sich verzehnfacht. Weltweit sind mehr als 120 Millionen Kinder und Jugendliche extrem übergewichtig, 1975 waren es nur etwa elf Millionen" http://www.zeit.de/wissen/gesundheit/2017-10/uebergewicht-kinder-fettleibigkeit-who-adipositas
- **Deutsche Adipositas Gesellschaft** http://www.adipositas-gesellschaft.de/index.php?id=9

3. Krebs

Krebs wird ebenfalls zu einer globalen Epidemie. Alarmierende Schlagzeilen stehen regelmäßig in der Presse:

Die Tagesschau erklärt in einem Artikel vom 29.11.2016
"Fast doppelt so viele Krebskranke. Krebs ist eine der häufigsten Erkrankungen in Deutschland. Seit dem Jahr 1970 hat sich die Zahl der Patienten fast verdoppelt."

Die Augsburger Allgemeine schreibt in einem Beitrag vom 4.11.2016:
"Studie: Krebs-Todesfälle bei Frauen steigen dramatisch. Am Dienstag ist in Paris eine Studie vorgestellt worden, der zufolge bis 2030 jedes Jahr weltweit rund 5,5 Millionen Frauen an Krebs sterben werden. Das ist eine Zunahme von Krebs-Todesfällen bei Frauen von fast 60 Prozent im Vergleich zu 2012."

SPIEGEL ONLINE erläutert in einem Beitrag vom 3.2.2014:
"Krebsraten – weltweit Zahl der Krebskranken steigt rasant. Weltweit erkranken 14 Millionen Menschen pro Jahr neu an Krebs. Diese Zahl wird sich laut WHO bis 2030 fast verdoppeln."

Eine Erkrankung an Krebs ist für einzelne Menschen eine große Belastung. Für Pharmakonzerne und auch Krankenhausbetriebe hingegen bedeuten die gesundheitlichen Strapazen von einzelnen Bürgern beachtliche Gewinne.

FOCUS ONLINE erwähnt in einem Artikel vom 12.06.2016:
"Teurer Kampf gegen den Krebs. Pharmakonzerne entwickeln immer mehr Medikamente, um schwere Krankheiten zu bekämpfen. Trotz des großen Angebots legen die Preise für Arzneimittel für Krebspatienten zu. Wirkstoffe kosten bis zu 70.000 Euro." (Anmerkung der Autorin: diese Summe gilt pro Patient)

Deutsche Gesundheits-Nachrichten erläutert in einem Artikel vom 19.1.2016:
"Zukunftsmarkt Krebs: Konzerne erhöhen Investitionen. Die Zahl der an Krebs Erkrankten steigt stetig und die Behandlungsmethoden sind vielfältig. Doch oft kann der Krebs nur vorübergehend besiegt werden. Für die großen Pharmakonzerne tut sich hier ein Wachstumsmarkt auf. Sie erhöhen ihre Investitionen in die Krebsforschung deutlich."

Deutsche Wirtschaftsnachrichten erklärt in einem Beitrag vom 13.1.2014:
"Chemotherapie: Milliarden-Geschäft für die Pharmaindustrie. Die Behandlung von Krebspatienten mit einer Chemotherapie ist ein Milliardengeschäft für die Pharmakonzerne. Aber auch Krankenhäuser profitieren von der scheinbar besten Methode im Kampf gegen den Krebs."

Quellen und weitere Informationen zu "Krebs"
- **Tagesschau 29.11.2016** "Anstieg seit 1970 Fast doppelt so viele Krebskranke" https://www.tagesschau.de/inland/krebs-113.html
- **SPIEGEL ONLINE 3.2.2014** "Krebsraten – weltweit Zahl der Krebskranken steigt rasant. Weltweit erkranken 14 Millionen Menschen pro Jahr neu an Krebs. Diese Zahl wird sich laut WHO bis 2030 fast verdoppeln." http://www.spiegel.de/gesundheit/diagnose/krebs-zahl-der-krebskranken-steigt-rasant-a-950754.html
- **Augsburger Allgemeine 4.11.2016** "Studie: Krebs - Todesfälle bei Frauen steigen dramatisch" https://www.augsburger-allgemeine.de/wissenschaft/Studie-Krebs-Todesfaelle-bei-Frauen-steigen-dramatisch-id39610992.html
- **FOCUS ONLINE 12.6.2013** "Teurer Kampf gegen den Krebs. Medikament kostet bis zu 70.000 Euro" https://www.focus.de/finanzen/news/profit-der-pharmakonzerne-teurer-kampf-gegen-den-krebs-medikament-kostet-bis-zu-70-000-euro_id_5622308.html
- **Deutsche Gesundheits-Nachrichten 19.01.16** "Zukunftsmarkt Krebs: Konzerne erhöhen Investitionen" http://www.deutsche-gesundheits-nachrichten.de/2016/01/19/zukunftsmarkt-krebs-konzerne-erhoehen-investitionen/
- **Deutsche Wirtschaftsnachrichten online 13.1.2014** "Chemotherapie: Milliarden-Geschäft für die Pharmaindustrie" https://deutsche-wirtschafts-nachrichten.de/2014/01/13/chemotherapie-milliarden-geschaeft-fuer-die-pharmaindustrie/

4. Psychische Erkrankungen: Trends

Weltweit beobachten wir eine rasante Zunahme von psychischen Erkrankungen z.B. Depressionen, Angststörungen, Verhaltensauffälligkeiten. Ebenso nehmen Wut, Aggression und Gewalttaten zu.

Depression, Angststörung und Verhaltensauffälligkeiten

Die Süddeutsche Zeitung schreibt online in einem Beitrag vom 23.2.2017:
"Weltweit leiden mehr als 320 Millionen an Depressionen. Die Zahl der Menschen mit Depressionen steigt weltweit rasant. Nach einer Studie der Weltgesundheitsorganisation (WHO) waren 2015 rund 322 Millionen Menschen betroffen, 4,4 Prozent der Weltbevölkerung. Das waren gut 18 Prozent mehr als zehn Jahre zuvor."

Die Kaufmännische Krankenkasse erklärt in einem Artikel vom 24.10.2018:
"Endstation Depression: Wenn Schülern alles zu viel wird. Kopfschmerzen, Magendrücken und am Ende erschöpft und depressiv: Immer mehr Schüler leiden an psychischen Erkrankungen und klagen über Beschwerden, die keine organischen Ursachen haben. Das geht aus einer aktuellen Datenerhebung der KKH Kaufmännische Krankenkasse hervor. Rund 26.500 Sechs- bis 18-jährige KKH-Versicherte sind demnach bundesweit betroffen. Hochgerechnet auf ganz Deutschland sind das etwa 1,1 Millionen Kinder und Jugendliche."

Versorgungswirtschaft Deutschland schreibt in einem Beitrag in 2015:
"Zunahme von Depressionen und Angststörungen auch bei jungen Menschen. Immer mehr Menschen werden wegen einer Depression, Angststörung oder einer anderen psychischen Erkrankung stationär behandelt. Darauf wies die KKH Kaufmännische Krankenkasse anlässlich des Internationalen Tages der seelischen Gesundheit am 10. Oktober 2015 hin. So stieg die Zahl betroffener Versicherter der KKH zwischen 2006 und 2014 bundesweit um 40 Prozent."

SPIEGEL ONLINE erklärt in einem Artikel vom 29.01.2013:
"Neue Zahlen der Krankenkasse Barmer GEK befeuern die Diskussion über ADHS: Bei immer mehr Kindern und Jugendlichen in Deutschland stellen Ärzte demnach Aufmerksamkeits- und Hyperaktivitätsstörungen fest. Die Zahl der diagnostizierten Fälle stieg bei den unter 19-Jährigen zwischen 2006 und 2011 um 42 Prozent, wie aus dem am Dienstag in Berlin vorgestellten Barmer-Arztreport 2013 hervorgeht. Im Alter von elf Jahren erhielten rund sieben Prozent der Jungen und zwei Prozent der Mädchen eine Verordnung mit dem Medikament Ritalin."

Steigende Anzahl von Gewalttaten

DIE ZEIT schreibt in einem Beitrag vom 5.3.2018:
"Grundschule: Gewalt unter den Kleinsten – Grundschüler beleidigen ihre Lehrer und treten ihre Mitschüler: Was läuft da schief? Ein Sicherheitsdienst wie an einer Berliner Schule kann nur ein Teil der Lösung sein."

Der Bayerischer Lehrer- und Lehrerinnenverband e.V. (BLL) bewirbt einen Workshop für 2019:
"Professioneller Umgang mit verhaltensauffälligen Kindern und Jugendlichen. Immer mehr Kinder und Jugendliche weisen Verhaltensauffälligkeiten auf. Im

> Workshop erhalten Sie zum einen fachliches Hintergrundwissen zu Entwicklungs- und Verhaltensstörungen. Sie lernen zum anderen konkrete und praxisnahe Möglichkeiten kennen, wie Sie als Lehrer/in verhaltensauffällige Schüler/innen pädagogisch angemessen unterstützen."

FOCUS ONLINE erklärt in einem Beitrag vom 6.5.2018:
> "228 Attacken pro Tag in Praxen - Alarmierende Zahlen: Jeder vierte Arzt war schon Opfer von Gewalt"

In der Mediathek des TV-Senders Das Erste steht am 23.05.2017 die Schlagzeile:
> "Gewaltbereitschaft im Fußball steigt. Was ist bei Dynamo Dresden los? Bei einem Spiel in Karlsruhe haben Ultras und Fans dem DFB den Krieg erklärt. Konfliktforscher Andreas Zick zeigt sich besorgt über die Entwicklung."

n-tv diskutiert in einem Beitrag am 12.2.2016:
> "Gewaltbereitschaft steigt. Maas will rechte Delikte rascher aufklären. 2015 ist die Zahl rechtsextremer Straftaten in Deutschland um mehr als 30 Prozent gestiegen. Justizminister Maas will konsequenter gegen Täter vorgehen und die Delikte schneller aufklären."

Wir wissen schon seit Langem, dass Menschen bei einer Unterversorgung mit einer Reihe von essenziellen Fettsäuren, Vitaminen und Mineralstoffen Störungen im zentralen Nervensystem aufweisen. Für ein psychisches Gleichgewicht brauchen Menschen besonders die Vitamine B1, B2, B3, B6, B7, B12, Vitamin C, D, die Mineralien Calcium, Zink, Selen sowie die Fettsäure Omega 3. Bei Mangel an diesen essenziellen Nährstoffen beobachtet man bei Menschen vermehrte Angstzustände, Depressionen, Aggressionen, Wut, Stimmungsschwankungen, Persönlichkeitsveränderungen oder Streitsucht.

Ebenso ist bekannt, dass ein großer Teil der Bevölkerung dank unserer heutigen Ernährung mit praktisch all diesen essenziellen Mikronährstoffen unterversorgt ist. Teilweise sogar schwer. Verstärkt wird ein Defizit an Nährstoffen, wenn Menschen zusätzlich an erhöhtem und dauerhaftem Stress leiden und sich wenig bewegen. (siehe Kapitel: "UNSER KÖRPER: Das Zusammenspiel von Nährstoffen und unserem Organismus" Sektion "Stress" und "Bewegung")

Flächendeckende neuronale Störungen von Menschen sind eine große Gefahr – für jeden einzelnen und uns als Gesellschaft. Aber mit dem Verkauf von Fast-Food-Produkten können einige Konzerne sehr viel Geld verdienen. Das gleiche gilt für die Behandlung von Krankheitsbildern wie Autismus, Depressionen oder Angststörungen; auch das ist ein lukratives Geschäft. Die Presse erklärt in einem Artikel vom 17.11.2015:

> "*Pharma:* Das ertragreiche Geschäft mit der Depression. In den Industrieländern hat sich der Verbrauch von Antidepressiva fast verdoppelt. Davon profitieren die Pharmafirmen. Zuletzt lagen die jährlichen Gesundheitsausgaben bei 34,8 Milliarden Euro (gesamt OECD). Jedes Jahr steigen die Kosten um hunderte Millionen Euro. Für einen beachtlichen Teil kommen der Staat und die Sozialversicherungsträger auf. Doch die Krankenkassen geraten immer mehr an die Grenzen der Finanzierbarkeit. Für heuer erwartet der Hauptverband der Sozialversicherungsträger ein Minus von 85 Millionen Euro....Denn in einem

Zeitraum von 13 Jahren hat sich der Konsum von solchen Medikamenten in vielen Industrieländern fast verdoppelt."

Quellen und weitere Informationen zu "Psychische Erkrankungen"

- **SPIEGEL ONLINE 29.1.2013** "Aufmerksamkeitsstörung bei Kindern – Zahl der ADHS-Diagnosen steigt rasant" http://www.spiegel.de/gesundheit/diagnose/barmer-anstieg-bei-aufmerksamkeits-defizit-adhs-a-880255.html
- **Süddeutsche Zeitung 23.2.2017** "Weltweit leiden mehr als 320 Millionen an Depressionen" http://www.sueddeutsche.de/news/gesundheit/gesundheit-weltweit-leiden-mehr-als-320-millionen-an-depressionen-dpa.urn-newsml-dpa-com-20090101-170223-99-402076
- **Versorgungsforschung Deutschland online 12.10.2015** "Zunahme von Depressionen und Angststörungen auch bei jungen Menschen" http://www.monitor-versorgungsforschung.de/
- **DIE ZEIT 5.3.2018** "Grundschule: Gewalt unter den Kleinsten - Grundschüler beleidigen ihre Lehrer und treten ihre Mitschüler: Was läuft da schief? Ein Sicherheitsdienst wie an einer Berliner Schule kann nur ein Teil der Lösung sein." https://www.zeit.de/gesellschaft/schule/2018-03/gewalt-grundschule-berlin-sachsen-anhalt-praevention
- **FOCUS ONLINE 6.5.2018** "228 Attacken pro Tag in Praxen. Alarmierende Zahlen: Jeder vierte Arzt war schon Opfer von Gewalt" https://www.focus.de/gesundheit/arzt-klinik/fast-300-attacken-pro-tag-in-praxen-alarmierende-zahlen-jeder-vierte-arzt-war-schon-opfer-von-gewalt_id_8883925.html
- **Mediathek das Erste 23.05.2017** "Gewaltbereitschaft im Fußball steigt. Was ist bei Dynamo Dresden los? Bei einem Spiel in Karlsruhe haben Ultras und Fans dem DFB den Krieg erklärt. Konfliktforscher Andreas Zick zeigt sich besorgt über die Entwicklung." https://tvheute.at/ard-mediathek/video/fakt-doku_-149170244
- **FOCUS ONLINE 8.7.2017** "G20-Proteste geraten außer Kontrolle Die Schanze brennt! Aufnahmen zeigen Anarchie, Gewalt und Plündereien in Hamburg" https://www.focus.de/politik/videos/g20-proteste-geraten-ausser-kontrolle-die-schanze-brennt-aufnahmen-zeigen-anarchie-gewalt-und-pluendereien-in-hamburg_id_7331756.html
- **n-tv 12. Februar 2016** "Gewaltbereitschaft steigt. Maas will rechte Delikte rascher aufklären. 2015 ist die Zahl rechtsextremer Straftaten in Deutschland um mehr als 30 Prozent gestiegen. Justizminister Maas will konsequenter gegen Täter vorgehen und die Delikte schneller aufklären." https://www.n-tv.de/politik/Maas-will-rechte-Delikte-rascher-aufklaeren-article16981051.html
- **Rp-online 10. August 2015** "Phänomen Massenschlägerei – Gewaltbereitschaft steigt. Immer öfter sehen sich die Beamten, die zu Unfällen oder Ruhestörungen gerufen werden, von Dutzenden aggressiven Menschen umzingelt." https://rp-online.de/nrw/panorama/phaenomen-massenschlaegerei-gewaltbereitschaft-steigt_aid-17547719
- **Der Bayerischer Lehrer- und Lehrerinnenverband e.V. (BLL)** "Professioneller Umgang mit verhaltensauffälligen Kindern und Jugendlichen" https://www.bllv.de/akademie/seminarprogramm/schilf/paedagogik-konkret/2019-c2-verhaltensauffaelligkeit/
- **Weser-Kurier 23.4.2018** "Anstieg in Niedersachsen um 32 Prozent – Gewalt und Straftaten an Schulen machen Experten ratlos" https://www.weser-kurier.de/region/niedersachsen_artikel,-gewalt-und-straftaten-an-schulen-machen-experten-ratlos-_arid,1722763.html
- **Die Presse 17.11.2015** "Pharma: Das ertragreiche Geschäft mit der Depression" http://diepresse.com/home/wirtschaft/international/4868552/Pharma_Das-ertragreiche-Geschaeft-mit-der-Depression

5. Sinkende Belastbarkeit der arbeitenden Bevölkerung

Schon jetzt führt die Summe der Krankheitsausfälle zu enormen Kosten für die Wirtschaft und die Solidargemeinschaft. Mangelnde Belastbarkeit, insbesondere der jungen Arbeitnehmer, wird öffentlich und ausgiebig in den Medien diskutiert. Die Absatzwirtschaft schreibt am 27.5.2016:

"Deutschlands Arbeitnehmer brennen aus: 86 Prozent der Bundesbürger leiden unter Stressfaktoren am Arbeitsplatz. Besonders zu schaffen machen den

Befragten ständiger Termindruck, ein schlechtes Arbeitsklima und emotionaler Stress...

Gerade besonders gefährdet sind junge Arbeitnehmer im Alter von 18 bis 39 Jahren, von denen sich rund 91 Prozent vom Job belastet fühlen....

Mehr als zwei Drittel klagen beispielsweise über Verspannungen im Nacken, leiden unter Rückenschmerzen, das sind fast 63 Prozent, oder haben Schmerzen in Schultern, Armen oder Händen. Weitere arbeitsbedingte Beschwerden der Deutschen sind Kopfschmerzen, Unruhe und Nervosität, Schlafstörungen und schlussendlich auch Depressionen und Burnout."

Das liest sich wieder wie der Katalog der bekannten Mangelerscheinungen. Ein kurzer Blick auf Symptombilder bei einer Unterversorgung mit den Vitaminen C, D, B1, B2, B3, B5, B6, B7, B12 und Mineralstoffen Kalium, Calcium, Magnesium, Kupfer, Zink und Selen sollte das Rätsel lösen.

Man könnte diese angeschlagenen Arbeitnehmer auch einfach mal fragen, welche von den Top-Lieferanten der jeweiligen Lebensmittel mit den entsprechenden essenziellen Nährstoffen sie essen? Wie viele biologisch produzierte Linsen, Leber, Seelachs, Eier, Weidebutter, Makrele oder Haferflocken mit frischer Milch, Walnüssen oder Salat mit Leinöl bekommen sie denn in ihrer Kantine und aus dem Tiefkühlfach von Rewe, Lidl, Netto, Aldi oder Edeka? Wenige, wird vermutlich fast immer die Antwort sein. Eine weitere Alternative, um den Ursachen der Symptome auf den Grund zu gehen, wäre es, die Blut- Urin- oder Stuhlwerte von Patienten zu untersuchen und auf die Versorgung von essenziellen Nähr- und Belastungen durch Schadstoffe zu überprüfen.

Beide Ansätze werden wahrscheinlich das gleiche Ergebnis zeigen: Der Stoffwechsel dieser Arbeitnehmer leidet unter einer hohen Belastung mit Zusatzstoffen, zu viel Salz, Zucker und Pestizidrückstände sowie Mangelerscheinungen in Bezug auf essenzielle Nährstoffe.

Und ja, auch das Arbeitsklima ist insgesamt deutlich rauer geworden, Arbeitsverträge sind oft befristet, die Arbeit nicht mehr am Wohnort und die Arbeitszeiten sind länger geworden. Die globale Konkurrenz schläft nicht – oder besser zu anderen Zeiten. Es wird erwartet, dass Mitarbeiter rund um die Uhr über ihr Smartphone und Laptop erreichbar sein müssen, um Kunden und Kollegen zu jeder Tageszeit mit benötigten Informationen zu versorgen. In Familien arbeiten häufig beide Elternteile und es bleibt zu wenig Zeit für die häusliche Organisation. Steigende Mieten und Lebenshaltungskosten belasten insbesondere Familien mit Kindern, was wiederum dazu führt, dass zumeist beide Elternteile arbeiten müssen. Alles in allem haben die Menschen also deutlich mehr Stress.

Aber anstatt unseren Körper mit einer extra Portion an Mikronährstoffen, etwas mehr Sonne und Bewegung sowie Phasen der Entspannung zu versorgen, machen wir genau das Gegenteil. Und die Problematik wird noch dramatisch zunehmen, wenn unsere Kinder in 15+ Jahren in den Arbeitsmarkt eintreten müssen. Deren Immunsystem hat bei der heutigen Ernährung und Lebensweise nicht einmal eine Chance, um sich richtig aufzubauen

6. Sinkende Fruchtbarkeit von Menschen

Viele Eltern bleiben schon jetzt ungewollt kinderlos oder unterziehen sich aufwendigen und belastenden Maßnahmen für eine künstliche Befruchtung. Auch hier könnte man mit einer Ernährung, die alle Mikronährstoffe liefert, viel beheben.

Uns zum Beispiel wurden die Zusammenhänge von Mikronährstoffen, Fruchtbarkeit und der Gesundheit unserer ungeborenen Kinder nicht erklärt. Abgesehen von Folsäure, Jod und Eisenwerten wurden vor oder während meiner beiden Schwangerschaften keine weiteren Mikronährstoffe gemessen oder erwähnt. Auch bei Eltern in unserem Freundeskreis gab es keine differenzierte Aufklärung über notwendige Nährstoffe. Eine Reihe von diesen Eltern musste teilweise große Torturen überstehen bei dem Versuch, Kinder zu zeugen oder auszutragen. In den Medien und von Ärzten wird die abfallende Fruchtbarkeit als mysteriöses Rätsel betrachtet. Unter NetDoctor, oder etlichen anderen Studien im Netz, lesen sich Schlagzeilen wie diese:

> *"Häufige Ursache: Schlechte Spermienqualität. Unfruchtbarkeit bei Frauen und Männern kann verschiedene Ursachen haben, die sich nur durch eingehende Untersuchungen diagnostizieren lassen. Die Gründe ungewollter Kinderlosigkeit liegen zu 40 Prozent beim Mann, zu 40 Prozent bei der Frau und zu 20 Prozent bei beiden Partnern. In 10 Prozent der Fälle ist die Ursache nicht zu klären. In den letzten Jahrzehnten hat die Spermienqualität der Männer stark abgenommen. Vor 50 Jahren lag der Durchschnitt pro Milliliter Ejakulat noch bei 100 Millionen Samenzellen, heutzutage schwankt er nur noch zwischen 20 und 64 Millionen."*

Die Süddeutsche Zeitung schreibt in einem Beitrag vom 17.7.2017:

> *"Männer produzieren weniger Spermien – Das Phänomen ist nicht dramatisch, aber ungeklärt. Forscher rätseln, ob Umweltgifte, Krankheiten oder Strahlen verantwortlich sind.*
>
> *Mediziner aus Jerusalem und New York um Hagai Levine haben die Entwicklung der vergangenen Jahrzehnte analysiert und stellen einen bemerkenswerten Rückgang der Spermienzahl fest. In ihre Metaanalyse im Fachmagazin Human Reproduction Update haben sie 185 Studien einbezogen und berichten von einer Verringerung der Samenzellen seit 1973 im Bereich zwischen 50 und 60 Prozent. Dieser Trend sei in Europa, Nordamerika, Australien und Neuseeland zu beobachten.*
>
> *"Das Handy in der Hosentasche, endokrine Disruptoren aus der Umwelt, Acetylsalicylsäure im Schmerzmittel, ein anderer Hormonstoffwechsel wegen Übergewicht oder der Missbrauch von Hormonen für den Muskelaufbau: All das steht im Verdacht, Ursache für weniger Spermien zu sein." Es geht vermutlich um das komplexe Zusammenspiel mehrerer Faktoren. "Außer vielleicht beim Rauchen: Das ist definitiv schlecht für die Spermienzahl; das ist wissenschaftlich gesichert", so Schlatt."*

Prof. Dr. Stefan Schlatt ist Chef der Reproduktionsmedizin an der Universität Münster. Nicht erwähnt wird von Schlatt hier, dass auch Ernährung, und insbesondere die Versorgung mit den Vitaminen C, E, D, Folsäure, Selen und Zink, eine entscheidende Rolle bei der Fertilität des Mannes spielen kann. Wie genau diese Nährstoffe sich auf die Fruchtbarkeit des Mannes auswirken, kann man zum Beispiel in dem Buch

Burgerstein Handbuch der Nährstoffe nachlesen. Die Seiten 561 bis 567 mit entsprechenden Angaben zu Originalstudien liefern Erklärungen.

Ähnlich hilflos liest sich folgender Artikel auf NetDoctor zu dem Thema:

> *"Unfruchtbarkeit: Stress beeinflusst Spermienqualität"*
> *"Übergewicht, Bluthochdruck oder Diabetes – Unfruchtbarkeit hat viele Gründe. Auch Stress kann die Spermienqualität und damit auch die Fruchtbarkeit vermindern. Entscheidend ist jedoch, welche Art von Stress den Männern zu schaffen macht, haben US-Forscher nun herausgefunden.*
>
> *Mechanismen unklar*
> *Welcher Mechanismus hinter diesem Effekt steckt, ist bisher noch unklar. Möglich ist, dass unter Stress Steroide freigesetzt werden, die den Testosteronspiegel senken und so die Spermienproduktion beeinträchtigen. 'Stress ist schon lange für seine negative Wirkung auf die Gesundheit bekannt', erläutert Studienautorin Teresa Janevic. 'Unsere Ergebnisse deuten nun darauf hin, dass auch die soziale Situation von Männern Einfluss auf die Fruchtbarkeit hat'.*
>
> *Normale Erektion und trotzdem unfruchtbar*
> *Manche Männer, deren Fruchtbarkeit beeinträchtigt ist, können eine normale Erektion haben und den Geschlechtsverkehr problemlos vollziehen. Sie können jedoch trotzdem keine Kinder zeugen, wenn die Qualität des Spermas zu schlecht ist – beispielsweise weil sich im Ejakulat zu viele beschädigte Spermien befinden, zu wenige oder sogar überhaupt keine. (jb)"*

Warum Menschen Diabetes, Bluthochdruck und Übergewicht haben oder was genau Stress mit dem Körper macht, wird nicht erklärt. Es wird beobachtet, dass mit diesen Krankheitsbildern die Fruchtbarkeit sinkt – warum, ist angeblich ein Rätsel.

Kaum jemand scheint sich die plausibelste aller Fragen zu stellen: Was genau essen diese gestressten, übergewichtigen, überwiegend sitzenden Menschen eigentlich? Stattdessen wird auch bei Unfruchtbarkeit üblicherweise mit Medikamenten und manchmal mit Nahrungsergänzungsmitteln behandelt. Diese bringen die Biochemie des Körpers nur bedingt wieder in eine Balance, verbessern dafür aber die Bilanzen von Krankenhäusern und allen, die von der boomenden Reproduktionstechnik profitieren.

Man bedenke: Auch mit einem unerfüllten Kinderwunsch können einige wenige sehr viel Geld verdienen. Es wird erwartet, dass der globale Markt für die Behandlung von Unfruchtbarkeit bis 2022 auf ca. 1,7 Milliarden Euro anwächst. 2017 bewegten sich die globalen Erträge für dieses Segment bereits um 1,05 Milliarden Euro. Die erwartete jährliche Wachstumsrate beträgt 10,6%.

Quellen und weitere Informationen zu "Die Zukunft – Konsequenzen für den Arbeitsmarkt und (Un-) Fruchtbarkeit"

- **Absatzwirtschaft 27.05.2016** "Zu viel Stress, zu wenig Erholung: Deutsche Arbeitnehmer sind am Limit" http://www.absatzwirtschaft.de/zu-viel-stress-zu-wenig-erholung-deutsche-arbeitnehmer-sind-am-limit-82333/
- **NetDoctor 30.5.2014** "Unfruchtbarkeit: Stress beeinflusst Spermienqualität" http://www.netdoktor.de/news/unfruchtbarkeit-stress-beeinflusst-spermienqualitaet/
- **Süddeutsche Zeitung 17.7.2017** "Männer produzieren weniger Spermien" http://www.sueddeutsche.de/wissen/fruchtbarkeit-maenner-produzieren-weniger-spermien-1.3602413

- **BBC News 4.5.2018** "Regular fast food eating linked to fertility issues in women" https://www.bbc.com/news/health-43990184
- **Markets and Markets online Mai 2017** "The global infertility treatment market is expected to reach USD 2.05 Billion by 2022 from USD 1.24 Billion in 2017, growing at a CAGR of 10.6% during the forecast period." http://www.marketsandmarkets.com/Market-Reports/infertility-treatment-devices-market-43497112.html
- **NBCI 2017** "The role of vitamin D in male fertility: A focus on the testis." by de Angelis, Galdiero, Pivonello, Garifalos, Menafra, Cariati, Salzano, Galdiero, Piscopo, Vece, Cola o, Pivonello. https://www.ncbi.nlm.nih.gov/pubmed/28667465
- **RP Online 26.6.2011** "Das Geschäft mit dem Kinderwunsch. Reproduktionsmedizin ist ein Millionen-Markt" https://rp-online.de/digitales/das-geschaeft-mit-dem-kinderwunsch_aid-13375237
- **Weser-Kurier 19.03.2019** "Teurer Kinderwunsch – Bremen soll sich an einem Förderprogramm des Bundes beteiligen und kinderlose Paare bei künstlicher Befruchtung finanziell unterstützen – so wie andere Bundesländer auch. Das fordert die FDP in einem Antrag." https://www.weser-kurier.de/bremen/bremen-stadt_artikel,-bremen-soll-kinderlose-paare-bei-kuenstlicher-befruchtung-finanziell-unterstuetzen-_arid,1815572.html
- **Buch:** "Handbuch Nährstoffe: Vorbeugen und heilen durch ausgewogene Ernährung" 2012, von Uli P. Burgerstein, Hugo Schurgast, Michael B. Zimmermann

Trends: Verändertes Ernährungsverhalten und mangelhafte Ernährungsbildung

Dass es nicht mehr "trendy" ist, sich mit frischen und natürlichen Produkten zu ernähren, ist durchaus bekannt. Wie man anhand all der Empfehlungen aus den Qualitätsstandards sieht, wird diese gesellschaftliche Veränderung augenscheinlich in Kauf genommen oder ist so gewollt. Die Nutzung von Convenience-Produkten wird vom Bundesministerium für Ernährung und Landwirtschaft gezielt angeregt. Im Januar 2017 erläutert DIE ZEIT den Trend zum Fast Food und weg vom Kochen wie folgt:

"Weniger Lust zu kochen und mehr Hunger auf Fertiggerichte: In den meisten deutschen Haushalten muss die Zubereitung von Essen schnell und einfach gehen. Das zeigt der Ernährungsreport 2017, der vom Bundesministerium für Ernährung und Landwirtschaft vorgelegt worden ist und für den etwa 1.000 Bürger zu ihren Ess- und Einkaufsgewohnheiten befragt wurden. Demnach stellen sich nur noch 39 Prozent der Verbraucher täglich an den Herd. Elf Prozent der Befragten kochen überhaupt nicht.

55 Prozent der Befragten wünschen sich eine einfache und schnelle Zubereitung von Gerichten – zehn Prozentpunkte mehr als vor einem Jahr. Bei den 19- bis 29-Jährigen sind es sogar 72 Prozent. Unkompliziertes Kochen ist vor allem Frauen wichtig. 63 Prozent von ihnen muss es beim Zubereiten schnell gehen; nur 46 Prozent der Männer ist das wichtig.

Schnell und einfach zubereitet sind vor allem Tiefkühlpizzen und andere Fertigprodukte, die sich 41 Prozent der Befragten gern regelmäßig in den Ofen schieben. Ein Anstieg um neun Punkte im Vergleich zum Vorjahr. Bei den 14- bis 18-Jährigen liegt der Anteil bei 54 Prozent, bei den 19- bis 29-Jährigen gar bei 60 Prozent."

Es stellen sich folgende Fragen:
1. Welche Chance auf eine gesunde Versorgung mit Nährstoffen haben die Föten und Kinder dieser zukünftigen Eltern?
2. Welche konkreten und wirksamen Maßnahmen unternehmen die Ministerien für Ernährung, Landwirtschaft und Gesundheit diesem gesundheitsschädigenden Trend entgegenzuwirken?
3. Wie schützt die Regierung die Gesundheit unserer Kinder?

Das Schulfach Gesundheit: Fehlanzeige

Man könnte annehmen, dass die Bundesregierung die Länder dabei unterstützt, ein Schulfach für Gesundheitsbildung zu etablieren. Wenn wir auf Bundes- oder Landesebene das Ziel setzen würden, Kindern zu ermöglichen, für ihre eigene Gesundheit zu sorgen, wäre ja der erste Schritt, sicherzustellen, dass sie die Zusammenhänge von gesundheitsfördernden und schädigenden Aspekten genau verstehen. Ein Unterrichtsfach, welches Kindern dieses Wissen vermitteln soll, wird seit Jahren von weiten Teilen der Bevölkerung eingefordert. Ein solches Fach gibt es aber nicht.

Bezogen auf die Frage *"Brauchen wir das Schulfach Ernährung'"*, erklärt Anfang 2017 der ehemalige Bundesminister für Ernährung und Landwirtschaft, Christian Schmidt, interessante Details (so zitiert im oben erwähnten Beitrag von DIE ZEIT):

"90 Prozent sprachen sich für verbindliche Standards hierfür aus. 80 Prozent forderten, das Essen in solchen Einrichtungen steuerlich zu begünstigen. Zudem finden 89 Prozent der Befragten es wichtig oder sehr wichtig, dass Kinder bereits in der Grundschule Grundlagen einer gesunden Ernährung erlernen.' '9 von 10 Deutschen sehen Ernährungsunterricht auf der gleichen Stufe wie Deutsch, Mathe und Physik', sagte Ernährungsminister Christian Schmidt bei der Vorstellung des Reports. Er sei bereits mit den Ländern im Gespräch, um sein Anliegen eines Schulfachs 'Ernährungsbildung' voranzutreiben."

Das zeigt, dass ein Großteil der Bevölkerung realisiert, dass Kindern das notwendige Verständnis von Nahrung und ihrer Wirkung auf den menschlichen Körper fehlt. Den wenigsten dieser Eltern wird allerdings auffallen, dass das eigentliche Problem nicht die geringe Anzahl der Unterrichtseinheiten rund um Gesundheit ist, sondern die mangelnde Qualität der angebotenen Informationen.

Die Erkenntnis, dass Kinder, ebenso wie Eltern die Zusammenhänge von Nährstoffen und Gesundheit nicht mehr verstehen, ist allerdings auch nicht neu. So liest man bereits 2009 in der Apotheke-adhoc.de online in einem Interview mit Friedemann Schmidt, Apotheker und Vize-Präsident der ABDA – Bundesvereinigung Deutscher Apothekerverbände, Folgendes:

"Neues Schulfach 'Gesundheit'? Politik steht in der Pflicht.
Mit der gesundheitlichen Aufklärung unserer Kinder und Jugendlichen steht es schlecht. Beweis dafür ist unter anderem die drastische Zunahme von ernährungsbedingten Krankheiten, wie Diabetes mellitus Typ 2. Die Neue Allgemeine Gesundheitszeitung für Deutschland (NAGZ) greift die Problematik im Leitartikel der November-Ausgabe auf und führt in diesem Rahmen ein Interview mit Friedemann Schmidt, Apotheker und Vize-Präsident der ABDA -

Bundesvereinigung Deutscher Apothekerverbände. Die ABDA fordert die Einführung eines neuen Schulfaches 'Gesundheit', um der negativen Entwicklung der vergangenen Jahre entgegenzuwirken.

NAGZ: Herr Schmidt, Sie fordern die Einführung eines neuen Schulfaches 'Gesundheit'. Gibt es einen konkreten Auslöser, der die ABDA im Namen der Apotheken zu diesem Schritt veranlasst hat?
FRIEDEMANN SCHMIDT: Diese Idee ist seit einiger Zeit gereift. Wir wollten sie nach der Bundestagswahl einbringen. Aber uns ist klar, dass die Umsetzung einige Zeit beanspruchen wird.

NAGZ: Experten klagen vermehrt darüber, dass immer mehr Kinder ungesund leben, keinen Sport treiben, sich falsch ernähren. Wird diese Problematik auch vermehrt in Apotheken wahrgenommen und wie äußert sie sich dort?
FRIEDEMANN SCHMIDT: Gespräche mit Eltern über die Ernährung ihrer Kinder beginnen oft damit, dass sie nach Vitaminpräparaten fragen. Sie wollen kompensieren, dass ihre Kinder vor allem Fastfood oder Nudeln essen, aber kaum Gemüse. Von Vitaminpräparaten rate ich in diesen Fällen grundsätzlich ab. Es überrascht mich in solchen Gesprächen immer wieder, wie viele grundlegende Fakten über gesunde Ernährung nicht bekannt sind."

Getan hat sich aber nichts. Ein Schulfach Ernährung gibt es auch 10 Jahre später nicht. Nur ein paar wenige und irreführende Initiativen wie den Ernährungsführerschein. Der Wissensstand von Kindern über gesunde Ernährung ist in der letzten Dekade wohl eher noch schlechter geworden. Das gleiche gilt für den allgemeinen Gesundheitszustand unserer Kleinsten. Heute essen viele Kinder noch mehr Nudeln und Convenience-Produkte als 2009. Mehrmals jede Woche alleine schon in den meisten Ganztags-Kitas und Schulen.

Verantwortung der Bundesregierung: Fehlanzeige

Auch in Zukunft wird der Verbraucher keine klaren Ansagen vom Bundesministerium für Landwirtschaft und Ernährung (BMEL) erwarten können. Das BMEL scheint gar keine Lösung für eine wirklich gesunde Ernährung für die Bevölkerung anzustreben. Der Ansatz der Regierung ist, dass die Industrie auf freiwilliger Basis Salz, Zucker und Fett in ihren Produkten etwas reduzieren soll, essenzielle Nährstoffe werden gar nicht erst erwähnt. So liest man in der RP Online zum Strategiepapier des BMEL vom Mai 2017:

"Ernährungsminister Christian Schmidt hat eine Strategie für gesündere Fertigprodukte vorgelegt. Industriell gefertigte Lebensmittel sollen künftig weniger Salz, Zucker und Fett enthalten. Die Unternehmen will er aber schonen und setzt auf freiwilliges Einlenken. Dies solle in 'kleineren, kaum sensorisch bemerkbaren Reduktionen' erfolgen, wie es im rund 40-seitigen Papier heißt. So solle eine Gewöhnung der Verbraucher gewährleistet werden. Geschmack, Haltbarkeit und Qualität der Lebensmittel dürften nicht negativ beeinträchtigt werden, heißt es in dem Entwurf."

Mit etwas Glück gibt es dann pro Burger ein paar Gramm weniger Salz. Dafür können wir dann in unseren Innenstätten noch mehr Weißbrot mit Fleischfladen aus der Massentierhaltung essen. Für genau diese Entwicklung bietet sich der Staat als

Geschäftspartner für Fast-Food-Ketten auf Expansionskurs an. Der Weser-Kurier schreibt am 21.2.2018 unter dem Titel: *"Neue Partner für Burger King"*:

> *"Die Fast-Food-Kette Burger King hat sich für die geplante Deutschland-Expansion Verstärkung geholt. Als neuer großer Lizenzgeber will die Station Food GmbH voraussichtlich Ende des dritten Quartals dieses Jahres ein umgebautes Burger-King Restaurant im Berliner Hauptbahnhof eröffnen... die Station Food ist ein joint Venture mit der Deutschen Bahn sowie des Verkehrsgastronomie-Unternehmens Rubenbauer und auf gastronomische Einrichtungen an Bahnhöfen und Verkehrsknotenpunkten spezialisiert....*
>
> *Bis Ende 2023 will die Fast-Foodkette von mehr als 700 Restaurants auf rund 1000 in Deutschland zulegen. Standorte in Innenstädten sind ebenso im Fokus wie in Randlagen und kleinen Städten. Damit wäre Burger King allerdings noch immer deutlich kleiner als Marktführer McDonald's mit derzeit fast 1500 Restaurants in Deutschland...*
>
> *Wie Burger King treiben auch andere Gastro-Ketten ihre Expansion auf dem deutschen Markt voran. Erst kürzlich hatte Sandwich-Anbieter Subway bekanntgegeben, dass er auf der Suche nach neuen Standorten und Lizenznehmern ist."*

Wir erleben also eine weitere Expansionswelle von Fast-Food-Produkten in Deutschland. Die Deutsche Bahn, im Eigentum des Bundes, ist als Vertriebsschiene auch mit im Boot. Dass die Produkte von Burger King, McDonalds und Subway absolut gar nichts mehr mit gesundem Essen zu tun haben und Menschen richtig krank machen, scheint die Regierung nicht zu interessieren. Beschränkungen für diesen Ausbau oder das Anbieten von gesundheitsschädigenden Lebensmitteln gibt es nicht.

Schutz für Kinder: Fehlanzeige

Und nicht nur an Bahnhöfen oder in Innenstädten gibt es immer mehr schädliche Lebensmittel. Nein, für unsere Kleinsten gibt es Kaba-Milch schon in der Kita, subventioniert vom Staat mit unseren Steuergeldern. Zuckerhaltige Softdrinks und Fruchtsäfte werden Kindern in den Schulen oder nahegelegenen Imbissbuden täglich angeboten. Unter den Ernährungsempfehlungen der DGE werden explizit auch Chicken Wings, Wurst mit Pommes oder Milchreis mit Zucker aufgeführt. Mehrmals die Woche.

Als Belohnung für gute Leistung und etwas Aufräumen verfüttern Betreuer und Lehrer Kekse und Gummibärchen an unsere Kleinen. Für die Krabbelzwerge gibt es Milchpulver, Hipp- und Alete-Gläschen, ganz so, wie es die Ernährungspläne des Bundesministeriums für Ernährung und Landwirtschaft anregen.

Auf Geburtstagsfeiern, bei Sommer-, Herbst- und Winterfesten, gibt es Kuchenschlachten und die Kilopackungen von Haribo und Co. Im Spätdienst und in Turnvereinen werden unsere Kinder mit Eis, Keksen und salzigem Knabbergebäck zwangsbeglückt.

Wer es alleine zum Supermarkt schafft, hat schon vor Schulbeginn die erste Tüte Chips gefuttert und einen Energydrink gezischt. So täglich zu beobachten bei unserem lokalen Supermarkt. Bei RTL 2 und Kika lernt unser Nachwuchs, was ein "Happy Meal" von McDonalds ist oder wie lecker der PAULA Grieß-Pudding mit Schoko-Flecken von Dr. Oetker schmecken soll. Der hat pro 125g Becher dann gleich 15 Gramm Zucker.

An diesem Zustand wird sich in den kommenden Jahren wohl auch nichts ändern. Zumindest nicht zum Positiven. Die wenigen und völlig nichtssagenden Worte zu dieser wirklich dramatischen Situation kann man auf Seite 91 unter den Zeilen 4228 bis 4231 im Koalitionsvertrag von 2018 lesen.

> *"Werbung: An Kinder gerichtete Werbung bedarf der kritischen Beobachtung. Wir unterstützen die EU-Kommission bei der Umsetzung der 'Audiovisuellen Mediendienst Richtlinie', damit auf europäischer Ebene Verhaltensregeln umgesetzt werden, die einen verantwortlichen Umgang der Wirtschaft mit an Kinder gerichteter Werbung beinhalten."*

Quellen und mehr Infos zu "GLOBALE TRENDS: Nahrungsverhalten und Ernährungsbildung"
- **DIE ZEIT 3.1.2017** "Ernährungsreport 2017: Hunger auf Fast Food. Fertigpizza, Konserven, Tiefkühlkost: Die Deutschen stehen immer weniger am Herd, greifen immer häufiger zu Fertiggerichten, essen gern Fleisch – und meiden die Kantine." https://www.zeit.de/wissen/gesundheit/2017-01/ernaehrungsreport-2017-fast-food-fertiggerichte-jugend-bmel
- **RP online 29.5.2017** "Weniger Zucker, Salz und Fett - Ernährungsminister will gesünderes Fertigessen" http://www.rp-online.de/leben/gesundheit/ernaehrung/christian-schmidt-will-gesuenderes-fertigessen-in-deutschland-aid-1.6849115
- **Nationales Qualitätszentrum für Kitas und Schulen (NQZ)** http://www.nqz.de/ac/das-nqz/auftrag/
- **"Ein neuer Aufbruch für Europa – Eine neue Dynamik für Deutschland - Ein neuer Zusammenhalt für unser Land Koalitionsvertrag zwischen CDU, CSU und SPD"** Sektion Gesunde Ernährung Seite 90 https://www.cdu.de/system/tdf/media/dokumente/koalitionsvertrag_2018.pdf?file=1
- **Apotheke-adhoc.de online 2.11.2009** "Neues Schulfach ‚Gesundheit'? Politik steht in der Pflicht." https://www.apotheke-adhoc.de/branchennews/alle-branchennews/branchennews-detail/neues-schulfach-gesundheit-politik-steht-in-der-pflicht/
- **Weser-Kurier 20.02.2018** "Fast-Food-Kette in Deutschland - Burger King holt Lizenz-Partner für Expansion ins Boot. Die Expansionspläne von Burger King in Deutschland werden konkreter. Dafür hat sich die Kette mit einer neuen Partnerschaft gestärkt. Im Visier: Attraktive Lagen an den Bahnhöfen." https://www.weser-kurier.de/deutschland-welt/deutschland-welt-wirtschaft_artikel,-burger-king-holt-lizenzpartner-fuer-expansion-ins-boot-_arid,1702158.html
- **Bundesministerium der Finanzen** "Bedeutendste Beteiligungen des Bundes - Deutsche Bahn" https://www.bundesfinanzministerium.de/Content/DE/Standardartikel/Themen/Bundesvermoegen/Privatisierungs_und_Beteiligungspolitik/Beteiligungspolitik/deutsche-bahn-ag.html
- **Stern 21.8.2018** "Subventionen. Schluss mit Billig-Kakao an Schulen! Bundesländer reagieren auf die Empörung von Eltern. Sie sind lecker, aber leider viel zu süß: Kakaodrinks, wie sie an Schulen verkauft werden, tragen nicht wirklich zu einer gesunden Ernährung der Kinder bei. Viele Eltern wollen Kakao deshalb aus den Schulkiosken verbannen." https://www.stern.de/familie/kinder/bundeslaender-sollen-nicht-laenger-kakaogetraenke-fuer-schulkinder-subventionieren-8221396.html
- **Foodwatch 17.8.018** "Zucker in Schulen auf Staatskosten - Jetzt protestieren!" https://www.foodwatch.org/de/newsletter/zucker-in-schulen-auf-staatskosten-jetzt-protestieren/

Beispiele für wenig hilfreiche bis irreführende Bildungsinitiativen in der Schule und Studium
- **Lernmaterialien für die Mittelstufe des Bundeszentrums für Ernährung** *Anmerkung: In dieser Einheit wird* vermittelt, dass Vitamine und Mineralstoffe wichtig sind, aber nicht, in welchen Konzentrationen sie in bestimmten Lebensmitteln enthalten sind. http://www.bzfe.de/inhalt/vitamine-und-mineralstoffe-2090.html
- **Bundeszentrum für Ernährung** "Ernährungsführerschein: Die Küche kommt ins Klassenzimmer" *Anmerkung:* Hier lernen Kinder wenig hilfreiche Konzepte, insbesondere die Grundlagen der Ernährungspyramide und wie sie Brotgesichter und Nudelsalat herstellen. https://www.bzfe.de/inhalt/ernaehrungsfuehrerschein-3773.html

- **Bundesanstalt für Landwirtschaft und Ernährung** "Nahrung und Verdauung – Wissen kompakt" *Anmerkung:* Hier lernen Kinder wie die Verdauung abläuft und welche Nährstoffe der Körper verstoffwechselt. Sie lernen nicht in welchen Lebensmitteln sich die notwendigen Nährstoffe befinden. http://shop.aid.de/3706/nahrung-und-verdauung-wissen-kompakt?c=13
- **Bundesanstalt für Landwirtschaft und Ernährung** "Vitamine und Mineralstoffe Unterrichtseinheit für die Klassen 7 bis 9" *Anmerkung:* Die Informationen sind undifferenziert, Sekundäre Pflanzenstoffe werden nicht aufgegriffen. http://shop.aid.de/3853/vitamine-und-mineralstoffe-unterrichtseinheit-fuer-die-klassen-7-bis-9
- **Bundeszentrale für Ernährung** "Für Gemüseforscher und Obstdetektive: 31 Unterrichtsmodule für die Grundschule "*Anmerkung:* Welche Vitamine oder Mineralstoffe sich in den unterschiedlichen Obst- und Gemüsesorten befinden und welche Bedeutung diese für den Körper haben, wird nicht thematisiert. Ebenso wenig wird erwähnt, welche Auswirkungen Pestizide aus der Intensivlandwirtschaft auf die Darmflora und den Rest des Körpers haben.
- **Bundeszentrale für Ernährung** "Neues BZfE-Unterrichtsmaterial für Milchforscher und Joghurtdetektive in Grundschulen" *Anmerkung:* Diese Einheit regt gezielten den Konsum von Milchprodukten an. Auf Unterschiede zwischen Haltungsformen der Nutztiere und Auswirkungen auf Nährstoffgehalte wird nicht eingegangen. https://www.bzfe.de/inhalt/neues-bzfe-unterrichtsmaterial-fuer-milchforscher-und-joghurtdetektive-in-grundschulen-30533.html
- **Bundesministerium für Ernährung und Landwirtschaft** "Das EU-Schulprogramm" *Anmerkung:* 2017/2018 wurden EU weit 250 Millionen an Schulen verteilt. Mit dieser finanziellen Unterstützung soll Obst, Gemüse gekauft werden. Es gibt keine generellen Auflagen, dass die Lebensmittel aus ökologischen oder regionalen Quellen stammen müssen. https://www.bmel.de/DE/Ernaehrung/GesundeErnaehrung/KitaSchule/_Texte/Schulobst.html
- **Grundwissenskatalog Biologie 10** *Anmerkung:* Kinder lernen hier in der 9ten Klasse etliche Stoffwechselprozesse nicht aber welche Substanzen und aus welchen Nahrungsmitteln diese Prozesse fördern oder behindern. http://cms.gymnasium-moosburg.de/fileadmin/Dateien/informationen/grundwissen_biologie_10.pdf
- **Buch:** "Duale Reihe – Biochemie, 3te Auflage" 2012, von Rassow, Hauser, Netzker und Deutzmann Thieme Buchverlag *Anmerkung:* Hier handelt es sich um ein Standardwerk der Biochemie für das Grundstudium der Medizin. Auf über 800 Seiten werden komplexe Stoffwechselprozesse erklärt. Nährstoffe werden kurz erläutert, in welchen Lebensmitteln und Konzentrationen sich diese Nährstoffe befinden wird nicht erwähnt.

Das globale Bild

Nicht nur in Deutschland kochen Menschen immer weniger mit frischen Zutaten. Den gleichen Trend sehen wir weltweit. Welche Entwicklungen lassen sich in den unterschiedlichen Ländern beobachten? Welche Anweisungen rund um gesunde Nahrung geben andere Staaten und Ernährungsbehörden an ihre Bevölkerung weiter? Dieser Frage bin ich nachgegangen und habe mir die offiziellen Ernährungspläne in den USA, Australien, Großbritannien und die unserer Nachbarländer, der Schweiz und Österreich, angeschaut.

Westliche Länder: USA, Australien und Großbritannien

Gar nicht so überraschend kommt bei den englischsprachigen Ländern Folgendes heraus: All diese westlichen Länder folgen der gleichen oder einer sehr ähnlichen Lebensmittelpyramide. Die Pyramide scheint sich in den westlichen Ländern ab spätestens 2005 durchgesetzt zu haben. Das war der letzte Zeitpunkt der Überarbeitung der USA unter der Leitung der Food and Drugs Authority (FDA).

Bei allen Plänen werden große Mengen (35 bis 50%) an Kohlenhydraten aus Getreide (egal welches) in Form von Nudeln, Brot und Cerealien angeraten sowie Reis. Hülsenfrüchte hingegen werden selten hervorgehoben und das, obwohl sie als Nahrungsmittel ein optimales Verhältnis von Eiweiß und Kohlenhydraten sowie

Vitaminen und Mineralstoffen besitzen und bis vor wenigen Jahrzehnten ein weit verbreitetes Grundnahrungsmittel in allen Teilen der Welt waren.

Kuchen, süße Getränke und Süßigkeiten sind überall zulässig, wenngleich idealerweise in reduzierten Mengen. Die Supermärkte sind aber immer bis unter's Dach mit genau diesen Produkten vollgestopft. Es wird also signifikant mehr produziert und angeboten als von Menschen je gegessen werden sollte.

Alle Pläne weisen auf fettreduzierte Produkte als besonders sinnvoll hin, gerne in Form von Margarine und industriell gefertigten Streichprodukten. Warnhinweise in Bezug auf einen erhöhten Konsum von Convenience-Produkten gibt es kaum. Klare Warnhinweise bezüglich der genutzten Zusatzstoffe und Rückstände aus der Massentierhaltung und Intensiv-Landwirtschaft in Lebensmittelprodukten habe ich auch nicht gefunden.

In keinem der Pläne wird auf Lebensmittel hingewiesen, die eine sehr hohe Mikronährstoffdichte haben, aber (noch!) kostenfrei in der Natur zu finden sind: Wilde Beeren, Pilze, Wildkräuter. Produkte, die man schwer über Massenproduktion anbieten kann, wie z.B. Innereien oder auch nicht pasteurisierte Milch, werden nicht erwähnt oder sind teilweise komplett verboten. Das ist z.B. der Fall bei Rohmilch in den USA. In dem Land, in dem sich praktisch jeder volljährige Bürger eine Pistole im Supermarkt kaufen kann, wird der Verkauf eines Produktes, das die Menschheit die letzten Jahrtausende immer unverarbeitet konsumiert hat, strafrechtlich verfolgt. Für amerikanische Bürger entschied die Regierung, dass Rohmilch eine große Gefahr sei, größer als der flächendeckende Besitz von Waffen. Die angebliche Basis für diese Entscheidung der amerikanischen Food and Drug Administration (FDA) war, dass es 2002 nach dem Konsum von Rohmilchprodukten in 200 Fällen zu Krankheitssymptomen kam, die eventuell mit Rohmilch im Zusammenhang standen. Zum Vergleich: 2017 gab es in den USA laut dem amerikanischen Centers for Disease Control and Prevention 39,773 tödliche Schussverletzungen durch Waffen.

Dass zum Beispiel in den USA etwas nicht stimmt, ist der Bevölkerung allerdings teilweise aufgefallen. Die USA bzw. die zuständige Behörde United States Department of Agriculture Food and Nutrition Service (USDA) ist sogar mehrfach verklagt worden. Ihr wird vorgeworfen, die Ernährungspläne nicht nach gesundheitlichen Gesichtspunkten erstellt zu haben, sondern aufgrund von Interessen der Wirtschaft. Die USDA pflegt enge Verbindungen zum Beispiel zu Danone, Kraft Foods und McDonalds. Mehr über Hintergründe und weitere Informationen kann man zum Beispiel in den Artikeln und verschiedenen Netflix Produktionen einsehen (siehe Quellenangaben am Ende dieses Kapitels).

Unsere Nachbarländer: Österreich und die Schweiz
In der Schweiz und in Österreich gibt es Pendants zur Deutschen Gesellschaft für Ernährung (DGE). Auch diese arbeiten mit ihren jeweiligen Ministerien eng zusammen und bilden die Informationsgrundlage für eine angeblich gesunde Ernährung. Alle drei Vereine – die Deutsche Gesellschaft für Ernährung (DGE), die Schweizer Gesellschaft für Ernährung (SGE) und Die Österreichische Gesellschaft für Ernährung (ÖGE) – haben eine praktisch identische Ernährungspyramide und die Aufstellung der täglich notwendigen essenziellen Mikronährstoffe gemeinsam ausgearbeitet.

Die Referenzwerte auf den Seiten der SGE und ÖGE zu finden, ist allerdings ein Kunststück. Dafür sieht man bei der SGE, mit welchen Unternehmen dieser Verein eng zusammenarbeitet. Unter der Sektion "Gönner" werden unter anderem folgende Unternehmen gelistet: Aldi, Danone, Nestlé, Milupa, Coca Cola, Coop und Lidl. Ratschläge für eine wirklich gesunde Ernährung finde ich auch dort nicht.

Ebenso wie bei den Plänen der DGE, ist es auch bei den besagten Ernährungsplänen im benachbarten Ausland unmöglich, die Mengen an essenziellen Mikronährstoffen aufzunehmen, die ein Mensch, laut genau den Informationen dieser Vereine, braucht, um sich gesund zu ernähren. Anstelle dessen bekommen die Bürger auch dort große Mengen an vitaminarmem Essen mit vielen Zusatzstoffen indirekt angepriesen.

Überall das gleiche Muster
Bei genauer Betrachtung wird Folgendes offensichtlich:

1. In all diesen Ländern werden den Bürgern große Mengen an gesundheitlich wenig wertvollen bis schädlichen Lebensmitteln empfohlen.
2. Natürlich gewachsene Lebensmittel, die die Gesundheit unterstützen, sind Mangelware.
3. Über Giftstoffe in der Nahrungskette wird nicht angemessen aufgeklärt.
4. Spezifische Informationen, die man für den Erhalt der Gesundheit braucht, bekommt man von offizieller Seite kaum.
5. In all diesen Ländern arbeiten die verantwortlichen Ministerien eng mit der Agro- und Lebensmittelindustrie sowie mit deren Lobbyisten zusammen.

Dieses enge Zusammenspiel zwischen Politik und der Lebensmittelindustrie hat weltweit dazu geführt, dass wir eine Explosion von industriell gefertigten Produkten in unseren Supermärkten und in unserem Magen finden.

In Europa führt Großbritannien den Markt von "Ultra Processed Food" an, also industriell hergestellten Produkte wie Frühstückscerealien, Schokoladenriegel, Süßigkeiten, Kekse und Wurst. 50% des konsumierten Essens bei unseren Nachbarn auf der Insel hat praktisch nichts mehr mit natürlichen Lebensmitteln zu tun. Platz zwei in Europa der schlecht Ernährten belegen wir: Deutschland, Exportweltmeister und europäisches Wirtschaftswunder. Danach kommen Irland, Belgien, Finnland, Polen und Österreich.

Quellen und weitere Informationen zu "Das globale Bild"
- **USDA Gov** "My Pyramid" https://www.cnpp.usda.gov/sites/default/files/archived_projects/MiniPoster.pdf
- **Public Health England** "Eatwell Guide" https://assets.publishing.service.gov.uk/government/uploads/system/uploads/attachment_data/file/528193/Eatwell_guide_colour.pdf
- **Toronto Sun 4.4.2016** "The Canada Food Guide is killing you: The obesity epidemic… really began with our dietary guidelines" https://torontosun.com/2016/04/04/the-canada-food-guide-is-killing-you-the-obesity-epidemic-really-began-with-our-dietary-guidelines/wcm/b62b00c0-594d-4bb1-b2b6-f33ba86b86e9
- **Medscape 10.3.2011** "Lawsuit says new USDA dietary guidelines are deceptive" http://www.medscape.com/viewarticle/790852#vp_2
- **Physicians Committee for Responsible Medicine online 6.1.2016** "The Physicians Committee Sues USDA and DHHS, Exposing Industry Corruption in Dietary Guidelines Decision on Cholesterol" https://www.pcrm.org/media/news/physicians-committee-sues-usda-and-dhhs
- **Wikipedia** "Raw Milk" https://en.wikipedia.org/wiki/Raw_milk

- **Wikipedia** "Gun Violence United States"
  https://en.wikipedia.org/wiki/Gun_violence_in_the_United_States
- **The New York Times 18.12.2018** "Nearly 40,000 People Died From Guns in U.S. Last Year, Highest in 50 Years" *Zitat:* More people died from firearm injuries in the United States last year than in any other year since at least 1968, according to new data from the Centers for Disease Control and Prevention. There were 39,773 gun deaths in 2017, up by more than 1,000 from the year before. Nearly two-thirds were suicides."
  https://www.nytimes.com/2018/12/18/us/gun-deaths.html
- **DIE ZEIT 11.10.2017** "Osteuropa - Die Nutella-Krise. Verkaufen bekannte Marken in Osteuropa minderwertige Lebensmittel? Tatsächlich gibt es Unterschiede zwischen den Rezepturen – was aber nicht gleich Panscherei bedeutet." https://www.zeit.de/wirtschaft/2017-10/osteuropa-lebensmittel-qualitaet-verbraucherschutz/seite-2
- **FOCUS ONLINE 29.9.2017** "Streit um Lebensmittel. Die EU-Kommission hat die 'Nutella-Krise' entschärft – gebannt ist sie noch nicht. Um die angeblich schlechtere Qualität von Nutella in manchen EU-Staaten ist ein Streit entbrannt. Wegen angeblich schlechterer Qualität von Markenprodukten begehren die östlichen EU-Länder auf. Der Konflikt könnte zu einer neuen Welle des Protektionismus führen." https://www.focus.de/politik/experten/cep/streit-um-lebensmittel-die-eu-kommission-hat-die-nutella-krise-entschaerft-gebannt-ist-sie-noch-nicht_id_7657387.html
- **The Guardian 28.2.2018** "Ultra-processed' products now half of all UK family food purchases"
  https://www.theguardian.com/science/2018/feb/02/ultra-processed-products-now-half-of-all-uk-family-food-purchases
- **Schweizer Gesellschaft für Ernährung** "Gönner" http://www.sge-ssn.ch/kooperationen/mitgliedschaft/unsere-goenner/
- **Österreichische Gesellschaft für Ernährung** http://www.oege.at/index.php/ueber-uns
- **Sozialministerium Österreich** "Die Österreichische Ernährungspyramide https://www.sozialministerium.at/site/Gesundheit/Reiseinfos_Verbrauchergesundheit/Ernaehrung_und_Lebensmittel/Die_Oesterreichische_Ernaehrungspyramide
- **Bundesamt für Lebensmittelsicherheit und Veterinärwesen** "Schweizer Lebensmittelpyramide" https://www.blv.admin.ch/blv/de/home/lebensmittel-und-ernaehrung/ernaehrung/empfehlungen-informationen.html

Video-Empfehlungen

- **"Rotten"** – Eine Serie, die beleuchtet, wie der Drang nach Wachstum, globale Märkte und Korruption die Qualität von Lebensmitteln negativ beeinflusst hat. Beleuchtet werden Honig, Erdnüsse, Knoblauch, Hühner, Rohmilch und Kabeljau – Netflix Serie 2018
  https://www.netflix.com/de-en/title/80146284
- **"FED UP"** – Dokumentation über den Einfluss der Lebensmittelgiganten in den USA und wie diese nationale Epidemien, z.B. Diabetes und Übergewicht, verursachen. Finanziert und unterstützt von der amerikanischen Regierung – Netflix Dokumentation 2014
  https://www.youtube.com/watch?v=aCUbvOwwfWM
- **"Forkes over Knifes"** – Erklärt die Hintergründe von Ernährungsgewohnheiten und Verstrickungen von der USDA und Wirtschaft – Netflix Dokumentation 2011
  https://www.forksoverknives.com/the-film/#gs.t3LdYeE

Fazit: Eine gesellschaftliche Abwärtsspirale. Weltweit.

Wir bewegen uns in einer weltweiten, gesellschaftlichen Abwärtsspirale. Für viele Familien scheint jetzt schon das folgende Muster zu gelten:

1. Kinder und Erwachsene ernähren sich viel zu schlecht, treiben zu wenig Sport und sind nicht oft genug an der frischen Luft und in der Sonne.
2. Der Mangel an essenziellen Nährstoffen und Bewegung schwächt das Immunsystem von Menschen und macht sie anfällig für Infektionen.
3. Dazu kommen mehr Stress und höhere Belastungen in Kitas, Schulen und bei der Arbeit.
4. Viele Menschen werden dick und entwickeln chronische oder Autoimunerkankungen wie Krebs, Diabetes, Herz-Kreislauf-Erkrankungen, Depressionen oder Demenz.
5. Dann können sich die kranken Menschen auch nicht mehr gegenseitig unterstützen.
6. Kinder werden zunehmend eine Belastung für die Eltern – und die gestressten Eltern destabilisieren die eigenen Kinder. Beides führt zu noch mehr Stress in den Familien.
7. Aus Zeitmangel und Frustration essen die meisten Menschen noch mehr ungesunde Produkte, sitzen mit Wut oder Depressionen auf der Couch oder vor ihrem Computer, trinken Alkohol, bewegen sich noch weniger und schlucken Tabletten. Dann werden die Menschen meistens noch dicker und kränker und degenerieren mental.

Und das Ganze verkauft uns die Regierung als Wohlstand und Fortschritt. Besonders für Deutschland gilt: Wir sind Exportweltmeister, die Wirtschaft brummt und wir haben fast Vollbeschäftigung. Nur fühlen sich die meisten Menschen nicht mehr so gut.

Aber mit unserem Essen, einem veränderten Lebenswandel und einer völlig gestörten Biochemie in unserem Körper hat das angeblich nichts zu tun. Und auf die Idee, dass diese Entwicklung mit dem hochgelobten Wirtschaftswachstum, der Globalisierung und dem technischen Fortschritt zu tun haben könnte, kommen anscheinend nur wenige, zumindest nicht die Entscheidungsträger in unserem Land.

Den gleichen Trend sehen wir mittlerweile in allen Teilen der westlichen Welt und zunehmend auch in den Schwellen- und Entwicklungsländern. Wir erleben einen rasanten Anstieg der gleichen Krankheitsbilder und die gleichen Verstrickungen zwischen politischen Entscheidern und weltweit agierenden Konzernen.

Rund um den Globus haben wir Konditionen erzeugt, die für uns Menschen im Grunde nicht mehr "artgerecht" sind. Und wenn Lebewesen nicht artgerecht gehalten werden, dann werden sie anfällig für Infektionen, verhaltensgestört und chronisch krank. Dieser Grundsatz gilt für Menschen genauso wie für alle Tiere und Pflanzen.

Quellen und weitere Informationen zu "Unsere gesellschaftliche Abwärtsspirale"
- **Wikipedia** "Artgerechte Haltung" https://de.wikipedia.org/wiki/Artgerechte_Haltung
- **Bundesministerium für Ernährung und Landwirtschaft (BMEL)** "Artgerechte Tierhaltung" https://www.bmel.de/DE/Tier/tier_node.html

9. DIE AKTEURE IM MARKT: Die Privatwirtschaft

Um wirklich zu verstehen, wie es passieren konnte, dass bei Kindern in Kitas und Schulen Wurstprodukte aus der Massentierhaltung, Gemüse mit Pestizidrückständen und gesüßte Mehlspeisen auf dem Essensplan stehen, muss man noch weiter ausholen.

Auf den folgenden Seiten beleuchte ich die unterschiedlichen Akteure im Markt genauer sowie ihre gegenseitige Abhängigkeit. Wer, zumindest in Ansätzen, die globalen und industrieübergreifenden Zusammenhänge versteht, erkennt, in welche verzwickte Situation wir uns begeben haben. Dann wird auch deutlich, wie schwer es werden wird, sich aus diesem Geflecht wieder zu lösen.

Man kann die unterschiedlichen Akteure, die die Qualität unsere Nahrung und unsere Gesundheit beeinflussen, grob in zwei Kategorien aufteilen: die Privatwirtschaft, angeführt von einer Reihe global agierender Konzerne, und die öffentliche Hand, also Regierungen, Ministerien, sowie eine Reihe nachgeordneter Behörden, Agenturen und Institutionen, die im öffentlichen Auftrag handeln.

Die Privatwirtschaft umfasst folgende Akteure:
1. **Die Agrarindustrie:** Dazu gehören die Landwirtschaftsbetriebe, Saatgutproduzenten, Pflanzenschutz- und Düngemittelhersteller sowie die Hersteller von Landmaschinen.
2. **Die Lebensmittelindustrie:** Dazu gehören große Lebensmittelkonzerne wie Nestlé, Coca-Cola, McDonalds oder Danone.
3. **Das Gesundheitswesen:** Dazu gehören Pharmakonzerne wie Novartis, GlaxoSmithKline, Pfizer, aber auch mit ihnen kooperierende Berufsgruppen wie Ärzteverbände, Apotheken, Krankenhäuser und die medizinische Forschung, die von den hohen Krankenständen der Bürger direkt oder indirekt profitieren.
4. **Die Finanzindustrie und Investoren:** Die ersten drei Bereiche werden von großen Kapitalgebern finanziert und oft direkt gesteuert: Hedge Funds, Pensionskassen, Investment Banken, Wirtschaftsprüfungsgesellschaften, große Einzelinvestoren.

Zur öffentlichen Hand gehören:
1. **Die Bundesregierung:** Dazu gehören die Bundeskanzlerin und ihr Kabinett. Ihnen kommt im Rahmen ihrer Aufgaben eine wichtige Rolle bei der Gestaltung unserer Lebensverhältnisse zu.
2. **Die Bundesministerien:** Dazu gehören das Bundesministerium für Gesundheit (BMG) und das Bundesministerium für Ernährung und Landwirtschaft (BMEL) sowie alle dazugehörigen Bundeszentralen und Behörden.
3. **Die Deutsche Gesellschaft für Ernährung e.V.:** Diese wird von Steuergeldern finanziert und von einigen wenigen Personen dominiert.
4. **Internationale Organisationen und Weltgemeinschaft:** Dazu gehören die Europäische Behörde für Lebensmittelsicherheit (EFSA), die Weltgesundheitsorganisation (WHO) und einige mehr.

Diese unterschiedlichen Akteure definieren Rahmenbedingungen, publizieren Empfehlungen und beeinflussen signifikant, was wir essen und wie wir bei Krankheit behandelt werden.

Dieses komplexe System hat maßgeblichen Einfluss, und zwar nicht nur auf die Lebensweise der Menschen in Deutschland, sondern auf weite Teile der Welt. Bei genauer Betrachtung der Details wird deutlich: Die Entscheider der unterschiedlichen Interessengruppen haben Rahmenbedingungen geschaffen, die NICHT das Wohl der Bevölkerung zum Ziel haben, sondern den Fokus auf Gewinn und Machterhalt legen.

Im folgenden Kapitel beschreibe ich beispielhaft die Mechanismen der Einflussnahme und einige verantwortliche Strippenzieher der Privatwirtschaft. Im anschließenden Kapitel folgen relevante Details über die öffentliche Hand.

Die Agrarindustrie

Die Produktion unserer Nahrung hat sich in den letzten ca. 150 Jahren fundamental verändert. Und zwar zu unserem gravierenden gesundheitlichen Nachteil.

Bis Mitte des vorletzten Jahrhunderts wurde der Großteil unserer Nahrungsmittel weltweit lokal von Kleinbauern produziert. Gemüse und Obst wurden außerdem von vielen Familien selbst im Garten kultiviert und die Verarbeitung der Lebensmittel fand größtenteils zu Hause in der eigenen Küche statt.

Ab 1850 und im Zuge der zunehmenden Industrialisierung sind Menschen aus den ländlichen Bereichen in die urbanen Ballungsräume gezogen. Stück für Stück haben sie die Verantwortung und Zuständigkeit für die Produktion und Zubereitung ihrer eigenen Nahrung abgegeben. Die Versorgung mit Nahrung wurde von immer größer werdenden Landwirtschaftsbetrieben, und später Lebensmittelkonzernen, übernommen. Um die Produktion und Umsätze zu steigern, wurde das Saatgut von Pflanzen verändert und es wurden neue Tierrassen gezüchtet.

Heute wird der überwiegende Teil unserer Lebensmittel in jedem Produktionsschritt industriell bearbeitet: Maschinen bestellen die Felder, zupfen Unkraut und melken Kühe. In großen Fabriken werden einzelne Rohstoffe zusammengemischt und abgefüllt. Anschließend werden die Lebensmittel von Logistikkonzernen rund um den Globus auf Supermärkte verteilt. Jeder einzelne dieser Arbeitsbereiche bietet lukrative Investitionsmöglichkeiten für internationale Kapitalgeber: Banken, Großinvestoren, Regierungen.

Im folgenden Kapitel beleuchte ich beispielhaft, mit welchen Mechanismen sich die Qualität unserer Grundnahrungsmittel grundlegend verschlechtert hat.

Die Entwicklung der Landwirtschaft

Die Makronährstoffe Fett, Kohlenhydrate und Eiweiß wurden ab Ende des 19. Jahrhunderts industriell hergestellt. Man lernte, wie man aus Rüben und Zuckerrohr weißen Industriezucker herstellt. Den Butterersatz Margarine gab es ebenfalls ab der Zeit zu kaufen. Die Massentierhaltung erlebte ihren Boom ab den 1960er Jahren mit dem Ausbau von billigem und optimiertem Getreide, Mais- und Sojapflanzen, die als Futtermittel dienten. Parallel zu der Industrialisierung der Nahrungsmittelherstellung entwickelte sich die Landwirtschaft weg von ihrer bäuerlichen Form. Das

Bundesministerium für Landwirtschaft und Ernährung (BMEL) beschreibt die Entwicklungen in der deutschen Landwirtschaft wie folgt:

"Um den Strukturwandel in der Landwirtschaft zu verstehen, hilft ein Blick in die Vergangenheit: Noch 1950 war die deutsche Landwirtschaft sehr handarbeitsintensiv und mehrheitlich kleinbäuerlich geprägt, auch wenn sie in einigen Regionen seit jeher großräumig strukturiert war. Fast jeder fünfte Erwerbstätige arbeitete in der Landwirtschaft. Mit dem Aufkommen von Traktoren, Mähdreschern oder Melkmaschinen änderte sich die Situation. Durch den technischen Fortschritt konnte die Arbeit auf dem Feld und im Stall von einem Bruchteil der früher benötigten Arbeitskräfte erledigt werden. Die Landwirte waren in der Lage, mehr Flächen zu bewirtschaften und größere Tierbestände zu halten. Der Modernisierungsschub bedeutete aber auch: Landwirtschaft wurde zu einem kapitalintensiven Geschäft".

Die Zahl der landwirtschaftlichen Betriebe ist in Deutschland seit 1970 von 1.141.900 auf 285.000 im Jahr 2013 geschrumpft. Heute werden über 30% der Flächen von Genossenschaften und Aktiengesellschaften bewirtschaftet. Für Deutschland beschreibt der Bauernverband die Entwicklung in der Landwirtschaft wie folgt:

"Ein Landwirt erzeugte 1900 Nahrungsmittel in einem Umfang, um etwa 4 Personen ernähren zu können. 1950 ernährte ein Landwirt 10 und 2010 sogar 131 Personen" (Anmerkung der Autorin: laut Ernährungsumschau sind es 2017 bereits 155 Personen)."

"Der Hektarertrag für Weizen zum Beispiel lag vor gut 100 Jahren bei 18,5 Dezitonnen. Heute (Durchschnitt 2006 bis 2011) liegt der Hektarertrag mit 73,9 Dezitonnen also viermal so hoch."

Es gibt also immer weniger Landwirte, die immer mehr Fläche bewirtschaften und pro Hektar mehr Volumen produzieren. Ein ähnliches Bild findet sich, wenn auch manchmal zeitversetzt, überall auf der Welt wieder.

Neue Transportwege und die "Grüne Revolution"

Parallel zum Einzug von Maschinen in Fabriken und auf dem Land haben sich die Infrastruktur und Transportwege zwischen Land und Stadt ausgedehnt. Mit zunehmender Öffnung der Märkte seit Mitte des 20Jh. wurden Lebensmittel nicht mehr nur regional und dann landesweit verteilt, sondern seit den 1960er Jahren auch zunehmend weltweit. Heute werden Getreide, Obst, Kaffee, Zucker, Salz, Obst, Gemüse, Fleisch- und Milchprodukte auf allen Kontinenten elektronisch an Terminbörsen gehandelt und dann an den Bestimmungsort versandt.

Da die Produktion in manchen Ländern günstiger ist als in anderen – der Arbeitslohn ist dort geringer oder das Ackerland günstiger – hat sich ein globaler Preiskampf zwischen den großen Produzenten von Nahrungsmitteln eingestellt. Dieser Druck wurde und wird an landwirtschaftliche Betriebe weitergegeben. Um zu überleben, mussten diese immer günstiger produzieren, gleichzeitig aber das Produktionsvolumen steigern.

Angetrieben wurde diese Entwicklung durch die sogenannte "Grüne Revolution". Ab etwa den 1950/1960er Jahren versprachen neue Technologien und Anbaumethoden die Menge der produzierten landwirtschaftlichen Erzeugnisse zu steigern. Saatgut wurde dahingehend verändert, dass es höhere Erträge liefert. Diese hoch gezüchteten Sorten, sogenannte "High Yield Crops", müssen aber immer im Zusammenspiel mit Pestiziden und künstlichem Dünger sowie mit ausreichend Wasser angebaut werden. Traditionelle Pflanzen und Anbauformen waren im Vergleich deutlich genügsamer.

Die Etablierung dieser veränderten Getreidesorten war die Geburtsstunde der großflächigen Intensivlandwirtschaft. Ein zentrales Element der Grünen Revolution war die "Optimierung" von Weizen. Das war die erste und wirtschaftlich wichtigste Getreidesorte, die "optimiert" wurde. Die ersten Länder, in denen verändertes Saatgut eingeführt wurde, waren ab 1950 Mexiko, und ab den 1960er Jahren kamen Indien, die Philippinen und Brasilien hinzu. Mittlerweile wird in praktisch allen Ländern der Welt optimiertes oder genetisch komplett verändertes Saatgut mit den dazugehörigen Pestiziden und Düngemitteln angebaut.

Die hochgezüchteten Weizen- und – später auch – Reissorten wurden zum Hauptnahrungsmittel der Weltbevölkerung: Laut Ricepedia bezieht die Weltbevölkerung heute 42% ihrer gesamten Kalorienzufuhr aus Reis, Weizen und Mais. In den meisten Ländern, zum Beispiel in Afrika, hat sich der Konsum von Reis seit den 1970er Jahren pro Person verdoppelt.

Aber nicht nur Saatgut für optimiertes Getreide und Reis wurde Bauern überall auf der Welt verkauft, sondern auch "optimierte" Tierrassen. Und ähnlich wie die veränderten Sorten auf unseren Feldern, waren die hochgezüchteten Nutztiere anfälliger für Krankheiten und Parasiten. So zogen Antibiotika, Schmerzmittel und Hormone in unsere Ställe ein und finden sich nun auf unserem Teller wieder.

Urbanisierung der Bevölkerung
Da die Produktion von Nahrung nun immer weniger Menschen brauchte, und die früheren Feldarbeiter oft kein eigenes Land besaßen, oder von ihrem eigenen Land vertrieben wurden, zogen viele in die Städte. Überall auf der Welt sind Menschen also aus den ländlichen Bereichen in die Ballungsräume umgezogen, in der Hoffnung auf Wohlstand und bezahlte Arbeit.

Dieser Prozess der Verstädterung bedeutete nun, dass weltweit mehr als die Hälfte der Menschen in Ballungsräumen und engen Wohnverhältnissen, oft ohne Zugang zur Natur und zu frischen Nahrungsmitteln, lebt. Sie ernähren sich nun von den besagten Convenience-Produkten.

Weltweiter Anführer im Bereich der Verstädterung sind die USA mit 81%, gefolgt von Lateinamerika, Europa und Australien mit jeweils um die 75%. Schlusslicht ist Afrika mit ca. 40 %. Dieser Anteil verändert sich im Moment allerdings rasant. Innerhalb Europas variiert der Grad der Urbanisierung zwischen 97% für Belgien und 50% für Slowenien.

Quellen und weitere Informationen zu "Die Produktion der Grundnahrungsmittel"
- **n-tv 12.09.2007** "Hochleistungstiere bevorzugt - Aussterbende Haustierarten" http://www.n-tv.de/wissen/Aussterbende-Haustierarten-article39415.html
- **Statista** "Urbanisierung nach Kontinenten" https://de.statista.com/statistik/daten/studie/169400/umfrage/urbanisierung-nach-kontinenten/

- **Berlin Institut für Bevölkerung und Entwicklung** "Entwicklung von Urbanisierung" https://www.berlin-institut.org/online-handbuchdemografie/bevoelkerungsdynamik/auswirkungen/entwicklung-von-urbanisierung.html
- **Wikipedia** "Green Revolution" https://en.wikipedia.org/wiki/Green_Revolution
- **Source Trace online** "Conserving Indigenous Rice Varieties: Stories from India" http://www.sourcetrace.com/conserving-indigenous-rice-varieties-stories-india/
- **Ricepedia** "The global staple" *Zitat:* Rice, wheat, and maize are the world's three leading food crops; together they directly supply more than 42% of all calories consumed by the entire human population. Human consumption in 2009 accounted for 78% of total production for rice, compared with 64% for wheat and 14% for maize. In sub-Saharan Africa, rice is the fastest growing staple food. Annual per capita rice consumption has doubled since 1970 to 27 kg and continues to increase rapidly in most countries, caused by high rates of population growth and changing consumer preferences. http://ricepedia.org/rice-as-food/the-global-staple-rice-consumers
- **Lebensmittelpraxis online 3.6.2015** "Convenience - Die neue Welt der schnellen Mahlzeit" https://lebensmittelpraxis.de/sortiment/12712-convenience-die-neue-welt-der-schnellen-mahlzeit.html
- **Euromoney** "Packaged Food Global Statistics" http://www.euromonitor.com/packaged-food
- **Marktstudie 24** "Branchenreport Convenience 2017" http://www.marktstudien24.de/branchenreport-convenience-2017
- **Außerhausmarkt 25.9.2013** "Tiefkühlmarkt wächst überdurchschnittlich: Positive Halbjahresbilanz verspricht gutes Jahresergebnis" https://ausserhausmarkt.wordpress.com/tag/tiefkuhlkost/
- **TAZ 2.12.2017** "Viele Bauern sind Glyphosat-Junkies" http://www.taz.de/!5464754/
- **Bundesministerium für Ernährung und Landwirtschaft** "Landwirtschaft verstehen Fakten und Hintergründe" https://www.bmel-statistik.de/fileadmin/user_upload/00_Allgemein/Landwirtschaft-verstehen.pdf

Minderwertige Nahrung und hohe Rendite

Weltweit essen Menschen heute signifikant weniger hochwertige, unverarbeitete und lokal erzeugte Nahrung. Dafür essen Menschen vitaminarme Produkte aus Kohlenhydraten mit viel Weizen, Reis und Zucker sowie Fleisch aus der Massentierhaltung. Gelegentlich gibt es ein Stück Obst – meist einen Apfel. Warum essen wir diese Produkte? Wer profitiert und wie gesund sind diese Lebensmittel?

Das Beispiel Saatgut

Der globale Saatgutmarkt alleine hat sich zwischen 2000 und 2017 mehr als vervierfacht und verzeichnete in 2017 einen jährlichen Umsatz von 67 Milliarden USD. Die Wachstumsprognose für die kommenden Jahre beläuft sich auf 7,1% pro Jahr. Laut Mordor Intelligence wird erwartet, dass mit dem Verkauf von Saatgut weltweit in 2023 ein Umsatz von knapp 90 Milliarden USD gemacht wird.

So viel Umsatz machen fast ausschließlich die 10 größten Hersteller damit, dass sie Bauern auf allen Kontinenten modifiziertes und genetisch verändertes Saatgut verkaufen und ihnen damit die Möglichkeit nehmen, nachhaltig und autark ihr eigenes Saatgut herzustellen und zu verwenden.

Die Qualität des Saatguts selbst hat sich in vielen Fällen verschlechtert. Das zeigt das Beispiel Weizen: In der britischen Studie *"Evidence of decreasing mineral density in wheat grain over the last 160 years"* von 2008 wurde belegt, dass in den ab 1968 angebauten und neuen Weizensorten die Konzentration von Zink, Kupfer, Eisen und Magnesium zwischen 19 und 28% abgenommen hat. Und zwar im Vergleich zu den traditionellen Sorten, die zwischen 1845 bis 1967 angebaut wurden. Der "neue" Weizen hat immer noch die gleiche Menge an Kohlenhydraten und somit Kalorien, dafür aber viel weniger essenzielle Nährstoffe. Man muss also deutlich mehr essen, um auf den gleichen Gehalt von Mikronährstoffen zu kommen.

Der größte Saatgut- und Pestizidhersteller der Welt ist übrigens seit 2018 die deutsche Bayer AG. Der CEO ist Werner Baumann. Sein Gehalt belief sich laut Geschäftsbericht 2015 auf 3.689.000 und 2016 auf 5.644.000 Euro.

Quellen und weitere Informationen zu "das Beispiel Saatgut"
- **Ernährungsumschau 15.2.2017** "Die Ernährungswelt in Zahlen: Ein Landwirt ernährt heute 155 Menschen" https://www.ernaehrungs-umschau.de/print-news/15-02-2017-die-ernaehrungswelt-in-zahlen-ein-landwirt-ernaehrt-heute-155-menschen/
- **NCBI 2014** "Evidence of decreasing mineral density in wheat grain over the last 160 years." (2008) https://www.ncbi.nlm.nih.gov/pubmed/19013359
- **Healthline 2014** "Why modern wheat is worse than older wheat" https://authoritynutrition.com/modern-wheat-health-nightmare/
- **Sience Direct 2017** "Variability in iron, zinc and phytic acid content in a worldwide collection of commercial durum wheat cultivars and the effect of reduced irrigation on these traits" by Ana María Magallanes-López, NayeliHernandez-Espinosa, Govindan Velu, Gabriel Posadas-Romano, Virginia María Guadalupe, Ordoñez-Villegas, José Crossa, Karim Ammar Carlos Guzmán https://doi.org/10.1016/j.foodchem.2017.05.110https://www.sciencedirect.com/science/article/pii/S0308814617309123
- **The Broadbalk experiment** http://www.era.rothamsted.ac.uk/Broadbalk/bbknutr
- **Mordor Intelligence December 2017** "Seed Industry - Global Trends, Market Advancements and Forecasts to 2022" https://www.mordorintelligence.com/industry-reports/seeds-industry
- **Quora 21.9.2018** "What is the size of the global seed market and how can it be categorized?" https://www.quora.com/What-is-the-size-of-the-global-seed-market-and-how-can-it-be-categorized
- **Cision Pre-Newswire 20.11.2017** "Global Seed Market Report 2017-2022 Featuring Monsanto, Groupe Limagrain, DowDupont, KWS SAAT SE, and ChemChina" https://www.prnewswire.com/news-releases/global-seed-market-report-2017-2022-featuring-monsanto-groupe-limagrain-dowdupont-kws-saat-se-and-chemchina-300558527.html
- **BR Nachrichten 28.6.2017** "Der Kampf ums Saatgut" https://www.br.de/nachrichten/kampf-ums-saatgut-102.html
- **Allied Market Research June 2017** "Seed Market by Type - Global Opportunity Analysis and Industry Forecast, 2017-2023" https://www.alliedmarketresearch.com/seed-market
- **Reset** "Saatgut-Privatisierung: Monsanto und Co. auf dem Vormarsch" https://reset.org/knowledge/saatgut-privatisierung-monsanto-und-co-dem-vormarsch
- **INKOTA Netzwerk 2018** "Saatgut-Vielfalt verteidigen!" Zitat Text: "In Mosambik wollen Agrarkonzerne wie Bayer-Monsanto den Saatgutmarkt erobern. Dabei zeigen Versuche auf Testfeldern, dass lokal angepasste Sorten besser mit den örtlichen Begebenheiten klarkommen. In Südafrika wurden deshalb mehrere Monsanto-Sorten nicht zugelassen. Hinzu kommt, dass das ohnehin bitterarme Mosambik derzeit von einer schweren Schuldenkrise erschüttert wird – verursacht durch illegal aufgenommene Kredite und zwielichtige Deals großer Konzerne mit der Regierung." https://www.inkota.de/projekte/mosambik/saatgut-vielfalt-verteidigen/
- **Bayer CEO Werner Baumann Discusses the Proposed Combination with Monsanto June, 8 2016** http://www.video-center.bayer.com/video/1063471/bayer-ceo-werner-baumann-discusses-the-proposed-combination-with-monsanto.aspx
- **Bayer AG** "Vorstand Vergütung" https://www.bayer.de/de/verguetung-vorstand.aspx

Das Beispiel Zucker

Neben Getreide ist Zucker der zweite Rohstoff, den wir in fast allen Convenience-Produkten finden. Zucker hat praktisch keine essenziellen Nährstoffe und einen negativen Einfluss auf unsere Darmflora und unseren Blutzuckerspiegel. Industrie-Zucker ist für unsere Gesundheit nachweislich sehr schädlich. Und trotzdem rieselt das weiße Pulver durch die Münder von Bürgern auf allen Kontinenten der Welt. Warum?

Der Treiber im System ist die Zuckerlobby: Die International Sugar Organisation (ISO). Diese Organisation umfasst weltweit praktisch alle Staaten, die etwas mit Zucker zu tun haben. Besonders die, die Zucker produzieren, insgesamt 87 Nationen. Darunter fallen seit 1992 auch alle 28 Länder der EU.

Sitz der ISO ist Canary Wharf, London, im Herzen des globalen Finanzdistrikts. Die direkten Nachbarn sind die Investment Banken Morgan Stanley, Barclays Capital, JP Morgan, HSBC und Credit Suisse. Also mächtige Kapitalgeber, die weltweit unter anderem an den globalen Rohstoffbörsen effektiv mitmischen, Investitionsgelder einsammeln und bestmögliche Rahmenbedingungen bei Politikern aushandeln.

Eine Anmerkung: Ich selbst habe in diesem Teil Londons viele Jahre für eine der oben genannten Investmentbanken gearbeitet. Wir als Mitarbeiter wurden von Seiten der Arbeitgeber angehalten und unterstützt, übergreifende Netzwerke aufzubauen. So ist es nicht überraschend, dass insbesondere Führungspersonen des oberen Managements die räumliche Nähe zu Kunden und zu anderen Finanzdienstleistern für regelmäßige Geschäftsessen und Netzwerkpflege nutzen. Ich gehe also davon aus, dass die Zentrale der ISO nicht durch Zufall in diesem Finanzdistrikt angesiedelt wurde.

Die ISO und ihren Mitgliedsstaaten repräsentieren mittlerweile fast die gesamte globale Zuckerproduktion und ihren Handel:

- 87% der weltweiten Zuckerproduktion
- 68% des weltweiten Zuckerkonsums
- 92% des weltweiten Exports
- 39% des weltweiten Imports

Diese Organisation wurde 1969 gegründet. Die 1992 neu ausgehandelten Ziele der ISO wurden von allen Mitgliedsstaaten unterzeichnet und beinhalten Folgendes (Übersetzung durch die Autorin):

1. Die ISO gewährleistet eine verbesserte sowie internationale Zusammenarbeit rund um das Thema Zucker und angrenzende Bereiche.
2. Die ISO bietet ein Forum für die Beratung und Rücksprache zwischen Regierungen mit dem Ziel, die Erträge der weltweiten Zuckerwirtschaft zu verbessern.
3. Die ISO unterstützt und fördert den weltweiten Handel mit Zucker. Dies soll geschehen, indem Informationen rund um den weltweiten Zucker- und Süßstoffmarkt zentral von der ISO gesammelt und allen Mitgliedsstaaten zur Verfügung gestellt werden.
4. Die ISO hat das Ziel den Bedarf von Zucker weltweit anzuregen. Insbesondere für nicht traditionelle Bereiche.

Die genauen Details und mit welchem Nachdruck diese Ziele umgesetzt werden sollen, lassen sich auf den Webseiten der ISO nachlesen. Ein paar Auszüge finden sich unter den Quellenangaben.

Wobei der globale Zuckerrausch nicht erst mit der ISO begann. Wie erwähnt, wird Zucker seit Ende des 19. Jh. industriell hergestellt: Produktion und Absatzmarkt sind stetig gewachsen und dieses Wachstum hat in den letzten 20 Jahren deutlich zugenommen.

Besonders afrikanische und asiatische Staaten sind neue Abnehmer, aber auch Produktionsländer geworden. Die globale Produktion von Zucker wurde enorm gesteigert: von 40 Millionen Tonnen in den 1950er Jahren auf ca. 160 Millionen Tonnen in 2012. Der Umsatz, nur mit dem Rohstoff Zucker, belief sich in 2016 auf ca. 150 Milliarden US Dollar.

Besonders in den westlichen Ländern erklärt die Industrie, dass Zucker ein völlig legitimes Lebensmittel ist. Informationskampagnen werden unter anderem vom Bund für Lebensmittelrecht und Lebensmittelkunde e. V. (BLL), dem 1955 gegründeten Spitzenverband der Lebensmittelindustrie, geführt. Diesem Verband gehören ca. 500 Verbände und Unternehmen der gesamten Lebensmittelkette – Industrie, Handel, Handwerk, Landwirtschaft und verwandte Branchen – sowie zahlreiche Einzelmitglieder an. Seit 2014 befinden sich im Vorstand Stephan Nießner, Geschäftsführer Ferrero Deutschland GmbH. Der BLL ist international sehr gut vernetzt.

Von genau diesem Verband hört man folgende Aussagen über Zucker. Auf den eigenen Webseiten ist unter der Rubrik *"Fragen und Antworten zu Zucker – Die wichtigsten Fakten in Kürze"* zu lesen:

> *"Kohlenhydrate wie Zucker sind wichtige Energielieferanten und somit lebensnotwendig, da der Körper sie als Energiequelle für seinen Stoffwechsel braucht.*
>
> *Es gibt keinen wissenschaftlichen Beleg dafür, dass einzelne Nährstoffe wie z. B. Zucker für die Entstehung von Übergewicht und nichtübertragbare Krankheiten wie Diabetes mellitus Typ 2 verantwortlich sind.*
>
> *Die Entwicklung von Übergewicht ist multikausal bedingt und insbesondere die Folge eines Ungleichgewichts von Kalorienaufnahme und Kalorienverbrauch. Natürlich trägt auch Zucker zur Kalorienaufnahme bei – ebenso wie der Verzehr anderer Kohlenhydrate, Fette und Eiweiße. Letztendlich kommt es nicht nur auf die Ernährungsgewohnheiten, sondern auch auf ausreichend Bewegung und einen ausgeglichenen Lebensstil an. Die einseitige Fokussierung auf eine einzelne Ursache ist nicht zielführend.*
>
> *Regulatorische Maßnahmen wie Steuern und Werbeverbote sind keine geeigneten Maßnahmen, um das komplexe Übergewichtsproblem zu lösen.*
>
> *Die Bekämpfung von Übergewicht und nichtübertragbaren Erkrankungen ist eine gesamtgesellschaftliche Aufgabe. Die Lebensmittelwirtschaft nimmt ihre Verantwortung sehr ernst und engagiert sich schon seit Langem, z. B. im Bereich der Verbraucherinformation und -bildung."*

Jede einzelne dieser Aussagen ist mehr als fragwürdig und widerspricht in weiten Teilen unserem heutigen Wissensstand über biochemische Prozesse im menschlichen Körper. Die Aussage, dass die Lebensmittelwirtschaft, vertreten durch den BLL, eine gesellschaftliche Verantwortung übernimmt und die Bevölkerung über Ernährungsthemen bildet, ist schwer nachvollziehbar.

Wirtschaftlich rentieren sich diese fragwürdigen Aussagen aber allemal, besonders für Deutschland. Wir sind einer der Hauptnutznießer der globalen Zuckervermarktung. Unser Land beheimatet den Hauptsitz der Zuckerproduzenten Süd- und Nordzucker. Gemessen am Produktionsvolumen lag in 2011 Südzucker auf Platz 1 und Nordzucker auf Platz 6 der weltweit größten Zuckerkonzerne.

Ebenso produzieren die Konzerne Ferrero, Mars, Stork, Mondelēz, Haribo, Lind & Sprüngli, Alfred Ritter, Bahlsen und viele mehr, ihre Zuckerprodukte in unserem Land. Für all die von diesen Konzernen produzierten Schleckerprodukte sind besonders unsere Kinder ein lokaler und lukrativer Absatzmarkt. Die Inlandgesamtproduktion all dieser Süßwarenhersteller belief sich in 2016 laut Webseite des Bundesverbandes der Deutschen Süßwarenindustrie auf die stolze Summe von 11,75 Milliarden Euro.

Der Pro-Kopf-Umsatz mit Süßwaren in Deutschland beträgt laut Statista pro Jahr etwas über 170 Euro.

Quellen und weitere Informationen zu "Das Beispiel Zucker"
- **Spitzenverband der Lebensmittelwirtschaft BBL** "Fragen und Antworten zu Zucker"
  https://www.bdsi.de/fileadmin/redaktion/downloads/fragen-und-antworten-zu-zucker.pdf
- **Bund und Lebensmittelrecht Spitzenverband der Lebensmittelindustrie** "Fragen und Antworten zu Zucker - Die wichtigsten Fakten in Kürze"
  https://www.bll.de/de/lebensmittel/ernaehrung/kohlenhydrate/fragen-und-antworten-zu-zucker
- **Membership of The International Sugar Organisation (ISO) agreement**
  http://www.isosugar.org/membership/our-members
  International Sugar Organisation (ISO) *Zitat:* "The ISO exists to administer the internationally negotiated 1992 International Sugar Agreement (ISA), the objectives of which are:
  - to ensure enhanced international cooperation in connection with world sugar matters and related issues.
  - to provide a forum for intergovernmental consultations on sugar and on ways to improve the world sugar economy.
  - to facilitate trade by collecting and providing information on the world sugar market and other sweeteners.
  - to encourage increased demand for sugar, particularly for non-traditional uses.
    To fulfil these objectives the ISO undertakes many distinct activities:
  - The ISO is the only worldwide forum for the exchange of views by major producing, consuming and trading countries at an intergovernmental level. Council sessions, held twice a year in May and November, afford the opportunity for policy issues to be debated at a multi-lateral level.
  - The ISO contributes significantly to improved market transparency through its long established and widely recognized statistical and analytical activities. The Market Evaluation, Consumption & Statistics Committee (MECAS), also meeting twice a year, allows a serious and in depth debate of the short term market perspective based on the ISO Secretariat's independent view, longer term perspectives and studies carried out by the Secretariat and others of issues and problems of common interest to members.
  - The ISO holds annual Seminars with the objective of increasing knowledge and understanding of the sugar market and related problems. Starting in 1991, ISO Seminars have already established themselves as important and well organized events on the sugar calendar, not only providing a wealth of information but giving the opportunity for decision makers representing growers, processors, trade, governments, banks and press to gather together. http://www.isosugar.org/aboutus/role-of-the-international-sugar-organization
- **The International Sugar Organisation (ISO)** "Statistics about sugar"
  https://www.isosugar.org/sugarsector/sugar
- **Wikipedia** "International Sugar Agreement"
  https://en.wikipedia.org/wiki/International_Sugar_Agreement

- **Wirtschaftliche Vereinigung Zuckerverein der Zuckerindustrie** "Weltzuckererzeugung und –verbrauch" http://www.zuckerverbaende.de/zuckermarkt/zahlen-und-fakten/weltzuckermarkt/erzeugung-verbrauch.html
- **Zernoexport** "Growth statistics on Sugar" http://zernoexport.com/en/sahar
- **Statista online** "Süsswarenindustrie in Deutschland – wichtige Statistiken" https://de.statista.com/themen/434/suesswaren/
- **Wikipedia** "Zuckerindustrie" https://de.wikipedia.org/wiki/Zuckerindustrie
- **Bloomberg 23.5.2017** "Global Sugar price $ 150 bn. War on Sugar Turns Years of Growth into Market Tipping Point" https://www.bloomberg.com/news/articles/2017-05-22/war-on-sugar-turns-decades-of-growth-into-industry-tipping-point
- **Bund und Lebensmittelrecht Spitzenverband der Lebensmittelindustrie** https://www.bll.de/de/der-bll/wir-ueber-uns
- **Lobbypedia** "Bund für Lebensmittelrecht und Lebensmittelkunde" https://lobbypedia.de/wiki/Bund_f%C3%BCr_Lebensmittelrecht_und_Lebensmittelkunde
- **Bundesverband der Deutschen Süßwarenindustrie** https://www.bdsi.de/
- **Agrar Heute 9.4.2018** "Zuckersteuer auf Softdrinks? Klöckner und WVZ sind dagegen" https://www.agrarheute.com/land-leben/zuckersteuer-softdrinks-kloeckner-wvz-dagegen-543989
- **Hamburger Abendblatt 4.4.2018** "Klöckner gegen Zuckersteuer – Streit über Strategie gegen Übergewicht" https://www.abendblatt.de/wirtschaft/article213921525/Kloeckner-gegen-Zuckersteuer-Streit-ueber-Strategie-gegen-Uebergewicht.html
- **Statista** "Pro-Kopf-Umsatz mit Süßwaren in Deutschland in den Jahren 2010 bis 2021* (in Euro)" https://de.statista.com/statistik/daten/studie/181802/umfrage/pro-kopf-ausgaben-fuer-suesswaren/

Das Beispiel Fleisch- und Milchprodukte

Ca. 95% der konsumierten Produkte von Nutzieren – Milch, Joghurt, Käse, Fleisch, Honig – stammen von geschwächten und kranken Tieren, also Lebewesen die mangel- oder fehlernährt sind, regelmäßig mit Medikamenten behandelt werden und permanent unter Stress leiden. Die Produkte, die mit Hilfe dieser Lebewesen hergestellt werden, sind für uns Menschen bedenklich.

Aber auch mit Massentierhaltung und dem Einsatz der für diese Haltungsform zwingend notwendigen Pharmaprodukte lässt sich sehr viel Geld erwirtschaften. Ein paar Fakten:

1. Die 10 größten Pharmakonzerne haben weltweit mit dem Vertrieb von Pharmaprodukten für Nutztiere in 2016 über 15 Mrd. Euro umgesetzt.

2. Novartis alleine hat mit Pharmaprodukten für Nutztiere in 2013 über einer Milliarde Euro erwirtschaftet.

3. In einer Studie der Stiftung Tierärztliche Hochschule Hannover und der Universität Leipzig haben Wissenschaftler genaue Angaben zum Verbrauch von Antibiotika in der Nutztierhaltung ermittelt. Ein Masthähnchen bekommt im Schnitt an 10 der 39 Lebtage Antibiotika, ein Schwein während seiner 115-tägigen Mast an 4 Tagen.

4. Der Tagesspiegel erklärt in einem Beitrag am 25.5.2015 mit dem Titel "Mensch und Tier: Welche Rolle der Antibiotika-Einsatz im Stall spielt":

" In den USA beispielsweise werden vier Mal mehr Antibiotika für Tiere als für Menschen verbraucht. Noch immer dienen sie (die Antibiotika) dort als Wachstumsförderer für gesunde Tiere. Schließlich hatten amerikanische Bauern in den 1950er Jahren beobachtet, dass ihre Tiere schneller zunahmen, wenn sie ihnen Antibiotika unters Futter mischten." (Anmerkung in Klammern von Autorin)

Mit der Produktion von billigem Fleisch schafft man es auf die Liste der 1000 reichsten Menschen der Welt. Es folgt ein kleines Zahlenbeispiel aus der Massentierhaltung aus NRW, wo einer der weltweit größten Fleischproduzenten seinen Stammsitz hat: Die Tönnies Holding GmbH.

1. Eigentümer ist Clemens Tönnies – sein Vermögen belief sich 2015 auf ca. 2,3 Milliarden Euro. Tönnies begann seine Karriere in den 1970ern als Fleischtechniker und Kaufmann ohne Familienvermögen.
2. Laut Forbes belegt Tönnies Platz 847 auf der Forbes – Liste der reichsten Menschen der Welt und Platz 63 der reichsten Deutschen (Stand Oktober 2015)
3. Seine Mitarbeiter bekommen monatlich ca. 1300 Euro.
4. Sein Unternehmen, die Tönnies Holding GmbH, machte 6,9 Mrd. Euro (2017) Umsatz.
5. 2015 wurden in seinem Betrieb über 16 Millionen Schweine geschlachtet – also 30 Schweine pro Minute.

Interessant ist in diesem Zusammenhang ein Artikel der Lokalpresse NW.de. online vom 22.7.2016. Unter dem Titel *"Landwirtschaftsminister Christian Schmidt besichtigt den Schlacht- und Zerlegebetrieb Tönnies"*, sieht man Christian Schmidt und Clemens Tönnies gemeinsam auf einem Bild abgebildet und liest Folgendes:

> *"Wie ruhig es hier im Betrieb zugeht" - das hat Christian Schmidt (58), der Bundeslandwirtschaftsminister, gestern bei seinem Rundgang durch die Produktion des Schlacht- und Zerlegebetriebs Tönnies mit am meisten beeindruckt."*

Weiter unten im Text steht dann:

> *"Voll des Lobes äußerte sich der Politiker über das Unternehmen. 'In Rheda-Wiedenbrück sind wir an einem Ort, wo die ökonomische Musik spielt', würdigte Schmidt den Tönnies-Konzern als 'einen der größten und modernsten Schlachtbetriebe überhaupt.'"*

Kritische Worte bezüglich des Einsatzes von Antibiotika, der Umweltbelastung durch Gülle bzw. Nitrat und Phosphat, Lohndumping der Mitarbeiter, die nicht artgerechte Haltung der Tiere, Futtermittel aus genetisch verändertem Getreide und Pestizidrückstände liest man nicht.

Ebenso wenig gibt es kritische Fragen seitens des Ministers bezüglich der Auswirkungen, die diese Substanzen auf den Menschen, besonders auf unsere Kinder, haben. Es geht in der Tat ausschließlich um *"ökonomische Musik"*. Nebenbei bemerkt: 2013 spendete die Tönnies Holding der CDU, laut Auskunft der Verwaltung des Deutschen Bundestages, 16.900 Euro.

Quellen und weitere Informationen zu "Antibiotika und Hormone in der Massentierhaltung"
- **Fierce Pharma** "Novartis Animal Health – Top 10 animal health companies" https://www.fiercepharma.com/special-report/7-novartis-animal-health-top-10-animal-health-companies
- **Statista** "Leading animal health companies in 2016, based on revenue (in billion U.S. dollars)" https://www.statista.com/statistics/260190/leading-animal-health-providers-based-on-revenue/
- **Heinrich Böll Stiftung und dem BUND** "FLEISCHATLAS Daten und Fakten über Tiere als Nahrungsmittel 2018"

- https://www.bund.net/fileadmin/user_upload_bund/publikationen/massentierhaltung/massentierhaltung_fleischatlas_2018.pdf
- **ZEIT ONLINE 9.1.2014** "Unser täglich Hormonfleisch. Billigfleisch aus Schlachtfabriken, Turbo-Sauen voller Medikamente: Der Fleischatlas beschreibt die Bedingungen der Produktion – und zeigt, dass es auch besser ginge." http://www.zeit.de/wirtschaft/2014-01/fleischatlas-hormonfleisch-freihandel
- **Ärzte gegen Massentierhaltung** http://www.aerzte-gegen-massentierhaltung.de/
- **Tagesspiegel 25.5.2015** "Mensch und Tier: Welche Rolle der Antibiotika-Einsatz im Stall spielt" https://www.tagesspiegel.de/wissen/die-antibiotika-krise-teil-3-mensch-und-tier-welche-rolle-der-antibiotika-einsatz-im-stall-spielt/11815762.html
- **Wikipedia** "Liste veröffentlichungspflichtiger Parteispenden an deutsche Parteien 2013" https://de.wikipedia.org/wiki/Liste_ver%C3%B6ffentlichungspflichtiger_Parteispenden_an_deutsche_Parteien_2013
- **Deutscher Bundestag** "Drucksache 18/4300 18. Wahlperiode 11.03.2015 Unterrichtung durch den Präsidenten des Deutschen Bundestages Bekanntmachung von Rechenschaftsberichten politischer Parteien für das Kalenderjahr 2013 (1. Teil – Bundestagsparteien)" http://dipbt.bundestag.de/doc/btd/18/043/1804300.pdf
- **FoodWatch 20.9.2018** "Behörde verschweigt Hygienemängel. In einer bayerischen Wurstfabrik des größten deutschen Fleischkonzerns Tönnies herrschten über Monate hinweg ekelerregende Zustände. Obwohl die zuständige Kontrollbehörde Bescheid wusste, informierte sie die Verbraucherinnen und Verbraucher nicht über die Hygienemängel. Der Fall zeigt: Wenn die Ergebnisse von Hygienekontrollen nicht veröffentlicht werden müssen, haben Ekelbetriebe nichts zu befürchten." https://www.foodwatch.org/de/informieren/smiley-system/aktuelle-nachrichten/ekel-in-toennies-wurstfabrik/
- **Wikipedia** "Clemens Tönnies" https://de.wikipedia.org/wiki/Clemens_T%C3%B6nnies
- **Wikipedia** "Tönnies Holding" https://de.wikipedia.org/wiki/T%C3%B6nnies_Holding
- **Tönnies im Profil Zahlen und Fakten rund ums Unternehmen** https://www.karriere-bei-toennies.de/fakten/
- **NW Lokalpresse 22.7.2016** "Landwirtschaftsminister Christian Schmidt besichtigt den Schlacht- und Zerlegebetrieb Tönnies. Bei Tönnies spielt die Musik" https://www.nw.de/lokal/kreis_guetersloh/rheda_wiedenbrueck/20861602_Landwirtschaftsminister-Christian-Schmidt-besichtigt-den-Schlacht-und-Zerlegebetrieb-Toennies.html
- **Süddeutsche Zeitung 17.1.2017** "Zoff im Billig-Schlachtland" https://www.sueddeutsche.de/wirtschaft/arbeitsbedingungen-im-billig-schlachtland-1.3334827
- **Video-Dokumentation 17.09.2015** "Massentierhaltung – Schluss mit Massentierhaltung. Schluss mit dem Leiden der Nutztiere, das fordern Wissenschaftler und viele Verbraucher. Doch wie sieht artgerechte Tierhaltung aus und woher kommt das Geld dafür? odysso zeigt, wie es funktionieren könnte" vom SWR Verfügbar bis 16.09.2020 http://www.ardmediathek.de/tv/odysso-Wissen-im-SWR/Massentierhaltung-Schluss-mit-Massenti/SWR-Fernsehen/Video?bcastId=246888&documentId=30615252
- **Video-Dokumentation 25.08.2015** "Tierfabrik Deutschland" ZDF Frontal21 Dokumentation über die Erzeugung von Tierprodukten in Deutschland. https://www.youtube.com/watch?v=r4l8nrffQ1E

Das Beispiel Apfel

In der ausgezeichneten ZDF-Zoom Dokumentation von 2018 *"Der wahre Preis für den perfekten Apfel"* wird Folgendes erklärt:

1. Bei uns in Deutschland gedeihen ca. 2.000 unterschiedliche Apfelsorten. Äpfel sind das meist gegessene Obst der Deutschen.
2. In den Supermärkten finden sich von dieser Fülle nur ca. 11 unterschiedliche Sorten. Gekauft werden überwiegend fünf Sorten: Jonagold, Elstar, Braeburn, Gala und Pink Lady.
3. Permanent werden neue Züchtungen auf den Markt gebracht. Große Werbe- und Marketing Kampagnen versuchen, das Obst als Design- und Lifestyle- Produkt zu platzieren. Ziel ist es, Kunden an den Geschmack von bestimmten Apfelsorten zu gewöhnen und diese dann mit einem höheren Preis margenträchtig das ganze

Jahr über zu verkaufen. Diese Apfelsorten werden auch als "Clubsorten" bezeichnet. Solche Apfelsorten sind zum Beispiel "Pink Lady" oder "Kanzi". Bauern, welche diese Clubsorten anbauen möchten, müssen deutlich höhere Preise für das Saatgut bzw. Jungpflanzen bezahlen. Schon jetzt belegen solche exklusiven Clubsorten 40% des deutschen Marktes.

4. Supermarktketten wie REWE und Co. definieren eine lange Liste von Anforderungen, die das Obst erfüllen muss. Entscheidend sind ausschließlich eine makellose Optik und der gute Geschmack, der meist mit einem hohen Zuckergehalt einhergeht. Äpfel, die nicht diesen Anforderungen entsprechen, kommen nicht in die Supermärkte.
5. Um diesen Anforderungen gerecht zu werden, werden die Obstbäume mit vielen Pestiziden behandelt. Laut Erhebung des Bundesamtes für Verbraucherschutz und Lebensmittelsicherheit weisen 80% aller Äpfel Pestizidrückstände auf. Kein anderes Obst wird so intensiv gespritzt wie der Apfel.
6. Was bei all diesen Veränderungen verloren gegangen ist, ist die Konzentration von einigen besonders wichtigen Nährstoffen wie zum Beispiel den Polyphenolen. Diese sekundären Pflanzenstoffe finden sich in hohen Konzentrationen in den alten Apfelsorten wie Finkenwerder Herbstprinz, Prinz Albert von Preußen oder Goldparmäne. Polyphenole stärken das Immunsystem, wirken entzündungshemmend und krebsvorbeugend.
7. In neuen Sorten wie Pink Lady, Gala und Elstar beträgt die Konzentration von Polyphenolen aber nur noch ca. ein Drittel. Man muss also dreimal so viele Äpfel essen, um auf den gleichen Gehalt an Polyphenolen zu kommen. (Das gilt auch für unsere Kinder, welche zum Beispiel über Schulobstprojekte mit diesen Äpfeln aus Supermärkten versorgt werden).
8. Für Allergiker ist die Konzentration von Polyphenolen besonders wichtig. In verschiedenen Experimenten hat sich gezeigt, dass diese alten Apfelsorten deutlich verträglicher sind und der Verzehr dazu führt, dass Probanden im folgenden Jahr auch geringere allergische Reaktionen gegenüber Pollen und andere Allergenen aufwiesen.

Was nicht in der ZDF Dokumentation thematisiert wird, aber durchaus relevant sein sollte, ist Folgendes: Alte Sorten kann man nicht patentieren lassen und als Designer-Produkt mit einem deutlich höherem Preis vermarkten. Jeder Bauer könnte diese alten und gesunden Sorten anbauen und selbst lokal vermarkten. Das wäre für Konzerne, die mit gleichförmigem Obst handeln und für dieses Produkt eine hohe Marge erzielen, oder Hersteller von Pflanzenschutzmitteln, welche in der Bewirtschaftung von großen Flächen besonders häufig zum Einsatz kommen, äußerst unbequem. Denn auch die runde Frucht ist ein lukratives und umkämpftes Marktsegment. Nur mit Äpfeln wurde in Europa 2015 auf Erzeugergroßmärkten ein Umsatz von über 80 Milliarden Euro erwirtschaftet.

Es gibt etliche weitere Beispiel und Studien, die den Abfall von essenziellen Nährstoffen in neuen Züchtungen beleuchten. Interessante Diskussionen rund um Studienlage und Trends der letzten 50 Jahre bezüglich der teils gravierenden Reduzierung von Mikronährstoffen in Obst und Gemüse sowie Tieren aus der Massentierhaltung, finden sich unter anderem in den aufgeführten Artikeln:

1. *"It's supposed to be lean cuisine. So why is this chicken fatter than it looks?"*, publiziert in The Guardian 2005
2. *"Breeding the Nutrition Out of Our Food"*, publiziert by der NY Times 2013
3. *"Has the Green Revolution Really Succeeded?"*, publiziert im Earth Institute Columbia University 2015

Auch da ist die eindeutige Aussage: Die Erträge sind weltweit gestiegen und die Konzentration der Pflanzen- und Mikronährstoffe hat sich im gleichen Zeitraum deutlich verringert. Wer solche Lebensmittel auf Dauer isst, ist mangelversorgt und hat ein hohes Risiko krank zu werden.

Quellen und Informationen zu "Das Beispiel Apfel"

- **Der Standard 9. April 2018** "Alte Apfelsorten sind gesünder als moderne. Forscher ergründen die Wirkung sekundärer Pflanzenstoffe in Äpfeln"
  https://mobil.derstandard.at/2000077244747/Alte-Apfelsorten-sind-gesuender-als-moderne?amplified=true
- **Wikipedia** "Polyphenole" https://de.wikipedia.org/wiki/Polyphenole
- **The Guardian 15.5.2005** "It's supposed to be lean cuisine. So why is this chicken fatter than it looks?" https://www.theguardian.com/lifeandstyle/2005/may/15/foodanddrink.shopping3
- **NY Times 23.5.2013** "Breeding the Nutrition out of Our Food"
  https://www.nytimes.com/2013/05/26/opinion/sunday/breeding-the-nutrition-out-of-our-food.html
- **Earth Institute Columbia University 16.6.2015** "Has the Green Revolution Really Succeeded?"
  https://blogs.ei.columbia.edu/2015/07/16/has-the-green-revolution-really-succeeded/
- **Pflanzenforschung 22.2.2013** "Reich an sekundären Pflanzenstoffen. Stress macht Bio-Tomaten gesünder" *Zitat:* "Umweltstress kann den Gehalt sekundärer Pflanzenstoffe in Obst und Gemüse positiv beeinflussen, dies zeigen Studien. Eine Erklärung hierfür ist, dass die Signalwege der Stressreaktion auch die Synthese und Anreicherung der sekundären Pflanzenstoffe steuern. Obst und Gemüse aus biologischem Anbau enthält im Vergleich zu konventionellen Produkten häufig mehr dieser gesunden Inhaltsstoffe."
  https://www.pflanzenforschung.de/de/journal/journalbeitrage/reich-sekundaeren-pflanzenstoffen-stress-macht-bio-toma-2217
- **Statista** "Revenue of Apple by geographical region from the first quarter of 2012 to the 1st quarter of 2019 (in billion U.S. dollars)"
  https://www.statista.com/statistics/382175/quarterly-revenue-of-apple-by-geograhical-region/
- **Video-Dokumentation:** "Rotes Gold. Die Geheimnisse der Tomatenindustrie. Eine Reise in die Welt der Tomatenindustrie" *Beschreibung Film:* "Alle Welt verzehrt Industrietomaten. Und dennoch wissen wir fast nichts über die Bedingungen ihrer Produktion. In den riesigen Konservenfabriken von Neapel lagert fässerweise Tomatenmark aus Kalifornien und China, und ist fast exklusiv die den europäischen Großhandel bestimmt. Aber wie und von wem werden die industriell verarbeiteten Früchte angebaut und geerntet? Der Autor Jean-Baptiste Malet begibt sich mit seinem Team auf die Suche in die Tomatenmarkfabriken nach China, Kalifornien, Italien und Afrika und zeigt schonungslos die komplexen Zusammenhänge des globalen Kapitalismus mit all seinen Konsequenzen. Am Ende bleibt der bittere Geschmack der Ausbeutung und des Profits." 3-Sat 2018
  https://www.3sat.de/page/?source=/dokumentationen/196618/index.html
- **Video-Dokumentation:** "Ausbeutung im Gewächshaus-Gemüse aus Spanien: Hungerlöhne für Pflücker" SRF 7.3.2018
  https://www.srf.ch/news/panorama/ausbeutung-im-gewaechshaus-gemuese-aus-spanien-hungerloehne-fuer-pfluecker
- **Video-Dokumentation:** "Der wahre Preis für den perfekten Apfel" ZDF - Zoom 2018
  https://www.zdf.de/dokumentation/zdfzoom/der-wahre-preis-fuer-den-perfekten-apfel-100.html

Das Zusammenspiel vom Bauernverband, der Wirtschaft und der Politik

Die meisten Menschen denken, dass Bauern gesunde Lebensmittel produzieren. Das ist leider oft nicht mehr der Fall, allerdings nicht Schuld der meisten Bauern selbst, sondern ihrer gewählten offiziellen Vertreter.

Diese Vertreter haben über Jahrzehnte den landwirtschaftlichen Umbau mit voran getrieben. Über Einflussnahme auf politische Entscheider und eine enge Zusammenarbeit mit anderen Bereichen der Wirtschaft haben sie bewirkt, dass eine hochwertige, lokale und bäuerliche Versorgung in Deutschland umgebaut wurde in eine von Konzernen und Großgrundbesitzern dominierte Intensivlandwirtschaft. Im Fokus stand und steht immer die Steigerung von Absätzen und Gewinn der tonangebenden Produzenten und Nutznießer.

Wer die Verflechtungen und Kapitalströme sowie die unterschiedlichen Interessen der großen Betriebe, die berücksichtigt werden wollen, betrachtet, kommt zu der Erkenntnis, dass eine offene Diskussion über alternative und ökologische Anbaumethoden in diesen Gremien gar nicht mehr stattfinden kann. Es folgen ein paar ausgewählte Beispiele.

Der Anführer des Bauernverbands: Joachim Rukwied

Seit 2012 ist Joachim Rukwied Präsident des mächtigen Bauernverbandes Deutschland. Rukwied ist Mitglied der CDU, selbst Landwirt, und bewirtschaftet in Intensivlandwirtschaft einen Hof mit ca. 300 Hektar Land. Rukwied ist ein einflussreicher Mann und bekleidet fast zwei Duzend relevante Funktionen in der Wirtschaft, darunter in den Aufsichtsräten der BayWa AG, Südzucker AG sowie der R+V Allgemeine Versicherung AG. Auf seinen Feldern baut Rukwied die Grundbausteine für die Massentierhaltung und die Zutaten für Convenience-Produkte an: Getreide, Zuckerrüben, Raps, Mais.

Der Bauernverband wiederum ist die Dachorganisation von 18 Landesverbänden und vereint hinter sich den größten Anteil der landwirtschaftlichen Produktion von Deutschland. Rukwied ist ebenfalls Vorsitzender vom Verein Forum Moderne Landwirtschaft. Bis 2014 hieß diese Vereinigung Fördergemeinschaft Nachhaltige Landwirtschaft.

Im Aufsichtsrat dieser Vereinigung finden sich hochrangige Vertreter folgender Konzerne: Südzucker, BASF SE, Bayer CropScience Deutschland GmbH, K+S Aktiengesellschaft und dem Bundesverband Deutscher Pflanzenzüchter e.V. Beim Forum Moderne Landwirtschaft handelt es sich um eine schlagkräftige Lobbyvereinigung. Die Mitglieder dieser Vereinigung sind unter anderem Folgende (Stand 2016, jeweiliges Gründungsdatum in Klammern):

Zucker:
- Nordzucker AG (1838)
- Südzucker AG (1926)
- Wirtschaftliche Vereinigung Zucker e.V. (Verband der Zuckerindustrie) (1950)

Salz, Pestizide, Düngemittel, optimierte und genetisch veränderte Pflanzen - Konzerne und Verbände:
- BASF SE (1865)

- Bayer CropScience Deutschland GmbH (1863)
- Dow Agroscience GmbH (1898)
- DuPont Deutschland Holding GmbH & Co. KG (1802)
- EuroChemAgro (Düngemittel) (etliche Zukäufe – 1860 bis 2000)
- KWS SAAT SE (1856)
- Monsanto Agrar Deutschland GmbH (jetzt BAYER) (1901)
- Syngenta Agro GmbH (1926)
- Verband der Chemischen Industrie e.V. (1877)
- Industrieverband Agrar (1988 – Zusammenschluss aus deutlich älteren Verbänden)

Massentierhaltung – Verbände:
- Arbeitsgemeinschaft Deutscher Rinderzüchter (1951)
- Zentralverband der Deutschen Schweineproduktion e.V. (1991 – Zusammenschluss aus deutlich älteren Verbänden)
- Zentralverband der Deutschen Geflügelwirtschaft (1896)

Zubehör für Massentierhaltung, Landmaschinen und Technik:
- Big Dutchman International GmbH (Stalleinrichtungen für Schweine und Hühner) (1983)
- VDMA Fachverband Landtechnik (1892)

Tierärzte:
- Bundesverband für Tiergesundheit e.V. (vertritt 24 deutsche Hersteller von Tierarzneimitteln und Futterzusatzstoffen) (1986)
- Bundesverband Praktizierender Tierärzte e.V. (1951)

Intensivlandwirtschaft (Dort kommen als Absatz- und Wachstumsmarkt alle oben aufgeführten Bereiche zum Einsatz):
- Deutscher Bauernverband e.V. (1948)
- Union zur Förderung von Öl- und Proteinpflanzen (Ursprung Bauernverband – 1948)

Industrielle Verarbeitung von Lebensmitteln (Dort werden die Rohstoffe der Landwirtschaft inklusive Chemierückstände weiter verarbeitet):
- BayWa AG (1923)
- Die Lebensmittelwirtschaft (1949)
- Deutscher Verband Tiernahrung e.V. (1918)

Hinzu kommen Finanzdienstleister, Versicherer und Software-Anbieter. Alle Teilnehmer haben ein starkes Interesse daran, dass ihre Produktwelten weiter wachsen und Menschen weltweit noch mehr von ihren Angeboten und Dienstleistungen konsumieren.

Wie viel Geld alleine in Deutschland mit der Intensivlandwirtschaft und den dazugehörigen Produkten – Saatgut, Agrochemie, Tierpharma, Finanzierungen und Versicherungen – verdient wird, und wie viel Macht sich hinter unserer Landwirtschaft auftürmt, kann jeder leicht erahnen, der sich die Zahlen genauer anschaut:

"Rund eine Million Menschen erzeugen in rund 285.000 landwirtschaftlichen Betrieben Waren im Wert von mehr als 50 Milliarden Euro im Jahr."

So erklärt vom BMEL in der Broschüre *"Landwirtschaft verstehen – Fakten und Hintergründe"*. Von diesen 50 Milliarden werden nur ca. 5% ökologisch produziert – der Rest ist Intensivlandwirtschaft.

Interessant ist zu sehen, dass ein Großteil dieser Konzerne und Lobbyverbände zwischen 1880 bis kurz nach dem zweiten Weltkrieg gegründet wurde. Diese industriellen Konzernwelten und Verbände mischen also seit ca. 100 Jahren in der globalen Politik mit. Sie nutzen ihre Macht und ihr stetig wachsendes Kapital, um kontinuierlich bessere Rahmenbedingungen für höhere Absätze zu erwirken.

Ebenso interessant ist Folgendes: Parallel zu der Expansion dieser Konzerne hat sich unser wissenschaftlich belegtes Verständnis rund um Nährstoffe und physiologische Prozesse im Körper entwickelt. Heute wissen wir sehr genau, welche Vitamine und Mineralstoffe für eine gesunde Entwicklung notwendig sind. Wir wissen, dass Zucker, Salz, Pestizide, Alkohol, Zigaretten und Medikamente den Körper belasten. Genau dieses Wissen wird aber nicht systematisch vermittelt. Warum?

Bezeichnend mag in diesem Zusammenhang folgende Tatsache sein: Im wissenschaftlichen Beirat des Forum Moderne Landwirtschaft findet sich ein Vertreter des Bundesministeriums für Landwirtschaft und Ernährung (BMEL) und als ständiger Gast, Prof. Dr. Dr. Andreas Hensel, Präsident des Bundesinstitutes für Risikobewertung (BfR), das wiederum dem BMEL unterstellt ist. Sowohl das BMEL als auch das BfR sollte die Bevölkerung zum Beispiel über die Risiken von Zusatzstoffen in der Nahrung detailliert aufklären. Das tun sie aber nicht.

Joachim Rukwied ist übrigens auch der Präsident des europäischen Dachverbands der Bauern, Copa-Cogeca. Und auch auf europäischer Ebene bestehen die gleichen Verflechtungen zwischen der Intensivlandwirtschaft, der Agrochemie, der Massentierhaltung, der Tierarzneimittelindustrie, der industrieller Verarbeitung und den Aufsichtsbehörden. Und auch auf europäischer Ebene ist Wachstum das oberste Ziel.

Um welche Summen geht es?

Die größten Nutznießer des Umbaus unserer Landwirtschaft sind Großgrundbesitzer und ein paar wenige globale Konzerne. Folgende Summen werden in den jeweiligen Industrien – und überwiegend nur von ein paar wenigen Konzernen – erwirtschaftet:

1. **Die deutsche Agrar- und Ernährungsbranche:** Diese erwirtschaftet pro Jahr ca. 460 Mrd. Euro. Ca. 95% der Rohstoffe stammen aus der Intensivlandwirtschaft und der Massentierhaltung.

2. **Agrochemie:** Mit Pestiziden und Düngemitteln wird im Moment weltweit ein Umsatz von ca. 200 Mrd. Euro pro Jahr erwirtschaftet. Der globale Markt wird dominiert von Bayer (Deutschland), BASF (Deutschland), Syngenta (Schweiz) und DowDuPont (USA).

3. **Der globale Saatgutmarkt** erwirtschaftet ca. 60 Mrd. Euro pro Jahr. Hier handelt es sich um das Saatgut, welches Bauern kaufen und nicht selber aus ihren

eigenen Pflanzen züchten. Auch dieser globale Markt wird von Bayer, BASF, Syngenta und DowDuPont beherrscht.

4. **Die Hersteller großer Landmaschinen** erwirtschaften weltweit über 100 Mrd. Euro pro Jahr. Mehr als die Hälfte der globalen Umsätze werden von fünf Herstellern erwirtschaftet: Deere & Company (USA), CNH Industrial (Niederlande), Kubota (Japan), AGCO (USA), Claas (Deutschland).

5. **Pharmaproduzenten** erwirtschaften mit Produkten für die Massentierhaltung einen Umsatz von über 20 Mrd. Euro pro Jahr. Die größten Akteure sind Zoetis (USA), Merck Animal Health (USA), Merial (Frankreich), Elanco Animal Health (USA), Bayer HealthCare Animal Health (Deutschland), Boehringer Ingelheim Animal Health (Deutschland), Novartis Animal Health (Schweiz).

Um ein Gefühl für die genannten Summen zu bekommen, lohnt ein Blick auf das Bundesministerium für Umweltschutz (BMU): Dieses Ministerium hatte für das Jahr 2018 ein Gesamtbudget von knapp 2 Mrd. Euro zur Verfügung gestellt bekommen. Für Klima-, Umwelt- und Naturschutz, für die Suche nach Zwischen- und Endlagern für unseren Atommüll, für Nukleare Sicherheit und Strahlenschutz und die Bezahlung der operativen Infrastruktur.

Also das BMU, welches die ökologische und somit auch menschliche Sicherheit im Land Deutschland überwachen soll, hat im Vergleich zum globalen Umsatz der Agrochemie nur 1% der finanziellen Mittel zur Verfügung. Die Agrochemie macht ihren Umsatz überwiegend mit Chemikalien, deren Einsatz einen signifikanten Eingriff in die Natur darstellt und den Schutz von Klima, Umwelt und Natur gefährdet.

Quellen und weitere Informationen zu " Die Rolle des Bauernverbandes"
- **Wikipedia** "Joachim Rukwied" https://de.wikipedia.org/wiki/Joachim_Rukwied
- **Verband süddeutscher Zuckerrübenbauer e.V.** https://www.vsz.de/vsz/ueber-uns/vorstand/index.html
- **NABU 28.12.2017** "Blockierer und Strippenzieher zulasten der Umwelt. Bauernverbandspräsident Joachim Rukwied ist 'Dinosaurier des Jahres 2017'" https://www.nabu.de/news/2017/12/23707.html
- **ProPlanta 5.6.2012** "Joachim Rukwied kandidiert zum neuen DBV-Präsidenten" https://www.proplanta.de/Agrar-Nachrichten/Agrarpolitik/Joachim-Rukwied-kandidiert-zum-neuen-DBV-Praesidenten_article1338906866_s13389131600_Seite_2.html
- **Copa-Cogeca** "Die vereinte Stimme der Landwirte und ihrer Genossenschaften in der Europäischen Union" http://copa-cogeca.eu/CopaPresidency.aspx
- **Bauernverband** "Jahrhundertvergleich - Vor hundert Jahren war Deutschland noch Agrarstaat" http://www.bauernverband.de/12-jahrhundertvergleich
- **Globens Wire 14.7.2017** "Animal Pharmaceuticals Market to Grow at 7.7% CAGR till 2022: P&S Market Research" https://globenewswire.com/news-release/2017/07/14/1046960/0/en/Animal-Pharmaceuticals-Market-to-Grow-at-7-7-CAGR-till-2022-P-S-Market-Research.html
- **VDMA 13.11.2017** "VDMA Landtechnik: Branchenwachstum auf globalen Schlüsselmärkten verstetigt sich" https://www.vdma.org/v2viewer/-/v2article/render/21845730
- **Agrar heute online 10.2.2017** "Milliardengeschäfte: Die 5 größten Landtechnikhersteller weltweit" https://www.agrarheute.com/wissen/milliardengeschaefte-5-groessten-landtechnikhersteller-weltweit
- **SPIEGEL ONLINE** 31.5.2018 "Agrarsubventionen an Finanzinvestoren. So viel Geld fließt an Konzerne, weil sie Land besitzen. Bei den deutschen Empfängern von EU-Agrarsubventionen zeigt sich: Auch landwirtschaftsferne Investoren profitieren - und Betriebe, die durch Mängel bei der Tierhaltung auffallen sind." http://www.spiegel.de/wirtschaft/eu-subventionen-fuer-finanzinvestoren-und-tierhalter-a-1210185.html
- **The Balance 14.7.2018** "Animal Pharmaceutical Companies" *Zitat:* "Worldwide sales of vaccines, medicines and medical devices for companion animals have exceeded about $8

billion annually with an additional $14 billion in sales of vaccines and medicines for livestock." https://www.thebalance.com/of-the-largest-animal-pharmas-2663221
- **Statista** "Agricultural chemicals market value worldwide in 2016 and 2025 (in billion U.S. dollars)" https://www.statista.com/statistics/311943/agrochemical-market-value-worldwide/
- **Wikipedia** "DowDuPont" https://en.wikipedia.org/wiki/DowDuPont
- **Mordor Intelligence December 2017** "Agrochemicals Market - By Type, Application and Geography - Global Market Share, Trends and Forecasts (2017 - 2022)" https://www.mordorintelligence.com/industry-reports/agrochemicals-market
- **Globens Wire 14.7.2017** "Animal Pharmaceuticals Market to Grow at 7.7% CAGR till 2022: P&S Market Research" https://globenewswire.com/news-release/2017/07/14/1046960/0/en/Animal-Pharmaceuticals-Market-to-Grow-at-7-7-CAGR-till-2022-P-S-Market-Research.html
- **VDMA 13.11.2017** "VDMA Landtechnik: Branchenwachstum auf globalen Schlüsselmärkten verstetigt sich" https://www.vdma.org/v2viewer/-/v2article/render/21845730
- **Hans-Böckler-Stiftung 2017** " BRANCHENANALYSE LANDTECHNIK" https://www.boeckler.de/pdf/p_fofoe_WP_052_2017.pdf
- **Agrarheute online 10.2.2017** "Milliardengeschäfte: Die 5 größten Landtechnikhersteller weltweit" https://www.agrarheute.com/wissen/milliardengeschaefte-5-groessten-landtechnikhersteller-weltweit
- **Bundesministerium für Umwelt (BMU)** "Bundes-Milliarden für den Umweltschutz - 2018" https://www.bmu.de/ministerium/aufgaben-und-struktur/finanzen/
- **Video-Empfehlung:** "Die Story im Ersten: Gekaufte Agrarpolitik? Wie Industrie und Agrarlobby durchregieren | Das Erste" Erstausstrahlung 29.4.2019, ein Film von Valentin Thurn und Tatjana Mischke

Weltweit das gleiche Bild
Auch auf internationaler Ebene finden sich die gleichen Interessensgemeinschaften wieder. Gemeinschaften, die bestimmen, was wie und wo angebaut wird.

In endlos vielen Artikeln, Büchern und Dokumentationen werden die Mechanismen beleuchtet, mit denen Konzerne ihre Interessen auch in anderen Ländern durchsetzen. Es wird erörtert, wie diese mit Hilfe von Regierungen Bauern enteignen, um Platz zu schaffen, damit noch größere Mengen an renditeträchtigem Weizen, Soja, Palmöl und Mais angebaut werden können. Produkte für den Weltmarkt der Cash Crops und somit Grundlage für unsere Convenience-Produkte. Es folgen zwei Beispiele.

Die Dokumentation *"Das grüne Gold – Dead Donkeys fear no Hyenas"* (2016) gibt Einblicke. Die Synopsis des Films liest sich wie folgt:

> *"Ackerland – das neue grüne Gold. Weltweit wächst die kommerzielle Nachfrage nach Anbauflächen für den globalen Markt, eine der lukrativsten neuen Spielflächen ist Äthiopien. In der Hoffnung auf große Exporteinnahmen verpachtet die äthiopische Regierung Millionen Hektar Land an ausländische Investoren. Der Traum von Wohlstand hat jedoch seine dunklen Seiten: es folgen Zwangsumsiedlungen riesigen Ausmaßes, über 1 Millionen Kleinbauern verlieren ihre Lebensgrundlage, die Böden werden überfordert – die Antwort ist eine Spirale der Gewalt im Angesicht einer paradoxen Umweltzerstörung. Denn zu dieser Entwicklung tragen auch Milliarden Dollar Entwicklungshilfe von Institutionen wie der EU und Weltbank bei. Und wer sich in den Weg stellt, erfährt die harte Hand der Regierung. Dies muss auch der junge äthiopische Umweltjournalist Argaw lernen, der seine Stimme erhebt – und sich damit selbst in Gefahr bringt.*

Transnationale Landinvestitionen als Konjunkturmaschine oder Ausverkauf des eigenen Landes. Die einen hoffen auf große Gewinne und Fortschritt, die anderen verlieren Existenz und Zuhause. Der erschreckenden Wahrheit auf der Spur trifft der schwedische Regisseur Joakim Demmer auf Investoren, Entwicklungsbürokraten, verfolgte Journalisten, kämpfende Umweltaktivisten und vertriebene Bauern. Ein ungeheuerlicher Real-Thriller, der von den scheinbar entlegenen Ecken Äthiopiens über die globalen Finanzmetropolen direkt auf unseren Esstisch führt."

Auch Aktivitäten der German Food Partnership (GFP) veranschaulichen die Mechanismen: Auf Drängen deutscher Unternehmen und Verbände sowie unter der Schirmherrschaft des Ministeriums für wirtschaftliche Zusammenarbeit und Entwicklung (BMZ) wurde im Jahr 2012 diese Initiative, zur angeblichen Stärkung der Ernährungssicherung in Entwicklungs- und Schwellenländern, gegründet. Die Zusammenfassung der Aktivitäten dieser auch aus Steuergeldern finanzierten Initiative liest sich auf Wikipedia wie folgt. Die relevanten Quellenangaben liegen alle in dem Wikipedia-Link vor.

"Ursprünglich wurde die Initiative 2012 unter dem Namen 'Deutsche Initiative für Agrarwirtschaft und Ernährung in Schwellen- und Entwicklungsländern' (DIAE) gegründet und im Juni 2013 in GFP umbenannt. 2015 wurde die Kooperation GFP beendet, einzelne initiierte Projekte arbeiten weiterhin. An der GFP waren 32 deutsche und internationale Unternehmen beteiligt. Dazu gehören unter anderem die Bayer CropScience AG, die METRO-Gruppe, BASF und Syngenta.

Das der Initiative zu Grunde liegende Modell war das der öffentlich-privaten Partnerschaft (ÖPP). Durch die strategische Zusammenarbeit von öffentlichen und privaten Akteuren sollte die Ernährungssicherheit in Entwicklungs- und Schwellenländern verbessert werden. Dies bedeutet, dass mit Hilfe der GFP Kleinbäuerinnen und Kleinbauern in Schwellen- und Entwicklungsländern der Zugang zu Industriesaatgut, Düngemitteln, Pestiziden und Märkten ermöglicht wird.

Finanziert wurde die GFP durch das BMZ, die Bill & Melinda Gates Foundation sowie die Walmart-Stiftung. Die Aufwendungen durch das BMZ und die Stiftungen betrugen ca. 19,36 Millionen Euro. Im Januar 2013 sagten der ehemalige Entwicklungsminister Dirk Niebel (FDP), die beteiligten Agrarkonzerne und die Bill & Melinda Gates Foundation dem gesamten Projekt 80 Millionen Euro zu. Die Partnerunternehmen der GFP trugen ebenfalls zur Finanzierung der Projekte bei, diese Finanzierungsanteile und auch deren Verwendungsart werden jedoch nicht vom BMZ oder den Unternehmen veröffentlicht."

Die German Food Partnership hat zum Beispiel Kartoffeln mit vielen Pestiziden und teurem Saatgut von BAYER, K+S Kali, Syngenta und weiteren Konzernen, in Afrika anbauen lassen. Kartoffeln hat die Bevölkerung vorher dort aber nie gegessen und diese Knolle kann in weiten Teilen in den Regionen auch nicht gelagert werden. Es ist zu warm und die Feldfrucht vergammelt. Aber Kartoffeln braucht man, um Pommes und Chips zu produzieren und das ist gut für zum Beispiel die Fast-Food-Kette McDonalds, die seit 2010 verstärkt in den afrikanischen Markt drängt. Dafür wurde Menschen ihr Land weggenommen. Ein Teil der enteigneten Afrikaner ist vielleicht wieder als Flüchtlinge bei uns gelandet. Mit Entwicklungshilfe für arme Länder hatte dieses Projekt nichts zu tun.

Auf internationalen Druck von Nichtregierungsorganisationen (NGOs), kleinen Bauernverbänden und nationalen Organisationen wie dem BUND, wurde die German Food Partnership 2015 wieder eingestellt.

Ganz nebenbei: Das Ministerium für wirtschaftliche Zusammenarbeit und Entwicklung (BMZ) wird seit 2013 von Gerd Müller geleitet. Müller ist Mitglied der CSU und war vor seiner Tätigkeit als Bundesminister beim BMZ, Staatssekretär beim Bundesministerium für Ernährung und Landwirtschaft (BMEL).

Quellen und weitere Informationen zu "Investoren für die Landwirtschaft"
- **BASF** "Ernährung weltweit – auf den Landwirt kommt es an" https://www.wichtigster-beruf.de/landwirtschaft/ernaehrung_weltweit/ernaehrung_weltweit.html
- **Wikipedia** "German Food Partnership" https://de.wikipedia.org/wiki/German_Food_Partnership
- **EPO Entwicklungspolitik online 11.12.2015** "Kooperation mit Agrarkonzernen NGOs begrüßen Ende der German Food Partnership" http://epo.de/index.php?option=com_content&view=article&id=12194:kooperation-mit-agrarkonzernen-ngos-begruessen-ende-der-german-food-partnership&catid=14&Itemid=88
- **Niema Movassat – MITGLIED DES BUNDESTAGES 09.02.2015** "German Food Partnership: Kartoffelchips für Afrika" https://movassat.de/german-food-partnership-kartoffelchips-fuer-afrika
- **Informationsdienst Gentechnik 15.12.2015** "German Food Partnership beendet" https://www.keine-gentechnik.de/nachricht/31478/
- **Wikipedia** "Gerd Müller" https://de.wikipedia.org/wiki/Gerd_M%C3%BCller_(Politiker,_1955)
- **Der Standard 9.11.2016** "Wie Indiens Bauern in den Suizid getrieben werden." https://derstandard.at/2000047182616/Wenn-Indiens-Bauern-in-den-Suizid-getrieben-werden
- **FIAN Deutschland MIT MENSCHENRECHTEN GEGEN DEN HUNGER 12.3.2019** "Neue Studie kritisiert zunehmende Privatisierung der Entwicklungszusammenarbeit – FIAN und INKOTA veröffentlichen heute eine Studie zur immer engeren Verquickung von staatlicher Entwicklungszusammenarbeit mit Finanzinvestoren und Agrarkonzernen. Die Untersuchung kommt zu dem Ergebnis, dass der wachsende Einsatz privater Gelder nicht geeignet ist, um Hunger und Armut strukturell zu bekämpfen." *Zitat:* "Initiativen wie AGRA setzen vor allem auf den Einsatz von chemischen Düngemitteln und Hybridsaatgut und dienen damit in erster Linie den Expansionsbestrebungen großer Konzerne wie Yara und Bayer. Kleinbauern und -bäuerinnen geraten in immer stärkere Abhängigkeiten, und auch die Umwelt leidet unter dem längst gescheiterten Modell der Grünen Revolution. Die von der Bundesregierung zugesagte Förderung in Höhe von zehn Millionen Euro ist eine völlige Fehlinvestition. Ein weiterer Kritikpunkt betrifft die Intransparenz der Finanzinstitutionen. Allein die DEG, Tochter der staatlichen Entwicklungsbank KfW, hat mehr als die Hälfte ihrer 7,2 Milliarden Euro Entwicklungsgelder an Finanzinstitute vergeben. Auch haben sich Kredite und Beteiligungen der DEG an Unternehmen in Finanzoasen – darunter den Kaimaninseln oder Mauritius – innerhalb von zehn Jahren verfünffacht." https://www.fian.de/artikelansicht/2019-03-12-neue-studie-kritisiert-zunehmende-privatisierung-der-entwicklungszusammenarbeit/
- **Video-Dokumentation:** "Entwicklungshilfe absurd: Kartoffelchips gegen den Hunger" 03.02.15, Das Erste - Panorama https://daserste.ndr.de/panorama/aktuell/Entwicklungshilfe-absurd-Kartoffelchips-gegen-den-Hunger,greenwashing122.html
- **Video-Dokumentation:** "Konzerne als Retter? oder wie man Flüchtlinge produziert!" 2017, ARTE Dokumentation https://www.youtube.com/watch?v=GI9OWiq_h8k
- **Video-Dokumentation:** "Das grüne Gold - Dead Donkeys fear no Hyenas" 2016 Schweden / Deutschland / Finnland http://www.movieworlds.com/filme/Das-gruene-Gold.php
- **Video-Dokumentation 2013:** "Indien: Selbstmord-Serie unter Bauern" Das Erste Weltspiegel 29.9.2013 http://www.daserste.de/information/politik-weltgeschehen/weltspiegel/sendung/swr/2013/indien-bauern-baumwolle-100.html
- **Video-Dokumentation:** "Die Story - Bayer und Monsanto: die Saat der Gier" WDR Doku 17.1.2018 https://www.youtube.com/watch?v=PyMQ5pt5zig
- **Video-Dokumentation:** "Das schmutzige Geschäft von Bayer" WDR Dokumentation 2014 https://www.youtube.com/watch?v=vO9iUUzaaNE&t=13s

- **Video-Dokumentation:** "Blaues Gold im Garten Eden" 2003, KERNFILM, Hamburg
- **Buch:** "Aus kontrolliertem Raubbau: Wie Politik und Wirtschaft das Klima anheizen, Natur vernichten und Armut produzieren" 2015, by Kathrin Hartmann
- **Buch:** "Die Hungermacher: Wie Deutsche Bank, Allianz und Co. auf Kosten der Ärmsten mit Lebensmitteln spekulieren. Ein foodwatch-Buch" 2013, by Harald Schumann
- **Buch:** "Tödliche Ernte: Wie uns das Agrar- und Lebensmittelkartell vergiftet" 2013, by Richard Rickelmann

Ausblick für die Zukunft

Um adäquat versorgt zu sein, brauchen wir Menschen Nahrungsmittel, die alle essenziellen Nährstoffe beinhalten und keine Giftstoffe aufweisen. Eine solche Nahrungsmittelversorgung haben wir in weiten Teilen der Welt nicht mehr. Wir benötigen also eine grundlegende Trendwende in der Art und Weise, wie wir unsere Nahrungsmittelversorgung gestalten.

In der Öffentlichkeit wird allerdings von Konzernen und der Politik oft erklärt, dass eine solche Trendwende nicht möglich sei. Eine nachhaltige und ökologische Versorgung der wachsenden Weltbevölkerung sei laut vieler Experten nicht zu schaffen. Diese Aussage ist falsch und lässt sich anhand eines einfachen Rechenbeispiels, belegen:

- Wenn eine Fläche mit intelligenter Fruchtfolge, den richtigen Pflanzenpartnern und das ganze Jahr über bewirtschaftet wird, braucht ein Mensch ca. 200qm. Diese Fläche reicht aus, um einen Menschen für ein ganzes Jahr mit hochwertiger veganer Nahrung zu versorgen. Detaillierte Anleitungen und Informationen finden sich unter den Quellenangaben und in Büchern.
- Es leben zurzeit knapp 7,5 Milliarden Menschen auf der Erde. Also für alle Menschen zusammen bräuchte man eine Fläche von ca. 1.500.000 qkm.
- Deutschland hat eine Fläche von 357,376 qkm. 51% der Fläche sind landwirtschaftlich genutzt. Also Deutschland alleine könnte auf der bestehenden Nutzfläche ca. ein Achtel der Weltbevölkerung mit vegetarischen Selbstversorgergärten oder größeren, lokalen Einheiten ernähren und mit allen essenziellen Nährstoffen versorgen. Ökologisch und nachhaltig produziert!

Zum Vergleich:

- Für die Landwirtschaft und Viehhaltung werden weltweit ca. 49.116.227 qkm genutzt.
- Der Anteil von landwirtschaftlich genutzter Fläche in Deutschland, auf der, wie gesagt, bereits ein Achtel der Weltbevölkerung ernährt werden könnte, beträgt 0,375% der gesamt global landwirtschaftlich genutzten Fläche.

Das ist eine sehr vereinfachte Rechnung. Sie macht aber deutlich, dass signifikant mehr Fläche für eine landwirtschaftliche Nutzung zur Verfügung steht als tatsächlich benötigt wird. Wenn also Unternehmen oder "unabhängige" Institute erklären, dass die Weltbevölkerung ohne die Hilfe von Intensivlandwirtschaft, Massentierhaltung und Großkonzernen nicht ernährt werden kann, dann sollte man sich das genauer ansehen.

Die Voraussetzung dafür, dass unsere globale Lebensmittelversorgung sichergestellt ist, ist allerdings, dass wir den Lebensraum um uns herum nicht weiter zerstören. Zu den Grundlagen einer intakten Umwelt gehören gesunde Böden, sauberes Trinkwasser und saubere Luft.

Bei einer wirklich nachhaltigen Landwirtschaft würden wir nicht nur diese drei Grundvoraussetzungen realisieren, sondern hätten zusätzlich, und nach einem Umbau der Landwirtschaft, auch ausreichend Ackerland und Grasflächen für die Nutztierhaltung. Darüber hinaus würden uns wieder Nahrungsmittel in Wäldern und auf Wiesen in Form von Wildkräutern, Beeren, Wildtieren sowie Produkte aus dem Meer, aus Flüssen und Seen zur Verfügung stehen. Und genau diese Nahrungsmittel brauchen wir Menschen, um adäquat versorgt zu sein.

Wirklich gefährlich für unsere Nahrungssicherheit ist also nicht ein genereller Mangel an Produktionsfläche, sondern die industrielle Landwirtschaft und deren Produkte.

Wie bedrohlich die industrielle Entwicklung der letzten Jahrzehnte, besonders in der Landwirtschaft, für unsere Versorgung ist, wird deutlich, wenn man sich weitere Fakten dazu anschaut.

In den letzten 40 Jahren haben wir weltweit über 30% unserer fruchtbarsten Böden verloren. So erklärt es unter anderem The Guardian am 19.9.2017 in einem Artikel mit dem Titel *"Who's the world's leading eco-vandal? It's Angela Merkel"*. Die folgenden Aspekte rauben uns die Lebensgrundlage: Fruchtbare Böden und sauberes Wasser:

- **Veränderung der ökologischen Strukturen:** Abholzung von Wäldern, zu intensive Bewirtschaftung der Flächen, Erosion durch Wind und Erdrutsche, Versalzung an Küstenregionen und Überbauung der Flächen.

- **Direkter Eintrag von Giftstoffen auf die Felder:** Der Einsatz von Agro-Chemie wie Pestiziden, Fungiziden, Insektiziden und von künstlichen Düngemitteln verändert das Mikroklima in den Böden und somit die Fruchtbarkeit der Erde.

- **Indirekter Eintrag von Giftstoffen in die Umgebung:** Abgase, Abwässer und Kunststoffe aus der Industrie verseuchen Grundwasser, Flüsse und Küstenbereiche. Pflanzen und Mikroorganismen im Boden werden durch diese Stoffe geschwächt und lokale Kreislaufsysteme gestört.

Diese Faktoren wiederum führen dazu, dass der Lebensraum von Bestäubern – dem ersten Glied unserer Nahrungskette – zusammenbricht. Die Süddeutsche Zeitung erklärt in einem Artikel vom 18.10.2017:

"Seit 1989 ist die Masse der Insekten in Deutschland dramatisch geschrumpft, belegt eine langjährige Untersuchung. An 63 Orten im Bundesgebiet – allesamt Naturschutzgebiete – verzeichneten Forscher einen Rückgang um durchschnittlich 76 Prozent."

Am 11.2.2019 ergänzt die Süddeutsche Zeitung:

"Als wichtigste Ursache für das weltweite Sterben der Insekten hat das Team um Sánchez-Bayo den Verlust von Lebensraum vor allem durch intensive Landwirtschaft und den Bau von Städten und Straßen ausgemacht. Zweitwichtigste Ursache sei der massenhafte Einsatz von Dünger und Pestiziden

> wie den Neonikotinoiden, die das Nervensystem aller Insekten angreifen und deren tödliche Wirkung deshalb nicht nur auf Schädlinge begrenzt ist."

Gemeinsam führen das Artensterben, die Bodenerosion und klimatische Veränderungen dazu, dass zum Beispiel die Obsternte in Deutschland in 2017 in weiten Teilen ganz ausgefallen ist. Im August 2017 las man Schlagzeilen wie diese:

> "In diesem Jahr haben wir in Deutschland Frostschäden beim Obstbau in Höhe von rund 200 Millionen Euro bis hin zu regionalen Totalausfällen. Der Klimawandel und die Zunahme von Extremwetterereignissen erfordern ein wirksameres und besseres Risikomanagement für die Betriebe."

> "Laut dem Bundesverband der obst-, gemüse- und kartoffelverarbeitenden Industrie (BOGK) gibt es bis zu 70% weniger Sauerkirschen, 65% weniger Pflaumen sowie bis zu 85% weniger Heidelbeeren dieses Jahr im Vergleich zum Vorjahr. Die Ernteausfälle beziehen sich nicht nur auf Deutschland, sondern auf den gesamten europäischen Obstbau (Spanien, Italien, Frankreich, Österreich, Polen und weitere). Grund der Ernteausfälle sind Störungen der Blühphase je nach Region durch Hitze, Fröste oder Dauerregen."

Nach dem viel zu nassen Jahr 2017 mit einem vergleichsweise zu kalten Frühling gab es dann in ganz Europa 2018 eine völlig unerwartete und anhaltende Dürre. Dieses Wetterphänomen bedroht nun die Existenz von unzähligen Landwirten. Die landwirtschaftlichen Schäden belaufen sich auf etliche Milliarden Euro. Rohstoffpreise an internationalen Terminbörsen für Futtermittel und teils Getreide, Milch- und Fleischprodukte sind regelrecht explodiert.

All das sind keine rein nationalen oder europäischen Probleme. International sieht die Situation in vielen Ländern noch schlechter aus. Bereits am 10.04.2013 schrieb die Welt online in einem Beitrag mit dem Titel *"Bis zu 70 Prozent der Äcker in China verseucht"*:

> "China bezahlt für sein Wirtschaftswachstum einen hohen Preis: Laut einer Studie sind die Äcker des Landes größtenteils mit Giften und Herbiziden verseucht. Die gesundheitlichen Folgen sind dramatisch.
>
> Einige Experten gehen davon aus, dass bis zu 70 Prozent des gesamten Ackerlandes belastet ist. Bodengifte wie Blei, Arsen oder Cadmium, welche von Industriebetrieben ausgestoßen werden, gelangen über die Ackerpflanzen in Lebensmittel. Die neun Jahre in Folge mit Rekordernten haben Kosten", sagte Zhuang zu der Studie, die bislang als geheim eingestuft worden war, nun aber bald veröffentlicht werden soll. Düngemittel verschmutzten Felder und Flüsse.... Die Ernten kämen nur dank des starken Einsatzes von Düngemitteln zustande."

Auch das Getreide aus China landet auf dem internationalen Rohstoffmarkt. Somit verseuchen die Lebensmittel nicht nur die lokale Bevölkerung in Asien, sondern auch unsere Darmflora hier in Deutschland – dank internationaler Produktion und des Vertriebes von Convenience-Produkten. Laut Wikipedia ist China übrigens mit Abstand der weltweit größte Getreideproduzent, also jenes Rohstoffs, den zum Beispiel Nestlé in fast allen seinen Produkten verarbeitet und global vermarktet.

Es ist zu erwarten, dass Schlagzeilen rund um ökologische Desaster in der Zukunft noch deutlich zunehmen. Wir werden in den nächsten Jahren ein massives Versorgungsproblem und noch dramatischere Gesundheitsprobleme, verursacht durch Mangel- und Fehlernährung, bekommen. Hurrikane, Überflutungen, Flächenbrände, Ernteausfälle durch Temperaturschwankungen, verseuchte Böden und Bodenerosion werden unsere Ernten und somit Grundlage für eine gesunde Nahrungsmittelproduktion deutlich erschweren. Weltweit!

Die einzig wirklich nachhaltige Option, um unsere Nahrungsmittelversorgung zu sichern, ist nun konsequent wieder auf eine ökologische Landwirtschaft zu wechseln. Nur mit einer Landwirtschaft, welche Produkte erzeugt, die noch eine natürliche Konzentration an Mikronährstoffen aufweisen, sind wir Menschen adäquat versorgt. Und auch nur diese Form der Landwirtschaft erlaubt eine langfristige und somit nachhaltige Versorgung für uns Menschen, indem sie die Grundvoraussetzungen für ein vitales Leben schützt: fruchtbare Böden, sauberes Wasser und gesundes Essen.

All das ist auch durchaus machbar und umfänglich belegt. Siehe zum Beispiel die unter den Quellenangaben empfohlenen Werke von Dr. Prinz Felix zu Löwenstein, einem deutschen Agrarwissenschaftler, Landwirt und Vorstandsvorsitzenden des Bundes Ökologische Lebensmittelwirtschaft (BÖLW) sowie Vorstandsmitglied des Forschungsinstituts für biologischen Landbau (FiBL Deutschland).

Quellen und weitere Informationen zu "Ausblick für die Zukunft"

- **WELT 2.7.2013** "Hier wird nur gegessen, was im Garten wächst" https://www.welt.de/vermischtes/article117630038/Hier-wird-nur-gegessen-was-im-Garten-waechst.html
- **Der kleine Garten** "Gartengröße für vegetarische Ernährung – Selbstversorgergarten" https://www.derkleinegarten.de/nutzgarten-kleingarten/selbstversorgung/selbstversorgergarten-groesse-2.html
- **Wikipedia** "Agricultural land" https://en.wikipedia.org/wiki/Agricultural_land
- **Bundesministerium für Wirtschaftliche Zusammenarbeit und Entwicklung (BMZ)** "Rede von Bundesentwicklungsminister Dr. Gerd Müller bei der 'World Food Convention' am 22.6.2017 in Berlin" https://www.bmz.de/de/presse/reden/minister_mueller/2017/juni/170622_rede_world_food_convention.html
- **Brot für die Welt 27.9.2018** "Die Zahl der Hungernden steigt weiter an" https://info.brot-fuer-die-welt.de/blog/zahl-hungernden-steigt-weiter
- **Greenpeace 11.5.2016** "TEXTILINDUSTRIE VERGIFTET GEWÄSSER" https://www.greenpeace.de/themen/endlager-umwelt/textilindustrie-vergiftet-gewaesser
- **Eurativ 6.12.2017** "Mercury poisoning widespread as even UN delegates test positive" *Zitat:* "Coal-fired stations are estimated to contribute 24% of worldwide emissions while metal manufacturing provides 18%. The largest share, 37%, is caused by non-industrial gold mining, where workers use the metal to separate gold from the surrounding rock. Mercury is particularly problematic when it gets into the food chain because it gradually builds up and reaches extremely toxic levels. SIDS are especially vulnerable due to their reliance on fish as a part of their diet." https://www.euractiv.com/section/energy-environment/news/mercury-poisoning-widespread-as-even-un-delegates-test-positive/
- **Deutscher Bauernverband 22.8.2017** "Aprilfröste dezimieren Obsternte" http://www.bauernverband.de/aprilfroeste-dezimieren-obsternte
- **Deutschlandfunk 18.8.2017** "Klimawandel und Landwirtschaft – Höhere Ernteausfälle, mehr Selbstmorde unter Bauern" http://www.deutschlandfunk.de/klimawandel-und-landwirtschaft-hoehere-ernteausfaelle-mehr.676.de.html?dram:article_id=393808
- **Donnerwetter 4.8.2017** "Das Wetter spielt nicht mit" http://www.donnerwetter.de/agrar/erhebliche-ernteeinbussen-nicht-nur-in-deutschland_cid_49742.html

- **Welt 10.4.2013** "Bis zu 70 Prozent der Äcker in China verseucht" https://www.welt.de/wissenschaft/umwelt/article115177291/Bis-zu-70-Prozent-der-Aecker-in-China-verseucht.html
- **The Guardian online 19.9.2017** "Who's the world's leading eco-vandal? It's Angela Merkel" https://www.theguardian.com/commentisfree/2017/sep/19/world-leading-eco-vandal-angela-merkel-german-environmental
- **Süddeutsche Zeitung online 18.10.2017** "Dramatischer Insektenschwund in Deutschland" http://www.sueddeutsche.de/wissen/insektensterben-dramatischer-insektenschwund-in-deutschland-1.3713567
- **Süddeutsche Zeitung 11.2.2019** "In 100 Jahren ausgestorben?" https://www.sueddeutsche.de/wissen/insektensterben-bienensterben-insekten-weltweite-studie-1.4325129
- **World Wide online** "Life Soil Erosion and Degradation" https://www.worldwildlife.org/threats/soil-erosion-and-degradation
- **The Guardian online 2.12.2015** "Earth has lost a third of arable land in past 40 years, scientists say" https://www.theguardian.com/environment/2015/dec/02/arable-land-soil-food-security-shortage
- **Magazin für die Geflügelwirtschaft** "Rohstoffpreise steigen. Geflügelhalter fordern Ausgleich für höhere Kosten https://www.dgs-magazin.de/Steigende-Rohstoffpreise-erfordern-hoehere-Gefluegelpreise,QUIEPTU4MzYyMDYmTUIEPTQ3Mg.html
- **Wikipedia** "International wheat production statistics" https://en.wikipedia.org/wiki/International_wheat_production_statistics
- **Weltagrarbericht** "Landwirtschaft am Scheideweg – Weiter wie bisher ist keine Option" https://www.weltagrarbericht.de/?id=2200
- **Weltagrarbericht** "Wege aus der Hungerkriese" http://www.weltagrarbericht.de/
- **Landgrabbing in Lateinamerika** "Forschungs- und Dokumentationszentrum Chile-Lateinamerika e.V. (FDCL)" https://www.fdcl.org/
- **Frankfurter Allgemeine 15.9.2017** "VEREINTE NATIONEN: Die Zahl der Hungernden steigt wieder" http://www.faz.net/aktuell/gesellschaft/ungluecke/die-zahl-der-hungernden-steigt-wieder-15200528.html
- **World Vision** "Tony Rinaudo, Experte für Wiederaufforstung und Landwirtschaft bei World Vision, begleitet uns. Seit mehr als 30 Jahren kämpft er unermüdlich, um verödete Gebiete wieder zum Leben zu bringen und Menschen vor Hunger zu bewahren. Seit dieser Zeit reist Tony durch die ganze Welt und versucht in Workshops und auf Konferenzen, Bauern von der FMNR-Methode zu überzeugen. Doch die Widerstände sind hartnäckig. Viele Akteure im Bereich der Forstwirtschaft haben kein Interesse an einer preiswerten und schnellen Wiederaufforstungsmethode." https://www.worldvision.de/aktuell/2015/05/Tony-Rinaudo-FMNR
- **BBC 30.1.2019** "In Depth Agriculture Africa. The 'miracle mineral' the world needs. You can't grow crops without phosphorus. To get it, farmers often rely on expensive, frequently unavailable fertiliser. But there could be a better – and easier – way." http://www.bbc.com/future/story/20190114-compost-or-phosphorus-fertiliser-in-africa-agriculture
- **The Guardian 10.2.2019** "Plummeting insect numbers 'threaten collapse of nature'" *Zitat:* "41% of global insect species have declined over the past decade compared with 22% of vertebrate species" https://www.theguardian.com/environment/2019/feb/10/plummeting-insect-numbers-threaten-collapse-of-nature
- **World Wheat Production 2017/2018** https://www.worldwheatproduction.com/
- **Buch:** "FOOD CRASH: Wir werden uns ökologisch ernähren oder gar nicht mehr" 2017, by Felix zu Löwenstein
- **Buch:** "Es ist genug da. Für alle. Wenn wir den Hunger bekämpfen, nicht die Natur" 2015, by Felix zu Löwenstein
- **Buch:** "Das große Buch der Selbstversorgung: Erneuerbare Energien nutzen, Obst und Gemüse anbauen, Nutztiere halten, Einlegen, Einkochen und Räuchern, Naturheilmittel und mehr" 2018, by Dick Strawbridge, James Strawbridge
- **Buch:** "Permakultur – Der Weg zum Selbstversorger: So bringen Sie Ihren Garten und Ihr Leben in Einklang mit der Natur" 2019, by Richard Ludewig
- **Buch:** "Der Selbstversorger: Mein Gartenjahr: Säen, pflanzen, ernten. Inkl. DVD und App zur Gartenpraxis: Storl zeigt, wie's geht!" 2016, by Wolf-Dieter Storl
- **Buch:** "Auf 1.000 Quadratmetern autark werden und eigene Lebensmittel anbauen" *Zitat:* "Auf nur 1.000 Quadratmetern decken Sie 85 Prozent des Lebensmittelbedarfs einer vierköpfigen

Familie und können – wenn Sie Ihre Produkte auch auf dem Markt anbieten – obendrein noch rund 7.000 Euro jährlich verdienen." 2011, by Brett L. Markham
- **Video-Kanal:** "Der Selbstversorgerkanal"
  https://www.youtube.com/channel/UCoHvJAx03zZuGkpPAxCO9UQ

Fazit: Eine Verschlechterung der Grundnahrungsmittel. Weltweit.

Große Agrarkonzerne sind NICHT der Retter unserer Ernährungskrise, sondern die Verursacher. Sie produzieren Lebensmittel, die für uns Menschen physiologisch immer minderwertiger sind als lokale und saisonale Bioware. Ebenso zerstören sie unseren natürlichen Lebensraum und somit das lokale und globale ökologische Gleichgewicht. Sie sind die Hauptverursacher bei der Vernichtung der Grundlage, die wir für eine gesicherte Nahrungsproduktion brauchen.

Diese Konzerne haben mit ihren Produktionsmethoden und ihrem politischen Agieren dafür gesorgt, dass jeder einzelne Aspekt unserer Nahrungskette sich, besonders in den letzten zwei Jahrzehnten, gravierend verschlechtert hat. Von der Bestellung unserer Felder über den Transport bis zur Verarbeitung unserer Nahrungsmittel hat die Wertigkeit unserer Nahrung abgenommen.

Die folgenden Aspekte kommen alle in der Intensivlandwirtschaft und Massentierhaltung zum Tragen, und zu Teilen auch im ökologischen Landbau.

Weniger Nährstoffe pro Pflanze und Abnahme der Artenvielfalt
1. Saatgut wurde auf höhere Erträge und nicht auf höhere Konzentration von Mikro-Nährstoffen gezüchtet.
2. Wildkräuter, Beeren und Pilze mit besonders hohen Konzentrationen an Mikronährstoffen werden nicht kommerziell angebaut und fehlen zunehmend in der Ernährung von Menschen.
3. Die Artenvielfalt von Nutzpflanzen und Nutztieren und somit die Vielfältigkeit von einem Nährstoffangebot, hat abgenommen.
4. Bei einem Mangel an UV-Strahlen bzw. oxidativem Stress, bedingt durch künstliche Zuchtmethoden, bilden Pflanzen weniger sekundäre Pflanzenstoffe.
5. Die Zucht von Tieren in Ställen und ohne Sonnenlicht führt zu geringeren Konzentrationen an essenziellen Nährstoffen wie Fettsäuren und Vitamin D in tierischen Produkten.
6. Längere Transportwege und Lagerung führen zu einem höheren Zerfall von Vitaminen.

Mehr Giftstoffe
1. Rückstände von Pestiziden, Antibiotika und Hormonen schädigen unsere Darmflora.
2. Der Anbau von Pflanzen unter Folie und Glasdächern führt zu einer höheren Konzentration von Nitratwerten in unseren Nutzpflanzen.
3. Schadstoffe werden durch die Intensivlandwirtschaft in das Oberflächen- und Grundwasser eingetragen und belasten unser Trinkwasser.

Diese minderwertigen Rohstoffe werden dann von der Lebensmittelindustrie mit einer großen Palette von teilweise sehr schädlichen Zusatzstoffen weiterverarbeitet. All das macht uns krank!

Die Lebensmittelindustrie

Die Lebensmittelindustrie ist die Branche, die nun die minderwertigen Rohstoffe weiterverarbeitet. Sie ist der zweite Hauptverantwortliche für die weltweit rasant steigenden Gesundheitsschäden, die wir bei uns, und besonders nun auch unseren Kindern, beobachten.

Ein Blick hinter die Kulissen

Heutzutage kommt ein Großteil dessen, was wir essen und was unseren Kindern serviert wird, von der Lebensmittelindustrie: abgepackt in Plastiktöpfen, Dosen, Pappkartons, Folien, Tetrapacks und aus der Tiefkühltruhe. Die produzierenden Konzerne sind mächtig und durchsetzungsstark.

Margaret Chan, Physikerin und Generalsekretärin der Weltgesundheitsorganisation (WHO) von 2006 bis 2017, beschrieb die Situation in der 8th Global Conference on Health Promotion Helsinki in Finnland am 10. Juni 2013 folgendermaßen:

> *"Das öffentliche Gesundheitswesen muss gegen Big Food und Big Alkohol kämpfen. Diese Industrien fürchten Regulierung und schützen sich. Hier haben wir es mit fürwahr furchterregenden Gegnern zu tun, die Marktmacht problemlos in politische Macht verwandeln."*

Ausgehend von ihrer globalen Größe und Kapitalmacht haben die 10 größten Lebensmittelkonzerne einen gigantischen Einfluss auf uns alle – also auf das, was wir in der Werbung sehen, was auf unserem Teller landet und was wir als gesund wahrnehmen. Die folgenden Lebensmittelkonzerne bestimmen, was wir essen:

	Konzern	Gründungsjahr	Hauptsitz	Umsatz 2017 in Milliarden USD Dollar	Marktwert in Milliarden USD Dollar 8. Oktober 2018
1	Nestlé	1866	Schweiz	$ 90	$ 255
2	PepsiCo	1898	USA	$ 63	$129
3	Unilever	1929	Niederlande	$ 53	$ 163
4	Danone	1919	Spanien	$ 45	$ 25
5	Tyson Foods	1935	USA	$ 38	$ 16
6	Coca-Cola	1892	USA	$ 35	$ 170
7	Mars (Privatbesitz)	1911	USA	$ 35	–
8	Kraft Heinz	1869	USA	$ 26	$ 58
9	Mondelēz (Kraft)	1924	USA	$ 26	$ 54
10	General Mills	1928	GB	$ 15	$ 22

Quelle: Daten von Finanzen.net und Wikipedia

Die Vorstandsgehälter bewegen sich pro Person und Jahr zwischen 5 und 20 Millionen USD. Die Reingewinne dieser Konzerne betragen im Schnitt ca. 7 bis 15% der Umsatzsumme. Laut dem Magazin Forbes haben die 25 größten Lebensmittel- und Getränkehersteller in 2017 einen Umsatz von knapp 750 Milliarden USD erwirtschaftet. Der Reingewinn beläuft sich auf 137 Milliarden USD, 51 Milliarden UDS mehr als im Jahr 2016.

Diese Konzerne kontrollieren nun fast den gesamten globalen Markt der größeren Handelsmarken. Sie haben einen unglaublichen Einfluss durch Werbung und Lobbying. So beeinflussen sie maßgeblich, was wir in den Lebensmittelmärkten kaufen können und was in unserem Mund landet. Der Einfluss der Konzerne wächst seit 100 Jahren kontinuierlich.

Fast-Food auf allen Kontinenten

Aber nicht nur die großen Lebensmittelkonzerne haben sich zu schlagkräftigen Weltkonzernen entwickelt. Besonders erfolgreich ist auch die Expansion von Fast-Food-Ketten. Beide Industrien arbeiten Hand in Hand. Mittlerweile haben amerikanische und teilweise auch nationale Fast-Food-Ketten fast jeden Winkel der Welt erobert und sich, insbesondere seit 2010, rasant verbreitet. Die Produkte werden intensiv und mit großen Marketingbudgets beworben: McDonalds alleine hat zum Beispiel in 2014 nur für Werbung weltweit 802 Millionen US Dollar ausgeben. Das hat dazu geführt, dass nun Menschen, besonders Kinder, überall auf der Welt weniger traditionelle Gerichte essen. Die Expansion von amerikanischen Fast-Food-Ketten hat die ganze Welt überrollt:

Unternehmen	Gründungsjahr	Hauptsitz	Jahresumsatz in Milliarden USD Dollar	Anzahl Filialen
McDonalds	1940	USA	24 (2015)	36.900
Subway	1965	USA	11 (2016)	44.000
Starbucks	1971	USA	19 (2015)	24.000
Burger King	1953	USA	1 (2016)	15.730
YUM (spin-off from PepsiCo, gegründet 1997)	1898 (PepsiCo) 1952 (KFC) 1958 (Pizza Hut) 1962 (Taco Bell)	USA	6 (2016)	43.500

Quelle: Daten von Wikipedia und den jeweiligen Webseiten (siehe Quellenangaben)

Die Eroberungswellen lassen sich grob in folgende Zeitabschnitte aufteilen:
- Ab den 50ern eroberten Fast-Food-Ketten die USA.
- Ab den 70ern eroberten die Fast-Food-Ketten Europa. Deutschland, Schweden und Großbritannien wurden als erste Länder "beglückt".
- Ab den 90ern etablierten sich die Fast-Food-Ketten in Lateinamerika und der Karibik.
- Ab 2000 wurde in den Mittleren Osten und nach China expandiert.
- Ab 2010 wird nun in rasantem Tempo der afrikanische Kontinent erobert.

Zeitgleich mit jeder weiteren Expansionswelle wurde die lokale Bevölkerung kränker.

Profiteure: Lokale Platzhirsche

Auch Deutschland beheimatet eine Konzernlandschaft, die viel Geld mit schädlichen Lebensmitteln verdient.

- **Oetker KG:** Dieser Süß- und Backwarenhersteller machte allein 2016 einen Umsatz von knapp 12 Mrd. Euro. Der Hauptsitz ist in Bielefeld, Nordrhein-

Westfalen. Die Oetker KG. und Dr. Arend Oetker haben in 2017 zusammen die CDU mit 178.000 Euro an Spendengeldern unterstützt (Gründungsjahr: 1891).
- **Nord- und Südzucker:** Zusammen machten die Zuckerproduzenten 2016 einen Umsatz von über 10 Mrd. Euro. Sie haben ihre Hauptsitze in Niedersachsen und Baden-Württemberg (Gründung der ersten zugehörigen Zuckerfabrik: 1838).
- **Haribo GmbH und Co. KG** produziert riesige Paletten an Süßigkeiten und hat ihren Sitz in Bonn. Der jährliche Umsatz beträgt ca. 2 Mrd. Euro. (Gründungsjahr: 1920).
- **Die Storck KG:** Hat ihren Sitz in Halle und produziert Kassenschlager wie Knoppers, Toffifee und Merci. Der Jahresumsatz beträgt ebenfalls über 2 Mrd. Euro (Gründungsjahr: 1903).
- **Die K+S KALI GmbH:** Der größte Salzhersteller der Welt hat seinen Sitz in Kassel und macht jährlich einen Umsatz von ca. 3,5 Mrd. Euro (Gründungsjahr: 1889).
- **Tönnies Holding:** Der zweitgrößte Schweinemetzger der Welt hat seinen Hauptsitz in Nordrhein-Westfalen und machte in 2016 einen Umsatz von 6,3 Mrd. Euro (Gründungsjahr: 1971).
- **PHW-Gruppe / Lohmann & Co. AG:** Der größte deutsche Geflügelzüchter und -verarbeiter sowie eines der größten Unternehmen der deutschen Lebensmittelindustrie hat seinen Hauptsitz in Visbeck (Niedersachsen) und machte 2016 einen Jahresumsatz von ca. 2,5 Mrd. Euro (Gründungsjahr: 1932).
- **Deutsches Milchkontor GmbH:** Dieser Hersteller von Milchprodukten hat seinen Hauptsitz in Zeven, Niedersachsen, und verbuchte in 2017 einen Jahresumsatz von 5 Mrd. Euro (Gründungsjahr: 2011 als Zusammenschluss aus mehreren Milchverarbeitungsbetrieben).

All diese Unternehmen haben ihre Zentralen in Deutschland, betreiben intensiv Lobbyarbeit, und gehören mächtigen Verbänden an. Das hat ganz offensichtlich dazu geführt, dass unsere Bundesministerien für Gesundheit, Ernährung und Landwirtschaft es zulassen, dass wir flächendeckend unsere Kinder, ebenso wie den Rest der Bevölkerung, mit Lebensmitteln ernähren, die nachweislich ihrer Gesundheit schwer schaden.

Ein Geschäftsmodell auf Sand gebaut
Das grundsätzliche Problem der Lebensmittelkonzerne und Fast-Food-Ketten ist, dass ihre Produkte für uns Menschen entweder überflüssig sind, deren Nutzen fragwürdig ist oder sie unsere Gesundheit nachweislich schädigen.

- **Überflüssig:** Dazu gehört Mineral- und Flaschenwasser. Solange das lokale Grund- und Oberflächenwasser nicht durch die Landwirtschaft und Industrie verschmutzt wird, ist dieses Trinkwasser physiologisch für Menschen genauso wertvoll wie teures und in Plastik- und Glasflaschen abgefülltes Mineralwasser.
- **Fragwürdig:** Dazu gehören biologisch erzeugte, aber industriell verarbeitete Produkte, bei denen im Verarbeitungsprozess die natürlichen Mikronährstoffe verlorengehen und anschließend synthetisch hergestellte Mikronährstoffe wieder zugeführt werden. Das ist zum Beispiel bei Bio-Baby-Brei oder Bio-Vollkorndinkelkeksen der Fall. Solange unsere Ernährung mit unbelasteten und natürlichen Lebensmitteln aufgebaut ist, und diese nährstoffschonend verarbeitet und zeitnah konsumiert werden, brauchen wir keine künstlichen

Zusätze oder Nahrungsergänzungsmittel. Die Ausnahme ist Vitamin D, wenn man nicht reichlich fetten Fisch isst oder nahe genug am Äquator wohnt und ausreichend Sonnenlicht hat.

- **Schädlich:** Alle Lebensmittel, die mit raffiniertem Zucker, Auszugsmehlen, Salz, Phosphatzusätzen, Nitrat, Glutamat, Hormonen, Pestiziden, genetisch veränderten Organismen, künstlichen Farb- und Zusatzstoffen oder Aluminium hergestellt werden. Also praktisch alles, was die Lebensmittelkonzerne produzieren und mit viel Aufwand bewerben.

Das einfache Grundprinzip der Lebensmittelkonzerne lautet wie folgt: Man nehme einen Rohstoff, der dann durch verschiedenste Produktionsschritte in Einzelteile zerlegt, neu wieder zusammengesetzt und dann mit verschiedenen Zusätzen angereichert wird. Dann wird das Produkt in Plastik oder Pappkartons verpackt und rund um den Globus in Supermärkten, oder nun auch über das Internet, angeboten. Wie beschrieben, gehen die essenziellen Mikronährstoffe in diesem Prozess weitestgehend verloren.

In dieser ganzen "Wertschöpfungskette" – es sollte wohl besser "Wertvernichtungskette" heißen – entstehen lauter zusätzliche Kosten, Kosten, die ein Kleinbauer, der seine Produkte ökologisch produziert und zeitnah und lokal vermarktet, zum großen Teil nicht berechnen muss. Kosten entstehen durch:

- teure Maschinen
- chemische und industriell hergestellte Düngemittel
- teures Saatgut
- Lagerung
- komplexe Produktions- und Verarbeitungsstätten
- aufwendige Verpackungsmaterialien
- lange Transportwege
- Werbung und "Sponsoring"
- Forschung
- Personalkosten

Besonders die letzten drei Aspekte fallen enorm ins Gewicht.

Quelle und weitere Informationen zu "Ein Blick hinter die Kulissen"
- **SPIEGEL ONLINE 10.1.2017** "Nestlé, Unilever, Wal-MartSo mächtig sind die Lebensmittelkonzerne. Wer verkauft uns, was wir essen? Ein Lebensmittelatlas illustriert den enormen Einfluss von Firmen wie Wal-Mart oder Nestlé – und die damit verbundenen Gefahren." http://www.spiegel.de/wirtschaft/unternehmen/lebensmittelkonzerne-so-maechtig-sind-nestle-unilever-edeka-a-1129035.html
- **Netzfrauen 14.4.2018** "Top 10 der weltweit größten Konzerne für Nahrungsmittel und Getränke" https://netzfrauen.org/2018/04/14/konzerne/
- **BR 24 online 26.5.2017** "Die Weltgesundheitsorganisation am Tropf der Industrie" http://www.br.de/nachrichten/who-in-der-krise-100.html
- **Oxfam 2013** "BEHIND THE BRANDS Food justice and the 'Big 10' food and beverage companies" https://www.oxfam.org/sites/www.oxfam.org/files/bp166-behind-the-brands-260213-en.pdf
- **Business Insider Deutschland 4.4.2017** "These 10 companies control everything you buy" https://www.businessinsider.de/10-companies-control-food-industry-2017-3?r=US&IR=T#
- **Forbes 6.6.2018** "World's Largest Food and Beverage Companies 2018: Anheuser-Busch, Nestle and Pepsi Top the List" https://www.forbes.com/sites/maggiemcgrath/2018/06/06/worlds-largest-food-and-beverage-companies-2018-anheuser-busch-nestle-and-pepsi-top-the-list/#4bbe28b71b08

- **Subway** "Explore Our World" http://www.subway.com/en-US/exploreourworld
- **Expansion Global von Burger King**
  https://en.wikipedia.org/wiki/List_of_countries_with_Burger_King_franchises
- **Statement vom CEO YUM für die Investoren, 2016 Annual Report** "Dear fellow stakeholder – 2016 was truly a landmark year" http://www.yum.com/annualreport/
- **Final Homework Project by Pauline K and Amelia H** "Globalization through Fast Food Chains" https://infogram.com/globalization-through-fast-food-chains
- **The Guardian 25.2.2014** "Brands continue to target fast food marketing at kids" https://www.theguardian.com/sustainable-business/brands-increase-fast-food-marketing-kids
- **Statista** "Children's Food and Beverages - Statistics & Facts" https://www.statista.com/topics/2078/childrens-food-and-beverages/
- **Statista** "Food advertising – Statistics & Facts" https://www.statista.com/topics/2223/food-advertising/
- **Bundestag** "Parteispenden über 50.000 € – Jahr 2017" https://www.bundestag.de/parlament/praesidium/parteienfinanzierung/fundstellen50000/2017
- **Tagesschau 27.8.2018** "Streit um Grundwasser. Nestlé gräbt Vittel das Wasser ab. Der französische Ort Vittel ist berühmt für seine Mineralwasserquelle, und doch haben die Bewohner mit Wasserknappheit zu kämpfen. Sie werfen dem Nestlé-Konzern vor, die Quelle auszubeuten." https://www.tagesschau.de/ausland/vittel-nestle-101.html
- **Das Erste – PlusMinus 31.7.2918** "Zwei Liter trinken? Unnötig! – Das Geschäft mit Wasser. Die weit verbreitete Wassertrinkregel "2 Liter am Tag" finden viele Experten und Ärzte übertrieben. Trinkvorgaben sind Teil des Marketings der Wasserhersteller, um mehr Umsatz zu machen. Umweltschützer stellen Nutzen von Flaschenwasser in Frage und verweisen auf die ökologischen Folgen. Gesunde Erwachsene können sich getrost auf ihr Durstgefühl verlassen." https://www.daserste.de/information/wirtschaft-boerse/plusminus/sendung/wasser-geschaeft-gesundheit100.html
- **Market Research February 2018** "The Global Bottled Water Market: Expert Insights & Statistics. From 2014 to 2017 due to increasing concern regarding various health problems caused by consumption of contaminated water, the global bottled market grew to over $200 billion following 9% yearly growth, according to the report on the bottled water market from The Business Research Company." https://blog.marketresearch.com/the-global-bottled-water-market-expert-insights-statistics
- **Video-Dokumentation 29.11.2016:** "Die Getränke-Mafia: Skandalöse Praktiken der Lebensmittelindustrie Wasser – das wichtigste Lebensmittel des Menschen" Welt im Wandel.TV *Beschreibung Dokumentation:* "Was wenige wissen: Es ist auch ein immer stärker umkämpfter Rohstoff, mit dem internationale Großkonzerne Milliarden von Euro verdienen – auf Kosten der Armen. Insgeheim arbeitet die Mineralwasserindustrie daran, Wasservorkommen zu privatisieren. Und in der Getränkeherstellung werden unzählige den Verbrauchern unbekannte Stoffe beigemischt, die teils nicht einmal offengelegt werden. Die Journalistin Marion Schimmelpfennig beleuchtet im Gespräch mit Robert Fleischer den Sumpf dieser, wie sie sagt, 'ausschließlich auf Profit ausgerichteten Branche, die sich keinen Deut um die Gesundheit ihrer Kunden schert'" https://www.youtube.com/watch?v=jGSQbnuTUUQ
- **Video-Dokumentation 2011** "Water Makes Money – Wie private Konzerne mit Wasser Geld machen" Ein Film von Leslie Franke und Herdolor Lorenz, Koproduktion der Kernfilm mit La Mare aux Canards und Achille du Genestoux, in Zusammenarbeit mit AQUATTAC, ZDF/ARTE und der Filmförderung Hamburg-Schleswig-Holstein. Nominiert für den Deutsch-französischen Journalistenpreis 2012. Ausgezeichnet mit dem Kant-Weltbürgerpreis 2014. http://www.watermakesmoney.org/en/

Das Beispiel Nestlé – der weltweit größte Lebensmittelkonzern

Nestlé ist der größte Nahrungsmittelkonzern weltweit. Die Kekse, Tütensuppen und Brühwürfel gibt es in 189 von 195 Nationen zu kaufen. Der CEO von Nestlé, Ulf Mark Schneider, ist seit Anfang 2017 im Dienst. Allein seine Ablösesumme von seinem vorherigen Arbeitgeber Fresenius Medical Care betrug über 12 Millionen Euro. Die globale Geschäftsleitung von Nestlé, bestehend aus 14 Personen, bekam laut dem firmeninternen Compensation Report in 2017 eine Gesamtsumme von über 43 Millionen Schweizer Franken ausgezahlt. Umgerechnet sind das über 38 Millionen Euro. Und trotzdem blieben 2016 immer noch 8 Milliarden Euro Gewinn übrig. Das alles ist nur zu schaffen, wenn man an den Rohstoffen besonders spart und mit geringen Kosten produziert.

Rohstoffe dürfen also nicht viel kosten. Das schafft man, indem man (genetisch-) optimiertes Saatgut benutzt und besonders viele Pestizide und Düngemittel auf die Felder einbringt. Dann wachsen die Pflanzen deutlich schneller und produzieren mehr Volumen. Diese belasteten und weniger wertigen Rohstoffe streckt man dann mit viel Zucker, Weißmehl, billigen Fetten und etlichen Zusatzstoffen. Sonst schmecken sie nicht.

Um günstig zu produzieren, darf die breite Masse der Belegschaft und Zulieferer möglichst auch nur geringe Kosten verursachen. Um das zu erreichen, verlegen Konzerne ihre Produktionsstätten in Billiglohnländer. Dort gibt es weniger gesetzliche Auflagen für den Schutz von Arbeitnehmern und der Umwelt. Die Bevölkerung merkt aber immer mehr, dass hier mit den Produkten etwas nicht stimmt. So muss die Lebensmittelindustrie sehr große Anstrengungen unternehmen, um der Bevölkerung das vitaminarme Trockenfutter schmackhaft zu machen. Sie investiert also mehr in die Werbung oder die jeweiligen PR-Abteilungen greifen zum Sponsoring von Vereinen, Selbsthilfegruppen, Schulen, Behörden und anderen gesellschaftlichen Bereichen. Das Ziel ist immer bei uns Konsumenten den Eindruck zu erwecken, dass die Produkte der Konzerne gut schmecken, das Leben bereichern und gesund sind.

Das Beispiel Werbebotschaften

In diversen Videoclips auf den eigenen Webseiten und mit endlosen Werbekampagnen erklärt Nestlé der deutschsprachigen Bevölkerung, dass die eigenen Produkte zu einer ausgewogenen Ernährung gehören. So hört man zum Beispiel in einem Informationsvideo vom 31.8.2015 *"Warum es keine ungesunden Lebensmittel gibt"*.

Dort sieht man eine schlanke und gesund aussehende Dr. Annette Neubert, betitelt als Leitung Ernährung, Gesundheit und Wohlbefinden von Nestlé Deutschland. Dr. Neubert erklärt in diesem Video:

> *"Alle Produkte haben ihren Platz in der ausgewogenen Ernährung, auch Nestlé-Produkte. Weil es letztendlich keine gesunden und ungesunden Lebensmittel gibt... Gesunde Ernährung macht Spaß, schmeckt und es hat alles seinen Platz. Es ist also nichts verboten sondern alles ist erlaubt."*

Die gleichen Inhalte mit praktisch identischer Wortwahl findet man von Dr. Neubert auch in anderen Videos und Interviews. In dem oben aufgeführten Video werden unter anderem eingeblendet: Clusters Mandeln, Maggi Suppentüte, Nesquik und Kitkat.

Weiterhin erklärt Dr. Neubert, dass die Produkte von Nestlé auf den Empfehlungen anerkannter Institutionen wie der Weltgesundheitsorganisation (WHO) beruhen. Wortwörtlich erklärt die Ernährungsexpertin:

> "Deswegen hat das Nestlé-Forschungszentrum in Lausanne Kriterien entwickelt, um unsere Produkte beurteilen zu können. Diese Kriterien, die hat zwar Nestlé entwickelt, aber die beruhen auf den Empfehlungen von anerkannten Institutionen, wie zum Beispiel der Weltgesundheitsorganisation"

Dr. Neubert wirbt also offen damit, dass die Kriterien, unter denen Nestlé seine Produkte entwickelt, sich an den Vorgaben der Weltgesundheitsorganisation, also der weltweit bekanntesten Institution für Ernährung, orientieren. Auch das ist fragwürdig.

Das Beispiel Zucker

Die Weltgesundheitsorganisation (WHO) empfiehlt einen Zuckerkonsum von maximal 10% der täglich konsumierten Kilokalorien, bzw. laut letzter Korrektur nur 5% der täglichen Kalorienzufuhr.

Ein Erwachsener sollte demnach nicht mehr als 25 Gramm freien Zucker pro Tag konsumieren. 100 Gramm Nestlé KitKat Chunky (zwei Riegel) haben allerdings bereits 49,7 Gramm Zucker. Unter den Nährstoffangaben auf der Verpackung erklärt Nestlé, diese Dosis entspräche 53% des Tagesbedarfs bei einem Verbrauch von 2000 Kilokalorien. Die WHO würde diese Menge an Zucker aber mit 200% des Tagesbedarfs beurteilen. Nestlé hält sich in Bezug auf Zucker also nicht an die Empfehlungen der WHO. Nach meinem Rechtsverständnis sollten die Aussagen von Dr. Neubert in Bezug auf die WHO wohl in die Kategorie unlautere Werbung fallen. In dem Gesetz gegen den unlauteren Wettbewerb (UWG)§ 5 Irreführende geschäftliche Handlungen heißt es wie folgt:

> "(1) Unlauter handelt, wer eine irreführende geschäftliche Handlung vornimmt, die geeignet ist, den Verbraucher oder sonstigen Marktteilnehmer zu einer geschäftlichen Entscheidung zu veranlassen, die er andernfalls nicht getroffen hätte. Eine geschäftliche Handlung ist irreführend, wenn sie unwahre Angaben enthält oder sonstige zur Täuschung geeignete Angaben über folgende Umstände enthält."

Ebenso wirbt Dr. Neubert mit der Aussage:

> "Wir wollen unseren Konsumenten eine ausgewogene Ernährung einfach anschaulich und erlebbar machen. Dazu muss man die Zusammensetzung der Produkte verständlich und nachvollziehbar erläutern."

Angaben zu den essenziellen und natürlichen Mikronährstoffen findet man aber nicht auf den Nestlé-Produkten. Sofern vorhanden, gibt es lediglich Angaben zu künstlich zugesetzten Mikronährstoffen. Ansonsten findet man die gesetzlich verpflichtenden Angaben zu Zucker, Salz und Fett. Auf die Wichtigkeit von Mikronährstoffen, wo man diese Bestandteile in natürlichen Lebensmitteln findet oder wie man nährstoffschonend kocht und Essen zubereitet, finde ich auf den Seiten von Nestlé keine relevanten Informationen.

Die Zusammenarbeit von Nestlé und der DGE

Nestlé wirbt nicht nur damit, dass es die Standards der Weltgesundheitsorganisation einhält. Nein, der Konzern nimmt auf seinen Seiten auch an etlichen Stellen Bezug auf die Deutsche Gesellschaft für Ernährung (DGE) und erklärt immer wieder, dass der Konzern sich an alle Vorgaben der Ernährungspyramide halten würde. Man liest wieder Sätze wie:

> *"Die Ernährungspyramide zeigt, wie es gelingt, sich ausgewogen und gesund zu ernähren. Die wichtigste Nachricht vorweg: Nichts ist verboten – auf die richtige Menge und Kombination kommt es an."*

> *"Naschen erlaubt – In kleinen Mengen genießen – das gilt auch für Süßwaren und Knabberartikel, die zweite Gruppe der Pyramidenspitze."*

So werden die Empfehlungen der DGE und die Produkte von Nestlé mit dem Begriff Gesundheit wieder marketingeffizient miteinander verknüpft. Ebenso bewirbt Nestlé eine lange Reihe von "Gesundheitsseminaren" auf seinen Webseiten. Darunter fallen sehr viele Kurse der Deutschen Gesellschaft für Ernährung, des Berufsverbandes Oecotrophologie, des Verbandes für Ernährung und Diätetik und des Deutschen Allergie- und Asthmabundes. Kurse vom Bundeszentrum für Ernährung (BZfE), dem Max Rubner-Institut, des Deutschen Netzwerkes Schulverpflegung e.V. (DNSV) und der Akademie für Gesundheitsberufe, werden ebenfalls beworben. Auch hier wird suggeriert, dass Nestlé, Gesundheit und die Vorgaben all dieser Ernährungswissenschaftler und Behörden, praktisch das gleiche sind. Bei all diesen Verknüpfungen mag sich der aufmerksame Konsument Folgendes fragen:

- Werden diese Institutionen und Behörden alle von Nestlé bezahlt und/oder beeinflusst?
- Ist eine mögliche Beeinflussung der Grund, warum diese meist staatlich finanzierten Institutionen und Behörden nicht laut Alarm schlagen, wenn wir als Gesellschaft unseren Kindern regelmäßig Maggi-Produkte, Pizza und Eis servieren?
- Bekommt die Bevölkerung überhaupt die wirklich notwendigen Empfehlungen von diesen Ernährungsbehörden und Institutionen, die sie für den Erhalt ihrer Gesundheit benötigt?

Quellen und weitere Informationen zu "Das Beispiel Nestlé"
- **Blick Ch 17.3.2017** "Neuer Nestlé-Chef erhält Ablöseprämie für 13,2 Mio. Fr." https://www.blick.ch/news/wirtschaft/teures-willkommensgeschenk-neuer-nestle-chef-erhaelt-antrittspraemie-von-13-2-mio-fr-id6386176.html
- **Wikipedia** "Nestlé e Company details" https://en.wikipedia.org/wiki/Nestl%C3%A9
- **Nestlé** "Compensation Report 2017" https://www.nestle.com/asset-library/documents/investors/annual-report/corp-governance-compensation-financial-statements-2017-en.pdf
- **Nestlé Financial Statements 2016** http://www.nestle.com/asset-library/documents/library/documents/financial_statements/2016-financial-statements-en.pdf
- **Annual Report Nestlé 2016** http://www.nestle.com/asset-library/documents/library/documents/annual_reports/2016-annual-review-en.pdf
- **Just Food 19.2.2018** "Nestlé's 2017 results and 2018 outlook – five things to learn" https://www.just-food.com/analysis/nestles-2017-results-and-2018-outlook-five-things-to-learn_id138703.aspx
- **Bundesministerium der Justiz und Verbraucherschutz** "Gesetz gegen den unlauteren Wettbewerb (UWG)"

- § 5 Irreführende geschäftliche Handlungen" https://www.gesetze-im-internet.de/uwg_2004/__5.html
- **Nestlé** "Nestlé in der Gesellschaft Gemeinsame Wertschöpfung und unsere sozialen Verpflichtungen 2017 Auszug aus Nestlé's Lagebericht 2017" https://www.nestle.com/asset-library/documents/library/documents/corporate_social_responsibility/nestle-in-society-summary-report-2017-de.pdf
- **Nestlé Webseite** "Gesund ernähren ist ein Balance-Akt - Wie Nestlé zu einer ausgewogenen und gesunden Ernährung beiträgt" https://www.nestle.de/gesundheit/gesund-ernaehren-balance-akt
- **Nestlé Ernährungsstudie für Fachkräfte – beworbene Fortbildungskurse** https://ernaehrungsstudio.nestle.de/fachkraefte/termine
- **Nestlé** "Nutrition conferences" finanziert oder gesponsert von Nestle https://www.nestlenutrition-institute.org/country/za/conferences/all-conferences
- **Beispiel Nestlé als Sponsor von internationalen Konferenzen:**
  - 5th International Conference on Nutrition & Groth March 2018 http://2018.nutrition-growth.kenes.com/sponsorship-exhibition/confirmed-sponsors-exhibitors#.WvwVkIjRDcs
  - **12th continued nutrition education symposium** "Tracking Nutrition Science Through The Life Cycle" 2018 in Pretoria, South Africa http://icedemo.co.za/NNIA-CNE-2017/index.html
- **Nestlé Video: 12.11.2015 - Dr. Annette Neubert, Ernährungswissenschaftlerin und Leiterin des Bereichs Ernährung, Gesundheit und Wohlbefinden bei Nestlé Deutschland.** https://www.youtube.com/watch?v=LV2pZQbzg3I
- **Nestlé Video 31.8.2015 – Dr. Annette Neubert, Ernährungswissenschaftlerin und Leiterin des Bereichs Ernährung, Gesundheit und Wohlbefinden bei Nestlé Deutschland.** "Warum es keine ungesunden Lebensmittel gibt" https://www.youtube.com/watch?v=6sB7L5_gh2E
- **Nestlé Video** "Qualität nehme ich persönlich. Angela Kurz über Qualität bei Nestlé Cerealien" https://www.nestle-marktplatz.de/qualitaet/qualitaetsbotschafter/videos/nestle-cerealien-vollkorn
- **Nestlé Video** "Qualität nehme ich persönlich: Andrea Schwalber über Qualität bei Maggi" https://www.nestle-marktplatz.de/qualitaet/qualitaetsbotschafter/videos/maggi-qualitaet-geschmack
- **Video 2012:** "BOTTLED LIFE – THE TRUTH ABOUT NESTLÉ'S BUSINESS WITH WATER" *Zitat Webseite:* "Flaschenwasser gehört zu Nestlés **strategisch wichtigen Geschäftsbereichen**. Nestlé macht heute schon einen Zehntel seines Gesamtumsatzes von 110 Millarden Schweizer Franken mit Flaschenwasser. Nestlé erreichte die führende Marktstellung beim Flaschenwasser durch eine **gezielte Übernahmepolitik** und kaufte dabei Marken wie Vittel und Perrier auf. Nestlé **erwirbt laufend Quellen- und Grundwasserrechte,** um die selbst geschaffene Nachfrage nach Flaschenwasser zu befriedigen. In zahlreichen Staaten sind die gesetzlichen **Bestimmungen zu den Wasserrechten veraltet**. Davon profitiert Nestlé, nicht nur in der Dritten Welt, sondern auch in den USA und in anderen westlichen Ländern. Nestlé benutzt seine finanziellen und politischen Mittel, um **gegen lokale Gemeinschaften vorzugehen,** die Quellen und Grundwasservorkommen in öffentlichem Besitz halten wollen. Nestlé propagiert Flaschenwasser mit grossem Marketing- und Werbeaufwand. Nestlé **schwächt damit das Bewusstsein** für die Notwendigkeit einer funktionierenden öffentlichen Trinkwasserversorgung. Nestlé **stellt sich als Wohltäter dar** - durch allerlei Spenden und Aktionen auf lokaler Ebene, aber auch, indem der Konzern Rationalisierungsmassnahmen in der Produktion und im Vertrieb des Flaschenwassers als nachhaltig bewirbt. Nestlé **schafft mit Flaschenwasser Abhängigkeiten** - gerade dort, wo die Trinkwasserversorgungen am Kollabieren sind, vornehmlich in der Dritten Welt. Nestlés Geschäft mit dem Wasser ist nicht einfach ein Geschäft wie andere auch, es ist ein Geschäft mit jenem **Rohstoff, der absolut überlebensnotwendig ist.** http://www.bottledlifefilm.com/index.php/home-en.html

Eroberung der Welt: Die Mechanismen

In der westlichen Welt werden Konsumenten zunehmend misstrauisch. Folglich konzentrieren sich die großen Konzerne auf die Schwellen- und Entwicklungsländer. Auch wenn es erste Versuche gibt, diesen Trend zu stoppen, gibt es für die Konzerne große Erfolge. Welches Gebaren die Lebensmittelindustrie in Lateinamerika, Afrika und Asien an den Tag legt, kann man unter anderem in dem Buch *"Am Tropf von Big Food – wie die Lebensmittelkonzerne den Süden erobern und arme Menschen krank machen"* von Thomas Kruchem (2017) nachlesen. Kruchem ist ein international tätiger Journalist und Experte für Entwicklungsländer. Er erhielt viermal den Medienpreis Entwicklungspolitik des Bundesministeriums für wirtschaftliche Zusammenarbeit und Entwicklung (BMZ).

In seinem Buch hat Kruchem die unterschiedlichen Mechanismen, Zahlungsströme und Manipulationen beschrieben, die von der Lebensmittelindustrie zur Beeinflussung genutzt werden. Er belegt jede einzelne dieser Aussagen mit entsprechenden und abrufbaren Quellenangaben. Die Manipulationen gehen durch alle gesellschaftlichen, nationalen und internationalen Ebenen und sind folgende:

1. **Werbung:** Lebensmittel werden als gesundheitsfördernd dargestellt, auch wenn das absolut nicht der Fall ist. Besondere Zielgruppen sind Kinder und Mütter.

2. **Eingriff in die öffentliche Versorgung:** Lebensmittelkonzerne haben Regierungen dahingehend beeinflusst, kleine Einzelhändler aus dem Stadtbild zu verbannen und Nahrung überwiegend nur noch in Supermarktketten verkaufen zu lassen. In Schulen und Krankenhäusern wurde traditionell gekochtes Essen durch nährstoffangereicherte Kekse ersetzt. Das Argument: Das traditionelle Essen sei nicht nahrhaft und hygienisch genug, Kekse seien somit besser für Kinder.

3. **Wissenschaft:** Getarnt unter dem Banner "Wissenschaft" betreiben die Hersteller eigene "Ernährungsinstitute", die sich primär mit Marktforschung beschäftigen. Die Konzerne analysieren die Zielgruppen – soziale Strukturen, Essgewohnheiten, kulturelle Gepflogenheiten – und produzieren passend zu diesen Analysen verarbeitete Nahrungsmittel. Diese werden dann mit großen Marketing Budgets im Markt platziert.

4. **Verpackungsgrößen:** Die Konzerne tricksen mit Verpackungsgrößen, um zu suggerieren, dass mehr als tatsächlich enthalten ist. Entweder sind sie zu groß für den entsprechenden Inhalt, oder es werden besonders kleine Verpackungsgrößen angeboten, um sicherzustellen, dass auch die Ärmsten der Bevölkerung sich Kekse und Softdrinks kaufen können. Die Kleinstverpackungen sind dann allerdings immer deutlich teurer als das gleiche Produkt in größeren Verpackungen. Die Konzerne verdienen somit an den Ärmsten proportional am meisten. Die Produkte nennen sich "Popularly Positioned Products (PPP)".

5. **Beeinflussung von Regierung:** Politiker werden auf Kongressen umgarnt und bekommen Aufsichtsposten in den Großkonzernen.

6. **Finanzierung und Beeinflussung von sozialen Projekten:** Zweck ist hier, ein positives Licht auf das eigene Unternehmen und die Produkte zu werfen.

7. **Partnerschaften mit und Beeinflussung von Regierungen und UN-Organisationen:** Dazu gehören die Finanzierung von und Einflussnahme auf die Welternährungsorganisation (WHO), die Food and Agricultural Oganisation of the United Nations (FAO), das Welternährungsprogramm WEP und das Kinderhilfswerk UNICEFF.

8. **Die Finanzierung der und Einflussnahme auf NGOs (Nicht-Regierungs-Organisationen)** wie z.B. Save the Children und Oxfam.

9. **Finanzierung und Beeinflussung von Universitäten und Gesundheitswesen:** Finanzierung und Fokussierung von Forschungseinrichtungen, Forschungsprojekten bis hinzu ganzen Lehrstühlen.
10. **Finanzierung von Fachzeitschriften und Autoren:** So werden Informationen zum Vorteil der Konzerne verbreitet.
11. **Finanzierung von Kongressen:** Dazu gehören z.B. der 20. Internationale Ernährungskongress der International Union of Nutritional Sciences – unterstützt von den größten Babymilch-Herstellern oder der Zwölfte Asiatische Kongress für Ernährung, finanziert unter anderem von Nestlé, Danone und Unilever. Oder der Zweite Internationale Kongress Hidden Hunger, organisiert von der Universität Hohenheim im März 2015 – unterstützt von Nestlé, BASF und DSM.

Wie Nestlé oder auch Unilever in den Schwellenländern agieren und geschickt lokale Vermarktungsstrategien nutzen, kann man ebenfalls in zum Beispiel der *3-Sat* Dokumentation von 2016 *"Das Geschäft mit der Armut – Wie Lebensmittelkonzerne neue Märkte erobern"* von Joachim Walther sehen (Link siehe unter Quellenangaben).

> *"Der Film zeigt, wie Großkonzerne auf Kosten der Gesundheit Kasse machen. Er blickt dabei in zwei völlig unterschiedliche Regionen dieser Welt: in den Großraum São Paulo und nach Kenia. Der große Hunger ist vorbei. Die Industriestaaten in Europa und Nordamerika sind gesättigt, Lebensmittelkonzerne verzeichnen hier kaum noch Wachstum. Deshalb haben die großen Hersteller ihren Focus auf neue Märkte gelenkt: Schwellen- und Entwicklungsländer. Dort verkaufen die multinationalen Konzerne kleine Packungen mit großen Gewinnen.*
>
> *Sie versprechen gesunde Markenqualität für jedermann und bieten überwiegend Fertigprodukte mit viel Salz, Zucker und Geschmacksverstärkern an. Die Folgen sind Übergewicht und "Zivilisationskrankheiten" wie Diabetes – in Gesellschaften, die durch Armut und Mangelernährung ohnehin vorbelastet sind."*

Die Organisation Foodwatch beschreibt auf ihren Webseiten die Situation wie folgt. Diese Informationen basieren auf dem neuen Buch von Gründer Thilo Bode *"Die Diktatur der Konzerne"* erschienen 2018 im S Fischer Verlag:

> *"**In Brasilien** fuhr jahrelang ein Nestlé-Schiff hunderte Kilometer den Amazonas entlang und verkaufte dort seine Produkte in abgelegenen Ortschaften an Menschen, die vermutlich zuvor nur selten mit hochverarbeiteten Lebensmitteln in Berührung gekommen waren. Heute ziehen etwa 7000 Händlerinnen und Händler von Tür zu Tür und verkaufen vornehmlich Produkte wie Eis, süße Joghurts, Kekse und gezuckerte Frühstücksflocken. Dazu kommt ein beängstigend enges Verhältnis zwischen den Konzernen und der Politik: Als die brasilianische Regierung Beschränkungen bei der Werbung an Kinder und eine transparente Lebensmittelkennzeichnung plante, scheiterten beide Initiativen am Lobbydruck der großen Konzerne. Ergebnis: Der Anteil der erwachsenen Fettleibigen in Brasilien hat sich seit 1980 vervierfacht, bei Kindern fast verfünffacht. Jedes Jahr erkranken 300.000 Brasilianerinnen und Brasilianer an Typ-2-Diabetes.*

In Malaysia beispielsweise ist der Verkauf verarbeiteter Lebensmittel in den vergangenen fünf Jahren um mehr als 100 Prozent gestiegen. Mehr als die Hälfte der Menschen ist übergewichtig oder fettleibig. Zugleich haben globale Lebensmittelkonzerne die Ernährungswissenschaft des Landes unter ihrer Kontrolle: So wurde die führende Ernährungsgesellschaft Malaysias, die Nutrition Society of Malaysia, zu großen Teilen von Unternehmen wie Nestlé, Kellogg's und PepsiCo finanziert. Studien wurden von Mitarbeiterinnen und Mitarbeitern der Konzerne vor Veröffentlichung begutachtet und freigegeben.

In vielen Ländern in Afrika engagieren sich Lebensmittelkonzerne in entwicklungspolitischen Allianzen und bieten mit Vitaminen und Mineralstoffen angereicherte Lebensmittel an – vordergründig, um Mangelernährung zu bekämpfen. Tatsächlich aber mit dem Ziel, ihre Produkte langfristig in den Märkten zu etablieren. Häufig wird dabei eine traditionelle, natürliche Ernährung dauerhaft durch angereicherte oder stark verarbeitete Nahrung ersetzt.

Globale Konzerne investieren in afrikanische Länder und sichern sich damit Einfluss auf Regierungsprogramme. Für Investitions- und Hilfezusagen kommen Regierungen den Unternehmen entgegen, etwa mit gentechnikfreundlichen Gesetzen."

All diese Vorgehensweisen sind auch gar kein Geheimnis. Um die Strategie der Konzerne zu verstehen, kann sich jeder Bürger einfach die Internet-Seiten von zum Beispiel Nestlé durchlesen. Dort erklärt der Konzern sehr detailliert, mit welchen Mechanismen der Absatz der eigenen Produkte in den Entwicklungsländern gesteigert wird. Nestlé stellt sich selbst so dar:

"Bekämpfung von Unterernährung
Unsere Verpflichtung: Bekämpfung von Unterernährung durch Mikronährstoffanreicherung

Etwa zwei Milliarden Menschen – über 30 % der Weltbevölkerung – mangelt es an wichtigen Vitaminen und Mineralien, insbesondere den «Big 4»: Eisen, Jod, Vitamin A und Zink. Säuglinge, Kleinkinder und Frauen sind überproportional von Mikronährstoffmangel betroffen...

Idealerweise sollten diese Nährstoffe durch eine ausgewogene, abwechslungsreiche Ernährung aufgenommen werden. Dies ist vor allem in den Schwellenländern nicht immer möglich. Wir erachten es als unsere Pflicht und sind in der Lage, den Ernährungszustand der gefährdeten Menschen zu verbessern, indem wir den Produkten, die regelmäßig von ihnen verzehrt werden, die entsprechenden Mikronährstoffe zusetzen...

Die weltweite Beliebtheit und Marktreichweite unseres Maggi-Sortiments etwa ermöglicht uns, im großen Maßstab zur Bekämpfung des Mikronährstoffmangels beizutragen. Rund 103 Milliarden Einzelportionen Suppen, Streumischungen, Gewürze und Nudeln von Nestlé wurden 2016 angereichert, davon 59 Milliarden mit Eisen. Wir reichern zudem Zerealien und Milch an, um anfällige Bevölkerungsgruppen wie Schulkinder und Schwangere zusätzlich mit Nährstoffen zu versorgen. Insgesamt wurden 83,5 % der erschwinglichen

Popularly Positioned Products (PPP) für Konsumenten mit niedrigeren Einkommen mit mindestens einem der «Big 4»-Mikronährstoffe angereichert."

Das klingt sehr löblich, aber man bedenke: Nestlé ist kein gemeinnütziger Verein und wird es auch nie sein. Die Priorität dieses Unternehmens, wie auch die aller anderen großen Lebensmittelkonzerne, ist es, den eigenen Gewinn und Aktienkurs zu steigern und Dividende an die Aktionäre auszuschütten. Wie stark Nestlé unter Druck von Seiten genau dieser Aktionäre steht, ist ein Thema, auf das ich in dem Kapitel *"Die Finanzindustrie"* noch zu sprechen komme.

Nahrung, die uns schadet

Die Produkte dieser Hersteller sind für Menschen mittelfristig aber fast immer auf die eine oder andere Weise minderwertig oder schädlich. Daher braucht es viel Wirbel, um das Image der Produkte aufzumöbeln. Dass dann am Ende in den Plastikbechern und Suppentüten allerdings nicht viel mehr als billige Extrakte mit künstlich angereicherten Substanzen enthalten sind, lässt sich leicht herleiten. Und selbst der oft angepriesene Preisvorteil für die physiologisch wenig wertigen Produkte ist oft nicht mehr gegeben. Auch das kann man leicht recherchieren, wenn man Markenprodukte von großen Herstellern mit den nun wenig häufig anzutreffenden biologisch produzierten und gesundheitsfördernden Produkten vergleicht. Beispiel Haferflocken bzw. Cerealien (Kilopreise):

- Kölln Haferflocken Blütenzart (mit Pestiziden – Edeka Preis): Euro 3,70
- Bauckhof Demeter Haferflocken Kleinblatt (Aleco Supermarkt Bremen – ohne Pestizide): Euro 3,98
- Nestlé Clusters Chocolade (mit Zusatzstoffen und Pestiziden – Edeka Preis): Euro 9,31

Bei dem Nestlé-Produkt bekommt man allerdings nur die Hälfte Getreide und dann auch nicht den nährstoffreichen Hafer, sondern den preiswerteren, und für uns Menschen wenig wertigen, Weizen. Dieser Weizen ist zum Teil als Weißmehl verarbeitet und hat somit den meisten Teil seiner Nährstoffe verloren. Ebenso wird das Getreide mit sehr hoher Wahrscheinlichkeit Rückstände von Glyphosat und sonstigen Pestiziden aufweisen. Der Rest besteht aus Zucker, Salz, Palmöl, Soja (wahrscheinlich genverändert), Milchpulver, Phosphat, einer breiten Palette von Aromastoffen und wahrscheinlich Rückständen weiterer Zusätze, die der Hersteller nicht auflisten muss. Als Verkaufsargument werden noch ein paar synthetische Vitamine und Mineralstoffe untergemischt.

Die Zutatenliste von Nestlé Clusters Chocolade ist folgende (Angaben: Webseite Nestlé – Hervorh. d. A):

*"ZUTATEN: Vollkornflakes [55,4% VOLLKORNWEIZEN, **Zucker**, fettarmer Kakao, GERSTENMALZEXTRAKT, brauner **Invertzuckersirup**, Vitamine und Mineralstoffe (Calciumcarbonat, Niacin, Eisen, Pantothensäure, Folsäure, Vit. B6, Riboflavin [Vit. B2]), **Palmöl, Salz, Glukosesirup**], 15% überzogene Getreideflakes [46,9% Milchschokolade*** (**Zucker**, Kakaobutter, VOLLMILCHPULVER, Kakaomasse, MOLKENERZEUGNIS, Emulgator Lecithine (SOJA), natürliches Vanillearoma), Getreideflakes (Getreide (3,5% VOLLKORNWEIZEN, Reis), **Zucker**, GERSTENMALZEXTRAKT, brauner **Invertzuckersirup**, Vitamine und Mineralstoffe*

(Calciumcarbonat, Niacin, Eisen, Pantothensäure, Vit. B6, Riboflavin [Vit. B2], Folsäure), **Salz***, Säureregulator* **Natriumphosphate***, Antioxidationsmittel (stark tocopherolhaltige Extrakte)), Überzug (Überzugsmittel Gummi arabicum, Verdickungsmittel Polydextrose,* **Glukosesirup, Palmöl***), 11,7% Schokolade*** (Kakaomasse,* **Zucker***, Kakaobutter, Emulgator Lecithine (SOJA), natürliches Vanillearoma)], 10% Getreide-Mandel-Stückchen [Getreide (WEIZENMEHL, WEIZENFLAKES, 0,8% HAFERFLOCKEN, Reismehl),* **Zucker, Glukosesirup, Palmöl***, Honig, 0,1% MANDELN, GERSTENMALZEXTRAKT, natürliches Aroma,* **Salz***, Backtriebmittel Calciumcarbonat)]. ***Bezogen auf die überzogenen Getreideflakes. Kann ERDNÜSSE und andere NÜSSE enthalten."*

Diese Taktik sollte auch unter betriebswirtschaftlichen Gesichtspunkten betrachtet werden, also aus der Perspektive von Nestlé. Was genau bezahlt Nestlé denn für die Rohstoffe, um uns die Clusters auf den Tisch zu zaubern? Was zahlt der Konzern am internationalen Rohstoffmarkt für seine Hauptzutaten Weizen und Zucker? Die Kilopreise bewegen sich im Februar 2019 bei ca. (Daten von Index Mundi):

- Zucker (nicht biologisch produziert): 0,25 Euro pro Kilo
- Weizen (nicht biologisch produziert): 0,18 Euro pro Kilo

Zucker und Weizen sind also sehr billig. Zusätzlich haben sie eine hohe Liquidität an internationalen Rohstoffbörsen. Sie sind immer in den gewünschten Mengen verfügbar. Das erlaubt Nestlé, Kelloggs und Co. Cerealien mit viel Weizen und Zucker preiswert und verlässlich zu produzieren.

Was die Konzerne, Nestlé ebenso wie andere Cerealien-Hersteller, selten verwenden, ist der für Menschen deutlich gesündere Hafer. Das wiederum liegt daran, dass Hafer, welcher bis zu den 1960ern gleichermaßen angebaut wurde wie Weizen, in den letzten Jahrzehnten weltweit von den Feldern verdrängt wurde. Hafer war aus unterschiedlichen Gründen für die großen Agrokonzerne weniger lukrativ. Heute bauen wir weltweit minderwertigen Weizen als das präferierte Getreide an. Weltgetreideanbaufläche Global und für Deutschland in 2014 (Wikipedia):

Weizen
- 220 Millionen Hektar weltweit
- 3 Millionen Hektar in Deutschland

Hafer:
- 10 Millionen Hektar weltweit
- 0,1 Millionen Hektar in Deutschland

Nährstoffprofil im Vergleich Weizen und Hafer. Je 100g verzehrfähiges und volles Korn und als Vergleich Weißmehl Weizen Typ 405:

Getreide	Kilokalorien pro 100 Gramm	Calcium mg	Eisen mg	Kalium mg	Magnesium mg	Zink mg	Calcium mg	Vitamin E mg	B1 mg	B2 mg	B6 mg
Hafer	345	80	5,8	335	130	4,54	80,80	0,81	0,68	0,17	1,01
Weizen	324	35	3,2	377	95	2,57	32,67	0,32	0,46	0,095	0,27
Weizenmehl Typ 405	343	15	1,4	110	15	0,7	15	0,2	0,06	0,03	0,18
Kind 1-4 Jahre Tagesbedarf	1300	600	8	1100	80	3	600	6	0,6	0,7	0,4

Quelle: Getreidedaten von Diätenvergleich.de, "Nährwerttabelle 2016/17" Heseker/Heseker und Tagesbedarf von DGE Webseite

Anmerkung zur Tabelle: Es ist offensichtlich, dass Hafer deutlich wertiger ist als Weizen. Wenn aus diesem weniger wertigen Weizen dann auch noch Weißmehl gemacht wird, bleiben für den Körper fast keine essenziellen Nährstoffe mehr übrig. Die Wirkung von Weißmehl ist somit ähnlich wie die von raffiniertem Zucker: Beide liefern viele Kalorien, aber fast keine lebensnotwendigen Nährstoffe.

Mangelnde Bildung

Die wenigsten Menschen verstehen die nährstofftechnischen Unterschiede zum Beispiel von Hafer und Weizen. Solche Details werden in der Schule oder im Studium ja selten vermittelt. Das gilt nicht nur für Deutschland, sondern mittlerweile für fast alle Länder weltweit. Und nur, weil Menschen solche Differenzen nicht kennen und verstehen, können Konzerne minderwertige Produkte vertreiben.

So sind die Hauptbestandteile von Nestlé-Clusters, ebenso wie die in fast allen anderen Cerealien und etlichen weiteren Produkten, Weizen, manchmal Mais oder Reis und Zucker. Selbst wenn man die anderen Zutaten untermischt, werden die Rohstoffkosten für diese Cerealien nicht höher sein als ca. 0,50 Euro pro Kilo. Wer diese Kosten mit dem Endpreis von über 9 Euro für Clusters vergleicht, stellt fest, dass Nestlé den Rohstoffkostenpreis fast 20x auf das Endprodukt schlägt. Nestlé verlangt also einen Preisaufschlag von ca. 1800% im Vergleich zu den eingesetzten Kosten für die Rohstoffe.

Dieser Aufschlag ist auch notwendig, um unter anderem die Gehälter und Boni von Ulf Schneider und seinen Kollegen in den Führungsetagen zu erwirtschaften. Und wie gesagt: Auch riesige Werbekampagnen müssen geplant und bezahlt werden, Lehrstühle finanziert, Kongresse subventioniert und Regierungen und "unabhängige" Behörden beschenkt werden. Und am Ende sollen pro Jahr auch gerne noch 10% Unternehmensgewinn und satte Dividenden für die Aktionäre übrig bleiben. Ebenso braucht Nestlé auch noch Geld, um den globalen Markt weiter großflächig zu erobern und die lokale Konkurrenz aufzukaufen oder aus dem Markt zu vertreiben. Dass bei all diesen "Nebenkosten" kein gesundes Endprodukt entstehen kann, leuchtet ein.

Einen ähnlichen Vergleich kann man mit praktisch allen verarbeiteten Lebensmitteln der Konzerne ziehen. Es kommt immer das Gleiche heraus: Die Produkte, die uns Nestlé, Unilever, Coca-Cola, Danone, Dr. Oetker und Co. anbieten, sind ernährungsphysiologisch minderwertiger als frische regionale Saisonware und praktisch immer potenziell bedenklich für unsere Gesundheit. Sie bestehen primär aus den billigsten Rohstoffen, die an den internationalen Terminbörsen gehandelt werden. Natürliche Vitamine, Spurenelemente, sekundäre Pflanzenstoffe und essenzielle Fettsäuren finden sich in den Produkten selten. Dafür werden gelegentlich ein paar synthetisch erzeugte Vitamine untergemischt. Der Endpreis ist praktisch immer deutlich höher als das vergleichbare biologisch produzierte Rohprodukt aus der Region.

Quellen und weitere Informationen zu "Eroberung der Welt: die Mechanismen"

- **Foodwatch 23.8.2018** "So machen Nestlé & Co. im Globalen Süden die Menschen krank" https://www.foodwatch.org/de/informieren/welternaehrung-umwelt/konzerne-im-globalen-sueden/?utm_source=CleverReach&utm_medium=email&utm_campaign=2018-08-24+NL+Mehrthemen_Buch+Thilo&utm_content=Mailing_12737094#2
- **Nestlé online** "Bekämpfung von Unterernährung – Unsere Verpflichtung: Bekämpfung von Unterernährung durch Mikronährstoffanreicherung" https://www.nestle.de/verantwortung/gemeinsame-wertschoepfung/unsere-verpflichtungen/nutrition-gesundheit-wellness/bekaempfung-von-unterernaehrung
- **Nestlé online** "Kleiner Brühwürfel gegen Eisenmangel in Afrika" https://www.nestle.de/storys/ernaehrung-anreicherung-maggi-bruehwuerfel-gegen-eisenmangel
- **Nestlé Stakeholder Engagement** http://www.nestle.com/csv/what-is-csv/stakeholder-engagement
- **Index Mundi** https://www.indexmundi.com/commodities/
- **Wikipedia** "Getreide" https://de.wikipedia.org/wiki/Getreide
- **Food and Agricultural Organisation of the United Nations 2016** "Save and Grow in practice maize · rice · wheat – A GUIDE TO SUSTAINABLE CEREAL PRODUCTION" http://www.fao.org/3/a-i4009e.pdf
- **Lebensmittel-Tabelle online** http://xn--diten-vergleichen-rqb.de/naehrwert-tabelle/tabelle-getreide.php
- **Bauck-Hof Naturkost aus der Heide** "Großgebinde" https://shop.bauckhof.de/grossgebinde/
- **Agrar heute 19.10.2018** "Hafer ist im Dürrejahr 2018 in Deutschland extrem knapp. Die Preise sind seit dem Sommer kräftig nach oben geschossen. https://www.agrarheute.com/markt/marktfruechte/hafer-extrem-knapp-teuer-548868
- **Video-Dokumentation:** "Das Geschäft mit der Armut" 2016, Film von Joachim Walther, Produktion 3-Sat https://www.youtube.com/watch?v=iV1usczYaVY
- **Video-Dokumentation**: "Glyphosat: Pflanzengift im Essen nachgewiesen" verfügbar bis 22.8.2019 ARD-PlusMinus
  Zitat: "In folgenden Produkten wurde in der Stichprobe Glyphosat gefunden:
    - *Burger Landknäcke Urtyp (0,026 Milligramm Glyphosat pro Kilogramm)*
    - *Dr. Oetker Vitalis Früchte-Müsli (0,1 Milligramm Glyphosat pro Kilogramm)*
    - *ja! Kernige Haferflocken (0,13 Milligramm Glyphosat pro Kilogramm)*
    - *Kölln Haferflocken (0,013 Milligramm Glyphosat pro Kilogramm)*
    - *Kölln Müsli Früchte Vollkorn (0,18 Milligramm Glyphosat pro Kilogramm)*
    - *Kölln Mühlenklassiker Haferflocken aus Müsli Mix (0,023 Milligramm Glyphosat pro Kilogramm)*
    - *Lieken Urkorn Kraft (0,035 Milligramm Glyphosat pro Kilogramm)"*

  https://www.daserste.de/information/wirtschaft-boerse/plusminus/sendung/ndr/glyphosat-landwirtschaft-millionenstrafe-100.html

Wieder das Beispiel Nestlé: Ein neues Geschäftsmodell musste her

Nestlé hat festgestellt, dass die Konsumenten in Europa, und wohl auch bald in den Entwicklungsländern, zunehmend misstrauisch werden. Die Lebensmittel werden nicht mehr ganz so unkritisch in den Einkaufswagen gelegt und etliche Länder beschränken den Konsum von nährstoffarmen Zucker- und Weizenprodukten. Ein neues Geschäftsmodell musste also her.

Seit 2011 vertreibt Nestlé nun – neben Kaffee und Wasser – nicht mehr nur Cerealien, Schokoriegel und Milchpulver aus Zucker, Getreide und etwas Fett (meist Palmöl), sondern auch Spezialnahrung und Medikamente für Fettleibige und Kranke. Dieser Bereich nennt sich "Nestlé Health". Laut eigener Webseite bietet der Konzern nun Produkte für folgende Gesundheitsstörungen an:

- Entwicklungsstörungen bei Kindern
- Übergewicht und Fettleibigkeit
- Krebs
- Mangelernährung
- Verdauungsprobleme
- Lebensmittelallergien und mehr

Jahrzehntelang produzierte und vermarktete Nestlé überzuckerte und nährstoffarme Produkte und nun bietet der Konzern Produkte an, welche die gesundheitlichen Schäden wieder beheben sollen. Aus Management-, Investoren- und Aktionärssicht ist das ein wirklich tolles und auch sehr nachhaltiges Modell. Der Blick in die Produktwelt und Machenschaften von Nestlé, speziell im Geschäftsbereich "Health", offenbart, wie erfolgreich Nestlé schon im Durchdringen der ganzen Gesellschaft ist.

Beispiel Optifast

Eine der Produktserien, die Nestlé zum Beispiel anbietet, nennt sich Optifast. Das Ziel von Optifast ist es, fettleibigen Patienten zu helfen, die Kilos, die sie durch schlechte Ernährung und einen gestörten Stoffwechsel zu viel auf den Rippen haben, wieder loszuwerden. Das Konzept, das Nestlé hier entwickelt hat, heißt: weniger essen, das Essen mit essenziellen Nährstoffen anreichern, Bewegung rauf und Stress runter. Dass man diese Faktoren braucht, um gesund und somit auch schlank zu bleiben, ist wirklich keine neue Erkenntnis. Aber Nestlé verkauft sie als solche und das äußerst erfolgreich.

Hauptbestandteil des Optifast-Programms sind die von Nestlé entwickelten Tütensuppen, Shakes und Riegel. Das Programm dauert meistens ein Jahr, was dazu führt, dass die Kunden lange an diese Produktwelt gebunden werden. Am Anfang wird die tägliche Kalorienaufnahme auf 800 kcal/Tag reduziert. Die Gewichtsreduktion soll von Ärzten begleitet und überwacht werden. Eine Anleitung zur sportlichen Betätigung und eine psychologische Verhaltenstherapie sollen ebenfalls Teil dieser ärztlichen Unterstützung sein.

Diese Produktserie und das Konzept werden wiederum von führenden Wissenschaftlern in der Öffentlichkeit bei uns hier in Deutschland beworben. So zum Beispiel von Prof. Stephan C. Bischoff, Facharzt für Innere Medizin und Gastroenterologie und Leiter des Instituts für Ernährungsmedizin an der Universität

Hohenheim. Prof. Dr. Bischoff erklärt in der Stuttgarter Zeitung online vom 8.12.2015 unter folgendem Titel:

> "Fett weg – die Muskeln sollen aber bleiben.
> An der Universität Hohenheim können Übergewichtige wissenschaftlich unterstützt abnehmen. Der Leiter der Studie wünscht sich mehr Engagement von den Krankenkassen
>
> *Billig ist die Teilnahme an dem Programm aber nicht. Optifast 52 kostet etwa 3000 Euro, also etwa neun Euro pro Tag. 'Ich würde mir wünschen, dass sich die Krankenkassen mehr daran beteiligen', sagt Bischoff, der darauf verweist, dass normalgewichtige Menschen schließlich seltener an Zivilisationskrankheiten wie zum Beispiel Diabetes erkranken. Zudem sei starkes Übergewicht oft auch ein Phänomen sozial schwacher Schichten, die Therapie somit für viele nicht bezahlbar. Erst bei Adipositas-Stufe zwei würden sich einige Kassen auf Antrag an den Kosten beteiligen.*"

Prof. Dr. Bischoff von der Universität Hohenheim bewirbt also offen und sehr klar diese Produktwelt von Nestlé. Die Universität Hohenheim wiederum ist eine der wissenschaftlichen Institutionen in Deutschland, die maßgeblich den Ton für unsere Ernährung angibt. Wissenschaftliche Schwerpunkte dieser Universität sind: Bioökonomie, Ernährungssicherung, Ökosystemforschung und Gesundheitswissenschaften. Wenn ein Wissenschaftler wie Prof. Dr. Bischoff Nestlé-Produkte öffentlich bewirbt, ist das ein Garant für einen steigenden Absatzmarkt von Nestlé.

Spannend ist auch hier, sich mal genau anzuschauen, was in diesen Optifast-Produkten enthalten ist. Die Zutatenlisten von einigen Beispielen aus der Produktserie lesen sich wie folgt (Hervorh. d. A):

Optifast home Suppe, Tomate, 8 Beutel (für 2 Tage 18,49 Euro.)
"ZUTATEN: *Magermilch, Tomatenpulver, Milcheiweiß, Maltodextrin, Sonnenblumenöl,* **Inulin,** *Natriumchlorid, Kaliumcitrat,* **Zucker,** *Magnesiumcitrat, Säuerungsmittel (Zitronensäure),* **Verdickungsmittel (E 466),** *Farbstoff (Beetenrot), getrocknete Petersilie,* **Calciumphosphat, Kaliumhydrogenphosphat,** *Vitamin C, Eisenpyrophosphat, Emulgator (Sojalecithin),* **Aroma,** *mittelkettige Triglyceride, Zinksulfat, Niacin, Kupfergluconat, Vitamin E, Mangansulfat, Antioxidationsmittel (E 304, E 307), Pantothensäure, Natriumfluorid, Vitamin B6, Vitamin B1, Vitamin B2, Vitamin A, Chromchlorid, Natriummolybdat, Folsäure, Natriumselenit, Kaliumjodid, Biotin, Vitamin K, Vitamin D, Vitamin B12*"

Optifast home Suppe, Kartoffel-Lauch, 8 Beutel (für 2 Tage 18,49 Euro.)
"ZUTATEN: Milcheiweiß, **Maltodextrin,** modifizierte Stärke, Magermilchpulver, **Aroma,** pflanzliches Öl (Sonnenblumenöl, Kokosöl), **Inulin,** Kartoffelflocken, Lauchflocken, hydrolisierte Gelatine, **Glucosesirup,** Kaliumcitrat, MCT-Öl, Magnesiumcarbonat, Natriumcitrat, Spinatpulver, Emulgator (Soja-Lecithin, E 472b), **Natriumchlorid,** getrockneter Schnittlauch, **Kaliumphosphat, Calciumphosphat, Eisenpyrophosphat,** Vitamin C, Zinksulfat, Niacin, Vitamin E, Kupfergluconat, Pantothensäure, Mangansulfat, Thiamin, Vitamin B6, Riboflavin, Vitamin A, Folsäure, Kaliumjodid, Natriumselenit, Biotin, Vitamin D, Vitamin B12"

- Optifast home Drink, Vanille, Pulver, 8 Beutel (für 2 Tage 18,49 Euro.)
    "ZUTATEN: **Glucosesirup**, Milcheiweiß, Magermilchpulver, Kokosöl, Sonnenblumenöl, **Inulin**, Kaliumcitrat, **Verdickungsmittel (E 466)**, Natriumcitrat, **Aroma**, Emulgator (Soja-Lecithin, E 322, E 472b), Magnesiumcarbonat, **Kaliumphosphat**, Süßungsmittel (Acesulfam-Kalium, Aspartam), Eisenpyrophosphat, Vitamin C, **Calciumphosphat**, Zinksulfat, Niacin, Vitamin E, Kupfergluconat, Antioxidationsmittel (E 304, E 307), Pantothensäure, Mangansulfat, Thiamin, Vitamin B6, Riboflavin, Farbstoff (beta-Carotin), Vitamin A, Folsäure, Kaliumjodid, Natriumselenit, Biotin, Vitamin D, Vitamin B12"

Optifast Riegel, Himbeere-Kirsche, 6 x 60 g (13,49 €)
    "ZUTATEN: **Fructose-Glucose-Sirup**, Soja-Eiweiß, Vollmilchschokolade (**Zucker**, Kakaobutter, Vollmilchpulver, Kakaomasse, Emulgator (Soja-Lecithin), **Aroma**), geröstete Sojakerne, Mineralstoffe (Kaliumcitrat, **Calciumphosphat**, **Natriumphosphat**, Magnesiumcarbonat, **Magnesiumphosphat**, Natriumcitrat, Eisenpyrophosphat, Zinkoxid, Kaliumiodat, Natriumselenat, Kupfersulfat, Mangansulfat), **Inulin**, Fruchtzubereitung (Himbeeren, **Zucker, Fructosesirup**, Apfelpüree, Laktose, Kirschsaft aus Fruchtsaftkonzentrat), Rapsöl, Vitamine (Vitamin C, Vitamin E, Niacin, Biotin, Vitamin A, Pantothensäure, Folsäure, Vitamin D, Vitamin B6, Riboflavin, Vitamin B12, Thiamin), **Aroma**, Säuerungsmittel (Zitronensäure), Tapiokastärke, Salz, Emulgator (Soja-Lecithin)"

Anmerkungen zu den Zutaten:
Die Zutaten der Produkte sind fast immer die gleichen. Auch die Optifast-Produkte werden aus billigsten Rohstoffen wie Zucker (raffiniert als Pulver oder in Form von Glucosesirup, Fructose-Glucose-Sirup oder Maltodextrin), Magermilchpulver (wohl aus der Massentierhaltung), etwas Fett und diversen Aroma- und Zusatzstoffen, inklusive künstlichem Phosphat, zusammengebastelt. Zur Sättigung und damit die Verdauung passt, gibt es das Präbiotika Inulin.

Über das in der Tomatensuppe und in dem *"home Drink"* genutzte Verdickungsmittel E 466 (Natrium-Carboxymethyl-Cellulose) erklären die Süddeutsche Zeitung und RP online, dass bereits relativ geringe Mengen im Versuch mit Ratten zu Darmschäden und Übergewicht geführt haben und beides im Zusammenhang mit überhöhten Entzündungswerten im Körper führe. Neue Erkenntnisse zeigen, dass die durch E466 gestörte Darmflora und die entzündlichen Reaktionen außerdem, zumindest bei Nagern, zu Darmkrebs führen können.

Bei genauer Betrachtung stellt sich also Folgendes heraus: Das Einzige, was wirklich von Nutzen ist, ist die Palette an essenziellen Mikronährstoffen – in Form von künstlichen Zusatzstoffen.

Für Optifast Vanille sieht die Nährstoffmischung im Vergleich zu von der DGE empfohlenen Tagesdosis wie folgt aus:

Vitamine	Tagesmenge 2 Tüten Optifast home Suppe, Tomate	Empfohlene Tagesdosis laut DGE für männliche Erwachsene 25 bis unter 51 Jahre	Mineralstoffe	Tagesmenge 2 Tüten Optifast home Suppe, Tomate	Empfohlene Tagesdosis laut DGE für männliche Erwachsene 25 bis unter 51 Jahre
Biotin	16,5 µg	30-60 µg	Calcium	528 mg	1000 mg
Folsäure	154 µg	300 µg	Eisen	10,45 mg	10 mg
Niacin B3	14,3 mg	15 mg	Jod	121 µg	200 µg
Pantothensäure B5	2,42 mg	6 mg	Kalium	1562 mg	4000 mg
Riboflavin B2	1,43 mg	1,4 mg	Kupfer	0,66 mg	1,0 – 1,5 mg
Thiamin B1	1,21 mg	1,2 mg	Magnesium	104,5 mg	350 mg
Vitamin A	550 µg	1,1 mg	Mangan	0,66 mg	2,0 – 5,0 mg
Vitamin B12	1,21 µg	3,0 µg	Phosphor	440 mg	700 mg
Vitamin B6	0,88 mg	1,5 mg	Selen	44 µg	70 µg
Vitamin C	33 mg	110 mg	Zink	7,26 mg	10 mg
Vitamin D	4,07 µg	20 µg	Natrium	440 mg	1500 mg
Vitamin E	8,8 mg	14 mg			

Quelle: Deutsche Gesellschaft für Ernährung Webseite und www.nu3.de für Produktdetails Zutatenlisten

Anmerkungen zur Tabelle:
Die Optifast-Tüten sind im Grunde also nichts anderes als eine gering dosierte Mischung von essenziellen Nährstoffen, gemessen an den Richtwerten der DGE, plus ein paar minderwertige Zusatzstoffe.

Bei einer generellen Mangelernährung überhaupt mal wieder lebensnotwendige Vitamine und Mineralstoffe zu bekommen, ist mit Sicherheit gesundheitsförderlich für Menschen, denen die meisten dieser Stoffe wohl schon seit Jahren überwiegend fehlen. Warum lediglich Riboflavin, Thiamin und Eisen in ausreichender Menge, gemessen an den Vorgaben der DGE, verabreicht werden, ist allerdings unklar. Der Rest ist unterdosiert, was besonders für fettleibige Menschen unverständlich ist. Denn es gilt: Der Bedarf an Nährstoffen richtet sich unter anderem nach der Körperfülle – dicke Menschen brauchen im Schnitt mehr essenzielle Nährstoffe als Normalgewichtige.

Lauchflocken, Tomatenpulver und Kakao-Masse sollen wohl die Quellen für sekundäre Pflanzenstoffe sein. Ob das für eine optimale Versorgung ausreicht, ist fraglich. Die essenziellen Fettsäuren Omega 3 und 6 muss man mit der Lupe suchen und ob wirklich alle essenziellen Aminosäuren mit etwas Milch- und Sojapulver abgedeckt werden, ist ebenfalls fraglich. Vitamin K, Chlorid, Fluorid und Chrom fehlen komplett. Inwieweit Patienten überhaupt die einzelnen Nährstoffe aus dieser künstlich zusammengewürfelten Kombination von Zutaten aufnehmen können, ist ebenfalls völlig unklar.

Dubios ist weiterhin, warum dieses Produkt, also eine Multivitamintablette mit etwas Zucker und Milchpulver, nur unter ärztlicher Aufsicht gegeben werden soll. Genauso erklärt es nämlich Nestlé auf seinen Webseiten. Und zwar weltweit.

In genau diesen Details liegen wieder die Antworten auf die Frage, wie es Nestlé schafft, einen weltweiten Umsatz von knapp 80 Milliarden Euro zu erwirtschaften und zwar mit Produkten, die uns eigentlich nur krank machen und die auch noch mit einem gigantischen Preisaufschlag versehen sind.

Optifast im Preisvergleich

Eine ähnlich dosierte und frei verkäufliche Nährstofftablette – ohne bedenklichen Zucker und fragwürdiges Magermilchpulver – kann man sich ab 5 Cent pro Tag kaufen. Zwei Beispiele die ich bei Amazon gefunden habe sind **Greenfood Multivitamin + Mineralien** und **Nu U Multivitamine und Mineralstoffe**. So sieht der Vergleich im Detail aus:

Vitamine	Optifast Tagesration 2 Suppentüten	Greenfood Multivitamin + Mineralien (1 Tablette pro Tag)	Nu U Multivitamine und Mineralstoffe (1 Tablette pro Tag)	Empfohlene Tagesdosis laut DGE für männlich Erwachsene 25 bis unter 51 Jahre
Biotin	16,5 µg	50 µg	50 µg	30-60 µg
Folsäure	154 µg	200 µg	200 µg	300 µg
Niacin	14,3 mg	16 mg	20 mg	15 mg
Pantothensäure B5	2,42 mg	6 mg	7,5 mg	6 mg
Riboflavin B2	1,43 mg	1,4 mg	1,75 mg	1,4 mg
Thiamin B1	1,21 mg	1,1 mg	1,4 mg	1,2 mg
Vitamin A	550 µg	800 µg	800 µg	1,1 mg
Vitamin B12	1,21 µg	2,5 µg	2,5 µg	3,0 µg
Vitamin B6	0,88 mg	1,4 mg	2 mg	1,5 mg
Vitamin C	33 mg	80 mg	100 mg	110 mg
Vitamin D	4,07 µg	5 µg	5 µg	20 µg
Vitamin E	8,8 mg	12 mg	15 mg	14 mg
Vitamin K	0	75 µg	30 µg	70 µg

Mineralstoffe	Optifast Tagesration 2 Suppentüten	Greenfood Multivitamin + Mineralien (1 Tablette pro Tag)	Nu U Multivitamine und Mineralstoffe (1 Tablette pro Tag)	Empfohlene Tagesdosis laut DGE für männlich Erwachsene 25 bis unter 51 Jahre
Calcium	528 mg	80 mg	162 mg	1000 mg
Eisen	10,45 mg	14 mg	5 mg	10 mg
Jod	121 µg	150 µg	100 µg	200 µg
Kalium	1562 mg	0	0	4000 mg
Kupfer	0,66 mg	1 mg	0,5 mg	1,0 – 1,5 mg
Magnesium	104,5 mg	38 mg	100 mg	350 mg
Mangan	0,66 mg	2 mg	2 mg	2,0 – 5,0 mg
Phosphor	440 mg	0	125 mg	700 mg
Selen	44 µg	55 µg	30 µg	70 µg
Zink	7,26 mg	10 mg	5 mg	10 mg
Natrium	440 mg	0	0	1500 mg
Chrom	0	0	40 µg	30 – 100 µg
Molybdän	0	0	50 µg	50 – 100 µg

Der Preisunterschied zwischen Optifast und vergleichbaren Produkten:
1. **Optifast:** 9 Euro pro Tag
2. *Greenfood Mulitamin und Mineralien:* 0,14 Euro pro Tag (120 Tage kosten bei Amazon.de 16,99 Euro)
3. *Nu U Multivitamine und Mineralstoffe:* 0,05 Euro pro Tag (Jahrespackung kostet bei Amazon.de 17,97 Euro)

Man sieht: Die Gewinnspanne für das globale Produkt Optifast ist enorm. Ein richtiger Geldregen, ideal zum Beflügeln der globalen Umsatzzahlen. 2016 machte Nestlé mit der Sparte Nestlé Health Science 15 Milliarden Euro Umsatz. Optifast ist ein wichtiger Baustein in diesem Geschäft.

Ein grandioses Business-Modell

Besonders medienwirksam ist es da natürlich, wenn Experten wie Prof. Dr. Bischoff die Krankenkassen dazu bewegen können, die Kosten für alle übergewichtigen Menschen komplett zu übernehmen. Zumindest in Ansätzen hat das anscheinend bereits geklappt. Laut eigenen Webseiten bietet Nestlé sein Optifast®52-Programm an 38 Zentren in Deutschland an. Dazu gehören unter anderem folgende Krankenhäuser:

- Klinik Nürnberg – Innere Medizin 6, Schwerpunkte Gastroenterologie, Endokrinologie OPTIFAST Zentrum
- Klinikum Friedrichshafen – Das OPTIFAST-Programm
- Wilhelmsburger Krankenhaus Hamburg – Adipositaszentrum
- Klinikum Osnabrück – OPTIFAST-Zentrum
- GFO Kliniken Bonn – Abnehmen im Optifast®-Zentrum St. Marien

Der Großteil der Behandlung wird demnach von den Krankenkassen und somit uns Beitragszahlern bezahlt. Das ist ein lukratives Geschäft für beide Seiten, für Nestlé und die Kliniken/Ärzte. Dass es sich hier überwiegend um kleine Krankenhäuser handelt, die bekanntlich oft finanziell nicht so gut aufgestellt sind, mag kein Zufall sein.

Viel günstiger für die Krankenkassen, und somit auch für uns Beitragszahler, wäre es, den Patienten zu erklären, wie sie ihren Nährstoffbedarf mit natürlichen Lebensmitteln abdecken: In Koch- und Ernährungskursen oder mit Hilfe von entsprechenden Broschüren, angeboten von und ausgelegt in den Kliniken, könnten Patienten lernen, sich selbst angemessen zu versorgen. Hier sollte es sich um Informationen und Kurse handeln, die sich am wissenschaftlich belegten menschlichen Bedarf von allen Nährstoffen orientieren und nicht an den vagen Informationen der Ernährungspyramide der DGE.

Man könnte den Patienten auch erklären, welche Optionen sie haben, um ihren Vitamin-D-Spiegel auf einem gesunden Maß zu halten. Einen gemeinsamen Lauftreff zu organisieren und sich wieder an der frischen Luft zu bewegen, würde mit Sicherheit auch helfen. All das wäre dann auch nachhaltig, da die Patienten nicht abhängig gemacht werden von fragwürdigen Produkten und einer Armee von Ärzten. Das wiederum wäre besonders für die Menschen mit niedrigem Einkommen sinnvoll und machbar. Prof. Dr. Bischoff erklärt richtig, dieser Personenkreis sei oft besonders krank. Allerdings nicht, weil ihnen die Produkte von Optifast fehlen, sondern eher, weil diese Menschen sich vermutlich bereits an Produkte wie Kitkat, Fertig-Pizzen und Clusters krank gegessen haben.

Ein Segen für Aktionäre

Was Nestlé hier global geschafft hat, ist wirklich beeindruckend. Und das ist nur möglich, weil es Wissenschaftler und Ärzte gibt, die sich für Konzerninteressen instrumentalisieren lassen, indem sie Produkte mit Wucherpreisen als medizinisch sinnvolle und wichtige Methode empfehlen, um Fettleibigen an den Speck zu rücken. Und das geschieht weltweit. Wie sonst sollte man sich erklären, dass renommierte Ernährungswissenschaftler und Mediziner eine Zucker/Milchpulver/Vitamin-Mischung für den 180-fachen Preis als Vergleichsprodukte wie die Pille von NuU empfehlen? Optifast sowie etliche weitere Produkte von Nestlé Health, werden in Deutschland, Österreich, USA, Kanada, UK, Australien, Spanien, Brasilien und einigen weiteren Ländern ebenfalls erfolgreich mit Hilfe des wissenschaftlichen und medizinischen Establishments beworben.

Prof. Dr. Bischoff ist übrigens nicht nur Ernährungswissenschaftler, sondern auch im wissenschaftlichen Beirat der Deutschen Gesellschaft für Ernährungsmedizin e.V. tätig. Dort ist er sehr gut positioniert, um seinen Kollegen in der Medizin zu erklären, dass Nestlé hier wirklich etwas ganz Tolles gezaubert hat. Die Deutsche Gesellschaft für Ernährungsmedizin e.V. ist eine übergreifende Vereinigung von Ärzten und Ernährungswissenschaftlern, die von der Pharmaindustrie gefördert wird, und zwar z.B. 2016 mit 14.000,00 €, und die, wie oben hergeleitet, enge Verknüpfungen mit Lebensmittelkonzernen wie Nestlé unterhält. Dort schließt sich wieder der Kreis zwischen Lebensmittelgiganten, Pharmaindustrie und Ärzteschaft. Und auch das gilt wiederum weltweit.

Systematische Volksverdummung

Ich halte fest: Im staatlichen Bildungssystem lernt die Bevölkerung fast nichts über die Zusammenhänge von Nährstoffen und die Auswirkungen eines generellen Mangels dieser Stoffe auf den Organismus. Die Bevölkerung lernt auch nicht, dass die meisten der heutigen Nahrungsmittel nicht mehr die notwendigen Mengen an natürlichen Nährstoffen, die sie für eine gesunde Entwicklung brauchen, beinhalten.

Diese Unwissenheit hat es Konzernen wie Nestlé ermöglicht, nun auch große Absatzmärkte für sogenannte "Health-" Produkte aufzubauen. Produkte, die gesunde Menschen nicht brauchen, und Kranke, wenn überhaupt, dann nur, weil sie vor der Erkrankung nicht angemessen mit allen Nährstoffen versorgt wurden.

Nicht nur Nestlé profitiert von der Unwissenheit der Bevölkerung, sondern, auch all die anderen Anbieter, die sich am Markt des Übergewichts und der Mangelernährung tummeln. Dafür gibt es nun Frebini, Almased, Beaviter, Yokebe und viele mehr. Auch das sind alles Anbieter, die mit minderwertigen Rohstoffen Produkte produzieren, die künstlich mit Mikronährstoffen angereichert und schließlich der dicken und kranken Bevölkerung für teures Geld als Pulver angedreht werden. Das funktioniert super, solange Menschen nicht wissen, in welchen Lebensmitteln sie genau diese essenziellen Nährstoffe finden und wie sie sie durch die Nahrungskette erhalten und verarbeiten. Für den erfolgreichen Absatz dieser überteuerten und fragwürdigen Produkte sind selbst frei verkäufliche Vitamintabletten eine große Gefahr.

Das Programm Optifast gibt es laut Nestlé übrigens seit 1989, ursprünglich produziert von Novartis. Besonders seit dem Zeitpunkt sinkt die staatlich organisierte Informationsverbreitung und somit das Bewusstsein in der Öffentlichkeit rund um Mikronährstoffe. Aber Nestlé macht in seiner Sparte Nestlé Health nicht nur Gewinne mit Optifast. Nestlé hat übrigens, und wie bereits erwähnt, auch Produkte für Krebspatienten, Menschen mit Darmproblemen und – wen wundert's – für entwicklungsverzögerte Kinder im Angebot.

Eine der weltweit größten Produktionsstätten von Nestlé von den Pulvern für Fettleibige und Kranke befindet sich in Osthofen, Rheinhessen. Die Verdreifachung dieser Fertigungsstätte wurde Anfang 2018 öffentlich mit lokalen Politikern und Werksleitern zelebriert.

Quellen und weitere Informationen "Wieder das Beispiel Nestlé: Ein neues Geschäftsmodell musste her"

- **Stuttgarter Zeitung 8.12.2015** "Fett weg – die Muskeln sollen aber bleiben" http://www.stuttgarter-zeitung.de/inhalt.universitaet-hohenheim-fett-weg-die-muskeln-sollen-aber-bleiben.354a90bb-92c6-41ff-9f4d-1705e6df42d8.html
- **RP online 28.12.2016** "Lebensmittel mit dem ungewissen Etwas" https://rp-online.de/panorama/wissen/lebensmittel-mit-dem-ungewissen-etwas_aid-21177207
- **Deutsche Gesellschaft für Ernährungsmedizin (DGEM) Wissenschaftlicher Beirat** http://www.dgem.de/beirat
- **CORRECTIV** Zahlung an die Deutsche Gesellschaft für Ernährungsmedizin (DGEM) von Baxter Deutschland GmbH für 2016 https://correctiv.org/recherchen/euros-fuer-aerzte/datenbank/empfaenger/deutsche-gesellschaft-fur-ernaehrungsmedizin-e-v-berlin-de/
- **Nestlé Health Sience Webseite** https://www.nestlehealthscience.com/
- **Optifast Deutschland** https://www.nestlehealthscience.de/marken/optifast
- **Optifast Österreich** https://www.optifasthome.at/
- **Optifast Australia** https://www.optifast.com.au/
- **Optifast USA und Canada** https://www.optifast.com/Pages/index.aspx
- **Optifast UK** https://www.nestlehealthscience.co.uk/brands/optifast
- **Optifast Spanien** https://www.nestlehealthscience.es/marcas/optifast
- **Optifast Brasilien** https://www.nestlehealthscience.com.br/marcas/optifast
- **Ärzteblatt 1998** "Diätische Therapie der Adipositas: Langfristig kein Erfolg mit Formuladiäten" https://m.aerzteblatt.de/print/9632.htm
- **Nestlé Ernährungsstudio** "Diäten unter der Lupe: Optifast®" https://ernaehrungsstudio.nestle.de/wohlfuehlgewicht/diaeten/optifast
- **Klinik Nürnberg** "Innere Medizin 6, Schwerpunkte Gastroenterologie, Endokrinologie OPTIFAST Zentrum" http://www.klinikum-nuernberg.de/DE/ueber_uns/Fachabteilungen_KN/kliniken/medizin6/optifast/index.html
- **Klinikum Friedrichshafen** "Das OPTIFAST-Programm" http://www.klinikum-friedrichshafen.de/zentren/adipositaszentrum/optifast-programm.html
- **Wilhelmsburger Krankenhaus Hamburg** "Adipositaszentrum" https://www.gross-sand.de/medizin/innere-medizin/adipositaszentrum/
- **Klinikum Osnabrück** "OPTIFAST-Zentrum" https://www.klinikum-os.de/medizin-pflege/zentren/optifast-zentrum/
- **GFO Kliniken Bonn** "Abnehmen im Optifast®-Zentrum St. Marien" http://www.marien-hospital-bonn.de/gesundheitsfoerderungkurse/abnehmen-im-optifastr-zentrum-st-marien.html
- **Nestlé Produkt für Krebspatienten** "RESOURCE SUPPORT PLUS" https://www.nestlehealthscience.com/brands/resource/resource-support-plus
- **Nestlé Spezialnahrung für Kinder** "RESOURCE® JUNIOR (PULVER)" https://www.nestlehealthscience.de/marken/resource/resource-junior
- **Fresenius Spezialnahrung für Kinder** "Frebini® Energy DRINK" https://www.fresenius-kabi.de/frebini_energy_drink.htm
- **Bloomberg 5.5.2016** "Nestlé Wants to Sell You Both Sugary Snacks and Diabetes Pills" https://www.bloomberg.com/news/features/2016-05-05/nestl-s-sugar-empire-is-on-a-health-kick
- **Nestlé 6.3.2018** "Größtes Health-Science-Werk von Nestlé in Europa verdreifacht Pulverproduktion" https://www.nestle.de/medien/news/osthofen-grundstein

- **MARS Petcare** *Anmerkung*: Dieser Konzern hat für den Haustiermarkt mittlerweile ein ähnliches Geschäftsmodell wie Nestlé für Menschen aufgebaut: MARS produziert minderwertiges Tierfutter wie Chappi, Kitekat, Caesar, Pedigree oder Sheba und lässt die zunehmend kranken Tiere in konzerneigenen Tierarztpraxen behandeln (siehe z.B. Quellen)
    - https://www.mars.com/global/brands/petcare
    - https://www.mars.com/global/our-news/our-stories/2018/06/10/mars-petcare-enters-the-european-veterinary-market
    - https://adage.com/article/cmo-interviews/amid-packaged-goods-dreams-service-plays-mars/302570/
    - https://www.infranken.de/ueberregional/tieraerzte-warnen-jedes-zweite-haustier-ist-zu-dick-tendenz-steigend;art55462,3107456
    - https://www.stuttgarter-zeitung.de/inhalt.uebergewicht-bei-tieren-haustiere-werden-immer-dicker.515ba88e-9515-4370-94a2-ba870e20d2ce.html

Es wird noch viel schlimmer, wenn wir nichts tun!

Die Konzerne Nestlé, Unilever, Coca-Cola, Pepsico und Danone versuchen noch mehr Marktanteile auf dem weltweiten Nahrungsmittelmarkt zu gewinnen. Diese Konzerne haben 2017 einen offenen Brief an die EU-Kommission geschrieben und gefordert, dass auf allen Lebensmitteln der Nährstoffgehalt, also auch der Gehalt von Vitaminen und Mineralstoffen, verpflichtend gekennzeichnet werden soll. Diese Lebensmittel sollen dann als gesundheitsfördernd deklariert werden können. Klare Kennzeichnungen für Vitamine und Mineralstoffe kann ein Produzent aber nur für künstlich dosierte Inhaltsstoffe und angereicherte Lebensmittel angeben. Denn eine frische Stange Sellerie aus dem Garten oder vom Feld hat schließlich keine Mengenangaben von Nährstoffen verzeichnet – die Schwankungsbreite ist bei natürlich gewachsenen und handwerklich verarbeiten Lebensmitteln viel zu groß.

Grundsätzlich nicht aufgeführt oder angereichert werden müssen sekundäre Pflanzenstoffe. Diese für uns wichtigen und vielfältigen Stoffe finden sich in natürlich gewachsenen Pflanzen, aber selten oder gar nicht in industriell verarbeiteten Produkten.

Bei einer solchen Kennzeichnungspflicht hätten kleinbäuerliche Betriebe und handwerkliche Produzenten das Nachsehen. Diese Betriebe haben selten die Kapazität, um mögliche Studien anzufertigen oder die wenigen und meist auf Englisch angefertigten Untersuchungen in den Wirren des Internets zu finden und richtig zu nutzen. All diese Produzenten könnten unter einer solchen Regelung ihre meist wirklich gesundheitsfördernden Produkte nicht adäquat vermarkten. Den wirklichen Schaden hätten letztendlich wir Konsumenten. Wir würden dann noch mehr mit irreführenden und einseitigen Informationen von Großkonzernen benebelt werden und handwerklich produzierte, hochwertige Produkte würden aus unseren Supermärkten verschwinden.

Das heißt im Klartext: Wenn die EU diesen Antrag bewilligt, kann man davon ausgehen, dass wir in Zukunft noch mehr Mischungen aus Zucker/Weizen/Palmfett/Milchpulver mit Vitamin- und Mineralstoffmischungen in unseren Supermärkten finden werden. Neben Optifast, Frebini und Almased werden wir dann auch andere und oft unverhältnismäßig teure Shakes, Schokoriegel und Softdrinks als "gesundheitsfördernde Lebensmittel" angepriesen bekommen. Mit etwas Ascorbinsäure, Eisen oder ein paar B-Vitaminen wird aus einer Cola ein Vitalgetränk werden.

Die Totschlagargumente

Es gibt allerdings überall in der Gesellschaft Menschen, die aufschreien. Menschen, die sich wehren, die über diese Machenschaften und deren Konsequenzen aufklären und Veränderungen wollen. Menschen, die dafür kämpfen, dass Zucker für unsere Kinder beschränkt wird, dass Pestizide von unseren Feldern verschwinden und dass schädliche Substanzen in unseren Lebensmitteln klar gekennzeichnet werden müssen. Menschen, die unzählige Petitionen mitzeichnen und Initiativen unterstützen, die sich für unser Recht auf gesunde Ernährung engagieren. Aber all diese Menschen werden am Ende immer mit zwei Totschlagargumenten abgespeist. Von Politikern und der Konzernwelt wird argumentiert:

- Die Armen können sich doch gar nichts anderes leisten.
- Jeder Mensch soll entscheiden, was er konsumieren möchte. Wir leben in einer freien Welt und keiner darf bevormundet werden.

Zu dem Punkt "Die Armen können sich doch gar nichts anderes leisten."

Wer wirklich nicht genug Geld für oder Zugang zu gesunden Lebensmitteln mit allen essenziellen Nährstoffen hat, der wird früher oder später krank. Ebenso gilt, wer sich tatsächlich keine gesunden Lebensmittel leisten kann, der wird auch keine vollen Kranken- oder Pflegekassenbeiträge zahlen oder seinen Beitrag für Renten- und Arbeitslosenversicherungen leisten.

Wer viel krank ist, wird eher arbeitslos. Wer viel arbeitslos ist, leidet eher unter Depressionen und hat im Alter wenig Kraft und finanzielle Mittel, um sich selbst zu helfen. Für diese kranken, arbeitslosen und emotional belasteten Menschen springt der Steuerzahler ein. Die Gemeinschaft zahlt also für diese Menschen die Krankenkassenbeiträge und alle notwendigen Sozialleistungen. Wir alle übernehmen die Kosten für die Mangelernährten und angeschlagenen Menschen. So ist das zumindest in Deutschland.

Ich persönlich zahle lieber dafür, dass meine Mitmenschen – Kinder ebenso wie Erwachsene – gesunde Lebensmittel subventioniert oder Möglichkeiten für eine Selbstversorgung bekommen, als später für deren Pflege- oder Krankenhausaufenthalt und teure Medikamente. Dann ist auch die Chance deutlich höher, dass genau diese Menschen nicht zu biochemisch gestörten Psychopathen werden und zum Beispiel mit Lastwagen in Menschenmengen rasen. Oder deren Kinder einfach nur in der Schule mein Kind treten und mit Stühlen nach ihm schmeißen.

Das gleiche Prinzip gilt auch für die Menschen in allen anderen Teilen der Welt: Wer nichts Gesundes zu essen hat und kein aktiver Teil einer sozialen Gemeinschaft sein darf, wird krank oder versucht, seinem Elend zu entkommen. Wenn solche Menschen nicht zu uns kommen sollen, dann ist es unsere Aufgabe dafür zu sorgen, dass auch unsere Großkonzerne das Feld wieder räumen und der lokalen Bevölkerung, zum Beispiel in Afrika, ermöglicht sich selbst angemessen zu versorgen.

Zu dem Punkt "Jeder Menschen soll entscheiden, was er konsumieren möchte. Wir leben in einer freien Welt und keiner darf bevormundet werden."

Um wirklich frei entscheiden zu können, was gut ist und was schlecht, braucht man die richtigen Informationen und entsprechende Produktangebote. Dazu sollte man beispielsweise wissen, dass Bio-Leber um ein Vielfaches mehr gesundheitsfördernde Nährstoffe hat als ein mageres und teures Stück Muskelfleisch. Oder dass schon eine Handvoll Kräuter am Tag den Nährstoffbedarf an Vitamin A, C und etlichen Mineralstoffen sowie eines Großteils der sekundären Pflanzenstoffe abdeckt. Dass Produkte der Conveniencestufe 3, 4 und 5 praktisch immer dazu führen, dass man gefährlich viel Salz aufnimmt. Oder dass viele Zusatzstoffe und Pestizide unsere Darmflora schwer schädigen und uns richtig krank machen können. Diese Informationen bekommen wir aber nicht von der staatlichen Seite.

Eine so genannte Bevormundung ist außerdem bei Kindern sehr wohl generell sinnvoll und wichtig. Deswegen nennt man Erwachsene ja auch den "Vormund". Institutionen der öffentlichen Bildung ebenso wie Eltern obliegt die Sorgfaltspflicht, um für eine optimale Gesundheit von Kindern Verantwortung zu übernehmen. Das können sie aber nur, wenn sie die richtigen Informationen bekommen. Diese werden vorenthalten oder so manipuliert, dass es an Transparenz mangelt.

Hinzu kommt, dass in der Werbung, ebenso wie in den öffentlichen Ernährungsplänen, argumentiert wird, dass die zarte Kinderpsyche leidet, wenn den Kleinsten der Gesellschaft wohlschmeckende Lutscher, Kekse und Nudeln vorenthalten werden und ihnen dafür Nüsse, Wildkräuter oder Haferbrei serviert werden. Die Psyche leidet also angeblich, weil unsere Kinder einen Konflikt erleben und etwas nicht bekommen, was sie dank der allgegenwärtigen Werbung und aufgrund des Gruppenzwangs und fehlender Alternativen unbedingt haben wollen?

Diese Argumentation wird häufig angewendet, lässt sich aber nicht mit dem wissenschaftlich belegten Verständnis rund um eine notwendige Versorgung des Körpers mit allen lebenswichtigen Nährstoffen vereinbaren: Kinder leiden, wenn ihnen die richtigen Nährstoffe fehlen und längst nicht immer, weil sie einen Konflikt mit ihren Eltern oder anderen Erwachsenen haben. Sonst wären praktisch alle Kinder schon immer gestört gewesen.

Gelegentliche Konflikte rund um das Erstellen von Hausaufgaben, Zu-Bett-Gehen, Helfen beim Aufräumen, Sicherheit im Straßenverkehr ebenso wie die Nahrungsaufnahme und vieles mehr gehören zum Alltag von Familien und sind wichtige Lerngelegenheiten für Kinder, um sich in unsere gesellschaftliche Gemeinschaft einzufügen. Solange sich Kinder grundsätzlich geliebt und umsorgt fühlen, sind solche Auseinandersetzungen für sie nicht schädlich, sondern helfen ihnen dabei, Strukturen zu lernen und zu akzeptieren.

Krank wird unser Nachwuchs aber durch andauernde Mangel- und Fehlernährung sowie durch zu wenig Bewegung und eine dauerhafte Belastung durch zu viel Stress.

Quellen und weitere Informationen "Es wird noch viel schlimmer, wenn wir nichts tun"
- **Offener Brief an die EU-Kommission von Nestlé, Danone, Coca-Cola, Unilever und Co. 15.5.2017** "OPEN LETTER" http://www.beuc.eu/publications/beuc-x-2017-049_mgo_joint-letter-eu-wide-nutrient-profiles-for-nutrition-and-health-claims.pdf
- **European Food Safety Authority (ESA)** "Nutrition and health claims" https://www.efsa.europa.eu/en/topics/topic/nutrition-and-health-claims
- **Foodwatch Februar 2019** "Coca-Cola sponsert die EU?!" *Zitat:* "Coca-Cola finanziert als offizieller Partner die europäische Ratspräsidentschaft Rumäniens. Und das in Zeiten, in denen über die Einführung einer Limo-Steuer diskutiert wird! Wir finden es schlichtweg inakzeptabel, wenn eine der wichtigsten politischen Institutionen der EU durch den größten Getränkekonzern der Welt gesponsert wird."

- https://www.foodwatch.org/de/informieren/zucker-fett-co/e-mail-aktion-coca-cola-eu/?utm_source=CleverReach&utm_medium=email&utm_campaign=26-02-2019+2019-02-26+NL+Coke-Sponsoring&utm_content=Mailing_13249959
- **Welt 4.8.2008** "POLITIK ERNÄHRUNGSWISSENSCHAFTLER. Mit Hartz IV ist gesunde Ernährung nicht möglich" https://www.welt.de/politik/article2828642/Mit-Hartz-IV-ist-gesunde-Ernaehrung-nicht-moeglich.html
- **Gegen Hartz IV 25. Juni 2015** "Hartz IV – Mangelernährung und Isolation für Millionen" https://www.gegen-hartz.de/news/hartz-iv-mangelernaehrung-und-isolation
- **Welt 2.11.2011** "GESUNDHEIT ERNÄHRUNG. Warum Kinder wochenlang Nutella-Toast essen dürfen. Wenn Kinder ausgewogene Nahrung satt haben, sollten Eltern gelassen bleiben. Der Zwang zum gesunden Essen macht Kinder nur krank." https://www.welt.de/gesundheit/article13693437/Warum-Kinder-wochenlang-Nutella-Toast-essen-duerfen.html
- **Süddeutsche Zeitung 6.10.2017** "Familie. Kind entscheiden lassen: Eltern sollten Wahl akzeptieren" https://www.sueddeutsche.de/news/leben/familie-kind-entscheiden-lassen-eltern-sollten-wahl-akzeptieren-dpa.urn-newsml-dpa-com-20090101-171005-99-333213
- **Web Magazin 19.8.2015** "Interview mit Ernährungsexperte Uwe Knop: "Es gibt kein ungesundes Essen" https://web.de/magazine/gesundheit/interview-ernaehrungsexperte-uwe-knop-ungesundes-essen-30842082
- **FOCUS ONLINE 25.7.2018** "Gastbeitrag von Tim Mälzer. Hört endlich auf, andere belehren zu wollen. Seit Jahren streiten sich Experten darüber, ob Fleisch gesund ist oder nicht. Die Diskussion ist leider absolut anstrengend und hilft niemandem weiter. Ob Fleisch oder nicht: Hauptsache, wir genießen und essen bewusst." https://www.focus.de/gesundheit/experten/ernaehrung-hoert-endlich-auf-andere-belehren-zu-wollen_id_9304006.html
- **Video-ZDF-Mittagsmagazin 26.04.2016** "Uwe Knop: Keine Angst vor dem Essen!" https://www.youtube.com/watch?v=JpicHfkf6PI

Fazit: Mächtige Konzerne und gefährliche Produkte

Die Lebensmittelkonzerne sind unglaublich mächtig. Sie nutzen alle Möglichkeiten, um den Absatz ihrer Produktwelten zu steigern und die Produkte in der Bevölkerung als schmackhaft und gesund zu platzieren. Aber die Produkte von Nestlé, Coca Cola, Danone, Unilever, Dr. Oetker, oder die Welt der Würste von Herrn Tönnies sind nicht gesund sondern schädigen praktisch immer unsere Gesundheit. Besonders die unserer Kinder.

Die resultierenden gesundheitlichen Schäden sind die Grundlage für den kometenhaften Aufstieg der nächsten globalen Konzernwelt: Die Pharmaindustrie.

Das Gesundheitswesen

Die meisten Bürger vertrauen darauf, dass ihre Ärzte und die von ihnen verabreichten Medikamente uns, und besonders unseren Kinder, helfen. Helfen gesund zu werden und es auch zu bleiben. Das ist leider sehr oft nicht der Fall.

Unsere medizinische Versorgung hat sich über Jahrzehnte in ein komplexes System entwickelt, in dem immer mehr Akteure ihren Lebensunterhalt verdienen: Menschen, die darauf angewiesen sind, dass möglichst viele Bürger krank sind und um ihre Hilfe bitten. Nur für eine angebotene Hilfe werden sie bezahlt. Damit sich das System erhält, müssen Konsumenten wiederkommen. Sie dürfen nicht vollständig genesen. Auf diesem Prinzip baut das westliche Gesundheitssystem auf.

Die Pharmaindustrie ist und war die wichtigste und treibende Kraft in dem Aufbau und in dem Erhalt dieses Systems. Sie ist ebenfalls der größte Nutznießer. Die Pharmaindustrie hat sich weltweit breit gemacht, sie hat finanzielle Abhängigkeiten geschaffen und das medizinische Grundverständnis von Bürgern in fast allen Ländern der Welt maßgeblich und zu deren Nachteil beeinflusst. Alle Bestrebungen der Pharmaindustrie haben und hatten immer ein primäres Ziel: Absatzsteigerung und Gewinnoptimierung.

In dem folgenden Kapitel beschreibe ich beispielhaft die Mechanismen und Auswüchse dieses gesundheitsgefährdenden und gesellschaftsschädigenden Systems. Ich erläutere, mit welchen Anreizen die Pharmaindustrie in fast alle Bereiche unserer medizinischen Versorgung eingreift und die unterschiedlichen Akteure instrumentalisiert, um die Absätze der eigenen Produkte zu steigern.

Ein Blick hinter die Kulissen

Die WHO erklärt, 86% aller Todesfälle in Europa seien durch Zivilisationskrankheiten, hauptsächlich Herz-Kreislauf-Erkrankungen, Krebs, Erkrankungen der Atemwege und Diabetes verursacht. All diese Krankheiten wären durch eine gesunde Ernährung, keinen Tabakkonsum, wenig Alkohol, mäßige Bewegung und weniger Dauerstress zu vermeiden.

Hier offenbart sich der nächste Teil unseres globalen Systemkollapses. Wir haben auf der einen Seite also etliche Industriezweige, die davon profitieren, dass Menschen überall auf der Welt künstliche Produkte essen. Auf der anderen Seite haben wir eine ebenso mächtige und wachstumsgetriebene Industrie, die uns dann angeblich wieder heilen will: Die Pharmakonzerne. Hinzu kommen eine Ärzteschaft, Wissenschaftler und diverse Hilfsberufe, die ebenfalls zum Teil stark davon profitieren, wenn wir krank sind.

Zahlenbeispiele

Die 10 größten Pharmaunternehmen beschäftigen zusammen ca. 800 000 Mitarbeiter weltweit und erwirtschafteten 2014 einen Umsatz von ca. 335 Milliarden USD. Das ist vergleichbar mit dem Bruttoinlandsprodukt von zum Beispiel Ägypten. Also dem Wert aller Waren und Dienstleistungen, die in einem Jahr innerhalb dieses Landes und einer Bevölkerung von knapp 100 Millionen Menschen produziert wurden.

Die 50 größten Pharmaunternehmen machten in 2014 gemeinsam einen Umsatz von 576 Milliarden USD. Das ist dann etwas mehr als Länder wie Schweden, Taiwan oder Argentinien. Alleine diese Zahlen verdeutlichen, dass hier etwas nicht mit rechten Dingen zugeht.

Unter den Kassenschlagern befinden sich immer Produkte, die folgende Erkrankungen behandeln oder gar heilen sollen: Herz-Kreislauf-Erkrankungen, Diabetes, Krebs, Erkrankungen der Atemwege, Osteoporose, Schmerzen, psychische Störungen, oder Autoimmunerkrankungen wie Allergien. Die 10 größten Nutznießer der neuen "Zivilisationskrankheiten" sind folgende Pharmakonzerne:

Rang 2017	Unternehmen	Gründungs-jahr	Hauptsitz	Umsatz 2017 in Mrd. USD $	Topseller
1	Johnson & Johnson	1886	USA	76	Infliximab, Simeprevir, Abirateron
2	Roche	1898	Schweiz	53	Rituximab, Bevacizumab, Trastuzumab
3	Pfizer	1849	USA	52	Pregabalin, Pneumokokken-Impfung "Prevnar", Etanercept
4	Novartis	1758	Schweiz	48	Imatinib, Fingolimod, Ranibizumab
5	Merck (MSD)	1891	USA	40	Sitagliptin, Ezetimib, Infliximab
6	Sanofi	1834	Frankreich	35	Insulin glargin, Clopidogrel, Enoxaparin-Natrium
7	GlaxoSmith-Kline	1873	GB	29	Salmeterol/Fluticason, DTP+Hepatitis B+Polio-Impfstoff, Dutasterid
8	AbbVie	1888	USA	28	Adalimumab, Testosterongel, lopinavir/ Ritonavir
9	Gilead Sciences	1987	USA	26	Sofosbuvir, Efavirenz/Emtricitabin/Tenofovir (Truvada)
10	AstraZeneca	1913	UK	23	Rosuvastatin, Budesonid/Formoterol, Esomeprazol

Quelle: https://www.finanzen.net und Wikipedia

Quellen und weitere Informationen zu "Die Pharmaindustrie und ihre Helfer"
- **WHO 21.7.2018** "Noncommunicable diseases" http://www.who.int/news-room/fact-sheets/detail/noncommunicable-diseases
- **World Health Organisation online – Regional office for Europe 2012** "Action Plan for implementation of the European Strategy for the Prevention and Control of Noncommunicable Diseases" *Zitat:* "Investing in prevention and improved control of noncommunicable diseases (NCD) will reduce premature death and preventable morbidity and disability, and improve the quality of life and well-being of people and societies. No less than 86% of deaths and 77% of the disease burden in the WHO European Region are caused by this broad group of disorders, which show an epidemiological distribution with great inequalities reflecting a social gradient, while they are linked by common risk factors, underlying determinants and opportunities for intervention." 2012–2016 http://apps.who.int/medicinedocs/documents/s19752en/s19752en.pdf
- **WHO** "Health systems response to NCDs" http://www.euro.who.int/en/health-topics/Health-systems/health-systems-response-to-ncds/health-systems-response-to-ncds
- **Wikipedia** "Pharmaunternehmen" https://de.wikipedia.org/wiki/Pharmaunternehmen

Die Macht der Akteure: Das Beispiel Novartis und Pfizer

Novartis war bis 2014 der größte reine Pharmakonzern weltweit. In 2017 betrug der Nettoumsatz 48 Milliarden US-Dollar. Der Reingewinn, also das, was nach Abzug aller Kosten übrig blieb, betrug über 7 Milliarden US-Dollar. Bis Ende 2017 war Joe Jimenez CEO von Novartis. Er erhielt für seine Leistungen in 2015 fast 12 Millionen US-Dollar. Ähnliche Verhältnisse von Umsatz zu Reingewinn und Gehältern für die oberste Führungsebene finden sich bei den anderen Pharmaunternehmen. Die meistverkauften Produkte bei Novartis sind folgende:

- Diovan® (Valsartan) – Behandlung von Bluthochdruck
- Glivec® (Imatinib) – Behandlung von Krebs
- Ritalin® (Methylphenidat) – Behandlung Verhaltensauffälligkeiten und Aufmerksamkeitsdefizitstörungen
- Aclasta®/Zometa® (Zoledronat) – Behandlung von Osteoporose
- Femara® (Letrozol) – Behandlung von Brustkrebs

Jedes einzelne dieser Produkte bringt dreistellige Millionen bis Milliardenumsätze. Es ist nicht im Interesse von Novartis, dass die Bevölkerung erfährt und lernt, wie sie sich vor diesen Krankheiten und körperlichem Zerfall mit Präventivmaßnahmen – also gesundem Essen, genug Bewegung, weniger Stress – selber schützen kann.

Über Lobbyarbeit und strategische Zusammenarbeit mit relevanten Entscheidern stellen die Pharmakonzerne sicher, dass sie besonders vorteilhafte Rahmenbedingen bekommen: Rahmenbedingungen, um neue Märkte zu erschließen, mehr Produkte platzieren zu können und ihre Gewinne weiter zu steigern.

Genau diesen Ansatz beschreibt zum Beispiel Pfizer auch auf seinen eigenen Webseiten unter der Überschrift "Responsibility" (Ein paar Auszüge finden sich auf Englisch unter den Quellenangaben zu diesem Abschnitt). Ebenso wie Nestlé prahlt Pfizer auf seinen eigenen Internetseiten damit, dass das Unternehmen in alle gesellschaftlichen Bereiche eingreift, immer unter dem Banner, etwas Gutes tun zu wollen. Was der Konzern in Wirklichkeit tut, ist, seine eigene Marktmacht auszubauen.

Und genauso wie zum Beispiel Nestlé sitzt Novartis ganz nah an den obersten Entscheidern der Welt über Gesundheit. Diese beiden jeweils weltweit größten Konzerne ihrer Branche haben ihren jeweiligen Hauptsitz in der Nähe von Genf. Genau dort finden sich auch die Zentralen der Weltgesundheitsorganisation, der Vereinten Nationen mit internationalen Programmen wie dem Joint United Nations Programme on HIV and AIDS (UNAIDS) sowie die World Heart Federation und etliche weitere globale Organisationen. Diese Organisationen setzten die politischen Rahmenbedingungen für die Versorgung mit Nahrung und verbreiten Informationen über relevante Gesundheitsprävention für die Bevölkerung in fast allen Ländern der Welt. Bei all diesen Organisationen finden sich Novartis, Pfizer, GlaxoSmithKline sowie praktisch alle weiteren globalen Pharmakonzerne unter den Sponsoren wieder.

Wie weitreichend der Eingriff in unsere Gesellschaft ist und wie viel Geld die Pharmakonzerne aufwenden müssen, damit wir Menschen die Produkte auch kaufen, mit denen sie so viele Profite erwirtschaften, lässt sich auch erahnen, wenn man sich die Kosten für Marketing im Vergleich zur Forschung betrachtet. Ein paar Beispiele für 2015:

Firma	Hauptsitz	Marketing in Mrd USD	Forschung in Mrd USD
Johnson & Johnson	USA	17.5	8.2
Pfizer	USA	11.4	6.6
Novatis	Schweiz	14,6	9,9
GlaxoSmithKline	Großbritannien	9,9	5,3

Quelle: Washington Post Studie Dadavits

Quellen und weitere Informationen "Beispiel Novartis und Pfizer"
- **Novartis** "Product Sales – Full Year 2016 Product Sales"
  https://www.novartis.com/investors/financial-data/product-sales
- **Pfizer online** "GLOBAL INSTITUTIONS AND PARTNERSHIPS" *Zitat Webseite*: "Pfizer Corporate Responsibility has a strong tradition of working with multilateral organizations, NGOs, and civil society organizations to help develop and deliver the interventions and information that cover global health issue-areas including active and healthy aging, non-communicable diseases, and access to medicines. In addition to working with partners directly on issues regarding access, we work with various organizations based in Geneva and around the world to help inform governments and multilateral organizations and shape positive global health and policy environments for the industry. Multilateral organizations have significant influence in the global health field and can open opportunities or impose challenges and obstacles." http://www.pfizer.com/responsibility/global-partnerships-institutions (geladen am 30.4.2019)
- **World Heart Federation** "Providing a platform for partners to raise their profiles and achieve real impact" https://www.world-heart-federation.org/about-us/our-family/our-partners/
- **Joint United Nations Programme on HIV/AIDS (UNAIDS)** "Contribution to the 2015 United Nations Economic and Social Council (ECOSOC) Integration Segment" http://www.un.org/en/ecosoc/integration/2015/pdf/unaids.pdf
- **Statnews online 9.3.2016** "Drug makers now spend $5 billion a year on advertising. Here's what that buys." https://www.statnews.com/2016/03/09/drug-industry-advertising/
- **Institute for Health 20.10.2016** "The R&D Smokescreen - The Prioritization of Marketing & Sales in the Pharmaceutical Industry" http://nurses.3cdn.net/e74ab9a3e937fe5646_afm6bh0u9.pdf
- **Washington Post 11.2.2015** "Big pharmaceutical companies are spending far more on marketing than research" https://www.washingtonpost.com/news/wonk/wp/2015/02/11/big-pharmaceutical-companies-are-spending-far-more-on-marketing-than-research/?utm_term=.5525a65fc11c
- **BBC news 6.11.2014** "Pharmaceutical industry gets high on fat profits" http://www.bbc.com/news/business-28212223

Das Bindeglied: Die Ärzteschaft

Damit diese Verkettung von ungesunden Lebensmitteln, Krankheiten und deren Behandlung mit Medikamenten auch funktioniert, braucht es die Mediziner.

Es braucht Ärzte und Wissenschaftler, die die Gefahren von verarbeiteten Lebensmitteln wenig bis gar nicht erwähnen und die Wirksamkeit von Medikamenten und "modernen Behandlungsmethoden" hervorheben. Diese Botschaften müssen mit Studien und Publikationen bestätigt werden, damit die Lobby der Pharmaindustrie, der Ärzteschaft aber auch der Lebensmittelindustrie diese nutzen können, um ihre Interessen wirksam in den Medien und bei der Politik zu platzieren.

Ärzte und Wissenschaftler liefern natürlich nicht umsonst fragwürdige Informationen. Es braucht also "Incentives": Geld, Geschenke, Honorare, kostenlose Ausbildungen, Fördergelder, Karriereoptionen und Ansehen.

Dass es Zahlungsströme zwischen der Pharmaindustrie und dem medizinischen Establishment gibt, ist schon länger bekannt und ausführlich dokumentiert. So finden sich für den deutschsprachigen Raum im Internet mit den Begriffen "Pharmaindustrie schmiert Ärzte" 46.000 Einträge (Google Search, gelistet am 22.9.2017). Hier handelt es sich seitenweise um Berichte aus erster Hand, die Korruption und Bestechungsmethoden beschreiben. Ein paar Schlagzeilen:

- **RTL News 30.7.2015** *"15.000 Pharmavertreter machen jährlich 20 Millionen Besuche bei niedergelassenen Ärzten, um Werbung für ihre Produkte zu machen, und haben dabei oft die Spendierhosen an."*
- **Welt 17.4.2013** *"Fangprämien für Patienten, Geschenke der Pharmaindustrie – die Korruption im Gesundheitswesen hat viele Gesichter."* Und *"Die Ärzteschaft hat sich lange dagegen (die Offenlegung der Bezüge) gewehrt und gewarnt, ihren Berufsstand unter Generalverdacht zu stellen"*
- **n-tv 26.6.2012** *"Das deutsche Gesundheitssystem begünstigt den Klüngel zwischen Medizinern und Pharmaherstellern."*

Dass sich zumindest ein Teil der Ärzteschaft von der Pharmaindustrie kaufen lässt, ist also keine neue Erkenntnis. Aber das Ausmaß dieser Zahlungsströme und deren Folgen überrascht dann doch – zumindest mich.

Seit Juni 2016 gibt es allerdings ein neues Antikorruptionsgesetz, welches mehr Transparenz von Zahlungsströmen einfordert. Seitdem haben die 54 größten Pharmaunternehmen ihre Zahlungen an die Ärzteschaft offengelegt. Ein Teil davon ist in einer Datenbank nun für die Bevölkerung einsehbar. In einer Zusammenarbeit haben der ORF, Der Standard und die Rechercheplattform CORRECTIV die Daten aufbereitet. Für Deutschland können Bürger nun für 20.000 Ärzte erfahren, welche Zahlungen sie von welchen Pharmaunternehmen erhalten haben. Als Einleitungstext zu der Datenbank schreibt CORRECTIV:

> *"71.000 Ärzte erhalten Geld von der Pharmaindustrie. Erstmals werden diese Interessenkonflikte nun öffentlich. Pharmakonzerne zeigen sich gern großzügig gegenüber Ärzten: Sie bezahlen sie für Vorträge, laden sie zu Kongressen ein, erstatten ihnen Hotelübernachtungen, honorieren sie für Anwendungsbeobachtungen. 575 Millionen Euro flossen auf diese Weise im vergangenen Jahr an mehr als 71.000 Ärzte und medizinische Einrichtungen in Deutschland. Nur 20.000 Ärzte sind aber einverstanden, dass ihr Name veröffentlicht wird."*

Das sind, wie gesagt, nur die Zahlungen für Deutschland in 2015. Internationale Zuwendungen der Pharmaindustrie an Mediziner betragen etliche Milliarden Euro.

Extra Geld für Anwendungsstudien

Besonders großzügig entlohnt werden so genannte "Beobachtungsstudien": Die Pharmakonzerne bezahlen dafür, dass Ärzte Patienten bestimmte Medikamente verschreiben. Auf den Seiten von CORRECTIV wird dazu in einem Artikel vom 9.3.2016 Folgendes erklärt:

> *"Pharmakonzerne bezahlen Ärzte dafür, dass sie beobachten, wie gut ihre Patienten ein bestimmtes Medikament vertragen. Wissenschaftlich sind diese 'Anwendungsbeobachtungen' wertlos. Doch Ärzte bekommen dafür im Schnitt 669 Euro – pro Patient. Eine neue CORRECTIV-Datenbank zeigt erstmals, welches*

Ausmaß die umstrittenen Studien erreicht haben – und welche Präparate vor allem in den Markt gedrückt werden.

Allein im Jahr 2014 haben 16.952 Ärztinnen und Ärzte teilgenommen, darunter rund 12.000 niedergelassene. Nach Angaben der Kassenärztlichen Bundesvereinigung haben damit zehn Prozent aller niedergelassenen Ärzte Geld von der Pharmaindustrie erhalten.

Für jeden Patienten haben die Ärzte im Jahr 2014 im Schnitt 669 Euro Honorar erhalten. Betrachtet man den längeren Zeitraum 2009 bis 2014 beträgt das durchschnittliche Honorar 474 Euro pro Patient.

Im gesamten Zeitraum 2009 bis 2014 wurden Anwendungsbeobachtungen an 1,7 Millionen Patientinnen und Patienten geplant.

Insgesamt verteilte die Pharmaindustrie auf diese Weise rund 100 Millionen Euro an Deutschlands Ärzte – pro Jahr.

Wobei die Zahl der beteiligten Ärzte und der beobachteten Patienten dabei jeweils als Untergrenze zu verstehen sind. In vielen Fällen lassen Pharmaunternehmen die Angaben zu Ärzten und Patienten einfach weg."

Die Ursache: Ein Fehler im System

Ein Hausarzt kann pro Patient und Quartal nur ca. 35 Euro abrechnen. Mit notwendigen Zusatzuntersuchungen kann dieser Betrag auf ca. 60 bis 70 Euro gesteigert werden. Beratung über gesunde Ernährung und Lebensweise ist mit dem Betrag bereits abgegolten. Das ist zu wenig. Niedergelassene Ärzte haben Personal-, Investitions- und Unterhaltskosten, die neben dem eigenen Gehalt bezahlt werden müssen. Die Möglichkeit, extra Geld zu verdienen, indem man ein paar Medikamente mehr durch gut bezahlte Anwendungsstudien verschreibt, ist also eine willkommene und manchmal vielleicht auch notwendige Maßnahme, um die eigenen Kosten zu decken.

Der Fehler liegt hier also gar nicht so sehr bei den Ärzten selbst, sondern bei den Entscheidern im Gesundheitssystem. Die letzte Instanz ist hier wieder das Bundesministerium für Gesundheit (BMG). Die Aufgabe des BMG ist es, die Gesundheitspolitik so auszugestalten, dass Ärzte faire Honorare bekommen und Patienten Dienstleistungen angeboten werden, die sie auch brauchen, um ihre Gesundheit nachhaltig zu fördern oder wieder herzustellen. Ärzte werden aber nicht in angemessener Weise für die Herstellung und die Erhaltung einer gesunden Bevölkerung entlohnt. Ärzte bessern also auf.

Quellen und weitere Informationen zu "Das Bindeglied: die Ärzteschaft"
- **RTL News 30.7.2015** "Ein Insider packt aus: So schmiert die Pharmaindustrie Ärzte" https://www.rtl.de/cms/ein-insider-packt-aus-so-schmiert-die-pharmaindustrie-aerzte-2394540.html
- **Welt 17.4.2013** "Wie sich deutsche Ärzte schmieren lassen" https://www.welt.de/politik/deutschland/article115348195/Wie-sich-deutsche-Aerzte-schmieren-lassen.html
- **N-tv Wisssen 26.6.2012** "Kampf gegen Korruption. Die unbestechlichen Ärzte" https://www.n-tv.de/wissen/Die-unbestechlichen-Arzte-article6819751.html
- **CORRECTIV 16.7.2016** "Seid umschlungen, Millionen! EXKLUSIV: 71.000 Ärzte erhalten Geld von der Pharmaindustrie. Erstmals werden diese Interessenkonflikte nun öffentlich"

- https://correctiv.org/recherchen/euros-fuer-aerzte/artikel/2016/07/14/seid-umschlungen-millionen/
- **Der Standard 5.7.2017** "Pharmakonzerne zahlten 90 Millionen Euro an Ärzte und medizinische Institutionen. Pharmig und Ärztekammer haben erste Ergebnisse aus den offengelegten Zahlungen des Vorjahres an Ärzte und Krankenhäuser präsentiert. Großteil der Zahlungen an die Ärzteschaft bleibt intransparent" https://derstandard.at/2000060778491/Pharmakonzerne-zahlten-90-Millionen-Euro-an-Aerzte-und-medizinische-Institutionen
- **CORRECTIV 9.3.2016** "Die Schein-Forscher – Jeder zehnte Arzt in Deutschland steht auf der Gehaltsliste der Pharmaindustrie" https://correctiv.org/recherchen/euros-fuer-aerzte/artikel/2016/03/09/die-schein-forscher/
- **CORRECTIV 21.6.2017** "Pharmakonzerne haben 562 Millionen Euro an Ärzte gezahlt" https://correctiv.org/recherchen/euros-fuer-aerzte/artikel/2017/06/21/pharmakonzerne-haben-562-millionen-euro-aerzte-gezahlt/
- **Hausärztemangel Deutschland April 2018** "Das Kassenhonorar der Hausärzte" https://www.xn--hausrztemangel-8hb.info/haus%C3%A4rztemangel/honorar-der-haus%C3%A4rzte/
- **Gelbeliste 18.12.2017** "Anwendungsbeobachtungen als 'legale Form' der Korruption?" https://www.gelbe-liste.de/nachrichten/anwendungsbeobachtungen-korruption
- **CORRECTIV 9.3.2016** "Top 50 Präparate. In einer Auswertung der 50 größten Anwendungsbeobachtungen finden sich vor allem Analogpräparate, deren medizinischer Zusatznutzen fraglich ist. Mehr als 485.000 Patientinnen und Patienten wurden angeblich für Kontrastmittel beobachtet, die zum Teil schon mehr als 20 Jahre auf dem Markt sind." https://correctiv.org/aktuelles/euros-fuer-aerzte/2016/03/09/top-50-praeparate

Zahlungen der Pharmaindustrie: Die größten Nutznießer

Ganz vorne bei den Zuwendungen, teilweise mit Millionenbeträgen, liegen die Unikliniken, Chefärzte, Ausbildungsstätten, Bundesverbände und medizinischen Verlagshäuser. Wer sich diese Zahlungsströme genauer anschaut, bemerkt, dass die Pharmaindustrie strategisch vorgeht und ganz oben ansetzt. Alle diejenigen, die Forschung betreiben, Ärzte ausbilden und bestimmen, welche Informationen die Öffentlichkeit erhält, bekommen die meisten Zuwendungen.

Auch zu all diesen Umständen gibt es endlos viele Hintergrundinformationen, Bücher und Berichte aus erster Hand von Ärzten, die sich dem System entzogen haben und Patienten, die an der Nase herumgeführt wurden. Die Details und Hintergrundinformationen lassen sich unter anderem in folgenden Büchern nachlesen:

- *"Der betrogene Patient: Ein Arzt deckt auf, warum Ihr Leben in Gefahr ist, wenn Sie sich medizinisch behandeln lassen"* – Dr. Gerd Reuther (2017)

- *"Tödliche Psychopharmaka und organisiertes Leugnen: Wie Ärzte und Pharmaindustrie die Gesundheit der Patienten vorsätzlich aufs Spiel setzen"* – Prof. Peter C. Gøtzsche (2016)

- *"Unglück auf Rezept: Die Antidepressiva-Lüge und ihre Folgen"* – Dr. Peter Ansari (2016)

- *"Die Pharma-Falle: Wie uns die Pillen-Konzerne manipulieren"* – Dr. Fahmy Aboulenein (2016)

- *"Die weiße Mafia: Wie Ärzte und die Pharmaindustrie unsere Gesundheit aufs Spiel setzen"* – Dr. Frank Wittig (2013)

- *"Patient im Visier: Die neue Strategie der Pharmakonzerne"* – Bernd Hontschik, Caroline Walter, Alexander Kobylinski (2011)

- *"Gesunder Zweifel: Einsichten eines Pharmakritikers – Peter Sawicki und sein Kampf für eine unabhängige Medizin"* – Ursel Sieber (2010)
- *"Ein medizinischer Insider packt aus: Dokumentarroman"* – Prof. Dr. Peter Yoda (2007)
- *"Die Krankheitserfinder: Wie wir zu Patienten gemacht werden"* – Jörg Blech (2005)

Wer welche Gelder bezieht, können Bürger ebenfalls in der besagten Datenbank, zumindest zum Teil, nachlesen. Die Fakten, die sich da auftun, bieten allein schon Stoff für mehrere Bücher. Ein paar wenige Beispiele von Chefärzten, Unikliniken und Ausbildungsstätten, die großzügige Gelder beziehen, lauten wie folgt:

Empfänger	Art	Ort	Betrag in Euro 2015
med update GmbH	Fortbildung	Berlin	1.453.450,00 €
Das Fortbildungskolleg Gesellschaft für medizinische Fortbildung mbH	Fortbildung	München	1.424.587,74 €
Charité Universitätsmedizin Berlin Universitätsklinikum Charité Med.fakultät d.Humbolt Univ.	Klinik	Berlin	1.041.489,06 € 503.600,00 €
Medical Tribune Verlagsgesellschaft mbH	Verlag	Wiesbaden	945.934,78 €
DGHO Service GmbH (Fortbildung)	Fortbildung	Berlin	849.618,70 €
Deutsche Gesellschaft für Neurologie	Verband	Berlin	706.762,25 €
MedKom Akademie GmbH	Fortbildung	München	630.299,89 €
Bundesverband Niedergelassener Kardiologen e.V.	Verband	München	620.989,50 €
Prof. Dr. Hans-Christoph Diener (Neurologe – Uniklinik Essen)	Chefarzt	Essen	200.193,64 €
Prof. Dr. Jürgen Rockstroh (Innere Medizin – Uniklinik Bonn)	Chefarzt	Bonn	148.413,95 €
Prof. Dr. med. Michael Nauck (Innere Medizin, Gastroenterologie, Endokrinologie – Uniklinik Bochum und Jury der Deutschen Diabetes Gesellschaft (DDG) zur Förderung wissenschaftlicher Projekte)	Chefarzt	Bochum	128.637,77 €
Prof. Dr. Thomas Forst (Diabetes – Institut für Stoffwechselforschung GmbH)	Geschäftsführer	Mainz	99.973,96 €
Prof. Dr. med. Mathias Mäurer (Neurologe – Uniklinik Würzburg)	Chefarzt	Würzburg	95.686,21 €

Quelle: CORRECTIV

Der Einfluss der Pharmaindustrie wächst
Interessant ist auch zu sehen, wie sich die Zuwendungen seitens der Pharmaindustrie für viele der deutschen Ärzteverbände und Gesellschaften in nur zwei Jahren

verändert haben: Der Geldfluss und somit auch der Einfluss der Pharmariesen, nehmen signifikant zu. Vier Beispiele:

Gesellschaft	Größte Zuwendungen	Summe gesamt 2015	Summe gesamt 2016
Deutsche Gesellschaft für Neurologie e.V.	Genzyme GmbH Merck KGa Novatis	706.762 €	890.887 € plus 208.525 €
Deutsche Krebsgesellschaft e.V.	Sanofi-Aventis Deutschland GmbH Roche Pharma AG Merck KGaA	289.184 €	623.150 €
Deutsche Gesellschaft für Endokrinologie e.V. (ohne regionale Verbände)	Novatis Pharma GmbH Ipsen Pharma GmbH Baxalta Deutschland GmbH	380.797 €	558.073 €
Berufsverband der Deutschen Dermatologen e.V. (ohne regionale Verbände)	Pfilzer Deutschland Lilly Pharma Holding GmbH Roche Pharma AG	85.569 €	274.701 €

Quelle: CORRECTIV

Ebenso wird das Engagement der Pharmakonzerne, medizinischer Geräteheresteller und auch diverser Chemieunternehmen unter Fördermitgliedern auf den Webseiten der Gesellschaften deutlich. Auch dort finden sich praktisch alle Namen der großen Konzerne. Das Beispiel der Fördermitglieder der Deutschen Gesellschaft für Endokrinologie verdeutlicht die Einflussnahme der Konzerne:

Abbott Arzneimittel GmbH AGS-Eltern- u. Patienteninitiative e.V. **Bayer Vital GmbH** **Berlin Chemie AG, Menarini Group** **B.R.A.H.M.S GmbH** **Bionorica AG** Deutsche Klinefelter-Syndrom Vereinigung **Dia Sorin Deutschland** Die Schmetterlinge e.V. **Ferring Arzneimittel GmbH** **Genzyme GmbH** InSeNSU	**Ipsen Pharma GmbH** Kraniopharyngeom-Gruppe **Medipan GmbH** Netzwerk Hypophysen- & Nebennierenerkrankungen Netzwerk Neuroendokrine Tumoren (NeT) e.V. **Novo Nordisk Pharma GmbH** Ohne Schilddrüse leben e.V. **Pfizer GmbH** **Roche Diagnostics GmbH** Schilddrüsen-Liga Deutschland e.V.

Quelle: Webseite Deutschen Gesellschaft für Endokrinologie – Fördermitglieder (Hervorh. d. A)

In Bezug auf die Zusammenarbeit mit Konzernen wird auf den Seiten der Deutschen Gesellschaft für Endokrinologie (DGE) Folgendes erklärt:

> *"Die Fördermitgliedschaft bei der DGE ermöglicht unseren Industriepartnern nicht nur die Unterstützung des Fachgebietes, sondern auch das aktive Mitwirken in der Fachgesellschaft. Dadurch können Projekte in enger Zusammenarbeit verwirklicht werden."*

"Die Deutsche Gesellschaft für Endokrinologie (DGE) ist die wissenschaftliche Fachgesellschaft und Interessenvertretung all derer, die im Bereich von Hormonen und Stoffwechsel forschen, lehren oder ärztlich tätig sind."

Ich halte fest: Die Deutsche Gesellschaft für Endokrinologie vertritt die Interessen der Ärzte, die davon profitieren, wenn viele Patienten zu ihnen kommen. Die Fördermitglieder, also auch Konzerne, dürfen aktiv mitwirken an dem, was genau geforscht wird. Die Interessen der Patienten tauchen nicht auf.

Regionale Konzentration von Zahlungen

Auffällig ist auch, dass sich die finanziellen Zuwendungen seitens der Pharmakonzerne regional häufen. Allein in Berlin Mitte finden sich unter der Postleitzahl 10117 über 300 Zahlungsempfänger. Angeführt von der Charité – Universitätsmedizin Berlin und der Deutschen Gesellschaft für Neurologie. Der Bundestag und mit ihm alle relevanten Politiker sind ebenfalls in Berlin Mitte ansässig. Zufall?

In Hamburg finden sich unter der Adresse Martinistr. 52 weit über 100 Zahlungsempfänger der Industrie und eine Zahlungssumme von etwas unter 2 Millionen Euro. Größter Nutznießer in der Hansestadt ist das Universitätsklinikum Hamburg-Eppendorf.

All diese "fördernden" Konzerne haben den expliziten Auftrag, als erstes die finanziellen Interessen ihrer Investoren und Aktionäre zu befriedigen. Das heißt, sie fördern den Umsatz und Absatz ihrer eigenen Produkte und nicht die Gesundheit der allgemeinen Bevölkerung. Das ist ihr Auftrag und den müssen sie rechtlich auch wahrnehmen. Nur wenn diese beiden Interessen zufällig zusammenfallen, dann sind diese Fördergelder auch gut für die Bevölkerung. Das ist aber wohl selten der Fall. Und genau diese "Fördermitglieder" sitzen nun überall in unserer Gesellschaft mit im Boot. Der medizinische Sektor ist nur ein Beispiel dafür – wenn auch ein sehr dramatisches. Es geht ja um unsere Gesundheit.

Quellen und weitere Informationen zu "Der Einfluss der Pharmaindustrie wächst"
- **CORRECTIV** Zahlungen an med update GmbH https://correctiv.org/recherchen/euros-fuer-aerzte/datenbank/empfaenger/med-update-gmbh-/
- **CORRECTIV** Zahlungen an die Charite Universitätsklinik Berlin https://correctiv.org/recherchen/euros-fuer-aerzte/datenbank/empfaenger/charite-universitatsmedizin-berlin-/
- **CORRECTIV** Zahlungen an die Universitätsklinikum Hamburg-Eppendorf https://correctiv.org/recherchen/euros-fuer-aerzte/datenbank/empfaenger/universitatsklinikum-hamburg-eppendorf-hamburg/
- **CORRECTIV** Zahlungen an DGHO Service GmbH https://correctiv.org/recherchen/euros-fuer-aerzte/datenbank/empfaenger/dgho-service-gmbh-berlin/
- **CORRECTIV** Zahlungen an Dr. Matthias Mäurer https://correctiv.org/en/investigations/euros-doctors/database/recipient/mathias-maurer-bad-mergentheim/
- **Fördermitglieder der Deutschen Gesellschaft für Endokrinologie** http://www.endokrinologie.net/foerdermitglieder.php
- **Fördermitglieder der Deutschen Krebsgesellschaft zu finden unter Section C** https://www.krebsgesellschaft.de/deutsche-krebsgesellschaft/ueber-uns/organisation/sektion-c.html
- **Deutsche Apotheker Zeitung 6.2.2015** "Kritik am System – Pharmaindustrie schlimmer als die Mafia" https://www.deutsche-apotheker-zeitung.de/news/artikel/2015/02/06/pharmaindustrie-schlimmer-als-die-mafia
- **Transparency Market Research 22.1.2016** "Thyroid Gland Disorders Treatment Market Revenue to Reach US$2.4 bn in 2023; Expanding at a CAGR of 3.1%:"

https://globenewswire.com/news-release/2016/01/22/803983/0/en/Thyroid-Gland-Disorders-Treatment-Market-Revenue-to-Reach-US-2-4-bn-in-2023-Expanding-at-a-CAGR-of-3-1-Transparency-Market-Research.html

Vitamin D: Ein Hype oder eine große Gefahr fürs Geschäft?

Die Pharmaindustrie will ihre Umsätze steigern. Dazu braucht sie kranke Menschen und Ärzte, die den angeschlagenen Bürgern ihre Medikamente verschreiben. Es gibt ein paar wenige Aspekte, die die Gesundheit von Menschen maßgeblich und ohne viel Aufwand und Kosten, beeinflussen: Zum Beispiel die richtige Menge an Vitamin D im Körper. Ein solcher Zustand ist gefährlich – zumindest für die Pharmaindustrie.

Die Internationale Datenlage rund um Vitamin D ist riesig und für jedermann einsehbar. Die Auswirkungen dieses Vitamins, welches im Körper zu einem Hormon umgewandelt wird, werden seit über 100 Jahren wissenschaftlich erforscht.

Ich selbst habe mehrere hundert Studien gesichtet. Die überwiegende Mehrheit der wissenschaftlichen Untersuchungen kommt zu dem Ergebnis, dass ein niedriger Vitamin-D Spiegel mit den jeweils untersuchten Krankheitsbildern korreliert und sich die Krankheitsbilder signifikant verbessern, wenn der im Blut gemessene Spiegel angehoben wird. Ein paar wenige Studien konnten kein eindeutiges Ergebnis ausfindig machen. Keine einzige Studie konnte ich finden, welche eine angemessene Vitamin D Supplementierung mit einem damit einhergehenden Blutspiegel bis maximal 100 ng/ml mit gesundheitlichen Gefahren in Verbindung bringen konnte.

Der international verbreitete Konsens ist, dass Vitamin D für sehr viele Bereiche im Körper essenziell ist und ein Spiegel über 30ng/ml die Gesundheit der Bevölkerung enorm unterstützt. Ebenso ist ausgiebig recherchiert und bekannt, dass die allerwenigsten Menschen in Deutschland einen Blutspiegel von über 30ng/ml – oder dem Äquivalent von 75 nmo/l – an Vitamin D vorweisen können.

Informationen über die Relevanz von Vitamin D und die Notwendigkeit einer Supplementierung für die breite Bevölkerung wird im Ausland, zum Beispiel in Großbritannien, auch von Seiten der Regierung, aktiv öffentlich gemacht. Das Bewusstsein für die Notwendigkeit von Vitamin D ist auch in Holland weit verbreitet. Dort werden Kinder bis 4 Jahre mit Vitamin D von staatlicher Seite aus versorgt.

Nicht so bei uns in Deutschland. Wir werden im Dunkeln gehalten, mit einem ausgeklügelten Verwirrspiel bedient und unsere Kinder bekommen Symptome, die mit einem Vitamin-D-Mangel korrelieren. Aber Studien gibt es – und zwar viele tausende.

Vitamin D ist essenziell für die Linderung oder Behebung von etlichen Krankheitsbildern. Ein paar wenige Beispiele bezüglich Studien, die einen Vitamin-D-Mangel mit unterschiedlichen Krankheitsbildern in Verbindung bringen:

1. **Blutkrebs/Leukämie:** *"Vitamin D levels in patients of acute leukemia before and after remission-induction therapy"* 2013 by Arshi Naz, Rizwan N. Qureshi, Tahir S. Shamsi, and Tabassum Mahboob
   https://www.ncbi.nlm.nih.gov/pmc/articles/PMC3809206/

2. **Rheuma:** *"Vitamin D involvement in rheumatoid arthritis and systemic lupus erythaematosus"* **2009** by Cutolo M, Otsa K, Paolino S, Yprus M, Veldi T, Seriolo B (2009) Ann Rheum Dis 68:446–447
https://www.ncbi.nlm.nih.gov/pmc/articles/PMC5743852/

3. **Krebs, Herzkreislauferkrankungen und Osteoperose:** *"Vitamin D: importance in the prevention of cancers, type 1 diabetes, heart disease, and osteoporosis"* **2004** by Holick MF. Published in Am J Clin Nutr., 79 (3): 362-371.
https://pdfs.semanticscholar.org/d862/39d46e22131e6a54a3bf3da44814816d5dcb.pdf

4. **Übergewicht und Diabetes:** *"Vitamin D deficiency is the cause of common obesity"* **2009** Med Hypotheses.Foss YJ:, 72 (3): 314-321. 10.1016/j.mehy.2008.10.005. https://www.ncbi.nlm.nih.gov/pubmed/19054627

5. **Übergewicht und Diabetes bei Kindern:** *"Hypovitaminosis D in obese children and adolescents: relationship with adiposity, insulin sensitivity, ethnicity, and season"* **2008** by Alemzadeh R., Kichler J., Babar G., Calhoun M. in Metabolism 57: 183–191. https://www.ncbi.nlm.nih.gov/pubmed/18191047

6. **Herz-Kreislauf-Erkrankungen:** *"Vitamin D Deficiency and Risk for Cardiovascular Disease Vitamin D Deficiency and Risk for Cardiovascular Disease"* **2009** by Judd S., Tanqpricha V. https://www.ncbi.nlm.nih.gov/pubmed/19593102

7. **Herz-Kreislauf-Erkrankungen:** *"25-hydroxyvitamin d levels and risk of ischemic heart disease, myocardial infarction, and early death: population-based study and meta-analyses of 18 and 17 studies"* **2012** by Brøndum-Jacobsen P, Benn M, Jensen GB, Nordestgaard BG.
https://www.ncbi.nlm.nih.gov/pubmed/22936341

8. **Geschwächtes Immunsystems:** *"Vitamin D and 1,25-dihydroxyvitamin D3 as modulators in the immunesystem"* by Mathieu C, van Etten E, Decallonne B, et al.. J Steroid Biochem Mol Bio **2004**; 89–90: 449– 52. https://www.ncbi.nlm.nih.gov/pubmed/15225818

9. **Depression:** *"Vitamin D deficiency and depression in adults: systematic review and meta-analysis"* **2013** by Anglin RE, Samaan Z, Walter SD, McDonald SD published in Br J Psychiatry. https://www.ncbi.nlm.nih.gov/pubmed/23377209

10. **Hepatitis C:** *"Association between vitamin D and hepatitis C virus infection: A meta-analysis"* **2013** by Livia Melo Villar, José Antonio Del Campo, Isidora Ranchal, Elisabeth Lampe, and Manuel Romero-Gomez
https://www.ncbi.nlm.nih.gov/pmc/articles/PMC3793147/

11. **Fettleber:** *"The association of vitamin D deficiency with non-alcoholic fatty liver disease"* **2014** by Metin Küçükazman, Naim Ata, Kürşat Dal, Abdullah Özgür Yeniova, Ayşe Kefeli, Sebahat Basyigit, Bora Aktas, Kadir Okhan Akin, Kadir Ağladioğlu, Öznur Sari Üre, Firdes Topal, Yaşar Nazligül, Esin Beyan, and Derun Taner Ertugrul, published in Clinics (Sao Paulo).
https://www.ncbi.nlm.nih.gov/pmc/articles/PMC4129561/

12. **Asthma:** International Cochrane Meta Studie von **2016**
    http://www.cochrane.org/news/high-quality-evidence-suggests-vitamin-d-can-reduce-asthma-attacks und
    http://www.nhs.uk/news/2016/09September/Pages/Vitamin-D-protects-against-severe-asthma-attacks.aspx

Eine Zusammenfassung von Vitamin D und dessen Auswirkungen auf diverse Krankheitsbilder findet sich zum Beispiel in der Studie: *"Vitamin D: An Evidence-Based Review"* 2009 http://www.jabfm.org/content/22/6/698.full

Jede dieser Studien, wie unzählige weitere, kann jeder Bürger im Internet – und in den meisten Fällen kostenlos – nachlesen. Zu finden unter Eingabe von entsprechenden Schlagwörtern unter zum Beispiel der Plattform Google Scholar. Und wirklich neu davon ist das Wenigste. Die Auswirkungen eines Vitamin-D-Mangels auf unsere Gesundheit werden schon seit Anfang des letzten Jahrhunderts erforscht. Standardwerke wie *"Atlas und Grundriss der Rachitis"* von Franz Wohlauer, publiziert in 1911, kann man ebenfalls noch heute im Internet kaufen.

All diese Studien belegen, dass Vitamin D für unsere Gesundheit essenziell ist. Auch das ist im Grunde nicht überraschend. Der Mensch ist ja ein "tagaktives Säugetier" und dafür gebaut, an der frischen Luft seine Nahrung zu suchen. All diese Studien sind also lediglich ein wissenschaftlicher Beleg dafür, dass der Mensch in den unterschiedlichen Bereichen seines Körpers krank wird, wenn ihm eine Grundvoraussetzung für eine gesunde Existenz entzogen wird: Sonne – ebenso wie ausreichend Bewegung und alle essenziellen Nährstoffe – fallen gleichermaßen in diese Kategorie. Der logische Menschenverstand sagt einem das Gleiche.

Ich halte fest: Auch wissenschaftlich ist belegt, dass die richtige Dosis von Sonne oder verzehrtem Fisch, und somit einem gesunden Vitamin-D-Spiegel, für Menschen essenziell ist. Die oben aufgeführten und etliche weitere Studien belegen, dass ein Mangel an Vitamin D häufig mit folgenden Schädigungen an Organen oder Systemsteuerungen korreliert:

- **Rheumatoide Arthritis** (Erkrankung der Gelenke)
- **Hepatitis C** (Erkrankung der Leber)
- **Morbus Crohn** (Erkrankung des Darms)
- **Asthma** (Erkrankung der Lunge)
- **Diabetes Typ 1 und 2** (Erkrankung der Hormonsteuerung)
- **Multiple Sklerose** (Erkrankung des Nervensystems)
- **Krebs** (Entartete Zellen, die ein geschwächtes Immunsystem nicht mehr bekämpft)
- **Herz-Kreislauf-Erkrankungen** (Erkrankungen der Blutgefäße)

Wer nun betrachtet, welche Medikamente weltweit die höchsten Umsätze erwirtschaften, findet eine verblüffende Korrelation. Einzelne Pharmaprodukte mit einem Verkaufswert von über 5 Milliarden USD im Jahr 2015 sind folgende:

Rang	Medikament	Handels-name	Verwendung	Hersteller	Umsatz 2015 in Millionen USD	Veränderung im Vergleich zu 2014
1	Adalimumab	Humira	Rheumatoide Arthritis	AbbVie Inc.	14,012	1,469
2	Ledipasvir/ sofosbuvir	Harvoni	Hepatitis C	Gilead Sciences	13,864	11,737
3	Etanercept	Enbrel	Rheumatoide Arthritis	Amgen Pfizer	8,697	4,009
4	Infliximab	Remicade	Rheumatoide Arthritis Morbus Crohn	Johnson & Johnson	8,355	1,487
5	Rituximab	Mabthera Rituxan	Krebs Rheumatoide Arthrose	Roche	7,115	1,456
6	Insulin glargine	Lantus	Diabetes	Sanofi	7,029	51
7	Bevacizumab	Avastin	Krebs	Roche	6,751	270
8	Trastuzumab	Herceptin	Brustkrebs	Roche	6,603	265
9	Lenalidomide	Revlimid	Krebs	Celgene	5,801	821
10	Sofosbuvir	Sovaldi	Hepatitis C	Gilead Sciences	5,276	(5,007)
11	Fluticasone propionate/ salmeterol	Seretide Advair	Asthma und kronische Erkranungen der Athemwege	GlaxoSmith-Kline	5,227	(778)
12	Rosuvastatin	Crestor	Herz-Kreislauf-Erkrankungen	AstraZeneca	5,017	(495)

Quelle: Wikipedia: https://en.wikipedia.org/wiki/List_of_largest_selling_pharmaceutical_products

Es werden also astronomische Summen mit einigen wenigen Medikamenten verdient. Somit stellen sich folgende Fragen:

- Was würde mit dem Absatz all dieser Medikamente passieren, wenn Menschen ihren Vitamin D Spiegel systematisch wieder auf ein gesundheitsförderndes Maß anheben würden?
- Wie würde sich die Gesundheit von Menschen entwickeln, wenn sie auch bei allen anderen essenziellen Nährstoffen so versorgt werden, dass sie die Richtwerte von Nährstoffen der Deutschen Gesellschaft für Ernährung einhalten?
- Wie würden sich Menschen verhalten, wenn sie wüssten, in welchen Nahrungsmitteln die für sie notwendigen Nährstoffe enthalten sind? Würden sie ihre Gesundheit fördern und Linsen, Kräuter und Wildobst oder doch Wurst, Pommes und Süßigkeiten essen?
- Würden Menschen die Verantwortung für ihre Gesundheit übernehmen, oder lieber Medikamente mit oft schweren Nebenwirkungen einnehmen?

Um diese Fragen zu beantworten, müssten Behörden, Schulen und Ärzte die Bevölkerung entsprechend aufklären und untersuchen. Genau das wird aber nicht systematisch getan.

Quellen und weitere Informationen zu "Vitamin D: Ein Hype oder eine Gefahr fürs Geschäft?"
- **National Health Service (UK) 21.6.2016** "The new guidelines on vitamin D – what you need to know" https://www.nhs.uk/news/food-and-diet/the-new-guidelines-on-vitamin-d-what-you-need-to-know/
- **Wikipedia** "List of largest selling pharmaceutical products" https://en.wikipedia.org/wiki/List_of_largest_selling_pharmaceutical_products
- **Pharmacompass 10.3.2016** "Top drugs by sales revenue in 2015: Who sold the biggest blockbuster drugs?" https://www.pharmacompass.com/radio-compass-blog/top-drugs-by-sales-revenue-in-2015-who-sold-the-biggest-blockbuster-drugs
- **Buch**: "Atlas und Grundriss der Rachitis" 1911, by Franz Wohlauer

Ärzte- und Dachverbände: Dubiose Informationspolitik am Beispiel Vitamin D

Besonders wichtig für die Pharmakonzerne sind Ärzteverbände und Selbsthilfegruppen. Sie haben eine große Reichweite: Tausende von Patienten und Ärzten lesen die von ihnen veröffentlichten Informationen und folgen ihnen. Diese Informationen sollten mit Vorsicht genossen werden und Bürger sollten sich fragen: In wessen Interesse werden bestimmte Informationen veröffentlicht?

Ich erläutere beispielhaft und anhand der folgenden Verbände und Selbsthilfegruppen, deren fragwürdige Propaganda rund um die Zusammenhänge von Vitamin D und dem Erhalt der Gesundheit.

1. **Deutsche Diabetes Gesellschaft (DDG)**: Ein Fachärzteverband.
2. **Deutsche Diabetes-Hilfe (diabetesDE)**: Der Dachverband von Menschen mit Diabetes und Berufsgruppen, die sich mit Diabetes beschäftigen. Dazu gehören Ärzte und Wissenschaftler, Diabetesberater, Psychologen und Podologen. Gegründet wurde dieser Dachverband auf Initiative der Deutschen Diabetes Gesellschaft (DDG). Beide kooperieren eng miteinander.
3. **Deutsche Krebsgesellschaft**: Ein Fachärzteverband.
4. **Adipositasverband Deutschen e.V**: Eine Bundesweite Selbsthilfegruppe für Fettleibige.

1. Deutsche Diabetes Gesellschaft (DDG)

Die DDG erläuterte, wie oben dargelegt, bereits in 2013 öffentlich, die Korrelation zwischen einem niedrigen Vitamin D-Spiegel und Diabetes. Diese Informationen suche ich in den nachfolgenden Jahren und Veröffentlichungen – und finde wenig.

Ein Beispiel: In dem neuesten Gesundheitsbericht bezüglich Diabetes von 2017, herausgegeben von der Deutschen Diabetes Gesellschaft (DDG) sowie der Deutschen Diabetes-Hilfe und der Deutschen Allianz Nicht-übertragbarer Krankheiten (DANK), liest man viel über nötige Fortbildungen für Ärzte, neue Behandlungsmethoden, Partnerschaften mit der Wirtschaft, Beschreibungen der Krankheitsbilder sowie Gefahren durch Zucker. Als Präventionsmaßnahmen werden folgende vier Punkte aufgeführt:

"Die Deutsche Diabetes Gesellschaft (DDG) und diabetesDE /Deutsche Diabetes-Hilfe plädieren zusammen mit der Deutschen Allianz Nicht- übertragbarer Krankheiten (DANK) dafür, die folgenden vier verhältnispräventiven Forderungen umzusetzen:

> 1. Täglich mindestens eine Stunde Bewegung (Sport) in Schule und Kindergarten.
> 2. Adipogene Lebensmittel besteuern und gesunde Lebensmittel entlasten (Zucker-Fett-Steuer).
> 3. Verbindliche Qualitätsstandards für die Kindergarten- und Schulverpflegung.
> 4. Verbot von an Minderjährige gerichteter Werbung für übergewichtsfördernde Lebensmittel."

Die Empfehlung, den Vitamin D-Status der Patienten überprüfen zu lassen oder den Vitamin D-Spiegel im Blut auf die oben beschriebenen 30ng/ml und mehr anzuheben, sind nicht zu finden. Weder als Präventivmaßnahme noch als Option zur Behandlung. Auf allen 260 Seiten dieses Berichts wird Vitamin D noch nicht einmal erwähnt.

Da mag man sich wieder fragen: Wieso nicht? Gibt es möglicherweise finanzielle Anreize, die dazu geführt haben, dass Entscheider relevante Informationen unterdrücken? Beispiele, die Raum für Spekulationen geben, gibt es viele. Da wäre etwa der Präsident der Deutschen Diabetes Gesellschaft (DDG), Prof. Dr. med. Dirk Müller-Wieland, der 2016 eine Zahlung von über 35.000 Euro erhielt – hauptsächlich von dem Konzern MSD. Auch der "Past Präsident", Prof. Dr. med. Baptist Gallwitz, erhielt 2015 Zahlungen in Höhe von 61.404 Euro, ebenfalls primär von MSD SHARP & DOHME GmbH, sowie Boehring Ingelheim Pharma GmbH und Lilly Pharma Holding GmbH. Alle drei Pharmakonzerne produzieren Medikamente für Krankheiten, die mit einer Anhebung des Vitamin-D-Spiegels verträglicher und deutlich günstiger behandelt werden könnten. Die DDG selbst erhielt in 2016 über 890.000 Euro von verschiedenen Pharmakonzernen; hauptsächlich von Novo Nordisk Pharma GmbH, Sanofi-Aventis Deutschland GmbH, MSD-SHARP & DOHME GmbH und Lilly Pharma Holding GmbH.

2. Deutsche Diabetes-Hilfe (diabetesDE)

Über diesen Dachverband, der eng mit der Deutschen Diabetes Gesellschaft (DDG) zusammenarbeitet, finden sich folgende Informationen: Der Geschäftsführer dieser Gesellschaft war von 2010 bis 2017 Dietrich Garlichs. Im Juni 2017 übernahm Barbara Bitzer, eine ehemalige Angestellte des weltweit größten Insulinherstellers Novo Nordisk, die Führung. Die Leistungen von Garlichs werden auf den Seiten der Deutschen Diabetes Gesellschaft in einer Pressemitteilung vom 22.2.2017 z.B. wie folgt beschrieben:

> "'Es war ein Glücksfall, dass die DDG 2010 Dietrich Garlichs als Geschäftsführer gewinnen konnte mit seiner breiten Managementerfahrung aus Wirtschaft, Politik und öffentlicher Verwaltung', betont DDG Präsident Professor Dr. Baptist Gallwitz. 'Mit ihm wurde die 1964 gegründete medizinisch-wissenschaftlich geprägte Fachgesellschaft zur politischen Stimme in Berlin.'
>
> 1996 wurde er zudem Vorstand der von ihm gegründeten UNICEF-Stiftung, deren Stiftungskapital in seiner Zeit von 0,25 Millionen Euro auf 95 Millionen Euro wuchs.
>
> 2009 wechselte er ins Gesundheitswesen. Dort hat er als Gründungsgeschäftsführer die diabetesDE – Deutsche Diabetes-Hilfe aufgebaut, bevor er die Geschäftsführung der Muttergesellschaft, der DDG, übernahm.

2010 gründete Garlichs die Deutsche Allianz Nichtübertragbare Krankheiten (DANK), deren Sprecher er ist. DANK ist ein Zusammenschluss von 17 medizinischen Fachgesellschaften und Forschungseinrichtungen, der sich für eine bessere Prävention der modernen Zivilisationskrankheiten wie Krebs, Herz-Kreislauf-Leiden und Diabetes einsetzt"

Eine beeindruckende Vita. Sie zeigt, dass Garlichs sehr geschäftstüchtig, bestens mit der Politik und Wirtschaft vernetzt ist und hervorragende Fähigkeiten mitbringt, Gelder einzuwerben. Beim Lesen von all dem frage ich mich allerdings: Welchen Nutzen mag all diese "Businessakquise" für die Gesundheit von Diabetes-, Krebs- und Herz-Kreislauf-Patienten haben?

Auch interessant ist, dass man auf den Seiten der DiabetisDE/ Deutsche Diabetes-Hilfe unter *"Zahlen und Fakten rund um Diabetes"* ebenfalls keinen Hinweis zu Vitamin D und einer möglichen Korrelation mit Diabetes findet. Als Ursachen für Diabetes werden hier nur Übergewicht und Bewegungsmangel genannt. Eine Suche von Informationen rund um Vitamin D über das angegebene Suchfenster in dem gesamten Portal führt zu keinem Eintrag. Ähnlich magere Informationen finde ich über alle anderen essenziellen Nährstoffe oder belastende Substanzen aus der Nahrung auf diesem Webportal: Vitamine, Mineralstoffe, essenzielle Fettsäuren, Zusatzstoffe, Pestizide – all diese Faktoren scheinen hier wenig relevant bei der Entstehung von Diabetes zu sein.

Interessant ist ebenfalls Folgendes: Unter den kooperierenden Vorstandsmitgliedern der DiabetisDE/ Deutsche Diabetes-Hilfe findet sich Prof. Dr. Dr. Hans-Georg Joost, Wissenschaftlicher Vorstand am Deutschen Institut für Ernährungsforschung Potsdam-Rehbrücke (DifE), und Prof. Dr. med. Hans Hauner, Ordinarius für Ernährungsmedizin an der TU München. Diese beiden Professoren stehen auch auf der Gehaltsliste diverser Pharmakonzerne. Ebenfalls sind beide auch für die Deutsche Gesellschaft für Ernährung (DGE) tätig. Dort sind sie in der Funktion der gewählten und kooperierenden Mitglieder des Präsidiums aktiv. So schließt sich wieder der Kreis von Ernährung, Pharmaindustrie und Wissenschaft. Auf diese beiden Herren komme ich noch einmal in dem Kapitel *"Die Deutsche Gesellschaft für Ernährung (DGE)"* zu sprechen.

3. Die Deutsche Krebsgesellschaft

Auf den Seiten der Deutschen Krebsgesellschaft, die, wie schon erwähnt, großzügige Zahlungen der Pharmabranche erhielt, lese ich auch erstaunlich wenig über Vitamin D. Zumindest nichts Positives.

Der erste Artikel, der aufgerufen wird, wenn man im Suchfeld auf den Seiten der Deutschen Gesellschaft "Vitamin D" eingibt, macht gleich negative Schlagzeilen. Da liest man vom 26.10.2015 *"VITAMIN D UND KALZIUM: GUTARTIGE DARMTUMOREN NICHT SELTENER"*. Es wird erklärt, dass tägliche Vitamin D-Zugaben und Calcium keinen oder sogar einen negativen Einfluss auf Krebsleiden haben. Geschrieben steht dort:

"43 Prozent der Teilnehmer hatten bei der Kontrolldarmspiegelung ein oder mehrere weitere Adenome. Dabei machte es keinen Unterschied, ob die Teilnehmer Vitamin D, Kalzium, beides oder Placebo eingenommen hatten. Dies galt auch für fortgeschrittene Adenome, bei denen die Chance, dass sie sich zu

> *Darmkrebs entwickeln, noch höher ist. Jedoch traten bei einigen Teilnehmern schwerwiegende Nebenwirkungen infolge der Behandlung auf."*

Die Studie, auf die sich diese Aussage bezieht und die auch angeführt wird, liest sich deutlich differenzierter. Dort wird unter anderem erklärt, dass die Gaben von Vitamin D für betroffene Patienten deutlich niedriger waren als die von führenden internationalen Verbänden empfohlene Dosis. Die verabreichte Dosis in dieser Studie lag bei 1000i.E. Empfohlen werden für Erwachsene zwischen 2000 bis 4000 i.E. Hinzu kommt, dass über 35% der Patienten in dieser Studie fettleibig waren. Unter diesen Umständen braucht der Körper bekanntermaßen deutlich höhere Dosen an Mikronährstoffen, wozu auch Vitamin D und Calcium gehören. Ebenso wird erklärt, dass der Beobachtungszeitraum möglicherweise zu kurz war. Relevante negative Auswirkungen der Versuchsreihe wurden laut Studie nicht beobachtet. Auch diese Studie kann jeder Bürger kostenlos im Internet nachlesen. Die Angaben und relevanten Ausschnitte dieser Studie habe ich im Quellenverzeichnis dieses Abschnitts aufgeführt.

Es stellt sich die Frage: Wieso stellt die Deutsche Krebsgesellschaft diese Studie in einem völlig falschen Licht dar? Es ist zu vermuten, dass die Deutsche Krebsgesellschaft versucht, die Wirkung von Vitamin D und auch weiterer essenzieller Nährstoffe im Kampf gegen Krebs zu vertuschen. Ein weiteres Zeichen hierfür ist zum Beispiel der Eintrag *"GESUND ESSEN, GESUND BLEIBEN"*. Ebenfalls zu lesen auf den Webseiten der Deutschen Krebsgesellschaft. Dort steht:

> *"Mit Vitaminen Krebs vorbeugen? Mit antioxidativ wirkenden Vitaminen Krebserkrankungen vorbeugen? Experten warnen derzeit eher noch vor einer unkritischen Einnahme von Vitaminpräparaten."*

Aufgeführt werden auf der Seite als möglich hilfreiche Vitamine im Kampf gegen Krebs: Vitamin B6, Vitamin K, Flavonoide (ein sekundärer Pflanzenstoff) und Selen. Diese Nährstoffe sind zwar grundsätzlich für den Erhalt von Gesundheit relevant, spielen aber in der Bekämpfung von Krebs nur eine untergeordnete Rolle. Laut internationaler Studienlage sind für die Bekämpfung von Krebs besonders Vitamin D, aber auch Vitamin A, E und C sowie die Fettsäure Omega 3 von hoher Relevanz. Diese Vitamine und Fettsäuren werden hier aber nicht erwähnt.

Auch hier gilt: Besonders für Vitamin D ist die Datenlage erdrückend. Ein Indiz dafür, dass Vitamin D sehr relevant ist für die Vorbeugung und die Behandlung von Krebs, liefert wieder eine Suche bei Google Scholar. Unter dem Eintrag "Vitamin D and Cancer" finde ich deutlich über 2 Millionen Einträge, genauer gesagt, 2.340.000, gezogen am 15.5.2018. Die ältesten der hier gelisteten Studien stammen aus den 1960ern. Bereits zu dem Zeitpunkt wurde die Entstehung von Brustkrebs mit einem niedrigen Vitamin-D-Spiegel in Verbindung gebracht. Unter dem Thema alleine finden sich wohl ein paar tausend Studien. Aber die Deutsche Krebsgesellschaft, ebenfalls zu großen Teilen finanziert aus Steuer- und Stiftungsgeldern, erwähnt Vitamin D nicht. Erstaunlich.

Ebenso wenig erwähnt die Deutsche Krebsgesellschaft in diesem Beitrag Vitamin C und das obwohl auch dieses Vitamin schon in den 1970er Jahren in hochdosierter Form als sehr effektives Mittel gegen Krebs identifiziert wurde. Unter anderem von dem Wissenschaftler und Nobelpreisträger Prof. Dr. Linus Paulin. Die höchsten Konzentrationen von Vitamin C finden sich in Lebensmitteln, die bis vor wenigen Jahrzehnten von der Bevölkerung noch regelmäßig gegessen wurden: Wildobst wie Sanddorn, Hagebutten, Holunderbeeren oder Kräuter und Blattgrün wie Brennnessel, Sauerampfer und Grünkohl.

4. Adipositasverband Deutschland e.V.

Dieser Verein ist eine bundesweite Selbsthilfegruppe für Fettleibige. Der Verein stellt seine Historie und Ziele selbst wie folgt dar:

> "Der Adipositas Verband Deutschland e.V. wurde im März 2006 in Dinslaken von Betroffenen und Ärzten ins Leben gerufen. Während der Gründungsversammlung haben sich die Gründungsmitglieder folgende Ziele für den Adipositas-Verband-Deutschland gesetzt:
>
> - *Aufbau eines Netzwerkes von Ärzten unterschiedlicher Fachrichtungen*
> - *Beratung und Begleitung von Adipositas Betroffenen*
> - *Erwachsenen- und Jugendaufklärung*
> - *Zusammenarbeit mit Schulen und sonstigen Einrichtungen zur Aufklärung über Adipositas*
> - *Gründung, Unterstützung und Betreuung von Adipositas-Selbsthilfe-Gruppen (SHG)*
> - *Aus- und Weiterbildung ehrenamtlicher Leiter/Moderatoren der SHG*
> - *Ausrichtung von Informationsveranstaltungen für Betroffene, Angehörige, Ärzte und Interessierte*
> - *Förderung von wissenschaftlichen Studien und Arbeiten."*

Der Adipositasverband Deutschland e.V bemühte sich im Jahr 2018 verstärkt darum Fettleibigkeit offiziell als Krankheit anerkennen zu lassen und die Aufnahme der Behandlungskosten von Folgeerkrankungen im Leistungskatalog der Krankenkassen zu verankern. Krankenkassen und somit alle Beitragszahler müssten dann die medizinische Versorgung dieser Patienten mitfinanzieren. Profitieren würden davon besonders die Pharmakonzerne und Ärzteschaft, denn Fettleibigkeit korreliert mit einer breiten Palette an Krankheitsbildern, trifft verstärkt sozial schwache Bevölkerungsgruppen, also Menschen, die sich eine Behandlung mit Medikamenten aus eigener Tasche oft nicht leisten können. Produkte wie Optifast von Nestlé würden die Allgemeinheit dann noch häufiger bezahlen.

Interessant ist in dem Zusammenhang Folgendes: Finanziert wurde dieser Verein laut eigenen Angaben bis mindestens Ende 2018 von Johnson&Johnson. Also einem der größten Pharmakonzerne weltweit und in 2017 mit einem Jahresumsatz von 70 Milliarden Euro. Kommerzielle Schwerpunkte dieses Giganten sind nicht nur Zahnpflegeprodukte, sondern auch Medikamente zur Behandlung von Krebs, Störungen des Immunsystems, Erkrankungen des Darms und Erkrankungen der Gelenke: alles Begleiterscheinungen oder Folgeerkrankungen von Fettleibigkeit.

Als Anmerkung: In Bezug auf Vitamin D hat meine Recherche ergeben, dass keiner der großen Ärzteverbände und keine der meist ebenfalls von der Pharmaindustrie finanzierten Selbsthilfegruppen, relevante Informationen rund um Vitamin D verbreitet. Weitere Beispiele für einen wortkargen Auftritt rund um Vitamin D sind zum Beispiel der Berufsverband Deutscher Internisten, der Bundesverband der Pneumologen, Schlaf- und Beatmungsmediziner und die Deutsche Alzheimergesellschaft.

Quellen und weitere Informationen zu "Dubiose Informationspolitik der Ärzteverbände – zwei Beispiele"

- **Pressemeldung der Deutschen Diabetes Gesellschaft, 6.11.2013** "Vitamin D unterstützt körpereigene Insulinproduktion und – Empfindlichkeit" https://www.deutsche-diabetes-gesellschaft.de/presse/ddg-pressemeldungen/meldungen-detailansicht/article/vitamin-d-unterstuetzt-koerpereigene-insulinproduktion-und-empfindlichkeit-kopie-1.html
- **Pressemitteilung der Deutschen Diabetes Gesellschaft 22.02.2017** "Dietrich Garlichs übergibt Geschäftsführung der Deutschen Diabetes Gesellschaft (DDG) an Barbara Bitzer" https://www.deutsche-diabetes-gesellschaft.de/presse/ddg-pressemeldungen/meldungen-detailansicht/article/dietrich-garlichs-uebergibt-geschaeftsfuehrung-der-deutschen-diabetes-gesellschaft-ddg-an-barbara.html
- **Diabetes Gesundheitsbericht 2017** https://www.deutsche-diabetes-gesellschaft.de/fileadmin/Redakteur/Presse/Pressemitteilungen/2016/gesundheitsbericht_2017.pdf
- **Webseiten Deutsche Allianz Nichtübertragbarer Krankheiten (DANK)** http://www.dank-allianz.de/positionen.html
- **CORRECTIV Zahlungen an Dr Dirk Müller Wieland** https://correctiv.org/recherchen/euros-fuer-aerzte/datenbank/empfaenger-suche/?q=Dirk+M%C3%BCller-Wieland&recipient_kind=&country=
- **CORRECTIV Zahlungen an Prof. Dr. med.Baptist Gallwitz** https://correctiv.org/recherchen/euros-fuer-aerzte/datenbank/empfaenger-suche/?q=Baptist&recipient_kind=&country=
- **CORRECTIV Zahlungen an die Deutsche Diabetes Gesellschaft e.V. 2016** https://correctiv.org/en/investigations/euros-doctors/database/recipient/ddg-e-v-berlin-de/
- **Deutsche Diabeteshilfe** https://www.diabetesde.org/ueber_diabetes/was_ist_diabetes_/diabetes_in_zahlen
- **Deutsche Diabeteshilfe** "Vegetarisch, vegan & Superfoods. Foodtrends - was steckt dahinter?" https://www.diabetesde.org/vegetarisch-vegan-superfoods#Vegetarische%20Ern%C3%A4hrung
- **Deutsche Diabeteshilfe** "Was ist eine gesunde und ausgewogene Ernährung?" https://www.diabetesde.org/gesunde-ausgewogene-ernaehrung
- **Deutsche Gesellschaft für Ernährung (DGE)** "Über Uns" (Mitglieder Hauner und Joost) http://www.dge.de/wir-ueber-uns/die-dge/
- **Deutsche Krebsgesellschaft** "VITAMIN D UND KALZIUM: GUTARTIGE DARMTUMOREN NICHT SELTENER" https://www.krebsgesellschaft.de/onko-internetportal/aktuelle-themen/news/vitamin-d-und-kalzium-gutartige-darmtumoren-nicht-seltener.html?dc-search-token=fe809798ddf1dc34414dbbff51f95365
- **"VITAMIN D UND KALZIUM: GUTARTIGE DARMTUMOREN NICHT SELTENER"** Baron, J. A. et al.: A Trial of Calcium and Vitamin D for the Prevention of Colorectal Adenomas. New England Journal of Medicine 2015, 373:1519-1530 *Zitat Studie:*
  - We randomly assigned 2259 participants to receive daily vitamin D3 (1000 IU), calcium as carbonate (1200 mg), both, or neither in a partial 2×2 factorial design.
  - The study population was middle-aged or older; most patients were non-Hispanic men, and more than 35% of the patients were obese.
  - However, body-mass index (BMI) appeared to modify the effects of calcium on adenoma risk (P=0.02): the lower the BMI, the greater the response to calcium supplementation.
  - Whether the high prevalence of obesity in our study population explains the lack of a calcium effect requires further investigation.
  - Important adverse events in the trial were generally uncommon. However, calcium supplementation resulted in an unexpected, small increase in serum creatinine level, 25which was of uncertain clinical significance. There was a significantly lower risk of myocardial infarction among participants randomly assigned to receive calcium, a finding that contrasts with recent evidence.
  - However, the vitamin D dose was lower than the dose many experts now recommend, and it was used for a limited time. The trial was conducted among patients with a recent history of colorectal adenomas, and the results might not apply to persons without such a history.
  https://www.nejm.org/doi/full/10.1056/NEJMoa1500409

- **Deutsche Krebsgesellschaft** "Gesund Essen, gesund bleiben - Mit Vitaminen Krebs vorbeugen? Mit antioxidativ wirkenden Vitaminen Krebserkrankungen vorbeugen? Experten warnen derzeit eher noch vor einer unkritischen Einnahme von Vitaminpräparaten." https://www.krebsgesellschaft.de/onko-internetportal/basis-informationen-krebs/bewusst-leben/basis-informationen-krebs-bewusst-leben-ernaehrung/mit-vitaminen-kre.html
- **Carstens-Stiftung** "Hochdosiertes Vitamin C in der Krebstherapie. Studien belegen positive Effekte von Vitamin-C-Infusionen für Patienten: Vitamin C in hohen Dosen hemmt Tumorwachstum und lindert Nebenwirkungen der Krebstherapie." https://www.carstens-stiftung.de/artikel/hochdosiertes-vitamin-c-in-der-krebstherapie.html
- **Fachklinik St. Georg für innere Medizin mit dem Schwerpunkt Onkologie und Naturheilverfahren,** 12.12.2016 "Vitamin C hilft hochdosiert bei Krebs" https://www.klinik-st-georg.de/vitamin-c-hochdosiert-hilft-bei-krebs/
- **Adipositas Foren** "Aktuelles aus der Arbeit Juli 2018" *Zitat:* "Christel Moll diskutierte mit Politikern und dem Vertreter der AOK Hessen bei der Podiumsdiskussion. Thema war die Anerkennung von Adipositas als Krankheit und Aufnahme der Behandlungskosten in den Leistungskatalog der Krankenkassen." http://adipositas-foren.de/index.php?thread/44053-aktuelles-aus-der-arbeit-des-verbandes-juli-2018/
- **Adipositasverband** "Unterstützt werden wir von: ETHICON Part of the Johnson&Johnson Family of Companies" *Anmerkung:* Dieser Eintrag ist Anfang 2019 nicht mehr auf den Seiten des Adipositasverband Deutschland zu finden. https://www.adipositasverband.de/sponsoren-und-unterstuetzer/
- **Johnson & Johnson Medical GmbH ETHICON** 3.2017 "Der Weg aus der Adipositas – weil jeder Tag zählt! Eine Information für Patienten" http://de.ethicon.com/sites/com.ethicon.de/files/managed-documents/j13b200v17_der_weg_aus_der_adipositas_1.pdf
- **Bundesverband der Pneumologen** https://correctiv.org/recherchen/euros-fuer-aerzte/datenbank/empfaenger/bundesverband-der-pneumologen-heidenheim/
- **Berufsverband Deutscher Internisten e.V.** https://correctiv.org/recherchen/euros-fuer-aerzte/datenbank/empfaenger/berufsverband-deutscher-internisten-e-v-wiesbaden/
- **Deutsche Alzheimergesellschaft** https://www.deutsche-alzheimer.de/
- **Verbraucherzentrale Hamburg** 1.6.2015 "PATIENTENGESCHICHTEN. Wie abhängig sind Selbsthilfe- und Patientenorganisationen von der Pharma-Industrie? https://www.vzhh.de/themen/gesundheit-patientenschutz/patientengeschichten/wie-abhaengig-sind-selbsthilfe-patientenorganisationen-von-der-pharma-industrie
- **Ärzteblatt** 30.11.2006 "Studie: Einfluss der Pharmaindustrie auf die Selbsthilfe groß" https://www.aerzteblatt.de/nachrichten/26615/Studie-Einfluss-der-Pharmaindustrie-auf-die-Selbsthilfe-gross
- **Buch-Empfehlung** "Das neue Anti-Krebs-Programm: Dem Krebs keine Chance geben: So schalten Sie die Tumor-Gene ab" 2012, by Dr. Ulrich Strunz
- **Buch-Empfehlung:** "Krebszellen mögen keine Himbeeren - Aktualisierte Neuausgabe: Nahrungsmittel gegen Krebs. Das Immunsystem stärken und gezielt vorbeugen" 2017, by Prof. Dr. med. Richard Béliveau, Dr. med. Denis Gingras
- **Buch-Empfehlung:** "Krebszellen mögen keine Sonne. Vitamin D – der Schutzschild gegen Krebs, Diabetes und Herzerkrankungen: Ärztlicher Rat für Betroffene. Mit Vitamin-D-Barometer und Lebensstil-Risiko-Fragebogen" 2017, by Prof. Dr. Jörg Spitz

Die Rolle von Kinder- und Jugendärzten
Die Deutsche Akademie für Kinder- und Jugendmedizin (DAKJ)

Die Deutsche Akademie für Kinder- und Jugendmedizin (DAKJ) ist auch ein interessanter Fall. Die DAKJ ist der Dachverband der kinder- und jugendmedizinischen Gesellschaften und Fachverbände Deutschlands. Unter anderem berät die DAKJ den Vorstand der Bundeselternvertretung der Kinder in Kindertageseinrichtungen und Kindertagespflege (BEVKi) in gesundheitlichen Belangen rund um unsere Kita-Kinder.

Mit der DAKJ und der Bundeselternvertretung der Kinder in Kindertageseinrichtungen und Kindertagespflege (BEVKi) sollte ich eigentlich Anfang 2017 eine Telefonkonferenz bezüglich der Zahnschmelzerkrankung Kreidezähne/MIH führen. Mir wurde von diesen beiden Vereinen ein gemeinsames Gespräch angeboten. Auf mögliche Terminvorschläge von meiner Seite gab es allerdings keine Rückmeldung und ein Gespräch hat nicht stattgefunden. Die selbstproklamierten Aufgaben der Deutschen Akademie für Kinder- und Jugendmedizin (DAKJ) sind folgende:

- *"koordiniert die gemeinsamen gemeinnützigen Ziele und Aufgaben ihrer Mitglieder zum Wohle von Kindern und Jugendlichen.*
- *vertritt diese Ziele nach außen gegenüber Gesellschaft und Politik.*
- *setzt sich für die bestmögliche gesundheitliche Versorgung von Kindern und Jugendlichen ein.*
- *engagiert sich für die Umsetzung der Kinderrechte, wie sie in der UN-Kinderrechtskonvention verankert sind."*

Mindestens die letzten beiden Punkte suggerieren, dass das Wohl unserer Kinder im Fokus steht. Ob diese Intention im notwendigen Umfang umgesetzt wird, ist fraglich.

Zur UN-Kinderrechtskonvention sollte man wissen, dass sich der Staat Deutschland verpflichtet hat sicherzustellen, dass unsere Kinder Rahmenbedingungen bekommen, die ihre Gesundheit schützen und fördern. Wenn der DAKJ sich diese Aufgabe auf die Fahne schreibt, gehört als erstes dazu, dass sie die Ärzte der Kinderheilkunde seriös, unabhängig und konsequent über das Zusammenspiel von Nährstoffen und physiologischen Prozessen im Körper aufklärt. Dazu gehört: Worin sind die essenziellen Nährstoffe enthalten? Wie erhält man sie und was passiert, besonders mit einem Kinderkörper im Wachstum, wenn er davon zu wenig bekommt? Eine solche Aufklärung von Seiten der DAKJ sollte zur Folge haben, dass alle Eltern umfänglich von ihren jeweiligen Kinderärzten über genau diese Zusammenhänge aufgeklärt werden. Genau diese Aufklärung findet aber nicht statt.

In diesem Zusammenhang ist Folgendes interessant: Der Generalsekretär des DAKJ, Prof. Dr. med. Huppertz, erhielt 2015 direkte Zahlungen von den Pharmakonzernen Pfizer und Novartis in Höhe von 7.176,78 €. Huppertz ist ebenfalls Klinikdirektor der Prof.-Hess-Kinderklinik, welche wiederum Teil des Klinikums Bremen-Mitte ist.

Das Klinikum Bremen Mitte wurde mit 87.107,50 € im Jahr 2015 von der Pharmaindustrie begünstigt. Das Klinikum Bremen-Mitte wiederum ist Teil des Klinikverbundes Gesundheit Nord (GENO). Dieser Verbund ist seit Anfang 2018 praktisch pleite. Das bedeutet, dass besonders in Zukunft Zahlungen und Zuschüsse – egal von wem – angenommen werden müssen. Das Personal und laufende Kosten müssen schließlich gedeckt werden – eine begrüßenswerte Situation für die Pharmaindustrie und wohl auch für die Hersteller medizinischer Geräte und sicherlich noch für andere Branchen. Kapitalgeber haben ein leichtes Spiel mit Schuldnern: Sie können die Konditionen, unter denen es Gelder und Zuwendungen gibt, häufig sehr genau festlegen. Welche Gesundheitsgefahren diese Dynamik für Bremer Patienten mit sich bringt, wird sich in den nächsten Jahren zeigen.

Bundesverband der Kinder-und Jugendärzte (BVKJ)
Auch der Bundesverband der Kinder- und Jugendärzte (BVKJ) bekommt Zahlungen. Die Zentrale des Verbandes erhielt für seine "Dienste" in 2015 von der Pharmaindustrie 180,584 Euro. Die einzelnen Regionen und Niederlassungen bekamen zusätzlich noch separate Zahlungen. Dr. Thomas Fischbach, der Präsident dieser Ärztevereinigung, erhielt z.B. im Jahr 2015 für seine "Leistungen" von GlaxoSmithKline GmbH und Sanofi Pasteur MSD GmbH 5384,90 Euro.

Die Deutsche Gesellschaft für Kinder- und Jugendmedizin (DGKJ)
Die DGKJ ist die wissenschaftliche Fachgesellschaft der Kinder- und Jugendärzte – also der Bereich, in dem nationale und internationale wissenschaftliche Erkenntnisse gesichtet und für die Ärzteschaft aufbereitet werden sollten. Laut eigener Webseite werden die Aufgaben wie folgt dargestellt:

> *"Die Deutsche Gesellschaft für Kinder- und Jugendmedizin (DGKJ) ist die wissenschaftliche Fachgesellschaft der gesamten Kinderheilkunde und Jugendmedizin in Deutschland. Die DGKJ fördert die wissenschaftlichen und fachlichen Belange der Kinder- und Jugendmedizin und setzt sich für die optimale ambulante und stationäre medizinische Versorgung der Kinder und Jugendlichen in Deutschland ein. Sie engagiert sich, die Weiterbildung der Kinder- und Jugendärzte auf hohem Niveau zu gewährleisten.*
>
> *Die DGKJ unterstützt die Aus- und Fortbildung und die Berufsausübung der Kinder- und Jugendärzte sowie die pädiatrische Forschung. Nicht zuletzt vertritt die Gesellschaft die berufspolitischen Interessen der Kinder- und Jugendärzte und bietet ihnen eine Plattform für den fachlichen und persönlichen Austausch."*

Auch diese Gesellschaft wurde 2016 von der Pharmaindustrie gesponsert, wenn auch "nur" mit 19.647,92 €. Unter dem wissenschaftlichen Beirat finden sich auch wieder Dr. Thomas Fischbach und Prof. Dr. Hans-Iko Huppertz.

Interessant ist, dass genau diese Deutsche Gesellschaft für Kinder- und Jugendmedizin (DGKJ) bereits 2011 in der Studie *"Vitamin-D-Versorgung im Säuglings-, Kindes- und Jugendalter"* in Bezug auf die mangelnde Vitamin-D-Versorgung unserer Kinder Folgendes erklärte:

> *"Aktuelle nationale und internationale Publikationen beschreiben eine suboptimale Vitamin-D-Aufnahme bzw. einen unzureichenden Vitamin-D-Status in allen Altersstufen. Ziel dieser Stellungnahme ist es, die vorhandene Literatur und Evidenz zu den Referenzbereichen von Vitamin-D-Aufnahme und zur Vitamin D-Versorgung sowie zum tatsächlichen Verzehr zusammenzustellen und Empfehlungen für das Säuglings-, Kindes- und Jugendalter zu geben."*

Die Erkenntnisse dieser Studie von 2011 wurden anscheinend nicht in eine flächendeckende und verpflichtende Aufklärung und Vorsorge für unsere Kinder übersetzt. Warum nicht?

Noch mehr Profiteure
Neben den genannten Vereinigungen gibt es noch etliche weitere Vereine und Zusammenkünfte von Kinderärzten, die ich hier nicht im Detail erwähne.

Soweit ich es zum derzeitigen Zeitpunkt meiner Recherchen überblicken kann, werden allerdings alle von mir gesichteten Vereinigungen in irgendeiner Form von der Pharmaindustrie mitfinanziert. Sowohl die jeweiligen gemeinnützigen Vereine selbst als auch etliche der leitenden Personen. Weitere Zahlungsempfänger der Pharmaindustrie und zuständig für Kinderheilkunde, sind zum Beispiel:

- GPOH e.V. – Gesellschaft für Pädiatrische Onkologie
- Deutsche Gesellschaft für Kinder- und Jugendmedizin e.V.
- Gesellschaft für Nopädiatrie e.V.
- Gesellschaft Für Pädiatrische Nephrologie E. V
- GPGE e.V. – Gesellschaft für Pädiatrische Gastroenterologie und Ernährung e.V.

All diese Gruppen erhalten, laut der Datenbank von CORRECTIV, Gelder von der Pharmaindustrie. Und sie alle sind zu finden unter der gleichen Adresse: Chausseestr. 128/129, 10115 Berlin.

Babynahrung: Kinderärzte als Vertriebsnetz

Wir haben von unserem Kinderarzt keinen einzigen Hinweis für eine wirklich gesunde Nahrungsversorgung für unsere Kinder erhalten. Die Verabreichung von Vitamin D Tabletten wurde nur für das erste Lebensjahr unserer Kinder empfohlen. Dafür bewirbt unser Arzt im Behandlungszimmer Milchpulverpackungen für Säuglinge und Kleinkinder.

Ein ganzes Regal ist vollgestellt mit folgenden Produkten: jeweils mehrere Packungen von BEPA (Nestlé), ALTHÉRA (Spezialnahrung von Nestlé Health Science), Hipp Comfort Spezialnahrung (HIPP), Humana Comfort (Seit 2016 Teil der HIPP Gesellschaft) und Neocate von Nutria (Danone Gruppe). Ich gehe davon aus, dass die Vertreter der Lebensmittelkonzerne nicht nur unseren Kinderarzt besucht haben, sondern auch andere Kinderärzte, und sich Produkte dieser Hersteller auch in vielen weiteren Arztpraxen wiederfinden.

Das ist nicht überraschend. Denn wer bedenkt, welche Umsätze die Lebensmittelkonzerne mit Milchpulvern für Babys und Kleinkinder erwirtschaften, sieht schnell, dass ohne die tatkräftige Bewerbung dieser Produkte in Arztpraxen – in Deutschland und anderen Ländern – ein solch wirtschaftlicher Erfolg nicht zu erreichen wäre.

Der globale Markt für Milchpulver und Babynahrung belief sich bereits 2015 auf ca. 40 Milliarden Euro. Das ist etwas mehr als der globale Impfmarkt einbringt. Auch diesem Marktsegment werden weltweit große Wachstumschancen zugesprochen. Es wird erwartet, dass die Wachstumsraten über 6% pro Jahr betragen werden und bis 2021 ein Umsatz von ca. 70 Milliarden Euro weltweit erwirtschaftet wird. Die USA führen, ähnlich wie auch in den meisten Lebensmittel- und Pharmatrends, den Wachstumsmarkt an.

Übrigens ist in der Pulvermilch für Kinder praktisch immer eine extra Portion an zugesetztem Phosphat zu finden, welches bekanntlich den Knochen- und Zahnstoffwechsel, besonders in der Wachstumsphase, stören kann. Zusätzlich führen künstliche Phosphatverbindungen in der Nahrung zu Bluthochdruck und Arterienverkalkung. Die Gefahren, besonders für kleine Kinder, sind bekannt.

Entsprechend tragen Produkte mit diesen Phosphatverbindungen den Warnhinweis *"Vorsicht bei Kleinkindern, da die akzeptable tägliche Aufnahmemenge überschritten werden könnte."*

Aber diese Phosphatverbindungen befinden sich in den meisten Babymilchpulvern. Selbst in Bioprodukten und bei führenden Herstellern wie HIPP findet sich das E341 für Calciumphosphate. Auch das trägt den besagten Warnhinweis. Der Hersteller HIPP ist aber der Meinung, dass ein Zusatz mit einer undefinierten Menge von E341 nicht nur nicht schädlich sei, sondern gar gesund und notwendig. Auf dem Online-Expertenforum von HIPP als Antwort auf einen Leserbrief erklärt der Hersteller:

> *"Das zugesetzte Calciumorthophosphat ist in unserer Milchnahrung sicher nicht schädlich für Ihr Baby, im Gegenteil, es ist sogar sehr wichtig für den kleinen Babykörper.... Ich kann Ihnen versichern, dass die von uns eingesetzte Phosphatverbindung gesetzlich zugelassen und ernährungsphysiologisch erforderlich und wichtig ist.*
>
> *Bei Calciumorthophosphat handelt es sich um eine Mineralstoffverbindung, die in Art und Menge genauestens gesetzlich geregelt und ausdrücklich für Säuglings- und Kleinkindprodukte erlaubt sind und in keiner Weise ein Risiko darstellt. Sie brauchen sich daher keine Gedanken machen, Ihr Kleines könne zu viel davon bekommen, auch wenn es ausschließlich Pre Nahrung trinkt."*

Wie der Hersteller HIPP sicher herleiten kann, wann genau eine akzeptable Höchstmenge dieses synthetischen Zusatzes überschritten ist – ohne das gesamte Ernährungsverhalten des Säuglings zu kennen und zu evaluieren – ist mir als Leserin unklar.

Aber nicht nur der Hersteller HIPP nutzt fragwürdige Zusatzstoffe in seiner Babynahrung. Ein weiteres Beispiel ist das Produkt Nestlé BEBA PRO Anfangsmilch Start PRE 600 g (Hervorh. d. A):

> *"Zutaten: Molkenerzeugnis, Magermilch, pflanzliche Öle, Laktose, Milcheiweiß, Calciumcitrat, Fischöl, Vitaminmischung (Vit. C, Vit. E, Niacin, Pantothenat, Vit. A, Vit B1, Vit. B6, Vit. B2, Folsäure, Vit. K, Biotin, Vit. D), Öl aus Mortierella alpina, Emulgator: Sojalecithine; Magnesiumchlorid, Kaliumchlorid, Phenylalanin, Kaliumcitrat, **Natriumphosphate**, L-Histidin, Taurin, Inositol, Nucleotide (Cytidin-, Uridin-, Adenosin-, Guanosin-5-monophosphat), Natriumchlorid, Eisensulfat, Zinksulfat, **Calciumorthophosphat**, L-Carnitin, Milchsäurebakterien (mit Bifiduskultur), Kupfersulfat, Kaliumjodid, Mangansulfat, Natriumselenat."*

Fazit: Generell handelt es sich auch bei Babymilchpulvern um nichts anderes als eine synthetisch hergestellte Mischung aus essenziellen Nährstoffen und Milchpulver – meist aus der Massentierhaltung. Die Packung kostet im Schnitt 18 Euro und sie reicht für 6 Liter Milch. Der Liter kostet somit deutlich mehr als 3 Euro. Warum Eltern ihren Kindern jemals ein solches Produkt verabreichen sollten, erschließt sich mir und mit meinem heutigen Wissensstand nicht.

All diese Zusammenhänge wurden uns von unserem Kinderarzt, der diese Babymilchpackungen offen bewirbt, nicht erklärt.

Kinderärzte: Ein Mangel an Wissen?
Es stellen sich die offensichtlichen Fragen:

- Liegt in den Verstrickungen zwischen Ärzteverbänden und der Pharmaindustrie die Antwort, warum Kinderärzte anscheinend wenig Ahnung vom flächendeckenden Mangel an Vitamin D, und wohl auch sonst wenig Verständnis von Ernährung und Mikronährstoffen, haben?
- Können sie unsere Kinder aufgrund dieser Wissenslücke überhaupt differenziert betrachten und angemessen behandeln?
- Wenn Kinderärzte dieses Wissen nicht haben, wie sollen sie dann Eltern und gesellschaftliche Bereiche angemessen über Präventionsmaßnahmen aufklären?
- Beginnt der Prozess der lückenhaften Bereitstellungen von lebenserhaltenden Informationen bereits im Medizinstudium?

Wahrscheinlich lernen auch niedergelassene Kinderärzte auf den von der DGKJ organisierten Fortbildungen wenig bis gar nichts darüber, welche Nahrungsmittel ein kleines Kind essen müsste, um auf seinen täglichen Bedarf an Vitamin A zu kommen. Oder wie viele Sonnenblumenkerne oder Haselnüsse es knabbern sollte, damit es den von der DGE angeratenen täglichen Bedarf an Vitamin E deckt. Oder dass eine Fehlfunktion der Schilddrüse auch bei Kindern vielleicht etwas mit falscher Ernährung und einer Belastung durch zu viele Zusätze aus Nahrungsmitteln, verabreichten Medikamenten oder Pflegeprodukten zu tun hat?

Quellen und weitere Informationen zu "Die Rolle von Kinder- und Jugendärzten"
- **Vitamin D für Kinder** "Vitamin-D-Versorgung im Säuglings-, Kindes- und Jugendalter – Kurzfassung der Stellungnahme der Ernährungskommission der Deutschen Gesellschaft für Kinder- und Jugendmedizin (DGKJ) in Zusammenarbeit mit der Arbeitsgemeinschaft Pädiatrische Endokrinologie (APE)" M. Wabitsch · B. Koletzko · A. Moß Ernährungskommission, Deutsche Gesellschaft für Kinder und Jugendmedizin e.V., Berlin 2011
- **CORRECTIV** Zahlungen an Dr. Huppertz 2015 https://correctiv.org/recherchen/euros-fuer-aerzte/datenbank/empfaenger/hans-iko-huppertz-bremen/
- **CORRECTIV** Zahlungen an Klinikum Bremen Mitte 2015/2015 https://correctiv.org/recherchen/euros-fuer-aerzte/datenbank/empfaenger/klinikum-bremen-mitte-bremen/
- **CORRECTIV** Zahlungen an den BVKJ 2015/2016 https://correctiv.org/recherchen/euros-fuer-aerzte/datenbank/empfaenger/berufsverband-der-kinder-und-jugendarzte-e-v-/
- **CORRECTIV** Zahlungen an den DGKJ 2015/2016 https://correctiv.org/recherchen/euros-fuer-aerzte/datenbank/empfaenger/deutsche-gesellschaft-fur-kinder-und-jugendmedizin-e-v-berlin-de/
- **CORRECTIV** "The following recipients were found at this address: Chausseestr. 128-129, Berlin" https://correctiv.org/en/investigations/euros-doctors/database/recipient-search/?latlng=52.527617,13.385345
- **Weser-Kurier 13.2.2018** "So will Bremen den Klinikverbund retten" https://www.weser-kurier.de/bremen/bremen-stadt_artikel,-so-will-bremen-den-klinikverbund-retten-_arid,1699999.html
- **Weser-Kurier 21.02.2019** "Asthma, Karies, Fettleibigkeit. Armut macht Bremer Kinder krank. In Bremen gibt es deutlich mehr fettleibige Kinder als im Bundesschnitt: Das zeigt der Kinder- und Jugendreport der DAK. Vor allem Kinder aus sozial benachteiligten Familien haben laut Report das größte Risiko." ***Anmerkung:*** Der Vorsitzende der Bremer Kinder- und Jugendärzte, Stefan Trapp, verknüpft die erwähnten Krankheitsbilder NICHT mit einem Mangel an Nährstoffen oder einer gestörten Biochemie des Körpers der belasteten Kinder sondern mit einem Mangel an Bildung im Elternhaus. Er fordert die Landesregierung auf, die Ganztagsbetreuung vor und in der Schule zügig auszubauen. https://www.weser-kurier.de/bremen/bremen-stadt_artikel,-armut-macht-bremer-kinder-krank-_arid,1808582.html

- **Fortune.com 27.8.2015** "This is how much the global baby market is worth"
  http://www.nielsen.com/content/dam/corporate/us/en/reports-downloads/2015-reports/nielsen-global-baby-care-report-august%202015.pdf
- **Zion market research 8.8.2016** "Global Baby Food Market Is Expected to Reach USD 76.48 Billion by 2021" https://www.zionmarketresearch.com/news/global-baby-food-market
- **globenewswire.com 30.5.2017** "Baby Foods and Infant Formula Market 2015-2022 - Global Strategic Business Report 2017 with Profiles of 100+ Key Companies"
  https://globenewswire.com/news-release/2017/05/30/999837/0/en/Baby-Foods-and-Infant-Formula-Market-2015-2022-Global-Strategic-Business-Report-2017-with-Profiles-of-100-Key-Companies.html
- **Neue Westfälische 5.12.2016** "Hipp übernimmt Humana in Herford"
  http://www.nw.de/nachrichten/wirtschaft/21000693_Hipp-uebernimmt-Humana-in-Herford.html
- **Wikipedia** "Nutrica" https://en.wikipedia.org/wiki/Nutricia
- **HiPP Expertenforum:** "Fragen zur Milchnahrung "Calciumorthophosphat"
  https://www.hipp.de/forum/viewtopic.php?t=74372
- **The Guardian 1.2.2018** "Nestlé under fire for marketing claims on baby milk formulas. Exclusive: Report finds Swiss multinational is violating advertising codes and misleading consumers with nutritional claims"
  https://www.theguardian.com/business/2018/feb/01/nestle-under-fire-for-marketing-claims-on-baby-milk-formulas
- **World Health Organization 2016** "Guidance on ending the inappropriate promotion of foods for infants and young children. Implementation manual"
  http://www.who.int/nutrition/publications/infantfeeding/manual-ending-inappropriate-promotion-food/en/
- **SRF 18.2.2016** "Wirtschaft-Nestlé und sein Milchpulver: Eine Erfolgs- und Leidensgeschichte. Mit Baby-Milchpulver begann vor 150 Jahren der steile Aufstieg von Nestlé. Allerdings war es auch ein leidvoller Weg. Die Vermarktung von Babynahrung ist bis heute umstritten."
  https://www.srf.ch/news/wirtschaft/nestle-und-sein-milchpulver-eine-erfolgs-und-leidensgeschichte
- **NCBI 1.1.2016** "Various Possible Toxicants Involved in Thyroid Dysfunction: A Review" by Jagminder K. Bajaj, Poonam Salwan, and Shalini Salwan
  https://www.ncbi.nlm.nih.gov/pmc/articles/PMC4740614/
- **Ärzteblatt 2016** "Stillen und Beikost – Empfehlungen für die Säuglingsernährung" *Anmerkungen:* Bezüglich der Interssenskonflikte des für diesen Beitrag aufgeführten Autor Prof. Dr. Koletzko (Univ.-Prof. Dr. Dr. h.c. mult. Prof. h.c. Kinder- und Jugendarzt Leiter der Abt. Stoffwechselstörungen und Ernährungsmedizin Dr. von Haunersches Kinderspital der Universität München und Vorsitzender der Stiftung Kindergesundheit) wird erklärt: "Prof. Koletzko erhielt Erstattung von Reise- und Übernachtungskosten sowie Honorare für wissenschaftliche Fortbildungsveranstaltungen von Herstellern von diätetischen Produkten **Danone, DGC, Hochdorf, Med Johnson und Nestlé**. Für ein von ihm initiiertes Forschungsvorhaben bekam er Sachmittelunterstützung von **Abbott, Danone und Nestlé**. Des Weiteren erhielt er Gelder für die Durchführung von klinischen Studien von Herstellern von diätetischen Produkten **Abbott, Danone und Nestlé**."

Profitable Geschäftsfelder: Herz-Kreislauf-Erkrankungen, Impfen, mangelnde Zahngesundheit und neuronale Störungen

Es gibt weitere – und zwar sehr lukrative – Bereiche, in denen sich die Pharmaindustrie breit gemacht hat. Bereiche, in denen sie mit Hilfe der medizinischen Fachwelt den Patienten ihre Produkte andient.

HERZ-KREISLAUF-ERKRANKUNGEN: Auch ein Bombengeschäft

Auf Platz zwölf der lukrativsten Einzelmedikamente findet sich das Produkt "Crestor" von AstraZeneca. Und das ist bei weitem nicht das einzige Medikament, welches für den Erhalt unserer Blutkreisläufe eingesetzt wird. Ebenfalls mit dabei sind:

- Vytorin – Merck und Co
- Xarelto – Bayer

- Brilinta – AstraZenka
- Letains – GlaxoSmithKline
- Opsumit – Johnson & Johnson
- Vocado – Berlin Chemie
- Rasilenz – Novartis
- Blopress – Takeda
- Clexane – Sanofi
- Efient – Lilly
- Paradox – Bohringer Ingelheim

Nur die 10 erfolgreichsten Medikamente für Herz-Kreislauf-Erkrankungen haben in 2017 einen Umsatz von ca. 12 Milliarden Euro generiert. Zieht man die Kosten für Behandlung hinzu, schaffen es beide zusammen auf einen weltweiten Umsatz von über 120 Milliarden Euro. Erkrankungen des Herz-Kreislauf-Systems sind mittlerweile die häufigste Todesursache von Menschen.

Wer nun betrachtet, welche gigantische Einnahmequelle geschädigte Blutgefäße für das Gesundheitssystem bedeuten, ist wohl nicht überrascht, dass sich Mechanismen entwickelt haben, die behindern, dass Patienten lernen, selber adäquate Vorsorgemaßnahmen zu treffen. Dazu müssten Menschen genau wissen, welche Faktoren das Risiko an Herz-Kreislauf-Erkrankungen zu erkranken erhöhen und wie sie diese Risiken effektiv minimieren. Die vier bekannten Hauptrisikofaktoren sind:

1. ein Mangel an Vitamin D und einigen weiteren essenziellen Nährstoffen
2. der Konsum von zu viel Salz und künstlich zugesetzte Phosphatverbindungen
3. ein Mangel an Bewegung
4. der Konsum von Zigaretten

Anmerkung: Hier lohnt sich ein erneuter Blick auf die Tabelle "*Vitamine, Mineralstoffe und Fettsäuren – Worin sind sie enthalten?*" im Kapitel "*Nahrung und Gesundheit: Wer definiert und entscheidet?*" sowie "*NEUE ZUTATEN: Was mischt uns die Industrie ins Essen und warum?*" Sektion "*Salz (Natrium)*" und "*Phosphat*".

Quellen und weitere Informationen zu " Herz-Kreislauf-Erkrankungen: Ein Bombengeschäft"
- **NCB 2016** "Cardiovascular disease market set to grow very slowly to $146.4 billion by 2022, says GBI Research" Sep. 2016, by Cardiovasc J Afr
  https://www.ncbi.nlm.nih.gov/pmc/articles/PMC5370385/
- **The Pharma Letter** "Slow growth forecast for cardiovascular drug market as blockbusters face generics" https://www.thepharmaletter.com/article/slow-growth-forecast-for-cardiovascular-drug-market-as-blockbusters-face-generics
- **PM Life** "Top 25 pharma companies by cardiovascular sales"
  http://www.pmlive.com/top_pharma_list/cardiovascular_revenues
- **IgeaHub Pharmaceutical Club 4.5.2018** "10 Best Selling Drugs 2018 – Cardiovascular. The Complete List and Analysis of the Best Selling Cardiovascular Drugs in 2017. All the Top Cardiovascular Products in the Pharmaceutical and Biotechnology Industry with detailed performance and future trends Cardiovascular remains one of the largest disease areas in the pharmaceutical business together with oncology, rheumatology, respiratory, anti-virals, and others. Total revenues for the 10 best selling cardiovascular medications approached 12 billions USD in 2017." https://www.igeahub.com/2018/05/04/best-selling-drugs-2018/
- **NCBI 2010** "How Tobacco Smoke Causes Disease: The Biology and Behavioral Basis for Smoking-Attributable Disease: A Report of the Surgeon General." by the Centers for Disease Control and Prevention (US); National Center for Chronic Disease Prevention and Health Promotion (US); Office on Smoking and Health (US). Atlanta (GA): Centers for Disease Control and Prevention (US); https://www.ncbi.nlm.nih.gov/books/NBK53012/

- **SWR Aktuell 25.3.2019** "Bayer-Konzern zahlt Hunderte Millionen an Entschädigung" *Zitat:* "Der Bayer-Konzern zahlt umgerechnet 686 Millionen Euro an US-Amerikanerinnen und -Amerikaner, die ihn wegen seines Blutverdünners Xarelto verklagt haben. Die Nachrichtenagentur dpa spricht von 25.000 Klagen wegen möglicher Gesundheitsschäden durch seinen Blutgerinnungshemmer Xarelto. Patienten oder deren Angehörige machen das Medikament für Gesundheitsschäden bis hin zum Tod verantwortlich. Xarelto ist Bayers umsatzstärkstes Medikament – 2018 hat der Konzern damit einen Umsatz von 3,6 Milliarden Euro gemacht." https://www.swr.de/swraktuell/Bayer-Konzern-zahlt-Hunderte-Millionen-an-Entschaedigung,bayer-entschaedigung-100.html

IMPFUNGEN: Ein globaler Feldzug

Seit den 80er Jahren haben wir eine gigantische globale Impfkampagne der Pharmakonzerne erlebt. Überall auf der Welt wird gegen immer mehr geimpft.

Vor dreißig Jahren haben wir gegen fünf Krankheitserreger geimpft: BCG, Diphtherie, Tetanus, Polio und Masern. Mittlerweile werden wir angehalten, uns gegen bis zu 23 Krankheiten impfen zu lassen. Das empfiehlt die Ständige Impfkommission (STIKO), welche Teil des Robert Koch-Instituts ist. Die Aufsichtsbehörde für das Robert Koch-Institut und somit der STIKO ist das Bundesministerium für Gesundheit (BMG).

Empfohlene Impfungen A – Z

Cholera	Haemophilus influenzae Typ b (Hib)	Poliomyelitis (Kinderlähmung)
Diphtherie		Rotaviren
FSME (Frühsommer-Meningoenzephalitis)	HPV (Humane Papillomviren)	Röteln
	Influenza	Tetanus
Gelbfieber	Masern	Tollwut
Hepatitis A	Meningokokken	Tuberkulose
Hepatitis B	Mumps	Varizellen (Windpocken)
Herpes zoster (Gürtelrose)	Pertussis (Keuchhusten)	Zoster (Herpes zoster, Gürtelrose)
	Pneumokokken	

Quelle: Webseite Ständige Impfkommision, Robert Koch-Institut

Da die unterschiedlichen Wirkstoffe zum Teil mehrmals verabreicht werden müssen, addieren sich die einzelnen Impfwirkstoffe und entsprechenden Arzttermine recht beeindruckend auf. Manche dieser Impfstoffe werden als Kombinationspräparate verabreicht, ein großer Teil davon enthält Aluminium oder auch Quecksilber als Trägersubstanz, so genannte Adjuvantien.

Die Bundesregierung, bzw. das Robert Koch-Institut empfiehlt, inzwischen unseren neugeborenen Kindern bereits in den ersten 13 Monaten 40 Impfungen. Laut Eltern für Impfaufklärung (EFI) ist die Steigerungsrate von 1976 bis 2013 beachtlich:

- 1976 = 11 Impfungen gesamt
- 1994 = 22 Impfungen gesamt
- 2013 = 40 Impfungen gesamt

Globale Profiteure

Insgesamt wird erwartet, dass der globale Markt für Impfungen bis 2022 auf über 40 Mrd. Euro anwachsen wird. 2017 betrug der Umsatz knapp 30 Mrd. Euro. Das sind also Steigerungsraten von über 7% pro Jahr. Um diese Wachstumsraten zu erreichen, brauchen wir also deutlich mehr Menschen, die sich spritzen lassen. Und unterstützende Ärzte ebenso wie Politiker und Journalisten.

Die Kinder- und Jugendärzteverbände, BVKJ und DAKJ, scheinen da entsprechende Wachstumshelfer zu sein. Der Generalsekretär und der Präsident dieser beiden Organisationen sind die bereits erwähnten Ärzte Prof. Dr. Huppertz und Dr. Fischbach. Sie fordern zum Beispiel öffentlich, eine Impfpflicht für alle Kinder gesetzlich zu verankern. Das ist mehr als fragwürdig, wenn man genau hinschaut.

Das Beispiel Pneumokokken

Seit 2006 impfen wir in Deutschland gegen Pneumokokken. Pneumokokken sind Erreger, die eine Lungen-, Hirnhaut oder Mittelohrentzündung auslösen können. Diese Erkrankungen treten vermehrt in den Wintermonaten auf. Also in der Zeit, in der Menschen weniger mit natürlichem Vitamin D versorgt sind und ihr Immunsystem oft geschwächt ist. Studien, die diesen Zusammenhang belegen, gibt es einige Z.B.: *"Vitamin D supplementation to prevent acute respiratory tract infections: systematic review and meta-analysis of individual participant data"*, eine großangelegte Studie von 2017 mit über 11.000 Probanden und eindeutigen Resultaten.

Für die Pharmaindustrie ist das ein Problem: Mit dem Verabreichen von Vitamin D verdient sie fast nichts. Mit Impfungen gegen diesen Erreger aber schon – und zwar sehr viel.

Den Markt für Impfungen gegen Pneumokokken teilen sich Pfizer (Prevenar und Prevenar 13) und GlaxoSmithKline (Synflorix). Die beiden Konzerne haben sowohl die BVKJ als auch die DAKJ reichlich bezahlt. Pfizer wiederum hat alleine mit seinem Impfstoff Prevenar 13 in 2015 über 5 Mrd. Euro erwirtschaftet. Tendenz stark steigend. Wie gesagt: Bis 2006 wurden wir in Deutschland gegen Pneumokokken gar nicht geimpft. Und kränker waren wir vor dem Zeitpunkt trotzdem nicht.

GlaxoSmithKline wiederum hat alleine mit seinem globalen "Impf-Business" in 2016 ca. 5 Mrd. Euro erwirtschaftet. Die Wachstumsraten im Vergleich zu 2015 betrugen hier ca. 14%. Wer dann wiederum bedenkt, dass ein starkes Immunsystem in den meisten Fällen durchaus in der Lage ist – auch potentiell gefährliche Erreger wie Pneumokokken – selbst zu bekämpfen, dem wird klar, warum wir nicht Vitamin D, Hagebutten, Leber und Brennnessel verordnet bekommen. Wenn wir nämlich systematisch das Immunsystem unserer Kinder, und natürlich auch unser eigenes, stärken würden – mit allen notwendigen Nährstoffen, wenig Stress und Sonne/Vitamin D und der Abwesenheit von toxischen Stoffen wie Aluminium und vielen mehr, dann bräuchten wir auch fast keine Impfungen. Das würde dann bis zu 40 Mrd. USD weniger für die Pharmaindustrie bedeuten und Verluste für all die Branchen, die mittlerweile auch von diesem Geschäftsfeld abhängig sind: Ärzte, Krankenhäuser, Krankenkassen, Apotheken, Chemiekonzerne, die Verpackungsindustrie und viele, viele mehr. Weltweit.

Das Beispiel Masern

Weltweit sind wieder Ausbrüche von Masernerkrankungen auf dem Vormarsch und die Zahlen von betroffenen Kindern steigen. So auch, z.B. Anfang 2019, in Niedersachsen. Die Antwort auf diese Entwicklung unserer politischen Vertreter auf Bundesebene ist das Einfordern einer gesetzlich verpflichtenden Impfpflicht für alle Kita- und Schulkinder. Zu den lautstarken Verfechtern dieser Zwangsmaßnahme gehören Jens Spahn (CDU, Bundesgesundheitsminister), Dr. Franziska Giffey (SPD,

Bundesministerin für Familie, Senioren, Frauen und Jugend), Andrea Nahles (Vorsitzende der SPD-Bundestagsfraktion), Anja Karliczek (CDU, Bildungsministerin) sowie Prof. Dr. Karl Lauterbach (SPD, Mitglied des Deutschen Bundestages).

Das Argument ist immer das Gleiche – Zitat Nahles: *"Individuelle Freiheit hat ihre Grenzen dort, wo sie die Gesundheit vieler anderer gefährdet"*. Wer sich mit den Details der Masernerkrankung, den historischen Entwicklungen und den Profiteuren dieser Impfung auseinandersetzt, muss sich fragen: Wer genau berät eigentlich diese Volksvertreter? Und inwieweit hinterfragen genau diese Vertreter eigentlich die präsentierten Details?

Differenzierte Informationen rund um Masern – ebenso wie alle anderen "Kinderkrankheiten" – gibt es mittlerweile reichlich. Ein hervorragend recherchiertes Buch – *"Die Impf-Illusion"* – wurde z.B. von Dr. Suzanne Humphries, einer amerikanischen Internisten und Nierenspezialistin (Nephrologin) geschrieben. Dr. Humphries arbeite 19 Jahre lang als angesehene Internistin in einem Krankenhaus und war laut eigenen Aussagen zunächst keine Impfgegnerin. Als im Winter 2009, kurz nach einer routinemäßigen Verabreichung des H2N12-Grippeimpfstoffs, mehrere Patienten mit Nierenversagen bis hin zu Todesfällen in ihrer Station eingeliefert wurden, wurde sie allerdings stutzig. Einen Diskurs über mögliche Zusammenhänge mit dem Impfwirkstoff wurden ihr von Seiten des Chefarztes und der medizinischen Leitung des Krankenhausens verweigert.

Daraufhin hat sie sich selbst, und in Zusammenarbeit mit Roman Bystrianyk, einem Experten rund um die Geschichte von Krankheiten, auf eine umfängliche Suche nach Antworten begeben. Die beiden Experten haben über mehrere Jahre unzählige historische Aufzeichnungen und medizinische Quellen der USA und aus Großbritannien durchforstet und zusammengetragen. Über 50 Graphiken sowie dutzende Originalfotos dokumentieren die gesundheitliche Entwicklung der Bevölkerung dieser beiden Länder. Alle Graphiken, Fotos und Hintergründe zu diesem Forschungsprojekt sind online und kostenlos einzusehen unter www.dissolvingillusions.com. In Bezug auf Masern haben diese beiden Experten Folgendes zusammengetragen:

- Ausbrüche von Masern waren in den USA und Großbritannien bis Ende des Ersten Weltkrieges häufig.
- Bis 1890 haben diese Ausbrüche auch bei bis zu 30% der betroffenen Patienten zum Tode geführt.
- Die Ausbrüche fanden überwiegend in urbanen Zentren statt, also in Regionen, in denen die Bevölkerung zu der Zeit oft unter katastrophalen hygienischen Umständen hauste, schwer mangelernährt war und ohne Tageslicht in Fabriken gearbeitet hat.
- Ein Verständnis der Zusammenhänge von Nährstoffen, Hygiene und einem gesunden Körper gab es damals noch nicht.
- Kinder haben zu der Zeit keinen hohen Stellenwert in der Gesellschaft gehabt und ihrer Gesundheit wurde keine besondere Aufmerksamkeit gewidmet.
- Diese Faktoren – ein Verständnis der Zusammenhänge von Nahrung, Nährstoffen, Hygiene und Gesundheit, besonders im Wachstum – hat sich erst

nach dem zweiten Weltkrieg in den USA und in Großbritannien in der Bevölkerung und dank staatlicher Maßnahmen, schnell verbreitet.
- In der Konsequenz fiel die Anzahl von Ausbrüchen und Todesfällen, verursacht durch Masern, kontinuierlich auf einen historischen Tiefstand: *"Die offizielle Zahl der Todesfälle durch Masern von 1960 in den USA wurde mit 360 angegeben. Damals lag die Zahl der Bevölkerung bei 180.671.000. Dies entsprach einer Mortalitätsrate von 0.24 pro 100.000 Menschen."* (Seite 316)
- In den USA wurde der Masernimpfstoff erst NACH diesem Rekordtief eingeführt – und zwar 1963.
- Der erste Masernimpfstoff enthielt "tote" Vieren, extrahiert aus den Nieren von Affen, und als Trägersubstanz Aluminium. Diese Kombination führte bei vielen Probanden zu Lungen- und Hirnentzündungen.
- Um diese Komplikationen zu vermeiden, wurden später Lebendimpfstoffe genutzt, die allerdings auch zu Komplikationen führten: Die Impfstoffe selbst verursachen bei den Probanden Masernausbrüche, die ohne Test nicht von den Ausbrüchen, die es zu verhindern gilt, unterschieden werden können. Diese Problematik besteht auch heute noch: Über 30% der Ausbrüche werden durch den Impfwirkstoff selbst ausgelöst.

Todesursachen in sechs Neuenglandstaaten im Jahr 1963

Staat	Masern	Asthma	Unfälle	Herz-Kreislauf-Erkrankungen
Maine	1	41	514	4734
New Hampshire	0	21	305	2937
Vermont	3	11	222	1871
Massachusetts	0	138	2299	23611
Rhode Island	1	28	341	4356
Connecticut	0	44	998	10301
New England	5	283	4679	47804

Quelle: "Die IMPF-Illusion" 2015, Dr. Suzanne Humphries und Roman Bystrianyk, Seite 316

Das Buch bezieht sich ebenfalls auf eine Reihe von Studien, die belegen, dass besonders die Vitamine A und C einen hohen Schutz vor Infektionen mit Masern bieten und im Falle der Erkrankung den Genesungsprozess positiv unterstützen. Relevante Konzentrationen von Vitamin A finden sich in Kräutern, Mohrrüben und Leber und Vitamin C in Kräutern und Wildobst. Solche Lebensmittel haben Kinder in der Zeit der Industrialisierung wohl selten gegessen. Das gleiche gilt für unsere heutigen Kinder, die anhand der DGE-Ernährungspläne ernährt werden.

In Bezug auf kommerzielle Profiteure ist Folgendes interessant: Auf Wikipedia wird für Masern erklärt *"Seit Einführung der frühesten Versionen in den 1970er Jahren wurden etwa 500 Millionen Dosen in über 60 Ländern verwendet."* Seit 2006 wird in Deutschland der Kombinationswirkstoff MMRV genutzt. Eine einzelne Impfung kostet zwischen 33 bis 90 Euro. Die Hersteller des Wirkstoffs MMRV sind GlaxoSmithKline und Sanofi Pasteur MSD.

Wer nun überlegt, wie viel wohl seit den 1970ern nur mit der Verabreichung des Impfwirkstoffs für Masern umgesetzt wurde, und als Kosten für eine Impfung 20 Euro veranschlagt, – in vielen Ländern wird und wurde der Wirkstoff wohl deutlich günstiger angeboten als in Deutschland – und diesen Preis mit 500 Millionen multipliziert, kommt auf die beachtliche Summe von 10 Milliarden Euro. Und jeder, der einmal in oder mit einem internationalen Großkonzern gearbeitet hat, weiß, dass bei solchen Geldsummen alle erdenklichen Hebel in Bewegung gesetzt werden, um den wachsenden Kapitalflusses nicht zu gefährden.

Wie holt man Kinderärzte mit ins Boot?
Die Honorierung von Impfungen wird, gemessen an dem Behandlungsaufwand, sehr hoch bezahlt. Ein finanzielles Anreizsystem mag besonders für die im Vergleich mit anderen Ärztegruppen schlecht bezahlten Kinderärzte attraktiv sein.

Informationen darüber, welche Zahlungen Ärzte für Impfungen erhalten, hat die Arbeitsgruppe IMP-Formation in einem Artikel vom 04.01.2015 zusammengestellt. Die folgenden Kosten für die Verabreichung der jeweiligen Impfstoffe dürfen Ärzte abrechnen. Auszüge der zusammengestellten Daten lesen sich wie folgt:

"*Lebensjahr 1-2:*
- *Rotavirenimpfung 3 mal = 22,59 €*
- *6-fach Impfung 4 mal = 73,36 €*
- *Pneumokokkenimpfung 4 mal 30,12 €*
- *Meningokokken C Impfung 1 mal = 7,53 €*
- *Masern, Mumps, Röteln Impfung 2 mal = 19,02 €*
- *Varizellenimpfung 2 mal = 15,06 €*
- *(Sachsen empfiehlt außerdem Meningokokken B, Hepatitis A und die jährliche Influenzaimpfung)*

ab Lebensjahr 3:
- *FSME-Impfung 3 mal = 22,59 €*
- *Auffrischung aller 3 Jahre (bis zum 70. Geburtstag = 21 mal = 158,13 €*

Auffrischung bis Lebensjahr 18:
- *Tetanus/Diphtherie/Keuchhusten 1 mal: 9,71 €*
- *Tetanus/Diphtherie/Keuchhusten/Polio 1 mal: 9,71 €*
- *HPV-Impfung 3 mal: = 22,59 €*

Auffrischungen ab Lebensjahr 18:
- *Tetanus/Diphtherie/Keuchhusten (wegen Keuchhustenkomponente 1 mal auffrischen) = 9,71 €*
- *Tetanus/Diphtherie (aller 10 Jahre) 4 mal = 31,72 €*
- *Influenzaimpfung (jährlich ab 60) 10 mal = 77,90 €*
- *Pneumokokkenimpfung 1 mal: 7,53 €*
- *(Sachsen empfiehlt außerdem ab 50 Impfung gegen Herpes Zoster = Gürtelrose)*

Summe: *507,56 € bekommt ein Arzt für das Impfen vergütet pro durchgeimpfte Person*

Das wirkt im ersten Moment nicht gerade viel, jedoch ist das nur der Teil der Vergütung für impfende Ärzte BEI EINER PERSON und je mehr geimpft wird, desto besser die Vergütung. Überschlägt man das auf "nur" die Hälfte der deutschen Bevölkerung, liegen wir bei:

20.302.400.000,00 €
(zwanzigmilliardendreihundertzweimillionenvierhundertausend)"

Lukrative Impfungen: Ein Vergleich

Wie finanziell attraktiv, gemessen am Zeitaufwand, das Verabreichen von Impfungen ist, wird deutlich, wenn man die Zahlungen für andere und zum Teil deutlich aufwendigere Eingriffe betrachtet. Die folgende Aufstellung wurde von der Initiative Hausärztemangel in Deutschland zusammengestellt:

Wundnaht oder kl. operativer Eingriff	6,07 €
Lungenfunktionsprüfung	6,39 €
Einzelimpfung (Grippe, FSME etc.)	7,67 €
Ultraschall der Schilddrüse	9,06 €
Demenztest bei Patienten über 70 J.	13,00 €
Kombinationsimpfung	15,34 €
Ultraschall des Bauches	16,73 €
Belastungs-EKG (Ergometrie)	21,31 €
Hausbesuch	22,59 €

Quelle: "Kassenhonorar der Hausärzte" https://www.xn--hausrztemangel-8hb.info/haus%C3%A4rztemangel/honorar-der-haus%C3%A4rzte/

Wachstumshelfer Apotheken

Aber nicht nur die Ärzteverbände, Kinder- und Allgemeinärzte betätigen sich als Wachstumshelfer für die Pharmakonzerne. Auch die Apotheken sind mit dabei. So liest man online in einem Artikel vom 18.7.2017 über Grippe (Influenza) in der Apotheken-Umschau wenig aussagekräftige Informationen darüber, was eine Grippe ist und was nicht. Beschrieben werden bekannte Symptome und Diagnosemethoden und für eine Behandlung werden Schonung und Bettruhe sowie Medikamente empfohlen.

Laut Apotheken-Umschau sollten sich Patienten als Vorbeugung lediglich oft die Hände waschen und sich impfen lassen. Kein Wort liest man darüber, dass ein Körper sich selbst gut wehren kann, wenn er ein starkes Immunsystem hat und er dieses nur bekommt, wenn er mit allen essenziellen Nährstoffen versorgt wird. Man erfährt auch nichts darüber, dass im Krankheitsfall etliche Kräuter, als Tee oder zum Inhalieren, dem Körper wieder auf die Beine helfen können. Oder dass Wadenwickel oder ein Überwärmungsbad effektive und magenschonende Mittel sind, um hohes Fieber zu senken.

Interessant ist dann wieder zu schauen, wer für die Inhalte in diesem Magazin verantwortlich ist. Das war in diesem Fall ein Professor Dr. med. Bernd Salzberger, Internist und Infektiologe. Seit 2001 ist er als Professor für Klinische Infektiologie am Universitätsklinikum Regensburg tätig. Schwerpunkte seiner Forschungsarbeit sind

HIV-Infektion, CMV-Infektion und Viruserkrankungen bei immunsupprimierten Patienten. Salzberger erhielt in 2016 Honorargelder und Spesen in Höhe von 5.460,22. Hauptgeldgeber war GlaxoSmithKline. Prof. Dr. Salzberger ist ebenfalls im Vorstand der Deutschen Gesellschaft für Infektiologie e.V. Die wurde auch reichlich mit Spendengeldern beglückt. Hauptzahler sind wieder GlaxoSmithKline und MSD Sharp.

Generelle Sicherheit von Impfwirkstoffen
Das US-Amerikanische Netzwerk Informed Consent Action Network (ICAN), hat 2018 zusammen mit Robert F. Kennedy Jr., gegen die US-Regierung Klage erhoben. Sie verklagten das Ministerium für Gesundheitspflege und Soziale Dienste (DHHS) wegen Impfschutzverletzungen und sie gewannen. Es stellte sich heraus, dass Pharmakonzerne in den vergangenen 30 Jahren keine Belege über die Sicherheit der eingesetzten Impfwirkstoffe vorlegen mussten. Die Bundesbehörde ist somit ihren Impfschutzverpflichtungen seit über drei Jahrzehnten nicht sachgerecht nachgekommen. Es stellt sich die Frage: Wie werden die oft gleichen Wirkstoffe in anderen Ländern geprüft?

Bedenkliche Inhaltsstoffe
Unter den Zutaten von Impfwirkstoffen befinden sich ebenfalls äußerst bedenkliche Substanzen. Eine genaue Aufstellung findet sich unter der 2018 veröffentlichenden Liste des *Centers for Disease Control and Prevention Epidemiology and Prevention of Vaccine-Preventable Diseases, 13th Edition 2018*" unter dem Titel *"Vaccine Excipient & Media Summary Excipients Included in U.S. Vaccines, by Vaccine"*. Folgende Inhaltsstoffe werden laut dieser Studie flächendeckend und in unterschiedlichen Konzentrationen und Kombinationen genutzt:

- Thimerosal/Thiomersal (besteht zur Hälfte aus Quecksilber, hochgiftig, neurotoxisch und hirnschädigend)
- Mononatrium-Glutamat (neurotoxisch und hirnschädigend)
- Aluminiumhydroxyd, Aluminiumphosphat und Aluminiumsalze (stehen in Verbindung als (Mit-) Ursache von Alzheimer und Demenz)
- Formaldehyd (hirnschädigend und krebserregend)
- Zitronensäure (E330, erhöht die Aufnahme von Aluminium im Körper)
- Neomycin (giftiges Antibiotikum, Risiko: anaphylaktischer Schock, Herzrasen und Erbrechen, wenn es in den Blutkreislauf gelangt)
- Azeton (giftiges Lösungsmittel)

Besonders häufig kommen Aluminiumsalze zum Einsatz. Dieses Nervengift wird seit 90 Jahren in Impfwirkstoffen genutzt. Es ist bekannt, dass dieser Stoff unsere Nerven schädigt. Die genauen Wirkungen sind allerdings fast nicht erforscht. Diesen Tatbestand beleuchten die Wissenschaftler Tomljenovic L, Shaw CA 2011 in der Studie *"Aluminium vaccine adjuvants: are they safe?"*.

Ich halte fest:
1. **Hohe Gewinne:** Pharmakonzerne erzielen mit dem Umsatz von Impfwirkstoffen weltweit Milliardenerträge.
2. **Unverhältnismäßigkeit:** Zahlungen an Ärzte für die Verabreichung von Impfwirkstoffen – gemessen am Zeitaufwand und technischem Können – sind

im Vergleich zu Zahlungen für komplexere Tätigkeiten, welche eine medizinische Ausbildung benötigen – kleine Operationen, Beratung von Patienten – unverständlich hoch.

3. **Mangelnde Vorsorge**: Bei Vorsorgeuntersuchungen oder akuter Krankheit werden Patienten nicht verpflichtend und umfassend über Nahrungsmittel, welche den Körper stärken und welche ihn besonders schädigen, aufgeklärt.

4. **Mangelnde Aufklärung**: Eine differenzierte und verpflichtende Aufklärung über mögliche Nebenwirkungen ausgelöst durch potentiell gefährliche Zutaten in Impfstoffen – dazu gehören Aluminium, Quecksilber, Mononatrium-Glutamat – findet nicht statt. Und das, obwohl wissenschaftlich belegt ist, dass diese Trägersubstanzen schwere gesundheitliche Schäden im Körper auslösen können und eine Anreicherung im Körper mit dem Anstieg von etlichen Zivilisationskrankheiten korreliert. Dazu gehören Demenz, Autismus, Brustkrebs, Multiple Sklerose, Morbus Crohn und Allergien. (siehe Studien unter Quellenverweis sowie Kapitel "*Aluminium*" und "*Glutamat*" unter "*Neue Zutaten: Was mischt uns die Industrie ins Essen und warum?*")

Wer sich diese Zusammenhänge anschaut, sollte sich fragen:
- Impfen wir wirklich, weil es Epidemien verhindert und wir unsere Kinder besonders schützen wollen?
- Oder sollen wir uns impfen lassen, weil insbesondere die Pharmaindustrie sehr, sehr viel Geld an dieser Maßnahme verdient?

Was auch immer die Antwort sein mag, fest steht, dass die flächendeckende Behandlung mit Impfwirkstoffen von der Bundesregierung gewollt ist. Im Koalitionsvertrag von 2018 versichern die CDU/CSU und SPD den Pharmakonzernen die staatliche Unterstützung und fördert den weiteren Ausbau des nationalen Impfwahns. Auf Seite 101 unter den Zeilen 4703 und 4704 steht:

"Wir werden weitere Maßnahmen ergreifen, um die notwendigen Impfquoten zum Schutz der Bevölkerung zu erreichen."

Anmerkung: Wir als Eltern waren früher nicht gegen Impfungen. Im Gegenteil. Wir haben unseren beiden Kindern alle empfohlenen Impfungen verabreichen lassen. Wir haben mit Gehorsam die Anweisungen unseres Arztes befolgt. Wir haben vertraut, dass der Staat den Schutz unserer Kinder als oberste Priorität betrachtet und entsprechende Rahmenbedingungen geschaffen hat. Wir haben das System und die Anweisungen unseres Arztes nicht hinterfragt.

Aus heutiger Perspektive hätten wir anders gehandelt: Wir hätten die jeweilige Notwendigkeit einer Impfung hinterfragt und uns einzelne Wirkstoffe und Gefahren sowie mögliche Interessenkonflikte und Alternativen sehr genau angeschaut. Wir hätten uns auch mit der Geschichte und den Akteuren rund um die Infektionshypothese beschäftigt. Die nachstehend aufgeführten Quellen und weiteren Informationen hätten uns bei der Suche nach Antworten Orientierung gegeben.

Quelle und weitere Informationen zu "Impfungen: Ein globaler Feldzug"
- **Robert Koch-Institut "Impfungen A-Z"**
  https://www.rki.de/DE/Content/Infekt/Impfen/ImpfungenAZ/ImpfungenAZ_node.html

- **Eltern für Impfaufklärung (EFI)** "In Deutschland offiziell empfohlene Impfungen in den ersten Lebensmonaten" https://www.efi-online.de/wp-content/uploads/2015/10/In-Deutschland-empfohlene-Impfungen-in-den-ersten-Lebensmonaten.pdf
- **Arbeitsgruppe IMP Formation 4.1.2015** "Was verdient ein Arzt an einem vorbildlich durchgeimpften Menschen? http://impformation.org/de/blog/ethik/was_verdient_ein_arzt_an_einem_vorbildlich_durchgeimpften_menschen/2015-01-04/35/
- **Deutsche Wirtschafts Nachrichten 21.11.13** "Grippe-Impfung: Gefährlicher Cocktail aus Quecksilber und Frostschutz" https://deutsche-wirtschafts-nachrichten.de/2013/11/21/grippe-impfung-gefaehrlicher-cocktail-aus-quecksilber-und-forstschutz/
- **The BMJI 2017** "Vitamin D supplementation to prevent acute respiratory tract infections: systematic review and meta-analysis of individual participant data" by 22 different authors – see link. *Zitat Studie:* Conclusions: Vitamin D supplementation was safe and it protected against acute respiratory tract infection overall. Patients who were very vitamin D deficient and those not receiving bolus doses experienced the most benefit." https://www.bmj.com/content/356/bmj.i6583
- **Impf-Info 29. Oktober 2018** "Pneumokokkenimpfung - der Anfang vom Ende..." https://www.impf-info.de/die-impfungen/pneumokokken/261-pneumokokkenimpfung-der-anfang-vom-ende.html
- **Weser-Kurier 21.6.2017** "Bremer Klinikdirektor fordert: Ohne Impfschutz keine Kita." http://www.weser-kurier.de/bremen/bremen-stadt_artikel,-bremer-klinikdirektor-fordert-ohne-impfschutz-keine-kita-_themenwelt,-haus-garten-_arid,1615751_twid,10.html
- **Praktischer Arzt** "Gehalt Facharzt – wie viel verdient ein Arzt mit eigener Praxis?" https://www.praktischarzt.de/blog/verdienst-gehalt-facharzt/
- **ZEIT ONLINE 26.5.2017** "Gesundheitsminister will Impfgegner melden lassen" http://www.zeit.de/wissen/gesundheit/2017-05/masern-impfung-impfberatung-geldstrafe-hermann-groehe
- **FT 25.4.2016** "Vaccines are among big pharma's best-selling products" https://www.ft.com/content/93374f4a-e538-11e5-a09b-1f8b0d268c39
- **Fierce Pharma** "Prevnar 13, Pneumococcal vaccine - 2015 sales: $6.02 billion, 2020 sales projection: $6.9 billion" http://www.fiercepharma.com/special-report/5-prevnar-13
- **Wikipedia** Pneumokoken-Impfstoff und Konzerne die Impfungen vertreiben https://en.wikipedia.org/wiki/Pneumococcal_conjugate_vaccine
- **Market Realist 8.3.2017** "GlaxoSmithKline's Performance and Valuations" http://marketrealist.com/2017/03/performance-of-glaxosmithklines-vaccines-business-in-2016/
- **Market and Markets** "Vaccine Market worth 49.27 Billion USD by 2022" http://www.marketsandmarkets.com/PressReleases/vaccine-technologies.asp
- **CORRECTIV** Deutsche Gesellschaft für Infektiologie Zahlungen der Pharma 2015 und 2016 https://correctiv.org/recherchen/euros-fuer-aerzte/datenbank/empfaenger/deutsche-gesellschaft-fur-infektiologie-berlin-de/, und https://correctiv.org/recherchen/euros-fuer-aerzte/datenbank/empfaenger/deutsche-gesellschaft-fur-infektiologie-berlin/
- **NCBI/PubMed 2011** "Aluminum vaccine adjuvants: are they safe?" By Tomljenovic L, Shaw CA. *Zusammenfassung Studie*: "Aluminum is an experimentally demonstrated neurotoxin and the most commonly used vaccine adjuvant. Despite almost 90 years of widespread use of aluminum adjuvants, medical science's understanding about their mechanisms of action is still remarkably poor. There is also a concerning scarcity of data on toxicology and pharmacokinetics of these compounds. In spite of this, the notion that aluminum in vaccines is safe appears to be widely accepted." https://www.ncbi.nlm.nih.gov/pubmed/21568886
- **Statista** "Demenz Wachstumsraten" https://de.statista.com/statistik/daten/studie/468151/umfrage/wachstumsrate-der-demenzerkrankungen-nach-weltregionen/
- **Legitim.ch 3.11.2018** "WTF - Behörden bestätigen, dass Masern von geimpften Kindern verbreitet werden" https://www.legitim.ch/single-post/2018/11/03/WTF---Beh%C3%B6rden-best%C3%A4tigen-dass-Masern-von-geimpften-Kindern-verbreitet-werden-
- **Journal of Clinical Microbiology 2016** "Rapid Identification of Measles Virus Vaccine Genotype by Real-Time PCR" by Felicia Roy, Lillian Mendoza, Joanne Hiebert, Rebecca J. McNall,b Bettina Bankamp, Sarah Connolly, Amy Lüdde, Nicole Friedrich, Annette Mankertz, Paul A. Rota, Alberto Severinia **Anmerkung:** In diesem Artikel wird erklärt, dass ca. 38% von Masernausbrüchen von Impfwirkstoffe (MMR) selbst ausgelöst werden: *Zitat:*

- o "During measles outbreaks, it is important to be able to rapidly distinguish between measles cases and vaccine reactions to avoid unnecessary outbreak response measures such as case isolation and contact investigations,
- o We have developed a real-time reverse transcription-PCR (RT-PCR) method specific for genotype A measles virus (MeV) (MeVA RT-quantitative PCR [RT-qPCR]) that can identify measles vaccine strains rapidly, with high throughput, and without the need for sequencing to determine the genotype." https://jcm.asm.org/content/jcm/55/3/735.full.pdf
- **Wikipedia** https://de.wikipedia.org/wiki/MMR-Impfstoff#Handelsnamen
- **Academia edu 2019** "Kindersterblichkeit und Lebensbedingungen von Kindern im früh-neuzeitlichen Brandenburg aus osteoanthropologischer Sicht" By Bettina Jungklaus *Zitat:* Die Altersverteilung zeigt in der frühen Neuzeit ein hohes Sterberisiko von Neugeborenen. Die hohe Säuglingssterblichkeit deutet auf lang anhaltende Subsistenzkrisen und Armut in der Bevölkerung hin. Mangelernährung stellte ein grundlegendes Risiko dar. Nahrungsmängel sowie unzureichende Hygiene und das daraus folgende erhöhte Infektionsrisiko waren die größten Gefahren für das Leben der Kinder. https://www.academia.edu/38803284/Kindersterblichkeit_und_Lebensbedingungen_von_Kindern_im_fr%C3%BCh-neuzeitlichen_Brandenburg_aus_osteoanthropologischer_Sicht?email_work_card=title
- **SMAVA 20.4.2019** "Schuldenuhr Europas" https://www.smava.de/eurozone-schulden-uhr/
- **Science Direct** "Die Toxikologie des Quecksilbers und seiner Verbindungen"- Perspectives in Medicine Volume 2, Issues 1–4, March 2014, Pages 133-150 by Tore Syversen and Parvinder Kaur https://www.sciencedirect.com/science/article/pii/S2211968X13000119
- **SPIEGEL ONLINE 14.4.2019** "Nahles plädiert für Impfpflicht gegen Masern. 'Individuelle Freiheit hat ihre Grenzen dort, wo sie die Gesundheit vieler anderer gefährdet': Die SPD-Vorsitzende Andrea Nahles unterstützt Pläne von Gesundheitsminister Jens Spahn für eine Masern-Impfpflicht." https://www.spiegel.de/gesundheit/schwangerschaft/spd-andrea-nahles-plaediert-fuer-impfpflicht-gegen-masern-a-1262827.html
- **CDU Webseite 7.2.2018** "Ein neuer Aufbruch für Europa. Eine neue Dynamik für Deutschland. Ein neuer Zusammenhalt für unser Land Koalitionsvertrag zwischen CDU, CSU und SPD" (Ausbau der Impfquote - zu lesen auf Seite 101) https://www.cdu.de/system/tdf/media/dokumente/koalitionsvertrag_2018.pdf?file=1
- **Apotheken-Umschau 18.7.2017** "Grippe (Influenza)" https://www.apotheken-umschau.de/Grippe#Was-ist-Influenza
- **CORRECTIV** Bernd Salzberger https://correctiv.org/recherchen/euros-fuer-aerzte/datenbank/empfaenger/bernd-salzberger-regensburg/
- **Impfen Nein Danke** "Unabhängige Impfaufklärung" https://www.impfen-nein-danke.de/
- **Frieda-online 16.4.2017** "6-fach-Impfung – Schütteltrauma – Kindesentzug" https://frieda-online.de/6-fach-impfung-schuetteltrauma-kindesentzug/
- **Wikipedia** "Vaccine injury" https://en.wikipedia.org/wiki/Vaccine_injury
- **UK Government** "Vaccine Damage Payment" https://www.gov.uk/vaccine-damage-payment
- **ICAN 7.9.2018** "Informed Consent Action network againts United States Department of Health and Human Services" http://icandecide.org/government/ICAN-HHS-Stipulated-Order-July-2018.pdf
- **Legitim 12.11.2018** "Impfstoffe seit 30 Jahren nicht mehr kontrolliert - Robert Kennedy Jr. gewinnt Prozess gegen die Regierung!" https://www.legitim.ch/single-post/2018/11/12/Impfstoffe-seit-30-Jahren-nicht-mehr-kontrolliert---Robert-Kennedy-Jr-gewinnt-Prozess-gegen-die-Regierung
- **Paul-Ehrlich-Institut** "Datenbank mit Verdachtsfällen von Impfkomplikationen (DB-UAW)" https://www.pei.de/DE/arzneimittelsicherheit-vigilanz/pharmakovigilanz/uaw-datenbank/uaw-datenbank-node.html
- **Centers for Disease Control and Prevention Epidemiology and Prevention of Vaccine-Preventable Diseases, 13th Edition 2018** "Vaccine Excipient & Media Summary Excipients Included in U.S. Vaccines, by Vaccine" *Zitat:* All information was extracted from manufacturers' package inserts. If in doubt about whether a PI has been updated since this table was prepared, check the FDA's website at: http://www.fda.gov/BiologicsBloodVaccines/Vaccines/ApprovedProducts/ucm093833.htm
- **Association of American Physicians and Surgeons (AAPS) 26.2.2019** "Statement on Federal Vaccine Mandates to To: Oversight and Investigations Subcommittee, House Energy and Commerce Committee – Senate Committee on Health, Education, Labor and Pensions" *Anmerkung:* In einem offenen Brief an den Senat sprechen sich die AAPS mit Nachdruck GEGEN eine Impfpflicht für die amerikanische Bevölkerung aus. *Zitat:*

"**Issues that Congress must consider:**
- Manufacturers are virtually immune from product liability, so the incentive to develop safer products is much diminished. Manufacturers may even refuse to make available a product believed to be safer, such as monovalent measles vaccine in preference to MMR (measles-mumps-rubella). Consumer refusal is the only incentive to do better.
- There are enormous conflicts of interest involving lucrative relationships with vaccine purveyors.
- Research into possible vaccine adverse effects is being quashed, as is dissent by professionals.
- There are many theoretical mechanisms for adverse effects from vaccines, especially in children with developing brains and immune systems. Note the devastating effects of Zika or rubella virus on developing humans, even though adults may have mild or asymptomatic infections. Many vaccines contain live viruses intended to cause a mild infection. Children's brains are developing rapidly—any interference with the complex developmental symphony could be ruinous.
- Vaccines are neither 100% safe nor 100% effective. Nor are they the only available means to control the spread of disease. https://aapsonline.org/measles-outbreak-and-federal-vaccine-mandates/

- **NTV 25.4.2019** "Niedersachsen & Bremen Schultoiletten mit Ekelfaktor: Was tun gegen Hygienemängel?" **Anmerkungen:** Der Artikel beschreibt wie die sanitären Einrichtungen in vielen Schulen katastrophale Hygienemängel aufweisen. Besonders Kinder in Ganztagseinrichtungen haben oft keine Möglichkeit eine Toilette zu nutzen ohne gleichzeitig mit einem erhöhten Aufkommen an gesundheitsschädlichen Bakterien in Kontakt zu kommen. Dass solche Hygienemängel das Immunsystem stark schwächen und Infektionskrankheiten fördern ist seit über 100 Jahren bekannt und gut erforscht. Notwendige Gegenmaßnahmen werden von Seiten der Landesregierungen nicht unternommen. https://www.n-tv.de/regionales/niedersachsen-und-bremen/Schultoiletten-mit-Ekelfaktor-Was-tun-gegen-Hygienemaengel-article20986627.html
- **Video-Präsentation:** "Anthony Samsel on Vaccines contaminated with Glyphosate" 2016 https://www.youtube.com/watch?v=k33iFXHlOnY&feature=youtu.be
- **Video-Präsentation:** "Wie wissenschaftlich sind die Zulassungsstudien von Impfstoffen?" Vortrag von Andreas Diemer, Arzt und Physiker, beim 11. Stuttgarter Impfsymposium am 9. April 2016 https://www.youtube.com/watch?v=JQIwaA6pyQY
- **Video-Präsentation:** "Daniel Neides, MD - A Doctor's Perspective." Ohio Advocates for Medical Freedom Published on 17 Jan 2018. Dr. Dan Neides, former medical director and chief operating officer of the Cleveland Clinic Wellness Institute, discusses how an innocent article about vaccine safety ended his career there. Dr. Neides' column "Make 2017 the year to avoid toxins (good luck) and master your domain: Words on Wellness" earned him "anti-vax" status from the national media and medical establishment and resulted in demands that he apologize and be fired." https://www.youtube.com/watch?v=vMJ6AaugP5w
- **Video-Dokumentation 27.4.2018** "Prof. Peter Gotzsche, Director of the Nordic Cochrane Centre, speaking via Skype on "Complaint to the European Ombudsman and maladministration at EMA" in relation to the EMA HPV vaccine safety review. https://www.youtube.com/watch?v=tP-Th9Ug_vg
- **Buch:** "Die Impf-Illusion" 2015, by Dr. Suzanne Humphries und Roman Bystrianyk
- **Buch:** "Impfen Das Geschäft mit der Unwissenheit" 2014 by Dr. Johann Loibner
- **Buch:** "Virus-Wahn: Schweinegrippe, Vogelgrippe (H5N1), SARS, BSE, Hepatitis C, AIDS, Polio. Wie die Medizin-Industrie ständig Seuchen erfindet und auf Kosten der Allgemeinheit Milliarden-Profite macht" 2002, by Claus Köhnlein und Torsten Engelbrecht
- **Buch:** "Schwarzbuch Impfen – Verein Libertas & Sanitas" 2016 **Anmerkung:** online Kopie zum downloaden unter: http://www.libertas-sanitas.de/

ZAHNGESUNDHEIT: Putzen, putzen putzen?

In dem Kapitel über MIH/Kreidezähne habe ich erläutert, wie wichtig Nährstoffe für den Aufbau und Erhalt von gesunden Zähnen sind. Besonders relevant ist eine Versorgung mit den richtigen Mengen an Vitamin D, Calcium, Phosphat, Magnesium und Vitamin K.

Auch auf die Rolle eines gesunden Speichelflusses und der Darmgesundheit sowie die Relevanz von funktionsfähigen Organen, wie Leber und Nieren, bin ich eingegangen. All diese Zusammenhänge sind gut erforscht und seit vielen Jahren wissenschaftlich belegt. Genau diese Zusammenhänge werden der breiten Bevölkerung nicht oder nur unzulänglich erklärt. Warum? Und wer profitiert von all dem Zurückhalten von wichtigen Erkenntnissen? Da offenbaren sich gleich wieder mehrere Gewinner:

- Hersteller von Zahncremes und Oralpflegeprodukten: Ein globales Marktsegment von ca. 30 Milliarden Euro.
- Hersteller von Geräten für Zahnarztpraxen: Instrumente für Lasertechnik, Radiologie, Hygiene etc. Der Umsatz in diesem globalen Marktsegment belief sich in 2016 auf ca. 15 Milliarden Euro.
- Die Hersteller für Zahnersatz und Zahnimplantaten: Dieses globale Marktsegment erzielte 2016 ca. 12 Milliarden Euro. Erwartete Wachstumsraten betragen 7.7% jährlich.
- Zahnärzte und Kieferorthopäden: 2016 verdienten Bundesweit 94 098 Personen ihren Lebensunterhalt damit, dass Menschen Unterstützung bei dem Erhalt ihrer Zähne brauchten. 1995 waren es fast 20 000 Zahnärzte weniger.

In Bezug auf die Hersteller von Produkten für Zahngesundheit – Zahncremes, Mundspülungen, Zahnbürsten und Co. – sind ein paar weitere Details ganz spannend. Die Hauptakteure im Markt sind folgende Konzerne:

1. **Colgate Palmolive (USA)** – Colgate, Elmex, Dentagard – Jahresumsatz in 2017 über 15 Milliarden US Dollar.
2. **GlaxoSmithKline (UK)** – Dr. Best, Odol, Sensodyne – Jahresumsatz 2017 über 20 Milliarden US Dollar.
3. **Procter and Gamble (USA)** – Oral-B, Crest – Jahresumsatz 2017 über 65 Milliarden US Dollar.
4. **Johnson & Johnson (USA)** – Hexoral, Listerine – Jahresumsatz 2017 über 76 Milliarden US Dollar.

Diese multinationalen Konzerne stellen allerdings nicht nur Mundpflegeprodukte her, sondern auch entweder industriell verarbeite Reiniguns-, Lebensmittel oder Pharmaprodukte. Vier Dinge haben sie alle gemeinsam:

- Sie alle wurden vor 1890 gegründet und haben sich noch vor dem ersten Weltkrieg als einflussreiche Unternehmen etabliert.
- Heute agieren sie weltweit in fast allen Ländern, beraten Regierungen, finanzieren wissenschaftliche Studien und unterstützen Hilfsorganisationen und Selbsthilfegruppen.
- Sie profitieren davon, dass Menschen nicht verstehen, wie zum Beispiel ein gesunder Speichelfluss maßgeblich durch die Verabreichung von Medikamenten oder industriell verarbeitete Lebensmittel negativ verändert wird.
- Die Produkte von überwiegend genau diesen Herstellern werden flächendeckend von der Bundeszahnärztekammer und von Zahnärzten

empfohlen und genutzt. Ebenso werden die Produkte über ausgelegtes Informationsmaterial und Gratisproben in Arztpraxen, Kindergärten und Schulen in Deutschland intensiv beworben. In den meisten anderen Ländern der Welt wird die Situation ähnlich sein.

Die Interessen der Ärzte für unseren Mundraum wiederum werden vertreten durch den Dachverband der Zahnärzte. Die Ziele dieses Ärzteverbandes lesen sich wie folgt:

> "Der DZV ist der bundesweite Dachverband der deutschen Zahnärzte. Mutmacher für die moderne Zahnarztpraxis. Motivator für Studierende und Praxisgründer. Kämpfer für die niedergelassenen Zahnärzte. Als Mitglied profitieren Sie von unseren pragmatischen Services. In Ihrer Regionalinitiative erleben Sie kollegialen Zusammenhalt. Und wo Krankenkassen, Kostenträger oder Politiker die Zahnärzteschaft beeinflussen wollen, vertritt der DZV Ihre Interessen – als Schwergewicht der Branche."

Die Interessen der Patienten spielen bei diesem Verband laut diesen Aussagen keine Rolle.

Folgendes lässt sich herleiten: Die Menschen, die im Bereich der Zahngesundheit arbeiten, sind abhängig davon, dass Bürger kein wirklich gesundes Gebiss haben. Sie haben ihren Lebensunterhalt auf dieser Voraussetzung aufgebaut. Entsprechend ist es auch gar nicht überraschend, dass Patienten die Informationen, die sie brauchen, um vitale Zähne zu haben, nicht systematisch vermittelt bekommen.

Bei der Zahnschmelzerkrankung Kreidezähne/MIH handelt es sich in dieser Entwicklung wohl eher um einen Kollateralschaden. Denn wenn Zahnärzte uns Eltern nun flächendeckend erklären würden, dass Vitamin D wirklich wichtig ist, und wir nicht ständig unsere Kinder mit Sonnenschutzmitteln eincremen sollen, würden wir stutzig werden.

Wenn unsere Zahnärzte uns dann weiter aufklären würden, dass Industrie-Wurst, Nudeln, Kekse oder Eis wirklich nicht genug von all den notwendigen oder richtigen Mengen an Nährstoffen für einen gesunden Zahnaufbau enthalten, und wir diese Lebensmittel unseren Kindern nicht geben sollten, würden wir uns doch fragen, warum wir solche klaren Worte nicht schon vorher gehört haben? Warum werden uns und unseren Kindern genau diese Produkte in unseren Kindergärten, Schulen und Supermärkten täglich angeboten?

Wir würden uns auch wundern, warum uns seit Jahrzehnten erzählt wird, dass hauptsächlich das häufige Zähneputzen, immer mit reichlich Zahnpasta und regelmäßig neuen Zahnbürsten, ausschlaggebend für gesunde Zähne sei. Kurios erscheint dann die Aussage, dass primär das Essen von Süßigkeiten und zuckerreichen Lebensmitteln direkt im Mundraum Karies verursacht. Diese Aussage macht dann ja gar keinen Sinn. Ebenso, wie sie bereits vor knapp 100 Jahren keinen Sinn gemacht hat, also zu dem Zeitpunkt, als der bereits erwähnte Zahnarzt und Forscher Weston Price die gängige Theorie von säureproduzierenden Bakterien im Mundraum als Auslöser für Karies und Mundfäule als Trugschluss entlarvte. Diese Feststellung machte Price 50 Jahre nach der Gründung der global führenden Hersteller für Zahnpflegeprodukte. (Siehe Kapitel "NAHRUNG UND GESUNDHEIT: Wer definiert und entscheidet? – Altes Wissen neu entdeckt")

Quellen und weitere Informationen zu "Zahngesundheit: Putzen, putzen, putzen?"
- **Wikipedia** "Colgate Palmolive" https://en.wikipedia.org/wiki/Colgate-Palmolive
- **Wikipedia** "GlaxoSmithKline" https://en.wikipedia.org/wiki/GlaxoSmithKline
- **Wikipedia** "Proctor and Gamble" https://en.wikipedia.org/wiki/Procter_%26_Gamble
- **Wikipedia** "Johnson&Johnson" https://en.wikipedia.org/wiki/Johnson_%26_Johnson
- **Grand View Research** "Oral Care Market Size, Share & Trends Analysis Report By Product (Mouthwash/Rinse, Toothbrush, Toothpaste, Denture Products, Dental Accessories), By Region, And Segment Forecasts, 2018 - 2025" https://www.grandviewresearch.com/industry-analysis/oral-care-market
- **Grand View Research** "Dental Equipment Market Analysis By Product (Dental Radiology Equipment, Dental Lasers, Systems & Parts, Laboratory Machines, Hygiene Maintenance Device), By region, And Segment Forecasts, 2012 - 2020" https://www.grandviewresearch.com/industry-analysis/dental-equipment-market
- **Grand View Research** "Dental Implants Market Size, Share & Trends Analysis Report By Product (Titanium Implants, Zirconium Implants), By Region (North America, Europe, Asia Pacific, Latin America, MEA), And Segment Forecasts, 2018 - 2024" https://www.grandviewresearch.com/industry-analysis/dental-implants-market
- **Statista** "Anzahl der Zahnärzte in Deutschland" https://de.statista.com/statistik/daten/studie/287118/umfrage/anzahl-der-zahnaerzte-in-deutschland/
- **Bundeszahnärztekammer** "Colgate - Mundgesundheit von Anfang an Prophylaxekonzepte für Mutter und Kind. Seit dem Jahr 2000 arbeiten die Bundeszahnärztekammer und Colgate gemeinsam daran, die Mundgesundheit in Deutschland nachhaltig zu verbessern" https://www.fachportal-bildung-und-seelische-gesundheit.de/hanns-seidel-stiftung-bildung-braucht-bindung-boehm.pdf
- **Süddeutsche Zeitung 13.6.2018** "Zähneputzen in Kitas soll Pflicht werden" https://www.sueddeutsche.de/news/gesundheit/gesundheit---schwerin-zaehneputzen-in-kitas-soll-pflicht-werden-dpa.urn-newsml-dpa-com-20090101-180613-99-708108
- **Beispiel: Landesarbeitsgemeinschaft zur Förderung der Jugendzahnpflege im Lande Bremen e.V.** *Anmerkung:* Dieser Verein organisiert landesweit Zahnputzprogramme in Kitas und Schulen und bewirbt Zahnpflegeprodukte und den Besuch beim Zahnarzt als eine wichtige Tätigkeit die schon Kinder regelmäßig wiederholen sollten. Als Lektüre und zur privaten Weiterbildung empfiehlt der Verein unter anderem Kochbücher von Dr. Oetker, einen Werbefilm von Colgate und etliche Produkte eines Werbeportals für Zahnpflegepropdukte (Vereins für Zahngesundheit e.V). Informationen über die Relevanz von Vitamin D oder eine Aufklärung über relevante Stoffwechselprozesse und notwendige Nährstoffe für eine Zahngesundheit sowie Informationen über gesundheitliche Gefahren durch Zusatzstoffe in Zahnpflegeprodukten suche ich auf diesen Web-Portalen vergeblich. https://lajb-bremen.de und https://lajb-bremen.de/cms_sources/dateien/Medienliste.pdf und https://www.zahnhygiene.de/
- **Deutscher Zahnärzteverband e.V.** "Engagement für Innovative Zahnheilkunde" https://www.dzv-netz.de/
- **SPIEGEL ONLINE 30.5.2018** "Großinvestoren kaufen Zahnarztpraxen. Das dicke Geld machen mit Zähnen" http://www.spiegel.de/gesundheit/diagnose/deutschland-grossinvestoren-kaufen-zahnarztpraxen-a-1209882.html
- **Video-Präsentation:** "Dr. Karin Bender-Gonser 24.102.2018 Was hat Hautgesundheit mit gesunden Zähnen zu tun?" https://www.youtube.com/watch?v=w4roKLPv2D8&feature=push-fr&attr_tag=aZ3y72jdCzYkvgy7%3A6
- **Video-Präsentation:** "Dr. Karin Bender-Gonser 4.10.2014 MIH: Meine holistische Sichtweise" https://www.youtube.com/watch?v=QQRhsyOIBzE

NEUROLOGISCHE STUDIEN: Unterdrückte Erkenntnisse

Es gibt und gab viele relevante Studien und wissenschaftliche Untersuchungen, die belegen, dass Menschen an neuronalen Störungen leiden, wenn sie zu wenige der lebensnotwendigen Nährstoffe bekommen. Diese Studien finden selten ihren Weg in unsere Arztpraxen, Krankenhäuser und in die öffentlichen Medien.

Neben den bereits erwähnten Studien in der Sektion *"Stress"* unter *"UNSER KÖRPER: Was sollte man noch über Ernährung und Gesundheit wissen"* habe ich mir vier

Studien zum Zusammenhang zwischen neurologischen Störungen und Mikronährstoffen genauer angeschaut.

Studie 1 – Verhaltensgestörte Patienten
Diese Studie ist von 2004 aus den USA. Das Team Walsh, Glab, Haakenson hat 207 Patienten mit aggressiven Verhaltensstörungen individuell auf ihr biochemisches Gleichgewicht getestet und nach individuellen Bedürfnissen eingestellt. Etwa die Hälfte der Testpersonen hat die Behandlung zu Ende geführt. Die Patienten wurden je nach den individuellen Ergebnissen mit Zink, Vitamin A, D, E und C sowie Calcium, Selen, B-Vitaminen, Mangan und noch einigen weiteren Mikronährstoffen behandelt. Von den Patienten, die die Behandlung beendet haben, zeigten 92% eine verringerte Anzahl von Gewalttaten und bei 58% war gewalttätiges Verhalten komplett behoben worden. In dieser Studie werden weitere 51 Studien aufgeführt, die ebenfalls den Zusammenhang zwischen Gewalt und Mikronährstoffen untersucht haben.

Studie 2 – Depression und die Relevanz von Nährstoffen
Weiter erhellend ist in dem Zusammenhang zum Beispiel die Studie *"Understanding nutrition, depression and mental illnesses"*. Diese Studie beleuchtet systematisch und basierend auf über 50 aufgeführten internationalen Studien die Auswirkungen von langkettigen Kohlenhydraten, Proteinen, Omega 3-Fettsäuren, B-Vitaminen, Folsäure, Calcium, Chrom, Jod, Eisen, Selen und Zink auf neuronale Störungen im Körper. Diese Studie ist aus dem Jahr 2008.

Studie 3 – Insassen in einem schottischen Gefängnis
In einer Studie von 2014 von Dr. Bernard Gesch, Oxford University, wurde ebenfalls der Zusammenhang zwischen Ernährung und Gewaltbereitschaft untersucht. In einem Gefängnis in Schottland wurden der Hälfte der Insassen Nahrungsergänzungsmittel – Multivitamine und Omega 3 Fettsäuren – verabreicht. Vorab gab es keine individuelle biochemische Analyse oder Einstellung der Probanden. Aber selbst bei dieser unspezifischen Vorgehensweise konnte das Team von Forschern eine Reduktion der Gewaltbereitschaft bei den behandelten Insassen von 35% klar beobachten.

Eine Reportage zu diesem Experiment hat der SWR am 28.5.2015 ausgestrahlt und sie trägt den Titel: *"Essen und Aggression. Macht Ernährung gewalttätig?"*

Ich zitiere hier die im Internet dargestellte Zusammenfassung dieser Reportage, um aufzeigen, wie Zuschauerinnen und Leser für dumm verkauft werden. Die Wissenschaftler, die die beschriebene Studie angefertigt haben, behaupten mit vollem Ernst, dass ihre Erkenntnisse neu und bahnbrechend seien. Ich gehe davon aus, dass Wissenschaftler – zumal von einer der renommiertesten Universität der Welt (Oxford University) – mindestens ähnlich befähigt sind, im Internet oder in Fachbüchern nach relevanten Studien zu suchen, wie ich es bin: Ich habe in nur wenigen Sekunden in Google Scholar etliche Duzend von relevanten Studien gefunden.

> *"Essen und Gewalt – ein Zusammenhang?*
> *Ideale Forschungsbedingungen für Bernard Gesch. Er ist Wissenschaftler an der Universität Oxford. Im Gefängnis von Polmont will er seine Theorie in der Praxis*

überprüfen. Er glaubt, dass die Gewaltbereitschaft der jungen Männer mit ihrer Ernährung zusammenhängt: 'Wir haben in englischen Gefängnissen geforscht und haben untersucht, was die Häftlinge dort essen. Wir haben herausgefunden, dass viele von ihnen eine schlechte Ernährung haben. Vor allem, weil sie gar kein gesundes Essen kannten. Als wir dann die Ernährung geändert haben, entdeckten wir plötzlich, dass viele von ihnen bedeutend weniger Straftaten begingen. Die Anzahl schwerer Vergehen sank um 37 Prozent!' Ein fast unglaubliches Ergebnis! Erstmals wird ein Zusammenhang von Ernährung und Gewalt derart sichtbar. Doch was passiert da im Körper?

Eine Zusatz-Diät gegen Aggression
Kleine unscheinbare Packungen sollen helfen, das zu klären: Pillen mit einer Spezialdiät. Christine Galloway gehört zum Team der Universität Oxford. Sie wird einzelne Gefangene mit der Zusatzdiät versorgen. Die normale Gefängniskost ist nicht ausgewogen. Kein Wunder, denn pro Häftling und Tag stehen nicht einmal drei Euro fürs Essen zur Verfügung. Die Dragees der Wissenschaftler aus Oxford enthalten ungesättigte Fettsäuren, Mineralien und Vitamine. Doch manche Packungen enthalten keine der wertvollen Nährstoffe. Sie sind Placebos. Weder der Gefangene noch die Forscher wissen, was verabreicht wird. So kann das Ergebnis nicht verfälscht werden. Doch wie sollen einfache Vitamin-Pillen das Verhalten von Straftätern beeinflussen? 'Naja, die Antwort ist recht einfach', meint Bernard Gesch. 'Unser Gehirn ist ein Organ, das wie jeder andere Teil des Körpers Nahrung braucht um zu funktionieren. Das Gehirn ist sogar ein Sonderfall. Es benötigt sehr viel Energie. Gut 20 Prozent des Essens dienen seiner Funktion. So gesehen hat unsere Ernährung einen direkten Einfluss auf die Leistungen unseres Gehirns.'

Kann eine Diät positive Effekte auf das Sozialverhalten haben?
Timmy ist bereits seit ein paar Monaten Teilnehmer an der Ernährungsstudie. Wie bekommen ihm die Nährstoffe? Hat er schon eine Veränderung an sich bemerken können? 'Ich werde nicht mehr so wütend wie früher', sagt er, 'beruhige mich schneller, gerate nicht in Schwierigkeiten, in der Schule läuft es auch besser'. Das ist sein Eindruck! Aber lässt sich die Psyche durch Ernährung objektiv messbar beeinflussen? Psycho-Tests werden durchgeführt. Reagieren die Häftlinge unter der Diät gelassener, weniger aggressiv? Wenn ja, hätte das enorme Auswirkungen. Schließlich ist schlechtes Essen auch außerhalb der Gefängnismauern in vielen Kreisen verbreitet.

Die Lösung scheint einfach: Vitamine statt Fast-Food
'Ich denke, das Essen hat einen Einfluss auf unser Verhalten', so Christine Galloway. 'Ich habe mit psychisch Kranken draußen gearbeitet bevor ich hier herkam, und da habe ich den Einfluss von schlechter Ernährung auf die Psyche ebenso feststellen können. Ich denke, das ist direkt vergleichbar.' Das Essen in der Gefängnisküche ist zwar nicht wirklich ungesund, aber für Bernard Gesch einfach nicht gesund genug. Es ist an den Geschmack angepasst, den die Häftlinge von draußen mitgebracht haben: Fast Food und 'fettiges Zeug' wie sie sagen. Tragische Ernährungsgewohnheiten, denn selbst wenn ihnen einmal Obst und Gemüse angeboten werden, verschmähen die meisten Insassen gesundes Essen. Und doch will der Direktor Derek McGill nicht aufgeben, die Ernährung

seiner über 700 Gefangenen zu verbessern: 'Es ist ja so, dass das ein Gewinn nicht nur für das Gefängnis hier wäre. Wir könnten das ganze auch viel jüngeren Leuten anbieten, etwa in Schulen. Und wenn auch in Schulen eine Verhaltensänderung sichtbar wird, dann könnte das junge Leute davor bewahren, hierher kommen zu müssen.'

Unbeschreibliches Leiden verhindern
Die Gefängnisstudie weist auf ein großes soziales Problem hin, das in Wirklichkeit außerhalb der Gefängnismauern seine Wurzeln hat. 'Wenn wir Recht haben, ich bin Wissenschaftler, deshalb sage ich ganz bewusst, 'wenn' wir recht haben - denn wir müssen das Ganze schließlich noch weiter in Studien belegen. Dann können wir unbeschreibliches Leiden verhindern', hofft Bernard Gesch. Leiden, das womöglich durch falsche Ernährung mit verursacht wurde. 'Das einzige Risiko bei der ganzen Sache ist ein gesünderes Leben, und das ist doch für alle ein Gewinn', meint Gesch.
Die Lösung der Forscher klingt einfach: Essen gegen Aggression. Doch noch sind viele Fragen offen."

Der Artikel beschreibt nicht nur, wie angeblich verblüfft die Wissenschaftler über ihre Erkenntnisse sind. Nein, aus dem Artikel und dem dazugehörigen Film wird deutlich, dass kein Versuch gemacht wurde, die Ernährung der Probanden generell umzustellen. Die Insassen essen weiterhin Fast-Food oder Convenience-Produkte mit allen bekannten Zusatzstoffen wie Phosphat, Salz, Aluminium, Nitrat, Pestiziden, Glutamat, Hormonen, Antibiotika, Zucker und Auszugsmehl. Inwieweit sich die Probanden unter einer wirklich gesunden Ernährung entwickelt hätten, bleibt also ein Geheimnis.

Studie 4 – Eine Schule in London
Im Rahmen einer weiteren Studie, und zwar aus dem Jahr 2016, wurden in einer 12 Wochen langen "Double Blind Studie" Kinder einer ganzen Schule in London auf ihre Mikronährstoffversorgung untersucht. Auch hier kamen die Forscher zu einem ähnlichen Ergebnis: Eine verbesserte Mikronährstoffversorgung reduzierte Aggressionen und führte generell zu weniger Gewalt. Aber in dieser Studie wurden anschließend nicht nur verändertes Verhalten beobachtet, sondern auch im Blutserum biochemische Veränderungen gemessen.

Doch wie auch in der vorherigen Studie wurde die Ernährung der Kinder offensichtlich nicht generell umgestellt – es wurden lediglich Nahrungsergänzungsmittel verabreicht. Man kann also davon ausgehen, dass die Darmflora der Kinder weiter belastet ist.

Unter den Literaturangaben wurden 53 Studien der letzten 20 Jahre aufgeführt – relevante Studien, die sich ebenfalls mit Mikronährstoffen und Auswirkungen auf den menschlichen Körper in Zusammenhang mit Verhaltensauffälligkeiten befassen. Die Studie von Dr. Walsh, (Studie 1) findet sich allerdings nicht unter den Quellenangaben. Ich gehe also davon aus, dass es zusätzlich zu den hier erwähnten Studien noch etliche weitere gibt.

Fazit: Neuronale Störung, oft ein Problem der Biochemie

Seit langem ist wissenschaftlich belegt, dass Menschen bei einer Unterversorgung von einer Reihe von essenziellen Fettsäuren, Vitaminen und Mineralstoffen Störungen im zentralen Nervensystem aufweisen. Besonders die Nährstoffe B1, B2, B3, B6, B7, B12, Vitamin C, Calcium, Zink, Selen sowie Omega 3 werden für gesunde Nervenbahnen benötigt.

Bei einem Mangel an diesen essenziellen Nährstoffen beobachtet man bei Menschen vermehrt Angstzustände, Depression, Aggression, Wut, Stimmungsschwankungen und Persönlichkeitsveränderungen.

Ebenso ist bekannt, dass weite Teile der Bevölkerung, dank unserer heutigen Ernährung, mit einem Großteil dieser essenziellen Mikronährstoffe unterversorgt sind. Teilweise sogar schwer. Diese Erkenntnisse gelten für Erwachsene genauso wie für Kinder. Ich frage mich:

- Warum wird nicht sichergestellt, dass unseren Kindern in allen öffentlichen Bereichen nur Lebensmittel angeboten werden dürfen, die auch ihre Gesundheit fördern?
- Warum werden bei betroffenen Kindern nicht systematisch mögliche Mangelerscheinungen über Laborwerte ausgeschlossen?
- Warum wird all dieses Wissen nicht bei uns in der Schulmedizin angewandt? Wissen unsere Ärzte von diesen Zusammenhängen vielleicht gar nichts?
- Wer profitiert davon, dass dieses Wissen der Bevölkerung nicht systematisch zugänglich gemacht wird?

Wer sich diese Fragen stellt, merkt: Auch hier stimmt was nicht! Was genau, lässt ein Artikel des SPIEGEL ONLINE vom 16.5.2011 vermuten. Diese Wochenzeitung beleuchtet, dass anscheinend der größte Teil der führenden Psychiater, Neurologen und Psychologen eng mit der Pharmaindustrie zusammenarbeitet:

> "MEDIZIN Seelsorge für die Industrie. Die Elite der Nervenheilkunde ist eng mit Pharmakonzernen verflochten: Psychiater, Neurologen, aber auch Psychologen arbeiten als bezahlte Berater für die Unternehmen. Nun fordert ein Professor seine Kollegen auf, ihre Nebeneinkünfte offenzulegen.
>
> *Zahlungen von Pharmafirmen an Ärzte gibt es in vielen Bereichen der Medizin. In nur wenigen sind sie derart selbstverständlich geworden wie in der Nervenheilkunde. Es sind die Psychiater, die einer Studie aus Minnesota zufolge die höchsten Zuwendungen aus der Industrie kassieren. Von 37 Leitern der Kliniken für Psychiatrie an deutschen Universitätskliniken haben nach SPIEGEL-Recherchen offenbar mindestens 35 auf ihrem Berufsweg finanzielle Zuwendungen von Pharmafirmen angenommen.*
>
> *Mitarbeiter von Pharmafirmen sehen es genauso. Systematisch rekrutieren sie Nervenärzte. Diese verdingen sich dann als Berater (Mitglieder des 'advisory board') und als bezahlte Redner (Mitglieder des 'speakers' bureau'). Alles läuft gegen Bezahlung."*

Quellen und weitere Informationen zu "Neuronale Störungen: unterdrückte Studien"
- **Sience Direct 2004** "Reduced violent behaviour vollowing biochemical therapy." by Walsh Wj. Published in Psychology & Behaviour ***Zusammenfassung Studie:*** "Reduced violent behavior following biochemical therapy. We conducted an outcome study to measure the effectiveness of biochemical therapy for 207 consecutive patients presenting with a diagnosed behavior disorder. The treatment protocols were based on clinical evaluation and our past experience in the treatment of 8000 patients with behavior disorders at the Pfeiffer Treatment Center (PTC) over a 10-year period. Each test subject was screened for chemical imbalances previously found in high incidence in this population, including metal-metabolism disorders, methylation abnormalities, disordered pyrrole chemistry, heavy-metal overload, glucose dyscontrol, and malabsorption. The clinical procedure included a medical history, assay of 90 biochemical factors, and a physical examination. Standardized treatment protocols were applied for each imbalance that was identified. The frequencies of physical assaults and destructive episodes were determined using a standardized behavior scale before and after treatment, with follow-up ranging from 4 to 8 months." **Result:** "A reduced frequency of assaults was reported by 92% of the compliant assaultive patients, with 58% achieving elimination of the behavior. A total of 88% of compliant destructive patients exhibited a reduced frequency of destructive incidents and 53% achieved elimination of the behavior." https://www.sciencedirect.com/science/article/abs/pii/S0031938404003105?via%3Dihub
- **SWR 28.5.2015** "Essen und Aggression. Macht Ernährung gewalttätig?" http://www.swr.de/odysso/macht-ernaehrung-gewalttaetig/-/id=1046894/did=13998754/nid=1046894/1m8gzaz/index.html
- **British Journal of Nutrition 28.1.2016** "A randomised double-blind placebo-controlled trial investigating the behavioural effects of vitamin, mineral and n-3 fatty acid supplementation in typically developing adolescent schoolchildren" first published 15.11.2015, by Jonathan D. Tammam, David Steinsaltz, D. W. Bester, Turid Semb-Andenaes and John F. Stein https://www.cambridge.org/core/journals/british-journal-of-nutrition/article/randomised-doubleblind-placebocontrolled-trial-investigating-the-behavioural-effects-of-vitamin-mineral-and-n3-fatty-acid-supplementation-in-typically-developing-adolescent-schoolchildren/969EC01F1E71E822243DBFD080CD904F
- **Indian Journal of Phsychiatry 2008** "Understanding nutrition, depression and mental illnesses" by T. S. Sathyanarayana Rao, M. R. Asha, B. N. Ramesh, K. S. Jagannatha Rao https://www.ncbi.nlm.nih.gov/pmc/articles/PMC2738337/
- **SPIEGEL ONLINE 16.5.2011** "MEDIZIN Seelsorge für die Industrie" http://www.spiegel.de/spiegel/print/d-78522323.html
- **Buch:** "Die Psychofalle: Wie die Seelenindustrie uns zu Patienten macht" 2016, by Jörg Blech
- **Buch:** "The End of Alzheimer's: The First Programme to Prevent and Reverse the Cognitive Decline of Dementia" 2017, by Dr Dale Bredesen
- **Buch:** "Alzheimer ist heilbar: Rechtzeitig zurück in ein gesundes Leben" 2017, by Dr. med Michael Nehls

Die Rolle der Medien und Wissenschaft

Wer genau hinschaut, sieht, dass die Pharmaindustrie ihren kometenhaften Aufstieg nur mit Hilfe aktiver Unterstützung bewerkstelligen konnte: Ärzteverbände, Patientenvereinigungen, die Medien und die Wissenschaft – sie alle helfen mit. Auf den folgenden Seiten belege ich mit weiteren Beispielen die allumfassenden Fehlinformationen und Vorteilsnahmen im System.

Zum Beispiel werden in etliche Artikeln in Zeitschriften und Tageszeitungen fragwürdige Inhalte verbreitet. Inhalte, die die Umsätze der Pharmabranche und des sonstigen medizinischen Establishments befeuern und nicht die Gesundheit der Menschen unterstützen.

Das Beispiel Neurodermitis offenbart die Mechanismen, wie in der Presse wichtige Informationen vorenthalten oder Fehlinformation verbreitet werden. In der Zeitschrift *"Eltern Wissen Kindergesundheit" vom* April bis Oktober 2017, kostenfrei zu beziehen bei unserem Kinderarzt, lese ich spannende Details. Ab Seite 30 steht unter dem Titel:

> *"Was habe ich jetzt schon wieder falsch gemacht?*
> *Wenn bei einem Kind Neurodermitis, Diabetes oder Asthma festgestellt wird, fallen seine Eltern erstmal in ein tiefes Loch. Zum Glück zeigen die modernen Therapiekonzepte schnell: Mein Kind schafft das!"*

Für Neurodermitis heißt das dort beschriebene, moderne Therapiekonzept nicht etwa eine differenzierte Bestandsaufnahme der Ernährung. Fragen rund um Bewegung, frische Luft und Stress werden nicht gestellt. Das Ausschließen eines biochemischen Ungleichgewichts im Körper des Kindes, verursacht durch eine mögliche Unterversorgung von Mikronährstoffen, steht ebenfalls nicht auf dem Programm.

Stattdessen wird erklärt, wie heute ein "modernes Therapiekonzept" zum Einsatz kommt. Das Kind soll lernen, mit Hilfe von einem Kuscheltier, häufig eine Creme mit dem Wirkstoff Chlorhexidin aufzutragen. Mögliche Nebenwirkungen dieses Wirkstoffs, selbst bei einer Creme, umfassen laut Onmeda.de: *"Hautbrennen, Unverträglichkeitsreaktionen (Kontaktallergien), schwere allergische Reaktionen, Kontaktdermatitis, allgemeine allergische Reaktionen, örtlichen Hautreizungen bis in sehr seltenen Fällen hin zum allergischen Schock."* Also ganz ähnliche Symptome, die es hier zu behandeln gilt. Spannend.

Der Oberarzt Dr. Wolfgang Frank von der Fachklinik Wangen/Allgäu erklärt dann weiter auf Seite 32 unter dem Artikel *"Nahrung ist selten Schuld"*.

> *"Frage Eltern Wissen: Spielen Nahrungsmittel eine große Rolle?*
> *Antwort Herr Dr. Frank: Eine geringere, als gemeinhin angenommen wird, bei nur 30% der Patienten.*
>
> *Frage Eltern Wissen: Und wie bekommen Sie das heraus?*
> *Antwort Herr Dr. Frank: Zunächst durch einen sogenannten Allergietest. Hier wird entweder über die Haut oder eine Blutabnahme nach allergischen Auslösern gesucht. Wir ergänzen die Diagnostik oft durch eine Nahrungsmittelprovokation. Das bedeutet: Ein bestimmtes Nahrungsmittel muss über einen Zeitraum von ungefähr zehn Tagen strikt gemieden werden, um es anschließend wieder kontrolliert in den Speiseplan einzubauen. Für solche Tests brauchen alle Beteiligten vor allem Geduld. Hautreaktionen stellen sich nicht unbedingt fünf Minuten nach dem Essen ein, sondern manchmal erst bis zu 48 Stunden danach."*

Auch hier wird klar: Das Kind wird nicht systematisch nach einer Unterversorgung von Mikronährstoffen untersucht oder auf Belastungen durch bedenkliche, von der EU zugelassene Zusatzstoffe, Pestizide oder ähnliche Schadstoffe getestet. Nach dem Interview zu urteilen, werden auch hier noch nicht einmal die Essgewohnheiten der Familie oder die der Kita abgefragt.

Interessant ist auch der erste Antwortsatz bezüglich Ernährung von Dr. Frank: *"Eine geringere, als gemeinhin angenommen wird, bei nur 30% der Patienten."* Das suggeriert, dass wir Eltern sehr wohl intuitiv wissen, dass das, was wir unseren Kindern heutzutage zu essen geben, irgendwie schlecht für sie ist. Aber wenn der Arzt sagt, dass die Erkrankungen, an denen unsere Kinder leiden, nichts oder wenig mit unserer Ernährung zu tun haben, dann glauben wir das doch. Das sind ja die Experten.

Generell stellt sich auch die Frage, wie man herausfinden soll, wo die Schwachstelle in einem komplexen, biochemischen System ist – und genau das ist der menschliche Körper – indem man immer nur EINE Variable erhöht oder weglässt. Ohne zu klären, ob die grundsätzlichen Rahmenbedingungen, die ein gesunder Körper braucht, überhaupt gegeben sind. Dass so eine Methode nicht zielführend sein kann, sollte mit etwas Nachdenken doch klar sein, oder?

Mit der beschriebenen Methode, immer nur auf einen Wirkstoff zu testen, lässt sich aber deutlich mehr Geld verdienen. Die Kinder plus Eltern sind ganze vier Wochen stationär im Fachklinikum Wangen untergebracht. So wird es in der Zeitschrift erklärt. Das ist gut für die Bilanz des Krankenhauses und auch sehr gut für das Pharmaunternehmen, welches die Cremes und weitere "moderne Therapiekonzepte" entwickelt.

Die Steigerungsrate von Zahlungen seitens der Pharmaindustrie an die Fachklinik Wangen/Allgäu lässt vermuten, dass auch in Zukunft nicht genau auf eine Nährstoffversorgung von Patienten geschaut, sondern eher mit "modernen Therapiekonzepten" gearbeitet wird. Zahlungen von 2500 Euro in 2015 stiegen auf 38.555,00 EUR in 2016. Die "Hauptsponsoren" dieser Spezialklinik waren in 2016 GlaxoSmithKline, Boehringer Ingelheim Pharma und Novartis.

Ebenso profitiert die Lebensmittelindustrie. Auf meine schriftliche Anfrage vom 8.6.2017 beim Fachklinikum Wangen, den Speiseplan einsehen zu dürfen, bekam ich keine Antwort. Anzunehmen ist, dass die Verpflegung ähnlich aufgebaut ist wie in den Krankenhäusern in Bremen. Der in der Hansestadt zuständige Krankenhausverbund Gesundheit Nord (GENO) ließ über seinen Sprecher Timo Sczuplinski im Weser-Kurier am 26.11.2017 diesbezüglich erklären: *"Wir sind zu 80% eine Convenience- und Fertigproduktküche".*

Das ist dank der Deutschen Gesellschaft für Ernährung (DGE) ja auch völlig zulässig. Die Details lassen sich in den Qualitätsstandards für Krankenhäuser und Rehakliniken noch einmal nachlesen. Bei über 300.000 Hauptmahlzeiten pro Jahr – nur bei der GENO im Bundesland Bremen – ist das für die Lebensmittelindustrie ein grandioses Geschäft. Und noch besser ist es, wenn alle anderen Krankenhäuser in der Bundesrepublik ihre Kranken ganz ähnlich ernähren. Nur für die Gesundheit der Patienten bedeutet das nichts Gutes. Denn die für den Genesungsprozess so wichtigen natürlichen Vitamine und Mineralstoffe gibt es in den Convenience- und Fertigprodukten fast gar nicht.

Über all diese Details lese ich in der Zeitung *"Eltern Wissen Kindergesundheit"* leider gar nichts.

Fragwürdige Inhalte im Fernsehen: Das Beispiel Vitamin D
Auch in TV-Sendungen sieht und hört der Zuschauer etliche fragwürdige Inhalte und Anweisungen. Das Beispiel Wissenssendung der ARD. Die Beschreibung der Sendung liest sich wie folgt:

> *"Vitamin D – wer mit dem Hype das große Geld macht.*
> *Bei rezeptpflichtigen Pillen kletterte der Verkauf von 2,7 Millionen Packungen auf 3,7 Millionen in nur zwei Jahren. Und der Boom bei den rezeptfreien Packungen ist noch größer. Hier ging es hoch auf 7,1 Millionen. Zusammen ergibt das einen Umsatz von 179 Millionen Euro."*

In diesem Beitrag wird bemängelt, dass immer mehr Menschen Vitamin D einnehmen. Gegen den Rat ihrer Ärzte. Es wird suggeriert, dass die Bevölkerung auf die Werbung der Pharmakonzerne hereinfällt, die mit dem Verkauf von Vitamin D angeblich einen riesigen Reibach machen. An den Pranger gestellt wird hier der Pharmakonzern Merck. Bei näherer Beleuchtung wird klar, dass diese Aussage absurd ist. Das deutsche Unternehmen Merck hat seine pharmazeutischen Schwerpunkte in der Behandlung von Krebs, neurologischen Erkrankungen wie Multiple Sklerose, Diabetes, Schilddrüsenerkrankungen, Herzkreislauferkrankungen und Fruchtbarkeitsstörungen. Der Gesamtumsatz von Merck belief sich 2016 auf über 15 Milliarden Euro.

Dass Merck auch Vitamin-D-Präparate herstellt – und zwar schon seit 1927 – bedeutet lediglich, dass es eine weiterhin bestehende Nachfrage in der Bevölkerung bedient, nicht aber, dass Merck damit das große Geschäft macht. Ganz im Gegenteil. Die "rezeptfreie" Produktion von Vigantoletten (die Pillen lösten ab 1966 das flüssige Produkt Vigantol ab) sowie die eines Nasensprays, ist ganz offensichtlich kein Kerngeschäft des Pharmariesen. Beide Produkte wurde Mitte 2018 an die amerikanische Firma Proctor and Gamble verkauft.

In dem Beitrag von Plusminus wird also deutlich: Viele Menschen in der Bevölkerung entscheiden sich – trotz gegenteiliger Anweisungen ihrer Ärzte – FÜR die Einnahme von Vitamin-D-Präparaten. Die befragten Menschen in diesem Beitrag geben an, dass es ihnen mit den Einnahmen von Vitamin D deutlich besser gehe. Sich den ausdrücklichen Anweisungen des Arztes zu widersetzen, ist wohl ein Zeichen, dass Patienten zunehmend das blinde Vertrauen in Mediziner verlieren. Viele nehmen das Zepter für ihre Gesundheit wieder selbst in die Hand und kosten tut das ja auch meistens nicht viel. Die Jahrespackung für Vitamin-D-Tabletten bewegt sich zwischen 5 bis 40 Euro.

Auswählen können Bürger aus einer großen Reihe von Herstellern, denn die Produktion von Vitaminen ist nicht geschützt. Nahrungsergänzungsmittel werden überwiegend von kleineren und nicht pharmazeutischen Herstellern angefertigt. Ein Vergleich der weltweiten Umsätzen zeigt, dass das große Geschäft auch nicht mit Nahrungsergänzungsmitteln gemacht wird, sondern mit dem Vertrieb von Pharmaprodukten:

- Umsatz Ergänzungsmitteln, Vitaminen und Mineralstoffe 2015: **4.5 Mrd. Euro**
- Umsatz der größten 50 Pharmakonzerne 2014: **576 Mrd. Euro**

Vitamin D und Diabetes – ein Seitenblick

Diese Eigeninitiative der Bürger ist aber sehr gefährlich fürs Geschäft und zwar für die Pharmakonzerne und auch die Ärzteschaft. Denn wenn die Bevölkerung zunehmend Vitamin D schluckt, könnte das gesundheitsfördernde Nebenwirkungen haben. Vitamin D ist unter anderem ein Hauptspieler für das hormonelle Gleichgewicht und bedeutsam, um die Insulinproduktion im Körper in der Balance zu halten. Somit ist es auch wichtig, um Diabetes, Krebs und neuronalen Erkrankungen vorzubeugen. Das sind also genau die Krankheiten, mit denen Merck wirklich viel Geld verdient. Die Deutsche Gesellschaft für Diabetes (DGD) schrieb dazu bereits 2013:

> *"Neue Studien geben Hinweise darauf, dass eine Therapie mit Vitamin D die Insulinsensitivität und -sekretion verbessern und die Blutzuckerstoffwechsellage stabilisieren kann."*

Vitamin D ist zweifellos sehr wichtig für den Blutzuckerstoffwechsel. Aber neu ist diese Erkenntnis nicht.

Wie erwähnt, gibt es wohl kein Vitamin, welches besser untersucht wurde als Vitamin D und das schon seit fast 100 Jahren. Man kann sich dazu durch die Seiten von Google Scholars arbeiten oder jede Menge anderer Quellen nutzen. Dass die Deutsche Gesellschaft für Diabetes (DDG) behauptet, erst "neue Studien" zeigten eine Korrelation, ist somit falsch. Doch das muss diese Gesellschaft von Chefärzten wohl sagen, denn die Bevölkerung kommt ihr zunehmend auf die Schliche.

Unter den Suchbegriffen "Diabetes and Vitamin D" finde ich in wenigen Sekunden unter Google Scholar eine lange Reihe an Studien, die den Zusammenhang von Vitamin D und Diabetes beleuchten. Diese Studien sind zum Teil älter als 35 Jahre. Man kann davon ausgehen, dass in der Zeit noch einigermaßen unabhängige wissenschaftliche Untersuchungen betrieben wurden. Die Pharmaindustrie war damals noch überwiegend national aufgestellt und in kleineren Unternehmen organisiert und sie hatte damals weniger Einfluss auf Ärzte und Wissenschaftler als heute. Ein paar Beispiele an relevanten Studien der letzten 37 Jahre:

- *"Vitamin D deficiency inhibits pancreatic secretion of insulin"* **(1980)** Norman AW, Frankel JB, Heldt AM, Grodsky GM Science 209:823–825
  https://www.ncbi.nlm.nih.gov/pubmed/6250216
- *"Effects of vitamin D deficiency and repletion on insulin and glucagon secretion in man"* **(1986)** Gedik O, Akalin S, Diabetologia 29:142–145
  https://www.ncbi.nlm.nih.gov/pubmed/3516771
- *"Vitamin D receptor gene polymorphisms influence insulin secretion in Bangladeshi Asians"* **(1998)** Hitman GA, Mannan N, McDermott MF et al, Diabetes 47:688–690
- *"Hypovitaminosis D is associated with insulin resistance and beta cell dysfunction"* **(2004)** Chiu KC, Chu A, Go VL, Saad MF Am, J Clin Nutr 79:820–825
  https://www.ncbi.nlm.nih.gov/pubmed/15113720

Die Studie *"Vitamin D insufficiency and insulin resistance in obese adolescents"* 2014 von Catherine A. Peterson, Aneesh K. Tosh, Anthony M. Belenchia, ist eine Metastudie und sie enthält im Anhang über 160 Studien zu dem Zusammenhang eines Mangels an Vitamin D und Diabetes. Diese Studien stammen aus dem Zeitraum von 1971 bis 2014. Auf diese Aspekte geht der Beitrag der ARD nicht ein. Aber es wird der Experte Prof. Dr. Schatz zu Rate gezogen:

> *"Dr. Helmut Schatz von der Deutschen Gesellschaft für Endokrinologie. Der Mediziner ist Experte beim Thema Stoffwechsel. Er verfolgt seit Jahrzehnten die Diskussion. Ganz klar ist für ihn, dass Vitamin D nur hier hilft: 'Eine klare Therapie mit Vitamin D ist beim Neugeborenen gegeben. Zweitens, wenn man eine*

Darmerkrankung hat, wo der Knochen erweicht, das nennt man eine Osteomalazie. Drittens: Patienten, die eine Nierenerkrankung haben und die Osteoporose. Alle anderen Begründungen für eine Vitamin-D-Einnahme sind spekulativ.'"

Dazu sollte man Folgendes wissen: Diabetes ist eine Hormonstoffwechselstörung und gehört inhaltlich in den Fachbereich der Endokrinologie. Die Deutsche Gesellschaft für Endokrinologie (DGE) und zwar nur die Hauptzentrale, wurde in 2016, wie oben aufgeführt, mit 558.073,12 Euro von unterschiedlichen Pharmakonzernen "gefördert". Diabetes wird aber, laut Schatz, nicht durch einen Mangel an Vitamin D beeinflusst. Das ist erstaunlich. Ebenso erklärt Prof. Dr. Schatz nicht, dass ein Mangel an Vitamin D mit Übergewicht, Krebs, Herz-Kreislauf-Erkrankungen, Morbus Crohn, einem geschwächten Immunsystem, Rheuma, Multiple Sklerose und anderen Autoimmunerkrankungen korreliert. All diese Informationen verschweigt er, obwohl selbst die Deutsche Diabetes Gesellschaft (DDG) diese Zusammenhänge bereits 2013 öffentlich – wenn auch schwer zu finden – erklärt hat. So liest man auf den Seiten der Deutschen Gesellschaft für Diabetes (DDG) in einer Pressemitteilung vom 06.11.2013:

"Neben der Wirkung auf die Knochen wurde Vitamin D inzwischen auch andere Effekte nachgewiesen. Im Hinblick auf das Immunsystem haben inzwischen Studien bei mehreren Autoimmunerkrankungen, wie Lupus erythematodes, Multiple Sklerose, Morbus Crohn, rheumatoide Arthritis und Autoimmunthyreoiditis, den Nutzen einer Vitamin-D-Supplementation belegt."

Zu Diabetes selbst schreibt die DDG in der gleichen Pressemitteilung:

"Vitamin D stabilisiert auch den Blutzuckerstoffwechsel bei Menschen mit Diabetes: Im Muskel, in der Leber und an den Betazellen des Pankreas, den insulinproduzierenden Zellen, konnten Forscher die Wirkung nachweisen. 'Im Hinblick auf die Insulinwirkung auf die peripheren Gewebe verbesserte sich die Insulinsensitivität um 60 Prozent, wenn der Vitamin-D-Spiegel von einem schweren Mangel von unter zehn ng/ml auf über 30 ng/ml anstieg', erklärt Professor Dr. Klaus Badenhoop, Sprecher der DDG Arbeitsgemeinschaft Molekularbiologie und Genetik des Diabetes vom Klinikum der Johann Wolfgang Goethe-Universität Frankfurt, Medizinische Klinik 1, Schwerpunkt Endokrinologie, Diabetes und Stoffwechsel in Frankfurt am Main."

Auch hier wird ein gesundheitsfördernder Effekt von Vitamin D mit über 30 ng/ml dargestellt. Solche Vitamin-D-Werte hat bei uns in der Bevölkerung, zumindest in den Wintermonaten, aber fast niemand mehr. Jedenfalls nicht ohne eine Vitamin-D-Substitution, regelmäßige Besuche im Solarium oder ohne den Konsum von sehr viel Seefisch. Auch diese Erkenntnisse sind nicht neu. Studien bezüglich der Korrelation zwischen einem Vitamin-D-Mangel und den hier beschriebenen Krankheitsbildern gibt es, wie bereits beschrieben, schon lange.

Bei all diesen wissenschaftlich belegten und öffentlich zugänglichen Zusammenhängen frage ich mich Folgendes:

1. Hat Markus Gürne, der Ressortleiter der ARD-Börsenredaktion und Moderator dieser Sendung, sich vielleicht keine dieser Studien angeschaut? Kann er etwa kein Englisch?
2. Hat das Team von Plusminus vielleicht auch nicht betrachtet, wie die biochemischen Stoffwechselprozesse im Körper ablaufen und welche Rolle Vitamin D dort generell spielt?
3. Hätte der Beitrag nicht anders ausfallen müssen, wenn die Journalisten unsere veränderten Lebens- und Essgewohnheiten der letzten 40 Jahre mit einbezogen hätten?
4. Haben sich Markus Gürne oder sein Team vielleicht gar nicht angeschaut, mit welchen Produkten der Pharmakonzern Merck wirklich viel Geld verdient? Hätten sie das getan, dann hätte ihnen doch auffallen müssen, dass hier ein paar Aussagen nicht zusammenpassen, oder?

Fehlinformationen der Presse überall

Aber nicht nur Sendungen wie Plusminus oder die Zeitschrift Eltern Wissen Kindergesundheit, die sich den Anschein einer unabhängigen Berichterstattung geben, helfen den Pharmakonzernen mit fragwürdigen Beiträgen. Nein, in der Presse finden sich viele Unterstützer, die der Pharmaindustrie unter die Arme greifen und ihr helfen, ihre Produkte zu vertreiben.

Diverse Details dazu kann man unter anderem in dem Buch *"Patient im Visier – die neuen Strategien der Pharmakonzerne"* (überarbeitete Auflage 2015) von Caroline Walter und Alexander Kobylinski nachlesen. Dort wird detailliert und mit etlichen Beispielen beschrieben, wie Zeitschriften, Tageszeitungen und TV-Sendungen die Produktwelt der Pharmakonzerne anpreisen. Es werden von Konzernen hochkarätige Professoren engagiert, welche dann die geschäftsfördernden Informationen verbreiten. Aussagen, die von der Presse entweder nicht kritisch hinterfragt oder wissentlich falsch verbreitet werden.

Wie genau die Konzerne wiederum Journalisten beeinflussen und kaufen, beschreibt der ehemalige FAZ-Reporter Dr. Udo Ulfkotte ebenfalls ausführlich in seinem Buch *"Gekaufte Journalisten"*. Auch die in diesem Buch beschriebene Entwicklung ist nicht überraschend. Denn wer bedenkt, wie abhängig die öffentlichen Berichterstatter mittlerweile von den Werbeeinnahmen sind – bezahlt von unter anderem Pharmakonzernen – ist das eine logische Konsequenz. Das Sprichwort: "Man beißt nicht die Hand, die einen füttert" findet ganz offensichtlich auch hier seine Anwendung.

Quellen und weitere Informationen zu "Die Medien helfen mit"
- **Eltern Wissen Kindergesundheit Ausgabe April – Oktober 2017** "Was hab ich schon wieder falsch gemacht" (Seite 30-32)
- **Onmeda online Wirkstoff Chlorhedexidin stand 23.2.2017**
  http://www.onmeda.de/Wirkstoffe/Chlorhexidin/nebenwirkungen-medikament-10.html
- **Weser-Kurier 26.11.2017** "Kliniken bremsen bei Quote für Bio-Kost" https://www.weser-kurier.de/bremen/bremen-stadt_artikel,-kliniken-bremsen-bei-quote-fuer-biokost-_arid,1673311.html
- **DGE Qualitätsstandards für Krankenhäuser und Rehakliniken**
  http://www.dge.de/presse/pm/qualitaetsstandards-fuer-krankenhaeuser-und-rehakliniken/
- **ARD Das Erste Plusminus** "Vitamin D – Wer mit dem Hype das große Geld macht"
  http://www.daserste.de/information/wirtschaft-boerse/plusminus/sendung/vitamin-d-wer-mit-dem-hype-das-grosse-geld-macht-100.html

- **Statista** "Merck KGaA's total revenue from 1999 to 2016 (in million euros)" https://www.statista.com/statistics/264302/total-revenue-of-merck-kgaa/
- **Apotheke Ad hoc 27.8.2014** "Comeback der Vigantoletten" https://www.apotheke-adhoc.de/nachrichten/detail/pharmazie/vitamin-praeparate-comeback-der-vigantoletten-von-merck/
- **Reuters 19.4.2018** "Wick-Hersteller P&G schnappt sich Nasivin & Co von Merck" https://de.reuters.com/article/deutschland-merck-procter-gamble-idDEKBN1HQ1FT
- **Vitababy** "Vitamin D3 Depot 50.000 I.E. – Vegane Tabletten" *Anmerkung:* Hier handelt es sich um ein Beispielpropdukt. Die Kosten für 60 Tablette betragen 14,99 €*. Das deckt den Vitamin D-Bedarf eines Erwachsenen für ca. 4 Jahre mit einer Tagesdosis von ca. 2000 i.E. pro Tag. https://www.vitabay.net/vitamin-d3-depot-50.000-i.e.-vegane-tabletten-1722?number=VB1541&gclid=CjOKCQjwhPfkBRD0ARIsAAcYycHxyPETI1h8g2ZaB9oe99Zti_ADkp7u SVMmriAC1awBaPdjvDplUzEaAnbEEALw_wcB
- **Statista online** "Umsatz weltweit Vitamin und Mineralstoffe 2010 – 2015" https://de.statista.com/statistik/daten/studie/548382/umfrage/weltweiter-umsatz-mit-vitaminen-und-mineralien/
- **Wikipedia** "50 größten Pharmaunternehmen nach Umsatz 2014" https://de.wikipedia.org/wiki/Pharmaunternehmen
- **Deutschland Funk online 30.8.2010** "Verdeckte Werbung der Pharmalobby" http://www.deutschlandfunk.de/verdeckte-werbung-der-pharmalobby.1310.de.html?dram:article_id=194166
- **Raimund von Helden 27 Feb 2018** "ARD-TV über Vitamin D – Dr. von Helden kommentiert und stellt richtig!" https://www.youtube.com/watch?v=zBaTsVegfFI&feature=push-fr&attr_tag=IZ3b5t7MGep3LxFt-6
- **Pressemeldung Deutsche Diabetes-Gesellschaft vom 06.11.2013** "Vitamin D unterstützt körpereigene Insulinproduktion und -empfindlichkeit (Kopie 1)" https://www.deutsche-diabetes-gesellschaft.de/presse/ddg-pressemeldungen/meldungen-detailansicht/article/vitamin-d-unterstuetzt-koerpereigene-insulinproduktion-und-empfindlichkeit-kopie-1.html
- **Sage Journals Therapeutic Advances in Endocrinology and Metabolism** "Vitamin D insufficiency and insulin resistance in obese adolescents" 8.9.2014, by Catherine A. Peterson, Aneesh K. Tosh, Anthony M. Belenchia https://journals.sagepub.com/doi/abs/10.1177/2042018814547205
- **Deutsche Apotheker Zeitschrift 2016** "Klassiker mit Erfolgsgeschichte – 50 Jahre Vigantoletten®" *Zitat:* "Bereits 1927 führte Merck mit Vigantol Öl das erste Vitamin-D-Präparat überhaupt ein. Vigantoletten® wurden 1966 als kleine, einfach schluckbare Tabletten in den Varianten 1.000 I.E. (25 µg) und 500 I.E. (12,5 µg) Colecalciferol (Vitamin D3) auf den Markt gebracht. Seit 1976 ergänzen Fluor-Vigantoletten® mit 500 I.E. und 1.000 I.E. die Markenfamilie, die damit für jeden Bedarf das passende Produkt bietet. Zum 50. Geburtstag präsentiert sich der Klassiker unter den Vitamin-D-Präparaten mit einem modernen konsumentenkonzentrierten Markenauftritt." https://www.deutsche-apotheker-zeitung.de/daz-az/2016/daz-28-2016/klassiker-mit-erfolgsgeschichte
- **Buch:** "Vigantol: Adolf Windaus und die Geschichte des Vitamin" D 2006, by Jochen Haas *Zitat Buchbeschreibung:* "Die Firmen E. Merck, Darmstadt, sowie I.G. Farbenindustrie AG, Werk Elberfeld, entschlossen sich 1927, eine sorgfältig biologisch geprüfte, ölige Lösung von bestrahltem Ergosterin unter dem Namen Vigantol in den Handel zu bringen."
- **Buch:** "Patient im Visier – die neuen Strategien der Pharmakonzerne" (überarbeitete Auflage 2015) von Caroline Walter und Alexander Kobylinski
- **Buch:** "Gekaufte Journalisten" 2014, von Dr. Udo Ulfkotte
- **Buch:** "ARD & Co.: Wie Medien manipulieren" 2015, by Ronald Thoden, Hektor Haarkötter, Karin Leukefeld, Walter van Rossum, Wolfgang Bittner, Eckart Spoo, Ulrich Tilgner
- **Buch:** "Lügen die Medien? Propaganda, Rudeljournalismus und der Kampf um die öffentliche Meinung" 2017, by Jens Wernicke und 25 weitere Autoren
- **Video-Interview:** "KenFM im Gespräch mit: Dr. Udo Ulfkotte (Gekaufte Journalisten)" https://www.youtube.com/watch?v=bm_hWenGJKg
- **Video-Empfehlung KenFM** "Me Myself and Media" *Anmerkung:* Eine Video-Serie die sehr detailliert und mit etlichen Beispielen beleuchtet, wie die öffentlichen Medien – insbesondere die öffentlich-rechtlichen Nachrichtenprogramme des ARD und ZDFs – systematisch politisch, wirtschaftlich und ökologisch relevante Informationen zurückhalten, verfälschen oder "framen". https://kenfm.de/sendungen/me-myself-and-media/

Fragwürdige Wissenschaft und Fortbildungsträger

Auch Wissenschaftler in Forschungseinrichtungen und Universitäten werden großzügig bedacht. Insofern sollte man alle Studien, die Produkte der Pharmaindustrie anpreisen, genau unter die Lupe nehmen und sich fragen: Ist das wirklich das beste Produkt für unsere Gesundheit? Ist es die einzige Alternative oder lässt sich mit der richtigen Ernährung, einem Verzicht auf Rauchen und Alkohol, ausreichend Vitamin D, und einem Anfeuern des Immunsystems mit Sport, der gleiche Effekt erzielen? Gibt es einen Sponsor aus der Wirtschaft? Geht es um den Erhalt und die Wiederherstellung von unserer Gesundheit oder doch primär um eine höhere Rendite?

Wie ausgeklügelt und weit verbreitet das System zur Beeinflussung der Wissenschaft ist, ist auch kein Geheimnis mehr. Um die Hintergründe besser zu verstehen, empfehle ich zum Beispiel das Buch *"Gekaufte Forschung – Wissenschaft im Dienst der Konzerne"*, 2015, von Prof. Dr. Christian Kreiß. Dort erläutert Prof. Dr. Kreiß anschaulich, wie Großkonzerne systematisch in die Wissenschaft eingreifen und Studien anfertigen lassen, die den Interessen der Konzerne dienen. Kreiß ist ehemaliger Banker und seit 2002 an der Hochschule Aalen als Professor für Finanzierung und Wirtschaftspolitik tätig.

Das Buch betrachtet die Einflussnahme der Tabakkonzerne, der Chemie- und Pharmaindustrie, Finanzdienstleister, der Gentechnik, der Zucker- und Automobilindustrie, der Wasserwirtschaft sowie die der Energiekonzerne und Giganten der IT-Branche wie Google. Die genutzten Mechanismen sind bei allen Industrien die gleichen: Es gibt Geld, Ruhm und Aufstiegschancen im Gegenzug zu positiv gestimmten Studien. Studien, die nicht den Wünschen der Auftragsgeber entsprechen, werden oft zurückgehalten.

In diesem Zusammenhang sollte man auch wissen, dass die Finanzierung von Forschungsprojekten durch die Wirtschaft allgemein in den letzten zwei Jahrzehnten rapide zugenommen hat. Detailinformationen dazu bietet zum Beispiel die Studie *"Der Druck wächst – Drittmittelfinanzierung der Hochschulen"* (2014) von Gerhardt Vogt. Dort erklärt Vogt, dass es in den letzten zwei Jahrzehnten eine klare Verschiebung von staatlich finanzierten Zuschüssen für die Wissenschaft hin zu deutlich mehr Drittmittel-Finanzierung gegeben hat.

Drittmittel sind Gelder, die zur Förderung der Forschung sowie des wissenschaftlichen Nachwuchses und der Lehre zusätzlich zum regulären Haushalt der betreffenden Einrichtung von öffentlichen oder privaten Stellen ("Dritten") eingeworben werden. Die Drittmittel für alle wissenschaftlichen Bereiche aus wirtschaftlichen Quellen belaufen sich laut dieser Studie bis 2011 auf 19% der verfügbaren Finanzmittel. Ebenso wird erklärt, dass der Druck auf wissenschaftliche Institute, genau diese Drittmittel einzuwerben, deutlich zugenommen hat. Der Einfluss auf die Wissenschaft von Seiten der Wirtschaft ist in allen Bereichen über die letzten zwei Jahrzehnte deutlich gestiegen.

Noch dramatischer ist dieser Trend im medizinischen Bereich. In Bezug auf die Einflussnahme von Pharmakonzernen auf die Wissenschaft liest man ab Seite 46 in dem Buch von Prof. Dr. Kreiß, wie Ben Goldacre, selbst Arzt aus Großbritannien, aussagt, dass lediglich 10% klinischer Studien NICHT von der Pharmaindustrie finanziert werden. Klinische Studien sind Studien, die die Wirksamkeit von Medikamenten und "modernen Therapiekonzepten" belegen wollen. Als Fazit von Goldcare wird genannt: *"Die Konzerne beherrschen das Gebiet, geben den Ton an, setzen Normen".*

Eine Zusammenfassung von Goldacres bezüglich der in der Wissenschaft genutzten Manipulationsmechanismen findet sich in einem 14 minütigen Ted Talk von 2012, zu sehen unter dem Titel: *"What doctors don't know about the drugs they prescribe"* (https://www.ted.com/talks/ben_goldacre_what_doctors_don_t_know_about_the_drugs_they_prescribe)

Die Manipulation von wissenschaftlichen Studien wird auch von einigen Medien schon seit Jahren kritisiert. Der Bayerische Rundfunk publiziert online in einem Artikel vom 19.7.2017 folgende Details:

> **"Manipulierte Daten, geschönte Ergebnisse - Fehlverhalten in der Wissenschaft,**
> *International ist von einem Vertrauensverlust in die Wissenschaft die Rede. Plagiate, gefälschte Daten und zurückgezogene Aufsätze haben das Image beschädigt. Allerdings ist nicht bekannt, wie verbreitet wissenschaftliches Fehlverhalten tatsächlich ist. Eine BR-Umfrage unter den Ombudsleuten deutscher Forschungseinrichtungen wirft nun ein interessantes Schlaglicht auf den Umgang der Unis mit wissenschaftlichem Fehlverhalten."*

Bereits am 6.12.2013 erklärt der SWR in einem Beitrag:

> *"Gefahr für die Gesundheit – Gefälschte Pharmastudien*
> *In jüngster Zeit mehren sich Berichte über fragwürdige Praktiken bei Arzneimittelstudien. Von systematischem Vorgehen ist die Rede, davon, dass die Pharmaindustrie ihre Studien schönt, manipuliert oder sogar fälscht. SWR-Odysso geht einem Fall nach."*

Auch medizinische Fortbildungen sind ein Teil des Systems der Fehlinformation. Pharmakonzerne finanzieren, auch heute noch, das System von Fortbildungen und Schulungen von Ärzten mit dem Ziel, diese Zielgruppe zu motivieren, mehr von ihren Medikamenten zu verschreiben. Kritische Stimmen gibt es bereits seit 10 Jahren. Der SWR erklärte in 2009:

> *"Pharmaindustrie finanziert Ärztefortbildung*
> *Die Pharmaindustrie bringt immer neue Medikamente auf den Markt. Daran ist erst einmal nichts verkehrt – vorausgesetzt sie wirken und sind sicher. Aber die neuen Wirkstoffe fordern auch eine ständige Fortbildung der Ärzte. Nur so ist gewährleistet, dass die Mediziner immer auf dem neusten pharmazeutischen Stand sind. Eine kleine aber nicht unerhebliche Frage muss in diesem Zusammenhang gut bedacht werden: Wer finanziert – und wie unabhängig ist – diese Fortbildung?"*

Die Situation scheint sich nicht gravierend verbessert zu haben. 2017 erklärte CORRECTIV in einem Beitrag in Bezug auf den Geldfluss von 2016:

> *"105 Millionen Euro bekamen Ärzte als Vortragshonorar und für die Teilnahme an Fortbildungsveranstaltungen. Mit weiteren 101 Millionen Euro sponserte die Industrie Veranstaltungen und Institutionen."*

Fazit: Wissenschaftler und Fortbildungszentren lassen sich flächendeckend von der Pharmaindustrie bezahlen. Wirklich unabhängige Studien sind unter solchen Zuständen in der Praxis selten möglich.

Quellen und weitere Informationen zu "Fragwürdige Wissenschaft und Fortbildungsträger"
- **Forschung und Lehre 2.2.2014** "Der Druck wächst – Drittmittelfinanzierung den Hochschulen" by Gerhardt Vogt http://www.forschung-und-lehre.de/wordpress/?p=15307
- **Bayerischer Rundfunk 19.7.2017** "Manipulierte Daten, geschönte Ergebnisse - Fehlverhalten in der Wissenschaft" https://www.youtube.com/watch?v=3yeiZdIFmQE
- **SWR 6.12.2013** "Gefahr für die Gesundheit - Gefälschte Pharmastudien" http://www.ardmediathek.de/tv/odysso-Wissen-im-SWR/Gefahr-f%C3%BCr-die-Gesundheit-Gef%C3%A4lschte-Ph/SWR-Fernsehen/Video?bcastId=246888&documentId=18666426
- **SWR 4.6.2009** "Pharmaindustrie finanziert Ärztefortbildung" https://www.swr.de/odysso/pharmaindustrie-finanziert-aerztefortbildung
- **DIE ZEIT 27.12.2013** "Unabhängige Forschung:Rettet die Wissenschaft! Im Geschäft der Erkenntnisgewinnung läuft zu viel schief. Zum Glück gibt es Menschen, die das ändern wollen" https://www.zeit.de/2014/01/wissenschaft-forschung-rettung

Unsere Beiträge und Lebenserwartung

Dass hier etwas im System nicht stimmt und wir Menschen, Erwachsene ebenso wie Kinder, immer kränker werden, trotz des proklamierten Wohlstandes, lässt sich auch zum Beispiel an der Steigerungsrate der Ärzte in Deutschland erkennen: Laut Statistica.de waren bundesweit 1990 ca. 237.700 Ärzte beschäftigt, 2016 waren es dann bereits 378.600. Das ist eine Steigerungsrate von 59% bei einer fast konstanten Bevölkerungszahl von ca. 80 Millionen Menschen.

Ebenso kann man sich die Versicherungsbeiträge anschauen, die wir Bürger zahlen. 1985 lagen diese für eine Krankenversicherung in Westdeutschland im Schnitt bei 11,8% unseres Gehalts. Anfang 2018 lagen die Prämien nun bei 15,7%. Das ist eine Steigerung von 33%. Die neue Koalition zwischen CDU, CSU und SPD hat für die kommenden Jahre bereits weitere Steigerungen in Aussicht gestellt. Es stellt sich die Frage: Wer profitiert wirklich von diesen zusätzlichen Einnahmen?

Wie man Patienten das Geld aus der Tasche zieht

Im Prinzip haben wir es hier mit einem einfachen Umlagesystem zu tun. Und zwar nicht in dem Sinne, dass alle Mitglieder einer Krankenkasse für ihre kranken Menschen zahlen, die unverschuldet Hilfe brauchen. Nein, wir Bürger zahlen dafür, dass die Lebensmittelindustrie uns teure und ungesunde Lebensmittel aufschwatzt und dann anschließend die Pharmakonzerne, Krankenhausbetriebe und Ärzte mit diesen künstlich erzeugten Krankenständen viel Geld verdienen und ihren Lebensunterhalt bestreiten.

Hinzu kommt, dass seit dem 1. Januar 2009 alle deutschen Bürger verpflichtet sind, dieses kranke System zu finanzieren. Seit diesem Datum besteht gemäß § 193 III VVG die Allgemeine Krankenversicherungspflicht. Es müssen sich demnach alle Personen mit Wohnsitz in Deutschland bei einem in Deutschland zugelassenen Krankenversicherer gegen Krankheitskosten versichern.

Diese nun verpflichtenden Mehrausgaben für Bürger in Deutschland und gesteigerten Aktivitäten im Gesundheitssektor findet unsere Bundesregierung anscheinend sehr gut. Das Bundesministerium für Gesundheit (BMG) erklärt 2018 auf seinen Webseiten:

"Die deutsche Gesundheitswirtschaft hat eine erhebliche ökonomische Bedeutung für den Standort Deutschland. Die Gesundheitsausgaben beliefen sich im Jahr 2014 auf rund 344,2 Mrd. Euro – das entspricht 4.213 Euro je Einwohner und einem Anteil von 12 % am Bruttoinlandsprodukt.

Die Gesundheitswirtschaft ist eine Wachstumsbranche auf Expansionskurs. Ihre Bruttowertschöpfung ist in den letzten elf Jahren mit einem durchschnittlichen jährlichen Wachstum von 3,5 % deutlich schneller als die Gesamtwirtschaft gewachsen. Umsatz nach Branchen (Produktion):
- *Medizintechnik: über 28 Milliarden Euro (2016)*
- *Pharmazeutische Industrie: 48 Milliarden Euro (2016)*
- *Biotechnologie: 3,28 Milliarden Euro (2015)"*

Wer alleine über den Begriff "Gesundheitswirtschaft" nachdenkt, der merkt: Hier stimmt etwas nicht! Wirtschaftlichen Erfolg erzielt man ja nicht mit Gesunden. Bürger gehen schließlich nicht zum Arzt und lassen sich behandeln, wenn sie gar nicht krank sind. Es sollte also korrekterweise "Krankheitswirtschaft" heißen.

Wie absurd diese Entwicklung ist, stellt man spätestens dann fest, wenn man einfach einmal über die Zahlen nachdenkt: Im Schnitt muss jeder von uns Menschen in Deutschland mehr als 4.000 Euro pro Jahr zahlen, damit er angeblich gesund durchs Leben geht. Man mag sich fragen: Wie hat es die Menschheit überhaupt in den letzten 20.000 Jahren geschafft, zu überleben? Ohne diesen Gesundheitssektor, mit dem wir 12% unseres Bruttoinlandsproduktes erwirtschaften? Um diese Aussage noch einmal zu relativieren: Deutschland hat also 2016 mit der Behandlung von seinen kranken Bürgern pro Jahr so viel umgesetzt wie das ganze Land Ägypten mit knapp 100 Millionen Menschen im selben Jahr erwirtschaftet hat.

Es geht noch schlimmer
Im internationalen Vergleich liegt Deutschland auf Platz sechs der Pro-Kopfausgaben: hinter den USA (ca. 8.500 Euro) der Schweiz (7.000 Euro), Luxemburg (6.400 Euro) und Norwegen (5.700).

Die Pro-Kopf Ausgaben haben sich in Deutschland in den letzten zwanzig Jahren mehr als verdoppelt:
- 1995 = 2.280 USD
- 2014 = 5.182 USD

Hohe Ausgaben führen allerdings nicht automatisch zu besserer Gesundheit. Ein Vergleich von Zentralafrika, Deutschland und USA macht das deutlich (Daten von 2016):

	Jährliche Pro-Kopf Ausgaben in Euro	Prozent Fettleibigkeit in der Bevölkerung	Prozent an Diabetes-Erkrankungen in der Bevölkerung	Prozent aller Todesfälle verursacht durch Herz-Kreislauf-Erkrankungen	Prozent aller Todesfälle verursacht durch Krebs
Zentralafrika	21	6	5,7	11	4
Deutschland	4213	26	7,4	37	26
USA	8462	37	9,1	30	22

Quelle: Country Sheets WHO

Übrigens: Seit dem Jahr 2000 ist der Prozentsatz von Fettleibigkeit in Zentralafrika von 1% der Bevölkerung in den folgenden 16 Jahren um 600% gestiegen. Fettleibigkeit wiederum korreliert eindeutig mit Zivilisationskrankheiten wie Diabetes, Herz-Kreislauf-Erkrankungen, Krebs, Demenz, Osteoporose und psychosomatischen Störungen. Man mag sich fragen: Was ist passiert? Welcher "Wohlstand" hat Zentralafrika in diesen 16 Jahren ereilt?

Eine positive Entwicklung?

Der ehemalige Bundesgesundheitsminister Hermann Gröhe (CDU), von Haus aus Jurist, oder auch unser neuer Gesundheitsminister, Jens Spahn (CDU), von Haus aus Banker und Jurist, sollten aufschreien und verlangen, dass wir darüber aufklären, wie wir in eine solche Schieflage geraten sind. Das machen sie aber nicht. Im Gegenteil. Das Bundesministerium für Gesundheit (BMG) erklärt:

> *"Gesundheitswirtschaft als Jobmotor*
> *Die Gesundheitswirtschaft ist ein Beschäftigungsmotor. Im Gesundheitswesen arbeiten derzeit 5,5 Millionen Menschen. Damit ist heute etwa jeder achte Erwerbstätige in dieser Branche tätig. Die Dynamik dieses Jobmotors zeigt sich in bemerkenswerten Beschäftigungszuwächsen: Seit dem Jahr 2000 hat die Zahl der Beschäftigten im Gesundheitswesen um rund eine Million zugenommen.*
>
> *Bei einer weiter gefassten Definition (inkl. Wellness, Gesundheitstourismus etc.), die u. a. in der Gesundheitswirtschaftlichen Gesamtrechnung des BMWi verwendet wird, arbeiteten im Jahr 2016 erstmals 7 Millionen Menschen in der Gesundheitswirtschaft. Das entspricht einem Zuwachs von über 27 Prozent* (Anm. d. A.: gegenüber 2000). *Demzufolge wäre jeder sechste Erwerbstätige in dieser Branche tätig."*

Fazit: Wir sind also noch viel kränker als im Jahr 2000 und brauchen viel mehr Personal, welches sich um all die angeschlagenen Menschen kümmert. Unsere Kinder sind die lukrative Basis, damit dieser Jobmotor auch in Zukunft auf allen Zylindern fährt. Das flächendeckende Angebot von Convenience-Produkten stellt, dank der Deutschen Gesellschaft für Ernährung (DGE) und Ministerien, eine sichere Grundlage für diese Entwicklung dar. Der rasant wachsende Ausbau der Ganztagsbetreuung unserer Kleinsten sorgt für den Rest.

Auch hier lohnt sich ein Vergleich: In den 50er Jahren waren 20% der Erwerbstätigen in der Landwirtschaft, also mit der Produktion von damals noch gesunder Nahrung, beschäftigt. Heute sind es nur noch 1,8% der Erwerbstätigen, die sich um die

Grundlage unseres Lebens kümmern. Dafür ist jeder 6te Erwerbstätige damit beschäftigt, all die kranken Menschen in unserer Gesellschaft zu versorgen. Ich frage mich, was wohl besser ist?

Die Lebenserwartung steigt?

Man könnte nun zu argumentieren versuchen, dass wir ja alle viel länger leben und in den letzten Jahren unseres erfüllten Lebens etwas mehr ärztliche Versorgung brauchen. Auch diese Aussage hinkt.

Unser gesellschaftliches und wirtschaftliches Modell baut auf dem der USA auf. Dort gilt schon seit den 50er Jahren: Esst Fast-Food und Convenience-Produkte, arbeitet viel und verdient viel Geld – egal wie. Gebt eure Kinder früh in eine Fremdbetreuung, macht Karriere und konsumiert viel. Das persönliche Weiterkommen und die individuelle Verwirklichung sind euer gutes Recht, Verantwortung für andere oder eine intakte Umwelt muss keiner übernehmen. Wachstum ist der Grundpfeiler für eine moderne Gesellschaft und Stress gehört zum Erfolg einfach dazu. Was das mit den Amerikanern gemacht hat, ist anschaulich zu sehen. Diese gelebten "Werte" führen dazu, dass trotz gigantischer Ausgaben für eine medizinische Versorgung die Lebenserwartung und die Lebensqualität der Amerikaner seit einigen Jahren wieder sinken. In Großbritannien offenbart sich nun der gleiche Trend. Das Wirtschafts- und Wertesystem ist dort praktisch mit dem der USA identisch.

Seit den 80ern erleben wir in Deutschland ebenfalls eine zunehmende und flächendeckende Verschiebung hin zu diesem "Wertesystem" und sehen nun auch bei uns die Konsequenzen: Wir sind dicker, kränker und die Gesellschaft bricht zunehmend auseinander. Ebenfalls ist bekannt: Wenn Menschen mit 40 Jahren adipös sind, sinkt ihre Lebenserwartung um 6 bis 8 Jahre. Adipös sind in Deutschland mittlerweile über 26% der Bevölkerung. Tendenz stark steigend. So, wie wir uns jetzt verhalten, werden unsere Lebensqualität und Lebenserwartung als Gesellschaft nicht mehr steigen. Im Gegenteil.

Quellen und weitere Informationen zu "Unsere Beiträge und Lebenserwartung"
- **Wikipedia** "Krankenversicherung in Deutschland"
  https://de.wikipedia.org/wiki/Krankenversicherung_in_Deutschland
- **Statista** "Gesamtzahl der Ärzte in Deutschland im Zeitraum von 1990 bis 2017 (in 1.000)"
  https://de.statista.com/statistik/daten/studie/158869/umfrage/anzahl-der-aerzte-in-deutschland-seit-1990/
- **Sozialpolitik** "Entwicklung der Beitragssätze in den Zweigen der Sozialversicherung 1980 - 2017 in % des Bruttoarbeitsentgelts" http://www.sozialpolitik-aktuell.de
- **NRZ 7.2.2018** "GroKo-Pläne: Krankenkassenbeiträge könnten deutlich steigen"
  https://www.nrz.de/politik/kommission-soll-fuer-union-und-spd-arzthonorare-ueberpruefen-id213350527.html
- **Statista** "Jährliche Gesundheitsausgaben pro Kopf in ausgewählten OECD-Ländern im Jahr 2016 (in US-Dollar)"
  https://de.statista.com/statistik/daten/studie/37176/umfrage/gesundheitsausgaben-pro-kopf/
- **Wikipedia** "Liste der Länder nach Gesundheitsausgaben"
  https://de.wikipedia.org/wiki/Liste_der_L%C3%A4nder_nach_Gesundheitsausgaben
- **Weltgesundheitsorganisation (WHO)** "Noncommunicable diseases and mental health"
  Database Country Profiles https://www.who.int/nmh/countries/en/#C
- **Weser-Kurier 20.4.2018** "Eine unterschätzte Brache – in der Bremer Gesundheitswirtschaft arbeiten 61 000 Menschen – laut einer Studie hat sie noch viel Potential" https://www.weser-kurier.de/bremen/bremen-wirtschaft_artikel,-bremer-gesundheitswirtschaft-wird-unterschaetzt-_arid,1721789.html
- **Die deutschen Bauern** "Trends und Fakten kompakt" http://www.die-deutschen-bauern.de/wissen

- **Wikipedia** Weltweitervergleich Ausgaben für die medizinische Versorgung pro Land: https://en.wikipedia.org/wiki/List_of_countries_by_total_health_expenditure_per_capita
- **Washington Post online 8.12.2016** "U.S. life expectancy declines for the first time since 1993" https://www.washingtonpost.com/national/health-science/us-life-expectancy-declines-for-the-first-time-since-1993/2016/12/07/7dcdc7b4-bc93-11e6-91ee-1adddfe36cbe_story.html?utm_term=.7e2e798cc9e1
- **The Independent 1.4.2016** "UK life expectancy among pensioners drops for first time in decades" http://www.independent.co.uk/news/uk/home-news/pensioners-uk-life-expectancy-falling-institute-and-faculty-of-actuaries-a7661571.html
- **Süddeutsche Zeitung 14.1.2018** "Lebenserwartung in Industrienationen sinkt" https://www.sueddeutsche.de/wirtschaft/versicherungen-lebenserwartung-in-industrienationen-sinkt-1.3824752!amp
- **ZEIT ONLINE 2.8.2017** "Ein Drittel der Wirtschaftsleistung für Sozialtransfers" http://www.zeit.de/wirtschaft/2017-08/sozialbericht-sozialausgaben-andrea-nahles
- **Bundesministerium für Gesundheit online (BMG)** "Bedeutung der Gesundheitswirtschaft" https://www.bundesgesundheitsministerium.de/themen/gesundheitswesen/gesundheitswirtschaft/bedeutung-der-gesundheitswirtschaft.html
- **Wohlstand in Zahlen** http://www.insm.de/insm/Publikationen/Print/Themenuebergreifende-Publikationen/Wohlstand-in-Zahlen.html
- **Stern** "Warum die Lebenserwartung steigt und wir doch nicht älter werden. Die Lebenserwartung der Bevölkerung steigt und steigt, aber die Lebensspanne des Menschen nimmt kaum zu. Schon in Rom wurden Senioren fast so alt wie die Rentner heute. Dieses Paradox wird von zwei Faktoren verursacht." https://www.stern.de/gesundheit/die-lebenserwartung-steigt---und-doch-werden-wir-nicht-aelter-8487376.html
- **BBC 3.10.2018** "Do we really live longer than our ancestors? The wonders of modern medicine and nutrition make it easy to believe we enjoy longer lives than at any time in human history, but we may not be that special after all." http://www.bbc.com/future/story/20181002-how-long-did-ancient-people-live-life-span-versus-longevity?fbclid=IwAR1OniM9f-R7yrDjPdxmgbGovppJrwovZwFcDeNUHq5V9YFiLU6n48WXM1M

Das internationale Bild

In den USA sieht das Bild noch trüber aus als bei uns. Dort erhalten laut der Datenbank Pro Publica fast alle Ärzte und medizinischen Einrichtungen Zahlungen der Pharmaindustrie. Ebenso sind die Lebensmittel- und Pharmakonzerne in den USA noch mächtiger als bei uns: Gesundes Essen gibt es für die meisten Bürger dort schon lange nicht mehr.

Die Offenlegung der Zahlungsströme zwischen der Pharmaindustrie und dem medizinischen Sektor ist allerdings in den USA bereits seit 2013 gesetzlich vorgeschrieben. Zumindest in dem Punkt zeigen die USA eine Transparenz, die bei uns leider nicht zu finden ist. Wir Deutschen können nicht mit Sicherheit herausfinden, wer von unseren Ärzten einen Interessenkonflikt hat und wer nicht. Dass die USA hier das Gesetz geändert haben, liegt vielleicht daran, dass in den USA mittlerweile verschreibungspflichtige Medikamente die viert-größte Todesursache sind. Zu dieser Erkenntnis kam 2014 eine großangelegte Studie von der Harvard University. Weiterhin hat 2016 die medizinische Fakultät der John Hopkins University bestätigt, dass Behandlungsfehler von Ärzten – dazu gehören falsche und überdosierte Medikation und Fehler in der manuellen Behandlung – in den USA mittlerweile die drittgrößte Todesursache ist.

In Australien, der Schweiz und dem Vereinigten Königreich (GB) ist das Bild ähnlich wie in Deutschland. In all diesen Ländern können Bürger – zumindest zum Teil – einsehen, welche Ärzte und medizinischen Einrichtungen von der Pharmaindustrie finanzielle Zuwendungen erhalten. In anderen Ländern ist bekannt, dass große

Zahlungsströme fließen, aber nicht an wen. Zu diesen Ländern gehören zum Beispiel Kanada, Südafrika oder auch Neuseeland.

Details über die Zahlungsströme von Seiten der Pharmaindustrie und Einflussnahme auf EU-Politiker in Brüssel lassen sich in dem sehr gut recherchierten Buch *"Patient im Visier"* (2015) von Caroline Walter und Alexander Kobylinski ab Seite 125 nachlesen. Anschaulich und mit vielen Details beschreiben die Autoren, wie EU-Abgeordnete regelrecht von der Pharmalobby belagert werden und sichergestellt wird, dass auch dort die Interessen der Industrie berücksichtigt werden. Als Unterstützer der Pharmaindustrie wird hier zum Beispiel der EU-Abgeordnete und das CDU Mitglied Peter Liese genannt. Liese ist laut eigener Webseite ebenfalls Mitglied des Committee on the Environment, Public Health and Food Safety.

In demselben Buch wird ebenfalls erklärt, wie zum Beispiel die Patientenorganisation Donna – The European Breast Cancer Coalition fast ausschließlich von der Pharmaindustrie bezahlt wird. Diese Organisation betreibt Patientenforen in fast allen EU-Ländern und klärt dort auf, wie Frauen kostspielige Untersuchungen, wie zum Beispiel eine Mammographie, am besten ganz früh nutzen sollten. Unter den Ursachen für einen weltweit rasanten Anstieg für Brustkrebs finde ich auch hier keine Informationen über Vitamin D.

Es geht auch anders: Das Beispiel Indien
Aber es gibt auch Länder, die sich bemühen, der Pharmaindustrie einen Riegel vorzuschieben. Zum Beispiel Indien. In Indien ist bereits 2009 ein Gesetz verabschiedet worden, welches Ärzten die Annahme jeglicher Zuwendungen von Seiten der Pharmakonzerne verbietet. Darunter fallen Spesen für Reisen, Unterkunft und Verpflegung, Geschenke und finanzielle Anreize jeglicher Art. Die Annahme dieser Zuwendungen ist nun strafbar und bedeutet, dass Ärzte ihre Lizenz für die Ausübung ihres Berufes verlieren können. Die Regierung hatte zuvor festgestellt, dass diese Form der Korruption weit verbreitet war. Die Kosten für die Bestechung der Ärzteschaft wurden auf die Produktpreise addiert und somit von der Bevölkerung getragen.

Quellen und weitere Informationen zu "Das internationale Bild"
- **Center for Ethics Harvard University 27.6.2014** "New Prescription Drugs: A Major Health Risk With Few Offsetting Advantages" https://ethics.harvard.edu/blog/new-prescription-drugs-major-health-risk-few-offsetting-advantages
- **John Hopkins Medicine 3.5.2016** "Study Suggests Medical Errors Now Third Leading Cause of Death in the U.S. Physicians advocate for changes in how deaths are reported to better reflect reality" https://www.hopkinsmedicine.org/news/media/releases/study_suggests_medical_errors_now_third_leading_cause_of_death_in_the_us
- **Stern 29.11.2018** "Opioide auf Rezept – Amerikas Generation der Schmerztablettensüchtigen. Für viele Menschen liegt der Ursprung der Sucht in einem Medikament – verschrieben ganz legal von ihrem Arzt." https://www.stern.de/panorama/stern-crime/opioide-auf-rezept--die-drogen--die-amerika-vergiften-8436334.html
- **ZEIT ONLINE 17.1.2018** "Opioide: Betäubte Bürger. Amerikas weiße Mittelschicht ist süchtig nach Schmerztabletten. US-Präsident Trump beschuldigt mexikanische Dealer. Doch wer genauer hinschaut, begreift: Die eigene Pharmaindustrie hat die Menschen abhängig gemacht." *Zitat* "Sie macht weder vor Wohlstand noch vor Bildung halt und hat längst ganz Amerika befallen. 64.000 Tote zählten Ermittler wie Kim Fallon 2016 in den USA, zwischen 2000 und 2015 ist eine halbe Million Amerikaner an einer Überdosis von Opioiden gestorben."

- https://www.zeit.de/2018/04/opioide-usa-drogen-tote-schmerztabletten-mittelschicht#comments
- **USA Pro Publica** "Dollars for Docs" https://projects.propublica.org/docdollars/
- **Schweiz:** CORRECTIV 18.8.2016 "Franken für Ärzte. Die Zahlungen der Pharma-Industrie: für alle Patienten zum Nachschlagen." https://correctiv.org/recherchen/euros-fuer-aerzte/artikel/2016/08/18/franken-fuer-aerzte/
- **Australien:** The Age 1.9.2016 "Drug companies paying doctors millions, Medicines Australia report reveals. Drug companies have paid Australian doctors and nurses more than $64 million since April 2015 to attend educational events and advisory group meetings and to act as consultants to the industry." http://www.theage.com.au/victoria/drug-firms-paying-doctors-millions-medicines-australia-report-reveals-20160901-gr6n2w.html
- **United Kingdom (UK):** Financial Times 30.6.2016 "Database shines light on pharma payments to UK doctors Industry's response to criticism shows drugs companies paid out £340m in 2015" https://www.ft.com/content/b3e42806-3ec7-11e6-8716-a4a71e8140b0
- **Kanada:** CBC News 20.6.2017 "Canada's pharma companies disclose payments to doctors for 1st time. Critics say voluntary move falls short of any real transparency" http://www.cbc.ca/news/health/pharmaceutical-drug-company-doctor-physician-payment-disclosure-transparency-1.4169888
- **Südafrika:** Business Day 13.12.2016 "SA's closet deals between doctors and drug makers - The pharmaceutical industry pays millions to healthcare professionals every year — without having to disclose details" https://www.businesslive.co.za/bd/national/health/2016-12-13-sas-closet-deals-between-doctors-and-drug-makers/
- **Neuseeland:** Stuff national 30.10.2015 "New Zealand health workers accept hundreds of thousands of dollars worth of drug company gifts" http://www.stuff.co.nz/national/71926518/new-zealand-health-workers-accept-hundreds-of-thousands-of-dollars-worth-of-drug-company-gifts
- **Donna – The European Breast Cancer Coalition** http://www.europadonna.org/breast-cancer-facs/
- **Indien:** The Indian Express 6.2.2016 "Doctors who take gifts from pharma firms to be punished: MCI guidelines" http://indianexpress.com/article/india/india-news-india/doctors-who-take-gifts-from-pharma-firms-to-be-punished-mci-guidelines/
- **Buch:** "Patient im Visier" 2015, by Caroline Walter und Alexander Kobylinski

Die Rechtslage: Das Antikorruptionsgesetz im Gesundheitswesen

Die Verstrickungen zwischen der Pharmaindustrie, Ärzten und Politik scheinen flächendeckend durch alle Bereiche zu gehen. Das bedeutet viel Geld für die einen, und eine gesundheitsgefährdende Informationspolitik für die anderen. Ist das rechtens?

Schauen wir uns doch einmal das Antikorruptionsgesetz im Gesundheitswesen vom 30.5.2016 an. Welche Regeln sollten in der Praxis eingehalten werden?

> *"§ 299a Bestechlichkeit im Gesundheitswesen*
> *Wer als Angehöriger eines Heilberufs, der für die Berufsausübung oder die Führung der Berufsbezeichnung eine staatlich geregelte Ausbildung erfordert, im Zusammenhang mit der Ausübung seines Berufs einen Vorteil für sich oder einen Dritten als Gegenleistung dafür fordert, sich versprechen lässt oder annimmt, dass er*
> - *bei der Verordnung von Arznei-, Heil- oder Hilfsmitteln oder von Medizinprodukten,*
> - *bei dem Bezug von Arznei- oder Hilfsmitteln oder von Medizinprodukten, die jeweils zur unmittelbaren Anwendung durch den Heilberufsangehörigen oder einen seiner Berufshelfer bestimmt sind, oder*
> - *bei der Zuführung von Patienten oder Untersuchungsmaterial einen anderen im inländischen oder ausländischen Wettbewerb in unlauterer Weise*

bevorzuge, wird mit Freiheitsstrafe bis zu drei Jahren oder mit Geldstrafe bestraft.

§ 299b Bestechung im Gesundheitswesen
Wer einem Angehörigen eines Heilberufs im Sinne des § 299a im Zusammenhang mit dessen Berufsausübung einen Vorteil für diesen oder einen Dritten als Gegenleistung dafür anbietet, verspricht oder gewährt, dass er
- *bei der Verordnung von Arznei-, Heil- oder Hilfsmitteln oder von Medizinprodukten,*
- *bei dem Bezug von Arznei- oder Hilfsmitteln oder von Medizinprodukten, die jeweils zur unmittelbaren Anwendung durch den Heilberufsangehörigen oder einen seiner Berufshelfer bestimmt sind, oder*
- *bei der Zuführung von Patienten oder Untersuchungsmaterial*
- *ihn oder einen anderen im inländischen oder ausländischen Wettbewerb in unlauterer Weise bevorzuge, wird mit Freiheitsstrafe bis zu drei Jahren oder mit Geldstrafe bestraft.*

§ 300 Besonders schwere Fälle der Bestechlichkeit und Bestechung im geschäftlichen Verkehr und im Gesundheitswesen
- *In besonders schweren Fällen wird eine Tat nach den §§ 299, 299a und 299b mit Freiheitsstrafe von drei Monaten bis zu fünf Jahren bestraft. Ein besonders schwerer Fall liegt in der Regel vor, wenn*
- *die Tat sich auf einen Vorteil großen Ausmaßes bezieht oder*
- *der Täter gewerbsmäßig handelt oder als Mitglied einer Bande, die sich zur fortgesetzten Begehung solcher Taten verbunden hat."*

Stellt unsere Bundesregierung in ausreichender Weise sicher, dass Verstöße gegen dieses Gesetz verhindert werden? Wieso beendet dieses neue Gesetz nicht die Geldströme zwischen der Pharmaindustrie und dem Gesundheitswesen?

Quellen und weitere Informationen zu "Das Antikorruptionsgesetz im Gesundheitswesen"
- **Haufe 12.1.2018** "Antikorruptionsgesetz im Gesundheitswesen" https://www.haufe.de/compliance/recht-politik/antikorruptionsgesetz-fuer-das-gesundheitswesen-ist-in-kraft_230132_360814.html
- **Bundesamt für Justiz und Verbraucherschutz** "Artikel 2 Grundgesetz (1) Jeder hat das Recht auf die freie Entfaltung seiner Persönlichkeit, soweit er nicht die Rechte anderer verletzt und nicht gegen die verfassungsmäßige Ordnung oder das Sittengesetz verstößt. (2) Jeder hat das Recht auf Leben und körperliche Unversehrtheit. Die Freiheit der Person ist unverletzlich. In diese Rechte darf nur auf Grund eines Gesetzes eingegriffen werden. https://www.gesetze-im-internet.de/gg/BJNR000010949.html
- **Der Tagesspiegel 22.11.2016** "Wenige Strafverfahren, viel Unsicherheit" https://www.tagesspiegel.de/politik/anti-korruptionsgesetz-fuers-gesundheitswesen-wenige-strafverfahren-viel-unsicherheit/14876898.html
- **Medical Tribute 9.9.2017** "Ärzte unter Generalverdacht bei gesponserten Fortbildungen – Das raten die Anwälte" https://www.medical-tribune.de/meinung-und-dialog/artikel/aerzte-unter-generalverdacht-bei-gesponserten-fortbildungen-das-raten-die-anwaelte/

Fazit: Manipulation auf allen Ebenen. Weltweit.

Wer sich die beschriebenen Zahlungsströme anschaut, erkennt ein Muster. Besonders reichlich bedacht werden weltweit folgende Bereiche:

- **Onkologie** (Krebsforschung): Brustkrebs, Dickdarm- und Gebärmutterkrebs, Leukämie, Lungenkrebs etc. — Krebs entsteht bei einer gestörten Immunabwehr.

- **Endokrinologie:** Diabetes Typ 1 & 2 und Schilddrüsenfehlfunktionen — hier handelt es sich um eine Störung im Hormonhaushalt.

- **Neurologie:** Schlaganfälle, Parkinson, Alzheimer, Multiple Sklerose, Kopfschmerzen und Migräne — all diese Symptombilder beschreiben Störungen der Nervenbahnen.

- **Innere Medizin:** Bluthochdruck, Herzrhythmusstörungen, Lungenentzündungen, Erkrankungen der Nieren und Leber etc. — hier handelt es sich um Erkrankungen einzelner Organe.

- **Dermatologie:** Dermatitis und andere Ekzeme, Herpes und sichtbare allergische Reaktionen auf der Haut – hier handelt es sich um Schädigungen der äußeren Hülle des Menschen.

- **Gynäkologie/Urologie:** Erkrankungen der Geschlechtsorgane und Störungen in der Fruchtbarkeit von Menschen (Reproduktionsmedizin) – hier handelt es sich meist um lokale Anomalien und Infektionsherde sowie Störungen in der hormonellen Systemsteuerung.

- **Zahnheilkunde:** Implantate, Schmerztherapie, Zahnreinigung — diese Behandlungen sind nötig, wenn Stoffwechselprozesse im Darm, den Nieren und der Leber nicht reibungslos ablaufen und den Speichelfluss stören.

- **Impfwirkstoffe:** Hepatitis A und C, HPV, Masern, Mumps, Röteln, Windpocken, Pneumokokken, Meningokokken B und C, FSME, Influenza und mehr — all diese Impfungen sollen uns angeblich schützen, wenn unserer eigene Immunabwehr versagt.

In all diesen Bereichen lässt sich in unserem medizinischen Abrechnungssystem besonders viel Geld verdienen: Mit der Verabreichung von Medikamenten und der Behandlung von kranken Patienten.

Um diese "modernen Behandlungsmethoden" der Bevölkerung flächendeckend aufzuschwatzen, wurde über Jahrzehnte ein ausgeklügeltes System aufgebaut. Etliche Menschen und Berufsgruppen wurden eingespannt, um bewusst oder unbewusst die für Bürger wirklich relevanten Informationen zu unterdrücken und als Vertriebsnetz der globalen Pharmakonzerne, ebenso wie als Handlanger der Hersteller von medizinischen Geräten, zu agieren.

Wie immer gilt: Nicht alle machen mit, aber genügend, um den Konzernen satte Gewinne und viel Macht zu bescheren. Dabei werden die meisten Patienten in Unwissenheit gelassen und oft gesundheitlich und finanziell geschädigt. Die Pharmaindustrie kauft, instrumentalisiert oder beeinflusst die folgenden Bereiche mit gravierenden Konsequenzen für die Bevölkerung:

- **Ärzteverbände und Gesellschaften:** Diese erstellen Behandlungsstandards sowie Aus- und Fortbildungspläne. Der Fokus wird auf Pharmakologie und "moderne" Behandlungsmethoden gelegt, nicht auf Präventiv- und orthomolekulare Medizin. Diese Verbände und Gesellschaften unterdrücken wichtige Informationen wie z.B. die Wirkung von Vitamin D und Informationen rund um Mangelerscheinungen. So lernen junge Ärzte in der Schulmedizin heute praktisch nichts mehr über den Einfluss und die Wirkung von Sonne und die Bedeutung der einzelnen Lebensmittel auf unseren Körper.
- **Universitäten:** Dort werden gezielt Studien angefertigt oder als Lehrmaterial angeboten, die der Pharma- oder auch Lebensmittelindustrie nutzen, nicht aber die Gesundheit von Menschen unterstützen.
- **Fortbildungszentren:** Ärzte werden dort nach Abschluss des Studiums gezielt "geschult", die Produktwelt der Pharmaindustrie zu verschreiben oder zu nutzen.
- **Das Management von Krankenhäusern:** Die halten das Personal an kosteneffizient und wirtschaftlich zu arbeiten. In unserem jetzigen System bedeutet das möglichst viele und lukrative Behandlungen, Maßnahmen und Medikamente zu verordnen.
- **Chefärzte:** Diese diktieren ihren Assistenzärzten, wie sie agieren sollen – im Interesse der Pharma- und Krankenhausbilanz – nicht im Interesse des Patienten.
- **Niedergelassene Ärzten:** Diese verschreiben oft unnötige bis schädliche Medikamente.
- **Apotheken:** Sie empfehlen oft bedenkliche Pharmaprodukte, auch wenn eine differenzierte Beratung über Ernährung deutlich sinnvoller wäre.
- **Die Presse und Fachpublikationen:** Dort werden fragwürdige Berichte über angeblich wirksame Medikamente veröffentlicht, die Wirkung von z.B. Vitamin D heruntergespielt und teilweise gefährliche Medikamente angepriesen. Journalisten werden zu großzügigen Fortbildungsveranstaltungen in kostspielige Hotels gelockt, wo sie dann schon fertige Pressemitteilungen bekommen, die sie nur abzuschreiben brauchen.
- **Patientenvereinigungen:** Die werden von der Pharmaindustrie gezielt finanziert und angeleitet, wie sie ihre angeblichen Interessen in der Politik einfordern. Einfordern heißt hier: Kostenübernahme von neuen und teuren Behandlungsmethoden.
- **Ministerien, Behörden und einzelne Politiker:** Zu diesen Gruppen komme ich gleich.

Extensive Recherchen, Dokumentationen, Zeugenaussagen und Originaldokumente machen die Verflechtungen von "unabhängigen" Vereinen und Instituten, der führenden Ärzteschaft mit der Pharmaindustrie und Politik für jedermann einsehbar. All diese öffentlich beklagten Missstände haben aber nicht dazu geführt, dass unsere amtierenden Politiker entschlossen eingreifen und eine Korrektur dieses desolaten Systems einfordern.

Im Gegenteil. Es hat sich anscheinend auf der gesamten globalen Führungsebene von Ärzteschaft, Regierung und Industrie die grundsätzliche Einstellung etabliert, dass eine enge Zusammenarbeit rechtlich und moralisch völlig akzeptabel ist.

Bei dieser Zusammenarbeit geht es primär um Rendite, also Geld. Wir Patienten sind zu Kenn- und Planzahlen verkommen, mit denen die Pharmaindustrie und die Medizinbranche gute Absätze generieren. Und gute Absätze lassen sich nur generieren, wenn Menschen häufig oder chronisch krank sind. Entsprechend hat sich ein System aufgebaut, das die Gesundheit der Bevölkerung gar nicht mehr zum Ziel hat, sondern nur noch den systemischen Selbsterhalt. Was dieses System mit unseren Kindern oder uns als Gesellschaft macht, wird nicht hinterfragt, in Kauf genommen oder es ist womöglich sogar erwünscht?

Genau dieses System von Missständen und gegenseitigen Abhängigkeiten der Führungseliten und deren Mitarbeiter wird immer schlimmer und es umfasst mittlerweile praktisch alle Bereiche unserer medizinischen Versorgung. Auch für diejenigen, die sehen, dass falsch gehandelt wird, gibt es fast keine Anlaufstellen mehr. An wen auch sollen sie sich wenden? Die mehr oder weniger korrupten Vernetzungen sind global und allgegenwärtig. Und je mehr Geld im System ist – und viel kommt jedes Jahr dazu – desto mehr werden Hebel und Angel von ganz oben genutzt, um das geschaffene System weiter nach den Interessen der führenden Personen zu formen.

Und so erklärt sich, warum unsere Kinder – trotz eines sehr hohen medizinischen Wissensstandes – so krank sind.

Quellen und sehenswerte Dokumentationen zu "Fazit: Manipulationen auf allen Ebenen. Weltweit"

- **Ärzteblatt 2017** "Ökonomisierung patientenbezogener Entscheidungen im Krankenhaus. Eine qualitative Studie zu den Wahrnehmungen von Ärzten und Geschäftsführern" by Wehkamp, Karl-Heinz; Naegler, Heinz https://www.aerzteblatt.de/archiv/194752/Oekonomisierung-patientenbezogener-Entscheidungen-im-Krankenhaus
- **ZEIT ONLINE 23.5.2018** "Die Widerspenstigen. Es sind fast immer Whistleblower, die große Wirtschaftsskandale aufdecken. Oft verlieren sie ihren Job, werden gemobbt und verarmen. Die Bundesregierung hat das lange nicht gekümmert. Nun macht die EU Druck." https://www.zeit.de/2018/22/whistleblower-wirtschaftsskandale-schutz-eu-richtlinien
- **Evidence-Based Medicine (BMJ) 16.9.2018** "Cochrane – A sinking ship?" *Zitat:* "A scandal has erupted within the Cochrane Collaboration, the world's most prestigious scientific organisation devoted to independent reviews of health care interventions. One of its highest profile board members has been sacked, resulting in four other board members staging a mass exodus. They are protesting, what they describe as, the organisation's shift towards a commercial business model approach, away from its true roots of independent, scientific analysis and open public debate." https://blogs.bmj.com/bmjebmspotlight/2018/09/16/cochrane-a-sinking-ship/
- **"Whistleblower – Die Einsamkeit der Mutigen"**, ARD 14.2.2017 https://programm.ard.de/TV/phoenix/whistleblower---die-einsamkeit-der-mutigen/eid_2872576468960
- **Deutsches Ärzteblatt 2014** "Krankenhäuser zwischen Medizin und Ökonomie: Die Suche nach dem richtigen Maß" *Zitat*: "39 Prozent der an der Untersuchung teilnehmenden 1.432 Chefärzte gaben an, dass die wirtschaftlichen Rahmenbedingungen in ihrem Fachgebiet zu überhöhten Eingriffszahlen führten. In der Kardiologie waren es sogar 61 Prozent, bei den Orthopäden und Unfallchirurgen knapp 50 Prozent."

https://www.aerzteblatt.de/archiv/163452/Krankenhaeuser-zwischen-Medizin-und-Oekonomie-Die-Suche-nach-dem-richtigen-Mass

- **Video-Dokumentation:** "Mediziner packt aus: Korrupte Ärzte & die geheimen Tricks der Pharmaindustrie" *Beschreibung Video*: "Die Götter in Weiß – wer würde es wagen, sie in Frage zu stellen? Der gemeinnützige Verein „MEZIS e.V." hat sich zur Aufgabe gemacht, Ärzte und Patienten auf die Beeinflussungen von Pharmaherstellern aufmerksam zu machen. Im Studio begrüßen wir dazu ein Vorstandsmitglied von MEZIS, Dr. med. Thomas Mayer. Im Gespräch mit Robert Fleischer erläutert er, wie die Beeinflussung der Pharmaindustrie in der Praxis läuft und welche Folgen dies für den Patienten hat." Interview – Welt im Wandel TV 27.10.2017 https://www.youtube.com/watch?v=kRbtb-2SERg
- **Video-Dokumentation:** "Der betrogene Patient: Das Geschäft mit den Kranken – Arzt packt aus!" *Beschreibung Video*: "Jährlich sterben in deutschen Kliniken rund 18.800 Menschen durch Behandlungsfehler. Das sind etwa fünfmal so viele Todesfälle wie im Straßenverkehr, hat eine Studie der AOK ergeben, die von Ärzten dafür heftig kritisiert wurde. Doch unser Gast, der Radiologe Dr. med. Gerd Reuther, geht noch weiter: Die Dunkelziffer der Todesopfer von Ärzten dürfte sogar noch deutlich höher liegen." Interview in Welt im Wandel TV 24.11.2017 https://www.youtube.com/watch?v=x5OZVuOLJkI&t=4s
- **Video-Dokumentation:** "Der marktgerechte Patient" *Zitat Filmbeschreibung*: "In den deutschen Krankenhäusern stehe nicht mehr der Patient sondern das Geld im Mittelpunkt aller Gedanken, sagt der Oberarzt für Anästhesie Peter Hoffmann im Film. 'Das Geld ist immer im Hintergrund aller Entscheidungen. Man tut etwas, um die Kosten zu reduzieren oder man tut etwas, um mehr Erlöse, mehr Einnahmen für das Krankenhaus zu generieren. Das Krankenhaus wird geführt wie eine Fabrik. Maximaler Output, minimaler Aufwand, schneller, und der Patient wird zum Werkstück, die Abläufe werden industriell strukturiert, der Patient wird vorne eingefüllt und kommt hinten raus, und zwar bitte ein bisschen schneller. Geht das nicht einen Tag schneller?' by Leslie Franke und Herdolor Lorenz, November 2018 http://der-marktgerechte-patient.org/index.php/de/
- **Video-Dokumentation:** "Außer Kontrolle – das gefährliche Geschäft mit der Gesundheit" *Beschreibung Video:* Wegen defekter Herzschrittmacher, Hüftprothesen oder Brustimplantaten leiden oder sterben Menschen weltweit. Die Probleme werden verheimlicht, Behörden überwachen den Markt nicht systematisch, Patienten werden zu Versuchskaninchen." ARD 26.11.18 Dokumentation (auf Videothek oder unter YouTube zu sehen)
- **SWR1 Baden-Württemberg 9 Apr 2019** "Rechnet nach 30 Jahren als Arzt mit seinem Berufsstand ab | Gerd Reuther | Radiologe |" *Beschreibung Dokumentation:* "Ein langes und glückliches Leben in Gesundheit steht auf der Wunschliste der meisten Menschen ganz oben. Doch wer den Therapieempfehlungen der Mediziner rückhaltlos vertraut, schadet sich häufiger, als er sich nützt. Das sagt Dr. med. Gerd Reuther, Facharzt mit Lehrbefugnis für Radiologie, der nach 30 Jahren als Arzt seinen Berufsstand schonungslos seziert. Er deckt auf, dass die Medizin häufig nicht auf das langfristige Wohlergehen der Kranken abzielt, sondern in erster Linie die Kasse der Kliniken und Praxen füllen soll. Eine bessere Medizin müsste mit einer anderen Vergütung medizinischer Dienstleistung beginnen und Geld dürfte nicht mehr über Leben und Tod bestimmen - so seine Forderung. Moderation: Nicole Köster" https://www.youtube.com/watch?v=jyemPnEstEw&feature=youtu.be

Die Investoren und Finanzindustrie

Ohne genügend Geld und Unterstützung von Investoren und der Finanzindustrie gäbe es weder unsere heutigen Agrarmulties, Chemiegiganten, Lebensmittelriesen noch Pharmakonzerne. Und wenn wir als Gesellschaft wieder gesundheitsfördernde Rahmenbedingungen für unsere Kinder gestalten wollen, müssen wir auch die Mechanismen und Strukturen der Strippenzieher von großen Kapitalströmen verstehen.

Im folgenden Kapitel biete ich ein paar wenige Einblicke in die "globale Macht des Geldes". Anhand von einzelnen Beispielen benenne ich Personen und Konzerne, die im Hintergrund grundlegende Strukturen für unser gesellschaftliches Zusammenspiel maßgeblich mitbestimmen. Der Einflussbereich der Finanzindustrie und einzelner Investoren hat ein fast unvorstellbares Ausmaß angenommen.

Gesellschaftliche Dynamiken der letzten Jahrzehnte

Um zu verstehen, wie es soweit kommen konnte, dass weltweit Menschen minderwertige Nahrungsmittel essen und sich mit oft schädlichen Medikamenten behandeln lassen, lohnt sich ein Blick in die Vergangenheit. Welche Entwicklungen der letzten Jahrzehnte haben zu der momentanen Situation geführt? Sehr vereinfacht lassen sich folgende Trends beschreiben:

1. **Neue Abhängigkeiten für Bürger:** Bis vor wenigen Jahrzehnten haben Bürger weltweit die Sachen, die sie zum Leben brauchten, überwiegend selbst hergestellt oder erledigt: Dazu gehörten Nahrung, Kleidung, eine Behausung, Versorgung von Kindern und Alten sowie Energie. Durch gesellschaftlichen Wandel haben Bürger diese Form der Selbstständigkeit aufgegeben oder sie wurde ihnen weggenommen. Zum Leben notwendige Produkte und Dienstleistungen müssen nun käuflich erworben werden.

2. **Zunahme von Geldvolumen:** Um den Austausch von Waren mit Geld zu ermöglichen, haben Zentralbanken weltweit das Volumen der umlaufende Geldmenge dramatisch erhöht: von wenigen Milliarden in den 1970er Jahren auf heute ca. 150.000 Milliarden Euro.

3. **Zunahme von Schulden:** Seit den 1960ern haben sich Staaten, Konzerne und Einzelpersonen rasant verschuldet. Sie haben Geld von Investoren angenommen, um materielle oder strukturelle Wünsche zu befriedigen – Wünsche, die sie aus eigener Kraft nicht leisten konnten oder wollten. Anfang 2019 betrug die weltweite Verschuldung knapp 220.000 Milliarden Euro. Für alle Schuldner gilt der Grundsatz: Schulden müssen bedient werden. Somit müssen Schuldner finanzielle Überschüsse erwirtschaften – sie brauchen Wachstum.

4. **Kommerzielle Profiteure von Abhängigkeiten:** Für jedes verkaufte Produkt oder jede verkaufte Dienstleistung erwirtschaftet der Produzent oder Anbieter eine Marge bzw. einen Gewinn. Besonders hoch wird diese Marge, wenn Kunden die Produktqualität nicht beurteilen können und bereitwillig, oder aufgrund von einem Mangel an Alternativen, minderwertige Produkte und Dienstleistungen kaufen. Dieses Ungleichgewicht von Wissen und Macht haben ein paar wenige Produzenten und Investoren ausgenutzt: Sie haben viele Produkte und Dienstleistungen verkauft und sind mit den Gewinnen reich geworden. Als

Resultat besitzen heute 26 Personen genauso viel wie die ärmsten 50% der Weltbevölkerung, bzw. ca. 1% der Weltbevölkerung besitzt 86% des globalen Reichtums: Geld, Bodenschätze, Ländereien, Unternehmen.

5. **Staatliche Profiteure von Abhängigkeiten:** Bei dem Austausch von Produkten und Waren fallen in der Regel Steuern an – z.B. die Mehrwertsteuer. Der Staat verdient also besonders viel, wenn möglichst viele Bürger in bezahlten Arbeitsverhältnissen Geld verdienen und dieses Geld einsetzen, um Dienstleistungen und Produkte käuflich zu erwerben. Hohe staatliche Einnahmen sichern den eigenen Machterhalt. Der Staat hat somit ein wirtschaftliches Interesse, mit kommerziellen Unternehmen zusammenzuarbeiten und materielle Abhängigkeiten der Bürger zu fördern. Das gilt besonders, wenn der Staat eigene Schulden bedienen muss. Zahlenbeispiele: 1950 lagen die Steuereinnahmen der BRD bei 10,5 Mrd. Euro und 2018 bei 768.7 Mrd. Euro. Die inflationsbereinigten Steuern pro Kopf betrugen 1950 1.037 Euro und 2018 9.235 Euro.

6. **Vermittler von Geldgeschäften:** Zwischen den Investoren und Kapitalnehmern – Staaten, Konzernen, Einzelpersonen – befindet sich die Finanzindustrie. Sie offeriert Beratung und die Bereitstellung und Verwahrung von Geldern. Immer, wenn es einen Geldfluss gibt, verdient diese Industrie. Das hat dazu geführt, dass besonders die Finanzindustrie stark von dem wachsenden Geldvolumen und den wirtschaftlichen Tätigkeiten der letzten Jahrzehnte profitiert hat. Die Finanzindustrie hat überproportional Gelder aus wirtschaftlichen Aktivitäten abgeschöpft und mit dem wachsenden Reichtum ihre eigene Machtposition ausgebaut.

Goldgräberstimmung am Finanzmarkt

Da sich mit der Finanzierung und Beratung von Konzernen und Regierungen sowie dem Handel an Kapitalmärkten immer mehr Geld verdienen ließ, strömten viele Menschen in diesen Arbeitsmarkt. Neue Geschäftsmodelle entstanden, die Macht der Finanzdienstleister wurde größer. Der Markt fächert sich inzwischen grob in folgende Marktteilnehmer auf:

1. **Privatbanken:** Sie bieten Geld und Beratung für einzelne Bürger.
2. **Mittelstandsbanken:** Sie bieten Geld und Finanzierungsstrategien für kleine und mittelgroße Unternehmen.
3. **Finanzberater:** Sie bieten, meist für Kleinanleger, Beratung für sowohl Anlage- als auch Versicherungsprodukte.
4. **Wirtschaftsprüfer:** Sie beraten Privatpersonen, Staaten und Konzerne, wie sie Steuern optimieren und vermeiden können.
5. **Investment Banken:** Hier werden Geld und Finanzierungsstrategien für Konzerne und ganze Staaten angeboten. Investment Banken beraten ebenfalls, wie Unternehmen am besten die Konkurrenz aufkaufen oder eigene Unternehmensbereiche ins Ausland verlagern.
6. **Entwicklungsbanken:** Das sind Banken, die durch Beratung, finanzielle oder technische Hilfe die soziale und wirtschaftliche Infrastruktur von Entwicklungsländern oder deren Regionen fördern sollen.

7. **Nationale Förderbanken:** Darunter fällt z.B. die Kreditanstalt für Wiederaufbau (KfW). Sie fördern Existenzgründer, Bau-, Wohn- und Infrastrukturprojekte.
8. **Multinationale Aufbau- und Entwicklungsbanken:** Deren Aufgabe ist die Vergabe von Krediten an Länder ohne ausreichende Währungsreserven, sowie die Stabilisierung von Ländern, die in Zahlungsschwierigkeiten geraten sind. Dazu gehören die Weltbank und der Internationale Währungsfond (IWF).
9. **Pensionskassen:** Dort wird privat angespartes Geld für den Ruhestand angelegt.
10. **Asset Managers:** Sie verwalten und investieren Geld und Finanzinstrumente von Einzelpersonen, Firmen oder Kommunen.
11. **Hedge Funds:** Das sind meistens größere Töpfe mit Geld für Anlageprodukte, in die nur ein geschlossener Kreis von reichen Menschen ihr Geld einzahlen darf. Von den Renditen profitiert wiederum genau dieser Personenkreis. Die entsprechenden Anlagemodelle basieren auf ganz unterschiedlichen Strategien.
12. **Fintech-Firmen:** Das sind Unternehmen, die digitale bzw. technologische Finanzinnovationen für Marktteilnehmer anbieten.
13. **Private Equity:** Diese sind ähnlich wie Hedge Funds; sie mischen sich allerdings gern etwas mehr in die Strategien jener Unternehmen ein, in die sie investieren.
14. **Versicherer:** Sie generieren eine Menge Geld von all den Leuten, die gegen irgendetwas versichert werden wollen. Das Geld muss dann aber wieder investiert werden. Es soll "arbeiten" und zusätzlich zu den Prämien, die die Versicherten zahlen, Geld einbringen.
15. **Private Investoren:** Dazu gehören zum Beispiel Einzelpersonen wie Bill Gates, Mark Zuckerberg, Warren Buffet, George Soros oder Familien wie Albrecht, Mars, Cargill, Quandt, Dumas Walton und etliche mehr. Über Stiftungen und Vermögensverwaltungen pumpen sie ihr Geld in den globalen Markt.

Abgesehen von ein paar Versicherungen und wenigen Privatbanken, die die Finanzierung von kleineren Investitionen des Mittelstandes übernehmen, sind alle anderen Bereiche in den letzten Jahrzehnten mehr oder weniger neu dazugekommen. Warum ist diese Dynamik relevant?

Die Finanzindustrie produziert keine Güter und offeriert auch keine Dienstleistungen, welche einen direkten Nutzen für die Bevölkerung haben. Ihr Angebot ist es, sich bei ihr das oft von Investoren bereitgestellte Geld zu leihen, sich in Finanzierungsfragen beraten zu lassen, oder im Schadensfall eine Entschädigung zu bekommen.

Geld – in Form von Kredit oder Absicherung – ist also das primäre Produkt, das die Finanzindustrie verkauft und das Unternehmensziel der einzelnen Akteure ist es, möglichst viele Überschüsse zu erwirtschaften. Nur dann kann die Industrie wachsen und neue Investitionen tätigen. In dem Punkt unterscheidet sich die Finanzindustrie nicht wesentlich von anderen Industrien unserer heutigen Marktwirtschaft: Sie verkauft ein Produkt, um Geld zu verdienen.

Und um Geld zu verdienen, ist die Finanzindustrie darauf angewiesen, dass Konzerne, Länder oder Einzelpersonen, sich Geld leihen oder Beratungs- und Versicherungsangebote nutzen und so immer wieder neues Geld in ihre eigenen Kassen spülen. Wo genau das Geld herkommt, und wie genau die notwendigen Überschüsse, aus denen die Finanzindustrie bezahlt wird, erwirtschaftet werden, ist meist nicht so wichtig. Hauptsache, die Rendite stimmt.

Genau dieses Ziel hat die Finanzindustrie erreicht: Große Teile der globalen Bevölkerung haben sich Geld geliehen, verschuldet und sind abhängig geworden. Die Bevölkerung in nahezu allen Ländern der Welt muss nun Arbeitsverhältnisse eingehen, für die sie bezahlt wird. Nur dann können diese verschuldeten Staaten, Konzerne und einzelnen Bürger genug Geld verdienen, um auch ihre Schulden zu begleichen. Und Schulden muss man begleichen. Denn in unserem globalen Rechtssystem gilt: Wer geliehenes Geld nicht zurückzahlt, der wird enteignet und verliert seine Lebensgrundlage.

Damit dieses System auch zukünftig bestehen bleibt, nutzt die Finanzindustrie weltweit einen bunten Strauß von Maßnahmen: Beeinflussung von Politikern, Druck auf Konzerne, Finanzierung der Wissenschaft, bis hin zu Betrug und Korruption. Sie verhindert, dass Menschen sich aus der von der Finanzindustrie geschaffenen Abhängigkeit befreien können und der gewünschte Geldregen nicht verebben kann.

Globalisierung der Nahrungsmittel – Entwicklung im Handel

Zusätzlich zu immer größeren Geldbergen im Kapitalmarkt veränderten sich die Mechanismen des Handelns selbst. Besonders die unserer Nahrung. Seit den frühen 1990ern werden unsere Lebensmittel zunehmend nicht mehr regional produziert und auf lokalen Märkten gehandelt, sondern über Börsenplätze in den weltweiten Finanzzentren.

Heute steuern finanzielle Institutionen und multinationale Konzerne den globalen Kauf und Verkauf von fast allen Grundnahrungsmitteln in wenigen Sekunden über elektronische Systeme in London, NY oder Frankfurt. Nicht mehr nur Getreide, Gewürze und Trockenobst werden – wie schon seit Hunderten von Jahren – international gehandelt. Nein, heute handeln Finanzexperten in wenigen Sekunden fast alle Nahrungsmittel, egal ob getrocknet, frisch, flüssig oder gefroren. In den letzten Jahrzehnten sind folgende Produkte neu hinzugekommen: frisches Obst, Gemüse, Milchprodukte, Fleisch und Fisch in allen erdenklichen Formen.

Aus der Perspektive des Lebensmittelhandels ist primär Folgendes wichtig: Die zu verarbeitenden Grundnahrungsmittel müssen gleichförmig und austauschbar sein, in der Produktion wenig kosten und beim Verkauf eine hohe Rendite abwerfen. Um das zu erreichen, haben Lebensmittelkonzerne weltweit Landwirte dazu bewegt, ein gleichförmiges und geringes Spektrum an Produkten zu produzieren: Das sind nun überwiegend Weizen, Zuckerohr und -rüben, Kaffee, ein paar wenige Tierrassen und eine kleine Auswahl von Obst und Gemüse.

Fazit: Viel Geld, viel Druck und wenig Wissen = schlechtes Essen

1. Wir haben sehr viel Geld im System und zwar in den Händen von einigen wenigen Menschen.
2. Es gibt viele Finanzdienstleister und reiche Einzelpersonen: Sie nutzen ihre Macht, um den Geldfluss aufrechtzuerhalten.
3. Ein Großteil der weltweiten Bevölkerung hat die Fähig- und Möglichkeit verloren, die eigene Nahrung zu produzieren. Ebenso können die meisten Menschen nicht mehr zwischen hochwertigen und minderwertigen Lebensmitteln unterscheiden. Sie sind auf die Bereitstellung von Lebensmitteln durch Konzerne und internationale Vertriebsnetzwerke angewiesen.

4. Der Großteil unserer Lebensmittel wird nun von globalen Konzernen gehandelt und verkauft. Für sie sind Renditen, und nicht die Qualität der Rohstoffe und Endprodukte, wichtig. In der Konsequenz werden unsere Lebensmittel immer schlechter.

Quellen und weitere Informationen zu "Die wachsende Macht des Gelde"
- **Tagesgeld.de November 2017** "Geldmenge – Entwicklung in der Eurozone und den USA" https://tagesgeld.de/informationen/geldmenge.html
- **SPIEGEL ONLINE 15.1.2019** "Schuldenmonitor: Weltweite Schulden klettern auf 244 Billionen Dollar – Die Wirtschaft wächst weltweit – und die Schulden wachsen kräftig mit: Sie entsprechen 318 Prozent der Wirtschaftsleistung von Privathaushalten, Unternehmen und dem öffentlichen Sektor." http://www.spiegel.de/wirtschaft/unternehmen/schuldenmonitor-weltweite-schulden-klettern-auf-244-billionen-dollar-a-1248233.html
- **The Guardian 21.1.2019** "World's 26 richest people own as much as poorest 50%, says Oxfam" https://www.theguardian.com/business/2019/jan/21/world-26-richest-people-own-as-much-as-poorest-50-per-cent-oxfam-report
- **BBC News 22.1.2018** "'World's richest 1% get 82% of the wealth', says Oxfam" https://www.bbc.com/news/business-42745853
- **Wikipedia** "The World's Billionaires" *Zitat:* "2018 gab es weltweit bereits 2208 Milliardäre, die ein Vermögen in Höhe von 9,1 Billionen Dollar kontrollierten. Im selben Jahr überstieg das Vermögen einer Person erstmals die Marke von 100 Milliarden Dollar (Jeff Bezos)." https://de.wikipedia.org/wiki/The_World%E2%80%99s_Billionaires
- **Handelsblatt 29.6.2018** "Das sind die reichsten Familien der Welt. Ob Mode, Industrie oder Autobau: Familienunternehmen dominieren viele Branchen. Diese elf Clans haben dabei das höchste Vermögen aufgebaut." https://www.handelsblatt.com/unternehmen/mittelstand/familienunternehmer/unternehmer-clans-das-sind-die-reichsten-familien-der-welt/22740912.html?ticket=ST-3282400-cpcci1nHBRoJPgWxlNcq-ap4
- **Wikipedia** "Steueraufkommen (Deutschland)" https://de.wikipedia.org/wiki/Steueraufkommen_(Deutschland)
- **Das Investment 25.7.2016** "So legen Versicherer ihr Geld an" https://www.dasinvestment.com/56-milliarden-euro-fuer-haeuslebauer-so-legen-versicherer-ihr-geld-an/
- **Business Insider 10.4.2010** "11 Examples of how insanely corrupt the U.S. Financial System has become" https://www.businessinsider.com/11-examples-of-recent-corruption-on-wall-street-2010-4?IR=T
- **Die Kriminalpolizei Zeitschrift der Gewerkschaft der Polizei März 2014** "Ist die Deutsche Bank eine kriminelle Vereinigung?" Von Dr. Wolfgang Hetzer, Ministerialrat, Wien https://www.kriminalpolizei.de/nc/ausgaben/2014/maerz/detailansicht-maerz/artikel/ist-die-deutsche-bank-eine-kriminelle-vereinigung.html
- **Statista** "Entwicklung der Staatsverschuldung von Deutschland von 1950 bis 2016 (in Milliarden Euro)" https://de.statista.com/statistik/daten/studie/154798/umfrage/deutsche-staatsverschuldung-seit-2003/
- **The week 7.10.2013** "How Warren Buffett made $10 billion during the financial crisis" http://theweek.com/articles/459166/how-warren-buffett-made-10-billion-during-financial-crisis
- **Wikipedia** "Commodity Market" https://en.wikipedia.org/wiki/Commodity_market#Cash_commodity
- **Statista** "Total number of financial services sector employees for European countries as of 2014, by country" https://www.statista.com/statistics/739132/financial-services-sector-employment-by-country-europe/
- **DAZ Online 16.4.2018** "Goldman Sachs: Heilung ist schlecht fürs Geschäft" https://www.deutsche-apotheker-zeitung.de/news/artikel/2018/04/16/goldman-sachs-heilung-ist-schlecht-fuers-geschaeft
- **Buch:** "Geplanter Verschleiß: Wie die Industrie uns zu immer mehr und immer schnellerem Konsum antreibt – und wie wir uns dagegen wehren können" 2014, by Prof. Dr. Christian Kreiß

Die unbekannte Macht im Hintergrund

Wie unfassbar mächtig die globale Finanzindustrie mittlerweile ist, lässt sich mit folgendem Gedankenspiel veranschaulichen: Unter den Top 10 der Investoren der Pharma-, Lebensmittelindustrie und Agrochemie finden sich unter anderem Black Rock, The Vanguard Group und Morgan Stanley. Diese drei Finanzdienstleister hatten 2017 folgende Summen unter ihrem Management:

- BlackRock: 5.600 Milliarden US Dollar
- The Vanguard Group: 4.000 Milliarden US Dollar
- Morgan Stanley: über 2.000 Milliarden US Dollar

Zum Vergleich: Das Bruttoinlandsprodukt in Deutschland lag 2018 bei 4.000 Milliarden USD. Das sind all die Waren und Dienstleistungen, die alle arbeitenden und konsumierenden Bürger in Deutschland, also ca. 82 Millionen Menschen, umgesetzt und erwirtschaftet haben. Deutschland ist hinsichtlich des Bruttoinlandsprodukts die größte Volkswirtschaft Europas und die viertgrößte Volkswirtschaft weltweit. Das Unternehmen Black Rock mit 13 000 Mitarbeitern hat somit über deutlich mehr Geld die Verantwortung und Entscheidungsfreiheit als Deutschland in einem Jahr erwirtschaftet hat.

BlackRock kann bestimmen, wo es dieses Geld einsetzt und wo es seine Gelder wieder abzieht. Gegründet wurde Black Rock 1988 unter anderem von Larry Fink, der immer noch CEO der Firma ist. Den gigantischen Aufstieg der Firma verdankt Black Rock der Öffnung von internationalen Märkten, besonders ab 1990, die ihr erlaubten, in allen Ecken der Welt zu investieren und den Kurs zu bestimmen. Black Rock ist unter anderem einer der größten Anteilseigner bei etlichen DAX Konzernen und somit direkt oder indirekt an der Ausrichtung dieser Konzerne beteiligt.

Direkt oder indirekt investiert BlackRock in unseren sozialen Wohnungsbau und in große Infrastrukturprojekte in Deutschland. Weiterhin berät die Firma nationale und regionale Politiker und beteiligt sich somit indirekt auch an dem Kurs unserer Kitas und Schulen. Lebensmittel- und Pharmakonzerne, ebenso Konzerne wie Bayer und Monsanto (und mit ihnen der Vertrieb von Glyphosat), sind nur ein paar von vielen Bausteinen im Portfolio dieses Giganten. Und wie bei so ziemlich allem, geht es nur um Profite und Macht.

In Deutschland werden die Interessen dieses Konzerns unter anderem von Friedrich Merz, einem einflussreichen CDU-Politiker und Geschäftsmann, vertreten. Merz ist weiterhin der Wunschkandidat vieler CDU-Mitglieder für die Nachfolge der Bundeskanzlerin Angela Merkel. Das Manager Magazin beschreibt in einem Artikel vom 29.10.2018 die Aktivitäten von Friedrich Merz mit folgenden Worten:

> "Friedrich Merz wird Lobbyist der weltgrößten Investmentfirma
> *Aufsichtsrat der Deutschen Börse, Aufsichtsrat bei IVG Immobilien, dazu Beirat der Commerzbank sowie von Borussia Dortmund und Vorsitzender der Atlantik-Brücke - an Ämtern mangelt es dem früheren CDU-Hoffnungsträger Friedrich Merz nicht. Jetzt kommt noch ein weiteres hinzu, und das hat es in sich: Der gelernte Jurist wird Vorsitzender des Aufsichtsrates beim deutschen Ableger des weltgrößten Vermögensverwalters Blackrock.*

Merz werde Chefkontrolleur der Blackrock Asset Management Deutschland AG, teilt das Unternehmen mit. Zudem werde er eine 'weiter gefasste Beraterrolle einnehmen', in der er 'die Beziehungen mit wesentlichen Kunden, Regulierern und Regierungsbehörden in Deutschland für Blackrock fördern wird'. Sprich: Merz wird offenbar wichtiger Lobbyist des Investmentriesen in Deutschland."

Ein anderer Vergleich: Wolfgang Schäuble gegen Bill Gates

2016 betrugen die gesamten Steuereinnahmen von Deutschland 742,7 Milliarden Euro. Das war das Geld, das unser letzter Finanzminister, Wolfgang Schäuble (CDU), zur Verfügung hatte, um laufende Kosten zu decken. Mit dem Geld wurden unter anderem Schulden bedient, Sozialleistungen bezahlt, Pensionsansprüche erfüllt, die öffentliche Bildung finanziert, Verteidigung und Straßenbau entlohnt.

Bill Gates, Gründer von Microsoft, hatte laut Forbes 2017 ein geschätztes Vermögen von 78 Milliarden Euro. Das Vermögen eines einzelnen Mannes beträgt somit mehr als 10% der gesamten Steuereinnahmen von ganz Deutschland eines Jahres. Das sind die Steuern, die von über 80 Millionen Menschen an den Staat Deutschland gezahlt wurden.

Gates hat nicht nur beachtliches privates Vermögen, sondern ebenfalls etliche Milliarden Dollar seinem Privatprojekt für die "Rettung der Welt" vermacht, der Bill und Melinda Gates Stiftung. Herr und Frau Gates sind Vorsitzende ihrer eigenen Stiftung. Das offiziell deklarierte Ziel dieser Stiftung, ebenso wie all der mitfinanzierten Organisationen – die Weltgesundheitsorganisation (WHO), GAVI (Global Alliance for Vaccines and Immunization), die Weltbank, die International Development Association und ca. zwei Duzend mehr – ist es, weltweit Hunger, Armut und Krankheit zu besiegen. Das klingt löblich. Man mag sich fragen, schafft Gates das? Und wo kommt eigentlich all das Geld her, mit dem Gates Armut, Krankheit und Hunger besiegen will? Da lohnt sich ein kurzer Blick in die Vergangenheit.

Nachdem Bill Gates bei Microsoft seinen Vorstandsposten niedergelegt hatte, liquidierte er einen Großteil seiner Microsoft-Aktien. Einen nicht unerheblichen Teil des Geldes hat er in Unternehmen wie Coca-Cola, McDonalds und Walmart investiert. Die andere Hälfte seines Vermögens investierte er in das Konglomerat Berkshire Hathaway, Warren Buffets Company. Dieses Unternehmen verwaltet nun das Geld von Bill Gates und ist auf Platz fünf der weltgrößten Unternehmen. Berkshire Hathaway unterhält etliche eigene Unternehmen durch alle Sparten hindurch und ist selbst Anteilseigner von Lebensmittel- und Pharmaunternehmen wie Coca-Cola, Mondelēz, Kraft Heinz Company, Walgreens Boots Alliance (Pharma-Produkte) und Sanofi. Ebenso hält Berkshire Hathaway große Anteile an internationalen Banken wie Goldman Sachs, Bank of America, Bank of New York, Wells Fargo und etlichen mehr. Diese wiederum haben ihr Geld unter anderem auch in Pharma- und Lebensmittelkonzerne investiert und helfen ihren Kapitalnehmern durch Beratung und politischer Einflussnahme dabei zu florieren.

Immer wenn diese Unternehmen mehr Gewinne erwirtschaften, kann ein Mensch wie Bill Gates sein eigenes Vermögen mehren. Wer dann genau hinschaut, erkennt, dass Gates nicht der größte Philanthrop der Welt ist, sondern der Mensch, der wohl als Einzelner den größten Schaden an der Gesundheit der Menschheit angerichtet hat. Dieses Kunststück hat Bill Gates mit vier Mechanismen erreicht:

1. **Ausbeutung und Steuervermeidung:** Der Großteil der Arbeitsplätze, die Gates für den kometenhaften Aufbau von Microsoft geschaffen hatte, war mit katastrophalen Nebenwirkungen verbunden: Kinderarbeit, Hungerlöhne, völlig unzulängliche Arbeitsbedingungen gepaart mit einem ausgeklügelten System der Steuervermeidung. Diese Faktoren haben es überhaupt erst möglich gemacht, dass Gates so viel Geld anhäufen konnte. Den Staaten, in denen Microsoft seine technischen und digitalen Wunder basteln ließ, entgingen Milliarden an Steuergeldern und Arbeitskraft, die wiederum für die lokale Infrastruktur, die Produktion von Lebensmitteln und die gesundheitliche Versorgung der Bevölkerung fehlten.

2. **Finanzierung der Lebensmittelkonzerne:** Das angehäufte Geld hat Gates dann unter anderem in die besagten Unternehmen Coca-Cola, McDonalds, Walmart und das Portfolio von Warren Buffet investiert. Mit seinen Investitionen hat er die Lebensmittel-Konzerne unterstützt, den Absatz ihrer Produkte zu steigern und neue Märkte zu erobern. Als Folge sehen wir nun auf allen Kontinenten Menschen mit einer gestörten Darmflora, Mangel- und Fehlernährung.

3. **Investitionen in Intensivlandwirtschaft:** Die Rendite von seinen Investitionen steckt Gates nun verstärkt in Initiativen, die den Anbau von genveränderten Pflanzen rund um den Globus vorantreiben. Vertreibung und Enteignung der Kleinbauern sind die Folge. Für den Rest gilt: weniger essenzielle und nährstoffreiche Nahrungsmittel, aber dafür teureres und mit Pestiziden belastetes Saatgut, unfruchtbare Böden und eine zerstörte Umwelt. Das macht die Menschen dann noch kränker und abhängig von kommerziellen Produktwelten. Beides spült wieder viel Geld in die Kassen von Bill Gates. Gates hat übrigens auch in Monsanto, nun die Bayer AG, investiert.

4. **Unterstützung der Pharmabranche:** Die Gewinne aus den ersten drei Aktivitäten investierte Gates wiederum in multinationale Organisationen wie die Weltgesundheitsorganisation (WHO): Die WHO ist der wichtigste Treiber der weltweiten Impfkampagnen. GlaxoSmithKline, Merck, Novartis, Pfizer, Sanofi und Co. freuen sich gewiss über diese Unterstützung. Gates selbst profitiert ebenso: Er ist Investor und Aktionär von etlichen Herstellern von Impfwirkstoffen. Mit den gesteigerten Gewinnen wiederum können sowohl Gates selbst als auch die Pharmakonzerne ihre Marktmacht ausbauen und noch bessere Konditionen für weitere Impfprogramme aushandeln.

   Mit einem bunten Strauß an Maßnahmen stellen sie ebenfalls sicher, dass die globale Bevölkerung nicht mehr versteht, was Brennnessel, Haferflocken, Pilze oder Leber mit Vitamin A, E, C, D, K, den B-Vitaminen, Eisen, Calcium, Kalium und einem starken Immunsystem zu tun haben. Dank Punkt drei gibt es diese Lebensmittel in den meisten Supermärkten – besonders in den urbanen Zentren – sowieso nicht zu kaufen und vermutlich auch bald nicht mehr in der Umgebung zu finden.

Besonders tragisch an dieser Entwicklung ist, dass Bill Gates anscheinend tatsächlich glaubt, er sei so etwas wie der Messias der Menschheit. So zumindest stellt er sich gerne in der Öffentlichkeit dar und wird auch von den meisten Menschen – dank einer entsprechenden Darstellung in den Medien – so wahrgenommen.

Quellen und weitere Informationen zu "Die Macht des Geldes"

- **Bundesministerium der Finanzen** "Steueraufkommen nach Steuergruppen" https://www.bundesfinanzministerium.de/Content/DE/Monatsberichte/2015/11/Inhalte/Kapitel-5-Statistiken/5-1-10-steueraufkommen-nach-steuergruppen.html
- **Wikipedia** "List of Asset Management Firms" https://en.wikipedia.org/wiki/List_of_asset_management_firms
- **Phoenix Dokumentation** "BlackRock – Die mächtigste Firma der Welt" https://www.youtube.com/watch?v=9DJKzeuyDjM
- **Wirtschafts-Woche 2.4.2018** "Wie BlackRock die Konzerne kontrolliert" https://www.wiwo.de/unternehmen/dienstleister/blackrock-wie-blackrock-die-konzerne-kontrolliert/21126514.html
- **Manager Magazin 18.12.2017** "BlackRock pocht auf Fusionen. Deutsche-Bank-Großaktionär ruft Politik zu Hilfe" http://www.manager-magazin.de/unternehmen/banken/deutsche-bank-blackrock-ruft-politik-zu-hilfe-a-1183834.html
- **Watergate 9.4.2018** "AUFGEDECKT: Wer REGIERT DEUTSCHLAND tatsächlich?" https://www.watergate.tv/aufgedeckt-neuer-chef-bei-deutsche-bank-wer-aber-regiert-die-deutsche-wirtschaft/
- **Manager Magazin 29.10.2018** "Ex-Spitzenmann der CDU. Friedrich Merz wird Lobbyist der weltgrößten Investmentfirma" http://www.manager-magazin.de/unternehmen/personalien/friedrich-merz-wird-lobbyist-des-investmentriesen-blackrock-a-1082798.html
- **Statista online** "The 100 largest companies in the world by market value in 2017" (in million U.S. dollars) https://www.statista.com/statistics/263264/top-companies-in-the-world-by-market-value/
- **Bundesfinanzministerium** "Die Steuereinnahmen des Bundes und der Länder im Haushaltsjahr 2017" http://www.bundesfinanzministerium.de/Monatsberichte/2018/01/Inhalte/Kapitel-3-Analysen/3-6-Steuereinnahmen-des-Bundes-und-der-Laender-in-2017.html
- **Telegraph** "Microsoft accused of using teenage 'slave labour' to build Xboxes in China" http://www.telegraph.co.uk/technology/microsoft/7597344/Microsoft-accused-of-using-teenage-slave-labour-to-build-Xboxes-in-China.html
- **Bill and Melinda Gates Stiftung** "Leadership – Warren Buffet Trustee" https://www.gatesfoundation.org/Who-We-Are/General-Information/Leadership/Executive-Leadership-Team/Warren-Buffett
- **Bill and Melinda Gates Foundation** "How we work" https://www.gatesfoundation.org/How-We-Work
- **Coca-Cola** "Meet Our Partners: Bill & Melinda Gates Foundation" http://www.coca-colacompany.com/stories/meet-our-partners-bill-melinda-gates-foundation
- **Simply Save Dividends 16.2.2018** "Bill Gates' Portfolio: Reviewing One of the Wealthiest Man's Dividend Stocks – February 2018 Update" https://www.simplysafedividends.com/bill-gates-portfolio-dividend-stocks/
- **The Guardian 29.9.2010** "Why is the Gates foundation investing in GM giant Monsanto?" https://www.theguardian.com/global-development/poverty-matters/2010/sep/29/gates-foundation-gm-monsanto
- **EcoWatch 7.1.2016** "Monsanto and Gates Foundation Pressure Kenya to Lift Ban on GMOs" https://www.ecowatch.com/monsanto-and-gates-foundation-pressure-kenya-to-lift-ban-on-gmos-1882144919.html
- **Business Insider 31.3.2013** "IT'S NOT JUST APPLE: The Ultra-Complicated Tax Measures That Microsoft Uses To Avoid $2.4 Billion In U.S. Taxes" http://www.businessinsider.com/apple-microsoft-avoids-taxes-loopholes-irs-2013-1?IR=T
- **Handelsblatt 3.6.2015** "4% STAKE Bill Gates Buys Into Vaccine Maker Curevac, a German biotech company that specializes in vaccines, says a $52 million investment from the Bill and Melinda Gates Foundation will speed its products to the developing world. It is the largest-ever direct investment by the world's wealthiest private foundation." https://www.handelsblatt.com/today/finance/4-stake-bill-gates-buys-into-vaccine-maker/23501394.html?ticket=ST-757050-JIxksnvpuWLmPEVETYnI-ap4
- **Fierce Pharma 21.10.2015** "Sanofi, Gates Foundation and IDRI team up to improve vaccine development process" https://www.fiercepharma.com/r-d/sanofi-gates-foundation-and-idri-team-up-to-improve-vaccine-development-process
- **The Guardian 15.1.2016** "Study identifies Bill and Melinda Gates and Rockefeller foundations among rich donors that are close to government and may be skewing priorities" *Zitat* "Ultra-rich philanthropists and their foundations have increasing influence on decision-making and are setting the global health and agriculture agenda in developing countries, according to

- a major study." https://www.theguardian.com/global-development/2016/jan/15/bill-gates-rockefeller-influence-agenda-poor-nations-big-pharma-gm-hunger
- **Bill Gates** "ANNUAL LETTER 2011"***Anmerkung:*** Gates erklärt in diesem Brief an die Investoren deutlich und detailliert wie er mit seinem Einfluss und Geld die globale Versorgung von Menschen mit Nahrung, Medikamenten und Bildung bestimmt. ***Beispiel Zitat:*** "In the same way that during my Microsoft career I talked about the magic of software, I now spend my time talking about the magic of vaccines."

Und wieder das Beispiel Nestlé

Um sicherzustellen, dass Investitionen auch eine ordentliche Rendite erwirtschaften, wird Druck auf die Führungskräfte der Konzerne ausgeübt. In Aktionärsversammlungen oder in Gesprächen mit einzelnen Großinvestoren wird den CEO's der Konzernwelt genau erklärt, was sie zu leisten haben. Es gilt der Grundsatz: Entweder spielen sie mit und suchen neue Wachstumsmärkte oder der Konkurrenz wird ein bisschen geholfen, und das unwillige Unternehmen wird geschluckt. Diese Dynamik hat dazu geführt, dass im Grunde auch nur noch solche Individuen in die obersten Führungsetagen berufen werden, die dieses System von Wachstum und Machtausbau mittragen. Das gilt für Wirtschaft und Politik gleichermaßen, und zunehmend nun auch für die Wissenschaft. Die Entscheider müssen sich an die Spielregeln der Kapitalgeber halten.

Veranschaulichen lässt sich der Druck von Seiten der Investoren mit folgendem Beitrag: In einem Interview in der August-Ausgabe (2017) des Manager-Magazins mit Mark Schneider, dem neuen CEO von Nestlé, findet man interessante Fragen und Aussagen. Ein paar Auszüge:

> *"Selten waren die Erwartungen an einen neuen Konzernlenker so hoch. Bei Fresenius waren Sie ein Shootingstar, Nestlé-Übervater Peter Brabeck-Letmathe bezeichnet Sie als den wohl besten deutschen CEO, Analysten und Investoren setzen nun auf den Umbau des weltgrößten Nahrungsmittelherstellers. Wie gehen Sie damit um?"*

> *"Bei Fresenius haben Sie die Strategie Ihres Vorgängers übernommen und mit einem kleinen Team reihenweise Übernahmen gestemmt. Nun fordern die Märkte eine Wiederholung in der Champions League."*

> *"Nestlé verfehlt seit Jahren seine Umsatzziele – auch im ersten Quartal unter Ihrer Führung wieder. Müssen Sie nicht stärker antreiben?"*

> *"Vor wenigen Monaten wurde Ihr Konkurrent Unilever beinahe von Kraft, Heinz und Warren Buffet geschluckt. Mit dem Drücken von Kosten lassen sich schnell Gewinne erzielen. Vielleicht sind Sie ja der nächste Übernahmekandidat?"*

> *"Das ist ein gesunder Druck, von dem Ihnen derzeit der aktivistische Investor Daniel Loeb, der mit seinem Hedgefonds Third Point Nestlé Aktien im Wert von 3,5 Milliarden Dollar hält, einen Vorgeschmack liefert."*

> *"Nahrungsmittel gegen Krebs zu entwickeln, kann sehr lukrativ sein, ist aber enorm teuer und zeitraubend – falls es überhaupt gelingt. Die Pharmaindustrie arbeitet mit Umsatzrenditen von 25% und kann sich teure Fehlschläge leisten. Wie soll Nestlé da mithalten können?"*

Aus der Perspektive von Investoren geht es nur um eine Sache: Die Rendite. Also wie viele Überschüsse bekommt ein Geldgeber für die investierten "Euros". Die Qualität der Produkte, Moral, Ethik oder Fragen der Ökologie und der Sozialverträglichkeit spielen selten eine Rolle. Für Investoren sind Antworten auf folgende Fragen irrelevant:

- Sind die Produkte von Nestlé gesund und gut für die Bevölkerung?
- Ermöglicht Nestlé gesundheitsfördernde Arbeitsbedingungen für seine Mitarbeiter?
- Übernimmt Nestlé langfristige Verantwortung für seine Mitarbeiter und Produktionsstandorte?
- Sind die Beziehungen zu Zulieferern fair und respektvoll?
- Sind die Produktionsprozesse nachhaltig und im Einklang mit der Umwelt?

Konzerne wie Nestlé versuchen für uns Endkonsumenten natürlich den Schein zu erwecken, dass ihre Produkte irgendwie gut für uns seien. Sie erklären uns auch, dass sie eine gesellschaftliche Verantwortung übernehmen. Solche Bekenntnisse finden sich meist unter der Sektion "Corporate Responsibility". Doch das sind primär Lippenbekenntnisse. Denn aus Investorensicht – also den eigentlichen Entscheidern – dürfen diese Aspekte selten Teil einer Konzernstrategie sein, denn sie schmälern die Gewinne. Auch diese Dynamik lässt sich anhand des Manager-Magazins im gleichen Artikel veranschaulichen. Dort wird der besagte Investor Daniel Loeb mit folgendem Text vorgestellt:

> *"Attacke aus den USA*
> *Angst und...* der Gründer und CEO des US-Hedgefonds Third Point, Daniel Loeb (55), hat aus Sicht vieler Vorstandschefs eine furchterregende Vita. Der Investor zwang Konzerne wie Yahoo und Sony zu Strategiewechseln, das Auktionshaus Sotherby's verklagte er sogar, um in den Verwaltungsrat einzuziehen. Loeb verwaltet einen Fonds von über 15 Milliarden Dollar und ist darüber steinreich geworden. Sein Vermögen wird auf knapp 3 Milliarden Dollar geschätzt.
>
> *...Zuckerschlecken.* Die 3,5 Milliarden Dollar für 1,3 Prozent an Nestlé sind Loebs bisher größte Investition. Kurz nach dem Einstieg im Frühjahr bat er CEO Mark Schneider zum Gespräch, und schon am 2. Juni trafen sich die beiden. Themen waren die Schwachstellen des Weltkonzerns, wie über die Jahre verfehlte Wachstumsziele, die in Vavey gehorteten Cashreserven und auch die milliardenschwere Beteiligung am Kosmetikriesen L'Loreal."

Genau das gleiche Dilemma wie Ulf Schneider hat mittlerweile der Großteil der Konzernlenker. Weltweit. Werner Baumann (CEO Bayer), Steve Easterbrook (CEO McDonalds), Emma Walmsley (CEO GlaxoSmithKline) oder auch Christian Sewing (CEO Deutsche Bank) müssen mehrmals im Jahr bei den Analysten der "City" – dem Synonym für den Londoner bzw. internationalem Finanzmarkt – vorsprechen. Dort entscheiden Aktienanalysten, das sind Mitarbeiter von Investment Banken im "Research-Bereich", ob sie einem Unternehmen Wachstumschancen und hohe Gewinne zutrauen oder nicht. Diese Analysten stellen in etwa die gleichen Fragen wie das Manager Magazin: Wie hoch ist die Rendite, wie werden Kosten gesenkt, wo soll expandiert werden, welche Konkurrenz soll geschluckt werden, welche Produktinnovationen sind geplant?

Sind die Antworten der Geschäftsleitung nicht befriedigend, schreiben die Analysten schlechte Beurteilungen, Anleger verkaufen die Aktien des negativ bewerteten Unternehmens und der Aktienkurs rauscht in den Keller. Ein wackelnder Stuhl des CEO's und die Gefahr einer Übernahme sind die Konsequenzen. All das gilt es zu verhindern. Mit aller Kraft und allen Mitteln, legal und illegal. Genau diese Kraft erfährt die Belegschaft ebenso wie der Rest der Bevölkerung: Mehr Druck, mehr Kampf um Marktanteile, die Angst ums Überleben.

Wirtschaftlich handelnde Unternehmen: Die Geißel der Menschheit

Bei genauer Betrachtung wird Folgendes offensichtlich: Große Unternehmen sind im Grunde keine Dienstleister für die Gesellschaft, sondern Geldeintreiber für ihre Investoren. Für kleinere Unternehmen – auch wenn sie noch inhabergeführt sind – gilt mittlerweile überwiegend der gleiche Grundsatz: Auch sie sind Zulieferer und Dienstleister für große Konzerne. Auch sie sind abhängig von Kapitalgebern und Investoren und unterliegen dem globalen Preisdruck.

Für all diese Unternehmen sind wir Bürger ein globaler Absatzmarkt geworden. Und fast immer, wenn wir Konsumenten die angebotenen Produkte und Dienstleistungen kaufen, helfen wir – direkt oder indirekt – das Geld am oberen Ende der Gesellschaft zu mehren.

Die Mitarbeiter dieser Unternehmen sind ebenfalls ein Teil dieses Systems: Auch sie sind ein Absatzmarkt und werden mit etlichen Anreizen – Firmenwagen, Beförderungen, Boni-Zahlungen – benebelt, damit sie das System nicht hinterfragen. Auch sie sollen die Produkte und Dienstleitungen ihrer eigenen Unternehmen kaufen und bewerben.

Ich halte fest:
1. Nestlé, Coca-Cola oder auch Bayer und Novartis müssen für ihre Investoren Überschüsse erwirtschaften. Das schaffen sie nur, wenn sie ihren Absatz steigern und bei uns Konsumenten das Gefühl erzeugen, dass wir ihre Produkte brauchen.

2. Um dem globalen Druck der Investoren und dem Preisdruck der Konkurrenz standzuhalten, müssen Unternehmen mit immer weniger Kosten produzieren und trotzdem stetig mehr verkaufen.

3. Wenn die Geschäftsführer es nicht schaffen, die Absätze ihrer Unternehmen zu steigern, werden sie abgestraft, verlieren ihren Job und Entlassungswellen dezimieren die Belegschaft. Unternehmen müssen also alle Möglichkeiten ausschöpfen, um ihre Marktanteile weiter auszubauen.

In dieser Dynamik versteckt liegt die Erklärung, warum unsere Kinder heute Schokoriegel, Tiefkühlpizza und Würstchen essen und Softdrinks trinken sollen und anschließend mit Pillen, Spritzen und Cremes behandelt werden.

Und genauso wird es weitergehen: Denn solange Investoren – kleine und große, institutionelle und private – ihr Geld zu Banken und Konzernen tragen in der Erwartung, dass Unternehmen für sie eine nennenswerte Rendite erwirtschaften, wird sich das System auch nicht ändern.

Selbst dann nicht, wenn viele unserer Kinder schwer krank werden, wir unsere gesamte natürliche Umwelt und Nahrungsketten zerstören und die letzte Biene tot vom Apfelbaum fällt.

Quellen und weitere Informationen zu "Und wieder das Beispiel Nestlé"
- **Manager Magazin Ausgabe August 2017** "Nestlé Wachstumshoffnung – Interview mit Mark Schneider" (Seite 42 – 46)
- **Manager Magazin Ausgabe März 2019** "Der Lieferheld. Nestlé: Wachstumsprogramm, Gewinnplus, Aktienhoch – wie der neue Chef Mark Schneider den weltgrößten Nahrungsmittelkonzern nach seinem Rezept formt." *Anmerkung:* Der Artikel beschreibt, wie Schneider, knapp zwei Jahre nach Amtsantritt, die Erwartungen von Aktionären voll und ganz erfüllt. *(Seite 60 – 66)*
- **Nestlé** "Good Food Good Life – How we make an impact." *Zitat:* "Business benefits and positive societal impact must be mutually reinforcing. This is the core of Creating Shared Value. We believe that Creating Shared Value enables us to optimize value for our shareholders and have a long-term positive impact on all stakeholders connected to our business." https://www.nestle.com/csv
- **Bilanz – Schweizer Wirtschaftsmagazin 26.9.2017** "Vorhaben CEO Schneider will Nestlé gesund sparen" http://www.bilanz.ch/unternehmen/ceo-schneider-will-nestle-gesund-sparen-938176
- **Reuters 15.2.2018** "Gesundheitskur soll Wachstum von Nestlé ankurbeln" https://de.reuters.com/article/schweiz-nestle-idDEKCN1FZ0HX

Persönlichkeitsstörungen unserer Mächtigen

Eine weitere und nicht unerhebliche Dimension im globalen Bild sind die Lenker selbst. Auch da lohnt sich ein kleiner Seitenblick. Tatsächlich sind es nämlich gar nicht so viele Menschen, die unser globales Drama verursacht haben.

Wer sind die Strippenzieher?

Praktisch alle unserer globalen Konzernbosse, ebenso wie die meisten der obersten Politiker, sind Anhänger des Mantras: Wachstum, Konsum und (bezahlte) Jobs braucht die Welt. Wenn sie das nicht glauben und bekunden würden, wären sie nicht an der Macht.

Zu diesem festen Glauben kommt, dass unsere Führungspersonen in Wirtschaft und Politik meist intelligent sind und eine hohe Fähigkeit haben, sich durchzusetzen. Allgemein wird auch angenommen, dass diese Attribute besonders nützlich dabei seien, um Unternehmen zu führen und Gesellschaften wirtschaftlich nach vorne zu bringen. Bei näherer Betrachtung stellt sich allerdings heraus, dass viele dieser heutigen "Häuptlinge" nicht nur schnell denken können, sondern auch oft gravierende Persönlichkeitsstörungen aufweisen.

An der Spitze von großen Konzernen, Verbänden und auf Politikposten sitzen also nicht nur Menschen, die Anhänger der globalen und effizienten Marktwirtschaft sind, was schon schlimm genug ist, nein, bei vielen von diesen Charakteren beobachtet man auch narzisstische oder autistische, teilweise sogar psychopathische Züge. Diesen Menschen fehlt es oft an Empathie und jeglichem Gefühl von Verhältnismäßigkeit. Sie haben einen Drang, sich selbst zu verwirklichen und "zu gewinnen". Egal wie.

Meistens sind diese Menschen sehr gut vernetzt, redegewandt, nach außen charmant, intellektuell überlegen und durchsetzungsstark. Viele werden als arrogant oder überheblich beschrieben und zeigen häufig eine Unfähigkeit zur Selbstreflektion oder Annahme von Kritik. Wenn man die Biografien dieser Menschen betrachtet, fällt auf, dass etliche von ihnen in frühen Jahren einen Mangel an Aufmerksamkeit und Fürsorge erlebt haben dürften. Dieses Defizit versuchen sie möglicherweise nun als Erwachsene, oft unbewusst, zu kompensieren.

Der große Rest von Mitarbeitern in der Finanz- und Konzernwelt, oder auch der Politik und Wissenschaft, ist weniger gefährlich. Die meisten von ihnen haben einen intakten moralischen Kompass. Aber sie leiden unter einem Gefühl der Abhängigkeit und fühlen sich hilflos in einem System, das von oft gewissenlosen Führungskräften dominiert wird. So schwimmen sie mit und versuchen für sich selbst das Beste aus der Situation zu machen. Das zumindest zeigen meine eigenen Erfahrungen aus fast 20 Jahren im Investment Banking und als Coach für die obersten Führungsetagen in der Konzernwelt. Ähnliche Erkenntnisse bestätigen etliche nationale und internationale Studien.

Kranke Führer?
Viele dieser CEO's lassen sich also mit einem Erdoğan, Trump oder Kim Jong-un vergleichen. Sie ertragen keine Widerworte, halten sich für unfehlbar und sind verbal und manchmal physisch verletzend. Diese Menschen haben den größten Einfluss darauf, wohin das globale Kapital fließt, welche Gesetze wir verabschieden, was auf unserem Teller landet und was uns in die Venen gespritzt wird. Es sind diese wenigen Menschen, die für unsere Gesellschaft wirklich gefährlich sind. Zudem ist es sehr schwierig, sich diesen Individuen zu entziehen und sie wieder aus ihren mächtigen Positionen herauszuholen. Es fehlt an mutigen Menschen, die sich diesen oft größenwahnsinnigen Diktatoren in den Weg stellen.

Mittlerweile frage ich mich allerdings auch, ob es vielen dieser "Menschen der Macht" nicht auch an einer ordentlichen Portion an Mikronährstoffen fehlt. Vielleicht leiden diese Despoten im Grunde nicht nur vordergründig unter einer Persönlichkeitsstörung, sondern eher an einer Störung der Biochemie? Aus eigener Erfahrung kann ich bezeugen: Einen gesunden Lebensstil und nährstoffreiches Essen genießen die Wenigsten dieser Despoten. Ein Blick auf die Essgewohnheiten zum Beispiel von Donald Trump untermauert meine These (siehe Quellenangaben).

Quellen und Hintergrundinformationen zu "Persönlichkeitsstörungen unserer Mächtigen"
- **The Conversation 17.3.2015** "How multinational companies keep avoiding the threat of regulation" http://theconversation.com/how-multinational-companies-keep-avoiding-the-threat-of-regulation-38795

Einige sehenswerte Dokumentationen, die Einblicke in die Macht und Kraft der Finanzindustrie geben und Erkenntnisse über die vielleicht nicht ganz gesunden Menschen hinter den Kulissen bieten. Die Videos finden sich auf YouTube.
- **"The Inside Job"** 2010, by Charles Ferguson
- **"Overdose: The Next Financial Crisis"** 2012, by Martin Borgs
- **"Goldman Sachs – Eine Bank lenkt die Welt"** 2012, by Marc Roche, Jérôme Fritel
- **"Inside Lehman Brothers. Whistleblower packen aus"** 2018, Arte/YLE by Jennifer Deschamps
- **"Die Story im Ersten: Geld regiert die Welt"** 2014 ARD Dokumentation über BlackRock: Der mächtigste unbekannte Finanzkonzern der Welt. http://derwaechter.net/wip-blackrock-der-groesste-multinationale-finanzkonzern-ein-unbekanntes-unternehmen
- **"Die Story im Ersten: Die unheimliche Macht der Berater"** 2019, by Michael Wech, Georg Wellmann, Massimo Bognanni, Petra Nagel, Petra Blum, Lena Kampf und Katja Riedel
  Beschreibung Dokumentation: "Vier Firmen. Fast eine Million Mitarbeiter weltweit. Aktiv in mehr als 180 Ländern. Ein Umsatz von fast 130 Milliarden Euro pro Jahr. Man nennt sie die "Big Four": die vier größten Wirtschaftsprüfungsgesellschaften der Welt. Diese vier Firmen prüfen weltweit die Bilanzen nahezu aller multinationalen Konzerne. Und sie prüfen Konzerne

nicht nur, sie beraten sie auch – unter anderem wie man Steuerschlupflöcher in Gesetzen nutzen kann. Und schließlich beraten sie auch noch die Politik, die diese Gesetze macht. Kaum einer hat so viel Einblick. Sie haben Herrschaftswissen. Sie haben Macht."

Zusammenfassung der Thematik narzisstischer und psychopatischer Störungen bei Managern findet man unter anderem hier:
- **DIE ZEIT 26.5.2014** "Persönlichkeitsstörung: Auffällig viele Psychopathen werden Chef" http://www.zeit.de/karriere/beruf/2014-05/psychopathen-interview-psychologe-jens-hoffmann
- **Tagesspiegel 29.7.2017** "Narzissten glitzern: So verführen sie uns. Die Psychologin Bärbel Wardetzki ist Fachfrau in Sachen übersteigerte Selbstliebe. Warum das Phänomen so alt wie die Menschheit ist – und so schwer zu therapieren." https://www.tagesspiegel.de/weltspiegel/sonntag/narzissmus-und-macht-narzissten-glitzern-so-verfuehren-sie-uns/20092010.html
- "Psychologie und Empirie der narzisstischen Persönlichkeitsstörung Egomanen als Risikofaktoren im Unternehmen." 2011 von Prof. Dr. Bruno Klauk, Anna Dorothee Mischkowski (zu finden unter: http://www.dgfp.de)
- **CNBC 6.6.2016** "Narcissism actually produces results: The rise of the world changers" https://www.cnbc.com/2015/06/04/facebook-tesla-ceos-examples-of-productive-narcissism.html
- **Forbes 18.1.2018** "How To Handle A Narcissist Boss, According To A Psychotherapist" https://www.forbes.com/sites/quora/2018/01/18/how-to-handle-a-narcissist-boss-according-to-a-psychotherapist/#62365978158e
- **Video-Interview 2016**: "Narzisstisch kranke Politiker – Hans-Joachim Maaz im NuoViso Talk" https://www.youtube.com/watch?v=Kf49MoBbyRQ
- **Video-Interview 2016**: "Renommierter Psychiater warnt: Merkels narzisstisches Problem ist gefährlich für Deutschland" https://www.youtube.com/watch?v=62tLRcmIJPE
- **Buch-Empfehlung:** "Das Drama des begabten Kindes und die Suche nach dem wahren Selbst" Alice Miller erstmals erschienen in 1983

Trumps ungesunder Speiseplan – Pizza, Burger, Chicken Nuggets
- **Telegraph online 1.3.2017** "From steak with ketchup to meatloaf sandwiches: Donald Trump's unusual eating habits" http://www.telegraph.co.uk/food-and-drink/features/steak-ketchup-meatloaf-sandwiches-donald-trumps-unusual-eating/
- **The New York Times 14.2.2019** "At 243 Pounds, Trump Tips the Scale Into Obesity" https://www.nytimes.com/2019/02/14/us/politics/trump-obese.html

Fazit: Kapitalmacht und kranke Menschen – eine toxische Gefahr für die Welt

Der Einfluss von Investoren und der Finanzindustrie wächst rasant. Weder die internationalen Finanzdienstleister noch die globalen Konzerne werden wirklich reglementiert. Wir haben einen globalen Kapitalfluss, der fast ungehindert alle Bereiche der Erde erreicht. In vielen Ländern der Welt gibt es für diese Kapitalgeber und Konzerne keine verbindlichen Vorgaben, um sozialverträglich, ökologisch oder nachhaltig zu agieren. Der Großteil der Produktwelt dieser Hersteller schadet Menschen und der Umwelt in hohem Maße.

Weltweit haben wir ein Netzwerk von Kapitalgebern geschaffen, die nur auf Rendite aus sind. Wir haben diese Menschen und die Unternehmen, mit denen sie ihr Geld mehren, in unsere Welt gelassen und sind nun ihr Spielball. Diese Dynamik zu stoppen, ist unglaublich schwer.

10. DIE AKTEURE IM MARKT: Die öffentliche Hand

Heutzutage gehen viele Bürger davon aus, dass die Privatwirtschaft oft nicht fair oder im Interesse der Allgemeinheit oder selbst der eigenen Kunden agiert. Für viele Leser ist das vorherige Kapitel daher im Grundsatz wohl gar keine Überraschung.

Von der öffentlichen Hand hingegen – also den von Bürgern gewählten politischen Vertretern – wird meist noch erwartet, dass sie sich für das Wohl der Allgemeinheit einsetzen. Das zumindest hatte ich vor meinen Nachforschungen geglaubt. Zu dem Zeitpunkt war ich auch noch der Überzeugung, dass die von den Ministerien beauftragten und geförderten Initiativen und Vereine dem Wohle des Volkes dienen würden.

Aus heutiger Perspektive muss ich leider – und mit großer Erschütterung – feststellen, dass dieser unkritische Glaube völlig naiv und unberechtigt war. Wie wenig sich unsere Ministerien und angegliederte Vereine, Zentralen und Behörden für das Wohl der Bevölkerung einsetzen, beschreibe ich auf den folgenden Seiten. Ich starte den Streifzug mit der Deutschen Gesellschaft für Ernährung, einem Verein, dem die Ministerien für Gesundheit (BMG) und Ernährung und Landwirtschaft (BMEL), besonders nahe stehen.

Die Deutsche Gesellschaft für Ernährung (DGE)

All die Veränderungen unserer Nahrungskette und Nahrungsgewohnheiten wären, zumindest in Deutschland, nicht ohne eine tatkräftige Unterstützung von Seiten der DGE und den dazugehörigen Wissenschaftlern möglich gewesen.

Das folgende Kapitel beleuchtet also noch einmal im Detail die Deutsche Gesellschaft für Ernährung (DGE) und im Besonderen die Personen, die im Hintergrund agieren. Denn auch hier gilt: Es sind nicht Organisationen, welche Gesellschaften verändern, sondern immer einzelne Entscheider. Und genau diese Entscheider haben oft nicht das Wohl der Bevölkerung im Fokus.

Was motiviert diese Menschen? Welche Mechanismen nutzen diese wenigen, aber einflussreichen Personen, um das öffentliche Bewusstsein rund um Nahrung und Gesundheit zu beeinflussen? In welchen Gremien und auf welchen Entscheidungsebenen findet man dieselben Entscheider immer wieder? Welche Vorteile haben diese Personen durch die Verbreitung von falschen Informationen?

Die Deutsche Gesellschaft für Ernährung: Hintergründe und Aufgaben

Wie bereits erwähnt, ist die DGE die oberste Instanz, welche die Bundesregierung rund um Ernährung berät und die wissenschaftlichen Grundlagen für eine angeblich gesunde Ernährung liefert. Die Anweisungen dieser Instanz werden durch die Ministerien flächendeckend in alle gesellschaftlichen Bereiche getragen und sollten dazu führen, dass wir eine vitale Bevölkerung haben. Aber die Bevölkerung –

besonders unsere Kinder – ist nicht gesund und vital. Was also macht die DGE? Und warum?

Zuerst ein paar weitere Hintergrundinformationen zur DGE. Die folgenden Informationen finden sich auf den Webseiten und in der Satzung für die Deutsche Gesellschaft für Ernährung e.V. Gegründet wurde die DGE 1953. Das selbstproklamierte und Ende 2018 überarbeitete Leitbild der DGE lautet wie folgt:

> *"Leitbild der Deutschen Gesellschaft für Ernährung*
> *Die Deutsche Gesellschaft für Ernährung e. V. (DGE) ist die für Deutschland zuständige wissenschaftliche Fachgesellschaft im Bereich Ernährung, die im Auftrag und mit finanzieller Unterstützung des Bundesministeriums für Ernährung und Landwirtschaft (BMEL) tätig ist. Wir sind bundesweit und auf regionaler Ebene mit Unterstützung von Länderministerien aktiv. Darüber hinaus vertritt die DGE Deutschland auf europäischer und internationaler Ebene.*
>
> *Unsere Grundsätze*
> *Wir stehen für wissenschaftlich fundierte Aussagen, die neutral, unabhängig und transparent erarbeitet werden. Bei der Entwicklung und dem Transfer dieser Aussagen sind wir unserer Verantwortung bewusst. Wir haben einen offenen und ganzheitlichen Blick auf das Feld Ernährung und vereinen 'Wissenschaft und Praxis'. Unser Umgang untereinander und mit anderen ist respektvoll und partnerschaftlich. Im deutschsprachigen und internationalen Raum sind wir ein verlässlicher Netzwerkpartner.*
>
> *Unsere Ziele*
> *Auf Grundlage von Forschungsergebnissen erarbeiten wir die für Deutschland gültigen Ernährungsempfehlungen und Aussagen. Wir transferieren diese Erkenntnisse zielgruppengerecht, um die Gesundheit der Bevölkerung unter nachhaltigen Aspekten langfristig zu fördern und zu erhalten."*

Zu den Aufgaben der DGE gehören primär:
- Aufgaben der Qualitätssicherung in der Gemeinschaftsverpflegung
- Qualifizierung spezieller Berufsgruppen
- Vertretung der deutschen Ernährungswissenschaft in nationalen und internationalen Organisationen sowie die bilaterale Zusammenarbeit mit ernährungswissenschaftlichen Gesellschaften anderer Staaten

Die DGE verwirklicht bundesweit ihre Ziele, laut eigenen Angaben insbesondere durch die:
- Herausgabe des Ernährungsberichtes
- Herausgabe der Referenzwerte für die Nährstoffzufuhr
- Herausgabe von DGE-Beratungs-Standards und Leitlinien
- Herausgabe einer ernährungswissenschaftlichen Zeitschrift als Organ
- Herausgabe weiterer Informations- und wissenschaftlicher Medien
- Erarbeitung von Curricula
- Durchführung von wissenschaftlichen Tagungen sowie Fortbildungs-Multiplikatoren- und Informationsveranstaltungen.

Finanziert wird die DGE zu 70% aus öffentlichen Mitteln – also aus Steuergeldern. Die restlichen 30% werden durch eigene Einnahmen, Gebühren für Schriften und Medien, Beratungen und Lehrgänge sowie Mitgliedsbeiträge gedeckt.

Alleiniger Geschäftsführer ist Dr. Helmut Oberritter und zwar seit 2007. Dr. Oberritter promovierte 1985 an der Universität Tübingen und ist seit 1994 auch als Gastdozent für den Fachbereich Ernährungswissenschaft an der Universität Wien tätig. Dr. Oberritter ist gerichtlich und außergerichtlich für die DGE verantwortlich. Oberritter findet sich weiterhin im wissenschaftlichen Beirat in der Zeitschrift Ernährungsumschau und dem Verband der Diätassistenten – Deutscher Bundesverband e.V. (VDD). Er publiziert in etlichen Fachzeitschriften und ist Autor von diversen Ratgebern rund um gesunde Ernährung.

Präsidenten der DGE (Informationen von Wikipedia)
- Volker Pudel (1992–1994)
- Günther Wolfram (1990–1992, 1994–1998)
- Helmut F. Erbersdobler (1998–2003)
- Peter Stehle (2004–2010)
- Helmut Heseker (2010–2016)
- Ulrike Arens-Azevedo (seit 2016)

Zu den Mitgliedern steht:
"Die meisten Mitglieder sind Einzelpersonen, aber auch Verbände, Firmen und Wirtschaftsverbände haben eine Mitgliedschaft bei der DGE. Im Dezember 2015 waren insgesamt 4065 Mitglieder registriert."

Jeder kann also Mitglied werden. Einzelpersonen genauso wie Firmen und Wirtschaftsverbände. Der Jahresbeitrag beläuft sich auf 57 bis knapp 600 Euro, je nachdem, ob man ein Verband oder eine Einzelperson ist. Konkrete Informationen dazu, wer genau diese Mitglieder sind, finde ich nicht. Anzunehmen ist, dass alle relevanten Großkonzerne und deren Verbände ebenso Mitglieder sind wie lokale Lebensmittelhersteller und ggf. auch Pharmakonzerne. Die folgenden Informationen zu lokalen Sektionen geben ein wenig Raum für Vermutungen.

Die Sektionen. Dazu wird erklärt:
"Auf Länderebene ist die DGE durch Sektionen in den Bundesländern Baden-Württemberg (BW), Hessen (HE), Mecklenburg-Vorpommern (MV), Niedersachsen (NI), Schleswig-Holstein (SH) und Thüringen (TH) vertreten. Die Sektionen Hessen und Baden-Württemberg sind rechtlich selbstständig.

Die Sektionen nehmen landesspezifische Interessen wahr und verbreiten die Erkenntnisse der Ernährungswissenschaft und die Empfehlungen der DGE in regionalen Netzwerken. Sie fördern die Ernährungsaufklärung und leisten Beratung sowie Informations- und Öffentlichkeitsarbeit. Dazu führen die Sektionen Fachtagungen und Fortbildungsseminare für Multiplikatoren wie Ernährungsfachkräfte und Fachkräfte aus den Bereichen Bildung, Gesundheit, Prävention und Politik durch."

Die Sektionen selbst sind eine Zusammenkunft von lokalen Politikern, Verbraucherschützern, Universitäten mit entsprechenden Lehrstühlen, Vertretern der

Landwirtschaft, Lebensmittelkonzernen sowie der Fleisch- und Milchindustrie. Ebenfalls mit dabei sind Vertreter des BMEL und des Max Rubner-Instituts (ein Teil des BMEL mit dem Forschungsschwerpunkt gesundheitlicher Verbraucherschutz im Ernährungsbereich).

Dass all diese Bereiche zunächst einmal ihre jeweiligen eigenen Interessen vertreten, ist logisch. Mindestens die Hälfte der anwesenden Gruppen hat wirtschaftliche Interessen, die sich in vielen Fällen nicht mit gesundheitsförderlichen Nahrungsmitteln vereinbaren lassen. Ein Beispiel: Die Arbeitsgemeinschaft Ernährungsindustrie Hessen, Teil der DGE Sektion Hessen. Da liest man auf den eigenen Seiten (Hervorh. d. A):

> *"Die Arbeitsgemeinschaft Ernährungsindustrie Hessen vertritt die gemeinschaftlichen Interessen der Mitglieder in wirtschaftspolitischen, wirtschaftsrechtlichen und lebensmittelrechtlichen Fragen. Die Produktpalette der hessischen Ernährungsindustrie ist breit gefächert. Sie umfasst* **Brot- und Backwaren, Milcherzeugnisse, Nährmittel, Kartoffelerzeugnisse, Fleisch und Wurst, Süßigkeiten, Dauerbackwaren, Mühlenprodukte und Teigwaren, Zucker sowie die gesamte Getränkepalette: Bier, Wein, Spirituosen, Mineralwasser, Fruchtsäfte, Limonaden. Mit gut 8 Milliarden Euro Jahresumsatz (2004)** *gehört die Ernährungsindustrie zu den umsatzstärksten Wirtschaftsbereichen in Hessen."*

Fazit: Es geht nicht darum, dass die DGE in den einzelnen Sektionen erklärt, wie eine wirklich gesunde Ernährung aussieht, sondern eher darum, dass die Akteure gemeinsam aushandeln, was für alle beteiligten Branchen annehmbar ist. Durchsetzen werden sich, wie sonst auch, diejenigen, die am ehesten Geld oder Arbeitsplätze beisteuern können. Und das ist nun mal die Wirtschaft.

Der Koordinationskreis:
Weiterhin gibt es einen Koordinationskreis mit dem Ziel, eine Qualitätssicherung in der Ernährungsberatung und Ernährungsbildung zu gewährleisten. Dazu liest man auf den Webseiten der DGE:

> *"Die Bereiche 'Ernährungsberatung' und 'Ernährungsbildung' haben sich in den letzten Jahrzehnten umfassend weiterentwickelt. Ernährungsberatung und -bildung werden heute von vielen unterschiedlichen Berufsgruppen angeboten. Das Ziel der Rahmenvereinbarung ist es, den Verbrauchern unterschiedliche Qualifikationen von Ernährungsfachkräften transparent zu machen. Seit 2006 ist der Koordinierungskreis der DGE angegliedert. Sprecher des Koordinierungskreises ist Dr. Helmut Oberritter, Geschäftsführer der DGE."*

Zu diesem Kreis gehören folgende Verbände:
- Berufsverband Hauswirtschaft e. V. www.berufsverband-hauswirtschaft.de
- Berufsverband Oecotrophologie e. V. (VDOE) www.vdoe.de
- Bundesverband Deutscher Ernährungsmediziner e. V. (BDEM) www.bdem.de
- Deutsche Akademie für Ernährungsmedizin e. V. www.daem.de
- Deutsche Gesellschaft für Ernährung e. V. (DGE) www.dge.de
- Deutscher Volkshochschul-Verband e. V. (dvv) www.dvv-vhs.de
- Verband der Diätassistenten - Deutscher Bundesverband e. V. (VDD) www.vdd.de
- Verband der Köche Deutschlands e. V. (VKD) www.vkd.com

- VerbraucherService im KDFB e. V. – Bundesverband www.verbraucherservice-kdfb.de
- Verbraucherzentrale Bundesverband e. V. (vzbv) www.vzbv.de

Inwieweit die Ernährungsstandards der DGE Einfluss auf diese Verbände haben könnten, lässt sich unschwer erahnen.

Quellen und weitere Informationen zu "Das Bindeglied, die Deutsche Gesellschaft für Ernährung (DGE)"
- **Webseite der DGE und Satzung der DGE** "S A T Z U N G für die Deutsche Gesellschaft für Ernährung e.V." https://www.dge.de/fileadmin/public/doc/wueu/DGE-Satzung.pdf
- **Webseite der DGE** "Mitglieder und Ansprechpartner des Koordinierungskreises" http://www.dge.de/service/zertifizierte-ernaehrungsberatung/koordinierungskreis/
- **Wikipedia** "Deutsche Gesellschaft für Ernährung" https://de.wikipedia.org/wiki/Deutsche_Gesellschaft_f%C3%BCr_Ern%C3%A4hrung

Die einzelnen Akteure der DGE

Wer sind die aktuellen und ehemaligen Präsidenten? Wer sind die gewählten Mitglieder des wissenschaftlichen Präsidiums, kooperierenden Mitglieder und Ehemaligen des wissenschaftlichen Präsidiums? Einige dieser besonders tonangebenden Köpfe haben beeindruckende Verbindungen in die Wirtschaft und Politik. Sie sind maßgeblich daran beteiligt, das gesellschaftliche Bewusstsein rund um Ernährung und Gesundheit zu formen. Diese Verbindungen sind im Internet recht leicht zu finden. Man muss nur den jeweiligen Namen gleichzeitig mit Wörtern wie: Nestlé, Danone, Monsanto oder Novartis eingeben oder auf die Datenbank von CORRECTIV zurückgreifen.

Wer genau hinschaut, erkennt Folgendes: Etliche diese "Autoritätspersonen" missbrauchen das Ansehen ihrer beruflichen Positionen, um teilweise mit beachtlichem Nachdruck irreführende Informationen in die Bevölkerung zu tragen. Wer sind diese Personen?

Präsidenten der DGE

1. *Prof. Dr. Ulrike Arens-Azevêdo* ist seit 2016 amtierende Präsidentin der DGE. Sie ist Professorin für Ernährungswissenschaften und Gemeinschaftsverpflegung. Prof. Dr. Arens-Azevêdo war an der Ausgestaltung der Essenspläne für Kinder beteiligt. Zwischen 1989 und 2015 war sie als Professorin an der Hochschule für Angewandte Wissenschaften in Hamburg tätig. Prof. Dr. Arens-Azevêdo ist CDU-Mitglied und sitzt für die Partei im Bundestag. Ebenso in der CDU, bzw. der Schwesterpartei CSU, finden sich der ehemalige Bundesminister Christian Schmidt (BMEL) und der ehemalige Gesundheitsminister Hermann Gröhe (BMG).

Hat Prof. Dr. Ulrike Arens-Azevêdo nicht bemerkt, dass die Ernährungspläne für Kinder nicht mit den vorgegebenen essenziellen Mikronährstoffen zusammenpassen? Auch Prof. Dr. Arens-Azevêdo ist der Meinung, dass die *"Wünsche unserer Kinder"* bei der Gestaltung der Mahlzeiten berücksichtigt werden sollten. Das erklärt die Ernährungswissenschaftlerin in einem der nachstehend aufgeführten Videos, ausgestrahlt 2016 vom BMEL.

Informationen über die Relevanz von Mikronährstoffen und der tatsächlichen Versorgung in Bezug auf diese lebenswichtigen Substanzen im Kita- und Schulbetrieb konnte ich von ihr keine Aussagen finden.

Quellen und weitere Informationen zu "Prof. Dr. Ulrike Arens-Azevêdo"
- **CDU/CSU "Fraktion im Bundestag 2017"**
  https://www.cducsu.de/veranstaltungen/referenten/prof-ulrike-arens-azevedo
- **Video 2014:** *Rede von Frau Ulrike Arens-Azevêdo* Bundeskongress Schulverpflegung 2014
  https://www.youtube.com/watch?v=k7EYK7O84_c
- **Video 2016:** *Ulrike Arens-Azevedo über die Verpflegungssituation in Kitas und Schulen*
  https://www.youtube.com/watch?v=_FlZrjnMuU0

2. *Prof. Dr. Helmut Heseker* war Präsident der DGE von 2010 bis 2016. Er ist nun Mitglied des Wissenschaftlichen Präsidiums der DGE. Er ist Professor der Ernährungswissenschaften an der Uni Paderborn und hat eine aktualisierte Auflage des bereits erwähnten Buches "*Die Nährwerttabelle 2016/2017*" herausgegeben. In diesem Buch beschreibt Prof. Dr. Heseker die Wichtigkeit für fast alle essenziellen Mikronährstoffe und führt auf, in welchen Lebensmitteln sie zu finden sind.

Heseker führt in dieser Nährwerttabelle auch die Nährwerte von ausgewählten Fertiggerichten auf. Es sollte ihm also durchaus bewusst sein, dass diese von ihm aufgeführten industriell verarbeiteten Lebensmittel nur einen Bruchteil an essenziellen Mikronährstoffen im Vergleich zu den unverarbeiteten Lebensmitteln haben, welche er ebenfalls auflistet. Wenn man diese Fertigprodukte zu sich nimmt, ist eine adäquate Versorgung des Körpers, bei gleichzeitiger Einhaltung der Kalorienvorgaben, praktisch nicht möglich. Entsprechend verwunderlich ist es, dass auch Prof. Dr. Heseker die öffentliche Debatte nicht weg von Makronährstoffen (Fett, Kohlenhydrate und Eiweiß) hin zu Mikronährstoffen führt (Vitamine, Mineralstoffe, Fettsäuren, Aminosäuren). Es folgen ein paar Beispiele von fragwürdigen Auftritten und Empfehlungen.

1. Ein öffentlicher TV-Auftritt

In einem Beitrag vom Trendfrühstück (Tagesspiegel) vom 2.5.2016 zum Thema "*Salz, Fett, Zucker. Wie viel ist zuviel?*" hört man verwunderliche Aussagen. Die Podiumsgäste in dieser Diskussion waren Renate Künast (Grüne und MdB, Vorsitzende des Ausschusses für Recht und Verbraucherschutz), Prof. Dr. Helmut Heseker (zu dem Zeitpunkt Präsident der Deutschen Gesellschaft für Ernährung – DGE) und Stephan Nießner (Präsident des Bundes für Lebensmittelrecht und Lebensmittelkunde – BLL). Prof. Dr. Heseker sagt:

> "*Denken Sie mal daran, unverarbeitete Grundnahrungsmittel haben in der Regel weniger als 100 Kalorien und das, was wir heute so auf dem Teller haben und uns die Industrie anbietet an Pizzazungen oder auch belegten Brötchen, hat 250, 300 Kalorien und damit ist es uns natürlich einfach gemacht, dass wir uns überernähren. Und die Studien sind dann auch eindeutig. Wenn man Studien macht, wo die Leute eine negative Energiebilanz haben, das heißt unter ihrem Verbrauch liegen, dann ist es relativ egal, ob ich etwas mehr Zucker esse oder etwas mehr Fett esse und so weiter. Es wird wirklich erst dann zu einem Problem, wenn man an dieser Grenze ist und drüber hinaus ist.*"

> "*Und ich verlange auch von der Industrie, dass sie endlich mal hingeht und ihren Gehirnschmalz einsetzt und intensiv darüber nachdenkt, wie kriegen sie*

schmackhafte Lebensmittel hin mit nicht so vielen Kalorien. Das ist, was wir brauchen."

Heseker vermittelt mit diesen Aussagen den Eindruck, dass man Lebensmittel nur nach ihrer Menge von Kalorien beurteilen sollte. Er unterschlägt die Relevanz von essenziellen Nährstoffen und deren Mangel in verarbeiteten Lebensmitteln sowie die Präsenz belastenden Giftstoffen. Eine ähnliche Vorgehensweise von diesem Professor findet sich in etlichen weiteren Interviews und TV-Auftritten.

2. Fragwürdige Informationen in Bezug auf Vitamin D
In seinem Buch *"Die Nährwerttabelle 2016/2017"* hat Prof. Dr. Heseker Vitamin D einfach weggelassen. Es finden sich keine Angaben, in welchen Lebensmitteln man diesen essenziellen Nährstoff findet. Das ist kurios, denn Daten dazu gibt es reichlich. Sie sind zum Beispiel in dem Buch *"Die große GU Nährwert-Kalorien-Tabelle 2016/2017"* von Elmadfa, Aign, Muskat und Fritsche, aufgeführt. Dafür hört man Prof. Dr. Heseker in einem weiteren Medienbericht von *"Volle Kanne"* mit dem Titel *"Wundermittel Vitamin D"* ausgestrahlt vom ZDF am 15.5.2017, sagen: *"Sonne und Ernährung reichen vollkommen aus."*

Auch das ist eine erstaunliche Aussage. Wie bereits ausführlich erläutert, und Heseker bestimmt bekannt, ist die Sonnenbestrahlung in den Wintermonaten in nördlichen Ländern wie Deutschland nicht ausreichend für den Erhalt einer Gesundheit, da der Sonnenstand viel zu niedrig ist. Das ist umfänglich wissenschaftlich bewiesen. Um den täglichen Bedarf über Ernährung zu decken und den der DGE vorgegebenen Wert von 20ug/Tag zu erreichen, müsste ein Erwachsener pro Tag 300g Lachs, 300 g Steinpilze, 400g Makrele oder 7 Eier essen. Die DGE erklärt man solle zwei bis drei Eier pro Woche verzehren.

3. Die Zeitschrift Ernährungsumschau: Beispiel für fragwürdige Verstrickungen
Prof. Dr. Heseker ist auch Herausgeber der Zeitschrift *"Ernährungsumschau."* Dort finden sich Deutschlands führende Ernährungsverbände, die bei genauer Betrachtung auch alle irgendwie in Verbindung mit Nestlé, Danone und Co. stehen. Zu den Ernährungsverbänden gehören:

- BerufsVerband Oecotrophologie e.V. (VDOE)
- RAL Gütegemeinschaft Ernährungs-Kompetenz e. V. (GEK)
- Verband der Diätassistenten – Deutscher Bundesverband e. V. (VDD)

Auch auf den Seiten dieser online Zeitschrift wird das Mantra verbreitet, dass Convenience-Produkte prima für die Gesundheit sind. Explizit beworben werden unter anderem die Hersteller Danone, Alpro und Kelloggs im Besonderen, sowie Zucker im Allgemeinen. Über Zucker steht geschrieben:

"Zucker ist ein Naturprodukt und traditioneller Bestandteil einer ausgewogenen Ernährung. Mit der Initiative 'Schmeckt Richtig!' möchte die deutsche Zuckerwirtschaft zur sachlichen Auseinandersetzung mit dem Thema Zucker einladen. Weitere Informationen stehen auf www.schmecktrichtig.de bereit."

Zu Kelloggs schreibt dieses Ernährungsportal den Werbetext:

"Vor mehr als 100 Jahren erkannte W. K. Kellogg die positiven Eigenschaften, die in einem Getreidekorn stecken. Mit einfachen Zutaten, die in gerösteten Corn

Flakes enthalten sind, wurden schließlich die Frühstückscerealien geboren. Kellogg bietet qualitativ hochwertige Frühstücksprodukte für Familien auf der ganzen Welt."

Quellen und weitere Informationen zu "Prof Dr. Helmut Heseker"
- **Deutsche Gesellschaft für Ernährung Presseinformation Januar 2012** "Neue Referenzwerte für Vitamin D" http://www.dge.de/presse/pm/neue-referenzwerte-fuer-vitamin-d/
- **Ernährungsumschau – Herausgeber Heseker** https://www.ernaehrungs-umschau.de/information/impressum/
- **Ernährungsumschau – Werbung für Danone, Alpro, Kelloggs, und Zucker** https://www.ernaehrungs-umschau.de/branche/suche/
- **IKZ 10.11.2017** "Worauf es beim Essen wirklich ankommt" *Zitat Heseker*: "'Zuckergesüßte Getränke und energiedichte, fett- und kohlenhydratreiche, oft stark verarbeitete Lebensmittel tragen wesentlich dazu bei, dass bei vielen die Energiezufuhr über dem individuellen Bedarf liegt', sagt der frühere Präsident der Deutschen Gesellschaft für Ernährung (DGE)." https://www.ikz-online.de/staedte/iserlohn/worauf-es-beim-essen-wirklich-ankommt-id212501547.html
- **Video:** "Salz, Fett, Zucker – wieviel ist zuviel?" Tagesspiegel Trendfrühstück vom 2.5.2016 https://www.youtube.com/watch?v=_Ll5b2-Vsb8
- **Video:** "Wundermittel Vitamin D" ZDF Volle Kanne 15.5.2017 https://www.zdf.de/verbraucher/volle-kanne/wundermittel-vitamin-d-das-steckt-wirklich-dahinter-100.html

3. *Prof. Dr. Peter Stehle* war Präsident der DGE von 2004 bis 2010. Unter seiner wissenschaftlichen Leitung wurden die DGE Qualitätsstandards, und 2005, die dreidimensionale DGE-Lebensmittelpyramide eingeführt. Die Qualitätsstandards wurden in den öffentlichen Bereichen – Kitas, Schulen, Krankenhäusern, Pflegeheimen, Betriebskantinen – etabliert und die Pyramide dient seit 2005 bundesweit Fachgesellschaften im Bereich der Ernährung zur visuellen Verdeutlichung der DGE Ernährungsrichtlinien. Bildlich beworben werden auf der Lebensmittelpyramide folgende Lebensmittel als Teil einer gesunden Ernährung: eine Tüte Chips, 6 Stück Schokolade, ein Stück Schoko/Sahne-Torte, ein Lolli, eine Aludose mit Energydrink, ein Glas mit Kola, ein Pappbecher mit Limo, Margarine, ein Stück Wurst, eine Schale Pommes, ein Weißmehlbrötchen, weiße Nudeln.

Nach Ende seiner Präsidentschaft wurde Stehle Mitglied des Wissenschaftlichen Präsidiums der DGE. Er ist ebenfalls Professor und Dekan an der Universität Bonn am Institut für Ernährungs- und Lebensmittelwissenschaften. Prof. Dr. Stehle findet man weiterhin aktiv am Bundesinstitut für Sportwissenschaft. Seine akademische Ausbildung hat Stehle an der Universität Hohenheim begonnen. Weitere pikante Details zu Prof. Dr. Stehle sind Folgende:

1. **Glutamat:** Zum Beispiel in dem Buch *"Die Ernährungsfalle"* (2015) von Hans-Ulrich Grimm. Dort wird erklärt, dass Prof. D. Stehle sich in einer Expertenrunde in den Hohenheimer Konsensusgesprächen in 2006 sehr für den Geschmacksverstärker Glutamat einsetzte. Stehle hat angeblich betont, dass ein Pfund Glutamat am Tag als völlig unschädlich zu betrachten sei. Das von der Lebensmittelindustrie genutzte Glutamat ist, wie eingangs erklärt, ein Nervengift und höchst umstritten. Die gleichen Informationen findet man unter den Seiten von DR. WATSON – Der Food Detektiv – (Im Quellenverzeichnis).

2. **Ausgewogene Ernährung mit Convenience-Produkten.** Das Bestreben der SPD, den Gehalt von Zucker, Salz und Fett in verarbeiteten Lebensmitteln zu reduzieren,

kommentiert Prof. Dr. Stehle als *"Augenwischerei"*. Zu lesen in einem Artikel vom 18.1.2018 der Tageszeitung Welt:

> *"SPD will Pizza und Cola per Gesetz gesünder machen. Die Veränderung der Rezepturen einzelner Lebensmittel beziehungsweise -gruppen bleibt aus wissenschaftlicher Sicht Augenwischerei", sagt der Ernährungsphysiologe vom Institut für Ernährungs- und Lebensmittelwissenschaften an der Universität Bonn. Zielführend sei letztlich nur eine Veränderung des Ernährungsverhaltens generell. Denn auch mit den vorhandenen Lebensmitteln sei eine ausgewogene und gesundheitsfördernde Ernährung möglich."*

3. **Wissenschaftliche Evidenz:** Erhellend ist auch ein Interview mit dem General-Bonn-Anzeiger.de vom 31.1.2016, zu lesen online. Der Titel lautet: *"Der Verbraucher versteht das Wort Risiko nicht"*. Ein paar Auszüge aus dem Interview:

> *"General Anzeiger: Sie haben vorhin das Wort Risiko besonders betont. Warum?*
> *Stehle: Weil der Verbraucher das Wort nicht versteht. Er denkt in Kategorien wie gesund und ungesund. Schon eine solche Formulierung ist falsch, weil es suggeriert: Das eine darf ich, das andere nicht. Diese Trennung gibt es aber in der Ernährung nicht. Ein ungünstiges Ernährungsverhalten ist ein Faktor, mit dem das Risiko für die Entwicklung von Krankheiten steigen kann. Ernährungsforschung ist komplex und schwierig, es kann kein schwarz und weiß geben, auch wenn viele das gerne hätten.*
>
> *General Anzeiger: Wie hoch ist denn der Einfluss der Ernährung auf die Verfassung?*
> *Stehle: Das lässt sich nicht quantifizieren. Niemand weiß das.*
>
> *General Anzeiger: Das heißt, wenn Willet behauptet, kluge Menschen tränken keine Cola, ist das ...*
> *Stehle: Totaler Quatsch! Das ist wissenschaftlich unmotiviert und beschreibt nicht das Problem, das wir haben: dass wir nämlich nicht genügend wissenschaftliche Evidenz liefern können."*

Da ist also wieder die Aussage: Es gibt keine gesunden oder ungesunden Nahrungsmittel. Der Konsum von Industrie-Zucker, Phosphatzusätzen, Nitrat, Glutamat, Hormonen, Aluminium und viel zu wenig Mikronährstoffe – all das ist laut Stehle ausdrücklich nicht zu beanstanden.

Ganz nebenbei bemerkt: Bei dem Experten, dessen Aussagen Prof. Dr. Stehle mit *"Totaler Quatsch!"* bezeichnet, handelt es sich um Walter C. Willett. Willett ist ein amerikanischer Arzt, Epidemiologe und Ernährungswissenschaftler, und Professor of Nutrition an der Harvard Medical School und Vorstand am Harvard School of Public Health, Department of Nutrition.

4. **Zusammenarbeit mit Nestlé:** Wenn man dieses Interview und all die anderen Aktivitäten von Prof. Dr. Stehle betrachtet, mag man sich wundern, was diese fragwürdigen Aussagen mit seiner Zusammenarbeit mit Nestlé zu tun haben mögen? Prof. Dr. Stehle ist im Beirat von Nestlé Deutschland aktiv.

Vielleicht möchte Stehle den von ihm beklagten Mangel an *"wissenschaftlicher Evidenz"* gemeinsam mit Nestlé beheben? Vielleicht hilft er Nestlé dabei, die Rezeptur von mit Eisen und Vitamin A angereicherten Maggi-Brühwürfeln für den afrikanischen Markt zu überarbeiten? Oder er unterstützt die Kreation einer neuen Geschmacksrichtung für das Optifast-Programm? Ein Programm, welches aktiv von Prof. Dr. Stephan Bischoff in den Medien beworben wird. Zur Erinnerung: Prof. Dr. Bischoff ist an der Universität Hohenheim als Leitung der Fachgemeinschaft Ernährungsmedizin/Prävention und Genderforschung tätig. Er arbeitet also an der gleichen Universität, an der Stehle seinen akademischen Ursprung fand. Zufall?

Was auch immer Prof. Dr. Stehle bei Nestlé macht, Nestlé selbst findet die Akquisition von diesem angesehenen Wissenschaftler anscheinend recht fruchtbar und schmückt sich online mit dessen Errungenschaften. Auf den Webseiten von Nestlé steht Folgendes:

"Peter Stehle von der Rheinischen Friedrich-Wilhelms-Universität Bonn
Der Bonner Ernährungsphysiologe Prof. Dr. rer. nat. Peter Stehle vertritt im Beirat die Grundlagenwissenschaften im Bereich Ernährung und Lebensmittel. Peter Stehle studierte an der Universität Hohenheim Ernährungswissenschaft, promovierte und habilitierte auf dem Gebiet der Biochemie der Ernährung. Als ehemaliger Präsident der Deutschen Gesellschaft für Ernährung und langjähriges Mitglied des Wissenschaftlichen Präsidiums beteiligt sich Stehle an der Ausarbeitung und Kommunikation der Richtlinien für eine ausgewogene, die Gesundheit erhaltende Kost unter Verwendung von hochwertigen Lebensmitteln.

Neben international anerkannten Forschungsarbeiten auf den Gebieten des Eiweiß- und Fettstoffwechsels beschäftigt sich Stehle schwerpunktmäßig mit den funktionellen Eigenschaften von Inhaltsstoffen pflanzlicher Lebensmittel.

Im Beirat unterstützt er Nestlé in den Aktivitäten zur stetigen Verbesserung der Produktqualität. Dies betrifft sowohl die Überarbeitung der Nährstoffzusammensetzung von Produkten als auch die Formulierung von neuen Lebensmitteln für spezielle Bevölkerungsgruppen. Die Basis hierfür bilden aktuelle Erkenntnisse über den Zusammenhang der Nährstoffaufnahme bzw. des Lebensmittelkonsums auf die mittel- bis langfristige Gesundheit."

Besonders aufschlussreich ist das Zitat von Stehle selbst am Ende dieser Seite:

"Nur wenn die Ernährungsforschung direkt mit der Lebensmittelindustrie zusammenarbeitet und die aktuellen Forschungsergebnisse für die Umsetzung in die Praxis übersetzt, kann die Qualität der auf dem Markt befindlichen Lebensmittel und damit die Ernährung der Bevölkerung dauerhaft verbessert werden!
Peter Stehle, Rheinische Friedrich-Wilhelms-Universität Bonn"

Ich habe immer gedacht, die Aufgabe der Wissenschaft sei es, Wissen zu schaffen und das unabhängig von Interessen der Konzernwelt. Das ist aber ja gar nicht möglich, wenn diese beiden, wie von Prof. Dr. Stehle gefordert, eng zusammenarbeiten. Diese Zusammenarbeit wird wohl kaum dazu führen, dass Nestlé oder Stehle der Bevölkerung erklären, dass der Verzehr von unbehandeltem Obst oder Wildkräutern aus dem eigenen Garten doch die besten Mittel zum Erhalt der eigenen Gesundheit sind.

Quellen und weitere Informationen zu "Prof Dr. Peter Stehle"
- **Dr. Watson– Der Food Detektiv 9.2.2007** "Ein Pfund Glutamat am Tag - völlig okay oder beinahe tödlich ?" http://www.food-detektiv.de/exklusiv.php?action=detail&id=27
- **Universität Bonn Institut für Ernährungs- und Lebensmittelwissenschaften** "Mitarbeiter" https://www.nutrition.uni-bonn.de/mitarbeiter-1
- **Welt 18.1.2018** "SPD will Pizza und Cola per Gesetz gesünder machen" https://www.welt.de/wirtschaft/article172624596/Bessere-Ernaehrung-SPD-will-Pizza-und-Cola-per-Gesetz-gesuender-machen.html
- **General Anzeiger Bonn online 31.1.2016** "Der Verbraucher versteht das Wort Risiko nicht" http://www.general-anzeiger-bonn.de/besser-leben/gesund/%E2%80%9EDer-Verbraucher-versteht-das-Wort-Risiko-nicht%E2%80%9C-article3164271.html
- **Peter Steele auf den Seiten von Nestlé** (letzter Zugriff 24.4.2019): http://www.nestle.de/verantwortung/unsere-beiraete/experten-und-ngo-beirat/peter-stehle

4. Prof. Dr. Volker Pudel († 7. Oktober 2009) war Leiter der Ernährungspsychologischen Forschungsstelle am Zentrum für Psychologische Medizin an der Universität Göttingen. Pudel war ebenfalls von 1988 bis 1998 Vizepräsident und Präsident der Deutschen Gesellschaft für Ernährung (DGE). Weiterhin war er unter anderem Mitglied im Vorstand der Akademie für Ernährungsmedizin in Hannover, Mitglied im wehrmedizinischen Beirat des Bundesministeriums für Verteidigung und Vorsitzender des Kuratoriums der Heinz-Lohmann-Stiftung, einer Stiftung, die zu der PHW-Gruppe und somit einem der weltweit größten Geflügelmastbetriebe gehört.

Prof. Dr. Pudel war auch Mitglied im Denkwerk Zukunft und ordentliches Mitglied der europäischen Akademie der Wissenschaft und Künste. 1989 wurde Pudel mit dem internationalen Ernährungspreis der Schweizer Stiftung für Ernährungsforschung und Ernährungsaufklärung ausgezeichnet. 2001 erhielt er den Dr. Rainer Wild-Preis für seine herausragenden Arbeiten auf dem Gebiet der gesunden Ernährung und seinen ganzheitlichen Forschungsansatz. Im Jahr 2003 verlieh ihm die Deutsche Adipositas-Gesellschaft, also die Gesellschaft, die unterschlägt, dass Übergewicht stark mit einem Vitamin-D Mangel korreliert, den Therapie-Preis.

Prof. Dr. Pudel hat ebenfalls das Optifast-Programm entwickelt, ursprünglich für den Pharmakonzern Novartis. 2007 übernahm Nestlé das Geschäftsfeld Medical Nutrition von Novartis und mit ihm die äußerst lukrative Vitamin- /Mineralstoffmischung für Übergewichtige.

Prof. Dr. Pudel war ebenfalls ein lautstarker Verfechter der Theorie, dass Menschen, um schlank zu sein, viele Kohlehydrate in Form von Getreide und wenig Fett essen sollen. Pudel ist am 7. Oktober 2009 im Alter von nur 65 Jahren nach langer und schwerer Krankheit verstorben.

Quellen und weitere Informationen zu "Prof. Dr. Volker Pudel"
- **Göttinger Tageblatt 9.10.2009** "Ernährungsexperte Professor Dr. Volker Pudel verstorben" http://www.goettinger-tageblatt.de/Die-Region/Goettingen/Ernaehrungsexperte-Professor-Dr.-Volker-Pudel-verstorben
- **Göttinger Tageblatt 15.8.2018** "25 Jahre Hilfe für Übergewichtige Seit 25 Jahren besteht die Adipositas-Therapie an der Universitätsmedizin in Göttingen. Mit einem Tag der offenen Tür hat die Klinik für Gastroenterologie und Gastrointestinale Onkologie das Jubiläum gefeiert. http://www.goettinger-tageblatt.de/Die-Region/Goettingen/Adipositas-Therapie-an-der-Universitaetsmedizin-in-Goettingen-besteht-seit-25-Jahren
- **Swissinfo 2.7.2007** "Nestlé completes takeover of Novartis food unit" https://www.swissinfo.ch/eng/nestl%C3%A9-completes-takeover-of-novartis-food-unit/5980750

Gewählte und ehemalige Mitglieder des wissenschaftlichen Präsidiums und kooperierende Mitglieder der DGE

1. *Prof. Dr. Hans Hauner* ist Professor am Else Kröner-Fresenius-Zentrum für Ernährungsmedizin, Lehrstuhl für Ernährungsmedizin, TU München, und sitzt im wissenschaftlichen Beirat der DGE. Hauner war bei folgenden Veranstaltungen Tagungspräsident: Deutsche Adipositas Gesellschaft 1999 Düsseldorf, Deutsche Diabetes Gesellschaft 2008 München, Deutsche Gesellschaft für Ernährung 2012 Freising-Weihenstephan, Europäische Diabetes Gesellschaft 2016 München u.a.

Ebenfalls ist Hauner Mitglied unter anderem bei folgenden Kommissionen: Mitglied der Verbraucherkommission der Bayerischen Staatsregierung, Editor-in-Chief Obesity Facts (European Journal of Obesity). Prof. Dr. Hans Hauner gibt Interviews bei Nestlé und findet sich unter den Vorstandsmitgliedern von diabetesDE/Deutsche Diabetes-Hilfe.

Hauner ist im wissenschaftlichen Beirat der Deutschen Adipositas Gesellschaft (DAG) und einer der Autoren der dort publizierten Studie *"Interdisziplinäre Leitlinie der Qualität S3 zur Prävention und Therapie der Adipositas"*. Auch in dieser Studie suche ich vergeblich nach irgendwelchen Hinweisen auf die Einflüsse von Vitamin D oder anderen essenziellen Nährstoffen auf Fettleibigkeit. Dieser Gesellschaft wurden von Novo Nordisk in 2016 über 40.000 Euro überweisen. Prof. Dr. Hauner selbst erhielt 2015 über 8000 Euro von der Pharmaindustrie – ebenfalls primär von Novo Nordisk Pharma GmbH, also dem Weltmarkthersteller Nummer Eins von künstlichem Insulin.

Hauner gibt viele Interviews über Ernährung, aber Angaben zu der Wichtigkeit von Mikronährstoffen, inklusive Vitamin D, finde ich auch von ihm nicht.

Das Deutsche Ärzteblatt veröffentlicht 2015 in einem Schlusswort zu dem Beitrag *"Prävention und Therapie der Adipositas von Prof. Dr. med. Alfred Wirth, Prof. Dr. med. Martin Wabitsch, Prof. Dr. med. Hans Hauner in Heft 42/2014"* Informationen über folgende Interessenskonflikte:

> *"Prof. Hauner wurde honoriert für Beratertätigkeiten (Advisory Board) von Weight Watchers International und Apothecom. Er hat Studienunterstützung (Drittmittel) erhalten von Weight Watchers International und den Firmen Riemser GmbH und Certmedica. Er gehört einem internationalen Advisory Board von NovoNordisk an."*

Quellen zu "Prof. Dr. Hans Hauner"
- **Klinische Ernährungsmedizin Wissenschaftszentrum Weihenstephan für Ernährung, Landnutzung und Umwelt Technische Universität München** "Lebenslauf Prof. Dr. med. Hans Hauner" http://www.kem.wzw.tum.de/index.php?id=3
- **CORRECTIV** Zahlungen an Prof. Dr. Hauner https://correctiv.org/recherchen/euros-fuer-aerzte/datenbank/empfaenger/hans-hauner-freising-oberbay/ und https://correctiv.org/recherchen/euros-fuer-aerzte/datenbank/empfaenger/hans-hauner-munchen-1/ und https://correctiv.org/recherchen/euros-fuer-aerzte/datenbank/empfaenger/hans-hauner-munchen/ und https://correctiv.org/recherchen/euros-fuer-aerzte/datenbank/empfaenger/hans-johann-hauner-munchen/
- **Nestlé Webseiten** "Erfolgreich abnehmen: Expertenrat des Nestlé Ernährungsstudios berät individuell und schnell" https://www.nestle.de/medien/medieninformationen/erfolgreich-abnehmen-expertenrat-des-nestle-ernaehrungsstudios-beraet-individuell-und-schnell

- **Merkur 6.3.2014** "Die zehn größten Irrtümer übers Abnehmen" https://www.merkur.de/leben/gesundheit/10-irrtuemer-thema-abnehmen-ernaehrungsexperte-prof-hans-hauner-klaert-zr-3398068.html
- **Welt 30.04.2015** "Das jüngste Gericht – Wie essen wir morgen? Studien halten vieles für möglich – von gesund bis fettig, von Insekten bis zum 3-D-Drucker" https://www.welt.de/print/die_welt/article140312841/Das-juengste-Gericht.html
- **Deutsche Diabetes Hilfe** "Vorstand / Geschäftsführung" https://www.diabetesde.org/ueber_uns/vorstand_geschaeftsfuehrung
- **Deutsche Adipositas Gesellschaft (DAG)** "Interdisziplinäre Leitlinie der Qualität S3 zur `Prävention und Therapie der Adipositas AWMF-Register Nr. 050/001 Klasse: S3 Version 2.0 (April 2014)" http://www.adipositas-gesellschaft.de/fileadmin/PDF/Leitlinien/050-001l_S3_Adipositas_Praevention_Therapie_2014-11.pdf
- **CORRECTIV** Zahlungen an die Deutsche Adipositsgesellschaft von Novo Nordisk in https://correctiv.org/recherchen/euros-fuer-aerzte/datenbank/empfaenger/deutsche-adipositas-ges-e-v-martinsried-de/
- **Deutsches Ärzteblatt 2015** "Schlusswort zu dem Beitrag Prävention und Therapie der Adipositas von Prof. Dr. med. Alfred Wirth, Prof. Dr. med. Martin Wabitsch, Prof. Dr. med. Hans Hauner in Heft 42/2014"https://m.aerzteblatt.de/app/print.asp?id=169017

2. Dr. Thomas Ellrott ist Leiter des Instituts für Ernährungspsychologie der Universität Göttingen und Nachfolger des oben genannten Prof. Dr. Pudel. Ellrott ist auch ehrenamtlicher Sektionsleiter der Deutschen Gesellschaft für Ernährung Sektion Niedersachsen (DGE). Er ist Mitglied in Fachgesellschaften wie dem Verband für Ernährung und Diätetik (VFED) sowie Mitglied im Gutachterkreis für das Bundesministerium für Bildung und Forschung (BMBF), dem Bundesministerium für Ernährung und Landwirtschaft (BMEL) und dem Bundesministerium für Gesundheit (BMG). Ebenfalls ist Dr. Ellrott im Experten-Beirat der Plattform Ernährung & Bewegung (PEB) tätig (alle Angaben Stand Ende 2017). Ellrot arbeitet also bei vielen tonangebenden Gremien der Gesellschaft mit.

Ellrot ist ebenso wie Prof. Dr. Hauner im Beirat der Deutschen Adipositas Gesellschaft (DAG) tätig und war einer der Autoren der dort publizierten Studie *"Interdisziplinäre Leitlinie der Qualität S3 zur Prävention und Therapie der Adipositas"*. Eine Studie, die im Zusammengang mit der Stoffwechselstörung Adipositas die Relevanz von essenziellen Nährstoffen, wie gesagt, nicht erwähnt.

Verknüpfungen mit der Lebensmittelindustrie: Im Auftrag des "Nestlé Zukunftsforums" hat Ellrott die Zukunft der Ernährung mit skizziert und auf dem Göttinger Campus über die Ernährung der Zukunft gesprochen. Dabei präsentierte er die Ergebnisse der Néstle-Studie *"Wie is(s)t Deutschland 2030"*. In dieser Studie wird suggeriert, dass wir praktisch alle Lebensmittel in den kommenden Jahren aus Petrischalen und Tuben, natürlich von Konzernen wie Nestlé produziert, essen werden. Informationen darüber ob und ggf. in welcher Höhe Ellrott Zahlungen von Nestlé für seine Kooperation erhält, konnte ich nicht ausfindig machen.

Weiterhin hat Ellrott schon 1999 mindestens einen Artikel veröffentlicht, der die Vorzüge der Formula-Diät Optifast betont. Diese Werbebotschaften von Ellrott wurden ebenfalls von Nestlé, zum Beispiel 2011, in der beigefügten Broschüre, *"Optifast Prävention und Therapie der Adipositas MEHR LEBENSQUALITÄT DURCH WENIGER GEWICHT!"* veröffentlicht.

Wie bereits erwähnt, ist Ellrott auch Verfasser der 2007 veröffentlichten Studie *"Wie Kinder essen lernen"*. Die Aussagen, dass Lebensmittelverbote oder eine klare

Benennung von bestimmten Lebensmitteln als ungesund in der Ernährungserziehung bei Kindern generell zu vermeiden sind, stammten aus Studien von diesem Wissenschaftler. Diese Aussage, mit Bezug auf die Studie von Ellrott, findet sich auch wieder in zum Beispiel dem *"Qualitätsstandard für die Verpflegung in Tageseinrichtungen für Kinder"* auf Seite 28.

Den Namen Dr. Thomas Ellrott findet man in Verbindung mit Nestlé in unzähligen Artikeln, publiziert seit Ende der 90er. Zu finden unter entsprechenden Schlagworten im Internet.

Quelle zu "Dr. Thomas Ellrott"
- **Georg-August Universität Göttingen** "Institut für Ernährungsphysiologie" http://www.ernaehrungspsychologie.org/
- **DGE Sektion Niedersachsen** http://www.dge-niedersachsen.de/wir_ueber_uns/wir_sub_2.htm
- **Nestlé Webseiten** "Die Macher der Studie - im Auftrag des Nestlé Zukunftsforums - Ernährung der Zukunft" https://www.nestle.de/zukunftsstudie/macher-der-studie
- **Göttinger Tageblatt 24.2.2017** "Von Laborfleisch und Flaschennahrung - Dr. Thomas Ellrott, Leiter des Instituts für Ernährungspsychologie der Universität Göttingen, hat auf dem Göttinger Campus über die Ernährung der Zukunft gesprochen. Dabei präsentierte er die Ergebnisse der Nestlé-Studie 'Wie is(s)t Deutschland 2030'." http://www.goettinger-tageblatt.de/Campus/Goettingen/Goettingen-Ernaehrungspsychologe-haelt-Vortrag
- **Haeververlag 1999** "Langeoog '99 weist neue Wege in der Adipositastherapie" T. Ellrott http://www.haeverlag.de/proto/archiv/n0899_8.htm
- **Nestle Mai 2011** "Optifast Prävention und Therapie der Adipositas MEHR LEBENSQUALITÄT DURCH WENIGER GEWICHT!" https://www.nestlehealthscience.de/asset-library/documents/optifast/service/optifast%20wissenschaftliche%20brosch%C3%BCre%20-%20kopie.pdf
- **Ernährung – Wissenschaft und Praxis** "Wie Kinder essen lernen" by T Ellrot June 2007, Volume 1, Issue 4, pp 167–173 https://link.springer.com/article/10.1007/s12082-007-0041-3

3. *Prof. Dr. Anette Buyken* ist tätig am Institut für Ernährungs- und Lebensmittelwissenschaften, Universität Bonn, war Projekt Supervisor für die Studie *"Carbohydrate quality and its association with body composition and puberty onset – is carbohydrate intake critical before or during puberty: data from the prospective DONALD Study"* 2007 bis 2009. Diese Studie wurde unter anderem von Danone mitfinanziert. Abgesehen von Eisen, wurde in dieser Langzeitstudie die Versorgung mit essenziellen Nährstoffen der betrachteten Kinder anscheinend nicht untersucht.

Quellen zu "Prof. Dr. Anette Byken"
- **American Journal of Epidemiology 6.1.2009** "Relation of Dietary Glycemic Index, Glycemic Load, and Fiber and Whole-Grain Intakes During Puberty to the Concurrent Development of Percent Body Fat and Body Mass Index" by Guo Cheng, Nadina Karaolis-Danckert, Lars Libuda, Katja Bolzenius, Thomas Remer, Anette E. Buyken https://academic.oup.com/aje/article/169/6/667/88732
- **Universität Bonn** "Studiendesign und Methoden - Die DONALD Studie" https://www.ernaehrungsepidemiologie.uni-bonn.de/forschung/donald-1/studiendesign/studiendesign-und-methoden#blutabnahme
- **Wikipedia** "Donald Studie" https://de.wikipedia.org/wiki/DONALD-Studie

4. *Prof. Dr. Hans-Georg Joost* ist Mitglied des Wissenschaftlichen Präsidiums und im Verwaltungsrat des Deutschen Institutes für Ernährungsforschung (DIfE), Nuthetal. In einem Interview mit *Deutsche Welle* erklärt Joost ebenfalls: *"Es gibt keine gesunden oder ungesunden Lebensmittel."*

Prof. Dr. Joost ist Gründungsmitglied von diabetesDE/Deutsche Diabetes-Hilfe und seit 2009 für die Gruppe von Ärzten und Wissenschaftlern im Vorstand, seit 2011 als kooperierendes Mitglied. Er hatte bereits zahlreiche Ehrenämter inne, u.a. als Mitglied des Senats der Universität Göttingen und des Fachkollegiums Medizin 4 der Deutschen Forschungsgemeinschaft (davon vier Jahre als Sprecher), als Präsident der Deutschen Diabetes Gesellschaft (DDG), als Vorsitzender der Jury der DDG zur Förderung wissenschaftlicher Projekte sowie derzeit als zentrale Ombudsperson der Leibniz-Gemeinschaft.

Die ausgewiesenen Bezüge von Pharmakonzernen für Joost betrugen 2015 1.418,88 €. Die Zuwendungen der Pharmaindustrie für die Deutsche Diabetes Gesellschaft (DDG), bei der Joost Mitglied zur Förderung wissenschaftlicher Projekte ist, betrugen 2016 über 885.000 Euro. Der Name Hans-Georg Joost findet sich im Zusammenhang mit etlichen Publikationen und Nestlé im Internet.

Quellen zu "Prof. Dr. Hans-Georg Joost"
- **Deutsche Welle (DW)** "Es gibt keine gesunden oder ungesunden Lebensmittel." http://www.dw.com/de/es-gibt-keine-gesunden-oder-ungesunden-lebensmittel/av-16047539
- **Deutsche Diabeteshilfe** "Porträt Prof. Dr. Dr. Hans-Georg Joost" https://www.diabetesde.org/portraet-prof-dr-dr-hans-georg-joost
- **Deutsche Diabetes Gesellschaft (DDG)** "Jury der DDG zur Förderung wissenschaftlicher Projekte" https://www.deutsche-diabetes-gesellschaft.de/ueber-uns/ausschuesse-und-kommissionen/jury-der-ddg-zur-foerderung-wissenschaftlicher-projekte/mitglieder.html

5. *Dagmar von Cramm* ist seit 1995 kooperierendes Präsidiumsmitglied der DGE. Von Cramm hat etliche Ratgeber und Ernährungsbücher für Kinder herausgebracht. Wir haben einige für unsere eigenen Kinder genutzt, z.B. *"Kochen für Babys"* (2008) und *"Kochen für Kleinkinder"* (2016) sowie *"Unser Baby. Das erste Jahr"* (2012). Auch in diesen Büchern und auf den Webseiten von Dagmar von Cramm finde ich keine speziellen Angaben zu Mikronährstoffen, Informationen rund um die Stärkung des Immunsystems oder der Darmgesundheit.

Von Cramm ist im Kuratorium der Lohmannstiftung tätig. Die Lohmannstiftung ist Teil der PHW-Gruppe und gehört zu dem bereits erwähnten und größten Geflügelzuchtkonzern weltweit. Zu den Tochterfirmen dieser Stiftung gehören die Firma Wiesenhof (Produkte aus der Geflügelmassentierhaltung) und die Lohmann-Pharma (Pharmaprodukte für Tiere und Menschen). Warnhinweise bezüglich Gefahren aus der Massentierhaltung durch Hormone oder Antibiotikarückstände für kleine Kinder finde ich in den Büchern von Frau von Cramm nicht.

Laut dem Buch *"Die Ernährungsfalle"* 2015, von Hans-Ulrich Grimm, setzte sich von Cramm ebenfalls für die Vereinigung Initiative Lebensmitteldose ein. Das ist eine Verbindung von Verpackungsunternehmen, die sich darauf spezialisiert haben, Essen aus Konserven und Verpackungen schmackhaft zu machen. Ob von Cramm sich weiterhin für diese Organisation engagiert, konnte ich über eine Recherche im Internet nicht herausbekommen.

Quellen zu "Dagmar von Cramm"
- **Deutsche Gesellschaft für Ernährung** "Jurymitglieder Journalisten-Preis" https://www.dge.de/presse/journalisten-preis/jury/
- **Webseite Dagmar von Cramm** http://dagmarvoncramm.de/de/buecher/
- **Heinz-Lohmann Stiftung** http://www.phw-gruppe.de/stiftung.html
- **Wikipedia** "PHW-Gruppe" https://de.wikipedia.org/wiki/PHW-Gruppe

6. *Professor Dr. Klaus-Dieter Jany* wurde 2007 zum Ehrenmitglied der DGE ernannt. Jany war Gentechnik-Experte der Karlsruher Bundesforschungsanstalt für Ernährung, jetzt Max Rubner-Institut, und hat sich in den Neunzigerjahren sehr für den Gentechnik-Konzern Monsanto engagiert.

Dieser Konzern wurde, wie erwähnt, 2018 von der BAYER AG gekauft. Seit 2008 ist Jany laut eigenen Angaben auf der eigenen Webseite, biotech-gm-food.com, in folgenden Gremien und Aufsichtsbehörden aktiv: Europäische Behörde für Lebensmittelsicherheit (EFSA): Wissenschaftlicher Ausschusses für Lebensmittelkontaktstoffe, Aromen, Enzyme und Verarbeitungshilfsstoffe (CEF-Panel, 2008-2014), Mitglied verschiedener Arbeitsgruppen (Enzymes, Emerging Risks, Risk Terminology), BfR-Kommissionen für gentechnisch veränderte Lebens- und Futtermittel (GVO-Kommission) und für Lebensmittelzusatzstoffe (LAV-Kommission).

Quelle zu "Professor Klaus-Dieter Jany" https://www.biotech-gm-food.com/jany/

Fazit: Fehlinformationen und fragwürdige Verbindungen auf allen Ebenen

Ich halte Folgendes fest:

1. **Fragwürdige Informationspolitik:** Die Deutsche Gesellschaft für Ernährung (DGE) ist eine Institution, die für die gesamte Bevölkerung in Deutschland Empfehlungen für eine angeblich gesunde Ernährung herausgibt. Diese Institution definiert Ernährungspläne für alle öffentlichen Bereiche wie Kitas, Schulen, Krankenhäuser, Altenheime, Rehakliniken und "Essen auf Rädern". Diese Informationen und Ernährungspläne sind nicht zu vereinbaren mit den ebenfalls von dieser Organisation herausgegebenen Angaben über notwendige Mikronährstoffe.

2. **Unterschlagung von wissenschaftlichen Erkenntnissen:** Informationen über eine wirklich gesundheitsfördernde Ernährung werden systematisch unterbunden. Dazu gehört, in welchen Lebensmitteln man relevante Konzentrationen von essenziellen Nährstoffen findet, wie man diese Nährstoffe in der Verarbeitung erhält und wie man Ernährungspläne aufbaut, die sich an dem Bedarf von essenziellen Nährstoffen orientieren. Angemessene Warnungen in Bezug auf Giftstoffe aus der Landwirtschaft und Lebensmittelverarbeitung gibt es keine. Widersprüchliche Aussagen wie *"es gibt keine gesunden oder ungesunden Lebensmittel"* werden von Präsidenten und Mitarbeitern des wissenschaftlichen Beirats systematisch verbreitet.

3. **Keine staatliche Kontrolle:** Die Deutsche Gesellschaft für Ernährung e.V. ist lediglich ein eingetragener Verein. Dieser Verein ist KEINEM Bundesministerium unterstellt. Es gibt KEINE staatlichen Kontrollen, die evaluieren, ob die Angaben der DGE zueinander passen und wirklich die Gesundheit der Bevölkerung fördern.

4. **Fragwürdige Macht:** Warum genau dieser Verein ausgewählt wurde und konkurrenzlos seit 60 Jahren als oberste Instanz für die Ernährung von über 80 Millionen Deutschen besteht, ist nicht ersichtlich. Unklar ist auch, wofür und warum dieser Verein mit über 5 Millionen Euro Steuergeldern jährlich finanziert wird.

5. **Keine Unabhängigkeit:** Die Deutsche Gesellschaft für Ernährung hat einen Verwaltungsrat, der ebenso wie die amtierenden Präsidenten, von den Mitgliedern gewählt wird. Die Mitglieder bestehen aus Firmen und Wirtschaftsverbänden. Man kann insofern davon ausgehen, dass nur Verwaltungsräte oder Präsidenten gewählt werden, welche die Wirtschaftsinteressen der Mitglieder unterstützen. Wie dieser Tatbestand zu der Aussage *"Wir stehen für wissenschaftlich fundierte Aussagen, die neutral, unabhängig und transparent erarbeitet werden."* passen soll, ist fragwürdig.

6. **Verbindungen mit der Wirtschaft:** Diese Initiative pflegt sehr enge Verbindungen zur Wirtschaft, insbesondere zur Lebensmittelindustrie und zu internationalen Pharmakonzernen. Wissenschaftliche Studien und Lehrstühle der Ernährungswissenschaft werden von diesen Industrien finanziert. Etliche Wissenschaftler der DGE engagieren sich direkt für die Konzernwelt und finden sich in Gremien und beratenden Positionen wieder. Mit dieser Verflechtung wird offen geworben.

7. **Vertriebskanal von Convenience-Produkten:** Über unterschiedliche Informationskanäle preist die DGE die Produktwelt der verarbeitenden Lebensmittelindustrie an. Über gesundheitliche Risiken durch eine bedingte Aufnahme von Phosphatzusätzen, Nitraten, Hormonen, Pestiziden, Aluminium, Weichmachern, synthetischen Aromen, Glutamat und mehr, wird die Bevölkerung nicht angemessen aufgeklärt.

8. **Gefährdung des Herz-Kreislauf Systems:** Wer sich an die Ernährungspläne der DGE hält, riskiert fast immer eine gefährlich hohe Salzaufnahme. Herz-Kreislauf Erkrankungen sind als eine der möglichen Folgen sehr wahrscheinlich.

9. **Resultierende Mangelernährung:** Der laut DGE zulässige und angeblich unbedenkliche Konsum von raffiniertem Zucker führt unweigerlich zu einer Unterversorgung mit essenziellen Nährstoffen, es sei denn, es werden gleichzeitig Nahrungsergänzungsmittel konsumiert. Davon wird jedoch seitens der offiziellen Stellen abgeraten.

Wer die Gesundheit von Menschen schützen und fördern will, darf der Deutschen Gesellschaft für Ernährung nicht trauen.

Die Bundesministerien BMEL und BMG

Die Ministerien für Gesundheit (BMG) und Ernährung und Landwirtschaft (BMEL) haben den gesetzlichen Auftrag Rahmenbedingungen zu schaffen, damit die Bevölkerung gesund ist und es auch bleibt. Diesen Auftrag erfüllen sie nicht. Im Gegenteil.

Auf den folgenden Seiten beleuchte ich, wie diese beiden Ministerien, und ihre etlichen angegliederten Behörden und Zentralen, systematisch Fehlinformationen in der Bevölkerung platzieren. Diese beiden Ministerien sind die überwiegend unerkannte Kraft, welche den rasanten Aufstieg der Intensivlandwirtschaft, Lebensmittelindustrie und Pharmakonzerne überhaupt erst ermöglicht hat. Gleichzeitig sind sie die Hauptverantwortlichen für den gesundheitlichen Niedergang der deutschen Bevölkerung.

Hintergründe: Aufgaben, Struktur und finanzielle Mittel

2017 hatte das Bundesministerium für Gesundheit (BMG) etwas über 15 Milliarden und das BMEL knapp 6 Milliarden Euro zur Verfügung, um die Gesundheit der Bevölkerung zu unterstützen. Die Aufgaben dieser Ministerien sind klar definiert: Sie sollten die Qualität von dem, was wir konsumieren, überwachen, besonders unsere Ernährung. Dafür ist das BMEL zuständig. Das BMG wiederum gestaltet die Rahmenbedingungen für unsere gesundheitliche Vorsorge und Versorgung. Im Detail lauten die Aufgaben des BMGs wie Folgt:

- Die Stärkungen der Interessen der Patienten
- Sicherung und Weiterentwicklung der Qualität des Gesundheitssystems
- Sicherung der Wirtschaftlichkeit und Stabilisierung der Beitragssätze
- Krankheitsprävention inklusive Infektionsschutzgesetz
- Erarbeitung von Rahmenvorschriften für die Herstellung, klinische Prüfung, Zulassung, Vertriebswege und Überwachung
  von Arzneimitteln und Medizinprodukten

Beide Ministerien, das BMEL und BMG, sind eng miteinander verzahnt. Zu diesen Ministerien gehören eine Reihe von Bundeszentralen und Initiativen. Auch diese Zentralen und Ämter kooperieren an unterschiedlichen Stellen wiederum eng miteinander. Und alle bauen auf den fragwürdigen Angaben der Deutschen Gesellschaft für Ernährung (DGE) auf. Angegliedert sind folgende Zentralen und Ministerien:

1. Bundeszentrum für Ernährung (BZfE)
2. Bundeszentrale für Landwirtschaft und Ernährung (BLE)
3. Nationaler Aktionsplan – IN FORM: alles rund ums Essen und Bewegung
4. Gesunde Ernährung und Bewegung (PEB)
5. Die Bundeszentrale für gesundheitliche Aufklärung (BZgA)
6. Das Robert Koch Institut: alles rund um Infektionskrankheiten und nicht übertragbare Krankheiten
7. Das Bundesamt für Risikobewertung: alles rund um Sicherheit von Lebensmitteln

Wenn die Ministerien die offiziellen Aufgaben erfüllen würden, sollte man erwarten, dass nicht nur die anhängenden Zentralen, sondern auch die beiden Ministerien selbst uns umfänglich über gesundheitliche Präventionsmaßnahmen informieren. Dazu würden natürlich auch detaillierte Informationen rund um Mikronährstoffe und über die Risiken von Lebens- und Arzneimittelzusatzstoffen gehören. Das Gegenteil ist der Fall.

Auf den jeweiligen Seiten des BMG und BMEL gibt es ein Suchoptionenfeld. Wenn man beim BMG den essenziellen Mikronährstoff "Vitamin D" eingibt, bekommt man genau 0 Einträge. Für "Mikronährstoffe" allgemein bekomme ich ebenfalls 0 Einträge. Das gleiche gilt für alle einzelne Mikronährstoffe, die ich unter der Suchfunktion gesucht habe. Keine Informationen. Das trifft auch für die einzelnen Suchwörter "Lebensmittelzusätze", "Phosphat", "Nitrat", "Aluminium", "Glutamat" und "Pflanzenschutzmittel" zu: keine Einträge. Für unser Gesundheitsministerium haben essenzielle Mikronährstoffe sowie etliche äußerst bedenkliche Zusatz- und Giftstoffe anscheinend keine Bedeutung für unsere Gesundheit. Erstaunlich.

Allerdings finde ich unter dem Schlagwort "Ernährung" auf den Seiten des BMG 117 Einträge. Diese wiederum bauen, so wie es aussieht, alle auf der Ernährungspyramide der Deutschen Gesellschaft für Ernährung (DGE) auf. In den dazugehörigen Texten lese ich kaum spezifische Informationen von dem Ministerium und ehemaligen Bundesgesundheitsminister Hermann Gröhe (CDU) in 2015:

"Gesunde Ernährung und ausreichend Bewegung von Kindesbeinen an können dazu beitragen, dass Erkrankungen wie Diabetes oder Herz-Kreislauf-Erkrankungen gar nicht erst entstehen. Der Nationale Aktionsplan 'IN FORM' leistet mit mehr als 100 Projekten in ganz Deutschland einen wichtigen Beitrag zu einem gesunden Lebensstil. Die Projekte zeigen: Gesundheitsförderung funktioniert nur dann, wenn sie Menschen in ihrem Alltag erreicht. Deshalb setzen wir mit dem Präventionsgesetz dort an, wo Menschen sich tagtäglich aufhalten: in der Kita, der Schule, am Arbeitsplatz und im Pflegeheim. Bei der Gesundheitsförderung können alle Beteiligten – von den Betrieben, über die Kassen bis hin zu den Einrichtungen vor Ort – noch eine Schippe drauflegen."

Das klingt oberflächlich gut, die Details sehen allerdings wieder ganz anders aus. Der folgende Streifzug durch die unterschiedlichen Ministerien, Behörden und Zentralen der Regierung macht deutlich, wie allumfassend die teils wirklich gesundheitsschädigenden Empfehlungen der Bundesregierung sind.

Quellen zu "Die öffentliche Hand: Die Bundesministerien BMEL und BMG"
- **Bundesministerium für Finanzen Ausgaben der Ministerien 2017**
  https://www.bundeshaushalt-info.de/#/2017/soll/ausgaben/einzelplan.html
- **Wikipedia Aufgaben des Bundesministerium für Gesundheit**
  https://de.wikipedia.org/wiki/Bundesministerium_f%C3%BCr_Gesundheit_(Deutschland)
- **Bundeszentrum für Ernährung** "Die nötige Qualifikation eines Ernährungsberaters"
  https://www.bzfe.de/inhalt/die-notwendige-qualifikation-eines-ernaehrungsberaters-3360.html
- **Bundesministerium für Gesundheit 20.1.2015** "Gesunde Ernährung und Bewegung – ganz IN FORM. Bundesminister Schmidt und Gröhe gemeinsam auf der Grünen Woche: In FORM klärt auf, informiert und setzt Anreize ohne Bevormundung"
  https://www.bundesgesundheitsministerium.de/presse/pressemitteilungen/2015/2015-1-quartal/in-form-fuer-ernaehrung-und-bewegung.html

1. Bundeszentrum für Ernährung (BZfE)

Das Bundeszentrum für Ernährung (BZfE) ist das Kompetenz- und Kommunikationszentrum für Ernährungsfragen in Deutschland. Unter dieser Plattform sind folgende Initiativen zu finden:

- Redaktion Lebensmittel und nachhaltiger Konsum
- Nationales Qualitätszentrum für Ernährung in Kitas und Schulen (NQZ)
- Nationaler Aktionsplan InForm
- Gesund ins Leben – Netzwerk Junge Familien
- Zu gut für die Tonne
- Geschäftsstelle des Sekretariats der Deutschen Lebensmittelbuch-Kommission: Orientierungshilfe für Marktbeteiligte

Für alle Initiativen nutzt das BZfE die Ernährungspyramide als Grundlage und bewirbt dieses oberflächliche Konzept wie folgt:

> "Die Ernährungspyramide: Eine für alle: Ampel, Bausteine und Handmaß. Die Ernährungspyramide ist ein einfaches und alltagstaugliches System, mit dem jeder sein Ernährungsverhalten prüfen und optimieren kann – ganz ohne Kalorienzählen."

Selbst die Kranken und Fettleibigen, die etwas ändern wollen, entkommen der fragwürdigen Ernährungspyramide kaum. Dazu liest man auf den Seiten des BZfE:

> *"Gesetzliche Krankenkassen bezuschussen die Kosten einer Ernährungsberatung nur dann, wenn die Ernährungsberatungsfachkraft einen anerkannten Berufs- oder Studienabschluss im Bereich Ernährung und eine Zusatzqualifikation nachweist. Dies ist als so genannte Anbieterqualifikation im Leitfaden Prävention festgelegt. Anerkannt als Berufs- oder Studienabschluss sind der Fachschulabschluss als Diätassistent und der Hochschulabschluss als Oecotrophologe oder Ernährungswissenschaftler (Bachelor, Master, Diplom) sowie Ärzte.*
>
> *Zusätzlich zu diesen Abschlüssen müssen die Ernährungsberatungsfachkräfte durch ein Zertifikat nachweisen, dass sie sich durch die Teilnahme an bestimmten Fortbildungen für die Ernährungsberatung qualifiziert haben und sich regelmäßig weiterbilden. Vier Zertifikate und eine Registrierung sind anerkannt:*
> - *Zertifikat Ernährungsberater/DGE der Deutschen Gesellschaft für Ernährung e. V. (DGE)*
> - *Fortbildungszertifikat des Verbandes der Diätassistenten – Deutscher Bundesverband e. V. (VDD)*
> - *Zertifikat Ernährungsberater/in VDOE des Berufsverbands Oecotrophologie e. V. (VDOE)*
> - *Qualifizierte(r) Diät- und Ernährungsberater(in) VFED wird vom Verband für Ernährung Diätetik e. V. (VFED) vergeben*
> - *QUETHEB-Registrierung als Qualifikationsnachweis zur Ausübung der Ernährungstherapie und Ernährungsberatung"*

Die aufgeführten Anbieter von Ernährungsberatungen arbeiten praktisch alle mit den Grundlagen der Ernährungspyramide und sind eng mit der DGE und der Wirtschaft verknüpft. Ebenfalls genannt werden Ärzte und das, obwohl Erkenntnisse der Ernährungswissenschaft im Medizinstudium praktisch nicht gelehrt werden.

Anweisungen rund um Bewegung
Ebenfalls interessant sind die Empfehlungen der BZfE in Bezug auf Bewegung. Für Kinder empfiehlt diese Bundeszentrale auf ihren Internetseiten Folgendes:

> *"Bewegung tut Kindern gut*
> *Hüpfen, toben, rennen, radeln – Bewegung macht fit. Sie fördert den Knochenaufbau und verbessert Wahrnehmung, Konzentration und Lernvermögen. Aktive Kinder sind meist auch fröhlicher. Wer sich bewegt, baut Stress, Ängste und Aggressionen ab. Und ganz nebenbei wird auch das Selbstbewusstsein gestärkt, zum Beispiel indem die Kinder ihren Schulweg alleine meistern.*
>
> *Was hat Ernährung mit Bewegung zu tun?*
> *Sehr viel! Aktive Muskeln verbrennen die Energie, die uns unser Essen liefert. Die empfohlenen Mengenangaben in der Ernährungspyramide sind für Kinder angelegt, die im Schnitt etwa zwei Stunden am Tag körperlich aktiv sind. Bewegung sorgt also für eine ausgeglichene Energiebilanz."*

Inbegriffen in diesen zwei Stunden sind alltägliche Bewegungsabläufe wie zur Schule gehen, Fahrradfahren oder Einkaufen. Es wird erklärt, dass die Mengenangaben und somit auch essenziellen Nährstoffe der DGE/BMEL Ernährungspyramide auf dieses Bewegungspensum abgestimmt sind. Bildlich untermalt wird diese Aussage mit einer Bewegungspyramide. Diese Aussagen suggerieren zwei Sachverhalte:

1. Bewegung ist grundsätzlich irgendwie gut für den Knochenaufbau, die Wahrnehmung, Konzentration und Lernvermögen. Auch wird erklärt, dass Kinder meist fröhlicher sind, wenn sie sich bewegen und Stress abbauen. Warum das so ist, wird nicht erklärt und schon gar nicht, dass all diese Aspekte im direkten Zusammenhang mit der Nahrungsversorgung stehen. Der Aspekt Nahrung wird separat dargestellt und es wird erklärt, dass Bewegung hier wiederum nur relevant sei, um eine ausgewogene Energiebilanz zu gewährleisten – also dass Kinder nicht dick werden.

2. Zwei Stunden am Tag sind völlig ausreichend für Kinder, sich überhaupt zu bewegen. Den Rest des Tages – also 22 Stunden – dürfen Kinder folglich im Liegen oder Sitzen verbringen.

Quellen und weitere Informationen zu "Bundeszentrum für Ernährung (BZfE)"
- BZfE "Die Ernährungspyramide: Individuell und flexibel einsetzbar" https://www.bzfe.de/inhalt/ernaehrungspyramide-615.html
- BZfE "Die nötige Qualifikation eines Ernährungsberaters: Welche Voraussetzungen müssen für diesen Beruf erfüllt werden?" https://www.bzfe.de/inhalt/die-notwendige-qualifikation-eines-ernaehrungsberaters-3360.html
- BZfE "Schule in Bewegung. Kinder brauchen viel Bewegung. Sie ist gut für die Knochen und hilft, den langen Schultag konzentriert und stressfrei zu meistern. https://www.bzfe.de/inhalt/auf-die-plaetze-fertig-los-29042.html

2. Bundeszentrale für Landwirtschaft und Ernährung (BLE)
Die Bundeszentrale für Landwirtschaft und Ernährung ist dem BMEL unterstellt. Gegründet wurde diese Zentrale 1995 als Zusammenlegung der Bundesanstalt für

Landwirtschaftliche Marktordnung (BALM) und des Bundesamtes für Ernährung und Forsten (BEF). Auf den Webseiten der BLE liest man unter Aufgaben:

> "Die Bundesanstalt für Landwirtschaft und Ernährung (BLE) ist die zentrale Dienstleisterin im Geschäftsbereich des Bundesministeriums für Ernährung und Landwirtschaft (BMEL). Unsere Aufgabenschwerpunkte liegen in der Umsetzung von Maßnahmen zur Stärkung einer nachhaltigen Agrar-, Ernährungs- und Forstwirtschaft, der Fischerei sowie der ländlichen Entwicklung und in der zentralen Durchführung von Verwaltungs- und Informationsdienstleistungen für den Geschäftsbereich des BMEL und anderer Ressorts.
>
> Unsere Dienstleistungen richten wir auf die Bedürfnisse und Anforderungen unserer Partnerinnen und Partner sowie Auftraggeberinnen und Auftraggeber aus Politik, Gesellschaft, Wirtschaft, Wissenschaft und Verwaltung aus. Rechtssicherheit und Wirtschaftlichkeit bestimmen unser Handeln. Wir beraten verständlich und umfassend. Wir entscheiden zeitnah. Unsere langjährige Erfahrung in der Agrar- und Ernährungspolitik steht für Kompetenz und Praxisnähe. Wir sind mit unserem Außendienst bundesweit vor Ort."

Es geht also um die Stärkung von Fischerei, Agrar-, Ernährungs-, und Forstwirtschaft. Das Ziel ist Deutschland als Wirtschaftsstandort und zwar mit Konsumgütern, in diesem Fall Nahrung und Holz, zu fördern. Brennnesseln, Wildkräuter, Pilze aus dem Wald oder Gemüse aus dem eigenen Garten, fallen aber nicht in die Kategorie "Wirtschaft". All diese für uns Menschen besonders gesundheitsfördernden Nahrungsmittel spielen auf den Webseiten der BLE keine nennenswerte Rolle.

Auch diese, aus Steuergeldern bezahlte Anstalt, baut auf den umstrittenen Weisheiten der Ernährungspyramide, nicht aber den täglich notwendigen essenziellen Nährstoffen, laut der DGE, auf.

Die Vermutung liegt nahe, dass der Entscheidungsträger Dr. Hanns-Christoph Eiden, Präsident der BLE, die Angaben der DGE nicht überprüfen ließ. Sonst hätte er wohl die eigene Betriebskantine nicht nach den Vorgaben der DGE qualifizieren lassen. Somit werden auch die Mitarbeiter in der BLE nicht mit wirklich gesunder Nahrung versorgt. Auf den Webseiten der BLE steht diesbezüglich:

> "BLE-Präsident Dr. Hanns-Christoph Eiden betonte: 'Als Leiter der BLE ist mir die Gesundheit der Mitarbeiterinnen und Mitarbeiter der Behörde sehr wichtig. Ein gesundes Mittagessen trägt dazu einen entscheidenden Beitrag.'
>
> Der Geschäftsführer der Deutschen Gesellschaft für Ernährung (DGE), Dr. Helmut Oberritter, sagte: 'Ernährung ist in aller Munde, und ich freue mich besonders, dass die BLE - das Zuhause von IN FORM - heute das JOB&FIT-Logo erhält.' Er überreichte die Auszeichnung an Dr. Eiden sowie an die Geschäftsführer Michael Haupt und Ralf Mandt der A&Z Foodmanufaktur GmbH, die das Betriebsrestaurant der BLE bewirtschaften.
>
> Die BLE-Kantine, direkt am Rhein gelegen, versorgt nicht nur die BLE-Beschäftigten, sondern auch die Arbeitnehmerinnen und Arbeitnehmer des

Bundesamtes für Bauwesen und Raumordnung (BBR) sowie viele Spaziergänger, die mittags ein gutes Essen mit Blick auf das Siebengebirge genießen wollen. Insgesamt versorgt der Kantinenbetreiber A&Z Foodmanufaktor mehrere hundert Gäste pro Tag."

Anhand der eigenen Angaben lässt sich herleiten, dass die Betriebskantine, geführt durch die A&Z Foodmanufaktur, zu großen Teilen Convenience-Produkte aus der konventionellen Landwirtschaft und Massentierhaltung nutzt. Partnerbetriebe der A&Z Manufaktur sind zum Beispiel die Bäckerei Heister, die 100.000 Brötchen pro Tag backt – überwiegend aus Weißmehl und ohne Biozertifikat. Ebenso mit dabei sind der Getränkehersteller Sinalco, der Süßgetränke mit ca. 10 Gramm Zucker pro 100 ml herstellt, und die Heiner Weiß GmbH mit Produkten aus der Massentierhaltung.

Quellen und weitere Informationen zu "Bundeszentrale für Landwirtschaft und Ernährung (BLE)"
- **Bundeszentrale für Landwirtschaft und Ernährung** "Das Leitbild der BLE"
  https://www.ble.de/DE/BLE/Leitbild/leitbild_node.html
- **A&Z Foodmanufaktur** http://www.az-foodmanufaktur.de/

3. Nationaler Aktionsplan – IN FORM

Nationaler Aktionsplan – IN FORM ist die größte gemeinsame Plattform vom BMEL und dem BMG. Unter dieser Aufklärungskampagne mit eigenem Internetauftritt befinden sich um die 100 bundesweite Initiativen, die der Bevölkerung die Regeln von gesunder Ernährung und Bewegung näher bringen sollen. All diese Initiativen sollen dazu führen, dass wir gesund sind und das auch bleiben. Von Anfang an. Hier werden auch all die Qualitätsstandards der DGE und BMEL verbreitet.

Wenn es sich bei all den Initiativen von IN FORM wirklich um den Erhalt von unser aller Gesundheit drehen würde, wäre das eine tolle Idee. Eine zentrale Stelle, von der aus die Bevölkerung schnell und effektiv über alle Themen rund um das Zusammenspiel von Nahrung und deren Wirkung in unserem Körper informiert wird.

Die publizierten Informationen dieser Organe orientieren sich nur leider nicht wirklich an unserer Gesundheit und den bekannten ernährungsphysiologischen Fakten. Das belegen, wie bereits erläutert, zum Beispiel die Qualitätsstandards. Diese Standards, ebenso wie alle anderen Initiativen von IN FORM, haben mit dem tatsächlichen Bedarf unseres Körpers an Nährstoffen und dem, was verordnet wird, herzlich wenig zu tun.

Neben den potenziell gesundheitsschädigenden Empfehlungen der Qualitätsstandards sind auf den Webseiten von IN FORM ein paar weitere Beispiele von fragwürdigen Ratschlägen der Ministerien zu finden. Die zentrale Überschrift dieser Webseite lautet:

"MIT UNS IN FORM - Auf IN FORM finden Sie Fachbeiträge, praktische Tipps und Materialien rund um Deutschlands Initiative für gesunde Ernährung und mehr Bewegung."

Auf diesen Webseiten findet sich zum Beispiel die Seite: *"Essen unterwegs - einfach, lecker, vielfältig - Ob fürs Wandern, für die Mittagspause oder die Fahrt in den Urlaub – in der aktuellen Ausgabe von Kompass Ernährung finden Sie tolle Ideen für gesundes Essen zum Mitnehmen."*

Das erste Bild, das ich auf dieser Seite sehe, ist ein Korb mit drei (Plantagen-) Äpfeln, einer Orange, augenscheinlich einer Flasche Wein oder Sekt und einer Waffel. So, wie es aussieht, wurde die Waffel industriell hergestellt – also mit viel Weißmehl und Zucker. Das gibt Hinweise darauf, welche weiteren Informationen einen erwarten.

In der beigefügten Broschüre Kompass Ernährung bekomme ich auch wieder erstaunliche Tipps dazu, wie ich ein gesundes Frühstück für unsere Kinder zubereiten solle:

> "Mitreden lassen – Nicht nur die Abwechslung zählt: Eine Studie zum Schulessen des Bundesministeriums für Ernährung und Landwirtschaft (BMEL) bietet Anhaltspunkte für Pausensnacks: Kinder und Jugendliche wünschen sich Wahlmöglichkeiten. Für zu Hause heißt das: Am besten spricht man vor dem Einkauf und unter der Woche morgens darüber, was in den Ranzen soll." (Seite 6)

Wenn ich unsere Kinder mitreden lasse, kommt in die Schultasche ein Weißbrot mit Ferdifuchs-Würstchen oder Nutella, Fruchtzwerge und Capri-Sonne.

Ebenfalls in der besagten Broschüre findet sich ein Interview mit Anja Tanas, Oecotrophologin und Journalistin, das eine Einladung beinhaltet, gerne auch mal ein paar Convenience-Produkte zu essen (Hervorh. d. A):

> *"Frage: EIN BURGER IST SCHNELL GEKAUFT. IST ESSEN UNTERWEGS IMMER UNGESUND?*
> *Antwort: Nein, auch ich esse hin und wieder Pommes oder Pizza. Ungesund sind ja nicht die einzelnen Lebensmittel. Es kommt auf die Mischung an. Ein wichtiger gesundheitlicher Aspekt wird beim Essen unterwegs oft vergessen: Fastfood wird meist hastig und ganz nebenbei in den Mund gestopft. Folge: Man verdaut nicht bereits ab dem Mund und belastet so den Magen. Außerdem isst man beim Schlingen viel mehr als nötig. Das begünstigt Übergewicht."*
>
> *"Frage: GIBT ES DINGE, AUF DIE MAN KOMPLETT VERZICHTEN SOLLTE?*
> *Antwort: Nein, ich lehne kein Lebensmittel kategorisch ab, würde auch kein Leibgericht verbieten, weil es nicht gesund ist.* **Wichtig ist der Genuss beim Essen. Wünschenswert wäre eine gewisse Offenheit gegenüber Neuem.** *Dass man neben Pizza, Wurst oder Schnitzel auch mal was anderes probiert, das gesünder, aber eben auch lecker ist." (Seite 9)*

Auch diese Informationen verharmlosen den Genuss von industriell gefertigter Pizza, Wurst und Schnitzel aus der Convenience-Ecke und suggerieren, dass es völlig reicht, ab und zu auch mal etwas Gesünderes zu essen. Genuss ist das, was zählt. Und genießen tun wir dank vieler Zusatzstoffe, die unser eigenes Boten- und Belohnungssystem anregen, das Essen von Produkten mit viel Zucker, Salz, Weißmehl und Aromastoffen.

Allerdings ist es grundsätzlich richtig, dass man auch traditionelle Gerichte wie Pizza, Pommes oder Schnitzel nicht verbieten sollte. Auch diese Lebensmittel können einen relevanten Beitrag zum Erhalt unserer Gesundheit leisten. Dann sollten aber die richtigen Fragen gestellt werden: Aus welchen Zutaten genau werden diese Gerichte hergestellt? Wann und wie werden sie verarbeitet? Werden Konservierungs- oder Zusatzstoffe genutzt, und wenn ja, in welchen Mengen und mit welchen gesundheitlichen Folgen? Sind die Lebensmittel frei von giftigen Rückständen oder Schadstoffbelastungen? Auf diese entscheidenden Faktoren gehen die Informationen des Nationalen Aktionsplans aber nicht ein.

Fazit: Auch von Seiten dieses Aktionsplan findet man immer wieder Aussagen, dass es ungesunde Lebensmittel nicht gibt, alles ist erlaubt. Nur langsam kauen und nicht schlingen sollte man – da läge der Grund für Übergewicht. Die Anweisung ist grundsätzlich richtig, aber wohl kaum der entscheidende Faktor für Übergewicht und den teils desolaten Gesundheitszustand der Bevölkerung.

Quellen und weitere Informationen zu "Nationaler Aktionsplan – IN FORM"
- **IN FORM** "Essen unterwegs – einfach, lecker, vielfältig Ob fürs Wandern, für die Mittagspause oder die Fahrt in den Urlaub – in der aktuellen Ausgabe von Kompass Ernährung finden Sie tolle Ideen für gesundes Essen zum Mitnehmen." https://www.in-form.de/wissen/essen-unterwegs-einfach-lecker-vielfaeltig/
- **Broschüre IN FORM Kompass Ernährung Ausgabe 1.2017** https://www.in-form.de/fileadmin/Dokumente/Kompass/Kompass_Ernaehrung_1_2017.pdf
- **In Form Deutschlands Initiative für gesunde Ernährung und mehr** Bewegung "Kräuterlexikon" *Anmerkung:* Auf den Webseiten von InForm findet sich ein Kräuterlexikon, in dem verschiedene Kräuter wie Salbei, Rosmarin oder Bärlauch vorgestellt werden. Auffällig ist hier, dass abgesehen von Schnittlauch, dem noch Vitamin C zugeordnet wird, bei keinem der anderen Kräuter über die Inhaltsstoffe und Wirkung auf den Organismus aufgeklärt wird. Sekundäre Pflanzenstoffe werden nicht erwähnt. Kräuter werden auch hier lediglich als Option zum Würzen genannt und nicht als Nährstoffquelle. https://www.fitkid-aktion.de/rezepte/rund-um-kraeuter/kraeuter-lexikon/

4. Plattform Ernährung und Bewegung e.V. (BEP)

Die 2007 gestartete Initiative Plattform Ernährung und Bewegung e.V. (PEB) hat sich das Ziel gesetzt, bei Kindern und Jugendlichen einen gesunden Lebensstil anzuregen. Dieser Verein beschreibt sich selbst wie folgt:

> *"Die Plattform Ernährung und Bewegung e.V. (peb) ist ein offenes Bündnis mit ca.100 Mitgliedern aus öffentlicher Hand, Wissenschaft, Wirtschaft, Sport, Gesundheitswesen und Zivilgesellschaft.*
>
> *Sie alle setzen sich bei peb aktiv für eine ausgewogene Ernährung sowie regelmäßige und ausreichende Bewegung als wesentliche Bestandteile eines gesundheitsförderlichen Lebensstils bei Kindern und Jugendlichen ein."*

Wer betrachtet, wer die Plattform Ernährung und Bewegung e.V. (BEP) mit gegründet hat und wer die Mitglieder sind, merkt schnell, dass ein wirklich gesunder Lebensstil für Kinder für diesen Verein wohl kaum das wirkliche Ziel ist.

Neben dem BMEL und dem BMG war das dritte Gründungsmitglied der Bund für Lebensmittelrecht und Lebensmittelkunde e. V. (BLL). Das ist der Verband, der die gesamte deutsche Lebensmittelindustrie vertritt und zum Beispiel Zucker als völlig legitime und wichtige Zutat in unserem Essen betitelt. Dieser Verband kämpft dafür, besonders gute Rahmenbedingungen für den Absatz von Convenience-Produkten zu erreichen. Auf den Webseiten der Plattform Ernährung und Bewegung e.V. erklärt der BLL seine Ziele wie folgt:

> *"Der Bund für Lebensmittelrecht und Lebensmittelkunde e. V. (BLL) ist der Spitzenverband der deutschen Lebensmittelwirtschaft. Ihm gehören ca. 500 Verbände und Unternehmen der gesamten Lebensmittelkette – Industrie, Handel,*

Handwerk, Landwirtschaft und angrenzende Gebiete – sowie zahlreiche Einzelmitglieder an. Der BLL erfüllt vier zentrale Aufgaben: Er ist Informationsmittler für seine Mitglieder, Meinungsbildner innerhalb der deutschen Lebensmittelwirtschaft, Interessenvertreter der deutschen Lebensmittelwirtschaft sowie deren Sprecher in der Öffentlichkeit. Lebensmittelrechtliche und naturwissenschaftliche Entwicklungen und Fragestellungen bilden dabei die Arbeitsschwerpunkte."

Übergewicht wird von diesem Verein als ein komplexes Ursachengeflecht dargestellt. Falsche Ernährung spielt – wenn überhaupt – nur eine untergeordnete Rolle. Es wird erklärt, Bewegung sei irgendwie schon wichtig. Ob man sich bewegt oder nicht, obliege aber jedem selbst. Angemessene Bewegungsprogamme in Kitas, Schulen oder auch Betrieben gibt es auch 12 Jahre nach Gründung dieser Initiative nicht. Der Bund für Lebensmittelrecht und Lebensmittelkunde e. V. (BLL) erklärt seine Position schriftlich auf den Seiten des PEB wie folgt:

"Gründungsmitglied der Plattform Ernährung und Bewegung e.V. Da dem Problem 'Übergewicht' ein komplexes Ursachengeflecht zu Grunde liegt, das gesamtgesellschaftlich angegangen werden muss, gehört der BLL zu den Mitgründern der Plattform Ernährung und Bewegung. Seitdem hat die Lebensmittelwirtschaft PEB engagiert begleitet und setzt sich fortwährend dafür ein, dass dieses Netzwerk weiter gestärkt wird, denn qualitativ hochwertige und nachhaltige Präventionsarbeit für einen gesunden Lebensstil bei Kindern und Jugendlichen ist essentiell."

Weitere Mitglieder dieser aus Steuergeldern finanzierten Initiative PEB sind die Verbände und Lebensmittel-Konzerne:

- Bundesverband der Deutschen Süßwarenindustrie e.V. (BDSI)
- Nestlé Deutschland AG
- Ferrero Deutschland GmbH
- Coca-Cola GmbH Deutschland
- DANONE GmbH
- Mars GmbH
- apetito AG
- Milchindustrie-Verband e.V.

Den Brückenschlag zur Medizin leisten die folgenden Verbände. Diese werden, wie bereits erklärt, zum Teil von internationalen Pharmakonzernen finanziert:

- Berufsverband der Kinder- und Jugendärzte e.V. (BVKJ)
- Bundesverband Deutscher Ernährungsmediziner (BDEM)
- Deutsche Gesellschaft für Kinder- und Jugendmedizin (DGKJ)

Auch auf den Seiten des PEB steht viel Pauschales geschrieben. Nur mit einer wirklich gesunden Lebensführung hat das alles wenig zu tun.

Nudeln, Brot und Wurst werden auch auf diesen Webseiten angepriesen. Zu Süßigkeiten liest man in der Broschüre *Essen und Trinken – Ausgewogen zu mehr Genuss*: *"Süße Leckereien sollten Kinder bewusst genießen (lernen). Ein Handvoll Süßes am Tag ist ausreichend"*. Bei unserer 6-jährigen Tochter passen 110 Gramm

Gummibärchen, bzw. 60 Gramm Zucker in die Hand. Diese *"ausreichende Menge"* ist dreimal so viel wie die von der Weltgesundheitsorganisation (WHO) empfohlene Tagesdosis.

Ich halte fest:

1. Die Plattform Ernährung und Bewegung e.V. (BEP) ist ein Zusammenschluss von überwiegend kommerziell ausgerichteten Konzernen und ein paar wenigen Behörden der Regierung.
2. Die BEP verharmlost den Genuss von Convenience-Produkten bzw. regt diesen durch subtile Botschaften sogar an.
3. Mangelnde Bewegung wird als mögliche Ursache für Übergewicht dargestellt, Bewegung selbst wird aber nicht systematisch gefördert.

Quellen und weitere Informationen zu "Plattform Ernährung und Bewegung e.V. (BEP)"
- **PEB** "Herzlich Willkommen bei der Plattform Ernährung und Bewegung e.V. (peb)" https://www.pebonline.de/
- **Wikipedia** "Gesunde Ernährung und Bewegung" https://de.wikipedia.org/wiki/Gesunde_Ern%C3%A4hrung_und_Bewegung
- **PEB** "Unsere Mitglieder" http://www.pebonline.de/mitglieder/
- **PEB** "Essen und Trinken – Ausgewogen zu mehr Genuss" http://www.pebonline.de/fileadmin/pebonline/Projekte/KiCo_-_Kita-Coaches_IN_FORM/M2_1_Essen_und_Trinken_-_Ausgewogen_zu_mehr_Genuss.pdf
- **The Ministry of Education and Culture Finland** "Policies and development" **Anmerkung:** Im Gegenteil zu Deutschland hat zum Beispiel Finnland ein weitreichendes Konzept für Bewegung und Sport für alle gesellschaftlichen Bereiche entwickelt. http://minedu.fi/en/sports-and-physical-activity

5. Bundeszentrale für Gesundheitliche Aufklärung (BzgA)

Dem Bundesministerium für Gesundheit (BMG) ist ebenfalls die Bundeszentrale für gesundheitliche Aufklärung (BZgA) untergeordnet. Diese Bundeszentrale hat die Aufgabe, die Bevölkerung über die Erhaltung ihrer Gesundheit aufzuklären. Die Aufgaben dieser Zentrale sind laut eigenen Webseiten:

- Erarbeitung von Grundsätzen und Richtlinien für Inhalte und Methoden der praktischen Gesundheitserziehung
- Ausbildung und Fortbildung der auf dem Gebiet der Gesundheitserziehung und -aufklärung tätigen Personen
- Koordinierung und Verstärkung der gesundheitlichen Aufklärung und Gesundheitserziehung im Bundesgebiet
- Zusammenarbeit mit dem Ausland

Das BZgA veröffentlicht etliche Unterseiten und Informationsbroschüren. Über Impfungen, Infektionskrankheiten, Übergewicht von Kindern, Essstörungen, Frauen- und Männergesundheit, Organspenden und vieles mehr. Aber auch hier offenbaren sich wieder Details, die zu der Frage führen, wessen Interessen hier federführend berücksichtigt werden?

Das Beispiel Informationsbroschüre für Eltern

Diese Bundeszentrale für gesundheitliche Aufklärung (BZgA) gibt unter anderem das Informationsheft *"Chronische Erkrankungen im Kindesalter"* heraus. Diese Broschüre lag in den Räumen, in denen unser Sohn im Sommer 2017 seine Eingangsuntersuchung für die Schuleignung hatte, aus.

Auch in dieser Broschüre liest man auf knapp 60 Seiten viel über all die Krankheitsbilder, unter denen unsere Kinder heutzutage leiden: Allergien, Erkrankungen der Atemwege, Erkrankungen der Haut, chronische Darmentzündungen, Diabetes, Epilepsie und ADHS.

Es wird erklärt, dass Kitas und Schulen Rücksicht auf die kranken Kinder nehmen sollen und wie Eltern ihren Nachwuchs mit modernen Therapieformen unterstützen können. Auf Seite 13 werden als Auslöser für Allergien vom "Soforttyp" folgende Stoffe erwähnt:

- Inhalations-/Atemwegsallergene: u.a. Pollen, Hausstaub
- Kontaktallergene: u.a. Tierhaare, Blumen und Pollen
- Insektenallergene: vor allem Bienen- und Wespengift
- Nahrungsmittelallergene: Milch, Fisch, Schalentiere, Gewürze, Sellerie, Kiwi, Nüsse
- Medikamente: wie Antibiotika, Schmerzmittel

Aus Seite 14 wird beiläufig erklärt:

> *"Besonders schwierig ist die Situation, wenn das Kind gegen irgendwelche Farbstoffe, Geschmacksverstärker oder ähnlich 'versteckte' Stoffe' allergisch ist."*

Diese Aussage ist kurios. Es ist ja durchaus nicht so, dass es sich um *"irgendwelche Farbstoffe, Geschmacksverstärker oder ähnlich 'versteckte' Stoffe'"*, handelt, die etwa durch Spontanmutationen in der Natur entstanden sind und die Probleme bereiten. Nein, in der Lebensmittelindustrie kommen knapp 80 klar benannte Zusatzstoffe mit bedenklichen Nebenwirkungen zum Einsatz. Zur Erinnerung: Von den 341 von der EU zugelassenen Zusatzstoffen tragen knapp ein Drittel einen oder mehrere der folgenden Warnhinweise:

> *"Kann Aktivität und Aufmerksamkeit bei Kindern beeinträchtigen."*

> *"Kann pseudoallergische Symptome an Haut und Atemwegen hervorrufen"* oder *"Kann in seltenen Fällen bei empfindlichen Personen Hautreaktionen oder asthmatische Beschwerden auslösen".*

> *"Bei Asthmatikern können Schwefelverbindungen Asthmaanfälle hervorgerufen."*

> *"Vorsicht bei Kleinkindern, da die akzeptable tägliche Aufnahmemenge überschritten werden könnte."*

Man könnte ja denken, dass dann, wenn ein Kind ADHS, Asthma hat oder allergische Reaktionen aufweist, die BzGA empfehlen würde, alle Lebensmittel, die solche auslösenden Zusatzstoffe beinhalten, zu streichen. Dazu gehören, wie gesagt, ein Großteil der industriell hergestellten Backwaren, Brotaufstriche, Kartoffelfertigprodukte, Speiseeis, Süßwaren, Softgetränke, Nachspeisen, Fisch- und Fleischprodukte, Milchpulverprodukte und Cerealien. Aber nein. Auf Gefahren durch diese klar identifizierten Zusatzstoffe wird nicht eingegangen. Im Gegenteil. Produkte, in denen sich oft genau diese Zusatzstoffe befinden, werden bildlich in dieser Broschüre wie folgt beworben. Man sieht:

- Seite 7: Wie fröhliche Kinder um eine große Geburtstagstorte und viele Bonbons sitzen.
- Seite 14: Wie ein ca. 3 jähriges Kind ein großes industriell hergestelltes Eis schleckt.
- Seite 19: Wie Grundschulkinder Limonade aus einer Plastikflasche trinken.
- Seite 22: Wie zwei ca. 9 jährige Kinder mit einer Cola-Dose eine Treppe heraufkommen.
- Seite 25: Wie ein ca. 6 jähriges Kind eine Brezel mit viel Salz und womöglich Aluminium isst.
- Seite 28 und 33: Wie Kinder Weißbrot, Capri-Sonne, Kuchen und bunte Fleischwurst in ihren Brotdosen präsentieren.

Rein gar nichts lese ich über essenzielle Mikronährstoffe oder über die Rolle von Sonne und Vitamin D. Oder dass bei viel Stress, was ja all diese Krankheitsbilder für Kinder bedeuten, unsere Kleinen deutlich mehr Vitamine und Mineralstoffe brauchen. Oder was genau eine schlechte Darmgesundheit mit all diesen Krankheitsbildern zu tun haben könnte. Oder wie wichtig ein starkes Immunsystem ist und was genau diese Körperabwehr unserer Kinder stärkt.

Was genau hier "gesundheitliche Aufklärung" sein soll, wird mir als Leserin nicht klar. Übrigens ist auf Seite 17 auch ein Inhalator abgebildet – wohl als Zeichen für ein "modernes Therapiekonzept". Ich frage mich: Welche Botschaften versucht die BzgA der Bevölkerung zu vermitteln?

Wer sich noch weiter durch die Unterseite des BzgA klickt – zum Beispiel bis zu den Seiten Kindergesundheit-info.de – findet gleich wieder Erstaunliches:

> *"Fertigprodukte: Richtig auswählen und bewusst einsetzen*
> *In den Geschäften bietet sich eine immer größer werdende Auswahl an Fertigwaren. Sie werden gern gekauft, weil sie Zeit sparen und leicht zuzubereiten sind. So sind denn auch tiefgefrorenes Gemüse und Obst längst als sinnvolle und gesunde Helfer in der Küche akzeptiert. Richtig ausgewählt und bewusst verwendet, passen Fertiggerichte durchaus auch auf einen gesunden Speiseplan für Kinder. Durch frische Zutaten können sie mit wenig Aufwand leicht aufgewertet werden. Eine Fertigsuppe, ein Pfannengericht oder eine Pizza aus der Tiefkühltruhe schmecken mit frischem Gemüse und mit Kräutern gleich viel besser und sind deutlich gesünder.... Frischobst in Pudding oder Milchreis sorgt für Vitamine und tollen Geschmack."*

Abgebildet ist neben dem Text eine Pizza.

Diese Seite rät zwar immerhin im Nebensatz zur Verwendung von Kräutern – egal aus welcher Quelle – der große Rest an Informationen ist dafür fraglich. Denn auch auf diesen Webseiten finde ich keine Warnhinweise in Bezug auf Zusatzstoffe allgemein oder speziell auf Salz, Phosphat, Nitrat, Glutamat, Hormone oder Rückstände von Pflanzenschutzmitteln und deren Auswirkungen auf die Kindergesundheit. Sie fehlen schlichtweg, sind für die BZgA somit nicht erwähnenswert.

BZgA Informationsportal – Übergewicht bei Kindern und Jugendlichen

Ebenso gibt es von dieser Bundeszentrale für Gesundheitliche Aufklärung (BZgA) eine spezielle Webseite für Kinder mit Übergewicht. Gar nicht mehr erstaunlich ist, dass man auch auf dieser Seite keine expliziten Hinweise zu Vitamin D oder anderen Mikronährstoffen findet. Dafür gibt es einen Verweis auf die Seiten der Arbeitsgemeinschaft Adipositas im Kindes- und Jugendalter. Das ist eine Seite die ebenfalls von der BZgA betrieben wird.

Auch hier findet man fast keine Informationen über lebenswichtige Nährstoffe, dafür aber eine Verbindung zur Pharmaindustrie. Die Sprecherin PD Dr. Susanna Wiegand und der ehemalige Sprecher Prof. Dr. med. Martin Wabitsch finden sich wieder auf der "Gehaltsliste" der Pharmakonzerne. Für Wiegand gab es in 2015 über 1.500 Euro von dem Konzern Merck. Wabitsch wurde bezahlt von Ipsen Pharma, Merck KgaA und Pfizer Deutschland: Diese drei Pharmakonzerne haben dem Experten für Diabetes und Steuerung von Hormonen (Endokrinologie) der Universitätsklinik für Kinder- und Jugendmedizin in Ulm für 2015 die Summe von 8.655,71 Euro gezahlt.

Prof. Dr. Wabish ist übrigens ebenfalls sehr aktiv bei der Deutschen Adipositasgesellschaft und hat mit den bereits erwähnten Kollegen Prof. Dr. med. Stephan C Bischoff, PD Dr. Thomas Ellrott und Prof. Dr. med. Hans Hauner die Interdisziplinäre Leitlinie der Qualität S3 zur *"Prävention und Therapie der Adipositas"* geschrieben. Ebenfalls war Wabish federführend verantwortlich für die Ausarbeitung der Studie *"Konsensbasierte (S2) Leitlinie zur Diagnostik, Therapie und Prävention von Übergewicht und Adipositas im Kindes- und Jugendalter verabschiedet auf der Konsensus-Konferenz der AGA am 15.10.2015"*. Eine Thematisierung der Relevanz von essenziellen Nährstoffen, besonders Vitamin D, oder der Belastung des Organismus durch Schadstoffe im Symtombild Adipositas, suche ich in beiden Studien vergeblich. Prof. Dr. Wabish findet sich im Internet im Zusammenhang mit dem Insulinhersteller NovoNordisk und diversen Zahlungsströmen ebenfalls etliche Male wieder.

Prof. Dr. troph. Mathilde Kersting (Forschungsinstitut für Kinderernährung, Universitätsklinikum Bochum, FKE), ebenfalls im Vorstand der Arbeitsgemeinschaft Adipositas im Kindes- und Jugendalter, pflegt wiederum offensichtlich eine enge Zusammenarbeit mit Konzernen der Lebensmittelindustrie wie Nestlé und Danone. Frau Prof. Dr. Kersting hat zum Beispiel die Studie DINO (Dortmunder Interventionsstudie zur Optimierung der Säuglingsernährung 2005 bis 2007) geleitet. Diese Studie wurde finanziert mit Fördergeldern von der Centrale Marketing Gesellschaft der Deutschen Agrarwirtschaft (CMA), Union zur Förderung von Öl- und Proteinpflanzen (UFOP); Produktion der Studiennahrung: Hipp GmbH und Co. Vertrieb KG, Nestlé Nutrition GmbH. Dieses Forschungsinstitut FKE empfiehlt 2009 ebenfalls Danone Fruchtzwerge als gesunde Zwischenmahlzeit.

Die Studie GRETA (GRETA – German Representative Study of Toddler Alimentation 2008 bis 2009), die ebenfalls von Prof. Dr. Kersting geleitet wurde, wurde komplett von Nestlé gefördert. Nicht verwunderlich ist dann wohl auch, dass Nestlé sich auf den eigenen Seiten umfangreich auf genau diese Studie bezieht und erklärt, dass die von Kersting entwickelte Mischkost sich doch optimal mit den Produkten von Alete ergänzen lasse. Alete gehörte zu dem Zeitpunkt noch zu Nestlé und wurde erst 2015 verkauft. Den Namen Prof. Dr. Mathilde Kersting und ihre Empfehlungen rund um gesunde Ernährung findet man auch in den folgenden Jahren in etlichen Publikationen von und mit Nestlé. Zu finden sind diese, wenn man den Namen dieser Wissenschaftlerin und Nestlé im Google Suchfeld gemeinsam eingibt.

Ganz nebenbei: Prof. Dr. Kersting ist weiterhin eine der Wissenschaftlerinnen, welche die BZgA bei der Zusammenstellung der Inhalte für die bereits erwähnte Broschüre "das baby" aufgeführt hat. Also eine Broschüre, die bundesweit werdenden Eltern ausgehändigt wird, die die Relevanz von essenziellen Nährstoffen weitgehend unterschlägt und bildlich einen Keks mit Schokolade für einen Säugling als adäquate Nahrung bewirbt.

Geleitet wird diese Bundeszentrale für Gesundheitliche Aufklärung seit 2015 übrigens von Dr. Heidrun M. Thaiss. Unter dem gleichen Nachnamen finde ich einen Professor Dr. Friedrich Thaiss, Leitender Oberarzt für den Bereich Nephrology (Nierenerkrankungen) am EPH in Hamburg. Professor Dr. Friedrich Thaiss erhielt von der Pharmaindustrie – Primär von den Unternehmen Novartis Pharma GmbH und Sanofi-Aventis Deutschland GmbH – für seine Dienste 2016 knapp 20.000 Euro. Ob der gleiche Nachname nun Zufall ist oder ob Herr und Frau Thaiss verheiratet sind, konnte ich online nicht recherchieren. Laut eigenen Angaben haben beide in Freiburg im Breisgau Medizin studiert und sind fast gleich alt.

Quellen und weitere Informationen zu "Bundeszentrale für Gesundheitliche Aufklärung (BzgA)"
- **Bundeszentrale for gesundheifliche Aufkldirung (BZgA) 1991** "Gesundheitsf6rderung auf kommunaler bzw. Kreisebene als Aufgabe der Gesundheitsämter" Dokumentation einer Tagungsreihe in den neuen Bundesländern Herbst 1991" https://www.bzga.de/fileadmin/user_upload/forschung/dokumentationen/040009_Gesundheitsf%C3%B6rderungAufKommuinalerBzwKreisebeneAlsAufgabeDerGesundheits%C3%A4mter.PDF
- **Bundeszentrale für Gesundheitliche Aufklärung** https://www.bzga.de/die-bzga/
- **Bundesgesundheitsministerium** https://www.bundesgesundheitsministerium.de/presse/pressemitteilungen/2015/2015-1-quartal/in-form-fuer-ernaehrung-und-bewegung.html#c728
- **Bundesministerium für Gesundheit** https://www.bundesgesundheitsministerium.de/
- **Bundeszentrale für gesundheitliche Aufklärung – Kindergesundheit info.de online** https://www.kindergesundheit-info.de/themen/ernaehrung/1-6-jahre/kinderlebensmittel/
- **Bundeszentrale für gesundheitliche Aufklärung** – Übergewicht bei Kindern und Jugendlichen http://www.bzga-kinderuebergewicht.de/basisinformationen/fakten-und-folgen/
- **Arbeitsgemeinschaft Adipositas im Kindes- und Jugendalter** http://www.aga.adipositas-gesellschaft.de/index.php?id=97
- **CORRECTIV** Zahlungen an Frau Prof Dr. Wiegand https://correctiv.org/recherchen/euros-fuer-aerzte/datenbank/empfaenger/susanna-wiegand-berlin/
- **CORRECTIV** Zahlung an Prof. Dr. med. Wabitch für 2015 https://correctiv.org/recherchen/euros-fuer-aerzte/datenbank/empfaenger/martin-wabitsch-ulm/
- **Nestlé online Interview mit Prof. Dr. troph. Mathilde Kersting** "'Was schmeckt Dir?' Kinder und Jugendliche zum Frühstücken motivieren: Drei Experten sagen, wie das gehen kann und warum ein regelmäßiges Frühstück so wichtig ist." http://www.nestle.de/gesundheit/kinderfruehstueck-tagung
- **Forschungsinstitut für Kinderernährung Dortmund** "DINO (Dortmunder Interventionsstudie zur Optimierung der Säuglingsernährung)" http://www.fke-do.de/index.php?module=page_navigation&index[page_navigation][action]=details&index[page_navigation][data][page_navigation_id]=139
- **Foodmonitor 3.11.2009** "Forschungsinstitut für Kinderernährung: FruchtZwerge als Teil empfohlener Zwischenmahlzeiten" https://www.food-monitor.de/2009/11/zwischenmahlzeiten-mit-danone-fruchtzwerge-sind-jetzt-mit-dem-optimix-siegel-ausgezeichnet/

- **Forschungsinstitut für Kinderernährung Dortmund** "GRETA – German Representative Study of Toddler Alimentation" http://www.fke-do.de/index.php?module=page_navigation&index[page_navigation][action]=details&index[page_navigation][data][page_navigation_id]=45
- **Nestlé online 2011** "Neue Studie zur Ernährung von Ein- bis Dreijährigen Optimierungsbedarf bei Ernährung von Kleinkindern" https://www.nestle.de/medien/medieninformationen/neue-studie-zur-ernaehrung-von-ein-bis-dreijaehrigen-optimierungsbedarf-bei-ernaehrung-von-kleinkin
- **Deutsche Adipositasgesellschaft** "Interdisziplinäre Leitlinie der Qualität S3 zur 'Prävention und Therapie der Adipositas' AWMF-Register Nr. 050/001 Klasse: S3 Version 2.0 (April 2014)" http://www.adipositas-gesellschaft.de/fileadmin/PDF/Leitlinien/050-001l_S3_Adipositas_Praevention_Therapie_2014-11.pdf
- **Deutsche Adipositasgesellschaft** "Konsensbasierte (S2) Leitlinie zur Diagnostik, Therapie und Prävention von Übergewicht und Adipositas im Kindes- und Jugendalter verabschiedet auf der Konsensus-Konferenz der AGA am 15.10.2015" http://www.adipositas-gesellschaft.de/fileadmin/PDF/Leitlinien/AGA_S2_Leitlinie.pdf
- **Idw-Informationsdienst** "Novo Nordisk fördert pädiatrische Endokrinologie - Ausschreibung für das KLAUS-KRUSE-STIPENDIUM" https://idw-online.de/de/news293589
- **Deutsches Ärzteblatt International April 2015** *Footnote Studie* "Conflict of interest statement: "Prof. Hauner has received consultancy fees from Weight Watchers International and Apothecom (advisory boards). He has received third-party funding from Weight Watchers International and from Riemser GmbH and Certmedica. He is a member of an international advisory board of NovoNordisk. Prof. Wirth has received consultancy fees from Riemser GmbH. Prof. Wabitschhas has received consultancy fees from Johnson and Johnson MEDICAL GmbH." https://www.ncbi.nlm.nih.gov/pmc/articles/PMC4413247/
- **Die Techniker online 3.7.2017** "Dr. (mal) Anders: Dr. Heidrun Thaiss" https://wirtechniker.tk.de/2017/07/03/dr-mal-anders-heidrun-thaiss/
- **Prof. Dr. Friedrich Thaiss** https://www.epgonline.org/transplantation-knowledge-centre/en/friedrich-thaiss.cfm

6. Robert Koch-Institut

Wir haben noch eine weitere Behörde mit weitreichendem Einfluss, das Robert Koch-Institut. Die Rolle dieses Institutes ist es, die Gesundheit der deutschen Bevölkerung zu überwachen und ebenfalls Empfehlungen für den Erhalt der Gesundheit herauszugeben. Laut § 2 BGA-NachfG sind die Aufgaben des Robert Koch-Instituts folgende:

1. *"Erkennung, Verhütung und Bekämpfung von übertragbaren und nicht übertragbaren Krankheiten*
2. *Epidemiologische Untersuchungen auf dem Gebiet der übertragbaren und nicht übertragbaren Krankheiten einschließlich der Erkennung und Bewertung von Risiken sowie der Dokumentation und Information*
3. *Sammlung und Bewertung von Erkenntnissen und Erfahrungen zu HIV-Infektionen und AIDS-Erkrankungen einschließlich der gesellschaftlichen und sozialen Folgen*
4. *Gesundheitsberichterstattung*
5. *Risikoerfassung und -bewertung bei gentechnisch veränderten Organismen und Produkten, Humangenetik*
6. *gesundheitliche Fragen des Transports ansteckungsgefährlicher Stoffe*
7. *gesundheitliche Fragen des Transports gentechnisch veränderter Organismen und Produkte"*

2017 hat das Robert Koch-Institut eine Studie über den Gesundheitszustand unserer Kinder publiziert. In dieser Folgestudie, sie nennt sich KIGGS Welle 2, wurden Kinder stichprobenartig untersucht. Bundesweit wurden Eltern und Kinder bezüglich der

Gesundheit des Nachwuchses befragt. Es wurden sogar Blut abgenommen und verschiedene Werte gemessen.

Spannend ist auch hier, sich diese Studie einmal genauer anzuschauen. Von den essenziellen Nährstoffen wurden lediglich Vitamin D, Natrium, Kalium, Calcium, Phosphat, Eisen und Jod gemessen. Nicht gemessen wurde der gesamte Rest der essenziellen Mikronährstoffe: die Vitamine A, E, C, K alle B-Vitamine, Folsäure, Magnesium, Zink, Chrom, Kupfer, Selen. Eine Abfrage bezüglich der Zufuhr von sekundären Pflanzenstoffen fand nicht statt. Ein Screening auf eine Schadstoffbelastung durch zum Beispiel Aluminium und Schwermetalle suche ich ebenfalls vergeblich. Erstaunlich. Fast alle von diesen essenziellen Nährstoffen sind in der heutigen Nahrung unserer Kinder Mangelware und die Belastung durch Schadstoffe ist zumindest fraglich. Warum wurden diese Werte nicht überprüft?

Auch dieses Institut findet sich immer wieder in den Schlagzeilen im Zusammenhang mit Korruptionsvorwürfen. Besonders auffällig ist die zu diesem Institut gehörende Ständige Impfkommission (STIKO), also das staatliche Organ, das bestimmt, gegen was die Bevölkerung geimpft werden soll. Mit Impfstoffen werden, wie gesagt, weltweit und von wenigen Pharmakonzernen knapp 40 Mrd. Euro erwirtschaftet. Bereits 2009 musste die STIKO eingestehen, *"dass die Mehrzahl der derzeit 16 Mitglieder mehr oder minder intensive Kontakte, darunter auch bezahlte Tätigkeiten, zu den wichtigsten Herstellern von Impfstoffen haben"*. So zitiert online vom Tagesspiegel in einem Artikel vom 15.9.2009.

Ob sich die Situation bis heute gravierend verändert hat, ist fraglich. 2016 wurde das Robert Koch-Institut mit insgesamt über 24.000 Euro von der Pharmaindustrie, in diesem Fall der GlaxoSmithKline GmbH & Co. KG, finanziert. Die Vermutung liegt nahe, dass diese Zahlung an die STIKO ging. Das wiederum wäre verdächtig, denn GlaxoSmithKline ist einer der Weltmarktführer für die Hersteller von Impfstoffen mit einem jährlichen Umsatz von ca. 30 Mrd. Euro. Alleine diese Zahlung wirft die Frage auf, wieso eine Bundesbehörde überhaupt Geld von einem Pharmakonzern annehmen darf, dessen Wirkstoffe sie anschließend für die gesamte Bevölkerung praktisch verpflichtend empfiehlt?

Die Rolle von einzelnen Wissenschaftlern

Auch bei einzelnen STIKO-Mitgliedern finde ich fragwürdige Zahlungen der Pharmaindustrie. So zum Beispiel bei Prof. Dr. Gerd-Dieter Burchard. Dieser Experte ist seit 2015 Leiter der Fortbildung und Weiterbildung am Bernhard-Nocht-Institut für Tropenmedizin, Hamburg und zusätzlich seit März 2017 in der STIKO in folgenden Arbeitsgruppen tätig:

- Mitglied der Arbeitsgruppe Hepatitis B
- Mitglied der Arbeitsgruppe Immundefizienz
- Mitglied der Arbeitsgruppe Meningokokken B

Bemerkenswert ist hierzu Folgendes: In 2015 bekam Prof. Dr. Burchard von der Bayer AG, GlaxoSmithKline und AbbVie Reisekosten und Spesen von insgesamt über 1000 Euro erstattet. Die Bayer AG ist einer der Hauptproduzenten für Wirkstoffe rund um Hepatitis B. GlaxoSmithKline betätigt sich umfänglich im Bereich rund um

Meningokokken und macht mit Impfstoffen, wie bereits erwähnt, ein Milliardengeschäft.

Der Pharmakonzern AbbVie wiederum macht seinen knapp 30 Milliarden US Dollar Umsatz überwiegend mit dem Wirkstoff Adalimumab, der unter dem Markennamen Humira im Handel ist. Der Wirkstoff Adalimumab wurde von der BASF mitentwickelt und ist ein Antikörper, der dem Körper dabei helfen soll, Viren zu bekämpfen. So etwas brauchen manche Menschen, wenn ihr Vitamin-D-Spiegel zu niedrig ist oder sie generell zu wenig sekundäre Pflanzenstoffe, zum Beispiel aus Wildkräutern, essen. Dann wird das Immunsystem schwach und Personen leiden eher an einer Darmentzündung oder bekommen Rheuma. Für genau solche Krankheitsbilder wird dann Humira eingesetzt, welches bis Ende 2018 der teuerste Wirkstoff der Welt war. Mit solchen Immunschwächen beschäftigt sich die Arbeitsgruppe Immundifizienz der STIKO, in der Prof. Dr. Burchard tätig ist.

Unter der Sparte Selbstauskunft finden sich all diese Informationen bei Prof. Dr. Burchard nicht. Man mag argumentieren, dass gut 1000 Euro ja nicht so viel sind und dass diese Zahlungen vor seinem Amtsantritt stattgefunden haben. Doch wenn ein Konzern jemandem Spesen und Reisekosten bezahlt, geschieht das gewiss nicht ohne Grund – egal, in welcher Höhe. Somit ist diese Zahlung auf jeden Fall ein Indiz für einen Interessenkonflikt und sollte dazu führen, dass Prof. Dr. Burchard nicht in diesen Arbeitsgruppen sitzt. Das ist nicht der Fall.

Ich halte fest:
- Das Robert Koch-Institut wird aus Steuergeldern gespeist und direkt oder indirekt von der Pharmaindustrie mitfinanziert.
- Im Teilbereich der STIKO gibt es lauter Arbeitsgruppen, in denen beschlossen wird, dass die Bevölkerung sich mit immer mehr Wirkstoffen genau jener Pharmakonzerne impfen lassen soll, die zu den Sponsoren gehören.
- Gleichzeitig gibt es KEINE systematische Aufklärung des Robert Koch-Institutes oder anderer Institute der Bundesregierung, welche der Bevölkerung die Relevanz und Auswirkungen von essenziellen Nährstoffen auf unser Immunsystem systematisch vermitteln.

Quellen und weitere Informationen zum "Robert Koch Institut"
- **Jurion** "§ 2 BGA-NachfG – Gesetz über Nachfolgeeinrichtungen des Bundesgesundheitsamtes (BGA-Nachfolgegesetz - BGA-NachfG) Bundesrecht" https://www.jurion.de/gesetze/bga_nachfg/2/
- **Tagesspiegel online 15.9.2009** "Interessenkonflikt Schweinegrippe – wer impft gegen Korruption?" http://www.tagesspiegel.de/politik/interessenkonflikt-schweinegrippe-wer-impft-gegen-korruption/1599824.html
- **Süddeutsche Zeitung 17.5.2010** "Ständige Impfkommission. Experten mit den falschen Freunden" https://www.sueddeutsche.de/wissen/staendige-impfkommission-experten-mit-den-falschen-freunden-1.271784-3
- **Robert Koch Institut online** "Journal of Health Monitoring – 2017 'Neue Daten für Taten. Die Datenerhebung zur KiGGS Welle 2 ist beendet'" http://www.rki.de/DE/Content/Gesundheitsmonitoring/Gesundheitsberichterstattung/GBEDownloadsJ/Journal-of-Health-Monitoring_02S3_2017_KiGGS-Welle2_Methodik_Module.pdf?__blob=publicationFile
- **CORRECTIV** "Zahlung an das Robert Koch-Institut 2016" https://correctiv.org/recherchen/euros-fuer-aerzte/datenbank/empfaenger/robert-koch-institut-berlin-de/

- **CORRECTIV** Zahlung Prof. Dr. Gerd Burchard https://correctiv.org/recherchen/euros-fuer-aerzte/datenbank/empfaenger/gerd-burchard-hamburg/ und https://correctiv.org/en/investigations/euros-doctors/database/recipient/gerd-dieter-burchard-hamburg/
- **Ärzte für individuelle Impfentscheidungen online 24.6.2016** "Transparenz bei der STIKO - die Hintergründe" https://www.individuelle-impfentscheidung.de/index.php/politisches-mainmenu-38/23-stiko/132-transparenz-bei-der-stiko-die-hintergruende
- **Wikipedia** "AbbVie" https://de.wikipedia.org/wiki/AbbVie
- **Wikipedia** "Adalimumab" https://de.wikipedia.org/wiki/Adalimumab
- **Statista** "AbbVie's key product revenues from 2015 to 2017 (in million U.S. dollars)" https://www.statista.com/statistics/417063/revenue-of-abbvie-from-key-products/
- **Handelsblatt 30.1.2017** "RHEUMAMITTEL HUMIRA – Das wertvollste Medikament der Welt. Forscher der BASF hatten den Wirkstoff entwickelt, der US-Konzern Abbvie machte ihn zum erfolgreichsten Produkt der Pharmabranche. 2016 erzielte das Rheumamittel Humira erstmals Erlöse von mehr als 16 Milliarden Dollar." http://www.handelsblatt.com/unternehmen/industrie/rheumamittel-humira-das-wertvollste-medikament-der-welt/19322528.html
- **Ärzte Zeitung 10.9.2010** "Vitamin-D-Mangel – ein unterschätztes Problem von Rheumapatienten. Ein erniedrigter Vitamin-D-Spiegel ist bei Rheumapatienten eher die Regel als die Ausnahme, bleibt aber meist unerkannt. Das hat Konsequenzen unter anderem für die Krankheitsaktivität." https://www.aerztezeitung.de/medizin/krankheiten/skelett_und_weichteilkrankheiten/rheuma/article/609686/vitamin-d-mangel-unterschaetztes-problem-rheumapatienten.html
- **Journal of Crohns and Colits 2013** "Active Crohn's disease is associated with low vitamin D levels" by Søren Peter Jørgensen, Christian Lodberg Hvas, Jørgen Agnholt, Lisbet Ambrosius Christensen, Lene Heickendorff, Jens Frederik Dahlerup https://academic.oup.com/ecco-jcc/article/7/10/e407/379813

7. Bundesamt für Risikobewertung (BfR)

Dieses Bundesamt hat die Aufgabe, die Bundesregierung in Fragen der Lebensmittelsicherheit, der Produktsicherheit, Kontaminanten in der Nahrungskette, des Tierschutzes und des gesundheitlichen Verbraucherschutzes wissenschaftlich zu beraten. Das BfR wird vom Bundesministerium für Ernährung und Landwirtschaft (BMEL) überwacht. Die offiziellen Aufgaben dieser Behörde sind laut Selbstdarstellung auf den eigenen Webseiten BfR Folgende:

"Im Mittelpunkt der Arbeit des BfR steht der Mensch als Verbraucher. Mit seiner Arbeit trägt das Institut maßgeblich dazu bei, dass Lebensmittel, Stoffe und Produkte sicherer werden. So hilft das BfR, die Gesundheit der Verbraucher zu schützen.

Zentrale Aufgabe des BfR ist die wissenschaftliche Risikobewertung von Lebens- und Futtermitteln sowie von Stoffen und Produkten als Grundlage für den gesundheitlichen Verbraucherschutz der Bundesregierung.

Das BfR hat den gesetzlichen Auftrag über mögliche, identifizierte und bewertete Risiken zu informieren, die Lebensmittel, Stoffe und Produkte für den Verbraucher bergen können. Der gesamte Bewertungsprozess soll für alle Bürger transparent dargestellt werden.

Damit die Bewertungen unbeeinflusst von politischen, wirtschaftlichen und gesellschaftlichen Interessen erfolgen können, ist das Institut nach Maßgabe des Gründungsgesetzes bei seinen Bewertungen unabhängig.

Das Bundesinstitut für Risikobewertung wurde als rechtsfähige Bundesbehörde im Geschäftsbereich des Bundesministeriums für Ernährung und Landwirtschaft (BMEL) gegründet."

Zusammengefasst: Das BfR soll uns Menschen vor allen Gefahren aus der Nahrung schützen. Die Forschung und Analysen, die das BfR betreibt, sollten für uns Verbraucher transparent sein und das BfR soll insbesondere von der Wirtschaft unabhängig sein. Unterstellt ist das BfR dem Bundesministerium für Landwirtschaft und Ernährung (BMEL), wird von diesem auch finanziert. Das ist das Ministerium, das Christian Schmidt (CSU) bis Ende 2017 geleitet hat.

All diese Aussagen der Selbstdarstellung bewegen sich auf dünnem Eis. Das belegt ein vertiefender Blick auf den Wirkstoff Glyphosat. Dieses Totalherbizid ist seit Mitte der 1970er weltweit im Einsatz. Das Bundesinstitut für Risikobewertung (BfR) hat laut eigenen Angaben alle Unterlagen rund um Glyphosat mehrfach eingesehen und Bewertungen abgegeben. Die Bewertung des BfR besagt, dass Glyphosat für Menschen – und wohl auch seine Bakterienstämme im Darm – nicht gefährlich sei. Dass es sich hier um alles andere als fundierte Wissenschaft oder eine neutrale und selbstständige Bewertung aller internationalen Studien handelt, ist wiederum sehr ausführlich belegt. Man kann sich dazu das hervorragend recherchierte Buch *"Die Akte Glyphosat",* 2017 von Dr. Helmut Burtscher-Schaden durchlesen und die original Quellenangaben zum großen Teil im Internet einsehen. Dort werden die Verstrickungen des BfR, unter der Leitung von Dr. Dr. Andreas Hensel, mit dem Glyphosat-Hersteller Monsanto umfänglich belegt.

Wer eine Kurzversion dieser Zusammenhänge lesen möchte, kann auch die offizielle *"Dienstaufsichtsbeschwerde gegen Herrn Prof. Dr. Dr. Hensel, Präsident des Bundesinstitutes für Risikobewertung"* vom 10.10.2017 einsehen. Diese Beschwerde wurde vom Umweltinstitut München e.V. an den bereits erwähnten und damaligen Bundeslandwirtschaftsminister, Christian Schmidt (CDU), gerichtet und zwar über fünf Wochen vor seinem spektakulären Alleingang der Befürwortung von Glyphosat bei der EU. Die Kernaussagen dieser Aufsichtsbeschwerde bezüglich des Gutachtens von Seiten des BfR in Bezug auf die "Unschädlichkeit" von Glyphosat sind Folgende:

- Das BfR hat weite Teile der von Monsanto in Auftrag gegebenen Studien, also dem Hersteller von Glyphosat, wortwörtlich und ohne kritische Beleuchtung, übernommen. Das Gutachten des BfRs ist somit nicht unabhängig.
- In dem gesamten Gutachten seitens des BfR lassen sich keine eigenständigen wissenschaftlichen Untersuchungen erkennen.
- Es besteht keine vollständige Transparenz in Bezug darauf, welche Studien wann und wie verwendet wurden. Quellenangaben wurden vorsätzlich vom BfR entfernt.

Lobbypedia schreibt ebenfalls ein paar erhellende Worte über das BfR. Anbei ein paar Ausschnitte, so dargestellt auf den Webseiten mit entsprechenden Quellenangaben (Stand September 2017):

"Lobbystrategien und Einfluss
Ein genauerer Blick auf die Mitglieder der BfR-Kommission Genetisch veränderte Lebens- und Futtermittel legt nahe, dass ihre Einschätzungen kritisch hinterfragt

werden müssen, da bei mindestens 9 von 13 Mitgliedern der Verdacht der Voreingenommenheit und übermäßigen Industrienähe begründet ist. Die beim BfR angestellte Geschäftsführerin der Kommission Marianna Schauzu beispielsweise, ist eine bekannte Befürworterin der Agro-Gentechnik. Auch im unmittelbaren Umfeld der Expertenkommission, bei den Bundesforschungsinstituten des BMELV, die auch an der Auswahl der Experten für die BfR-Kommission beteiligt sind, finden sich Personen mit sehr engen Kontakten zur Industrie.

Besonders problematisch ist, dass die meisten der 9 ExpertInnen mit Interessenkonflikten ihre Industrieverbindungen nicht wie vom BfR gefordert öffentlich gemacht haben. Das BfR verlangt offiziell von den Kommissionsmitgliedern eine schriftliche Erklärung, in der eventuelle Interessenkonflikte aufgeführt werden müssen. Recherchen der NGO Testbiotech zeigen aber, dass in diesen Erklärungen viele Interessenkonflikte verschwiegen werden. Dadurch ergibt sich insgesamt das Bild einer organisierten und zumindest teilweise verdeckten Einflussnahme der Industrie in zentralen Einrichtungen des Bundes, die im Bereich der Agrogentechnik mit der Risikoabschätzung und der Forschungsförderung befasst sind.

BfR-ExpertInnen mit Interessenkonflikten

Roland Solecki, Leiter der Abteilung Sicherheit von Pestiziden, der an der Bewertung von Studien zum Krebsrisiko von Glyphosat mitgewirkt hat, war bis mindestens 2015 Mitglied des 'RISK21 Technical Comittee' des Health and Environmental Science Institute (HESI) der Lobbyorganisation International Life Science Institute (ILSI). Er gehörte dem 'Integrated Evaluation Strategy Subteam' an und war Co-Autor einer 2006 erschienen Studie von HESI. Zu den Mitgliedsunternehmen von ISLI gehört auch der Glyphosat-Hersteller Monsanto.

Inge Broer ist seit 2011 Vorsitzende der BfR-Kommission Genetisch veränderte Lebens- und Futtermittel. Sie ist Professorin für Agrobiotechnologie an der Agrar- und Umweltwissenschaftlichen Fakultät der Universität Rostock. Außerdem fungiert sie als Gesellschaftsvorsitzende der biovativ GmbH und als Gesellschafterin der BioOK GmbH. Beide Firmen bieten Dienstleistungen für Konzerne wie Monsanto an. Frau Broer ist auch Vorsitzende des Verein zur Förderung Innovativer und Nachhaltiger Agrobiotechnologie (FINAB), Mitglied im Informationskreis Gentechnik des Bundesverband Deutscher Pflanzenzüchter (BDP) und bis 2011 Mitglied im Kuratorium der Kleinwanzlebener Saatzucht (KWS). Frau Broer führt selbst seit mehreren Jahren Freisetzungsversuche mit gentechnisch veränderten Pflanzen an mehreren Standorten durch, oft in Mehrfachfunktion über die Uni Rostock, FINAB, BioOK und biovativ. Sie ist Mitautorin einer umstrittenen Broschüre der DFG, in der einseitig die Vorteile der Agrogentechnik hervorgehoben werden. In ihrer Erklärung zu eventuellen Interessenkonflikten auf der Homepage des BfR werden von Frau Broer lediglich die folgenden Angaben gemacht: 'Vorsitz FINAB e,V., Anteilseigner BioOK'. In ihrer Funktion beim BfR hat sie unter anderem an der Anmeldung von Patenten der Firma Bayer auf mehrere herbizidtolerante gentechnisch veränderte Pflanzen mitgewirkt.

Gerhard Eisenbrand war bis 2011 Vorsitzender der BfR-Kommission Genetisch veränderte Lebens- und Futtermittel und war Mitglied im Wissenschaftlichen Beirat des BfR, der die Mitglieder der verschiedenen Kommissionen des BfR ernennt. Zudem ist er Vorsitzender der Senatskommission zur gesundheitlichen Bewertung von Lebensmitteln (SKLM) der Deutschen Forschungsgemeinschaft (DFG). Zugleich ist Eisenbrand Präsident und Mitglied des Vorstands von ILSI Europe, dem europäischen Arm des International Life Science Institute (ILSI). Darüber hinaus gehört Eisenbrand dem Beirat des Bundes für Lebensmittelrecht und Lebensmittelkunde (BLL) an, dem wohl einflussreichsten Lobbyverband der Lebensmittelindustrie in Deutschland. Auch mit den Gremien der Kaffeeindustrie (ISIC Scientific Committee, Institute for Scientific Information on Coffee) und dem Food Safety Review Committee der Firma Kellogg's arbeitet er zusammen. Zudem hat Eisenbrand sich mehrfach an Veröffentlichungen des Institut Danone Ernährung für Gesundheit beteiligt.

Alfonso Lampen ist Leiter der Abteilung Lebensmittelsicherheit des BfR, in dessen Augabenbereich die Arbeit der Kommission für genetisch veränderte Lebens-und Futtermittel fällt. Auch er pflegt enge Beziehungen zum ILSI. Unter anderem gehört er der Expertengruppe 'From Thresholds to Action Levels' an und leitet die Beratergruppe "Advisory Group on 3-MCPD Esters in Food Product". Er ist zugleich Mitglied einer EFSA-Expertengruppe und der DFG. Seine Kontakte zum ILSI hat Lampen in seiner Interessenerklärung bei der EFSA verschwiegen."

Wer sich näher mit dem BfR und dessen Zusammenarbeit mit der Wirtschaft auseinandersetzt, wird stutzig. Die generelle Frage, inwieweit das aus Steuergeldern finanzierte BfR überhaupt die Funktion einer Überwachung unserer Nahrungskette darstellt, steht schnell im Raum. Um der Frage auf den Grund zu gehen, lohnt sich ein vertiefender Blick auf das Produkt Glyphosat.

Glyphosat: Ein paar weitere Fakten

Die Datenlage rund um Glyphosat ist erdrückend. Studien aus etlichen Ländern, in denen Glyphosat im Einsatz ist, belegen die gesundheitsschädigende Wirkung für Menschen, Tiere und Vegetation. Alle Säugetiere und Fische, – dazu gehören unsere Nutztiere genauso wie wir Menschen – die in häufigem Kontakt mit Glyphosat stehen, weisen eine signifikante Häufung und im Ausmaß an Fehlbildungen bei ihrem Nachwuchs auf. Und weil Menschen das nicht hinnehmen wollen, gehen sie auf die Barrikaden. Weltweit.

Glyphosat provoziert eine wohl noch nie dagewesene Mobilisierung der globalen Zivilbevölkerung gegen einen chemischen Wirkstoff. In Europa beispielsweise haben über eine Million Bürger eine Petition für das Verbot dieser Substanz unterzeichnet. Kalifornien, Hauptlieferant von Obst und Gemüse für die USA und Heimatland von Monsanto, hat Glyphosat offiziell für Menschen als wahrscheinlich krebserregend eingestuft. Im August 2018 hat der Staat Kalifornien ebenfalls entschieden, dass Monsanto die krebserregende Wirkung von Glyphosat verschleiert hat. Der Agrarkonzern wurde verurteilt und muss nun einem schwer kranken amerikanischen Bürger die Entschädigungssumme von 285 Millionen US Dollar Schmerzensgeld zahlen.

Überall auf der Welt klagen Zivilgesellschaften gegen Monsanto und seinen Verkaufsschlager "Round Up" mit dem Hauptwirkstoff Glyphosat. Allein 2018, und nur in den USA, liefen über 9000 Anklageverfahren gegen den Hersteller Monsanto. In Argentinien haben 30.000 Ärzte eine Petition gegen die Nutzung von Glyphosat unterschrieben. Die folgenden Länder haben die Nutzung von Glyphosat ganz oder in weiten Teilen mittlerweile verboten: Australien, Belgien, Bermuda, Kolumbien, acht von zehn Provinzen in Kanada, El Salvador, Teile von England, Frankreich, Spanien. Bei etlichen weiteren Ländern stehen ein Nutzungsverbot oder eine starke Beschränkung im Moment zur Debatte.

Aber unser Bundesinstitut für Risikobewertung (BfR) unter der Leitung von Dr. Dr. Hensel sah in Glyphosat KEINE Bedrohung. Der damalige Bundesminister Christian Schmidt (CSU) hat sich FÜR die Nutzung von Glyphosat entschieden und für eine Verlängerung der Nutzung im europäischen Raum bei der EU gestimmt. Gegen den Willen und ohne Absprache mit seiner damals regierenden Koalition der SPD und Umweltministerin Barbara Hendricks.

All das mag allerdings nicht überraschend sein, wenn man unter anderem bedenkt, dass nicht nur die oben aufgeführten Mitarbeiter eng mit der Industrie zusammenarbeiten, sondern auch der Leiter dieser Behörde selbst: Dr. Dr. Hensel sitzt, wie beschrieben, regelmäßig beim Forum Moderne Landwirtschaft mit den Kollegen von Bayer, BASF und DuPont an einem Tisch. Relevant ist wohl auch, dass der deutsche DAX Primus, die Bayer AG, just im Jahr 2017 Monsanto kaufen wollte und zwar für die astronomisch hohe Summe von knapp 63 Milliarden USD Dollar. So viel hat noch kein europäischer Konzern für ein Unternehmen aus dem Ausland auf den Tisch gelegt.

Und nicht nur der Druck von der Bayer AG selbst wird enorm gewesen sein. Nein, auch unsere Bundeskanzlerin Angela Merkel positioniert sich schon seit Jahren hinter der Bayer AG. Dazu kann man sich z.B. die Rede von Merkel beim Festakt *"150 Jahre Bayer"* am 16. Juli 2013 (siehe Quellenverzeichnis) durchlesen. Hier handelt es sich um eine klare Lobeshymne auf und Rückendeckung für die Bayer AG. Angela Merkel erklärte:

> *"Ihr Teilkonzern CropScience investiert in Pflanzenschutz, Pflanzenzucht und Pflanzeneigenschaften. Damit gestalten Sie die Landwirtschaft der Zukunft mit. Dies ist, global gesehen, ein ganz wichtiges Feld, wenn man die Diskussionen in vielen Ländern der Welt verfolgt. Daher lenkt die Bundesregierung mit ihrer 'Nationalen Forschungsstrategie Bioökonomie 2030' den Blick in die Zukunft. Wir wollen damit geeignete Rahmenbedingungen schaffen, damit Innovation in diesem Bereich auch in Deutschland stattfinden kann."*

Dr. Dr. Hensel ist ein promovierter Molekularbiologe und bei der vorhandenen Datenlage und mit normalem Menschenverstand hätte er mindestens das Vorsorgeprinzip anwenden müssen. Dass er das nicht getan hat, ist wohl ein Indiz dafür, dass er – eingebettet in das beschriebene Spinnennetz von Interessenkonflikten – wahrscheinlich gar keine andere Option gehabt hat als Glyphosat als ungefährlich durchzuwinken.

Fazit: Pestizide und besonders Glyphosat sind gefährlich für die Natur, die Darmflora von Menschen und für unsere Nutztiere. Aber mit Glyphosat und auch mit anderen

Pflanzenschutzmitteln verdienen einige wenige Konzerne sehr viel Geld. Allein von Glyphosat werden weltweit und jährlich, mehr als 720.000 Tonnen verkauft. Der Marktwert liegt bei geschätzten 5,5 Milliarden Dollar, die jährliche Wachstumsrate liegt bei über sieben Prozent. Der Absatz von Glyphosat ist in Deutschland von 2016 auf 2017 um über 23% gestiegen. In 2017 wurden alleine in der der Bundesrepublik 4700 Tonnen Glyphosat in der Umwelt ausgetragen.

Verschwindet Glyphosat, muss sich ein Großteil der Landwirtschaft ändern. Konventionelle Bauern sind nach jahrzehntelangen Glyphosat-Kulturen an dieses Mittel und die dazu passend verkauften Samen gewöhnt. Wenn Glyphosat in der EU nicht mehr benutzt werden darf, dann haben große Agrarkonzerne nicht mehr die Möglichkeit, minderwertige Produkte in Massen billig anzubieten. Wenn die Produkte nicht mehr billiger sind als ökologisch produzierte Lebensmittel, dann gibt es gar keinen Grund mehr, diese Produkte zu kaufen.

Wenn man also sieht, um wie viel Geld und Macht es hier geht, ist es nicht überraschend, dass sich das BfR FÜR Glyphosat und wohl GEGEN die Gesundheit und den Schutz von Menschen eingesetzt hat.

Quellen und weitere Informationen zum "Bundesamt für Risikobewertung (BfR)"
- **ZEIT ONLINE 11.10.2017** "Glyphosat: Hat Monsanto Wissenschaftler gekauft?" http://www.zeit.de/wissen/umwelt/2017-10/glyphosat-monsanto-wissenschaftler-bestechung-eu-kommission
- **Lobbypedia** "Bundesinstitut für Risikobewertung" https://lobbypedia.de/wiki/Bundesinstitut_f%C3%BCr_Risikobewertung
- **DER SPIEGEL - Ausgabe Oktober 2017, Seite 77** "Arroganz mit Folgen Agrokonzerne: Mehrere EU-Länder wollen die US-Firma Monsanto daran hindern, ihr Pflanzenschutzmittel Glyphosat zu verkaufen. Doch Berlin zaudert."
- **Bundesministerium für Landwirtschaft online Broschüre** "Landwirtschaft verstehen – Fakten und Hintergründe" https://www.bmel.de/SharedDocs/Downloads/Broschueren/Landwirtschaft-verstehen.pdf?__blob=publicationFile
- **Webseite BFR** http://www.bfr.bund.de/en/home.html
- **BUND** "Glyphosat und Krebs: Gekaufte Wissenschaft" https://www.bund.net/service/publikationen/detail/publication/glyphosat-und-krebs-gekaufte-wissenschaft/
- **Glyphosate News** "Five countries have banned glyphosate in the wake of recent lawsuits" http://www.glyphosate.news/2017-09-30-five-countries-have-banned-glyphosate-in-the-wake-of-recent-lawsuits.html
- **Süddeutsche Zeitung 11.8.2018** "Monsanto muss 285 Millionen Dollar Schmerzensgeld zahlen" https://www.sueddeutsche.de/wirtschaft/glyphosat-monsanto-in-den-usa-zu-millionen-dollar-strafe-verurteilt-1.4089739
- **Chemical and engeneering news 3.7.2017** "California to list glyphosate as a carcinogen" http://cen.acs.org/articles/95/i27/California-list-glyphosate-carcinogen.html
- **Umweltinstitut München e.V.** "Neue Untersuchung belegt Manipulationen bei der Bewertung von Glyphosat" http://www.umweltinstitut.org/aktuelle-meldungen/meldungen/neue-untersuchung-belegt-manipulationen-bei-der-bewertung-von-glyphosat.html
- **Baumheld and Law** "Where is Glyphosate Banned?" https://www.baumhedlundlaw.com/toxic-tort-law/monsanto-roundup-lawsuit/where-is-glyphosate-banned/
- **Levin Papantonieo 28.3.2017** "Lawsuits Continue to be Filed Against Monsanto Roundup Alleging the Weed Killer Causes Cancer" https://www.levinlaw.com/2017/03/28/lawsuits-continue-be-filed-against-monsanto-roundup-alleging-weed-killer-causes-cancer
- **Kölnische Rundschau 16.7.2013** "150 Jahre Bayer Feiert mit Merkel in Köln" https://www.rundschau-online.de/wirtschaft/150-jahre-bayer-feiert-mit-merkel-in-koeln-3247448
- **Die Bundesregierung** "Rede von Bundeskanzlerin Merkel beim Festakt '150 Jahre Bayer' am 16. Juli 2013" https://www.bundesregierung.de/ContentArchiv/DE/Archiv17/Reden/2013/07/2013-07-16-merkel-bayer.html

- **Bayer AG Webseite** "Products for the Health of Humans, Animals and Plants" https://www.bayer.com/en/product-portfolio-of-bayer.aspx
- **Animalhealth Bayer** "Responsible Use of Antibiotics" http://animalhealth.bayer.com/en/commitment-responsibility/responsible-use-of-antibiotics/
- **Der Aktionär 13.8.2018** "Bayer-Aktie im freien Fall: Keiner will Glyphosat Es ist der Aufreger der neuen Handelswoche: Der Prozess-Hammer in den USA lässt die Bayer-Aktie zweistellig abschmieren. Doch das ist womöglich erst der Anfang. Nach dem Urteil steht der umstrittene Unkrautvernichter, den sich die Leverkusener mit der Monsanto-Übernahme einverleibt haben, weltweit auf dem Prüfstand." http://www.deraktionaer.de/aktie/bayer-aktie-im-freien-fall--keiner-will-glyphosat-391260.htm
- **SPIEGEL ONLINE 18.9.2018** "Umstrittenes Pflanzenschutzmittel. Verkauf von Glyphosat ist 2017 gestiegen. Im vergangenen Jahr wurden in Deutschland 4700 Tonnen Glyphosat verkauft - mehr als im Vorjahr. Auch beim Absatz von Pflanzenschutzmitteln insgesamt gab es einen Zuwachs." http://www.spiegel.de/wissenschaft/natur/glyphosat-2017-wurden-in-deutschland-4700-tonnen-verkauft-a-1228764.html
- **The Guardian 24.9.2018** "Monsanto's global weedkiller harms honeybees, research finds. Glyphosate – the most used pesticide ever – damages the good bacteria in honeybee guts, making them more prone to deadly infections" https://www.theguardian.com/environment/2018/sep/24/monsanto-weedkiller-harms-bees-research-finds
- **Manager Magazin 2018 - November Ausgabe** "Jagd auf Bayer. Operation Monsanto – wie US-Anwälte und Aktivisten das Geschäftsmodel des deutschen Konzerns zerschießen" http://www.manager-magazin.de/premium/bayer-ag-das-gift-der-monsanto-uebernahme-a-00000000-0002-0001-0000-000160203416
- **Buch**: "Die Pestizidlüge: Wie die Industrie die Gesundheit unserer Kinder auf Spiel setzt" 2018, by Andre Leu
- **Buch**: "Unser täglich Gift – die unterschätzte Gefahr" 2018, by Johann Zaller
- **Buch**: "Die Akte Glyphosat: Wie Konzerne die Schwächen des Systems nutzen und damit unsere Gesundheit schädigen" 2017, by Helmut Burtscher-Schaden

Fazit: BMG und BMEL: Eine Gefahr für unsere Gesundheit

Wer sich an die Vorgaben dieser Bundesministerien und ihrer angegliederten Zentralen hält, verursacht bei seinem Kind meist Mangel- und Fehlernährung. Mit großer Wahrscheinlichkeit wird die Bandbreite an korrespondierenden Krankheitsbildern in Erscheinung treten. Man kann diese behördlichen Aussagen mit einer klaren Anleitung zur Körperverletzung gleichsetzen.

Einzelne Politiker

Nicht nur Behörden und die Ministerien erhalten Zahlungen der Industrie und geben im Gegenzug geschäftsfördernde Empfehlungen ab. Die wirklichen Drahtzieher im Hintergrund sind wenige, einflussreiche Politiker. Sie definieren den gesetzlichen Rahmen für zum Beispiel:

1. Die Ausrichtung des deutschen Gesundheitssektors.
2. Den Einfluss, den die freie Wirtschaft auf die Wissenschaft haben darf.
3. Sie gestalten die deutsche Entwicklungspolitik und definieren darüber die Außenhandelspolitik.

Das zugrundeliegende Leitmotiv ist dabei wirtschaftliches Wachstum und Profitsteigerung und erst sekundär, die Gesundheit der Bevölkerung zu schützen.

Wie konnte es dazu kommen? Dies wird deutlich, wenn man sich die Geldflüsse, und Verknüpfungen zwischen den Konzernen und einzelnen Politikern anschaut.

Verstrickungen mit der Wirtschaft

Die Organisation Abgeordnetenwatch hat sich diese Zahlungsströme und Vernetzungen der Bundestagsabgeordneten von 2017 genauer angeschaut. Einleitend erklärt Abgeordnetenwatch in 2017 Folgendes:

> *"Dass Abgeordnete in einem Unternehmen eine Funktion ausüben, ist in vielerlei Hinsicht ein Problem. Das größte ist: Konzerne erhalten auf diese Weise einen privilegierten und exklusiven Zugang zur Politik, den andere Unternehmen, Vereine oder die Bürgerinnen und Bürger nicht haben.*
>
> *Und so gut wie immer fließt Geld. In 119 Fällen haben Unternehmen und Banken einen Bundestagsabgeordneten in der laufenden Wahlperiode dafür bezahlt, wenn dieser eine Funktion ausübte. In den vergangenen vier Jahren kassierten Bundestagsabgeordnete zwischen 4,6 und 7,6 Mio. Euro für Posten in Aktiengesellschaften, GmbHs und Banken."*

Zu einzelnen Politikern hat Organisation Abgeordnetenwatch folgende Details recherchiert:

> *1. **"Ulla Schmidt – Bundestagsvizepräsidentin 2017 (SPD)** kassiert als Verwaltungsrätin des Schweizer Pharmakonzerns Siegfried Holding AG pro Monat zwischen 3.500 und 7.000 Euro. Inklusive eines stattlichen Zusatzhonorars für 2016 belaufen sich ihre Einkünfte von der Pharmalobby auf 127.500 bis 205.000 Euro. Problematisch hier: Schmidt ist mit den Abläufen im Gesundheitsministerium bestens vertraut – sie war dort jahrelang Ministerin."*

Anmerkung zu Ulla Schmidt: Diese Politikerin wurde am 12. Januar 2001 zur Bundesministerin für Gesundheit ernannt. Nach der Bundestagswahl erhielt ihr Ministerium zusätzlich die Kompetenzen für Soziales aus dem aufgelösten Bundesministerium für Arbeit und Sozialordnung. Sie war daher seit dem 22. Oktober 2002 Bundesministerin für Gesundheit und Soziale Sicherung. Am 22. November 2005 wurde sie als Bundesministerin für Gesundheit in die von Angela Merkel geführte Bundesregierung der Großen Koalition berufen. Frau Schmidt war also von 2001 bis

2009 für die Gesundheit der deutschen Gesellschaft zuständig. In dem Zeitraum wurden unser Gesundheitssystem umgebaut und die DGE-Ernährungspläne für die Bevölkerung ausgerollt. Ebenso wurde unter der Leitung von Schmidt die allgemeine Krankenversicherungspflicht eingeführt. Seitdem zahlen alle Bürger mit monatlichen Beiträgen für die stetig kränkere Bevölkerung.

Von diesen gesetzlichen Veränderungen profitiert mit Sicherheit der Pharmakonzern, die Siegfried Holding AG. Dieses Unternehmen, welches nun Ulla Schmidt als Verwaltungsrätin großzügig bezahlt, bietet ein breites Portfolio von Wirksubstanzen an, dazu gehören: Anästhetika, Mittel für die Schmerz- oder Suchttherapie, für Krankheiten des zentralen Nervensystems und der Atemwege sowie Koffein für die Nahrungsmittelindustrie.

2. "Heinz Riesenhuber (CDU), früherer Forschungsminister, kassierte als stellvertretender Verwaltungsratschef der Schweizer Beteiligungsgesellschaft HBM Healthcare Investments AG zwischen 2014 bis 2016 mindestens 350.000 Euro, wahrscheinlich sogar deutlich mehr. Allein für das Jahr 2015 bezog er Einkünfte der nach oben offenen Einkunftsstufe 10 ('mehr als 250.000 Euro'). Dass Riesenhuber im Bundestag dem Wirtschaftsausschuss angehört, verleiht der Angelegenheit besondere Brisanz. Dieser Wirschaftsausschuss bestimmt unter anderem mit, ob und in welcher Höhe Wissenschaftler Drittmittelgelder von Unternehmen einholen dürfen."

Anmerkung zu Heinz Riesenhuber: HBM Healthcare Investments investiert im Sektor Gesundheit. Die Gesellschaft hält und bewirtschaftet ein internationales Portfolio von rund 25 Erfolg versprechenden Unternehmen in den Bereichen Humanmedizin, Biotechnologie, Medizinaltechnik und Diagnostik sowie verwandten Gebieten. Der Konzern HBM Healthcare Investments verdient also sein Geld damit, dass möglichst viele Menschen krank sind und Medikamente und Dienstleistungen konsumieren, die von diesen Firmen offeriert werden.

3. "Dagmar Wöhrl (CSU): Die Nürnberger Versicherung überwies der CSU-Abgeordneten Dagmar Wöhrl seit 2013 zwischen 342.000 und 525.000 Euro. Wöhrl sitzt im Aufsichtsrat der Konzernmutter und zweier Tochterunternehmen. Weitere 275.000 bis 375.000 Euro zahlte die Schweizer Privatbank Bank I. Safra Sarasin an die CSU-Politikerin für einen Posten im Verwaltungsrat."

Anmerkung zu Dagmar Wöhrl: Der Karriereweg von Dagmar Wörl führt über diverse Stationen als Mitglied im Vorstand und Präsidium der CSU, Landesschatzmeisterin, Landesvorsitzende der CSU Mittelstands-Union, Vorsitzende des CSU Fachausschuss für Entwicklungspolitik und etliche mehr. Sie war also maßgeblich daran beteiligt, wirtschaftliche Rahmenbedingungen für den Mittelstand und Konzerne auszuhandeln und hat in der Vergangenheit unsere Entwicklungspolitik federführend mitgestaltet.

Verheiratet ist Dagmar Wöhrl mit Hans Rudolf Wöhrl. Die Familie Wöhrl ist Eigentümer von Modeketten, aktiv in der Luftfahrt und gehört zu den reichsten und einflussreichsten Familien Deutschlands.

Zu dem Versicherungsportfolio der Nürnberger gehört auch eine private Krankenversicherung. Auch diese Versicherung profitiert davon, wenn die Mitglieder mehr Beiträge zahlen und mehr umgesetzt wird, also mehr Menschen krank sind und Medikamente und Behandlungen verschrieben werden. Die Nürnberger ist eine Aktiengesellschaft und hat 2016 4,189 Mrd. Euro Umsatz gemacht.

Die Privatbank Bank I. Safra Sarasin wiederum wird in einem Bericht von den kirchlichen Hilfswerken unter anderem beschuldigt, mit Palmölfirmen Geschäfte zu machen. Palmöl ist einer der Grundbausteine, die zum Beispiel Nestlé und Unilever in den meisten ihrer Produkte nutzen. Rund 90 Prozent davon stammen aus Indonesien und Malaysia, wo es teils unter illegalen Bedingungen angebaut wird und wo immer neue Palmenplantagen den Regenwald verdrängen. Der physiologische Wert für Menschen ist deutlich schlechter als hochwertige europäische Keimöle. Nutzen tut dieses Produkt also weder den Menschen in Europa noch den Menschen in Südostasien. Aber der globale Umsatz mit Palmöl beläuft sich auf ca. 60 Milliarden Euro und die Privatbank Safra Sarasin wird auch hier hohe Gewinne eingestrichen haben. Aus diesen Gewinnen wiederum wurde vermutlich Frau Wöhrl für ihre Dienste im Verwaltungsrat bezahlt.

Der Anbau von Palmöl wird ebenso von der *Kredit Anstalt für Wiederaufbau* (KfW) gefördert. Die KfW ist die drittgrößte Bank in Deutschland, in staatlichen Händen und sie ist die Bank, über die wir Entwicklungsprojekte im In- und Ausland fördern. Diese Bank arbeitet also wieder eng zusammen mit dem Bundesministerium für Wirtschaftliche Zusammenarbeit und Entwicklung. In genau den Bereichen – Wirtschaft und Entwicklung – hat Wöhrl in ihrer gesamten politischen Karriere die Rahmenbedingungen mit definiert. Man mag sich fragen: Hat Wöhrl ihren Einfluss spielen lassen, um sicherzustellen, dass das Abholzen von Tropenwäldern für den Anbau von minderwertigem Palmöl gefördert wird und direkt oder indirekt der Bank I. Safra Sarasin dabei hilft, zu florieren?

Noch mehr fragwürdige Zusammenarbeit

Über die systematischen Verstrickungen zwischen Bundestagsabgeordneten und Pharmakonzernen berichtet Abgeordnetenwatch am 10.1.2019 weiter unter dem Titel *"Zugang zu Abgeordneten: Pharmalobby verpflichtet enge Mitarbeiter von Gesundheitspolitikern"*:

- *"Im Oktober 2016 verlor der **CDU-Gesundheitsexperte Michael Hennrich** schon einmal einen engen Mitarbeiter an die Pharmaindustrie. Sein langjähriger wissenschaftlicher Referent für Arzneimittelpolitik, **Sebastian Schütze**, wechselte als 'Leiter Gesundheitspolitik' zum Bundesverband der Pharmazeutischen Industrie (BPI). Das Fachportal Apotheke Adhoc bemerkte damals, Schütze habe jahrelang Einsicht und Einblick in interne Meinungsbildungsprozesse im Regierungsapparat und in die dazugehörigen Unterlagen gehabt, denn sein Chef wirkte an einer für die Pharmahersteller entscheidenden Stelle in der Gesetzgebung mit."*

- *"Im selben Jahr verpflichtete der Verband der forschenden Pharma-Unternehmen (u.a. Merck, Bayer) mit **Ulf Birke** einen neuen Referenten für* den Bereich 'Gesundheit und Versorgung'. Birke war zuvor Referent des für Gesundheit zuständigen **CDU/CSU-Fraktionsvize Georg Nüßlein.**"

- "Für den Bereich 'Gesundheitssysteme' ist beim Verband der forschenden Pharma-Unternehmen seit 2018 **Christoph Diehn** zuständig. Diehn leitete vorher das Bundestagsbüro des **CDU-Abgeordneten Dietrich Monstadt**, Mitglied im Gesundheitsausschuss und Berichterstatter für die Themen Medizinprodukte, Diabetes, Adipositas, Zahnärzte."

- "Seit 2018 leitet **Uwe Hoff** beim Pharma- und Schmerzmittelhersteller Grünenthal den Bereich Gesundheitspolitik. Vorher war Hoff Büroleiter des **CDU-Bundestagsabgeordneten Matthias Zimmer**, Obmann im Ausschuss Arbeit und Soziales und stellvertretendes Mitglied im Gesundheitsausschuss."

Über Jens Spahn, Bundesminister für Gesundheit, liest man auf Lobbypedia, einem unabhängigen und kritischen Lobbyismus-Lexikon, auch Interessantes:

*"**Jens Spahn** (*16. Mai 1980 in Ahaus) seit März 2018 Bundesminister für Gesundheit, seit 2002 ist er außerdem Mitglied des Bundestags. Zuvor war Spahn Parlamentarischer Staatssekretär im Bundesfinanzministerium (2015-2018) und davor gesundheitspolitischer Sprecher der CDU/CSU-Bundestagsfraktion (2009-2015) sowie Obmann im Gesundheitsausschuss (2005-2009). Neben seiner Tätigkeit als Bundestagsabgeordneter war Spahn an einer Lobbyagentur beteiligt. Letzteres blieb für die Öffentlichkeit undurchsichtig. Laut Medienberichten beriet diese Firma schwerpunktmäßig Kunden aus dem Gesundheitssektor, während Spahn gleichzeitig als Gesundheitspolitiker im Gesundheitsausschuss saß."*

Die Organisation FoodWatch, ein deutscher gemeinnütziger Verein, der sich mit den Rechten von Verbrauchern und der Qualität von Lebensmitteln auseinandersetzt, erklärt auf seiner Webseite unter dem Titel *"Sumpfgebbiete"* 11.7.2018 Folgendes:

"Die meisten Menschen haben EINEN Job und sind damit voll ausgefüllt. Andere brauchen zwei, um irgendwie über die Runden zu kommen. Und dann gibt es da noch einige Bundestagsabgeordnete, die ganz viele Jobs haben – neben ihrem Mandat. So, wie Johannes Röring, einer der einflussreichsten Politiker, wenn es um unsere Lebensmittel geht. Er muss ein wahrer Tausendsassa sein, denn er ist selbst Landwirt und führt dazu noch sage und schreibe 21 (!) Funktionen 'nebenher' auf. WIE kann das funktionieren? Und vor allem: WARUM machen Abgeordnete das? ...

Im Ernährungs- und Agrarbereich gibt es eine kaum enden wollende Zahl von Überschneidungen zwischen Unternehmen, Lobbyverbänden und der Politik. Es wimmelt nur so von Interessenkonflikten, munter werden die Rollen gewechselt und vermischt:

- ***Friederich-Otto-Ripke:*** *erst Staatssekretär in Niedersachsen, dann Lobbyist für die Geflügelwirtschaft*
- ***Matthias Berninger****: erst Verbraucherschutzstaatssekretär, dann Konzernlobbyist für Mars und Mit-Verhinderer der Ampelkennzeichnung.*

- **Günther Tissen:** *Jahre lang Regierungsdirektor im Bundesernährungsministerium, heute Cheflobbyist der deutschen Zuckerindustrie.*
- **Karl-Heinz-Funke:** *früher Bundeslandwirtschaftsminister, jetzt im Kuratorium der Wiesenhof-Stiftung*
- **Christian von Boetticher:** *erst Umwelt- und Agrarminister in Schleswig-Holstein, heute Lebensmittelproduzent und Vizechef des Lobbyverbandes der Ernährungsindustrie und noch immer Landeschef des einflussreichen CDU-Wirtschaftsrats.*
- **Franz-Josef Holzenkamp:** *lange Zeit 'verbraucherpolitischer Sprecher' seiner Bundestagsfraktion, jetzt (und bereits neben dem Mandat) Chef des mächtigen Raiffeisenverbandes.*
- **Silvia Breher,** *Holzenkamps Nachfolgerin im Bundestag: erst Geschäftsführerin eines Bauernlobbyverbandes, jetzt im Agrarausschuss des Bundestages.*
- **Gert Lindemann,** *erst Staatssekretär im Bundeslandwirtschaftsministerium (das ist das Ministerium, das auch FÜR den Verbraucherschutz da ist!), danach Aufsichtsrat bei Nordzucker, einem Konzern, der zu den Top-Profiteuren von Agrarsubventionen gehört. Und dann, als ob nichts gewesen sei, plötzlich zum Landwirtschafts- und Verbraucherminister in Niedersachsen berufen."*

Zugang zum Bundestag

Aber nicht nur einzelne Politiker halten private Mandate bei den Konzernen vor Ort und werden für ihre Dienste reichlich bezahlt. Es geht auch umgekehrt. Bereits 2015 liest man: *"Nach einer erfolgreichen Tagesspiegel-Klage hat der Bundestag nun eine Liste veröffentlicht, aus der hervorgeht, welche Organisationen über Hausausweise für den Bundestag verfügen."* Veröffentlicht wurde diese Liste am 27.11.2015 online vom Tagesspiegel. Mehrere hundert Organisationen haben danach Hausausweise und direkten Zugang zum Bundestag und somit den dort regierenden Politikern. Darunter fallen auch alle folgenden, globalen Pharmakonzerne:

- Bayer HealthCare Deutschland
- Boehringer Pharma GmbH & Co. KG
- GlaxoSmithKline GmbH & Co. KG
- MEDA Pharma GmbH & Co KG
- Novartis Pharma GmbH
- Roche Pharma in Deutschland

Fazit: Systematisch und flächendeckend hat die Industrie Netzwerke in den politischen Apparat gesponnen. Die kooperierenden Politiker haben Rahmenbedingungen für Gewinnmaximierung und wirtschaftliches Wachstum gefördert, nicht aber stabile gesellschaftliche Strukturen in den Vordergrund gestellt.

Quellen und weitere Informationen "Die öffentliche Hand: Einzelne Politiker"
- **AbgeordnetenWatch** https://www.abgeordnetenwatch.de/
- **SPIEGEL ONLINE 18.5.2018** "Nebeneinkünfte. Das sind die Top-Verdiener im Bundestag. Hier ein Posten im Aufsichtsrat, dort ein gut dotierter Vortrag: Nebenjobs sind bei Bundestagsabgeordneten beliebt. Besonders umtriebig sind Politiker von FDP und Union. Was

verdient Ihr Parlamentarier? http://www.spiegel.de/politik/deutschland/nebeneinkuenfte-im-bundestag-was-abgeordnete-dazuverdienen-a-1200365.html
- **AbgeordnetenWatch 18.5.2018** "Das sind die Nebeneinkünfte der Bundestagsabgeordneten. Ein üppig bezahlter Zweitjob bei einer Vermögensberatung, 75.000 Euro von einem Pharmakonzern: Nach Recherchen von abgeordnetenwatch.de und SPIEGEL verfügt jeder fünfte Bundestagsabgeordnete über zusätzliche Einnahmequellen. Die Abgeordneten haben bisher mindestens 5,5 Mio. Euro nebenher verdient – wahrscheinlich aber sehr viel mehr." https://www.abgeordnetenwatch.de/blog/nebeneinkunfte-2018
- **"Von GlaxoSmithKline gekauft: Die Ex-Gesundheits-Ministerin Ulla Schmidt – Video Report München"** https://balkaninfo.wordpress.com/2009/12/20/die-pharma-mafia-und-wie-man-korrupte-minister-in-deutschland-kauft/
- **Abgeordnetenwatch 10.1.2019** "Zugang zu Abgeordneten: Pharmalobby verpflichtet enge Mitarbeiter von Gesundheitspolitikern" https://www.abgeordnetenwatch.de/blog/2019-01-09/pharamakonzern-verpflichtet-bueroleiter-von-cdu-abgeordneten-der-fuer-arzneimittel
- **Der BUND 7.3.2017** "Kirchen nehmen die Credit Suisse ins Visier – Die kirchlichen Hilfswerke richten sich in ihrer aktuellen Kampagne gegen Schweizer Banken, die mit Palmölfirmen Geschäfte machen." https://www.derbund.ch/wirtschaft/unternehmen-und-konjunktur/kirchen-nehmen-die-credit-suisse-ins-visier/story/29004650
- **Zion Market Research 16.12.2016** "Global Palm Oil Market worth USD 92.84 Billion in 2021: Zion Market Research. According to the report, global palm oil market was valued at USD 65.73 billion in 2015, is expected to reach USD 92.84 billion in 2021 and is anticipated to grow at a CAGR of 7.2% between 2016 and 2021." https://globenewswire.com/news-release/2016/12/16/898268/0/en/Global-Palm-Oil-Market-worth-USD-92-84-Billion-in-2021-Zion-Market-Research.html
- **Lobbypedia** "Jens Spahn" https://lobbypedia.de/wiki/Jens_Spahn
- **Foodwatch 11.7.2018** "Sumpfgebiete" https://www.foodwatch.org/de/newsletter/sumpfgebiete/?utm_source=CleverReach&utm_medium=email&utm_campaign=11-07-2018+2018-07-11+Marketing-NL+Lobbyismus+%28Gruppe+2%29&utm_content=Mailing_12618756
- **Urgewald** "Die Schattenseiten der KfW Finanzierung zu Lasten von Mensch und Umwelt" Bericht 2015 https://urgewald.org/sites/default/files/die_schattenseite_der_kfw_webversion_1.pdf
- **Tagesspiegel Online 27.11.2015** "Bundestag legt Inhaber von Hausausweisen offen" http://www.tagesspiegel.de/politik/lobbyismus-bundestag-legt-inhaber-von-hausausweisen-offen/12651324.html

EU und globale Organisationen

Nicht nur auf nationaler Ebene gibt es etliche und sehr einflussreiche Personen und Organisationen, die sich für die Konzerne, nicht aber für die Gesundheit von Menschen stark machen. International gibt es weitere bedeutende, wenn nicht noch wichtigere Spieler im Kampf um die globale Kontrolle unserer Nahrungsmittelversorgung. Es folgen ein paar Beispiele.

1. Das International Life Sciences Institute (ILSA)

Gegründet wurde das Institut in Washington DC, USA in 1978. Die Mitglieder dieser Organisation sind überwiegend Lebensmittel- und Getränkekonzerne, industrielle Landwirtschaft, Chemiekonzerne und Pharmagiganten.

Organisiert ist dieses Institut in 16 Fachbereiche, welche wiederum global, regional und länderspezifisch arbeiten. 51% des Überwachungsbeirats stammen aus der freien Wirtschaft und umfassen Konzerne wie Monsanto, Nestlé und Coca-Cola. Mitglieder sind weiterhin Danone, DSM, Unilever, Südzucker, DuPont, BASF, Pfizer und etliche mehr. Hier handelt es sich praktisch um die gleichen Konzerne, die auch mit unserem Bauernverband und dem dazugehörigen Präsidenten, Joachim Rukwied, eng zusammenarbeiten.

Das offizielle Ziel der ILSA – laut eigener Webseite – ist es, die Gesundheit und das Wohlbefinden der Öffentlichkeit zu verbessern. Das soll geschehen, indem man Wissenschaftler, Regierungen und die Konzernwelt an einem unabhängigen Tisch zusammenbringt. Wie diese Konstellation überhaupt jemals unabhängig sein soll, ist allerdings fraglich.

Gemeinsam soll das wissenschaftliche Verständnis rund um die Bereiche Nährstoffe, Lebensmittelsicherheit, Risikobewertung und Umwelt verbessert werden. Die ILSA ist maßgeblich an den Entscheidungen beteiligt, welche Lebensmittel in der EU und in Deutschland als gesundheitsfördernd oder bedenklich deklariert werden. Die Organisation mischt bei Entscheidungen der Weltgesundheitsorganisation (WHO) mit und ist vernetzt mit deutschen Organisationen, wie zum Beispiel dem Max Rubner-Institut. Es hat unglaublich viel Macht, ist fast ausschließlich von der Industrie finanziert und in der deutschen Bevölkerung gänzlich unbekannt. Wenn man sich das Institut genauer anschaut, wird klar: Hier handelt man ausschließlich im Interesse der Konzerne, die dieses Institut vertritt.

Quellen und weitere Informationen zum "International Life Sciences Institute ILSA"
- **Life Science Institute Global Website** http://ilsi.org/
- **Life Science Institute Europe** http://ilsi.eu/about-us/
- **Wikipedia** "International Life Sciense Institute"
  https://en.wikipedia.org/wiki/International_Life_Sciences_Institute
- **Lobbypedia** "International Life Sciences Institute"
  https://lobbypedia.de/wiki/International_Life_Sciences_Institute

2. Codex Alimentarius (CA)

Die Bayerische Landesanstalt für Landwirtschaft schreibt über diese Organisation:

> "Der Codex Alimentarius ist eine Sammlung von Normen für
> die Lebensmittelsicherheit und -produktqualität, die von der Ernährungs- und

Landwirtschaftsorganisation (FAO) und der Weltgesundheitsorganisation (WHO) der Vereinten Nationen erstmals 1963 herausgegeben wurde. Der Codex koordiniert den fairen Handel mit Lebensmitteln auf internationaler Ebene und stellt den Schutz der Gesundheit von Verbraucherinnen und Verbrauchern mithilfe von einheitlichen Normen sicher...

Anfang der 60er Jahre haben die FAO und die WHO die Notwendigkeit erkannt, angesichts der weltweiten Zunahme des Lebensmittelhandels ein internationales Lebensmittelrecht – daher vom Lateinischen abgeleitet: Codex Alimentarius – zum Schutz der Gesundheit der Verbraucher zu schaffen. Der Codex Alimentarius hat seitdem einen großen Einfluss auf die Qualität und Sicherheit der globalen Lebensmittelversorgung und trägt wesentlich zur Förderung des Lebensmittelhandels bei."

Hier wird entsprechend entschieden, welche Pestizidrückstände zulässig sind oder welche Tierarzneimittelrückstände für Menschen als ungefährlich gelten. Es wird definiert, welche diätetischen Lebensmittel auf den Markt dürfen und wie genau Lebensmittelkennzeichnung stattfinden muss, alles rund um Lebensmittelhygiene und einiges mehr. Es gibt vertikale Warenkomitees, die sich einzelner Produkte annehmen, wie der Produktion von Obst und Gemüse, Fetten und Ölen, Kakao und Zuckerprodukten, Milchprodukten, Fleisch- und Fischprodukten, Getreide, Gentechnik und viele mehr.

Beim Codex Alimentarius wird also entschieden, was, wie und wann von der weltweiten Lebensmittelindustrie und all ihren Helfern produziert werden darf. Diese Organisation ist praktisch die weltweit mächtigste Instanz rund ums Essen. Diesem Codex gehören zur Zeit 168 Staaten an. Und auch, wenn der CA keine Rechtsverbindlichkeit hat, spricht er Empfehlungen aus, die von den meisten Ländern auch so angenommen werden. Ebenso werden die gesetzten Standards als Entscheidungshilfe von der Welthandelsorganisation (WTO) bei Handelsstreitigkeiten herangezogen und begründen damit ein besonderes Gewicht. Auf den Seiten des Bundesministeriums für Landwirtschaft steht weiterhin:

"Aufgabe der Codex-Alimentarius-Kommission ist es, die Gesundheit der Verbraucherinnen und Verbraucher weltweit zu schützen, faire Handelspraktiken im internationalen Handel mit Lebensmitteln sicherzustellen und die Normungsarbeiten im Lebensmittelbereich auf internationaler Ebene zu koordinieren. Codex-Normen stellen die Basis dar, auf der die Mitgliedstaaten der Codex-Alimentarius-Kommission ihre lebensmittelrechtlichen Bestimmungen harmonisieren sollen."

Dass der Codex Alementarius nicht die Aufgabe erfüllt, die Gesundheit der Verbraucherinnen und Verbraucher weltweit zu schützen, sieht man alleine schon daran, dass wir weltweit immer dicker und kränker werden. Und zwar in rasanter Geschwindigkeit seit Gründung dieser Organisation in den 1960ern.

Interessierte können sich hier wieder durch etliche Berichte über Korruption und Verstrickungen von Funktionären der CA, den beratenden Wissenschaftlern, der Agrochemie- und Pharmaindustrie sowie Lebensmittelkonzernen und weltweiten Regierungen, die ebenfalls unter dem Einfluss genau dieser Konzerne stehen, arbeiten. Auch das ist spannend, beweist allerdings nur, was wir eh schon wissen: Wenn so viel Geld auf dem Spiel steht, mischt die Konzernwelt immer für ihre Interessen kräftig mit.

Quellen und weitere Informationen zum "Codex Alemantarius (CA)"
- **Wikipedia** "Codex Alimantarius" https://de.wikipedia.org/wiki/Codex_Alimentarius
- **Codex Alimantarius (CA)** http://www.fao.org/fao-who-codexalimentarius/en/
- **Weltgesundheitsorganisation (WHO)** http://www.who.int/foodsafety/areas_work/food-standard/en/
- **Bundesministerium für Ernährung und Landwirtschaft** "Arbeitsweise der Codex-Alimentarius-Kommission" https://www.bmel.de/DE/Ernaehrung/SichereLebensmittel/Codex-Alimentarius/_Texte/CodexArbeitsweise.html
- **Bundesministerium für Ernährung und Landwirtschaft** "Codex Alimentarius – Geltungsbereich, Aufbau und Historie" https://www.bmel.de/DE/Ernaehrung/SichereLebensmittel/Codex-Alimentarius/_Texte/CodexInfo.html
- **Dr. Rath Health Foundation** "Codex — Die größte Bedrohung für die Gesundheit in der Geschichte der Menschheit" http://www4ger.dr-rath-foundation.org/DIE_FOUNDATION/codex2004/codex2004a.html
- **The Guardian 2.9.2002** "R.I.P. Millions of Britons take herbal vitamin and mineral supplements, either as a preventative measure or to treat specific ailments. But we may not be able to for much longer" https://www.theguardian.com/society/2002/sep/14/medicineandhealth.lifeandhealth
- **Gesundheitsrebell** "Codex Alimentarius – Interview mit Dr. Gottfried Lange" https://www.gesundheitsrebell.de/nochmal-wichtige-informationen-zum-codex-alimentarius

3. Europäische Behörde für Lebensmittelsicherheit (EBL/EFSA)

Die Europäische Behörde für Lebensmittelsicherheit (EBL oder englisch: European Food Safty Authority, EFSA) ist eine Agentur der Europäischen Union. Ihre Aufgabe ist es, über bestehende und neu auftretende Risiken im Zusammenhang mit der Lebensmittelkette zu informieren und dazu wissenschaftliche Beratung anzubieten. Die Arbeit der Behörde deckt alle Themen ab, die eine direkte oder indirekte Auswirkung auf die Lebensmittel- und Futtermittelsicherheit haben, einschließlich Tiergesundheit und Tierschutz, Pflanzenschutz und Pflanzengesundheit. Gegründet wurde die EFSA in 2002 und sie hat ihren Sitz in Parma, Italien.

Auch die EFSA pflegt engste Kontakte mit der Lebensmittelindustrie. Die Süddeutsche Zeitung schreibt in einem Artikel vom 27.10.2011:

> *"Die 'unabhängigen' Experten des EFSA und ihre Verbindungen zur Industrie: Führende Mitarbeiter der europäischen Lebensmittelaufsichtsbehörde EFSA arbeiten eng mit der Industrie zusammen. Neben ihrer Aufgabe bei der Aufsicht, sind sie auch für große Lebensmittelkonzerne wie Nestlé, Kraft Foods, Unilever und andere tätig. Dabei sollten sie diese doch eigentlich kontrollieren. Anti-Lobby-Organisationen kritisieren das scharf, weil sie die Unabhängigkeit der Behörde gefährdet sehen. Das Nachsehen haben die Verbraucher."*

In SPIEGEL ONLINE steht 2013 in einem Artikel:

> *"EU-Lebensmittelbehörde wird Lobbyisten nicht los. Die EFSA sorgt für die Sicherheit von Lebensmitteln: Sie kontrolliert Zusatzstoffe, Gen-Pflanzen und Verpackungen. Die Mehrheit der Wissenschaftler in der EU-Behörde hat aber enge Verbindungen zur Industrie, die sie eigentlich überwacht – obwohl sich das ändern sollte.*

Einer neuen Untersuchung zufolge haben 59 Prozent der Experten in den wissenschaftlichen Gremien direkte oder indirekte Verbindungen in genau jene Industriezweige, die von der Behörde reguliert werden sollen. Und das sind viele mächtige und gut ausgestattete Branchen: Die Ausschüsse bewerten beispielsweise die Risiken von Zusatzstoffen in Lebensmitteln, von Giftstoffen in der Nahrungskette, Verpackungen, genetisch veränderten Organismen oder Pflanzenschutzmitteln und deren Rückständen."

Deutschlandfunk schreibt in einem Artikel am 13.7.2017 in Bezug auf die Aussagen der EFSA und Glyphosat:

"Glyphosat-Gegner kritisieren Datenmanipulation. Wissenschaftler erheben schwere Vorwürfe: Die Glyphosat-Einstufung der EU-Institutionen als 'nicht krebserregend' sei "in gravierender Weise falsch". Bei Studien sei die Datenlage 'zugunsten' des Unkrautvernichters verändert worden. Es bestehe auch der Verdacht parteiischer Einflussnahme.

'Unser Ziel ist, dass wir die Kommission dahingehend bewegen, dass sie sich tatsächlich die Daten noch mal genauer anguckt, und dann müssten sie eigentlich zu der Einsicht kommen, dass an den Vorschlägen von ECHA und EFSA irgendetwas faul ist.'

Der Toxikologe Peter Clausing. Er hat gemeinsam mit dem Statistik-Experten Christopher Portier für das Pestizid Aktions Netzwerk (PAN) die wissenschaftliche Würdigung von Glyphosat durch die EU-Institutionen ECHA und EFSA intensiv gesichtet und kommt zu dem Ergebnis, dass deren Einstufung des Wirkstoffs als 'nicht krebserregend' falsch sein dürfte.

'Sie liegen falsch, weil sie ihre eigenen Regeln missachtet haben, weil sie existierende Dosisabhängigkeit bei den Studien negieren, weil sie die Wiederholbarkeit der Befunde gleichen Typs bei verschiedenen Studien abstreiten, obwohl sie nachweisbar sind und weil sie sogenannte 'historische Kontrollen', die sie in gravierend falscher Weise anwenden, ins Feld führen, um die existierenden Befunde abzuschwächen und zu negieren.'".

Dass es sich bei dieser Behörde schon lange nicht mehr, oder vielleicht noch nie, um eine Institution handelt, die die Sicherheit der europäischen Bevölkerung schützt, kann man ebenfalls an den Anweisungen rund um Lebensmittelkennzeichnung ablesen.

Die Details unserer Lebensmittelkennzeichnung
Die EFSA ist die Behörde, welche die EU Kommission beraten hat, welche Allergene und andere Zusatzstoffe nun verpflichtend auf allen Lebensmitteln – verpackt und unverpackt – im gesamten europäischen Raum angegeben werden müssen. Wer sich diese Details genau anschaut erkennt: Die neue Lebensmittelkennzeichnungspflicht schützt nicht die allgemeine Gesundheit von Menschen sondern bewirkt ganz andere Sachen.

Angeblich gefährliche Stoffe
Seit Dezember 2014 müssen für alle Lebensmittel in Kitas, Schulen, Kantinen, Restaurants und Supermärkten nun folgende 14 Allergene angeben werden.

1. Glutenhaltige Getreide, namentlich Weizen (wie Dinkel und Khorasan-Weizen), Roggen, Gerste, Hafer oder deren Hybridstämme
2. Krebstiere wie Krebse, Garnelen, Krabben, Hummer etc.
3. Eier
4. Fisch
5. Erdnüsse
6. Soja
7. Milch (einschließlich Laktose)
8. Schalenfrüchte, namentlich Mandeln, Haselnüsse, Walnüsse, Kaschunüsse, Pecannüsse, Paranüsse, Pistazien, Macadamianüsse, Queenslandnüsse
9. Sellerie
10. Senf
11. Sesamsamen
12. Schwefeldioxid und Sulfite (ab 10 mg pro kg oder l)
13. Süßlupinen
14. Weichtiere (zum Beispiel Schnecken, Muscheln, Tintenfisch etc.)

Wer sich diese Liste im Zusammenhang mit essenziellen Nährstoffen, Produktionsprozessen und Gesundheit genau anschaut, bemerkt Folgendes:

- Abgesehen von Schwefeldioxid und Sulfiten, ein Zusatzstoff zur Konservierung von Wein und Trockenobst, sind alle hier aufgeführten und angeblich potentiell gefährlichen Nahrungsmittel ursprünglicher und weit verbreiteter Herkunft. In unverarbeiteter oder handwerklich verarbeiteter Form haben Menschen diese Produkte seit Tausenden von Jahren konsumiert. All diese hier aufgeführten Lebensmittel sind ebenfalls besonders gute Lieferanten der für uns so wichtigen essenziellen Nährstoffe.

- Allergisch reagiert auf diese Lebensmittel nur ca. 1 bis 4% der Bevölkerung und zwar mit Symptomen in ganz unterschiedlicher Ausprägung. Es handelt sich hier um Menschen, bei denen das eigene Immunsystem durcheinander gekommen ist und nun Substanzen bekämpft, die für uns Menschen eigentlich besonders wichtig sind. Ein kritischer Blick in die Nährstoffversorgung dieser Menschen würde mit hoher Wahrscheinlichkeit zeigen, dass sie hauptsächlich aufgrund von Fehl- und Mangelernährung überhaupt erst Allergien entwickelt haben.

Diese Liste schützt also nicht die breite Masse der Bevölkerung, sondern bewirkt ganz andere Dynamiken. All diese Lebensmittel werden in der Öffentlichkeit nun permanent als "potentiell gefährlich" wahrgenommen. Das bewirkt eine allgemeine Verunsicherung. Die Folge ist mit hoher Wahrscheinlichkeit, dass Menschen viele dieser Produkte weniger konsumieren und somit ihre Gesundheit schwächen. Für Kleinbetriebe, Kantinen und auch Eltern gilt, dass zusätzlich zu einer ohnehin schon gravierenden Verwirrung in Sachen Ernährung nun auch noch ein hoher administrativer Aufwand entsteht. Für die Konzerne bedeutet diese Entwicklung Folgendes:

1. Die Agro- und Lebensmittelindustrie steigert den Absatz ihrer Produkte und kann sich die oft teuren und aufwendigen Rohstoffe wie Senf, Nüsse, Samen, Schalentiere und Weichtiere einfach sparen und durch glutenfreien Weizen oder laktose-freies Magermilchpulver ersetzen.

2. Mit sehr hoher Wahrscheinlichkeit führt diese Veränderung zu höheren Krankenständen, was wiederum den Absatz von Pharmaprodukten steigert.
3. Beide Entwicklungen bedeuten satte Gewinne für die jeweiligen Unternehmen und deren Kapitalgeber, also die Finanzindustrie und Großinvestoren.

Süßlupine – ein spezieller Fall
Besonders interessant ist die Süßlupine auf dieser Liste. Diese wieder aufkommende Hülsenfrucht ist für gleich mehrere Industriezweige gefährlich. Die Fakten:

1. Lupinen wurden traditionell überall in Europa angebaut und erlangen nun wieder verstärkt an Bedeutung unter ernährungsbewussten Menschen.
2. Lupinen sind ein hochprozentiger Eiweißlieferant und beinhalten alle für den menschlichen Organismus essenziellen Aminosäuren. Diese Hülsenfrucht eignet sich somit hervorragend als Fleischersatz und regionales Tierfutter. Ebenfalls liefern die Samen von Lupinen Vitamin E und wichtige Spurenelemente wie Kalium, Calcium, Magnesium und Eisen.
3. Die Pflanze ist äußerst genügsam, verträgt Hitze wie Kälte gleichermaßen, braucht praktisch keinen Dünger und Pflanzenschutz und kann überall in Europa angebaut werden. Zusätzlich reichert sie den Boden mit Stickstoff an und verbessert somit die Bodenqualität für nachkommendes Saatgut. Lupinen selbst müssen nicht oder wenig gedüngt werden. Das gilt auch für ihre Folgefrucht.
4. Wenn europäische Landwirte also wieder regional Lupinen anbauen und die Bevölkerung diese essen, gefährdet das den Absatz, Umsatz und die Rendite folgender Industriezweige: die Massentierhaltung, die Produktion und den Verkauf von Pestiziden und Düngemitteln, die Produktion von Futtermitteln und den Vertrieb von Gensoja, Mais sowie Weizen, die globale Logistikbranche und alle weiteren und von diesen Industrien abhängigen Wirtschaftszweige.

Lupinen sind also wirklich gefährlich, allerdings nicht für die Gesundheit von Menschen. Hier liegt die Erklärung dafür, warum ein Produkt, welches die meisten Bürger bis vor wenigen Jahren überhaupt nicht mehr kannten, seit 2014 als eine der größten Lebensmittelgefahren in ganz Europa genannt wird.

Angeblich ungefährliche Stoffe – Zusatzstoffe und mehr
Man könnte ja nun argumentieren, dass auch 1-4% der Menschen in Europa das Recht auf Schutz haben und somit potentiell gefährliche Substanzen gekennzeichnet werden müssen. Da stimme ich grundsätzlich zu. Wenn es aber wirklich um den Schutz von Menschen gehen würde und nicht um wirtschaftliche Interessen, dann würden wir ganz andere, und zwar verpflichtende Kennzeichnungen sowohl in Bezug auf die Anwesenheit als auch die genaue Menge von gesundheitsgefährdenden Substanzen sehen. Das ist nicht der Fall.

Für alle zubereiteten Speisen in Kitas und Schulkantinen, Restaurants, Betriebskantinen, Krankenhäusern und Pflegeheimen gilt Folgendes:

Gar nicht angezeigt werden müssen:
- Rückstände von Pflanzenschutzmitteln
- Rückstände von Pharmaprodukten und Hormonen aus der Massentierhaltung
- genetisch veränderte Organismen innerhalb der zulässigen Mengenangaben
- Rückstände von Plastik, Schmierölen, Schwer- und Leichtmetallen etc. aus Produktionsprozessen und von Verpackungen
- Gehalt von Alkohol

Angezeigt aber nur als Oberbegriff, ohne Differenzierung der tatsächlich verwendeten Substanzen und ohne Mengenangaben müssen:

- *"Süßungsmittel":* Zusammengefasst werden hier natürliche und raffinierte Zuckerstoffe ebenso wie etliche unbedenkliche und bedenkliche Zuckeraustauschstoffe.

- *"mit Konservierungsstoff"* oder *"konserviert":* Darunter fallen gesundheitlich unbedenkliche bzw. förderliche Substanzen wie Vitamin C, Vitamin E oder Beta Carotin ebenso wie bedenkliche Substanzen mit entsprechenden Warnhinweisen. Zu der zweiten Gruppe gehören Zusatzstoffe mit den Wortteilen Benzeot-, Sorbat-, Sorbin-, Sulfit, - Buthylhydro-.

- *"Geschmacksverstärker":* Hier werden synthetisches Glutamat, Chloridverbindungen oder andere chemische Substanzen ebenso wie natürliche und unbedenkliche Substanzen wie die Aminosäure L-Cystein zusammengefasst.

- *"mit Farbstoff":* Zusammengefasst sind hier natürliche Farbstoffe – dazu gehören Pflanzenkohle, Paprikaextrakt, Lycopin, Lutein, Beetenrot und etliche mehr – sowie chemische und gesundheitsgefährdende Stoffe. Namentlich sind das Aluminium oder E102, E119, E120, E122, E123, E124, E127, E129, E131, E132 und einige mehr; diese müssen nicht angezeigt werden.

- *"mit Antioxidationsmittel"* Zusammengefasst werden hier gesundheitlich unbedenkliche wie förderliche Substanzen – Vitamin C, Vitamin E, Beta Carotin oder Lecitine – aber auch Substanzen mit bedenklichen Nebenwirkungen. Dazu gehören Butylhydroxytoluol (E321) alle Galleate und Sulfite. All diese Substanzen können allergische Reaktionen auslösen und es wird für Kleinkinder vor übermäßigem Verzehr gewarnt.

- Die Zusätze Nitrat, Nitrit, Phosphat und Schwefel müssen generell angezeigt werden allerdings ohne konkrete Mengenangaben.

Wie absurd diese Informationspolitik von Seiten der EU ist, wird offensichtlich bei der Betrachtung von folgenden Zahlen – die jährlichen Todesopfer in Großbritannien, einem Land mit 66 Millionen Bürgern:

- Herz-Kreislauf-Erkrankungen: 160.000 (Hauptrisiko aus der Ernährung: hoher Salzkonsum und Phosphatzusätze)
- Alkoholtote: 7.700
- Tote durch Lebensmittelallergien: 10

Fazit: Hoher Nutzen für Konzerne, wenig Gesundheitsschutz für Bürger! In Bezug auf die EU-weite Kennzeichnungspflicht für Lebensmittel halte ich fest:

1. Der Nutzen für die allgemeine Bevölkerung in Bezug auf die verpflichtenden Angaben über Allergene ist fragwürdig.
2. Substanzen, die gesundheitlich gefährlich, aber keine offiziellen Zusatzstoffe sind, müssen nicht deklariert werden.
3. Verpflichtende Angaben über teils sehr gefährliche Zusatzstoffe sind an vielen Stellen unspezifisch und für den Laien nicht verständlich. Gesundheitsgefährdende und ungefährliche Substanzen werden in einen Topf geschmissen und der Konsument kann ein persönliches Risiko unmöglich bestimmen.

Dieses spezielle Sammelsurium von verpflichtenden Kennzeichnungen bedeutet also einen enormen Vorteil für etliche Industrien. Es erlaubt günstige und wenig wertige Substanzen für die Herstellung unserer Nahrungsmittel zu produzieren und zu verarbeiten, ohne potentielle Gefahren offenlegen zu müssen.

Diese Kennzeichnungspflicht schafft keine Anreize, gesundheitsförderliche Produktionsprozesse oder natürliche und ungefährliche Zusatzstoffe zu verwenden. Das Nachsehen haben kleine Betriebe, die ökologisch und handwerklich hochwertige, aber teurere Lebensmittel produzieren.

Die EFSA hat es geschafft, das Europäische Parlament zu instrumentalisieren, eine völlig irreführende und gesundheitsschädigende Informationspolitik für über 500 Millionen Menschen durchzusetzen. Das ist ein Garant für Wachstum und Ertragssteigerung für die Konzerne auf Kosten der Gesundheit der Bevölkerung.

Dass die einzelnen Nationen der EU bei so einer absurden Bevormundung nicht laut aufschreien und sich zur Wehr setzten, ist bemerkenswert. Das ist wohl ein Zeichen dafür, dass die wenigsten Menschen heute die Zusammenhänge zwischen den Empfehlungen der Aufsichtsbehörden, dem allgemeinen schlechten Gesundheitszustand der Bevölkerung und den wirtschaftlichen Interessen von einigen wenigen, verstehen.

Quellen und weitere Informationen zur "Europäische Behörde für Lebensmittelsicherheit (EFSA)"
- **Süddeutsche Zeitung 27.10.2011** "Abhängige Kontrolleure – Wie die europäische Lebensmittelaufsicht EFSA von der Industrie beeinflusst wird – zu Lasten der Verbraucher" http://mariannefalck.de/wp-content/uploads/2014/01/Abha%CC%88ngige-Kontrolleure-Su%CC%88ddeutsche-Zeitung-271011.pdf
- **SPIEGEL ONLINE 23.10.2013** "EU-Lebensmittelbehörde wird Lobbyisten nicht los. Die EFSA sorgt für die Sicherheit von Lebensmitteln: Sie kontrolliert Zusatzstoffe, Gen-Pflanzen und Verpackungen. Die Mehrheit der Wissenschaftler in der EU-Behörde hat aber enge Verbindungen zur Industrie, die sie eigentlich überwacht – obwohl sich das ändern sollte." http://www.spiegel.de/wirtschaft/report-viele-lobbyisten-in-der-europaeischen-lebensmittelbehoerde-efsa-a-929376.html
- **Deutschlandfunk 13.7.2017** "Glyphosat-Gegner kritisieren Datenmanipulation" http://www.deutschlandfunk.de/zweifel-an-eu-studien-glyphosat-gegner-kritisieren.697.de.html?dram:article_id=390993
- **European Food Safty Authority (EFSA)** "EFSA schafft wissenschaftliche Grundlage für die Kennzeichnung von Allergenen auf Lebensmitteletiketten" https://www.efsa.europa.eu/de/press/news/040325
- **Bundeszentrum für Ernährung** "Allergenkennzeichnung: Allergeninformation auch bei loser Ware verpflichtend. Die vierzehn am häufigsten Lebensmittelallergien auslösenden

- Lebensmittel müssen immer gekennzeichnet werden. Das gilt nicht nur für verpackte, sondern auch für lose Ware." https://www.bzfe.de/inhalt/allergenkennzeichnung-1878.html
- **Wikipedia** "Lupinen" https://de.wikipedia.org/wiki/Lupinen
- **Forum Ernährung 12.4.2017** "Lupine – Bunte Pflanze mit Mehrwert" http://www.forum-ernaehrung.at/artikel/detail/news/detail/News/lupine-bunte-pflanze-mit-mehrwert/
- **Lupineneiweiß** "Warum Lupineneiweiß das bessere Eiweiß ist: Die Bedeutung von Eiweiß für den Stoffwechsel" http://lupinen-eiweiss.de/
- **NDR 20.06.2017** "Lupinen - hochwertiger Eiweißlieferant" https://www.ndr.de/ratgeber/gesundheit/Lupinen-hochwertiger-Eiweisslieferant,lupine114.html
- **Fraunhofer-Gesellschaft 19.11.2014** "Fraunhofer-Forscher mit dem Deutschen Zukunftspreis ausgezeichnet" https://www.fraunhofer.de/de/presse/presseinformationen/2014/November/deutscher-zukunftspreis-fuer-fraunhofer-lebensmittel-aus-lupinen.html
- **Bundeszentrum für Ernährung** "Kennzeichnung auf Speisenkarten: Das muss draufstehen" https://www.bzfe.de/inhalt/kennzeichnung-auf-speisenkarten-1879.html
- **Bundeszentrum für Ernährung** 2017 "Kennzeichnungspficht von Zusatzstoffen in der GV https://www.bzfe.de/_data/files/1578_2015_kennzeichnung.pdf
- **Verbraucherzentrale 13.8.2014** "Na dann Prost – Alkoholkennzeichnung" http://www.lebensmittelklarheit.de/informationen/na-dann-prost-alkoholkennzeichnung
- **FOCUS 22.2.2017** "Lebensmittelzulieferer – Schmeckt nach Gewinn. Die Lebensmittelindustrie boomt. Ausgewogene Ernährung, Leistungsoptimierung, schnelles Essen. Daran verdienen nicht nur die großen Konzerne. Drei Geheimtipps" https://www.focus.de/finanzen/boerse/lebensmittelzulieferer-schmeckt-nach-gewinn_id_6686035.html
- **Heart UK** "Facts and Figgures" https://www.heartuk.org.uk/about-us/media
- **Office for National Statistics** "In 2017, there were 7,697 alcohol-specific deaths in the UK, an age-standardised rate of 12.2 deaths per 100,000" population." https://www.ons.gov.uk/peoplepopulationandcommunity/healthandsocialcare/causesofdeath/bulletins/alcoholrelateddeathsintheunitedkingdom/registeredin2017
- **National Health Service (NHS)** "However, deaths from anaphylaxis-related food reactions are now rare. There are around 10 deaths related to food allergies in England and Wales each year." https://www.nhs.uk/conditions/food-allergy/
- **Süddeutsche Zeitung 20.12.208** "Wie ein Gift in die Supermärkte kam" *Zitat:* "Eine schwedische Studie weckt Zweifel an der Sicherheitsbewertung des Insektizids Chlorpyrifos. Die Forscher fanden in den Originaldaten des Herstellers Hinweise darauf, dass der Stoff der Gehirnentwicklung schaden könnte. Trotz der Indizien hat die EU-Kommission die Zulassung von Chlorpyrifos verlängert." https://www.sueddeutsche.de/gesundheit/insektizid-chlorpyrifos-schaden-1.4259604
- **Netzfrauen 26.9.2015** "Lobbyverflechtungen – EFSA gefährdet unsere Gesundheit zugunsten der Industrie!" https://netzfrauen.org/2015/09/26/lobbyverflechtungen-efsa-gefaehrdet-unsere-gesundheit-zugunsten-der-industrie/
- **Corporate Europe Observatory 23.10.2013** "Unhappy meal. The European Food Safety Authority's independence problem" *Zitat:* "EFSA. One of the most important though least known institutions in the EU, the European Food Safety Authority (EFSA) is, according to its motto, "committed to ensuring that Europe's food is safe". Everyone eating food in Europe is affected by its decisions. Following controversy over its close ties with industry, the agency has implemented a new policy designed to ensure the independence of its scientific panels. Yet serious conflicts of interest remain. Over half of the 209 scientists sitting on the agency's panels have direct or indirect ties with the industries they are meant to regulate. A much clearer and stricter independence policy needs to be set up and rigorously implemented to restore the Authority's reputation and integrity. https://corporateeurope.org/efsa/2013/10/unhappy-meal-european-food-safety-authoritys-independence-problem

4. Die Weltgesundheitsorganisation (WHO)

Die Weltgesundheitsorganisation (WHO) wiederum ist die Koordinationsbehörde der Vereinten Nationen und zuständig für das internationale öffentliche Gesundheitswesen. Gegründet wurde die WHO am 7. April 1948 und sie hat ihren Sitz in Genf. Das ist unweit des Hauptsitzes der Schweizer Konzerne Nestlé, Roche und Novartis. Zu den Mitgliedsstaaten gehören 194 Länder weltweit. Also praktisch alle Länder der Welt.

Einen besonderen Schwerpunkt hat die WHO auf Infektionskrankheiten gelegt sowie auf die Förderung der allgemeinen Gesundheit der Weltbevölkerung. Dass dieses Ziel, besonders in den letzten 40 Jahren, nicht erreicht wurde und immer weniger erreicht wird, ist offensichtlich. Dazu braucht man sich nur wieder die weltweiten Krankheitsstatistiken anzuschauen.

Auch hier mag man sich fragen: Warum ist das so? Die Antwort ist wieder eine recht einfache und verknüpft mit in der Frage, wer die WHO finanziert?

Ursprünglich wurde die WHO einmal ausschließlich von den Mitgliedstaaten finanziert. Das ist aber seit den 90ern nicht mehr der Fall. Mittlerweile werden nur noch 24% der Kosten der WHO verpflichtend von seinen Mitgliedstaaten gedeckt. Der Rest, also 76%, stammt von freiwilligen Beiträgen, Stiftungen, internationalen Organisationen, NGO's und dem privaten Sektor. Die WHO-Projekte werden teilweise als "Public Private Partnerships" organisiert und somit zu großen Teilen aus der Wirtschaft finanziert.

Zweitgrößter Geldgeber, nach den USA, ist nun Bill Gates, ehemaliger CEO und Gründer von Microsoft. Gates finanziert die WHO maßgeblich über seine Bill und Melinda Gates Stiftung. Die zwei Hauptprojekte der WHO sind folgende:

- **Die Globale Allianz für Impfstoffe und Immunisierung** (Global Alliance for Vaccination and Immunization GAVI), welche zu 75% (750 Millionen US-Dollar) von der Bill und Melinda Gates Stiftung finanziert wird. Also dem bis vor kurzem reichsten Mann der Welt, der sein Geld mittlerweile wesentlich mit Aktiengewinnen von Pharmaprodukten und Coca-Cola verdient. Hier findet sich die Antwort, warum wir gegen immer mehr Krankheiten impfen, aber nicht das Immunsystem der Menschen mit gesunder Ernährung stärken sollen.

- **Die Globale Allianz für verbesserte Ernährung** (GAIN). Diese Initiative wurde 2003 gegründet mit dem angeblichen Ziel, Mangelernährung, vor allem in Entwicklungsländern, zu verhindern. Dieses Ziel soll erreicht werden, indem künstliche Vitamine und Mineralstoffe in Grundnahrungsmittel gemischt werden und "optimiertes" und genetisch verändertes Saatgut verstärkt angebaut wird. Die Geldgeber sind wieder die Bill und Melinda Gates Stiftung sowie eine Reihe von Regierungen und NGO's, die wiederum von der Agrochemie, der Lebensmittel- und der Pharmaindustrie finanziert werden. In dieser Struktur der Finanzierung liegt die Antwort verborgen, warum Nestlé angereicherte Maggiwürfel und Zuckerprodukte in Afrika und Asian als gesunde Lebensmittel verkaufen darf, statt dass die WHO anweist, der regionalen Bevölkerung zu erklären, wie man biologische Landwirtschaft betreibt, sich von Wildkräutern aus der Region mit allen essenziellen Nährstoffen versorgt und die eigene Darmflora stärkt.

Ein weiteres Beispiel: Untersuchung europäischer Kinder
Eine weitere und wieder fragwürdige Initiative der WHO ist zum Beispiel die European Childhood Survellance Innitative (COSI). In ganz Europa werden in 36 Ländern seit

2007/08 regelmäßig Daten über die körperliche Verfassung und Entwicklung von Grundschulkindern erhoben. Bereits 250.000 Kinder wurden untersucht.

Auch wir haben für unseren Sohn im Oktober 2018 einen Fragebogen für diese Studie erhalten. Und genauso wie bei den bereits erwähnten und groß angelegten Studien – GRETA, DINO, KIGS WELLE 2 – erhält man viele Fragen. Eingeholt werden Informationen bezüglich Geburtsgewicht und Größe des Kindes, Stillverhalten der Mutter, Schulweg, sportlicher Betätigung und ein paar oberflächliche Angaben bezüglich Essverhalten: Werden Obst und Gemüse, Fisch-, Fleisch- und Milchprodukte, Eierspeisen, pikante Snacks und zuckerhaltige Erfrischungsgetränke konsumiert und geht das Kind regelmäßig in Fast-Foodrestaurants essen? Wie ist das generelle Befinden des Kindes? Hat es Freunde und ist es unter- oder übergewichtig, wird ebenfalls abgefragt. Hinzu kommen ein paar Abfragen bezüglich des Bildungsgrades der Eltern und chronischer Krankheitsbelastungen in der Familie. Hingegen nicht abgefragt oder gemessen werden folgende Aspekte:

- Wie ist die konkrete Versorgung mit allen essenziellen Nährstoffen?
- Wie viel und unter welchen Konditionen darf ein Kind in der Mittagssonne spielen? Wie ist der Vitamin-D-Wert des Kindes?
- Wie ist die Qualität der verabreichten Lebensmittel? Werden sie biologisch produziert oder nicht?
- Besteht eine mögliche Belastung des Stoffwechsels durch verabreichte Medikamente oder andere Schadstoffe?

Folgendes wird offensichtlich: Auch mit dieser Studie und einer derart oberflächlichen Datenerhebung wird es unmöglich sein, klare Handlungsoptionen zu definieren, welche es erlauben, den Gesundheitszustand unserer Kinder zu verbessern. Man mag sich fragen: Ist genau das das Ziel?

Man bedenke: Auch über die WHO gibt es immer wieder Schlagzeilen mit Korruptionsvorwürfen. Offensichtliche Interessenkonflikte und Verflechtungen von führenden Angestellten mit etlichen Pharma- und Lebensmittelkonzernen werden regelmäßig in der Presse kritisiert. Verdächtig ist auch wieder die Tatsache, dass, je mehr sich die WHO in die globalen Belange ihrer Mitgliedsstaaten eingemischt hat, die Weltbevölkerung kränker und nicht gesünder geworden ist. Im gleichen Zeitraum sind dafür die Gewinne der Konzerne, deren Produkte nun auch die WHO empfielt, deutlich gestiegen.

Weiterhin lässt sich Folgendes herleiten: Es ist mit Sicherheit kein Zufall, dass die meisten der weltweit mächtigsten Konzerne der Lebensmittel- und Pharmaindustrie entweder aus den USA stammen, und somit zum größten Geldgeber der WHO gehören, oder sie ihren Hauptsitz in einem der kleinsten Länder der Welt haben, der Schweiz, und ihre globalen Geschäfte aus unmittelbare Nähe dieser Weltorganisation steuern.

Zur Verteidigung der WHO muss man allerdings sagen: Mit Sicherheit gibt es viele Menschen bei dieser Organisation, denen das Wohl der Menschheit wirklich am Herzen liegt. Aber auch all diesen Menschen wird es nicht erlaubt sein, wirklich klare Ansagen und Empfehlungen zu verbreiten. Die Empfehlungen wären einfach und wirksam: Esst nur natürliche und biologisch produzierte Lebensmittel, stellt sicher, dass diese Lebensmittel das ganze Spektrum an notwendigen Nährstoffen abdecken, hütet euch vor Giftstoffen, treibt mäßig Sport, geht an die Sonne und vermeidet zu viel Stress. Das Ganze könnte man mit ein paar übersichtlichen Essensplänen unterlegen, was ohne Problem auf fünf DIN A 4 Seiten passen würde. Genauso viel Platz brauchen die Grundregeln, die ich im letzten Kapitel für uns selbst zusammengestellt habe.

Wenn aber die WHO diese Anweisungen klar und deutlich verbreiten würde, wäre das für die Industrien, welche die WHO nun maßgeblich direkt oder indirekt finanzieren, ein finanzielles Desaster. Ebenso wäre dann offensichtlich, dass es für diese vergleichsweise einfachen Regeln einer gesunden Lebensführung gewiss nicht derart viele Behörden, Institute und Stiftungen braucht. Die WHO, ebenso wie etliche weitere Ernährungs- und Gesundheitsbehörden, müssten dann erklären, warum wir diese Institutionen mit unseren Steuergeldern finanzieren.

Quellen und weitere Informationen "Die Weltgesundheitsorganisation (WHO)"

- **Tagesschau 26.1.2010** "Schweinegrippe – ein großer Bluff?"
  https://tsarchive.wordpress.com/2010/01/26/schweinegrippe730/
- **Neue Reihnische Zeitung 10.12.2014** "Einfluss der Pharmaindustrie auf die Weltgesundheitsorganisation (WHO). Eine sehr ungesunde Verbindung"
  http://www.nrhz.de/flyer/beitrag.php?id=21069
- **BR 24 online 26.5.2017** "Die Weltgesundheitsorganisation am Tropf der Industrie"
  http://www.br.de/nachrichten/who-in-der-krise-100.html
- **Deutschlandfunk 16.05.2017** "Was gesund ist, bestimmt Bill Gates"
  http://www.deutschlandfunkkultur.de/weltgesundheitsorganisation-am-bettelstab-was-gesund-ist.976.de.html?dram:article_id=385853
- **Daily Mail 16.10.2012** "World Health Organisation 'taking cash handouts from Coca-Cola to plug black holes in budget' The Pan American office has accepted $50,000 from Coca-Cola, $150,000 from Nestle and $150,000 from Unilever. It has also been relying on the food and beverage industry for advice on how to fight obesity"
  http://www.dailymail.co.uk/news/article-2220194/World-Health-Organisation-taking-cash-handouts-Coca-Cola-plug-black-holes-budget.html
- **Bill and Melinda Gates Stiftung** "Vaccine Delivery – Strategy Overview"
  https://www.gatesfoundation.org/What-We-Do/Global-Development/Vaccine-Delivery
- **ZEIT ONLINE 6.11.2014** " Der Weltgesundheitsapostel. Im zögerlichen Kampf gegen Ebola offenbart sich die Hilflosigkeit der internationalen Gemeinschaft. An ihre Stelle treten private Großspender wie Microsoft-Gründer Bill Gates mit seiner umstrittenen Stiftung."
  https://www.zeit.de/2014/44/bill-gates-stiftung-gesundheit-spenden
- **GAIN Financial Statement 2017** http://www.gainhealth.org/wp-content/uploads/2018/01/GAIN-Audited-Financial-Statement-2017.pdf
- **GAIN – Global Alliance for Improved Nutrition** "How to Persuade People to Eat More Nutritious Food?" https://www.gainhealth.org/knowledge-centre/persuade-people-eat-nutritious-food/
- **World Health Organisation** "WHO European Childhood Obesity Surveillance Initiative (COSI)"
  http://www.euro.who.int/en/health-topics/disease-prevention/nutrition/activities/who-european-childhood-obesity-surveillance-initiative-cosi
- **World Health Organisation** "Fact sheets – Obesity and overweight"
  https://www.who.int/news-room/fact-sheets/detail/obesity-and-overweight
- **Lifesite News 6.11.2014** "POPULATION CONTROL – A mass sterilization exercise: Kenyan doctors find anti-fertility agent in UN tetanus vaccine."
  https://www.lifesitenews.com/news/a-mass-sterilization-exercise-kenyan-doctors-find-anti-fertility-agent-in-u
- **Netzfrauen 6.2.2016** "Im Namen der Weltbank, UNO und WHO – Zwangssterilisation und Zwangsgeburtenkontrolle" https://netzfrauen.org/2016/02/04/im-namen-der-weltbank-uno-und-zwangssterilisation-und-zwangsgeburtenkontrolle/
- **Research Gate Feb 2015** "Why the Corruption of the World Health Organization (WHO) is the Biggest Threat to the World's Public Health of Our Time" by Soren Ventegodt
  https://www.researchgate.net/publication/281876323

- **Weltgesundheitsorgorganisation 16.2.2018** "Obesity and overweight" *Zitat:* "What causes obesity and overweight? The fundamental cause of obesity and overweight is an energy imbalance between calories consumed and calories expended. Globally, there has been:
  - an increased intake of energy-dense foods that are high in fat; and
  - an increase in physical inactivity due to the increasingly sedentary nature of many forms of work, changing modes of transportation, and increasing urbanization." *Anmerkung:* Ein Mangel an essenziellen Nährstoffen als Ursache für anhaltendes Essverhalten wird nicht erwähnt oder erklärt. https://www.who.int/news-room/fact-sheets/detail/obesity-and-overweight
- **The World Trade Organisation (WTO)** "The WTO and the World Health Organization. WTO collaborates with the WHO on a number of different issues related to trade and health. Although there is no formal agreement between the WHO and the WTO, the WHO has observer status in the SPS and TBT Committees, and it has ad hoc observer status in the TRIPS and GATS Councils." https://www.wto.org/english/thewto_e/coher_e/wto_who_e.htm
- **US News 1.7.2018** "US Blocks UN Health Panel From Backing Taxes on Sugar Drinks. The Trump administration has torpedoed a plan to recommend higher taxes on sugary drinks, forcing a World Health Organization panel to back off the U.N. agency's previous call for such taxes to fight obesity, diabetes and other life-threatening conditions." https://www.usnews.com/news/news-articles/2018-06-01/un-health-agency-backs-away-from-call-to-tax-sugary-drinks
- **Blätter für deutsche und internationale Politik Februar 2010** "Public Private Partnership: Die Plünderung des Staates" Dr. Werner Rügemer https://www.blaetter.de/archiv/jahrgaenge/2010/februar/public-private-partnership-die-pluenderung-des-staates
- **Ärzte für individuelle Impfentscheidung e.**V. 23.1.2019 "WHO: Differenzierte Impfentscheidung ist eine Globale Bedrohung" *Zitat:* "Die WHO erklärt auf ihrer Internetseite eine differenzierte, zurückhaltende Impfentscheidung zur 'Notlage' und zur 'Bedrohung der globalen Gesundheit' (WHO 2019) und setzt sie damit gleich mit z.B. der Klimakrise und der globalen Luftverschmutzung. Eine Steilvorlage für die üblichen Verdächtigen, gleich einmal wieder nach einer (Masern-) Impfpflicht zu rufen (Lauterbach 2019) ..." https://www.individuelle-impfentscheidung.de/impfen-und-politik/who-differenzierte-impfentscheidung-ist-eine-globale-bedrohung.html
- **Beyond Science 13.7.2017** "5 Families that Control the World" (THE ROTHSCHILD FAMILY, THE ROCKEFELLER FAMILY, THE MORGAN FAMILY, THE DUPONT FAMILY, THE BUSH FAMILY) https://www.beyondsciencetv.com/2017/07/13/5-families-that-control-the-world/
- **Video-Dokumentation:** "Trust WHO" 2017, by Lilian Franck *SYNOPSIS* "Die auf Gesundheitsthemen spezialisierte Filmemacherin Lilian Franck wünscht sich, dass ihre Tochter gute Bedingungen in unserer Welt vorfindet. In ihrer persönlichen Investigation enthüllt sie versteckte Einflüsse der Industrie auf die WHO. Und sie zeigt, wie Mitgliedsstaaten die WHO für ihre nationalen Wirtschaftsinteressen missbrauchen."

Fazit: Ein weltweites Drama

Die Bevölkerung sollte davon ausgehen, dass es besonders in der westlichen Welt keine einzige Regierung oder Behörde, kein Ministerium und keine Vereinigung von Staaten, keine globalen Verbände, keine größeren Forschungseinrichtungen oder große Nichtregierungsorganisationen (NGOs) gibt, die heute NICHT von Zahlungen aus der Wirtschaft abhängig sind.

Ebenfalls gilt: Die obersten Entscheider von all diesen gesellschaftlichen Steuerungsorganen sind genau die Personen, welche die Abhängigkeit von der Wirtschaft überhaupt erst etabliert haben. Diese Verflechtung und Abhängigkeit bedeutet, dass immer mehr Rahmenbedingungen geschaffen und weiterentwickelt werden müssen, die das Wachstum der Konzernwelt unterstützen. Dieser Drang nach Wachstum aber steht im Widerspruch zu gesunder Nahrung und einer intakten Ökologie und somit auch zur Gesundheit von Menschen.

Und Aufgrund dieser Verflechtung und Abhängigkeit bekommen wir von keinem dieser Staaten und keiner dieser Organisationen die wirklich relevanten Informationen, die wir für den Erhalt unsere Gesundheit brauchen. Und aus dem gleichen Grund bewegt sich die Zunahme von Zivilisationskrankheiten im Gleichschritt in fast allen Ländern der Welt.

Die Bundesregierung: Teil des Problems und nicht Teil der Lösung

Wer sich das globale Bild der Verstrickungen in seiner Gesamtheit anschaut, erkennt: Die Bundesregierung ist nicht die Lösung, sondern ein großer Teil des Problems.

Die deutsche Regierung, ähnlich wie die meisten anderen Regierungen in westlichen Staaten und zunehmend auch allen anderen Ländern, hat sich über die letzten Jahrzehnte immer weiter kaufen lassen. Sie hat sich abhängig gemacht von einem System, das auf die Anhäufung von Geld und auf wirtschaftliches Wachstum baut und nicht auf Gesundheit und gesellschaftliche Stabilität setzt.

Aus der jetzigen Position heraus wird es für die Bundeskanzlerin Angela Merkel und ihr Kabinett unmöglich sein, eine wirkliche Kehrtwende zu schaffen. Unsere regierenden Politiker müssten die Karten auf den Tisch legen und unter anderem folgende Fragen beantworten:

1. **Falsche Informationsgrundlagen:** Warum haben wir Ernährungspläne, die sich nicht an den Vorgaben der essenziellen Mikronährstoffe orientieren?
2. **Interessenkonflikte:** Wer profitiert von diesen Plänen? Wo und wann gab es welche Zugeständnisse? Was passiert nun mit den Personen, die in mögliche Korruptionen verstrickt sind?
3. **Gesundheitsvorsorge:** Wieso werden unsere Ärzte nicht bei Vorsorgeuntersuchungen und bei Erkrankungen dazu verpflichtet, Patienten systematisch auf Mangelerscheinungen zu untersuchen und über die Relevanz und Versorgung mit allen wichtigen Nährstoffen aufzuklären?
4. **Verantwortlichkeiten:** Wer ist verantwortlich für all die Mangelerscheinungen und Erkrankungen, unter denen die Bevölkerung, insbesondere unsere Kinder, nun leidet? Erkrankungen, die man direkt auf Mangelernährung und Belastung durch Schad- und Zusatzstoffe zurückführen kann. Wer zahlt für die Schäden?
5. **Bildung:** Wieso lernen unsere Kinder so wenig über Mikronährstoffe, physiologische Prozesse und Mangelerscheinungen in der Schule? Und das, obwohl unser Schulgesetz explizit erklärt: *"Die Schüler sollen insbesondere lernen sich gesund zu ernähren und gesund zu leben."* Geht es in unseren Schulen vielleicht gar nicht mehr darum unserem Nachwuchs die Grundlagen für ein selbstständiges und eigenverantwortliches Leben zu vermitteln sondern, primär darum, die nächste Generation von willigen Arbeitnehmern und Konsumenten für die Wirtschaft heranzuziehen?
6. **Grundnahrungsmittel:** Wo sollen nun all die notwendigen Lebensmittel, die unsere Darmflora nicht belasten, herkommen? Lebensmittel ohne Rückstände

von Pestiziden, Hormonen und Antibiotika. In 2017 stammten lediglich 5,1% der verkauften Lebensmittel aus biologischer Landwirtschaft. Wieso wurde die für uns Menschen so wichtige Form der Landwirtschaft bisher nicht systematisch unterstützt?

7. **Öffentliche Ernährungspläne:** Wenn wir das Essen für Kitas und Schulen anpassen, dann müssten auch alle anderen Pläne überarbeitet werden. Gesundheit ist ja ebenso für Patienten in Krankenhäusern, Altenheimen, Betriebskantinen oder Rehakliniken relevant. Wer trägt die Kosten? Wer organisiert die Logistik?

8. **Unabhängigkeit der Wissenschaft:** Wer überhaupt kann die offiziellen Ernährungspläne überarbeiten? Welche Ernährungswissenschaftler und Ärzte sind heutzutage wirklich unabhängig und werden nicht direkt oder indirekt von der Agrochemie, Pharma-, oder Lebensmittelindustrie bezahlt? Wer entscheidet darüber, welche Experten involviert werden dürfen?

9. **Rechtsstaat und nationale Sicherheit:** Sind die Personen, die in unserem Rechtsstaat Gesetze definieren und für eine Einhaltung sorgen – Anwälte, Richter und Polizisten – vielleicht gar nicht befähigt zu differenzieren zwischen Bürgern, die eine vorsätzliche Straftat begehen und Menschen, die sich strafbar machen, nur weil sie krank und mangelernährt sind? Menschen, die Straftaten begehen, einfach weil ihre neuronalen Schaltkreise nicht funktionieren? Menschen die sich an falschen Vorgaben des Staates in Bezug auf ihre eigene Gesundheitsvorsorge orientiert haben? Menschen, für die das Wegsperren in eine Strafanstalt mit einer ähnlich schlechten Versorgung der Grundbedürfnisse zu keiner Veränderung im Handeln oder Einsicht führt, sondern nur den Staat mit unnötigen Kosten belastet? Was bedeuten diese Erkenntnisse in Bezug auf die Frage einer Schuldfähigkeit von Menschen?

10. **Entwicklungspolitik:** Ist ein Großteil unsere Entwicklungshilfe bei genauer Betrachtung eigentlich nur eine profitreiche Außenhandelspolitik, an der in erster Linie wiederum deutsche und amerikanische Konzerne verdienen? Ein Sammelsurium von Hilfsmaßnahmen für Großkonzerne, um neue Absatzmärkte für ihre Produkte aufzubauen und regionale Ressourcen wieder nach Europa zu exportieren? Maßnahmen, die Menschen auch dort abhängig, krank und gewalttätig machen und den Flüchtlingsstrom nach Europa anheizen? Finanziert mit unseren Steuergeldern und auf Anordnung der Bundesregierung?

Eine Offenlegung all dieser Fragen und Antworten kommt einem politischen Selbstmord gleich. Und selbst, wenn die Regierung bereit wäre, die Karten auf den Tisch zu legen und zu erklären, wer jeden einzelnen dieser Aspekte verbockt hat, bleibt die Frage: Wer soll es richten?

Wer soll denn Prozesse der Veränderung einleiten oder vorantreiben? Wer genau führt den Diskurs mit den verschiedenen Industriezweigen und Lobbygruppen? Wer ist bereit, Spenden und Sponsorengelder nicht mehr anzunehmen und nicht mehr auf die Partys und Empfänge von all den wichtigen Wirtschaftsgrößen eingeladen zu werden?

Wer behält die Nerven, auch wenn Arbeitsplätze der Konzernwelt wegfallen? Wer hinterfragt die Weisheiten von "unabhängigen" Wissenschaftlern und Beratern? Wer verabschiedet sich von einem zukünftigen Vorstandsposten und lukrativen Aufsichtsratsmandat bei Gazprom, Siemens, oder Boehringer Ingelheim? Wer verzichtet auf den nächsten Karriereschritt als Konzernlobbyist?

Die Ministerien für Gesundheit sowie für Landwirtschaft und Ernährung, wieder in den Händen der CDU/CSU, werden diese Aufgabe wohl kaum übernehmen. Diese Ministerien sind zum großen Teil für die heutige Misere mitverantwortlich.

Quellen und weitere Informationen zu "Unsere Bundesregierung: Verursacher nicht Lösung"

- **Anwalt 24** "§ 1 SächsSchulG – Schulgesetz für den Freistaat Sachsen" https://www.anwalt24.de/gesetze/saechsschulg/1
- **RP Online** "Diese Ex-Politiker wechselten in die Wirtschaft" https://rp-online.de/politik/deutschland/diese-ex-politiker-wechselten-in-die-wirtschaft_bid-9411255
- **WELT** "Diese Politiker wechselten in die Wirtschaft" https://www.welt.de/politik/gallery9136946/Diese-Politiker-wechselten-in-die-Wirtschaft.html
- **Handelsblatt 6.12.2017** "Kraft macht sich weiter für Kohle stark. Wer eine Wahl verliert, dem droht nicht gleich die Arbeitslosigkeit. Spitzenpolitiker gewinnen meist ziemlich schnell wieder einen Job. So jetzt auch die abgewählten SPD-Landeschefs Torsten Albig und Hannelore Kraft." https://www.handelsblatt.com/politik/deutschland/ex-ministerpraesidenten-albig-und-kraft-kraft-macht-sich-weiter-fuer-kohle-stark/20677676.html?ticket=ST-3479718-tkbyNrseyZlSSrl5pRnD-ap2
- **Handelsblatt 6.9.2018** "EX-BUNDESINNENMINISTER. Thomas de Maizière wird neuer Chef der Telekom-Stiftung. Ex-Innenminister De Maizière wird neben seiner Tätigkeit als Stiftungsvorsitzender die Deutsche Telekom auch als Rechtsanwalt in juristischen Fragen beraten." https://www.handelsblatt.com/unternehmen/it-medien/ex-bundesinnenminister-thomas-de-maiziere-wird-neuer-chef-der-telekom-stiftung/23004318.html?ticket=ST-12072932-tsoq4fe6u02ApUJfyT4o-ap2
- **Foodwatch 4.10.2018** "Zahlen, Daten, Fakten zur Bio-Branche" https://www.foodwatch.org/de/informieren/bio-lebensmittel/mehr-zum-thema/zahlen-daten-fakten/
- **"DIE MACHT DER MESSUNG. WIE DIE OECD MIT PISA EIN NEUES BILDUNGSKONZEPT DURCHSETZT"** 2014, Silja Graupe, Jochen Krautz" *Zitat:* "Das OECD-Programm sagt der gewachsenen Pluralität von Bildungszielen und Diskursen, die diese Ziele beständig reflektierten und erneuern, den Kampf an, um sie durch eine einzige, neuartige Vorstellung zu ersetzen: 'In der Schule soll jener Grundsatz von Einstellungen, von Wünschen und von Erwartungen geschaffen werden, der eine Nation dazu bringt, sich um den Fortschritt zu bemühen, wirtschaftlich zu denken und zu handeln.' Der Mensch soll nicht mehr lernen, sich in Verantwortung für die Gemeinschaft seine eigenen Maßstäbe zu setzen. Zum Ziel der Bildung wird vielmehr die 'Befähigung zu immer neuer Anpassung', und zwar Anpassung an die abstrakten Erfordernisse der Wirtschaft. So heißt es 1961 in unmissverständlicher Offenheit: 'Heute versteht es sich von selbst, dass auch das Erziehungswesen in den Komplex der Wirtschaft gehört, dass es genauso notwendig ist, Menschen für die Wirtschaft vorzubereiten wie Sachgüter und Maschinen. Das Erziehungswesen steht nun gleichwertig neben Autobahnen, Stahlwerken und Kunstdüngerfabriken.'" https://www.kunst.uni-wuppertal.de/fileadmin/kunst/pdf/Graupe_Krautz_-_Macht_der_Messung__Coincidentia_Druck_.pdf

Ahnungslose Politiker

Das wirkliche Drama ist, dass die gewählten Politiker Rahmenbedingungen kreieren, die uns alle krank machen, aber viele von ihnen die Auswirkung wahrscheinlich genauso wenig verstehen wie der große Rest der Bevölkerung. Auch etliche der führenden Entscheider sehen nicht gesund und vital aus. Offensichtlich haben sie kein differenziertes Verständnis darüber, was ihre eigene Ernährung und ihr Lebensstil mit ihrem Körper machen. Das kann man sehr deutlich sehen, dazu braucht man sich nur einzelne Menschen in zum Beispiel der Bundesregierung genauer anzuschauen. Ein paar Beispiele:

Kabinett ab 2018
- Angela Merkel, CDU: Bundeskanzlerin
- Peter Altmeier, CDU: Bundesminister für Wirtschaft und Energie
- Helge Braun, CDU: Bundesminister für besondere Aufgaben und Chef des Bundeskanzleramtes
- Jens Spahn, CDU: Bundesminister für Gesundheit
- Horst Seehofer, CDU: Bundesminister des Innern, für Bau und Heimat
- Hubertus Heil, SPD: Arbeit und Soziales
- Svenja Schulze, SPD: Umwelt, Naturschutz und nukleare Sicherheit
- Franziska Giffey, SPD: Bundesfamilienministerin

Kabinett bis 2018
- Christian Schmidt, CSU: Bundesminister für Landwirtschaft und Ernährung
- Herman Grohe, CDU: Bundesminister für Gesundheit
- Andrea Nahles, SPD: Bundesministerin für Arbeit und Soziales
- Sigmar Gabriel, SPD: Bundesminister des Auswärtigen – ehemals Bundesminister für Wirtschaft und Energie

Bei all diesen Menschen blicke ich in fahle, oft aufgedunsene Gesichter und auf eine Statur, die sich zwischen übergewichtig bis fettleibig bewegt. Vitalstoffe, Sport, Sonne oder frische Luft werden bei den wenigsten dieser Personen in ausreichenden Mengen vorhanden sein.

Man kann davon ausgehen, dass sie kein differenziertes Verständnis über die Rolle von Vitamin D haben oder wissen, was genau ihr Immunsystem, ihren Darm und ihre Leber stärkt oder schwächt. Eine Fettleber, überlastete und vorzeitig gealterte Venen, eine Insulinresistenz oder gar Diabetes ist bei vielen von ihnen zu vermuten. Mit einer recht hohen Wahrscheinlichkeit werden all diese Politiker in den nächsten Jahren an Krebs oder Demenz erkranken oder einfach ein paar Jahre früher an einem Schlaganfall oder Herzinfarkt sterben.

Ein Drama und keine Bloßstellung

Um das klar zustellen: Ich mache mich nicht lustig über die Politiker! Es geht mir lediglich darum aufzuzeigen, dass viele der politischen Entscheider in unserem Land – wie mittlerweile in den meisten Ländern – genauso ahnungslos scheinen wie der große Rest der Bürger. Ganz offensichtlich gelingt es ihnen nicht, eine Korrelation zwischen ihrer eigenen Körperfülle, einem schlechten Gesundheitszustand und den marktwirtschaftlichen Rahmenbedingungen, die sie selbst kreiert haben, herzustellen. Wie sollen sie dann für das Wohl der Bevölkerung sorgen?

Die Entscheider haben Gewinn und Wachstum zum gesellschaftlichen Ziel erklärt. Aber Wachstum und nennenswerte Gewinne lassen sich nun mal nicht mit dem ersten Glied der Wirtschaftskette, der Nahrung, erzeugen. Gesunde Nahrung mit den für uns Menschen notwendigen Vitalstoffen wächst in Kreislaufsystemen. Man bekommt nur so viel heraus, wie man an Grundbausteinen – Boden, Samen, Mineralstoffe, Wasser, Sonnenlicht, intakte Ökologie – hineinsteckt.

Das Verstehen von genau diesen grundsätzlichen Zusammenhängen – der Produktion unserer Nahrung und deren Auswirkungen auf die individuelle und gesellschaftliche Gesundheit – scheint bei den meisten Politikern ein großer blinder Fleck zu sein.

Wie groß er ist, sieht man, wenn man z.B. die jeweiligen Wahlprogramme für 2017 betrachtet: Da standen viele Worte geschrieben rund um die Flüchtlingspolitik, Rentenpläne, Energieversorgung, die Finanzierung des Gesundheitssystems, Wohnungsmangel, Terrorismus, Integration, Asylrecht, Bekämpfung der Kriminalität, Steuerpläne, Europapolitik, digitaler Wandel, Klimaschutz und Infrastruktur.

Zu Familie und Kindern schrieb die CDU/CSU noch: *"Schutz der Kinder hat für uns Verfassungsrang. Deshalb werden wir die Rechte in das Grundgesetz mit aufnehmen."* Schutz eines jeden Menschen heißt im ersten Schritt aber immer: Schutz der Gesundheit und Unversehrtheit. Und genau dieser Schutz beginnt mit einer für uns Menschen – ebenso wie auch für alle anderen Lebewesen – adäquaten Qualität der Nahrung.

Auf genau diesen Aspekt, die Qualität unserer Nahrung, gehen aber weder die CDU/CSU noch die SPD, die FDP, die Linke oder die AFD ein. Lediglich die Grünen hatten sich den Punkt vage auf die Fahne geschrieben und erklärten: *"Wir sorgen für gesundes Essen".* Von der Bundeskanzlerin Angela Merkel hingegen hören wir in einer öffentlichen Rede beim Deutschen Bauerntag am 28. Juni 2017 in Berlin Folgendes:

> *"Ich glaube, dass wir uns glücklich schätzen können, dass es in unserem Land an einer breiten Palette qualitativ hochwertiger landwirtschaftlicher Produkte – und das heißt ja auch: Lebensmittel – nicht mangelt....In Deutschland geben die Menschen mit zehn Prozent im internationalen Vergleich einen relativ geringen Teil ihres Einkommens für Lebensmittel aus. In vielen anderen Ländern, auch in Europa, ist dieser Anteil höher. Es ist gut – das ist die gute Botschaft –, dass sich die allermeisten Menschen in unserem Land ihre Nahrungsmittel leisten können und niemand Hunger leiden muss."*

Dieser Auszug macht deutlich, wie wenig Angela Merkel sich anscheinend mit der Produktion und Qualität unserer Lebensmittel auseinandergesetzt hat. Der Glaube hilft hier leider wenig. Sie sollte mal ganz genau hinschauen.

Quellen und weitere Informationen zu "Unsere Politiker sind auch nicht schlauer als wir"
- **Parteiprogramm der Grünen 2017** "Wir sorgen für gesundes Essen" https://www.gruene.de/programm-2017/a-bis-z/wir-sorgen-fuer-gesundes-essen.html
- **Bundesregierung** "Rede von Bundeskanzlerin Merkel beim Deutschen Bauerntag am 28. Juni 2017 in Berlin" https://www.bundesregierung.de/Content/DE/Rede/2017/06/2017-06-28-rede-merkel-bauerntag.html
- **Tagesspiegel 17.1.2017** "Sigmar Gabriel ließ sich offenbar Magen verkleinern. SPD-Chef Sigmar Gabriel wurde einem Medienbericht zufolge am Magen operiert. Grund soll seine Diabetes-Erkrankung gewesen sein." https://www.tagesspiegel.de/politik/wegen-diabetes-sigmar-gabriel-liess-sich-offenbar-magen-verkleinern/19172826.html

- **SPIEGEL ONLINE 6.5.2014** "Keine Mettbrötchen mehr für Angela. Angela Merkel ist auf Diät: Schon seit Dezember purzeln bei ihr die Kilos. Sie isst keine Mettbrötchen mehr – dafür Möhren und Obst." https://www.stern.de/genuss/essen/kanzlerin-merkel-auf-diaet-keine-mettbroetchen-mehr-fuer-angela-3718164.html
- **Berliner Morgenpost 1.3.2018** "Nahles: 'Wenn es scheitert, müssen wir sehr tapfer sein.' Die designierte SPD-Vorsitzende Andrea Nahles über den Mitgliederentscheid ihrer Partei zur großen Koalition – und ihre Kabinettsliste" *Zitat Nahles:* "'Martin Schulz kuriert sich aus, er hat eine verschleppte Grippe. Wir waren ja alle krank nach den Koalitionsverhandlungen.'" https://www.morgenpost.de/politik/article213581755/Wenn-es-scheitert-muessen-wir-alle-sehr-tapfer-sein.html
- **Video-Empfehlung 7.10.2017** "Renommierter Psychiater bestätigt: Deutsche Spitzenpolitiker psychisch gestört" *Zitat* "Der renommierte Psychiater und Psychoanalytiker Dr. Hans-Joachim Maaz nimmt auf einem Wissensmanufaktur-Seminar dazu Stellung. Er stellt fest, dass die meisten Spitzenpolitiker unter zum Teil schweren, narzisstischen Störungen leiden, die das Persönlichkeitsprofil erheblich beeinflussen. So werden bedrohliche Lebenssituationen permanent verharmlost. Das notwendige, entschlossene Handeln bleibt aus." https://www.youtube.com/watch?v=P3dCH_tUOD4

Gesunde Nahrung: Die größte Gefahr für unseren materiellen Wohlstand

Das ursprüngliche Problem ist allerdings ein anderes und führt zu der Frage: Was ist eigentlich "Wohlstand"? Die Politiker und Führungseliten in der Wirtschaft gehen davon aus, dass der Zugang zu und das Besitzen von Konsumgütern und Dienstleistungen, für die man mit Geld bezahlt wird, für Menschen besonders wichtig sind. Laut der Bundeszentrale für politische Bildung wird Wohlstand gemessen am *"Grad der Versorgung von Personen, privaten Haushalten oder der gesamten Gesellschaft mit Gütern und Dienstleistungen"*

Dieser angestrebte Wohlstand, weltweit gemessen in der Kennzahl des Bruttoinlandsprodukts, wurde als unser globales Ziel auserkoren. Dieser besagte Wohlstand hat aber nichts mit in der Natur frei verfügbarer Nahrung oder einem beständig vitalen Körper zu tun. Also die Faktoren, die Menschen, ebenso wie allen anderen Lebewesen erst ermöglichen, sich "wohl zu fühlen", spielen in der von unserer Regierung als Ziel deklarierten Definition von "Wohlstand" keine Rolle.

Und genau in dieser falsch aufgestellten Definition findet unsere heutige Misere ihren Ursprung. Unser heutiges Wirtschaftsmodell berechnet oder berücksichtigt nicht, was steigendes Wachstum, Konsum und Produktionsoptimierung nach Kostengesichtspunkten mit biologischen Prozessen in der Natur machen. Zu dieser Natur gehört der menschliche Körper genauso wie Kleinstlebewesen im Ackerboden oder Bienen als Bestäuber unserer Grundnahrungsmittel.

Wir haben als Gesellschaft verdrängt, dass auch wir Menschen – physiologisch gesehen – nur ein Haufen Zellen sind und genau wie alle anderen Lebewesen mit den gleichen Grundbausteinen von Nähstoffen versorgt werden müssen. Wir alle sind darauf angewiesen, dass die Natur um uns herum in ihrer Vielfalt und ihren gewachsenen Kreislaufsystemen existieren darf. Auch wir Menschen müssen ein aktiver Teil dieses biologischen Kreislaufs sein; ansonsten verlieren wir die Grundlage für unsere Existenz.

Dieses Wissen hat ein großer Teil der Weltbevölkerung vielleicht einmal gehabt, aber in den letzten 60 Jahren wurde dieses Verständnis systematisch aus unserem Bewusstsein gedrängt. Wenn wir den Spieß nun wieder umdrehen wollen, dann müssen wir einen Großteil unseres jetzigen gesellschaftlichen Zusammenspiels und den Sinn von Wachstum, Innovation und technischem Fortschritt, grundsätzlich in Frage stellen.

Das globale Weltwirtschaftsmodell in Gefahr

Ohne Nahrung und eine intakte Gesundheit können wir nicht leben. Aufbauend auf dieser Tatsache haben sich die zwei Grundpfeiler unserer globalisierten Marktwirtschaft entwickelt: die industrielle Produktion unserer Lebensmittel und der kommerzielle Vertrieb von Produkten und Dienstleistungen rund um den Erhalt unserer Gesundheit. Der größte Teil von allen anderen Produkten und Dienstleistungen, die wir in der Gesellschaft austauschen, bauen auf diesen zwei Grundpfeilern auf.

Das Problem ist nun: Diese kommerziell hergestellten Produkte und Dienstleistungen führen nur selten zu wirklicher Gesundheit. Diese Produkte sind zu weiten Teilen überflüssig bis schädlich. Das gleiche gilt für alle sekundären Leistungen, also Produkte und Dienstleistungen, die nur existieren, weil wir minderwertige Lebensmittel konsumieren und uns mit fragwürdigen medizinischen Produkten und Dienstleistungen behandeln lassen.

Wenn Menschen dieses Verständnis anwenden und sich wieder so ernähren und leben, wie es physiologisch notwendig ist, damit sie selbst gesund sind und es auch bleiben, dann löst diese Veränderung einen globalen Dominoeffekt aus.

Wenn also alle Menschen ihren Körper vor giftigen Substanzen schützen, wieder regionale Produkte, mit allen notwendigen Nährstoffen anbauen, kaufen oder sammeln, und diese wieder frisch zu Hause zubereiten, passiert sukzessive Folgendes:

1. **Convenience Produkte:** Als Erstes werden die globalen Lebensmittelkonzerne, und mit ihnen alle höher verarbeiteten Convenience-Produkte, überflüssig.
2. **Intensivlandwirtschaft, Massentierhaltung und Agro-Chemie:** Wenn die Zutaten für die Convenience-Produkte nicht mehr gebraucht werden, folgt der Niedergang der Intensivlandwirtschaft und Massentierhaltung. Mit ihr werden die Agro-Chemie mit ihren Pestiziden, Düngemitteln, genetisch veränderten Organismen und Pharmaprodukten für die Tiere überflüssig.
3. **Land- und Verarbeitungsmaschinen:** Dann müssen die Zulieferer von großen Maschinen und Vorrichtungen für die Verarbeitung von Lebensmitteln, Massentierhaltung und Intensivlandwirtschaft massive Einbußen hinnehmen.
4. **Alkohol:** Gleichzeitig schrumpft das Marktsegment für Alkohol mit seinem weltweiten Umsatz von über 800 Mrd. Euro.
5. **Zigaretten:** Das gleiche gilt für den Konsum von Tabak. Der Niedergang von einer weltweiten Industrie mit knapp 700 Mrd. Euro Umsatz wird sich rasant beschleunigen.
6. **Pharmaindustrie:** Mit all diesen Veränderungen werden wir weniger krank sein. Als Konsequenz muss dann ein Großteil der Pharmaindustrie (weltweit über 500 Mrd. Euro) nach einer neuen Daseinsberechtigung suchen.

7. **Medizinische Versorgung:** Ebenso brauchen wir dann wieder weniger Ärzte und wohl auch nicht mehr so viele Krankenhäuser.

8. **Supermärkte:** Riesige Supermärkte mit Regalen voller Plastikdöschen, Tetrapacks und Tüten mit angeblich essbaren Produkten, sowie Alkohol und Tabakprodukten, werden überflüssig. REWE, Lidl und ALDI werden aus der Landschaft verschwinden.

9. **Verpackungsindustrie:** Wenn weniger Lebensmittel in Plastik und in Aluminium beschichtete Pappe gehüllt werden, leiden die Hersteller der Verpackungsindustrie: insbesondere große Chemiekonzerne wie Bayer und BASF.

10. **Pflegeprodukte:** Die oft mit gesundheitsschädigenden Chemikalien wie Erdöl oder Mikroplastik verseuchten Kosmetik- und Pflegeprodukte bleiben in den Drogeriemärkten liegen. Eine weitere und weltweite Industrie mit einem Jahresumsatz von ca. 500 Mrd. Euro erleidet einen Zusammenbruch.

11. **Müllverarbeitung:** Die globale Müllverarbeitungsindustrie verbucht signifikante Einbußen. In dieser Industrie wurden 2014 über 400 Mrd. Euro umgesetzt.

12. **Logistik:** Wenn Menschen wieder regional und saisonal Nahrungsmittel beziehen und weniger Giftstoffe konsumieren, dann brauchen wir auch deutlich weniger Aktivitäten in der Logistik. Der globale Transport von Lebensmitteln, Kosmetika, Alkohol und Tabak wird in weiten Teilen überflüssig und somit auch der Einsatz und die Auslastung von Lastwagen, des Flugverkehrs, der Schifffahrt und des Schienennetzes. Sie alle erleben einen signifikanten Rückgang ihrer Aktivitäten und somit Umsätze.

13. **Rohstoffbörsen:** Das Termingeschäft an den Börsen für Zucker, Getreide, Soja, Palmöl und Massentierprodukte wird zusammenbrechen.

14. **Wasser:** Der globale Markt von abgefülltem Wasser wird in weiten Teilen der Welt überflüssig. Der Umsatz von über 200 Mrd. Euro kann dann nicht mehr generiert werden.

15. **Energiewirtschaft:** Das gleiche gilt für Rohöl, Gas und selbst Ökostrom. Wenn wir weniger industriell gefertigte Lebensmittel, Pflegeprodukte, Alkohol und Zigaretten herstellen und diese auch nicht mehr um den Globus transportieren, brauchen wir weniger Treibstoff. Auch diese milliardenschwere Branche wird herbe Einbußen erleiden.

16. **Anwälte und Lobbyisten:** Anwälte, die die Aktivitäten der Industrie verteidigen und Tausende von Lobbyisten, die sich für die Interessen ihrer jeweiligen Wirtschaftsverbände stark machen, werden überflüssig.

17. **Weitere abhängige Bereiche:** Gravierende Einbußen werden auch all diejenigen erleiden, die sich von den Finanzierungen und den Aufträgen der Agrochemie, Lebensmittelkonzerne, Pharma- und Kosmetikbranche sowie Alkohol- und Zigarettenindustrie abhängig gemacht haben: weltweite Marketing- und Werbeagenturen, einzelne Politiker und ganze Parteien, Wissenschaftler und Universitäten, Nichtregierungsorganisationen, Journalisten und ihre Arbeitgeber,

Berater, Architekten, Fußballclubs, Baukonzerne, IT-Konzerne und Soft- und Hardwareanbieter, der Gastronomiesektor und viele mehr.

18. **Versicherungsmarkt und Finanzwirtschaft**: Wenn all diese wirtschaftlichen Bereiche signifikant schrumpfen, folgen Zahlungsunfähigkeiten. In Folge dessen bricht der Versicherungsmarkt, inklusive unserer privaten Altersvorsorge und die Finanzwirtschaft, zusammen.

19. **Großinvestoren**: Die Großinvestoren der Welt – Bill Gates, Warren Buffet, Jeff Bezos, die Familien Albrecht, Reimann, Otto, Oetker, Würth – werden gigantische Einbußen erleiden. Das System der Umverteilung und des Anhäufens von viel Geld für wenige Menschen wird dann nicht mehr möglich sein.

20. **Arbeitsplätze und Steuern**: Und dann gibt es natürlich erst einmal auch weniger Arbeitsplätze in all diesen Bereichen und auch weniger Steuern für Deutschland. Deutschland, ebenso wie viele andere Staaten, wird dann seine laufenden Kosten nicht mehr decken können.

Unter einem Zusammenbruch dieses Systems würden ganz besonders die Länder leiden, die sich in den letzten 100 Jahren zu internationalen Wirtschaftsmächten aufgeschwungen haben und die Zentralen der globalen Wirtschaftskonzerne beherbergen. Allen voran das Wirtschaftswunder Deutschland.

Diesen Niedergang zu vermeiden, ist nun direkt oder indirekt das Bestreben all der unterschiedlichen Akteure am Markt geworden. Die Mitarbeiter von jedem der oben aufgelisteten Bereiche strengen sich an, ihren eigenen Marktanteil zu halten und weiter auszubauen.

Und so lässt sich erklären, warum mit allen Mitteln und an allen Ecken und Enden versucht wird, die Zusammenhänge zwischen unserer mangelhaften Nahrung, belastenden Giftstoffen und unseren angeschlagenen Körpern zu verschleiern.

Denn wenn alle Menschen genau hinschauen und verstehen würden, welche Schäden unser heutiges "Essen" bei uns bewirkt, würden sich die allermeisten Bürger selbst schützen und anders verhalten. Dann müssten wir uns eingestehen, dass wir auf dem Holzweg sind. Dass wir ein globales Wirtschaftssystem aufgebaut haben, das die Menschheit langsam aber sicher vergiftet und in den Abgrund reißt. Allen voran unsere eigenen Kinder.

Dieses Eingeständnis ist für die meisten Menschen aber sehr schwer. Es bedroht unser momentanes Weltbild und unsere materielle Existenz. Und weil sehr viele Menschen sich weder vom eigenen Weltbild verabschieden können noch es schaffen, sich aus der finanziellen Abhängigkeit ihrer Jobs zu befreien, kämpfen sie für den Erhalt des momentanen Systems. Das gilt besonders für die Menschen am oberen Ende unserer Gesellschaft: Genau diese Menschen stellen sicher, dass unser empirisch und wissenschaftlich belegtes Wissen rund um die Zusammenhänge von Ernährung und Gesundheit unter den Teppich gekehrt wird, oder nur häppchenweise und in verwirrender Aufbereitung die Öffentlichkeit erreicht.

Denn solange die Mehrheit der Bevölkerung glaubt, dass das, was sie isst und der momentane Lebensstil nichts oder nur diffus etwas mit ihrem desolaten

Gesundheitszustand zu tun hat, gibt es für Politiker und Konzernbosse keine Notwendigkeit umzudenken und Veränderungen einzuleiten.

Und genau dieser Mangel an Notwendigkeit erlaubt es unserer Führungselite weiterhin zu propagieren, dass die Menschheit ohne wirtschaftliches Wachstum, bezahlte Arbeitsverhältnisse und technische Innovationen nicht leben kann.

Quelle und weitere Informationen zu "Die größte Gefahr für unseren Wohlstand: gesundes Essen"
- **Bundeszentrale für politische Bildung** http://www.bpb.de/nachschlagen/lexika/lexikon-der-wirtschaft/21170/wohlstand
- **Statista** "Projected global waste management market size from 2010 to 2020 (in billion U.S. dollars)" https://www.statista.com/statistics/246178/projected-global-waste-management-market-size/
- **Dun & Bradstreet 26.3.2018** "Waste Management Services Industry Profile" http://www.firstresearch.com/Industry-Research/Waste-Management-Services.html
- **Reuter 13.3.2018** "Global Cosmetics Products Market expected to reach USD 805.61 billion by 2023 – Industry Size & Share Analysis" https://www.reuters.com/brandfeatures/venture-capital/article?id=30351
- **Gesundheitstabelle** "Gifte in Kosmetika" https://www.gesundheitstabelle.de/index.php/schadstoffe-gifte/gifte-kosmetika
- **Utopia 23.11.2015** "Die schlimmsten Inhaltsstoffe in Kosmetika" https://utopia.de/ratgeber/die-schlimmsten-inhaltsstoffe-in-kosmetik/
- **Market Research February 2018** "The Global Bottled Water Market: Expert Insights & Statistics. From 2014 to 2017 due to increasing concern regarding various health problems caused by consumption of contaminated water, the global bottled market grew to over $200 billion following 9% yearly growth, according to the report on the bottled water market from The Business Research Company." https://blog.marketresearch.com/the-global-bottled-water-market-expert-insights-statistics
- **Our World in Data April 2018** "Alkohol Consumption" https://ourworldindata.org/alcohol-consumption
- **The Guardian 7.3.2018** "Coca-Cola to launch its first alcoholic drink" https://www.theguardian.com/business/2018/mar/07/coca-cola-launch-first-alcoholic-drink-japan
- **Statista** "Revenue of the alcoholic drinks market worldwide by country in 2017 (in million U.S. dollars)" https://www.statista.com/forecasts/758153/revenue-of-the-alcoholic-drinks-market-worldwide-by-country
- **Wikipedia** "Liste der 500 reichsten Deutschen" https://de.wikipedia.org/wiki/Liste_der_500_reichsten_Deutschen
- **Statistisches Bundesamt 26.9.2017** "18,4 Milliarden Euro Steuereinnahmen durch Genussmittelkonsum" *Zitat:* "Der Konsum von Genussmitteln hat den Kassen von Bund und Ländern im Jahr 2016 Steuereinnahmen in Höhe von insgesamt 18,4 Milliarden Euro eingebracht. Auf die Tabaksteuer geht der mit Abstand höchste Anteil an der Genussmittelsteuer zurück, der seit Jahren bei circa 75 % liegt. Im Jahr 2016 wurden über die Tabaksteuer 14,2 Milliarden Euro eingenommen. Weitere 4,2 Milliarden Euro konnten im Jahr 2016 mit anderen Genussmittelsteuern eingenommen werden: Im Einzelnen wurden aus der Branntweinsteuer 2,1 Milliarden Euro, der Kaffeesteuer 1,0 Milliarden Euro, der Biersteuer 0,7 Milliarden Euro und der Steuer auf Schaumwein beziehungsweise Zwischenerzeugnisse (wie zum Beispiel Sherry) 0,4 Milliarden Euro vereinnahmt. Nur sehr geringe Einnahmen von 1,3 Millionen Euro erbrachte dagegen die Alkopopsteuer, die Mischungen aus Softdrinks und Alkohol besteuert. https://www.destatis.de/DE/PresseService/Presse/Pressemitteilungen/zdw/2017/PD17_39_p002.html

Fazit: Eine Regierungskoalition in der Sackgasse

Ich persönlich glaube, dass die jetzige Regierungskoalition sich in eine völlig ausweglose Position manövriert hat. Über Jahrzehnte wurde ein gesellschaftlicher Wandel vorangetrieben, der nun eine Umkehr oder Neuausrichtung für diese Parteien fast unmöglich macht.

Die desolate Nahrungsversorgung und gesundheitsschädigenden Rahmenbedingungen für unsere Kinder in Kitas und Schulen sind nur kleine Bausteine in diesem großen Puzzle. Wenn die Regierung diese Bausteine allerdings verändern würde, müsste sie auch ihr Fehlverhalten in anderen Bereichen eingestehen und das ganze System bräche zusammen. Das wiederum würde die Koalition der CDU, CSU und SPD noch weiter in den Abgrund stürzen. Diese Regierung steckt von drei Seiten aus in der Klemme:

1. **Aufgeblähter Haushalt und Schuldenfalle:** Über mehrere Jahrzehnte hat der Staat den gigantischen Schuldenberg von knapp 2000 Milliarden Euro angehäuft und seine eigenen Ausgaben in absurde Höhen getrieben. Der Staat braucht nun viel Geld, um seine Schulden zu bedienen und um den Erhalt der Infrastruktur und die unterschiedlichen Sozialleistungen – primär für die nun kranken und abhängigen Menschen – zu finanzieren. Dafür braucht er Konzerne und Bürger in bezahlten Arbeitsverhältnissen und die Einnahmen aus deren Steuern. Die Regierung kann es sich gar nicht leisten, diese Strukturen wieder abzubauen, denn dann käme nicht genug Geld in die Kassen, um das jetzige System aufrechtzuerhalten.

2. **Lügenkonstrukt:** Die Bundesregierung selbst ist maßgeblich in das globale Lügenkonstrukt rund um unsere schlechte Nahrungsmittelversorgung und eine fehlgeleitete Gesundheitspolitik verstrickt. Die Ministerien für Gesundheit (BMG), Landwirtschaft und Ernährung (BMEL), ebenso wie etliche weitere Ministerien, arbeiten eng mit der Konzernwelt zusammen. Sie haben sich kaufen lassen und über Jahrzehnte den Aufbau von Absatzmärkten dieser Konzerne unterstützt. Gleichzeitig haben sie die für die Bevölkerung relevanten Informationen unterdrückt. Auf Kosten der allgemeinen Gesundheit. Dieses Fehlverhalten kann die Regierung selbst gar nicht offen eingestehen. Sie würde dann die Legitimation zum Regieren verlieren.

3. **Klientelpolitik:**
Die CDU/CSU bedienen überwiegend die Interessen ihrer Stammwähler, also dem älteren und materiell besser gestellten Teil der Gesellschaft. Dazu gehören das Management in der freien Wirtschaft, Landwirte und betuchte Rentner. Der Großteil dieser Menschen verteidigt seinen materiellen Wohlstand und hat Interesse daran, das sich ihr Vermögen erhält oder weiter wächst. Von dort kommt der Druck, unsere Gesellschaft auf wirtschaftliches Wachstum auszurichten. Diese Wählerschaft und Parteimitglieder werden materielle Einschnitte kaum tolerieren. Hinzu kommt, dass die wenigsten CDU/CSU Anhänger offenbar ein differenziertes Verständnis vom Zusammenspiel von Natur, Nahrung und menschlicher Gesundheit haben. Entsprechend fordern sie auch nicht den notwenigen Fokus von ihrer Partei ein.

Die SPD hingegen bedient die Interessen von Arbeitnehmern, überwiegend aus der gewerkschaftsnahen Industriearbeiterschaft und zunehmend auch den aufstiegsorientierten Angehörigen der Mittelschicht. Auch all diese Menschen wollen ihre Arbeitsplätze behalten und Bezüge ausbauen. Der Großteil dieser Tätigkeitsfelder befindet sich ebenfalls in der Wertschöpfungskette unserer desolaten Nahrungsversorgung und führt direkt oder indirekt zur Zerstörung unserer Natur und somit Lebensgrundlage. Auch diese Wählerschaft wird materielle Einschnitte, Stellenabbau oder Umverteilung von Arbeitsfeldern selten akzeptieren. Auch diese Wähler und Parteimitglieder haben selten ein differenziertes Verständnis vom Zusammenspiel von Natur, Nahrung und menschlicher Gesundheit. Ein Parteiprogramm, welches diese Grundlagen sichert, fordern sie nicht oder nicht genügend von der Parteiführung ein.

Schon alleine aus diesen Gründen glaube ich, dass unsere jetzige Regierungskoalition keinen Weg aus dieser selbst geschaffenen Krise finden wird.

Sie wird die notwendigen Rahmenbedingungen für ein gesundes Aufwachsen unserer Kinder – gesunde Nahrung, Bewegung und intakte Natur – nicht herstellen können.

Quelle und weitere Informationen zu "Fazit: eine Regierungskoalition in der Sackgasse"

- **Statista** "Durchschnittsalter der Mitglieder der politischen Parteien in Deutschland am 31. Dezember 2016"
  https://de.statista.com/statistik/daten/studie/192255/umfrage/durchschnittsalter-in-den-parteien/
- **Deutscher Bundestag** "Parteispenden über 50.000 € - Jahr 2017"
  https://www.bundestag.de/parlament/praesidium/parteienfinanzierung/fundstellen50000/2017
- **Finanzen 100** "5,7 Millionen Euro: Wer hinter den größten Parteispenden für CDU, SPD und FDP steckt" https://www.finanzen100.de/finanznachrichten/wirtschaft/in-diesem-jahr-5-7-millionen-euro-wer-hinter-den-groessten-parteispenden-fuer-cdu-spd-und-fdp-steckt_H1466920722_507845/
- **Tagesspiegel 27.12.2017** "Wie die Parteien 2017 von Großspenden profitierten"
  http://www.tagesspiegel.de/politik/parteispenden-wie-die-parteien-2017-von-grossspenden-profitierten/20791546.html
- **ARD (Aufgemerkt! Pelzig unterhält sich), 20. Mai 2010** "Horst Seehofer erklärt, warum Wählen sinnlos ist" https://www.youtube.com/watch?v=_xX81rV64II
- **Bundeszentrale für politische Bildung 16.7.2018** "Wahlergebnisse der Wählerschaft der CDU. Typische CSU-Wähler sind älter als der Bevölkerungsdurchschnitt, weisen eine große Nähe zur Kirche auf und leben häufiger auf dem Land" http://m.bpb.de/politik/grundfragen/parteien-in-deutschland/csu/42181/wahlergebnisse-und-waehlerschaft
- **Bundeszentrale für politische Bildung 16.7.2018** "Wahlergebnisse und Wählerschaft der SPD. Ihr Stammklientel bildet sich aus der gewerkschaftsnahen Industriearbeiterschaft und zunehmend auch den aufstiegsorientierten Angehörigen der Mittelschicht."
  http://m.bpb.de/politik/grundfragen/parteien-in-deutschland/spd/42093/wahlergebnisse-und-waehlerschaft
- **ZEIT ONLINE 7.8.2017** "Patriotisch, christlich – und nicht politikverdrossen. CDU-Wähler sind mehrheitlich Männer, ansonsten aber ähneln sie Parteichefin Merkel: über 60, besser verdienend, Kopfmensch und offen für sozialdemokratische Positionen"
  https://www.zeit.de/politik/deutschland/2017-07/cdu-waehler-umfrage-bundestagswahl-themen

11. VERÄNDERUNGEN: Globale Bewegungen

Aber es gibt Veränderungen und es gibt zunehmend Widerstand durch Menschen, die sich für den Wiederaufbau der Grundlagen unserer Existenz einsetzen: gesunde Nahrung, eine intakte Ökologie und faire soziale Strukturen.

Überall gibt es Menschen, die sich für unsere Kinder und deren Zukunft stark machen. Menschen die Verantwortung wieder in ihre eigenen Hände nehmen und nicht blind Politikern und der Wirtschaft vertrauen, die richtigen Rahmenbedingungen zu schaffen.

Denn überall auf der Welt merken Bürger, dass das System eines globalisierten Kapitalismus dem gesellschaftlichen Zusammenhalt schadet, die Umwelt zerstört und großen Teilen der Bevölkerung nur noch unwürdige Konditionen zum Leben überlässt. Diese Entwicklung wollen viele nicht mehr hinnehmen und schauen nun genauer hin. Sie hinterfragen:

- Woher genau kommen die Lebensmittel?
- Wie werden Konsumgüter hergestellt?
- Wer entscheidet und mit welcher Motivation?

Dieser Prozess der Auseinandersetzung macht vielen Bürgern deutlich, dass die meisten Produkte, die beworben werden, zwar ein paar wenige Menschen sehr reich und mächtig machen, ansonsten aber uns und der Natur nur schaden.

Aber sich selbst schaden wollen die wenigsten. Und primär das Geld für andere mehren will auch keiner. So entsteht ein Verlangen, generell weniger und bewusster zu konsumieren.

Und wenn Menschen nicht mehr so viel konsumieren, macht sich auch schnell die Erkenntnis breit, dass man gar nicht so viel Geld braucht. Und wenn man nicht so viel Geld braucht, muss man auch gar nicht so viel arbeiten. Wer weniger arbeitet, hat wieder mehr Zeit für Familie und Freunde und kann wieder selber die notwendigen Dinge zum Leben herstellen, tauschen, teilen oder reparieren. Das spart Geld.

Wer mehr Zeit hat und versteht, wie wichtig gesunde und lokal produzierte Nahrung ist, baut auch eher eigene Kräuter, Obst, Beeren oder Gemüse im Garten an. Wer keinen Garten hat, kann oft sehr günstig einen Schrebergarten pachten oder gemeinsam mit Freunden günstig einen Acker bestellen. Man stellt fest, dass biologisch produzierte Lebensmittel gar nicht so teuer sind, besonders dann nicht, wenn man sie selbst in der Natur sammelt oder anbaut.

Auch merkt man schnell: Es macht Spaß, einen Eintopf zu kochen, Brot zu backen und selbst Sauerkraut zu fermentieren. Man lernt, dass man mit einen selbstgemachten Hustensaft und Wadenwickeln Fieber und Erkältung fast umsonst und ganz hervorragend bekämpfen kann. All diese Sachen sind nicht nur günstig und einfach gemacht, sondern haben auch keinerlei Zusätze, die einem schaden. Mit all diesen Veränderungen fühlt man sich wieder besser, ist vital und ausgelassen.

Weisheiten erobern die Welt

All diese Erkenntnisse verbreiten sich schrittweise auf der ganzen Welt. Erwachsene und Kinder kämpfen auf offener Straße, protestieren gegen ihre Regierungen und verändern ihr Leben. Für Gerechtigkeit, für den Schutz von Natur, für ein besseres Miteinander.

Menschen, die genau hinschauen, bemerken ebenfalls, dass ein System, welches die Grundlagen eines gesunden Zusammenlebens von Menschen und die ökologische Grundlage unserer Existenz zerstört, mit großer Wahrscheinlichkeit KEIN System sein wird, welches ein zufriedenes und finanziell abgesichertes Leben im Alter ermöglichen wird. In einem solchen System macht auch das Ansparen und Kaufen von Aktien und Bundesanleihen, welche auf dem Erfolg der zerstörerischen Konzerne aufbauen, keinen Sinn mehr. Dieses System finanziert nur die jetzigen Alten aber nicht die nachrückenden Generationen.

Menschen, denen diese Zusammenhänge bewusst werden, denken über Alternativen zum gegenwärtigen Finanzsystem nach. An einigen Orten gibt es bereits Regionalwährungen oder andere Modelle mit dem Ziel, sich schrittweise aus der Abhängigkeit von globalen Finanzdienstleitern und Konzernstrukturen abzukoppeln und wieder lokale Strukturen zu stärken. Die Erkenntnis, dass langfristig nur intakte und regionale Gemeinschaften Stabilität bieten können, macht sich in Ländern auf allen Kontinenten breit.

Sobald Menschen sich in diese Gedanken- und Handlungsspirale begeben, bröckelt unser kapitalistisches System: "Wachstum über alles und Innovation um jeden Preis". Dann stellt sich die Frage: Ist all das neue Zeug wirklich gut für uns, brauchen wir das eigentlich alles?

Mit Menschen, die sich in diese Handlungsspirale begeben, können Konzernwelten keine relevanten Umsätze generieren: Diese Menschen hören auf, minderwertige Massenprodukte zu konsumieren, sie entziehen sich unserem jetzigen globalen Wirtschaftssystem. Aber ohne die Umsätze, die mit den Massen generiert werden, haben die jetzigen Konzernlenker kein Geld. Ohne Geld hat man keine Macht und kann das gesellschaftliche System nicht weiter zum eigenen Vorteil gestalten. Das jetzige System der Umverteilung und Ausbeute bricht dann zusammen.

Um genau diesen Zusammenbruch zu verhindern, interveniert die Konzernwelt und veranlasst Ministerien und Behörden immer mehr neue Verordnungen und Regeln zu erstellen. Das Ziel ist immer das gleiche: Profite sichern, Konsumenten in Abhängigkeiten halten und verhindern, dass Bürger sich dem System entziehen können. Die Weltgesundheits- und Handelsorganisation, Ministerien in Brüssel, die Bundesregierung und etliche weitere politische Organe sind zu Handlangern der Wirtschaftswelten verkommen.

Aber Bürger sind zunehmend nicht mehr bereit, dieses System hinzunehmen. Sie werden selbst aktiv und gestalten den gesellschaftlichen Wandel.

Sichtbarer Wandel

Die folgenden Veränderungen kann man schon vielerorts beobachten:

1. **Emotionale Stabilität:** Menschen, die sich wieder gesünder ernähren, mehr bewegen und mehr zur Ruhe kommen, fühlen sich ausgeglichener. Dauerstress und Gefühle wie Wut, Aggression oder Angst nehmen ab.

2. **Sinkende Kriminalität:** Ein verstärktes Gefühl von Zugehörigkeit und eine bessere Gesundheit führen dazu, dass die Gewaltbereitschaft und Radikalisierung von Bürgern abnimmt. Entsprechend sinken die Ausgaben für die Bekämpfung von Kriminalität, Überwachung der Bevölkerung und die Ausgaben für Sozialleistungen.

3. **Solidarität:** Menschen, die sich wieder besser fühlen und weniger Geld für Konsum ausgeben, sind nicht mehr so abhängig von bezahlter und oft als unbefriedigend erlebter Arbeit. Sie haben wieder mehr Zeit und können sich auch ohne Bezahlung in ihrer Gemeinde engagieren. Bürger begleiten ältere Menschen beim Spaziergang oder Leihgroßeltern unterstützen junge Familien einfach, weil es ihnen Freude bereitet zu helfen, gemeinsam Zeit zu verbringen, ganz ohne die Erwartung, dafür bezahlt zu werden.

4. **Sinkender Pflegebedarf:** Menschen, die sich wieder gesund ernähren und sich mehr bewegen, bleiben bis ins hohe Alter überwiegend fit und vital. Das wiederum verringert den Pflegebedarf im Alter und führt entsprechend zu weniger Engpässen in der personellen Versorgung. Beiträge für die Pflegeversicherung können dann wieder sinken.

5. **Gesündere Kinder:** Eltern, die die Relevanz vom Zusammenspiel von Nahrung und Gesundheit in der Entwicklung ihrer Kinder verstehen, legen auf diese Aspekte meist einen größeren Fokus. Oft nehmen sie sich mehr Zeit für ihre Kinder und bieten so eine höhere emotionale Stabilität in der Familie. Kinder dieser Familien sind oft gesünder und ausgeglichener, gehen leichter durch die Schule und benötigen selten Extra-Leistungen wie motorische und pädagogische Unterstützung des Sozialstaates.

6. **Ältere Bürger und das Rentensystem:** Wenn Bürger wieder lokale Netzwerke aufbauen und sich gegenseitig unterstützen, können auch ältere Menschen wieder sinnvoll in die Gemeinschaft eingebunden werden. Die Versorgung von Kindern, Pflege lokaler Gärten und Nahrungszubereitung sind Aufgaben, die älteren Personen eine sinnstiftende Aufgabe und Mitbürgern einen hohen Nutzen bieten. Eine solche Einbindung dieser nun zunehmend von Altersarmut bedrohten Generation gibt diesen Menschen Halt und nimmt ihnen die Angst vor Einsamkeit.

7. **Weniger Alleinerziehende:** Paare, die wieder Zeit aufbringen um, sich umeinander zu kümmern und sich weniger auf die Erfüllung von materiellen Wünschen konzentrieren, haben meistens beständigere Beziehungen. Sie sind eher bereit an einem Strang zu ziehen, sich zuzuhören und Kompromisse einzugehen. Sie lassen sich seltener scheiden oder trennen sich. Das wiederum bedeutet, dass insbesondere die Frauen aus solchen Beziehungen seltener mit der Erziehung von ihren Kindern und den damit einhergehenden und oft

unerträglichen Mehrfachbelastungen alleine gelassen werden. Für den Staat wiederum bedeuten intakte Familien meist geringere Ausgaben für Sozialleistungen.

8. **Ganzheitliche Medizin:** Zunehmend mehr Ärzte bemühen sich, ihre Patienten therapeutisch auf Augenhöhe zu begleiten und nicht nur Symptome zu behandeln. Und auch schon jetzt machen sich viele Mediziner stark gegen die Korruption und Käuflichkeit ihrer eigenen Verbände und die wenig gesundheitsfördernden Vorgaben des Gesundheitsministeriums. Diese Mediziner sind nicht bereit, unnötige Behandlungen zu vollziehen. Wenn die Zahl dieser Mediziner weiter steigt und sich noch mehr Ärzte weigern, Geld von Pharmareferenten und der Lebensmittelindustrie anzunehmen – und im Gegenzug auch nicht mehr deren Produkte anpreisen – hat unser krankes Gesundheitssystem eine echte Chance, sich wieder zu regenerieren.

9. **Sinkende Krankenkassenbeiträge:** Menschen, die sich wieder gesund ernähren und die richtige Beratung von den Ärzten bekommen, sind deutlich seltener krank. Wenn mehr Menschen wieder überwiegend gesund sind, sinken die Beitragszahlungen aller Bürger für die Kranken- und Pflegekassen.

10. **Bezahlbarer Wohnraum:** Menschen, die verstehen, dass gesunde Nahrung, weniger Stress und mehr Naturanbindung für ihre Gesundheit sehr wichtig sind, verlassen die großen Metropolen. Kleine Städte und Ortschaften gewinnen an Attraktivität, sie bieten noch vergleichsweise günstigen Wohnraum mit Gärten, das Gefühl von Gemeinschaft und freie Natur. Im ländlichen Bereich haben wir ca. 2 Millionen leerstehende Wohnungen. Ein solcher Trend hilft, die Wohnungsknappheit in den Ballungsräumen zu entspannen und wird irgendwann auch eine Mietpreisbremse überflüssig machen. Ebenso bedeutet eine solche Trendwende eine Wiederbelebung der ländlichen Bereiche.

11. **Reduzierung des Verkehrs:** Wenn Menschen nicht mehr in Scharen jeden Tag zu entfernten und oft überflüssigen oder gar gesellschaftsschädigenden Jobs eilen, leeren sich wieder Straßen, Bahnhöfe und Flughäfen. Die tägliche Stressbelastung für viele Pendler wird hinfällig, unsere Luft wieder sauberer und die Staatsausgaben für die Reparatur von dem dann nicht mehr so löchrigen Asphalt geringer.

12. **Ausreichende Energieversorgung:** Wenn Menschen generell ihren Konsum wieder deutlich reduzieren, ihre Lebensmittel nicht mehr über weite Strecken transportierten lassen, und wieder lokal arbeiten, brauchen wir deutlich weniger Energie: Für die Produktion unserer landwirtschaftlichen Produkte, für die Verarbeitung von Konsumgütern und den Transport von Produkten und Menschen. Mit dieser Veränderung wird das bereits bestehende Angebot aus Wind-, Wasser- und Sonnenenergie den Energiebedarf der Bevölkerung ausreichend versorgen.

13. **Hochwertige Grundnahrungsmittel:** Bauern, die verstehen, wie man Lebensmittel anbauen muss, damit sie wirklich wertvoll für uns Menschen sind, produzieren ohne chemische Giftstoffe. Sie bauen wieder Pflanzen an, die besonders viele lebenswichtige Nährstoffe haben: Hafer, Hirse, Buchweizen,

Sonnenblumen, Linsen, Lupinen, regionale Obst- und Gemüsesorten sowie Kräuter und Gewürzpflanzen. Diese Bauern produzieren ihr eigenes vitaminreiches Saatgut und lassen sich nicht übertreuerte und minderwertige Samen von Bayer, DuPont und Syngenta andrehen. Diese Bauern lassen sich nicht durch absurde Konditionen und schlechte Bezahlung von Rewe, Lidl und Aldi die Preise verderben. Sie verkaufen ihre hochwertigen Produkte über Hofläden direkt an die Bürger. Die Nachfrage nach solch qualitativ hochwertigen Lebensmitteln ist in den letzten Jahren stark gestiegen, ebenso die Bereitschaft, für Qualität auch faire Preise zu bezahlen.

14. **Nahrungsmittel-Souveränität:** Das Konzept "Urban-Gardening" findet Bundesweit immer mehr Anwendung. Städte und Kommunen, die selbst Lebensmittel produzieren, erlangen wieder Souveränität über ihre regionale Versorgung von Nahrungsmitteln. Diese Regionen und Menschen sind weniger abhängig von globalen Preis- und Angebotsschwankungen. Die wachsende Gefahr von Handelskriegen bedeutet keine so starke Bedrohung für deren Grundversorgung.

15. **Sinnvolle Arbeitsplätze:** Wenn die Hoffnung auf das große Geld nicht mehr in die Konzernwelt lockt, entscheiden sich Menschen auch wieder für Tätigkeiten, die unsere Gesellschaft wirklich braucht: Dazu gehören Handwerker, Land- und Forstwirte, Imker, Lehrer, Bademeister, Physiotherapeuten, Pfleger oder Hebammen.

16. **Rückstandsloser Wirtschaftskreislauf:** Etliche Kleinunternehmer produzieren auch jetzt schon wieder Konsumgüter, die nicht nur nützlich sind, sondern sich auch rückstandslos in unseren ökologischen Kreislauf eingliedern. Von diesen Menschen und deren Tätigkeiten erhalten wir als Gesellschaft wieder hochwertige Produkte und Dienstleistungen, die zunehmend auch wieder geschätzt und fair entlohnt werden. Hinzu kommt, dass wenn diese Produkte und Dienstleistungen lokal produziert und konsumiert werden, die komplette Wirtschaftsleistung und somit auch das Geld am Ort bleibt. Besonders kleine Kommunen und Städte haben dann eine Möglichkeit, sich wirtschaftlich und strukturell zu stabilisieren.

17. **Weniger Konsum:** Menschen, die erkennen, dass die meisten Konsum- und Industriegüter ihnen und der Umwelt schaden, kaufen diese Produkte selten oder gar nicht. Diese Bürger konsumieren nur noch das, was sie auch wirklich brauchen. So etwas wie tatsächliche Nachhaltigkeit stellt sich ein.

18. **Weitsichtige Politiker:** Mit zunehmendem Verständnis für die Zusammenhänge von Nahrung, Gesundheit und Ökologie setzen sich auch mehr Politiker für unsere Umwelt und somit unsere Nahrungs- und Existenzgrundlage ein. Das sind Menschen, die sich darum bemühen, dass EU-Subventionen nur an Bauern verteilt werden, die unser ökologisches Gleichgewicht pflegen und Nahrungsmittel produzieren, die auch für uns Menschen gesund sind. Noch sind es vielleicht wenige, aber es gibt sie. Politiker, die keine Angst vor der Konzernwelt haben, die Korruption schonungslos aufdecken und die nicht den gekauften Wissenschaftlern blind vertrauen. Auf EU-Ebene sind solche Politiker zum Beispiel Sven Gigold, Martin Häusling und Prof. Dr Klaus Büchner.

Aber nicht nur für uns Menschen wären all diese Entwicklungen eine positive Wende. Nein, auch die Umwelt könnte sich wieder erholen. Vorteile für die Natur sind folgende:

1. **Steigende Biodiversität:** Ohne Pestizide und Intensivlandwirtschaft kann sich der Bestand von Insekten wieder aufbauen. Der Artenbestand von Vögeln kann sich erholen und eine höhere und notwendige Biodiversität stellt sich wieder ein.
2. **Erholung der Fischbestände:** Wenn Menschen nicht mehr den wenig gesunden Fisch aus den ökologisch schwer schädlichen Aquakulturen beziehen und insgesamt wieder weniger Fisch essen, können sich die Bestände auch im Meer wieder erholen. Unsere Ozeane werden dann nicht mehr für die Beschaffung von Futter für Zuchttiere lehrgefischt werden und lokale Küstenbereiche werden dann nicht mehr durch übermäßigen Kot und Pharmaprodukte verseucht.
3. **Fruchtbare Böden:** Wenn wir wieder Landwirtschaft in Kreislaufsystemen betreiben, verbessert sich die Qualität von Böden. Wir gewinnen ehemals fruchtbares Land zurück.
4. **Klimawandel:** Wenn wir keine Zuckerrüben, keinen genetisch veränderten Weizen, Soja, Mais und Reis für unsere Massentierhaltung und Convenience-Produkte anbauen, brauchen wir auch viel weniger Land. Wir können wieder Wälder aufforsten und Moore renaturieren. Diese Flächen binden dann überschüssiges CO_2 und die globalen klimatischen Veränderungen werden gestoppt oder gar rückgängig gemacht.
5. **Sauberes Grundwasser:** Das Grundwasser und die Binnengewässer werden wieder sauberer, da nicht mehr Unmengen von Nitrat, Phosphat, Antibiotika und Hormonen auf den Feldern ausgebracht werden. Trinkwasserpreise werden fallen.
6. **Gesunde Nutztiere:** Die Nutztiere werden besser behandelt und dank weniger Stress und artgerechtem Futter bieten sie eine deutlich höhere Qualität an Produkten.
7. **Reduzierung von Plastikmüll:** Lebensmittel, die überwiegend regional bezogen oder im Garten angebaut werden, benötigen keine oder wenige Verpackungen. Sie verursachen somit deutlich weniger Plastikabfälle. Auch generell geringerer Konsum sowie die Bereitschaft, wieder Gegenstände zu reparieren, führt zu weniger Abfall. Die bis dato stetig wachsende Vermüllung von Land und Meer würde wieder abnehmen.
8. **Saubere Luft:** Die Luftverschmutzung wird sinken, da Lebensmittel und vielleicht auch andere Konsumgüter, nicht mehr so viel um die Erde transportiert werden.

Und, und, und...

Mit all diesen und vielen anderen Maßnahmen haben wir eine echte Chance, die vorherrschenden und verheerenden klimatischen, ökologischen und sozialen Entwicklungen zu stoppen und somit unsere Nahrungsversorgung und gesellschaftliche Stabilität der nächsten Jahrzehnte zu sichern.

Diese Maßnahmen bedeuten ebenso, dass wir unseren Kindern einen Planeten überlassen, auf dem sie auch noch leben können.

Quellen und weitere Informationen zu "VERÄNDERUNGEN: Globale Bewegungen"

- **BUND und NABU** *Anmerkung*: Der Naturschutzbund Deutschland (NABU) und der Bund für Umwelt und Naturschutz (BUND) verzeichnen gemeinsam bereits knapp 1.200.000 Mitglieder. Das sind ähnlich viele Mitglieder wie die CDU, CSU, SPD, FDP, AFD und Linke gemeinsam aufweisen können.
- **The Telegraph online 28.5.2010** "Mexico fights obesity with ban on junk food in schools" http://www.telegraph.co.uk/news/worldnews/centralamericaandthecaribbean/mexico/7775100/Mexico-fights-obesity-with-ban-on-junk-food-in-schools.html
- **Evening Standard 27.11.2017** "London news - Total ban on fast-food outlets within 400m of London schools, Mayor Sadiq Khan to announce" https://www.standard.co.uk/news/london/total-ban-on-fastfood-outlets-within-400m-of-london-schools-a3702376.html
- **Evening Standard 4.1.2018** "Waitrose bans sale of energy drinks to under-16s. Supermarket becomes first in UK to restrict sale of beverages amid concerns over impact on children's health and behaviour" https://www.theguardian.com/society/2018/jan/04/waitrose-bans-sale-energy-drinks-to-under-16s-children
- **Deutschlandfunk 28.3.2018** "Zuckersteuer in Großbritannien - 18 Pence für fünf Gramm Zucker" http://www.deutschlandfunk.de/zuckersteuer-in-grossbritannien-18-pence-fuer-fuenf-gramm.697.de.html?dram:article_id=414186
- **The Indian Express 14.3.2017** "Nagaland bans sale of junk food inside schools" http://indianexpress.com/article/india/nagaland-bans-chips-junk-food-from-schools-4568996/
- **The Hindu 10.5.2017** "Junk food ban is not enough: schools" http://www.thehindu.com/news/cities/mumbai/junk-food-ban-is-not-enough-schools/article18418232.ece
- **Die Welt 2.7.2018** "DEUTSCHLAND WANDERUNGSBEWEGUNGEN. Aurich statt Hamburg – Klein- und Mittelstädte liegen im Trend https://www.welt.de/politik/deutschland/article178597778/Wanderungsbewegungen-Klein-und-Mittelstaedte-im-Trend-Statt-nach-Berlin-ins-ostfriesische-Aurich.html
- **Süddeutsche Zeitung 13.9.2016** "Zwei Millionen Wohnungen in Deutschland stehen leer" https://www.sueddeutsche.de/wirtschaft/bundesamt-fuer-bauwesen-und-raumordnung-zwei-millionen-wohnungen-in-deutschland-stehen-leer-1.3159646
- **Bundesumweltamt** Anteil erneuerbarer Energien https://www.umweltbundesamt.de/themen/klima-energie/erneuerbare-energien/erneuerbare-energien-in-zahlen#textpart-1
- **Auslandsjournal 8.11.2017** "Aussiedler-Community in England." https://www.zdf.de/politik/auslandsjournal/die-sendung-vom-8-november-2017-102.html
- **Wikipedia** "List of largest producing countries of agricultural commodities" (*Anmerkung:* Man sieht – Deutschland hat keine Nahrungsmittelautonomie mehr) https://en.wikipedia.org/wiki/List_of_largest_producing_countries_of_agricultural_commodities#Cereal
- **Bremen.de** "Urban Gardening in Bremen. Gemeinschaftliches Gärtnern in der Stadt" https://www.bremen.de/leben-in-bremen/bio-fair-nachhaltig/urban-gardening-in-bremen
- **Hamburg.de** "Urban Gardening in Hamburg. Grüne Oasen zum Selbstpflanzen" https://www.hamburg.de/stadtleben/4127050/urban-gardening/
- **Berlin.de** "Urban Gardening. Jetzt wird überall gepflanzt. Selbst derjenige, der keinen eigenen Garten hat, kann sich an der Begrünung der Hauptstadt beteiligen oder sich selbst mit Grünzeug versorgen." https://www.berlin.de/kultur-und-tickets/tipps/2407321-1678259-urban-gardening.html
- **Standsome Worklifestyle 11.2.2019** "URBAN GARDENING – EIN BUNTER UMWELTTREND IM VORMARSCH" Zitat: Urban Gardening, also städtischer Gartenbau, ist eine noch recht neue Form des Gartenbaus, doch der Trend wächst. Viele springen auf den Nachhaltigkeitszug mit auf. Im Vordergrund steht dabei die spaßige Bewirtschaftung der Gärten, die umweltschonende Produktion und ein bewusster Konsum der Erzeugnisse. Da immer mehr Menschen in die Städte ziehen und es dort wenige Möglichkeiten für den Eigenanbau gibt, überlegen sich die Menschen Alternativen. Und Urban Gardening ist eine davon. Der innerstädtische Gemüseanbau und das Blumenpflanzen verknüpft spaßige, ernährungspolitische, ökonomische, soziale sowie künstlerische Gründe." https://standsome.com/work-life-style/urban-gardening/

- **Süddeutsche Zeitung 31.5.2015** "Alleinerziehende sind zu 90 Prozent Mütter" https://www.sueddeutsche.de/bayern/statistikamt-alleinerziehende-sind-zu-prozent-muetter-1.2500822
- **Statistisches Bundesamt 23.2.2016** "In 20 % der Familien leben Kinder nur mit Mutter oder Vater" https://www.destatis.de/DE/PresseService/Presse/Pressemitteilungen/zdw/2016/PD16_08_p002.html;jsessionid=9C9A1673F877A5C4E0A9514080D3E962.InternetLive2
- **MDR 2.8.2018** "Alleinerziehende doppelt so häufig von Armut bedroht. Das Armutsrisiko für Alleinerziehende ist in Deutschland doppelt so hoch wie für die übrige Bevölkerung. Das geht aus Zahlen des Statistischen Bundesamtes hervor. Zugleich nahm die Zahl alleinerziehender Eltern weiter zu." https://www.mdr.de/nachrichten/politik/inland/alleinerziehende-doppeltes-armutsrisiko-statistisches-bundesamt-100.html
- **Business Insider 11.7.2016** "Lange und glückliche Beziehungen haben zwei Merkmale gemeinsam" https://www.businessinsider.de/lange-und-glueckliche-beziehungen-haben-zwei-merkmale-gemeinsam-2016-7
- **Deutscher Hebammen Verband** "Gesicht zeigen! Dieser Aufforderung folgen auch prominente Unterstützerinnen und Unterstützer. Die Gründe, weshalb sie sich für die Hebammen in Deutschland stark machen, erzählen sie Ihnen selbst." https://www.unsere-hebammen.de/kampagne/prominente-unterstuetzer/
- **Sarah Schmidt** "Geburt in Eigenregie" *Anmerkung:* Die Ärztin Sarah Schmid erklärt am eigenen Beispiel wie Frauen ihre Kinder selbst und ohne fremde Hilfe zur Welt bringen können. http://www.geburt-in-eigenregie.de/beispiel-seite/
- **MDR 5.6.2018** "Arbeitskräfte-Mangel in der Physiotherapie" https://www.mdr.de/investigativ/fakt-physiotherapeuten-100.html
- **BUND** "Aquakultur – ja, aber bitteschön nur nachhaltig! Ist Aquakultur, also das gezielte Züchten von Meeresorganismen auf 'Fischfarmen', das Heilmittel gegen die Überfischung? Der BUND ist skeptisch, denn Aquakultur birgt massive Risiken für die empfindlichen Ökosysteme an Küsten und Binnengewässern." https://www.bund.net/meere/belastungen/fischerei/aquakultur/
- **Findhorn Foundation** "The Findhorn Foundation is a dynamic experiment where everyday life is guided by the inner voice of spirit, where we work in co-creation with the intelligence of nature and take inspired action towards our vision of a better world." https://www.findhorn.org/
- **Sven Gigold, Martin Häusling und Prof Dr. Klaus Büchner** EU Abgeordnete, die sich für gesunde Nahrungsmittel und intakte Ökologie einsetzten https://sven-giegold.de/, https://www.martin-haeusling.eu/, https://klaus-buchner.eu/vita/
- **Sience 2018** "Reducing food's environmental impacts through producers and consumers" http://science.sciencemag.org/content/360/6392/987
- **DIE ZEIT 12.7.2017** "Die Waldstadt. Gegen Smog und Klimawandel: China entdeckt die grüne Städteplanung. Die Siedlung der Zukunft ist eher ein Dschungel als eine Betonwüste." https://www.zeit.de/2017/29/china-stadtplanung-liuzhou-baeume-feinstaub
- **The National 16.1.2019** "Davos 2019: climate change causing most anxiety for business leaders, says report. The risks of catastrophic weather and flooding from climate change top the list of concerns for business leaders heading into next week's World Economic Forum meeting in Davos." *Zitat:* "An annual WEF report, based on a survey of about 1,000 respondents drawn from the Davos community of company chiefs, politicians, civil society and academics, listed climate change as the dominant concern for a third year running. "The world is sleep-walking into catastrophe," Alison Martin, group chief risk officer at Zurich Insurance Group, said at the launch of the 114-page report in London on Wednesday. Data theft and cyberattacks have joined climate change in the top tier of worries, but respondents also highlighted anxiety about worsening international relations and the attendant risks for the world economy." https://www.thenational.ae/world/davos-2019-climate-change-causing-most-anxiety-for-business-leaders-says-report-1.814239
- **TAZ 23,1,2019** "Jugendliche protestieren für Klimaschutz Irgendwer muss es ja tun http://www.taz.de/!5565304/
- **The Guardian 27.1.2019** "Take on food industry to beat malnutrition and obesity, says report. Experts call for influence of 'big food' to be curbed to also tackle issue of climate change" https://www.theguardian.com/society/2019/jan/27/food-industry-obesity-malnutrition-climate-change-report
- **BioBoden** "Ackerland in Bürgerhand" https://bioboden.de/startseite/

- **Gartenfreunde Bremen** "FORTBILDUNGEN ZUR SCHULGARTENARBEIT IN 2019. Das FlorAtrium bietet in Zusammenarbeit mit dem Landesinstitut für Schule auch in 2019 wieder fünf Fortbildungsmodule zur Schulgartenarbeit an.
https://gartenfreundebremen.de/bildungsangebote/umweltbildung/schulgarteninitiative/
- **Akademie für Potentialentfaltung** "Wir brauchen Gemeinschaften, deren Mitglieder einander einladen, ermutigen und inspirieren, über sich hinauszuwachsen."
https://www.akademiefuerpotentialentfaltung.org/
- **SPIEGEL März 2019** (Ausgabe 11) "Ausgeraucht – Ein Projekt in den Niederlanden macht Furore: Die Stadt Groningen will Zigaretten verbannen, vor allem da, wo Kinder leben. Eine wachsende Bürgerbewegung unterstützt den Plan. Die Hälfte aller niederländischen Gemeinden lässt sich vom Kampf gegen die Tabaksucht inspirieren" *Anmerkung:* Eine solche Aktion würde sich auch für die deutschen Bundesländer und Kommunen lohnen den n die Steuern für gesundheitsschädigende Konsumgüter fließen überwiegend an den Bund – ein angemessener Rückfluss findet nicht statt. Höhere Kosten für Sozialleistungen für kranke und schwache Bürger, sowie die Reinigung der Städte, müssen aber von lokalen Regierungen getragen werden. Zu den lukrativen und gesundheitsschädigenden Steuern des Bundes gehören die Tabaksteuer, die Schaumweinsteuer, die Branntweinsteuer, die Alkopopsteuer, die Luftverkehrsteuer, die Kaffeesteuer, die Kfz-Steuer und die Energiesteuer.

Video-Empfehlung
- "**Leben ohne Konsum | Selbstversorgung | Konsumverweigerung | Leben im Ökodorf**" Arte 5.9.2017 https://www.youtube.com/watch?v=9ssw6q4aVkg
- "**Aussteiger in Deutschland: Leben ohne Strom und Wasser | WDR Doku**"
https://www.youtube.com/watch?v=_NRtDj6bfnQ
- "**Das neue Dorf**" Rapunzel Events Prof. Dr. Ralf Otterpohl,
https://www.youtube.com/watch?v=GtCHdFdJWLQ
- "**Tekos - eine Schule der Zukunft**" *Anmerkung:* Ein Beispiel wie in einer russischen Schule Kindern selbständiges Arbeiten und Denken erlaubt wird.
https://www.youtube.com/watch?v=xLnz_kJXd98
- "**Plan B**" ZDF Dokuserie mit unterschiedlichen Themen über nachhaltigen Konsum und ökologisches Leben in der Stadt, Infektionen heilen ohne Antibiotika, neue Impulse für Dorfgemeinschaften, Integration von Alten in die Gesellschaft und vieles mehr.
https://presseportal.zdf.de/pm/plan-b/
- **Greta Thunberg 25.1.2019** "Our House is on Fire" 2019 World Economic Forum (WEF) in Davos
https://www.youtube.com/watch?v=zrF1THd4bUM

Buch-Empfehlungen
- "**Wir sind dran. Club of Rome: Der große Bericht: was wir ändern müssen, wenn wir bleiben wollen. Eine Aufklärung für eine volle Welt**" 2017, by Ulrich Weizsäcker, Anders Wijkman
- "**Politik der Zukunftsfähigkeit: Konturen einer Nachhaltigkeitswende**" 2015, by Reinhard Loske
- "**Es reicht! Abrechnung mit dem Wachstumswahn**" 2015, by Serge Latouche, Niko Paech
- "**Was Sie da vorhaben, wäre ja eine Revolution...: Ein Streitgespräch über Wachstum, Politik und eine Ethik des Genug**" 2016, by Erhard Eppler, Niko Paech
- "**Gemeinwohlökonomie**" 2018, by Christian Felber
- "**Das neue Dorf**" 2017, by Prof. Dr. Ralf Otterpohl, 2017
- "**Permakultur – Gestaltungsprinzipien für zukünftige Lebensweisen**" 2016, by David Holmgren

Als Erstes gilt: Hürden überwinden!

Es gibt also Wege aus der jetzigen Misere. Für unsere Kinder und den Rest der Bevölkerung. Weltweit. Und jeder Einzelne kann viel tun, um diesen Weg zu ebnen. Der direkte und wichtigste Schritt für die Gesundheit von Kindern zu sorgen, ist zu Hause wieder die Verantwortung für das Essen zu übernehmen. Das heißt in erster Linie, regionale und saisonale Ware ohne Giftstoffe anstelle von Convenience-Produkten zu verwenden und die Nahrung wieder selber zuzubereiten.

Diese Maßnahmen schützen Kinder allerdings nicht im öffentlichen Raum und während einer Fremdbetreuung. Im Moment werden Kinder in etlichen gesellschaftlichen Bereichen mit bedenklichen und nährstoffarmen Nahrungsmitteln konfrontiert. Dazu gehören Kitas, Schulen, Sportstätten, Kinos, Freizeitparks, Ferienbetreuungen, Jugendherbergen, Krankenhäuser und viele mehr. Wenn wir auch dort Veränderungen bewirken und sicher sein wollen, dass alle Kinder in den genannten gesellschaftlichen Bereichen gut versorgt werden, müssen wir uns deutlich mehr anstrengen. Und wir müssen mit enormem Widerstand rechnen.

Denn nicht nur in Deutschland wird die Gesundheit von Kindern geschädigt. Die Versorgung von Kindern ist in praktisch allen westlichen, und zunehmend auch in allen anderen Staaten, miserabel. In den USA, Großbritannien, Österreich, der Schweiz, weiten Teilen von Asien, Lateinamerika und Afrika wurden regelrecht gesundheitsschädigende Rahmenbedingungen für den Nachwuchs der Gesellschaft geschaffen. Überall dort, wo Regierungen Aufgaben und Informationspolitik für die Ernährung und Gesundheit der Bevölkerung übernommen haben, missbrauchten die Entscheider der Konzerne ihre Macht und stellten sicher, dass wirtschaftliche Interessen und nicht die Gesundheit der Bevölkerung gefördert werden.

Entsprechend ist es eine enorme Gefahr für all die genannten Bereiche, dass die hier geschilderten Zusammenhänge die breite Öffentlichkeit erreichen. Dann könnten Menschen flächendeckend dieses krankmachende System der Ausbeutung und Umverteilung, abwählen. In Deutschland oder sonst wo auf der Welt.

Für die globale Konzernwelt ist die Umsetzung der erwähnten Veränderungen gefährlich – besonders wenn sie in Deutschland stattfinden. Unser Land hat eine große Vorbildfunktion und ist weltweit tonangebend. Wenn Menschen in Deutschland also wieder Rahmenbedingungen erkämpfen, die den Kindern ein gesundes Aufwachsen ermöglichen, dann müssten andere Länder nachziehen. Diese Veränderung würde die gewachsenen Konzernstrukturen weitgehend überflüssig machen und ihre Weltmacht zum Einstürzen bringen. Die größten Verlierer dieses Wandels wären genau die Individuen, die momentan die meisten globalen Ressourcen besitzen und kontrollieren.

Entsprechend birgt das Aufdecken der globalen Ernährungs- und Gesundheitskrise noch größere finanzielle Gefahren als die Finanzkrise von 2008. Schon alleine aus Angst vor den Konsequenzen eines globalen Zusammenbruchs des jetzigen Wirtschaftssystems werden die meisten Politiker mithelfen, das Lügenkonstrukt am Leben zu halten. Auch wenn sie den unvermeidlichen wirtschaftlichen Niedergang damit nicht verhindern, sondern das Ganze nur noch schlimmer machen.

Taktiken der Besänftigung

Wenn also die Zusammenhänge über die jetzige Nahrungsmittelproduktion, deren Auswirkungen auf den menschlichen Körper sowie die Informations-Manipulationen durch Ministerien, Ärzte, Wissenschaftler und Journalisten die breite Öffentlichkeit erreichen, wird wahrscheinlich Folgendes passieren:

1. **Leugnen:** Man wird uns erklären, dass die Situation doch gar nicht so schlimm sei. Man wird sagen, dass die hier zusammengetragenen Informationen bestimmt falsch sind oder relativiert werden müssen.
2. **Beharren auf Fortschritt:** Man wird betonen, dass wir als Gesellschaft den Fortschritt nicht aufhalten können und die hier aufgeführten Veränderungen einen Rückschritt darstellen würden.
3. **Beharren auf Entscheidungsfreiheit:** Man wird darauf insistieren, dass Menschen aber gern all diese schädlichen Sachen konsumieren wollen und man sie nicht bevormunden darf.
4. **Mangel an Finanzmitteln:** Man wird ausrechnen, dass wir kein Geld haben, um eine Umstellung zu finanzieren oder dass Menschen gar nicht bereit sind, mehr Geld für gesunde Lebensmittel auszugeben.
5. **Verlust von Arbeitsplätzen:** Man wird uns erläutern, dass ganze Regionen und Industrien in den Abgrund stürzen, weil sie durch eine Umstellung ihre Arbeitsplätze verlieren würden. Nur für ein bisschen Gesundheit darf das nicht zugelassen werden.
6. **Nicht ausreichende Nahrungsmittel:** Man wird sagen, dass die wachsende Weltbevölkerung nicht ohne die Intensivlandwirtschaft und Massentierhaltung ernährt werden kann.

Wir müssen uns darauf einstellen, dass die momentan regierenden Bundespolitiker und Behörden sowie die Vertreter der Wirtschaft in Diskussionsrunden, Informationskampagnen und mit Hilfe von (gekauften) Wissenschaftlern und einer häufig abhängigen Presse alles versuchen werden, um die Bevölkerung wieder zu besänftigen. Der gewollte und notwendige Kurs des Wechsels wird mit allen Kräften torpediert werden.

Die Menschen, die momentan unsere Welt regieren, werden den Status quo vehement verteidigen, einfach weil sie in dem Glauben gefangen sind, dass technischer Fortschritt und Wachstum notwendig für das Bestehen der Menschheit sind. Sie haben ihre Lebensumstände auf diesem Verständnis aufgebaut.

Sie werden die jetzigen Missstände nicht anerkennen, denn würden sie das tun, würde ein Großteil der Entscheider ihre eigene Reputation aufs Spiel setzen und mit unkalkulierbaren finanziellen Strafen rechnen müssen. Ebenfalls müssten etliche der Entscheider mit einem persönlichen Freiheitsentzug rechnen. Auch diese Konsequenzen werden sie mit aller Kraft zu verhindern versuchen: Finanzmittel für notwendige Anwälte und Prozesskosten sind in den unterstützenden Konzernkassen reichlich vorhanden.

Es wird also mehr denn je darauf ankommen, dass möglichst viele Menschen Farbe bekennen, Integrität beweisen und sich nicht einlullen lassen.

Wir stehen vor der Entscheidung, den Status quo hinzunehmen und die Gesundheit unsere Kinder maßgeblich zu gefährden.

Oder wir können uns wehren und für unsere Kinder kämpfen.

Weltweit.

12. PRAKTISCHE UMSETZUNG: Verantwortliche einbinden

Es gibt unterschiedliche Steuerungsorgane, bei denen wir Veränderungen einfordern können:

- Die Bundesregierung
- Krankenkassen
- Landes- und Kommunalpolitiker

Diese unterschiedlichen Bereiche sind grundsätzlich in der Pflicht und haben auch die Möglichkeit und Macht, gesundheitsfördernde Veränderungen einzuleiten. Werden diese Bereiche ihren Aufgaben sachgerecht nachkommen?

1. Die Bundesregierung in die Pflicht nehmen

Es gibt mindestens zwei Ebenen, auf denen sich die Bundesregierung verpflichtet hat, die Kinder in diesem Land zu schützen und ein gesundes Aufwachsen zu ermöglichen. Dazu gehören gesunde Nahrungsmittel und eine rigorose Aufklärung darüber, wie man Gesundheit erhält. Diesem selbstauferlegten Anspruch kommt die Regierung nicht nach.

1. Gesetz zur Kooperation und Information im Kinderschutz (KKG)
    "§ 1 Kinderschutz und staatliche Mitverantwortung
    (1) Ziel des Gesetzes ist es, das Wohl von Kindern und Jugendlichen zu schützen und ihre körperliche, geistige und seelische Entwicklung zu fördern.

    (2) Pflege und Erziehung der Kinder und Jugendlichen sind das natürliche Recht der Eltern und die zuvörderst ihnen obliegende Pflicht. Über ihre Betätigung wacht die staatliche Gemeinschaft.

    (3) Aufgabe der staatlichen Gemeinschaft ist es, soweit erforderlich, Eltern bei der Wahrnehmung ihres Erziehungsrechts und ihrer Erziehungsverantwortung zu unterstützen, damit

    1. sie im Einzelfall dieser Verantwortung besser gerecht werden können,
    2. im Einzelfall Risiken für die Entwicklung von Kindern und Jugendlichen frühzeitig erkannt werden und
    3. im Einzelfall eine Gefährdung des Wohls eines Kindes oder Jugendlichen vermieden oder, falls dies im Einzelfall nicht mehr möglich ist, eine weitere Gefährdung oder Schädigung abgewendet werden kann.

    (4) Zu diesem Zweck umfasst die Unterstützung der Eltern bei der Wahrnehmung ihres Erziehungsrechts und ihrer Erziehungsverantwortung durch die staatliche Gemeinschaft insbesondere auch Information, Beratung und Hilfe. Kern ist die Vorhaltung eines möglichst frühzeitigen, koordinierten und multiprofessionellen Angebots im Hinblick auf die Entwicklung von Kindern vor allem in den ersten Lebensjahren für Mütter und Väter sowie schwangere Frauen und werdende Väter (Frühe Hilfen)."

Der Staat hat sich also rechtlich verpflichtet, Eltern bei der Aufzucht ihrer Kinder mit den richtigen Informationen, Beratung und Hilfe zu unterstützen. Demnach müssten Eltern aufgeklärt werden, wie sie ernährungsbedingte Risiken frühzeitig erkennen, um mögliche Schäden rechtzeitig zu vermeiden. Bekannte Risiken sind Nährstoffmangel und viel Zucker, Salz, Nitrat, Phosphat, etliche Zusatzstoffe genauso wie ein Mangel an Bewegung und zu viel Stress.

Über diese Risiken wird aber nicht angemessen und ausreichend aufgeklärt. Ebenso wenig werden die notwendigen Rahmenbedingungen geschaffen, welche diese Risiken für unsere Kinder minimieren oder eliminieren.

2. UN Kinderrechtskonvention

Deutschland hat die internationale UN Kinderrechtskonvention vor über 25 Jahren unterschrieben und sich somit zu Folgendem verpflichtet:

> "Die Vertragsstaaten stellen sicher, dass die für die Fürsorge für das Kind oder dessen Schutz verantwortlichen Institutionen, Dienste und Einrichtungen den von den zuständigen Behörden festgelegten Normen entsprechen, insbesondere im Bereich der Sicherheit und der Gesundheit sowie hinsichtlich der Zahl und der fachlichen Eignung des Personals und des Bestehens einer ausreichenden Aufsicht."

Die UNICEF (Kinderhilfswerk der UN) fasst die 40 Artikel umfassende Kinderrechtskonvention von 1989 in folgenden zehn Punkten zusammen (Hervorh. d. A):

> *"Das Recht auf Gleichbehandlung und Schutz vor Diskriminierung unabhängig von Religion, Herkunft und Geschlecht*
> *Das Recht auf einen Namen und eine Staatszugehörigkeit*
> ***Das Recht auf Gesundheit***
> *Das Recht auf Bildung und Ausbildung*
> *Das Recht auf Freizeit, Spiel und Erholung*
> *Das Recht, sich zu informieren, sich mitzuteilen, gehört zu werden und sich zu versammeln*
> *Das Recht auf eine Privatsphäre und eine gewaltfreie Erziehung im Sinne der Gleichberechtigung und des Friedens*
> *Das Recht auf sofortige Hilfe bei Katastrophen und in Notlagen und auf Schutz vor Grausamkeit, Vernachlässigung, Ausnutzung und Verfolgung*
> *Das Recht auf eine Familie, elterliche Fürsorge und ein sicheres Zuhause*
> *Das Recht auf Betreuung bei Behinderung"*

Die Details des Artikels 24 "Gesundheitssorge" lesen sich wie folgt:

> ***"Artikel 24 der UN-Kinderrechtskonvention gewährleistet das Recht des Kindes auf das erreichbare Höchstmaß an Gesundheit.***
> *(1) Die Vertragsstaaten erkennen das Recht des Kindes auf das erreichbare Höchstmaß an Gesundheit an sowie auf Inanspruchnahme von Einrichtungen zur Behandlung von Krankheiten und zur Wiederherstellung der Gesundheit. Die Vertragsstaaten bemühen sich sicherzustellen, dass keinem Kind das Recht auf Zugang zu derartigen Gesundheitsdiensten vorenthalten wird.*

(2) Die Vertragsstaaten bemühen sich, die volle Verwirklichung dieses Rechts sicherzustellen, und treffen insbesondere geeignete Maßnahmen, um

- *die Säuglings- und Kindersterblichkeit zu verringern;*
- *sicherzustellen, dass alle Kinder die notwendige ärztliche Hilfe und Gesundheitsfürsorge erhalten, wobei besonderer Nachdruck auf den Ausbau der gesundheitlichen Grundversorgung gelegt wird;*
- *Krankheiten sowie Unter- und Fehlernährung auch im Rahmen der gesundheitlichen Grundversorgung zu bekämpfen, unter anderem durch den Einsatz leicht zugänglicher Technik und durch die Bereitstellung ausreichender vollwertiger Nahrungsmittel und sauberen Trinkwassers, wobei die Gefahren und Risiken der Umweltverschmutzung zu berücksichtigen sind;*
- *eine angemessene Gesundheitsfürsorge für Mütter vor und nach der Entbindung sicherzustellen;*
- *sicherzustellen, dass allen Teilen der Gesellschaft, insbesondere Eltern und Kindern, Grundkenntnisse über die Gesundheit und Ernährung des Kindes, die Vorteile des Stillens, die Hygiene und die Sauberhaltung der Umwelt sowie die Unfallverhütung vermittelt werden, dass sie Zugang zu der entsprechenden Schulung haben und dass sie bei der Anwendung dieser Grundkenntnisse Unterstützung erhalten;*
- *die Gesundheitsvorsorge, die Elternberatung sowie die Aufklärung und die Dienste auf dem Gebiet der Familienplanung auszubauen.*

(3) Die Vertragsstaaten treffen alle wirksamen und geeigneten Maßnahmen, um überlieferte Bräuche, die für die Gesundheit der Kinder schädlich sind, abzuschaffen.

(4) Die Vertragsstaaten verpflichten sich, die internationale Zusammenarbeit zu unterstützen und zu fördern, um fortschreitend die volle Verwirklichung des in diesem Artikel anerkannten Rechts zu erreichen. Dabei sind die Bedürfnisse der Entwicklungsländer besonders zu berücksichtigen."

Zusammenfassung: Die Bundesregierung hat die Verpflichtungen, folgende Aspekte durch- und umzusetzen:

- Das Recht von Kindern auf ein Höchstmaß an Gesundheit und die Wiederherstellung der Gesundheit zu gewährleisten.
- Eltern aufzuklären, wie sie Fehl- und Mangelernährung bei ihren Kindern vermeiden.
- Mütter sollen vor und nach der Entbindung gesundheitlich gut versorgt werden. Dazu sollte gehört, dass sie und ihre Föten mit allen essenziellen Nährstoffen adäquat versorgt werden.
- Der Staat sollte für gesundes und sauberes Trinkwasser und wohl auch für saubere Luft sorgen.
- Der Staat hat die Pflicht, Bräuche abzuschaffen, die der Gesundheit von Kindern schaden. Dazu sollten zum Beispiel das flächendeckende Angebot und der

- Verkauf von Süßigkeiten und Produkten der Conveniencestufe 3, 4 und 5 gehören.
- Der Staat Deutschland hat sich ebenfalls verpflichtet, auch die Kinder in Entwicklungsländern zu schützen. Dazu würde zum Beispiel gehören, dass keine Lebensmittelkonzerne gefördert werden dürfen, die Fleischabfall aus der Massentierhaltung und Süßigkeiten nach Afrika exportieren, um dort von den Kindern verspeist zu werden.

Diesen Verpflichtungen kommt die Bundesregierung nicht nach! Auf Bundesebene sind die Bundesministerien für Landwirtschaft und Ernährung (BMEL) und Gesundheit (BMG) für die Umsetzung dieses Grundrechts rechtlich zuständig und verantwortlich. Diese Bundesministerien – und somit die deutsche Bundesregierung – erfüllen die Auflage der UN-Kinderrechtskonvention Artikel 24 nicht, die Gesundheit von Kindern zu schützen. Sie verstößt also gegen die rechtlichen Auflagen der UN-Kinderkonvention.

Diese Konventionen haben übrigens praktisch alle Staaten weltweit unterschrieben und sind somit ebenso in der Pflicht, die Gesundheit ihrer jeweiligen Kinder zu schützen. Die einzige Ausnahme sind die USA; sie haben die Konventionen nicht unterschrieben.

Quellen und weitere Informationen zu "Die rechtliche Seite – UN Kinderrechtskonvention und das Grundgesetz"

- **Bundesministerium für Justiz und Verbraucherschutz** "Gesetz zur Kooperation und Information im Kinderschutz (KKG)
§ 1 Kinderschutz und staatliche Mitverantwortung" http://www.gesetze-im-internet.de/kkg/__1.html
- **UN Kinderechtkonventionen** "Gesundheitssorge - Artikel 24 der UN-Kinderrechtskonvention gewährleistet das Recht des Kindes auf das erreichbare Höchstmaß an Gesundheit." https://www.kinderrechtskonvention.info/gesundheitssorge-3601/
- **WELT online 6.9.2008** "Die zehn Grundrechte der Kinder" https://www.welt.de/welt_print/article2403557/Die-zehn-Grundrechte-der-Kinder.html
- **Süddeutsche Zeitung 31. März 2017** "Artikel 6, Mitreden, wenn die Straße vor der Kita umgebaut wird" http://www.sueddeutsche.de/leben/artikel-mitreden-wenn-die-strasse-vor-der-kita-umgebaut-wird-1.3443697
- **United Nations Treaty Collection** "CHAPTER IV - HUMAN RIGHTS" https://treaties.un.org/pages/ViewDetails.aspx?src=IND&mtdsg_no=IV-11&chapter=4&lang=en
- **Wikipedia** "UN Kinderrechtskonventionen" https://de.wikipedia.org/wiki/UN-Kinderrechtskonvention
- **So tickt Deutschland 29.1.2015** "Deutschland ist Exportweltmeister bei Süßigkeiten. Die deutsche Süßwarenindustrie ist international erfolgreich - von Schokolade bis Gummibärchen." https://www.deutschland.de/de/topic/leben/lifestyle-kulinarik/deutschland-ist-exportweltmeister-bei-suessigkeiten
- **DIE ZEIT 20.1.2015** "Billigfleisch für Afrika. Europäisches Hähnchenfleisch ist in Westafrika so billig, dass die einheimischen Landwirte pleitegehen. Neue Handelsabkommen könnten den Druck verschärfen." https://www.zeit.de/wirtschaft/2015-01/exporte-gefluegel-afrika
- **Bundesministerium für Familie, Senioren, Frauen und Jugend 15.4.2019** "Dr. Franziska Giffey stellt neues Pixi-Buch zu Kinderrechten vor" *Anmerkung:* Diese Initiative soll Kita-Kindern, also Kindern bis zu sechs Jahren, deutlich machen, dass sie laut UN-Kinderrechtskonventionen ein Recht auf Privatsphäre haben. Interessant ist, dass weder in diesem noch irgendeinem anderen Pixi-Buch erklärt wird, dass die Kinder ebenfalls ein Recht auf gesunde Nahrung und sauberes Trinkwasser haben. Für unsere Kinder wäre dieses Wissen deutlich wichtiger als die Gewissheit, dass sie z.B. in einer Schublade ein geheimes Bild verstecken dürfen. https://www.bmfsfj.de/bmfsfj/aktuelles/alle-meldungen/dr--franziska-giffey-stellt-neues-pixi-buch-zu-kinderrechten-vor/135532

2. Krankenkassen in die Pflicht nehmen

Aber nicht nur der Staat ist für den desolaten Ernährungszustand der Kinder mitverantwortlich, nein, auch die Krankenkassen werden ihrer Aufgabe nicht gerecht.

Krankenkassen sind ein Umlagesystem. Gemeinsam zahlen Bürger für die Gesundheit aller Mitglieder ihrer jeweiligen Kasse. Alle Mitglieder haben ein Recht darauf, dass mit ihrem Geld wirtschaftlich umgegangen wird und sie mit den richtigen Informationen für eine wirklich vitale Gesundheit versorgt werden. Das ist gesetzlich festgelegt.

Die gesetzlichen Krankenkassen müssen sich alle an das Sozialgesetzbuch (SGB) Fünftes Buch (V) für Gesetzliche Krankenversicherung, Artikel 1 des Gesetzes v. 20. Dezember 1988, BGBl. I S. 2477, halten. Teil dieses Gesetzes ist ein Wirtschaftlichkeitsgebot. Danach müssen angebotene Leistungen *"ausreichend, zweckmäßig und wirtschaftlich sein und dürfen das Maß des Notwendigen nicht überschreiten"*.

"Zweckmäßig und wirtschaftlich" wäre, dass alle Mitglieder einer Krankenkasse erst einmal ausführlich über Präventionsmaßnahmen zur Erhaltung ihrer Gesundheit informiert werden. Das wird im Moment nicht getan. Kranken werden Medikamente und Maßnahmen verabreicht, OHNE dass vorher eine ausführliche Ernährungsberatung und Untersuchung der Blut- Stuhl- und Urinwerte stattfindet. Diese Medikamente und Maßnahmen sind oft nicht nur sehr hochpreisig, sondern in vielen Fällen auch überflüssig, oder sogar schädlich. Das Maß einer Notwendigkeit wird somit permanent überschritten.

Seit Juli 2015 gibt es zwar das *"Gesetz zur Stärkung der Gesundheitsförderung und der Prävention (Präventionsgesetz – PrävG)"*, aber die dort vorgeschlagenen Maßnahmen gehen komplett am Kernproblem der flächendeckenden Fehl- und Mangelernährung vorbei. Die Maßnahmen, die in diesem Gesetz vorgeschlagen werden, beinhalten lediglich die Früherkennung von Krankheiten, Erfassung und Bewertung gesundheitlicher Risiken und Überprüfung der Vollständigkeit des Impfstatus.

Als Behandlung gibt es dann Medikamente oder moderne Therapieformen, ein paar Bewegungskurse und Ernährungsberatung aufbauend auf den Anweisungen der DGE. Dass diese Formen der Prävention und Maßnahmen nicht zielführend sind, sieht man alleine an der Tatsache, dass sich die Statistiken seit 2015 in praktisch allen Bereichen der Zivilisationskrankheiten verschlechterten. Nicht vorgeschlagen werden in diesem Gesetz die folgenden kostengünstigen wie effektiven Präventionsmaßnahmen:

1. **Aufklärung allgemein:** Als Teil der Vorsorgeuntersuchungen sollten Eltern eine dezidierte Aufklärung über alle essenziellen Mikronährstoffe bekommen. Es sollte allen Eltern Material ausgehändigt werden, welches erklärt, wie man die notwendigen Nährstoffe beim Einkauf, der Lagerung und in der Verarbeitung erhält und gesundheitsfördernde Ernährungspläne für Kinder erstellt. Ein besonderes Augenmerk sollte die Versorgung mit Vitamin D bekommen. Klare Anleitungen für Bewegung und Auswirkungen von Stress auf die Gesundheit sollten ebenfalls Teil der Beratung sein. Über mögliche Belastungen des Organismus durch Alkohol, Zigaretten, Medikamente, Zusatzstoffe aus der Nahrung und Pflegeprodukten sollte differenziert aufgeklärt werden.

2. **Aufklärung speziell über Impfungen:** Insbesondere Kinderärzte sollten dazu verpflichtet werden, eine differenzierte Aufklärung über empfohlene Impfungen vorzunehmen. Über die einzelnen Wirkstoffe und deren Wirkungen auf den Stoffwechsel sowie über die internationale Studienlage sollte differenziert aufgeklärt werden. Die Notwendigkeit und Risiken jeder einzelnen Impfung sollte detailliert erläutert werden. Ärzte sollten dazu verpflichtet werden, auch auf kritische Studien und weiterführende Literatur hinzuweisen.

3. **Untersuchung:** Verpflichtend sollte gelten: Bevor Ärzte Medikamente verschreiben, müssen Kinder, ebenso wie Erwachsene, auf eine mögliche Unterversorgung mit allen essenziellen Mikronährstoffen oder Belastungen durch Giftstoffe untersucht werden. Dazu gehört die Erfassung des Vitamin D-Spiegels ebenso wie eine mögliche Belastung durch Schwermetalle und andere Schadstoffe. Keine Option sollte es sein, dass teure, überflüssige und konzernfreundliche Behandlungsmethoden, wie das Nestlé Optifast Programm, auf Kosten der Allgemeinheit, übergewichtigen Patienten verordnet werden.

4. **Frauenärzte** sollten werdende Mütter verpflichtend und vor der Empfängnis umfänglich über eine wirklich gesundheitsfördernde Ernährung aufklären. Eine generelle Aufklärung über die Auswirkungen von Bewegungsmangel und Stress auf den menschlichen Organismus sollte Teil der Vorsorgeuntersuchungen auch schon bei jungen Patientinnen sein. Praktische Anregungen für einen gesunden Lebenswandel sollten verpflichtend ausgehändigt werden. Diese Beratung sollte sich an unserem wissenschaftlichen Verständnis über essenzielle Nährstoffe und biochemische Prozesse orientieren, nicht an der Ernährungspyramide der DGE.

5. **Zahnärzte** sollten verpflichtet werden, mit den behandelnden Kinderärzten zu kooperieren. Bei Karies, MIH oder anderen Zahnerkrankungen gilt es immer zu klären, ob z.B. eine Vitamin-D-Unterversorgung oder ein Ungleichgewicht im Calcium-Phosphathaushalt besteht.

6. **Kochkurse:** Eltern sollten als Teil der Geburtsvorbereitungskurse, oder auch nach der Geburt, spezielle Schulungen über Mikronährstoffe und Kochkurse angeboten werden. Losgelöst von den Ernährungsplänen der DGE.

7. **Zahlungsströme unterbinden:** Krankenkassen sollten sich aktiv und mit Nachdruck dafür einsetzen, dass Ärzte und Krankenhäuser keine Zahlungen von Pharmakonzernen annehmen dürfen. Diese Zahlungsströme beeinflussen nachweislich und meistens negativ die Behandlung von Patienten. Zusätzlich werden die Ausgaben seitens der Pharmakonzerne indirekt wieder ihren Produkten zugeordnet und führen zu überhöhten Kosten für Medikamente.

8. **Interessenkonflikte:** Bis ein Verbot von Zahlungen gesetzlich durchgesetzt wird, sollten Krankenkassen Folgendes einfordern: Ärzte sollten selbstverpflichtend in den Wartezimmern öffentlich machen, von wem sie Gelder oder andere Zuwendungen in welchem Umfang erhalten haben. Nur dann haben Patienten eine Chance, auch selbst Interessenkonflikte aufzuspüren. Das gleiche gilt für Bezüge von Lebensmittelkonzernen und das Bewerben von deren Produkten.

Die Kassen sollten diese Informationen für alle Ärzte und Krankenhäuser verbindlich einfordern und für Patienten bereitstellen.

9. **Weiterbildung Ärzte:** Ärztekammern sollten dazu angehalten werden, entsprechende Weiterbildungen anzubieten und Punkte für die Teilnahme daran zu vergeben. Dazu gehören Informationen rund um das spezifische Nährstoffangebot in Nahrungsmitteln und daraus resultierende Stoffwechselprozesse, sowie über die Belastung durch potentielle Giftstoffe aus der Nahrung, aus Medikamenten und der Umwelt.

10. **Versorgung in Krankenhäusern:** Krankenkassen sollten verpflichtend einfordern, dass ihre Mitglieder bei einem Aufenthalt in Krankenhäusern ausschließlich mit Nahrungsmitteln versorgt werden, die einen Genesungsprozess unterstützen. Convenience-Produkte mit wenig Nährstoffen und fragwürdigen oder nachweislich schädlichen Zusatzstoffen sollten Patienten niemals angeboten werden.

11. **Unabhängigkeit:** Krankenkassen sollten eine unabhängige und kritische Rolle für ihre Mitglieder spielen. Sie sollten verpflichtet sein, internationale und relevante Studien auszuwerten und die Informationen für die jeweiligen Mitglieder verständlich in Broschüren, auf Webseiten und in Mitgliedermagazinen anzubieten. Aufgrund der beschriebenen Interessenkonflikte sind Ärzteverbände nicht ausreichend vertrauenswürdig, um diese Aufgabe zu übernehmen.

Unsere Krankenkassen haben ebenfalls die Aufgabe, objektiv zu sein und Rahmenbedingungen einzufordern, welche die Gesundheit der jeweiligen Mitglieder wirklich fördern. Diese Aufgabe nehmen unsere Krankenkassen ganz offensichtlich nicht, oder nicht in ausreichendem Maße, wahr. Das lässt vermuten, dass auch unsere Krankenkassen selbst ein Teil dieses Systems der Korruption sind. Wenn dem so ist, dann käme der dritte Abschnitt von § 12 SGB V Wirtschaftlichkeitsgebot. Der besagt:

> *"Hat die Krankenkasse Leistungen ohne Rechtsgrundlage oder entgegen geltendem Recht erbracht und hat ein Vorstandsmitglied hiervon gewusst oder hätte es hiervon wissen müssen, hat die zuständige Aufsichtsbehörde nach Anhörung des Vorstandsmitglieds den Verwaltungsrat zu veranlassen, das Vorstandsmitglied auf Ersatz des aus der Pflichtverletzung entstandenen Schadens in Anspruch zu nehmen, falls der Verwaltungsrat das Regreßverfahren nicht bereits von sich aus eingeleitet hat."*

Das zu überprüfen, wäre dann die Aufgabe des Bundesversicherungsamtes. Das ist in diesem Fall die zuständige Aufsichtsbehörde, die sich selbst allerdings als zahnloser Tiger beschreibt.

Quelle und weitere Informationen zu "Krankenkassen in die Pflicht nehmen"
- **Sozialgesetzbuch (SGB) Fünftes Buch (V)** - Gesetzliche Krankenversicherung - (Artikel 1 des Gesetzes v. 20. Dezember 1988, BGBl. I S. 2477) https://www.gesetze-im-internet.de/sgb_5/SGB_5.pdf
- **Bundesversicherungsamt** http://www.bundesversicherungsamt.de/
- **Bundesgesetzblatt Jahrgang 2015 Teil I Nr. 31, ausgegeben zu Bonn am 24. Juli 2015** "Gesetz zur Stärkung der Gesundheitsförderung und der Prävention (Präventionsgesetz – PrävG) Vom 17. Juli 2015"

- http://www.dguv.de/medien/inhalt/praevention/themen_a_z/praevg/aenderung/praevgesetz.pdf
- **Ärzteblatt 4.10.2017** "Präventionsgesetz kommt nur mühsam in Kita & Co. an. Weg vom Kochkurs und von der Verhaltensprävention, rein in die Lebenswelten der Menschen. Der Ansatz des Präventionsgesetzes klingt gut, doch die Umsetzung gestaltet sich zäh." https://www.aerztezeitung.de/politik_gesellschaft/praevention/article/944483/bundesregierung-praeventionsgesetz-kommt-nur-muehsam.html
- **Frankfurter Rundschau 20.6.2016** "Präventionsgesetz Gesetz ohne Wirkung. Kaum Fortschritt bei der Gesundheitsprävention" http://www.fr.de/wirtschaft/gastwirtschaft/praeventionsgesetz-gesetz-ohne-wirkung-a-341460
- **Statista** "Prognose zum Anstieg von Zivilisationskrankheiten bis 2030 und 2050 gegenüber dem Jahr 2007" https://de.statista.com/statistik/daten/studie/153966/umfrage/prognose-zum-anstieg-von-zivilisationskrankheiten-bis-2050/
- **NTV 31.3.2017** "TK-Studie über Arbeitsausfälle. Psychische Krankheiten nehmen stark zu" https://www.n-tv.de/wirtschaft/Psychische-Krankheiten-nehmen-stark-zu-article19774365.html
- **Spektarias 14.5.2018** "Bundesversicherungsamt ist ein zahnloser Tiger" http://www.spectaris.de/verband/presse/artikel/seite/bundesversicherungsamt-ist-ein-zahnloser-tiger/presse/print.html
- **BZ Berlin 11.12.2017** "So krank ist unser Gesundheitssystem. Kassen ändern Arztdiagnosen, um mehr Geld vom Staat zu bekommen. Die Schummelei kostet uns viel Geld. Geändert wird nichts. Warum?" https://www.bz-berlin.de/berlin/so-krank-ist-unser-gesundheitssystem
- **GP** "QVH-Qualitätsforum diskutiert über Versorgungsqualität. Mehr Transparenz und mehr Versorgungsqualität – nur Wunsch oder bald auch Realität? Mit dieser Frage setzten sich Referenten und Besucher beim Qualitätsforum 2017 des Qualitätsverbunds Hilfsmittel (QVH) am 9. November in Berlin auseinander." https://gesundheitsprofi.de/qvh-qualitaetsforum-diskutiert-ueber-versorgungsqualitaet/
- **Süddeutsche Zeitung 19.6.2017** "Wie Kassen an Kranken verdienen. Versicherungen drängen Ärzte zu Falschdiagnosen, kritisieren Experten. Es winkt Extrageld." http://www.sueddeutsche.de/wirtschaft/gesundheitspolitik-wie-kassen-an-kranken-verdienen-1.3551769
- **Ärztezeitung 9.11.2018** " DAK macht Vorschläge im Kampf gegen Diabetes. Die Diabetes-Epidemie mit Prädiabetes-Früherkennung und Präventionsmaßnahmen eindämmen: Die DAK schlägt ein Konzept für die Nationale Diabetes-Strategie vor." https://www.aerztezeitung.de/medizin/krankheiten/diabetes/article/975606/dak-kasse-macht-vorschlaege-kampf-diabetes.html
- **Kai Brenner – Krank war gestern** "Arzt rechnet mit deutschem Gesundheitssystem ab. Offener Brief zu Vitamin D3, B1 & B12 Mangel" *Zusammenfassung Video* "In einem offenen Brief rechnet Dr. med. Dipl.biol. Bernd-Michael Löffler mit einem Artikel in der Ärzte Zeitung ab, bei dem es um die Vorschläge der DAK zur Diabetes-Prävention geht. Er deckt schonungslos ehrlich auf, wie oberflächlich und kurz gedacht der Ansatz ist, einfach ab 35 Jahren alle 2-3 Jahre den Nüchternblutzucker zu messen und die wirklichen Ursachen völlig außer Acht zu lassen. Dass Vitamin D Mangel flächendeckend unterschätzt wird und laut Kampagnen gegen Vitamin D finanziert werden, deckt er in seinem offenen Brief auf. Auch auf die Themen Vitamin B1 & B12 Mangel geht er ein. https://www.youtube.com/watch?v=qPvWAWMoNGU
- **Dr. med. Bernd-Michael Löffler Offener Brief** "Sehr geehrter Herr van den Bergh, sehr geehrter Herr Döpfner, sehr geehrter Herr Gesundheitsminister Spahn, sehr geehrter Herr DAK-Vorstandsvorsitzender Storm, Am 09./10. November 2018 erschien der Artikel: 'Verbindliche Prävention soll die Diabetes Epidemie eindämmen" in der Ärztezeitung, einem Produkt der Springer Science+Business Media (Deutschland). Dieser Artikel beantwortet leider keine drängenden Fragen, er wirft dagegen viele auf!' https://imm.aks.services/wp-content/uploads/2018/12/Offener_Brief_Diabetes_No_2018-2.pdf

3. Landespolitiker in die Pflicht nehmen

Für Kitas und Schulen gilt: Bildung liegt im Verantwortungsbereich der Länder und somit in den Händen von lokalen Politikern. Zumindest in der Theorie. In Bezug auf die gesundheitliche Bildung und Vorsorge von Kindern lässt sich allerdings Folgendes festhalten: Mit Hilfe von drei Mechanismen hat es die Bundesregierung geschafft, diese Hoheit der Landesregierungen zu unterwandern:

1. **Ernährung:** Die Bundesregierung beansprucht für sich die wissenschaftlichen Grundlagen über gesunde Nahrung und Informationsmaterialien für eine angemessene Gesundheitsvorsorge für die Bevölkerung zu liefern. Ein Großteil der Bildungsmaterialien für Kitas und Schulen über Ernährung und physiologische Prozesse stellen das BMEL und das BMG. Hinzu kommt, dass laut Koalitionsvertrag 2018 die fragwürdigen Anweisungen der "Qualitätsstandards" von DGE und BMEL nun in allen Kitas und Schulen bundesweit etabliert werden sollen. In der Summe bedeutet das Folgendes: Das, was unsere Kinder essen und was sie als gesund betrachten, wird überwiegend vom BMEL und vom BMG – und nicht von den Ländern – bestimmt.

2. **Digitalisierung:** Mit der Verabschiedung des Digitalpakts im März 2019 sind nun bundesweit alle Länder bzw. Schulen angehalten, elektronische Hardware und digitale Bildungsprogramme zu nutzen – idealerweise in allen Fächern. Digitale Inhalte – Texte, interaktive Aufgaben, Bilder und Videos – bietet die Bundesregierung für jede Klassenstufe über die HPI Schul-Cloud an. Im Gegensatz zu privaten Anbietern sind diese Angebote kostenfrei und somit besonders attraktiv für klamme Städte und Kommunen.

   Die Ausgestaltung der Inhalte obliegt dem Anbieter. Das ist in diesem Fall das Hasso Plattner Institut – benannt nach und finanziert von dem gleichnamigen Milliardär und Gründer von SAP. Die technische Unterstützung bietet Siemens. Man kann davon ausgehen, dass die kommerziellen Interessen der Investoren – also die Steigerung von Umsätzen und somit Absätzen der jeweiligen Produktwelten – voll und ganz berücksichtigt werden.

   Die Bundesländer und jeweiligen Schulen verlieren mit dem Einzug dieser Inhalte die Hoheit über die jeweilige Ausgestaltung ihrer Bildungs-Konzepte und Unterrichtsmaterialien. Zusätzlich müssen die Bundesländer diese "technische Innovation" – man könnte sie auch als Konjunkturpaket für die Wirtschaft und lokale Entmündigung bezeichnen – mit 10% selbst finanzieren. Der zeitliche Mehraufwand für Fortbildung von Lehrpersonal und die Vermittlung von noch mehr pädagogischen Inhalten, müssen ebenfalls lokal finanziert und bewerkstelligt werden. Zeit und Geld, um sich adäquat um das gesunde Aufwachsen von Kindern zu kümmern, wird wenig übrig bleiben. Kraft und Kapazitäten, diese grundlegenden Eingriffe in unser Bildungssystem zu hinterfragen, wird ebenfalls selten vorhanden sein.

   Übrigens: Die gleiche Taktik – also die Infiltration von Bildung seitens der Computer- und Digital-Konzerne – sehen wir rund um den Globus: Digitale Endgeräte, Anwendungssoftware und kabellose Übertragungsverfahren – entwickelt und verkauft von HP (ehemals Hewlett-Packard), Google, IBM, Microsoft – ersetzen zunehmend traditionelle Lehrmaterialien, nationale Bildungspläne und Lehrpersonal. Mit der Unterstützung der jeweiligen Regierungen und der Vereinten Nationen (UN/WHO) erwirken die Computer- und Digital-Konzerne ebenfalls, dass etliche Länder bzw. die lokale Bevölkerung für die technische Umrüstung ihrer eigenen Bildung an genau diese Konzerne auch noch sehr viel Geld zahlen.

Diese Konzerne sorgen nicht nur dafür, dass sie die "Bildung" von Millionen von Kindern weltweit maßgeblich und zu ihrem eigenen kommerziellen Nutzen beeinflussen. Nein, sie sorgen auch dafür, dass unsere eh schon belasteten Kinder in den kommenden Jahren noch kränker werden. Denn über die bereitgestellten Inhalte werden diese Konzerne mit Sicherheit nicht erklären, dass die Nutzung von digitalen Endgeräten erhebliche gesundheitliche Risiken beinhalten kann – besonders für Kinder im Wachstum. Dazu gehören Haltungsschäden, Schädigung der Augen, Konzentrationsstörungen, die Entstehung von Krebs, hohe physische Inaktivität und entsprechend Entwicklungsstörungen im Muskel- und Skelettaufbau und einiges mehr.

3. **Linientreue und Mangel an Ressourcen:** Die jeweiligen Parteizentralen fordern ideologische Linientreue von ihren lokalen Vertretern ein. Nur wer spurt, wird unterstützt. Das gilt für das Vorankommen der eigenen Karriere genauso wie für die Bereitstellung von außerplanmäßigen Finanzmitteln. Die Ideologie der regierenden Parteien orientiert sich heutzutage fast ausschließlich an wirtschaftlichen Interessen. Diese Interessen sollen auch von Kommunal-Politikern umgesetzt werden. Die Kommerzialisierung – und nun auch die Digitalisierung – unserer Klassenzimmer soll nicht hinterfragt werden.

Alleine diese drei Hürden – Mangel an Wissen, globaler Wirtschaftsdruck, Mangel an finanziellen Mitteln und politischer Druck aus der jeweiligen Zentrale – werden auch in Zukunft verhindern, dass die zuständigen Politiker auf Landesebene wirklich gesundheitsfördernde Rahmenbedingungen für unsere Kinder schaffen können.

Quellen und weitere Informationen zu "Lokalpolitiker in die Pflicht nehmen"
- **Hasso Plattner Institut 04.05.2018** "Digitale Bildung: HPI Schul-Cloud expandiert" https://hpi.de/pressemitteilungen/2018/digitale-bildung-hpi-schul-cloud-expandiert.html
- **Wikipedia** "Hasso Plattner" https://en.wikipedia.org/wiki/Hasso_Plattner
- **Wikipedia** "Liste der amtierenden deutschen Landesminister für Bildung, Wissenschaft und Kultur" https://de.wikipedia.org/wiki/Liste_der_amtierenden_deutschen_Landesminister_f%C3%BCr_Bildung,_Wissenschaft_und_Kultur
- **Bundesministerium für Bildung und Forschung 15.03.2019** "Wissenswertes zum DigitalPakt Schule. DigitalPakt Schule: Was soll erreicht werden? Wie viel Geld steht bereit? Wann und wie können Fördermittel beantragt werden? Das Bundesbildungsministerium beantwortet häufig gestellte Fragen rund um die digitale Ausstattung der Schulen." https://www.bmbf.de/de/wissenswertes-zum-digitalpakt-schule-6496.html
- **SPIEGEL ONLINE 13.2.2019** "Digitalpakt für Schulen. Was der Kompromiss bedeutet. Es geht um mehr als fünf Milliarden Euro: Im Vermittlungsausschuss zum Digitalpakt haben Bund und Länder offenbar einen Kompromiss ausgehandelt. Wer gewinnt, wer verliert? Und was haben die Schulen davon?" http://www.spiegel.de/lebenundlernen/schule/digitalpakt-der-kompromiss-zwischen-bund-und-laendern-a-1253052.html
- **Weser-Kurier online 3.2.2017** "Fachlehrer-Mangel - An Bremer Grundschulen fehlen Sportlehrer" https://www.weser-kurier.de/bremen/bremen-stadt_artikel,-An-Bremer-Grundschulen-fehlen-Sportlehrer-_arid,1543644.html
- **Weser-Kurier online 25.10.2017** "Ganztagsschulen starten ohne Mensa" https://www.weser-kurier.de/bremen/bremen-stadt_artikel,-ganztagsschulen-starten-ohne-mensa-_arid,1662091.html
- **Kölner Stadtanzeiger 17.3.2018** "Stadt soll Schulen an private Investoren verkaufen" https://www.ksta.de/stadt-soll-schulen-an-private-investoren-verkaufen-15330722

- **WELT 13.1.2018** "So wird die Schule zum Renditeobjekt" https://www.welt.de/wirtschaft/article172405847/Investitionen-Wie-Schulen-zum-Renditeobjekt-werden.html
- **Ärztearbeitskreis digitale Medien Stuttgart Korrespondenzadresse** 28.8.2018 "Minister Andreas Scheuer– persönlich Bundesministerium für Verkehr und digitale Infrastruktur. OFFENER BRIEF Betreff: Ihre Kampfansage gegen Funklöcher" https://rsvdr.files.wordpress.com/2018/09/aerzte_offener-brief-an-minister-scheuer_2018-08-28.pdf
- **ZEIT ONLINE 29.5.2017** "Digitale Medien: Zu viel Smartphone macht Kinder krank. Unkonzentriert, hyperaktiv, sprachverzögert: Die übermäßige Nutzung digitaler Medien schadet Kindern, belegt eine Studie. Und fordert von den Eltern mehr Fürsorge. https://www.zeit.de/gesellschaft/familie/2017-05/digitale-medien-smartphone-kinder-gesundheitsrisiken-blikk-medien-studie
- **Ärzteblatt 2007** "Übermäßiger Medienkonsum von Kindern und Jugendlichen: Risiken für Psyche und Körper" von Egmond-Fröhlich, Andreas van; Mößle, Thomas; Ahrens-Eipper, Sabine; Schmid-Ott, Gerhard; Hüllinghorst, Rolf; Warschburger, Petra https://www.aerzteblatt.de/archiv/56968/Uebermaessiger-Medienkonsum-von-Kindern-und-Jugendlichen-Risiken-fuer-Psyche-und-Koerper
- **Stern 31.7.2015** "Schädlich für die Entwicklung. Ärzte warnen vor Tablets und Smartphones für Kinder. Mobile Medien gehören heute zum Alltag vieler Kinder. Ärzte sehen das kritisch – die frühe Mediennutzung berge viele gesundheitliche Probleme. Sie trage auch nicht dazu bei, dass die Kleinen sich in der digitalisierten Welt besser zurechtfinden." https://www.stern.de/gesundheit/schaedlich-fuer-die-entwicklung-aerzte-warnen-vor-tablets-und-smartphones-fuer-kinder-6366360.html
- **ZDF 3.3.2018** "Digitalisierungs-Hype-"Mit Smartphone haben es Kinder viel schwerer" Manfred Spitzer befasst sich mit den Folgen der Digitalisierung für Kinder. Es gibt einige Vorteile, aber auch große Schattenseiten, sagt er im heute.de-Interview." https://www.zdf.de/nachrichten/heute/digitalisierungs-hype-mit-smartphone-haben-es-kinder-viel-schwerer-100.html
- **Berliner Zeitung 20.9.2018** "Augenärzte warnen Smartphone-Nutzung führt bei Kleinkindern zu Kurzsichtigkeit. Besser keine Handys für die Kleinsten: Eine übermäßige Nutzung von Smartphones, Tablets und Computern im frühen Kindesalter führt nach Angaben von Augenärzten zu mehr Kurzsichtigkeit. 'Studien zeigen, dass Kurzsichtigkeit zu rund 50 Prozent vom Lebensstil beeinflusst wird', sagte Bettina Wabbels am Donnerstag für die Gesellschaft für Augenheilkunde. Belege dafür gebe es bisher vor allem aus asiatischen Ländern. 'Auf uns rollt diese Welle jetzt auch zu.' Es ist vor allem die Nähe von Smartphone und Co zu den Augen, die Sehschwächen bei Kindern befördern kann." https://www.berliner-zeitung.de/familie/augenaerzte-warnen-smartphone-nutzung-fuehrt-bei-kleinkindern-zu-kurzsichtigkeit-31323618
- **Stern 22.11.2014** "Der Blick aufs Smartphone wiegt schwer. Täglich eine Stunde lassen wir den Kopf hängen, um auf unsere Handys und Tablets zu starren. Auf unsere Halswirbelsäule wirkt dabei so viel Kraft, als trügen wir ein siebenjähriges Kind im Nacken. https://www.stern.de/gesundheit/smartphone-nutzung-belastet-die-wirbelsaeule-3241772.html
- **Aufwachsen** "Kritische Stimmen zum Digitalpakt Schule" http://www.aufwach-s-en.de/2019/02/kritische-stimmen-zum-digitalpakt-schule/
- **Diagnose: funk** "Medienkompetenz beginnt mit Medienabstinenz. Risiken in der Diskussion. Kinder und Jugendliche können sich das Leben ohne digitale Medien nicht vorstellen, auch nicht den Risiken, denen sie ausgesetzt sind." *Zitat:* "Diese Risiken werden zunehmend diskutiert:
  - viele Nutzen über 8 Stunden die Bildschirmmedien, die virtuelle Welt verdrängt das soziale Zusammenleben
  - das Suchtpotential tritt zutage: Mehr als 60% der 9-10 jährigen Kinder können sich weniger als 30-Minuten ohne Nutzung von digitalen Medien beschäftigen (BLIKK -Studie 2015)
  - Firmen erstellen vom Surfverhalten der Kinder und Jugendlichen digitale Profile, die genutzt werden, um sie für den Konsum zu manipulieren
  - das Multitasking setzt unter Leistungsdruck, führt zu Stress und Aufmerksamkeitsstörungen
  - die Reizüberflutung stört die kognitive Entwicklung
  - Eltern haben keine Kontrolle mehr, mit welchen Inhalten sich die Kinder am Smartphone und Tablet beschäftigen https://www.diagnose-funk.org/themen/mobilfunk-anwendungen/digitale-medien/digitale-medien-konsum

- **International EMF Scientist 1.1.2019 (update)** "Appeal To: His Excellency Antonio Guterres, Secretary-General of the United Nations; Honorable Dr. Tedros Adhanom, Director-General of the World Health Organization; Honorable Joyce Msuya, Acting Executive Director of the U.N. Environment Program and Assistant Secretary-General of the U.N.; U.N. Member Nations. International Appeal Scientists call for Protection from Non-ionizing Electromagnetic Field Exposure" *Anmerkung:* Hier handelt es sich um eine Petition von 250 internationalen Wissenschaftlern an die Vereinten Nationen (UN). Die Ärzte beklagen, dass der Ausbau von elektromagnetischen Feldern eine große Gefahr für die Gesundheit von Menschen, insbesondere von Kindern, darstellt. Die deutsche Übersetzung von 2017 lautet:

  "Wissenschaftler rufen zum Schutz vor nicht-ionisierenden elektromagnetischen Feldern auf
  Wir sind Wissenschaftler, die sich mit der Untersuchung biologischer und gesundheitlicher Wirkungen nicht-ionisierender elektromagnetischer Felder (EMF) befassen. Basierend auf den von Experten begutachteten Publikationen sind wir im Hinblick auf die allgegenwärtige und stetig zunehmende Exposition gegenüber EMF, die von Elektroanlagen und Funkgeräten ausgehen, in großer Besorgnis. Diese bezieht sich – ist aber nicht begrenzt – auf Geräte, die wie Mobil- und Schnurlostelefone und ihre Basisstationen, WLAN, Rundfunk- und Fernsehantennen, intelligente Zähler ('smart meter') und Baby-Monitore hochfrequente Strahlen (RF-EMF) aussenden, betrifft aber auch elektrische Geräte und Infrastrukturen zur Bereitstellung von Elektrizität, bei denen extrem-niederfrequente elektromagnetische Felder (ELF-EMF) entstehen.

  Wissenschaftliche Grundlage unserer gemeinsamen Sorge
  Zahlreiche kürzlich erschienene wissenschaftliche Publikationen haben gezeigt, dass EMF lebende Organismen weit unterhalb der meisten international und national geltenden Grenzwerte schädigen. Die Wirkungen umfassen ein erhöhtes Krebsrisiko, zellulären Stress, einen Anstieg gesundheitsschädlicher freier Radikale, genetische Schäden, Änderungen von Strukturen und Funktionen im Reproduktionssystem, Defizite beim Lernen und Erinnern, neurologische Störungen und negative Auswirkungen auf das allgemeine Wohlbefinden der Menschen. Die Schädigung reicht weit über die Menschheit hinaus, zumal die Hinweise für negative Auswirkungen auf die Pflanzen- und Tierwelt zunehmen. Diese Befunde rechtfertigen unseren Appell an die Vereinten Nationen (UN) und alle ihre Mitgliedstaaten, dass sie die Weltgesundheitsorganisation (WHO) ermutigen, bei der Entwicklung von EMF Richtlinien, die tatsächlich einen wirksamen Schutz gewähren, bei der Förderung von Präventivmaßnahmen und bei der Aufklärung der Öffentlichkeit über die gesundheitlichen Risiken, besonders hinsichtlich der Risiken für Kinder und Schwangere, in effektiver Weise die Führung zu übernehmen. Sollte die WHO nicht handeln, versagte sie bei der Erfüllung ihres Auftrags als höchstrangige internationale Gesundheitsorganisation.

  Unzulängliche internationale Richtlinien für nicht-ionisierende EMF Die vielen Behörden, die für die Festlegung der Grenzwerte zuständig sind, haben ihren Auftrag verfehlt, geeignete Richtlinien zum Schutz der Bevölkerung und darunter vor allem der Kinder, die für EMF-Wirkungen besonders anfällig sind, zu erstellen. Die International Commission on Non-Ionizing Radiation Protection (ICNIRP) veröffentlichte 1998 'Richtlinien für die Begrenzung der Exposition durch zeitlich veränderliche elektrische, magnetische 2 und elektromagnetische Felder (bis 300 GHz)'. Diese Richtlinien werden von der WHO und zahlreichen Ländern weltweit anerkannt. Um eine internationale Harmonisierung der Grenzwerte zu erreichen, ruft die WHO alle Länder dazu auf, dass sie die ICNIRP-Richtlinien übernehmen. Im Jahr 2009 veröffentlichte die ICNIRP eine Stellungnahme, in der sie ihre Richtlinien von 1998 erneut bekräftigte. Da in der wissenschaftlichen Literatur ihrer Meinung nach in der Zwischenzeit 'keine Beweise für irgendwelche schädliche Wirkungen unterhalb der grundsätzlichen Begrenzung erbracht worden seien, sei eine umgehende Revision ihrer Richtlinien zur Begrenzung der Exposition gegenüber hochfrequenten elektromagnetischen Feldern nicht erforderlich'. 2 Die ICNIRP hält bis zum heutigen Tag an dieser Darstellung fest, obwohl die wissenschaftlichen Fakten zunehmend das Gegenteil belegen. Nach unserer Überzeugung sind die ICNIRP-Richtlinien schon deshalb nicht geeignet, die Gesundheit der Menschen zu schützen, weil sie die Langzeit-Exposition und die Wirkung niedriger Intensitäten nicht berücksichtigen. Die WHO schloss sich 2002 der Einstufung extrem-niederfrequenter elektromagnetischen Felder (ELF-EMF)3 und 2011 der Einstufung hochfrequenter elektromagnetischer Felder (RF-EMF) 4 durch die Internationale Agentur für Krebsforschung (IARC) an. Diese Einstufung stellte fest, dass EMF möglicherweise beim Menschen Krebs verursacht (Gruppe 2B). Trotz der beiden IARC-Ergebnisse geht die WHO weiterhin davon aus, dass die vorliegenden Beweise nicht ausreichen, um eine quantitative Senkung der Grenzwerte zu rechtfertigen. Da die Grenzwertfestlegung zur Verhinderung schädlicher gesundheitlicher Wirkungen kontrovers beurteilt wird, schlagen wir vor, dass die Vereinten Nationen sich in

ihrem Umweltprogramm (UNEP) mit der Angelegenheit befassen und Mittel für einen unabhängigen interdisziplinären Ausschuss bereitstellen, welcher das Für und Wider von Alternativen zur derzeitigen Praxis erforscht und prüft, wie die Exposition der Menschen gegenüber RF- und ELF-Feldern substanziell verringert werden könnte. Die Beratungen dieses Ausschusses sollten transparent und unparteiisch durchgeführt werden. Obwohl es wichtig erscheint, dass bei diesem Prozess auch die Industrie beteiligt ist, darf es ihr nicht gestattet werden, den Verlauf und die sich ergebenden Schlussfolgerungen in ihrem Sinne zu beeinflussen. Dieser Ausschuss sollte seine Erkenntnisse an die UN und die WHO weiterleiten, um die Weichen für vorbeugende Maßnahmen zu stellen.

Gemeinsam fordern wir auch, dass
- 1. Kinder und Schwangere geschützt werden;
- 2. Richtlinien und Ausführungsbestimmungen verstärkt werden;
- 3. die Hersteller ermuntert werden, sicherere Technologien zu entwickeln;
- 4. die Einrichtungen, die für Erzeugung, Weiterleitung, Verteilung und Überwachung der Elektrizität erforderlich sind, eine angemessene Stromqualität und geeignete elektrische Leitungsnetze bereitstellen, damit schädlicher Streustrom möglichst gering gehalten wird;
- 5. die Öffentlichkeit über die möglichen gesundheitlichen Risiken elektromagnetischer Felder aufgeklärt und über Maßnahmen zur Verminderung der Schädlichkeit unterrichtet wird;
- 6. medizinisches Fachpersonal über die biologischen Wirkungen elektromagnetischer Felder unterrichtet und für die Behandlung elektrosensibler Patienten ausgebildet wird;
- 7. die Regierungen für Ausbildung und Forschung im Bereich elektromagnetischer Felder und Gesundheit Mittel bereitstellen, und zwar unabhängig von der Industrie und von der Forschung, die von der Industrie in Auftrag gegeben wird;
- 8. die Medien finanzielle Verbindungen von Experten zur Industrie offenlegen, wenn sie deren Meinung zu Gesundheits- und Sicherheitsaspekten EMF-emittierender Technologien zitieren; und
- 9. für Elektrosensible weiße Zonen (strahlungsfreie Gebiete) ausgewiesen werden."
https://www.emfscientist.org/index.php/emf-scientist-appeal

- **HAZ 20.8.2018** "Land will Laptops an Schulen zur Pflicht machen. Niedersachsen will die Digitalisierung des Bundeslandes vorantreiben: Zum Masterplan gehört, dass Schüler mit Laptops oder Tablet-Computern ausgestattet werden sollen. Die Kosten dafür müssen wohl die Eltern tragen." http://www.haz.de/Nachrichten/Politik/Niedersachsen/Masterplan-Digitalisierung-Laptops-und-Roboter-fuer-Schulen-in-Niedersachsen

- **Bildungsportal NRW** Ein Beispiel wie Bundesländern Schulen verpflichten digitale Inhalte nun allen Fächern im Unterricht zu nutzen: *Zitat:* "Vor diesem Hintergrund hat die Kultusministerkonferenz im Dezember 2016 die Strategie 'Bildung in der digitalen Welt' beschlossen, in der sich alle Länder auf einen gemeinsamen Kompetenzrahmen im Umgang mit Medien verständigt haben. Die Länder haben sich dabei verpflichtet, dafür Sorge zu tragen, dass alle Schülerinnen und Schüler, die zum Schuljahr 2018/2019 in die Grundschule eingeschult werden oder in die Sekundarstufe I eintreten, bis zum Ende ihrer Pflichtschulzeit die in diesem Rahmen formulierten Kompetenzen erwerben können.
Mit dem an die KMK-Strategie angepassten Medienkompetenzrahmen NRW werden nun verbindliche Grundlagen für die Medienkonzeptentwicklung an der Schule in NRW übermittelt (BASS 16-13 Nr. 4 'Unterstützung für das Lernen mit Medien'). Gegebenenfalls sollten die Medienkonzepte der Schulen bis spätestens zum Schuljahresende 2019/2020 überarbeitet werden. Die Medienkonzepte sind wesentliche Grundlage für die Antragstellungen der Schulträger für IT-Investitionen sowohl aus dem Programm "Gute Schule 2020" als auch aus dem zu erwartenden "Digitalpakt Schule" der Bundesregierung.
Der 'Medienkompetenzrahmen NRW' ist auch **verbindliche Grundlage für die sukzessive Überarbeitung aller Lehrpläne aller Schulformen der Primarstufe und Sekundarstufe I mit dem Ziel, dass das Lernen und Leben mit digitalen Medien zur Selbstverständlichkeit im Unterricht aller Fächer werden kann und alle Fächer ihren spezifischen Beitrag zur Entwicklung der geforderten Kompetenzen beitragen werden.** Erstmals geschieht dies derzeit bei der Erarbeitung der Lehrpläne für die Sekundarstufe I des neunjährigen Gymnasiums. Diese Lehrplanentwürfe werden im Frühjahr 2019 in die Verbändebeteiligung gehen, so dass dann erstmals für eine Schulform neue Lehrpläne vorliegen, die im Einklang mit dem "Medienkompetenzrahmen NRW" stehen.
https://www.schulministerium.nrw.de/docs/Schulsystem/Medien/Medienkompetenzrahmen/index.html

- **Recode online 24.7.2017** "Google leads the world in digital and mobile ad revenue" https://www.recode.net/2017/7/24/16020330/google-digital-mobile-ad-revenue-world-leader-facebook-growth
- **CNBC online 21.3.2017** "Facebook and Google predicted to make $106 billion from advertising in 2017, almost half of world's digital ad spend" https://www.cnbc.com/2017/03/21/facebook-and-google-ad-youtube-make-advertising-in-2017.html
- **MIT Sloan Management Review online - Spring 2017** "What's Your Data Worth?" https://sloanreview.mit.edu/article/whats-your-data-worth/
- **Bundesministerium für Wirtschaft und Energie** "Den digitalen Wandel gestalten" https://www.bmwi.de/Redaktion/DE/Dossier/digitalisierung.html
- **3-Sat 3.12.2018** "Großer Stromhunger – Digitalisierung – die neue ökologische Gefahr? Wäre das Internet ein Land, dann hätte es den sechstgrößten Stromverbrauch auf der Erde." http://www.3sat.de/page/?source=/nano/technik/198748/index.html
- **Global Citizen 26.11.2017** "This Open Learning Platform Could improve education for 264 million children around the World. Millions of children can't access basic education resources — the HP School Cloud could change that." https://www.globalcitizen.org/en/content/hp-school-cloud-edtech-education/
- **Google** "GOOGLE CLOUD PLATFORM FOR EDUCATION – Google Cloud Platform free programs for teaching, learning, and research in higher education." https://cloud.google.com/edu/
- **IBM** "IBM Cloud Academy" https://www.research.ibm.com/university/cloudacademy/
- **Microsoft** "Office 365 Education – Students and educators are eligible for Office 365 Education for free, including Word, Excel, PowerPoint, OneNote, and now Microsoft Teams, plus additional classroom tools. All you need is a valid school email address. It's not a trial – so get started today." https://www.microsoft.com/en-us/education/products/office

4. Selbst aktiv werden

Wenn wir grundlegende Veränderungen wollen, müssen wir Bürger wieder selbst die Zügel in die Hand nehmen. Ich persönlich glaube, dass Mithelfen und sich zu engagieren die einzigen Möglichkeiten sein werden, um sich aus dieser Situation wieder zu befreien. Das macht man am besten direkt auf der lokalen Ebene, in den jeweiligen Kitas und Schulen.

Dort haben Eltern Rechte und auch Möglichkeiten, gesundheitsfördernde Rahmenbedingungen für ihre Kinder einzufordern und zu gestalten. Wir können mit Lehrern und Betreuern zusammenarbeiten und z.B. Schulgärten aufbauen, pflegen und beernten. Was genau müsste passieren?

1. **Neue Essenspläne** müssten ausgearbeitet werden. Man kann durchaus kostengünstig und auch für recht viele Kinder nährstoffoptimiert kochen. Eintöpfe, Hülsenfrüchte und Salate aus lokalen Produkten lassen sich einfach zubereiten, kosten wenig und decken schon einen hohen Anteil des Nährstoffbedarfs. Neue Ernährungspläne könnte man so aufbauen, dass jeweils erklärt wird, welche Nährstoffe ein Gericht bietet und welche Wirkung die Kombination im Körper unserer Kinder bewirkt. Schon diese Maßnahme würde recht schnell Bildungslücken füllen.

2. **Lokaler Anbau und Bezug:** Man könnte in Kitas und Schulen anregen und dabei helfen, eigene Obst- und Gemüsegärten anzulegen. Diese Umstellung dient dazu, Kindern und dem Personal wieder ein Verständnis für natürliche Produktionsprozesse von Lebensmitteln zu vermitteln. Ebenso dient eine lokale Versorgung von hochwertigen Lebensmitteln dazu, Kinder adäquat zu versorgen. Besonders Ganztagsschulen- und Kitas sind mit dem Ausbau der

Betreuungszeiten von Kindern in der Pflicht, neben kognitiver Bildung, auch eine gesunde physiologische Entwicklung zu ermöglichen und zu fördern.

3. **Keine Industrieprodukte:** Wir könnten darauf bestehen, dass in den jeweiligen Kitas und Schulen keine Süßigkeiten, gesalzenen Snacks und Convenience-Produkte der Stufe 3, 4 und 5 angeboten oder verkauft werden dürfen. Auch dann nicht, wenn jemand im Gegenzug Schreibartikel spendiert oder eine neue Turnhalle finanziert. Mit solchen Bestechungstricks agieren immer mehr Unternehmen und nutzen auf diese Weise die oft kleinen Budgets für Sanierungen an Schulen aus.
4. **Kontrolle:** Kindergärten und Schulen könnten regionale Lehrer- und Elternkomitees gründen, die dezentral die Ernährung an ihren jeweiligen Einrichtungen überwachen. Solche Schutzmechanismen werden im Ausland, zum Beispiel Indien, genutzt.

5. Schulfach "Gesundheit" einfordern

Ebenso sollten wir als Eltern und Gesellschaft darauf bestehen, dass endlich ein Fach "Gesundheit" in Kitas und Schulen eingeführt wird. Alle Kinder sollten bis spätestens nach dem 10. Schuljahr folgende Zusammenhänge – mindestens in den Grundzügen – verstehen, erklären und sicher anwenden können.

Nährstoffe, Giftstoffe und Nahrungsmittelkunde
1. Was sind Makro- und Mikronährstoffe? Wozu braucht unser Körper diese Stoffe?
2. Was genau sind Vitamine, Mineralstoffe, Aminosäuren, Fettsäuren und sekundäre Pflanzenstoffe?
3. In welchen Lebensmitteln findet man sie und in welchen ungefähren Konzentrationen?
4. Welche Fette begünstigen den Stoffwechsel, welche belasten ihn?
5. Wie hoch ist eine unbedenkliche Dosis von Salz? Mit welchen Produkten haben Kinder die tägliche Ration ausgeschöpft?
6. Wieso ist Industriezucker so gefährlich? Und in welchen Lebensmitteln und unter welchen Namen versteckt sich dieser Zucker? Wann und mit welchen Nahrungsmitteln ist ein verträgliches Maß laut der Weltgesundheitsorganisation ausgeschöpft?
7. Was bewirken zusätzliches Nitrat, Glutamat und Aluminium in unserem Körper? Unter welchen E-Nummern oder Angaben verstecken sich diese "Zutaten" in industriell hergestellten Lebensmitteln?
8. Warum ist Rauchen so schädlich?
9. Was passiert im Körper, wenn man Alkohol trinkt? Wieso wirkt dieses "Genussmittel" neurotoxisch und was genau heißt das?
10. Wozu braucht der Körper Wasser? Wo kommt unser Wasser her, wie wird es aufbereitet und was bewirken zugesetzte Substanzen in der Aufbereitung in unserem Körper?
11. Wie und warum raubt Stress dem Körper Vitamine und Mineralstoffe und wieso wird man dann eher krank? Was kann man tun, um Stress zu vermeiden oder im Körper wieder abzubauen?

12. Wieso braucht der Körper mehr essenzielle Nährstoffe, wenn er mit Nikotin, Alkohol oder anderen Schadstoffen belastet wird?
13. Was sind körpereigene Giftstoffe, wann entstehen diese und mit welchen Kräutern oder pflanzlichen Substanzen kann man dem Organismus helfen, diese wieder abzubauen?
14. Wie liest sich ein Beipackzettel von pharmazeutischen Produkten? Was bedeuten die Angaben unter Nebenwirkungen, Wechselwirkungen und Gegenanzeigen? Wann bedeuten diese Angaben, dass ein "Medikament" für den Körper giftig ist – also dem Organismus eine temporäre oder dauerhafte Schädigung zufügt?
15. Welche chemischen Substanzen finden sich in unseren Pflegeprodukten und Reinigungsmitteln für den Haushalt wieder? Was sind Phtalate, Parabene, Silikone, Mikroplastik und Dioxine? Wie nehmen wir diese Substanzen über unsere Haut, Lunge und Schleimhäute auf und was macht das in unserem Körper? Was sind die Alternativen: Wie kann man aus Natron, Essig, Eierschalen, Zitronensäure oder Soda in den richtigen Konzentrationen hervorragende Haushalts- und Pflegeprodukte selber herstellen; gesunde Alternativen, die für uns und die Natur unbedenklich, effektiv und günstig sind?

Die Funktion und das Zusammenspiel von Nahrung und Stoffwechselprozessen
1. Wie funktioniert unsere Verdauung? Was leistet die Leber, was machen die Nieren, was macht das Herz? Wann und warum werden diese Organe krank? Welche Nahrungsmittel helfen diesen Organen?
2. Was sind Hormone und wie bildet der Körper diese Stoffe?
3. Was genau bewirkt Vitamin D im Körper und warum ist Jod so wichtig für die Schilddrüse?
4. Warum verstopfen zu viel Salz und Phosphatzusätze in Hamburgern, Chips und Pizzas unseren Blutkreislauf und wie fühlt sich so was an?
5. Wie kommt es, dass dann, wenn man Cola und Limonade trinkt, die Knochen auch schon in frühen Jahren brechen können?
6. Warum führen Industrieeis, Gummibärchen, Kekse und Schokolade dazu, dass sich im Körper eine Insulinresistenz aufbaut und warum ist das für die Gesundheit so gefährlich?
7. Warum brauchen wir alle viel frische Luft, Bewegung und vor allem die richtige Menge an Sonne?
8. Wie wirkt es sich auf die Augen, das Gehirn und die Wirbelsäule aus, wenn man ständig auf sein Handy schaut?
9. Wieso sind Sport und Bewegung so wichtig für den gesamten Stoffwechsel? Wie viel Bewegung brauchen Menschen täglich, um auch im hohen Alter noch beweglich und vital zu sein?
10. Wieso aber braucht der Körper regelmäßig Ruhe und Entspannung, um sich zu regenerieren und wie genau entspannt man sich?
11. Wieso schüttet der Körper Glückshormone aus, wenn man mit einer anderen Person kuschelt und sie in den Arm nimmt? Was bedeutet diese Hormonausschüttung für unsere Gesundheit? Wann und wo ist Kuscheln erlaubt, richtig und wichtig?
12. Wie beeinflussen Musizieren und andere künstlerische oder interaktive Tätigkeiten unsere Psyche und unser Wohlbefinden?

Essbare und giftige Pflanzen sowie Anbau und Zubereitung von Grundnahrungsmitteln

1. Wie stellt man Gerichte zusammen, die alle notwendigen Substanzen in ausreichenden Mengen enthalten?
2. Was ist bei der Zubereitung und Garmethode insbesondere von Obst und Gemüse zu beachten?
3. Wie baut man Mohrrüben, Zwiebeln und Gartenkräuter an und wie erhält man die Nährstoffe mit der richtigen Lagerung und Verarbeitung?
4. Was ist der Unterschied von biologischer und Intensivlandwirtschaft? Welche chemischen Pestizide werden in der Intensivlandwirtschaft genutzt? Welche möglichen Auswirkungen haben Rückstände auf den menschlichen Organismus?
5. Warum ist es für uns Menschen so wichtig, dass unsere Böden fruchtbar sind? Welchen Einfluss hat die Bodenqualität auf unsere Lebensmittel? Und welche Rolle spielt eine hohe Biodiversität in unserer Nahrungskette?
6. Welche Wildkräuter, Pilze, Blüten und Blätter von Bäumen, und welches wilde Obst kann man essen und warum sind diese Pflanzen besonders wertvoll für den menschlichen Körper?
7. Welche heimischen Pflanzen sind für Menschen giftig? Welche Teile von Eiben, Goldregen, Tollkirsche, Pfaffenhütchen, Herbstzeitlose, Maiglöckchen sind richtig gefährlich? Was macht man, wenn man doch etwas davon gegessen hat?

Die Antworten auf all diese Fragen und vieles mehr sollten unsere Kinder wissen und zwar spätestens, wenn sie die Schule verlassen.

Bis vor wenigen Jahrzehnten wurde vielen Schülern auch genau dieses Wissen durch den Staat noch weitgehend vermittelt. Das Schulfach hieß Hauswirtschaftslehre. Das Rad muss also gar nicht neu erfunden werden. Man könnte zu größeren Teilen auf die Unterrichtsmaterialien der 1950er und 1960er Jahre zurückgreifen – der notwendige Wissensstand war schon damals vorhanden.

Körperverständnis und -beherrschung

Gleichzeitig sollte Teil eines verpflichtenden Ausbildungsplans sein, dass – zumindest in Ganztagsschulen – jeden Tag ein bis zwei Stunden Sport angeboten wird. Über den Tag verteilt, und in verschiedenen Bewegungseinheiten, sollten unsere Kinder die Grundvoraussetzungen für einen gesunden Körper lernen, erleben und trainieren:

- Kraft
- Ausdauer
- Beweglichkeit
- Gleichgewicht
- Entspannung
- Korrekte Haltung
- Spaß an der Bewegung

Körperverständnis und -beherrschung sollten von Lehrkräften angeboten werden, die selbst ein vitales Vorbild darstellen, den Sinn und Zweck dieser Aufgabe verstehen und eine entsprechende Ausbildung haben.

Wissen ist Macht – und führt zu Gesundheit

All dieses Wissen braucht unser Nachwuchs – heute wie auch in der Vergangenheit. Denn nur, wenn unsere Kinder die Zusammenhänge von der Produktion unserer Nahrung, Stoffwechselprozessen im Körper und Mangelerscheinungen wirklich verstehen, können sie sich auch in Zukunft selbst adäquat versorgen und schützen. Ebenso müssen sie lernen, die Tricks von Werbung und anderen Manipulationen zu durchschauen; sonst können sie sich nicht gegen diese oft subtilen Einflüsse wehren.

Die Vermittlung des Basiswissens für ein gesundes Aufwachsen ist weder in der frühkindlichen Erziehung noch in den Bildungsplänen der meisten Schulen verankert.

Auch hier sollte man davon ausgehen, dass die amtierende Bundesregierung, bestehend aus CDU/CSU und SPD, sich mit allen Mitteln GEGEN die Etablierung eines Schulfachs "Gesundheit" stemmen wird. Warum? Einfach wieder aus dem Grund, dass dann, wenn Kinder lernen, wie sie ihre eigene Gesundheit wirklich schützen und fördern, sie die gleichen Veränderungen in ihren Familien vorantreiben werden und das momentane Wirtschaftssystem zusammenfallen würde. Für diese notwendigen Veränderungen stellen sich also folgende Fragen:

- Wer kann die richtigen Lernangebote entwickeln?
- Wer schult das Personal entsprechend?
- Wer unterstützt Kitas und Schulen und finanziert die notwendigen Veränderungen?
- Wer ist wirklich kompetent und nicht in Interessenkonflikte verstrickt?

Die Antwort wird Folgende sein: Engagierte Schulleitungen und Lehrerinnen und Lehrer, Schülerinnen und Schüler, Eltern, Großeltern, Bürgermeisterinnen und Bürgermeister, Umweltverbände und unabhängige Organisationen. All diese Menschen und Organisationen werden Lösungen entwickeln müssen – und das auch können.

Extra Zeitstunden für die Vermittlung der oben genannten Inhalte werden von Seiten der Politik mit hoher Wahrscheinlichkeit nicht zur Verfügung gestellt werden. Schulen müssen wahrscheinlich auch hier erfinderisch werden: Projektwochen, AGs und eine Integration der Inhalte in bestehende Fächer können die notwendigen Zeitfenster bereitstellen.

Quellenangaben und weitere Informationen zu "Einfordern von einem Schulfach für Gesundheit"
- **Netdoctor 29.12.2014** "Kuscheln ist gesund. Winterzeit ist Kuschelzeit! Gerade, wenn es draußen kalt ist, verspricht Knuddeln nicht nur Liebesglück und gute Laune – auch unsere Gesundheit profitiert davon." https://www.netdoktor.at/familie/partnerschaft/kuscheln-ist-gesund-6830913
- **Tessa Rosa Playspace and Landscape Design** "Sustainable learning, Uruguay-Style" https://tessaroselandscapes.com.au/blog/sustainable-learning-uruguay-style/
- **Die Linke 11.7.2017** "DIE LINKE unterstützt Initiative: Gesundheit soll Schulfach werden!" https://www.die-linke-thl.de/nc/presse/pressemitteilungen/detail/news/die-linke-unterstuetzt-initiative-gesundheit-soll-schulfach-werden/
- **Wikipedia** "Liste giftiger Pflanzen" https://de.wikipedia.org/wiki/Liste_giftiger_Pflanzen
- **Gesundheitsberatung UGB** "Allergisch auf Düfte. Düfte können Erinnerungen und Gefühle wecken; sie können stimulieren oder entspannen. Doch Duftstoffe haben nicht nur angenehme Seiten: Besonders Allergikern kann ihr zunehmender Einsatz erhebliche Probleme bereiten." https://www.ugb.de/allergien-immunsystem/allergisch-auf-duefte/
- **South China Morning Post 22.12.2018** "Study links early puberty in girls to chemicals in shampoo, toothpaste and soap – even if only used by mother in pregnancy. Chemicals known

as endocrine disrupters, commonly found in hygiene products, may mimic hormones and lead children to mature well before their natural time. Over the past 20 years, girls have been reaching puberty earlier, with high risks of some medical and behavioural problems." https://www.scmp.com/news/world/article/2179189/study-links-early-puberty-girls-chemicals-shampoo-toothpaste-and-soap
- **Gesundheitstabelle** "Gifte in Kosmetika" https://www.gesundheitstabelle.de/index.php/schadstoffe-gifte/gifte-kosmetika
- **Utopia 15.10.2014** "Die schlimmsten Inhaltsstoffe in Reinigungsmitteln" https://utopia.de/ratgeber/die-schlimmsten-inhaltsstoffe-in-reinigungsmitteln/
- **Smarticular** "Diese 7 Hausmittel ersetzen fast alle Drogerieprodukte" https://www.smarticular.net/diese-hausmittel-ersetzen-fast-alle-drogerieprodukte/
- **Wikipedia** "Hauswirtschaft" https://de.wikipedia.org/wiki/Hauswirtschaft

6. Unterstützer mobilisieren

Auf nationaler und internationaler Ebene gibt es viele Menschen, die über das erforderliche Wissen und die Erfahrungen verfügen. Mit Unterstützung dieser Personen und Verbände kann eine Umstellung gelingen. Mögliche Hilfestellung kann von folgenden gesellschaftlichen Bereichen geleistet werden:

- Produktion von Grundnahrungsmitteln: Verbände, die auf den Anbau von ökologisch produzierten Nahrungsmitteln spezialisiert sind und vereinzelt auch Schulungen für Schulklassen anbieten sind:
    - Demeter – www.demeter.de
    - Bioland – http://www.bioland.de
    - Naturland – https://www.naturland.de
    - Bio Kreis – Bio-Lebensmittel direkt ab Hof kaufen www.biokreis.de
    - Lokale Kleingärten und Gartenvereine

- Zubereitung und Wirkung von Nahrung: Verbände und Einzelpersonen mit einer Expertise für gesunde Zubereitung von Nahrung und Heilwirkung von Kräutern haben unter anderem:
    - Slow Food – www.slowfood.de
    - Deutscher Hausfrauen Bund (DHB) – www.dhb-netzwerk-haushalt.de
    Anmerkung: Der Verein ist regional organisiert und bietet viele Kurse und Veranstaltungen rund um Ernährung und Gesundheit an. Einige der Kurse bauen inzwischen allerdings auf den "Weisheiten" der DGE auf – die Inhalte sollten dahingehend überprüft werden.

- Gesunde Ökologie: Verbände und Organisationen, die sich für gesunde Nahrung und eine intakte Ökologie einsetzen:
    - Naturschutzbund Deutschland (NABU) – www.nabu.de
    - Bund Umwelt und Naturschutz Deutschland (BUND) – www.bund.net
    - Deutsche Gesellschaft für Umwelt- und Humantoxikologie e.V. – www.dguht.de
    - Umweltinstitut München – www.umweltinstitut.org
    - Deutsche Umwelthilfe – www.www.duh.de
    - Anstiftung – Webseite für Netzwerke zu offene Werkstätten, Reparatur-Initiativen, Interkulturelle und Urbane Gemeinschaftsgärten www.anstiftung.de

- **Nachhaltige Lebensführung**: Es gibt im Internet und in Buchläden mittlerweile viele Informationen über die Herstellung von nachhaltigen und unbelasteten Nahrungs- und Haushaltsmitteln, sowie Kosmetika. Dort findet man ebenfalls umfängliche Informationen über potentiell gefährliche Zutaten in industriell hergestellten Konsumgütern. Gute Quellen für Informationen sind:
    - SMARTICULAR – "Das Ideenportal für ein einfaches und nachhaltiges Leben" www.smarticular.net
    - UTOPIA – "Das Portal für Nachhaltigkeit" www.utopia.de

- **Unabhängige Ärzte**: Es gibt ein bundesweites Netzwerk von ca. 800 Ärzten die sich ausdrücklich nicht von der Pharmaindustrie bezahlen lassen und differenziert über empfohlene Impfungen aufklären. Ebenso bieten viele Heilpraktiker kompetente Beratung und Hilfestellung.
    - MEZIS – www.mezis.de
    - Ärzte für individuelle Impfentscheidung e.V. – www.individuelle-impfentscheidung.de
    - Heilpraktiker https://www.heilpraktikerverband.de/

Elternvereinigungen

Darüber hinaus kann man sich an die zentralen Anlaufstellen für Eltern wenden. Jedes Bundesland hat Elternvereinigungen, welche die Interessen von uns und unseren Kindern auf Länder- und Bundesebene vertreten. Man kann versuchen, mit diesen Vereinigungen ins Gespräch zu kommen, die Brisanz der Situation artikulieren, um auf diese Weise Druck auf die unterschiedlichen politischen Ebenen auszuüben.

1. **Die BEVKi**: Für Kitas ist das die Bundeselternvertretung der Kinder in Kindertageseinrichtungen und Kindertagespflege.

    Bundeselternvertretung (BEVKi) c/o Norman Heise
    Walter-Felsenstein-Straße 15
    12687 Berlin,
    Telefon: (01 72) 1 33 13 69
    E-Mail: info@bevki.de
    Web: www.bevki.de

2. **Der Bundeselternrat**: Das ist die Dachorganisation der Landeselternvertretungen in Deutschland. Über seine Mitglieder vertritt er die Eltern von rund 8 Millionen Kindern und Jugendlichen an allgemeinbildenden und berufsbildenden Schulen.

    Bundeselternrat
    Bernauer Straße 100
    16515 Oranienburg
    Telefon: 0 33 01 - 57 55 37
    E-Mail: info@bundeselternrat.de
    Web: www.bundeselternrat.de

3. **Der Deutsche Kinderschutzbund**: Ziele dieses Bundesverbandes sind: *"Der Deutsche Kinderschutzbund Bundesverband e.V. setzt sich für den Schutz von Kindern vor Gewalt, gegen Kinderarmut und für die Umsetzung der Kinderrechte in Deutschland ein. Wir möchten eine kinderfreundliche Gesellschaft, in der die geistige, psychische, soziale und körperliche Entwicklung von Kindern und Jugendlichen gefördert wird."*

Deutscher Kinderschutzbund Bundesverband e.V., Bundesgeschäftsstelle
Schöneberger Str. 15
10963 Berlin
Tel. 030 / 214 809 - 0
E-Mail: info@dksb.de
Web: www.dksb.de

Fazit: Wir brauchen Veränderungen. Jetzt!

Es gibt etliche Möglichkeiten, um Veränderungen einzuleiten und wieder ein gesundes Aufwachsen für unsere Kinder zu ermöglichen. Aber jede einzelne dieser Veränderungen wird auf enorm viel Widerstand treffen. Denn all diese Veränderungen bedeuten zunächst materielle Einschnitte und gravierende gesellschaftliche Umwälzungen. Besonders für die gesellschaftlichen Bereiche, die von dem jetzigen System profitieren. Ohne Herausforderungen, Hürden, Durststrecken und Konflikte wird ein gesellschaftlicher Wandel nicht möglich werden.

Aber genau diesen Wandel brauchen wir und zwar schnell. Denn ohne zeitnahe Veränderungen werden unsere Kinder nicht mehr gesund aufwachsen. Sie werden uns als Gesellschaft in der Zukunft nicht tragen können. Und eine Spezies, die es nicht schafft, ihren eigenen Nachwuchs gesund großzuziehen, hat verloren.

13. UNSERE ANTWORT: Persönliche Veränderungen und Umsetzungen

In den Monaten meiner Recherche habe ich viele Gespräche mit anderen Eltern geführt. Ich wurde immer wieder gefragt: Was genau machen wir – mein Mann und ich – nun mit all dem Wissen? Welche konkreten Veränderungen haben wir in unserer eigenen Ernährung, unserem Verhalten und unseren täglichen Abläufen vorgenommen, um unseren Kindern wieder ein gesundes Aufwachsen zu ermöglichen? Wie gehen wir mit dem Nahrungsangebot in der Öffentlichkeit um und wie haben Freunde und Bekannte reagiert?

Die folgenden Seiten beschreiben das Resultat unseres persönlichen Veränderungsprozesses von über zwei Jahren. Diese Zeitspanne war für uns an vielen Stellen unglaublich anstrengend, entbehrungsreich und mit vielen Emotionen verbunden. Wir haben realisiert, dass ein deutsches Abitur und internationale Universitätsabschlüsse in Geistes- und Naturwissenschaften uns noch nicht einmal die Grundlagen für eine angemessene Gesundheitsvorsorge vermittelt haben.

Entsprechend mussten wir viele neue Fähigkeiten erlernen bzw. uns traditionelles Wissen wieder aneignen. Diese Fähigkeiten ermöglichen uns nun, die Verantwortung und Fürsorge für unsere eigene Familie zu übernehmen. Bei all den Anstrengungen und Mühen haben wir auch festgestellt, dass diese neue Form der Selbstständigkeit uns auch ein Gefühl von Freiheit gibt – die Freiheit, unser Leben mit deutlich weniger Abhängigkeiten zu gestalten. Dieses Kapitel unterteilt sich in folgende Bereiche:

1. Neue Ernährungsregeln und deren Umsetzung
2. Umstellung unserer Ernährung
3. Umstellungen im Haushalt
4. Auswirkungen auf unsere Gesundheit

Neue Ernährungsregeln und deren Umsetzung

Auf der Grundlage meiner Recherchen haben wir für uns folgende Ernährungsrichtlinien aufgestellt. Die Grundprinzipien sind: hohe regionale Qualität ohne Schadstoffbelastung, Vielfalt und von uns selbst verarbeitet.

1. **Nur Bio-Produkte:** Wir achten darauf, nur Produkte zu konsumieren, die unter natürlichen Konditionen gewachsen sind. Die Produkte stammen direkt aus der Natur oder aus einer biologisch produzierten Landwirtschaft, wenn irgend möglich aus biodynamischer Produktion und den Zusatzqualitätssiegeln Demeter, Naturland oder Bioland. Das stellt sicher, dass die Aufnahme von Rückständen von Pestiziden, Hormonen, Antibiotika und anderen unerwünschten Schadstoffen weitestgehend vermieden wird. Diese Maßnahmen schützen die Darmflora und stellen sicher, dass der Körper bzw. Stoffwechsel so wenig wie möglich mit toxischen Substanzen belastet wird.

2. **Regional und Saisonal:** Wir kaufen, soweit es geht, regional und saisonal ein und kochen immer frisch. Je länger Lebensmittel, besonders Obst und Gemüse,

transportiert und gelagert werden, desto mehr zerfallen die essenziellen Vitamine.

3. **Hohe Nährstoffdichte:** Wir wählen nur natürliche Lebensmittel, die eine hohe Konzentration an Mikronährstoffen bieten. Somit essen wir keine höher verarbeiteten Produkte, also keine Produkte der Conveniencestufe 3, 4 und 5. Die Abwesenheit dieser Produkte bedeutet ebenfalls eine geringe Belastung mit Salz, Zucker und anderen Zusatzstoffen. Das wiederum führt auch zu einer besseren Darmflora und Nährstoffresorbtion. Folgende Lebensmittel stehen nun bei uns auf dem Speiseplan:

PFLANZLICHE PRODUKTE *(15 bis 20 unterschiedliche Sorten pro Tag)*
- **Nüsse, Trockenobst und Hülsenfrüchte:** Produkte aller drei Kategorien sind sehr gute Lieferanten für eine Vielzahl von Mikronährstoffen. Sie sind ebenfalls gute Lieferanten von Energie – sowohl Fett als auch Kohlenhydraten – was besonders für unsere Kinder im Wachstum wichtig ist.
- **Kräuter und Gewürze** (Wild- und Gartenkräuter, sowie getrocknete Gewürze): In all diesen Pflanzenprodukten sind besonders hohe Konzentrationen an Mikronährstoffen enthalten. Ebenso stärken sie den Körper mit entzündungshemmenden, krebsvorbeugenden, verdauungsanregenden und weiteren Eigenschaften.
- **Bitterstoffe:** Diese Stoffe regen die Gallenblase an und helfen, Giftstoffe aus dem Körper auszuschwemmen. Zum Beispiel finden sich Bitterstoffe in Chicorée, Löwenzahn, Rucola und vielen Kohlsorten.
- **Fermentierte Lebensmittel:** Fermentierte Lebensmittel unterstützen die Darmgesundheit mit Probiotika und erlauben der Darmflora die Vitamine K, C und alle B-Vitamine zu produzieren. Wir nutzen: Wasserkefir, Sauerkraut und Joghurt (selbst gemacht und nicht erhitzt – das zerstört die notwendigen Bakterien/Probiotika).
- **Zwiebelgewächse:** Diese stärken das Immunsystem, wirken gegen Krebs und beugen der Entstehung von Blutgerinnseln im Körper vor. Zwiebelgewächse sind Zwiebeln, Lauch, Bärlauch, Frühlingszwiebeln, Schalotten, Knoblauch.
- **Pilze:** Pilze sind gute Quellen für etliche Mineralstoffe und eines der wenigen Lebensmittel, welches auch Vitamin D bietet.
- **Getreide** nutzen wir überwiegend in Form von Haferflocken zum Frühstück oder als Nachmittagssnack. Hafer bietet, im Vergleich zu dem heutigen Weizen, ein deutlich höheres Angebot von Mineralstoffen und Vitaminen.
- **Sauerteig als Brot:** Brot backe ich selbst aus Dinkel, Roggen, Weizen, Nüssen, Leinsamen und Sonnenblumenkernen und immer aus vollem Korn. Wir essen Sauerteigbrot, weil es gesünder ist, da es deutlich weniger Phytinsäure beinhaltet. Die Phytinsäure ist ein Pflanzenstoff, welcher die Aufnahme von Magnesium, Calcium und Eisen behindert und über den Säuerungsprozess abgebaut wird.
- **Kartoffeln** essen wir als Pellkartoffeln, Bratkartoffeln oder Kartoffelsalat. Kartoffeln sind gute Lieferanten für Kalium und, wenn frisch, für zum Beispiel Vitamin C. Als Kartoffelsalat (kalt und selbstgemacht) sind sie ebenfalls gute Lieferanten von Ballaststoffen.
- **Reis** essen wir mit Schale – also Naturreis – und somit mit allen Nährstoffen.

- **Natürliche Süße:** Wir nutzen Zuckerrübensirup (eine gute Eisenquelle), gelegentlich braunen Rohrzucker oder Honig (tierisches Produkt), zum Backen und Süßen. Diese Süßstoffe haben neben einigen essenziellen Nährstoffen auch antibakterielle Wirkungen (Honig) und unterstützen somit die Gesundheit. Raffinierten Zucker oder industriell hergestellte Süßigkeiten gibt es bei uns gar nicht mehr – sie bieten keine lebensnotwendigen Nährstoffe, belasten den Darm und behindern eine gesunde Insulinausschüttung des Körpers.

TIERISCHE PRODUKTE
- **Wurst:** Wir essen gelegentlich kleine Mengen an Wurst – biologisch produziert und ohne Nitratzusätze (Nitrat und Nitrit sind auch in Bioprodukten erlaubt). Bei höherem Konsum ist insbesondere, und auch bei biologisch produzierten Produkten, die Aufnahme von Salz (Natriumchlorid) bedenklich.
- **Fleisch:** Wir essen kleine Mengen von Fleisch in Form von Fleisch am Knochen, Organe, Suppenhuhn oder Hackfleisch. All diese Varianten bieten ein breiteres Spektrum an Nährstoffen und sind daher gesünder und zusätzlich auch kostengünstiger als mageres Muskelfleisch.
- **Leber:** Bio-Leber ist eine hervorragende Quelle für Vitamin A und ebenfalls eine gute Quelle für Vitamin D, B2, B3, B5, B12, Biotin, Folsäure, Eisen und Kupfer. In den Wintermonaten essen wir alle 4 bis 6 Wochen ein kleines Stück und ermöglichen somit eine Grundversorgung von besonders Vitamin A. Vitamin A, bzw. dessen Vorstufe Beta Carotin, findet sich auch in relevanten Konzentrationen in Kräutern, die aber im Winter weniger verfügbar sind.
- **Knochenbrühe:** Knochenbrühe hat viel Kollagen und viele Mineralstoffe. Beides ist wichtig für den Knochenaufbau und das Bindegewebe. Ich koche unsere Knochenbrühe regelmäßig aus einem Berg Bio-Knochen, friere die Brühe in kleineren Portionen ein und nutze sie dann regelmäßig in Suppen und Eintöpfen.
- **Fetter Fisch:** Wir essen alle zwei bis drei Wochen einmal Fisch – frisch gekocht, geräuchert oder gelegentlich aus der Konserve. Der Fisch stammt bei uns immer aus "line caught" oder mit dem Siegel FSC nachhaltig gefischt, meist aus dem Atlantik oder Süßwassergewässern der Umgebung. Wir essen primär Makrele, Hering, Forelle, gelegentlich Thunfisch, selten Lachs. Fisch bietet ein gutes Spektrum an essenziellen Fettsäuren und leistet einen Beitrag zur Vitamin D Versorgung. Fisch und Meeresfrüchte müssen allerdings mit Vorsicht betrachtet werden – sie sind zunehmend mit Giftstoffen wie Plastikrückständen und Metallen belastet.
- **Eier:** Eier sind hervorragende Nährstofflieferanten und variabel einsetzbar. Wir essen 3 bis 7 Eier pro Woche und Person. Die Eier stammen aus Freilandhaltung von kleinen Herden.
- **Käse, Milch, Sahne, Quark:** Wir nutzen frische Milchprodukte aus Weidehaltung immer mit vollem Fettgehalt hergestellt aus Rohmilch oder pasteurisierter Milch, nicht ultrahoch erhitzt. Ohne oder mit schonender Erhitzung bleiben ein höherer Teil der Nährstoffe und für eine Darmgesundheit relevante Bakterienkulturen erhalten. Besonders verträglich sind gesäuerte Produkte wie Joghurt, Dickmilch oder Kefir.

FETTE
- **Auf Brot:** Butter von Kühen aus Weidehaltung.
- **Zum Kochen** nutzen wir Butter, Schmalz oder Koch-Olivenöl. Sie enthalten relevante Konzentrationen der Vitamine A, D, E und K sowie der Mineralien Calcium, Magnesium, Phosphor und Eisen. Kaltgepresstes Kokosnussöl eignet sich ebenfalls zum Kochen. Es hat besonders viel Selen. All diese Fette sind bei Hitze stabil und bilden keine freien Radikale.
- **Für Salate und Dressings** nutzen wir Olivenöl, Kürbis-, Leinsamen-, Raps- und Sonnenblumenöl. All diese Nuss- und Keimöle haben viel Vitamin A und E und sind gute Lieferanten von essenzielle Fettsäuren, besonders Omega 3. Diese Öle sollten immer kaltgepresst sein und nicht erhitzt werden. Bei Hitze verändern sich manche dieser Fette und sind dann eher giftig. Öle sollten zeitnah verwendet werden, damit sie nicht ranzig werden.

SALZ, WASSER UND VERARBEITUNG

1. **Salzarm:**
   Wir halten uns an die Maximalvorgaben der WHO von maximal 5g Salz für Erwachsene und entsprechend weniger für unsere Kinder. Wir würzen somit wenig mit Salz und nutzen Kräuter für Geschmack und Aroma. Wir nutzen Meer- oder Steinsalz und kein raffiniertes Industriesalz, da bei Industriesalz fast alle natürlichen Mineralstoffe herausgefiltert werden und nur noch NatriumChlorid (NaCl) übrig bleibt. Ziel bei einer salzarmen Ernährung ist es, unsere Arterien und unser Herz langfristig zu schützen und somit auch im Alter weniger anfällig für Herz-Kreislauf-Erkrankungen zu werden.

2. **Zum Trinken Leitungswasser, Kräutertees und Wasserkefir:**
   Zur Deckung unseres Flüssigkeitsbedarfs nutzen wir fast ausschließlich Leitungswasser. Die Kontrollen unserer lokalen Stadtwerke und die Qualität des Wassers scheinen besser zu sein als die von etlichen Mineralwasserherstellern, was allerdings nicht gleichermaßen für alle Teile in Deutschland gilt. Wir mischen oft Kräuter in das Wasser oder nutzen das Wasser als Ausgangsprodukt für Wasserkefir. Wir Erwachsenen trinken auch Bio-Kaffee und gelegentlich Bio-Bier und Bio-Wein.

3. **Vitaminschonend einkaufen, lagern und zubereiten:**
   - Obst und Gemüse waschen wir und essen es mit Schale. Die meisten Vitamine/Mineralien stecken direkt unter der Schale.
   - Gemüse waschen wir vor dem Zerkleinern, damit weniger Nährstoffe über das Wasser ausgeschwemmt werden.
   - Kartoffeln kochen wir in der Schale und pellen sie erst anschließend. So werden die Nährstoffe nicht ausgeschwemmt.
   - Gemüse dünsten wir oder nutzen einen Drucktopf, um die Garzeit zu verkürzen.
   - Wir essen häufig Suppen und Eintöpfe. So bleiben die Mineralstoffe im Essen erhalten.
   - Wir lagern Lebensmittelreste luftdicht in Keramik, Glas oder Edelstahlbehältern. Das verhindert einen schnelleren Zerfall von Vitaminen durch Oxidation.

- Frische Lebensmittel verbrauchen wir meist innerhalb von 2 bis 3 Tagen.
- Nuss- und Keimöle lagern wir dunkel und kühl. So zerfallen die Vitamine A und E langsamer.
- Äpfel und Tomaten lagern wir getrennt von Bananen und anderem Obst. Gemüse lagern wir dunkel und bei höherer Luftfeuchte. Diese Methoden verlangsamen die Nachreifung und die Produkte halten sich besser.
- Gefrorene Lebensmittel verbrauchen wir innerhalb von maximal 3 Monaten. Vitamine zerfallen auch im Tiefkühlfach.

Diese Regeln und deren Umsetzung sind fast identisch mit dem, was in meiner frühen Kindheit zu Hause praktiziert wurde. Das Wissen dafür hatte meine Mutter im Fach Hauswirtschaftslehre in ihrer eigenen Jugend gelernt.

VITAMINE UND MINERALSTOFFE

Für alle essenziellen Vitamine, Mineralstoffe und Fettsäuren habe ich versucht zu evaluieren, ob und in welchen Mengen wir sie mit der momentanen Ernährung aufnehmen. Das ist immer noch ein Austarierungsprozess, den ich regelmäßig anpasse.

Die Umstellung unserer Nahrung hat ergeben, dass wir nun generell mit den meisten Nährstoffen gut versorgt sind. Wir ergänzen nur sehr wenige Nährstoffe und manche auch lediglich zu bestimmten Jahreszeiten oder bei Krankheit. Dazu gehören:

- **Vitamin D:** Wie beschrieben, ist Vitamin D über die alleinige Ernährung schwer abzudecken. Wir essen keine großen Mengen an fettem Fisch, gehen nicht ins Solarium und sind auch nicht im Winter im Süden im Urlaub. Besonders in den Wintermonaten sind wir daher zu schlecht versorgt und ergänzen unsere Nahrung mit ca. 20.000 i.E. Vitamin D pro Erwachsenem und Woche und ca. 7.000 pro Kind und Woche. Von März bis Oktober nehmen wir geringere Dosen, je nachdem, ob wir uns viel oder wenig in der Sonne aufhalten. Sonnencreme nutzen wir, bis auf wenige Ausnahmen im Urlaub, gar nicht mehr. Die Kosten für unsere Vitamin-D-Versorgung für das ganze Jahr betragen weniger als 15 Euro pro Person.

- **Calcium:** Ein Mangel an Calcium kann recht schnell entstehen. Wir nutzen daher regelmäßig kleine Mengen bzw. alle paar Tage ca. 1 Gramm pro Erwachsenem und 0,5 Gramm pro Kind an gemahlenen Eierschalen, ein natürliches und kostengünstiges Konzentrat an Calcium. Ich koche dafür unsere gesammelten Bio-Eierschalen aus, trockne sie im Backofen und mahle sie anschließend in einem Hochleistungsmixer zu Pulver (Mit den übrigen Eierschalen dünge ich unseren Garten oder nutze sie als Zutat in Reinigungs- und Pflegeprodukten).

- **Jod:** Wir nehmen kein mit Fluorid und Jodid angereichertes Industriesalz, sondern einfach ab und zu Algenpulver (Kelbalge) und zwar eingemischt in Smoothies. Die Konzentration von natürlichem Jod ist dort sehr hoch.

- **Vitamin C und Zink:** Im Winter und bei den ersten Anzeichen von Erkältungen oder geschwächtem Immunsystem nehmen wir bis zu 1 Gramm pro Tag Vitamin C in Form von Ascorbinsäure und bis zu 5 mg Zink pro Person – untergemischt in Smoothies.

- **Magnesium:** Bei hoher sportlicher Betätigung oder viel Schwitzen mischen wir gelegentlich bis zu einem Gramm Magnesiumcitrat (Pulver und ohne Füllstoffe) pro Erwachsenem und entsprechend weniger für die Kinder in Getränke.

Quellen und weitere Informationen zu "Neue Ernährungsregeln und Umsetzung"
- **Das Gesundheitsplus 16.4.2017** "Wie man aus Eierschalen Calcium gewinnt" https://das-gesundheitsplus.de/wie-man-aus-eierschalen-calcium-gewinnt/
- **Zentrum Gesundheit** "Jodbedarf decken – gesund und vegan" https://www.zentrum-der-gesundheit.de/jodbedarf-decken-ia.html
- **Magnesium Wissen** "Wie kaufen Sie das für Sie beste Magnesium?" https://www.magnesium-wissen.info/magnesium-kaufen
- **GEO 1.2.2018** "LABORERGEBNISSE: Forscher finden Mikroplastik in jedem Mineralwasser. Mit neuen Messmethoden haben Wissenschaftler Mineralwässer auf besonders kleine Plastikpartikel untersucht. Das Ergebnis hat selbst die Forscher überrascht" https://m.geo.de/natur/nachhaltigkeit/18317-rtkl-laborergebnisse-forscher-finden-mikroplastik-jedem-mineralwasser

Essensplan

Parallel zu meinen Recherchen habe ich für uns einen Ernährungsplan ausgearbeitet. Auch das ist ein stetiger Lernprozess und er ist mit Sicherheit noch nicht in allen Details durchdacht.

Da wir keine Vegetarier sind, habe ich mich nicht im Detail mit entsprechenden Ernährungsplänen für vegane oder vegetarische Ernährungsformen beschäftigt. Es sollte durchaus möglich sein, sich auch mit diesen Ernährungsformen gesund und mit allen essenziellen Nährstoffen zu ernähren. Allerdings benötigt man dann wohl in den Wintermonaten deutlich mehr pflanzliche Import-Nahrung. Wir wollen uns soweit wie möglich regional ernähren und haben uns daher für eine ausgewogene Mischkost entschieden.

Vor dem Kindergarten/der Schule – Frühstück zu Hause für die Kinder:
- eine große Schale aufgekochte Haferflocken mit Milch und Wasser plus Nussmus, Zimt, Apfel- oder Quittenmus, Banane und Rosinen. Wasser oder Wasserkefir zum Trinken.
- drei – bis sechsmal pro Woche ein Glas Smoothie mit Ingwer, 5 bis 10 Garten- und Wildkräutern, Apfel, Banane bzw. saisonales Obst plus Gurke, Grünkohl, Spinat etc., gemahlene Eierschalen und Jod plus Joghurt oder Quark.

Frühstück am Wochenende:
- selbstgemachtes Brot mit Käse, Butter, Salami, Frischkäse, vegetarische Aufstriche, Leberwurst oder Nussbutter plus je ein weichgekochtes Ei
- oder: Bauernfrühstück mit Bratkartoffeln, Zwiebeln, Ei und Gemüse
- plus jeweils ein Glas Smoothie und Kaffee/Tee/Wasser

Kindergarten/Schulfrühstück:
- selbstgemachtes Brot mit Nussbutter oder Butter mit Bio Salami, Fleischwurst (ohne Nitrat-Zusätze)

Saisonal zwei oder drei Optionen von:
- saisonales Obst: ¼ Apfel oder ¼ Birne und/oder ¼ Banane, im Sommer Beerenobst und/oder Trockenobst
- halbe Mohrrübe (Beta Carotin)

- 1 kleine saure Gurke oder frische Gurke (Polyphenol und Beta Carotin)
- eine Handvoll Nüsse

Nachmittagssnack, wenn hungrig:
- saisonales Gemüse wie Mohrrüben, Gurke, Tomate, Sellerie etc.
- saisonales Obst wie Apfel, Birne, Pflaume oder auch Banane
- Kokosflocken, Mandeln, Haselnüsse, Cashewnüsse, Kürbiskerne, Erdnüsse, ein Schälchen Sesam
- Trockenobst wie Rosinen, Pfirsiche, Feigen (ungeschwefelt)
- ein Stück selbstgemachter Kuchen (Zutaten je nach Rezept: Karotten/Kürbis/Nüsse/Mohn/Buchweizenmehl/Lein- oder Sesamsamen/Butter/Obst/Eier/Honig/Rohrzucker)
- Popcorn mit Kokosöl, Honig und Zimt
- heiße Schokolade (Milch, Zimt, Kakaopulver, Honig)

Optionen fürs Mittagessen und Abendbrot – immer frisch oder maximal am Vorabend gekocht:

Vegetarisch:
- Gemüsesuppe (z.B. mit Zwiebel, Knoblauch, Kürbis, Blumenkohl, Brokkoli, Sellerie und Gartenkräutern Rosmarin/Petersilie, Salbei/Thymian etc.)
- Gemüsecurry mit Blumenkohl, Kartoffeln, Möhren, Erbsen, Zwiebeln, Gewürzen, Kokosmilch und Kraftbrühe plus Gewürze
- Asiatisch gebratenes Gemüse mit Knoblauch und Ingwer
- Omelett mit Salat und frischen Kräutern
- Spiegelei mit Salat und Kartoffel und/oder Quark mit Kräutern und Gemüse
- Pellkartoffeln mit Quark und Salat
- Kartoffelsalat mit Ei, Käse, Gemüse und Kräutern
- Linsensalat oder Bohnensalat mit gebratenem Gemüse und Kräutern
- Linsen, Bohnen- oder Kichererbsenauflauf oder Eintopf mit Kräutern und Gewürzen
- Bratlinge aus Lupinen und Kichererbsen plus Gemüse und Kräuter
- Gemüsepizza mit Salat und Gartenkräutern
- Vollkornreissalat mit Erbsen, Zwiebel, Möhren, Paprika, Zucchini, Kräutern

Fisch- und Fleischgerichte:
- Suppenhuhn mit Gemüse, Kräutern und Gewürzen
- Beinscheibe mit Gemüse, Kräutern und Gewürzen
- Weißkohl/Zwiebel/Knoblauch/Kartoffel/Hack/Senf Eintopf mit Petersilie
- Möhren/Kartoffel/Zwiebel/Mettenden/Kochwurst Eintopf mit Petersilie
- Tafelspitz mit Kartoffeln und Gemüse/Salat
- Kohlroulade mit Kartoffelbrei und Salat
- Grünkohl mit Pinkel und Kartoffeln plus Salat
- Sauerkraut mit Kassler, Zwiebeln und Kartoffeln plus Salat
- Gulasch mit Kartoffeln, Möhren, Zwiebeln, Sauren Gurken und Salat
- Hack/Kartoffelauflauf mit Erbsen, Zwiebeln, Knoblauch und Rosmarin plus Salat
- Rostbratwürste mit gedünstetem Gemüse, Sauerkraut und Pellkartoffeln

- Leber mit gebratenen Zwiebelringen, Kartoffelpüree und Salat
- Sonntagsbraten mit Ofengemüse, Kartoffeln und Salat
- Hackbällchen mit Kartoffeln, Gemüse (Erbsen, Bohnen, Mohrrüben) und Salat oder rohem Gemüse
- Fisch (gebraten/gedünstet oder im Ofen gebacken) mit Gemüse (Spinat/Kohl) und Kartoffeln
- Salat mit Ei und Thunfisch (Konserve) oder mit geräuchertem Fisch plus z.B. Erbsen, Zwiebeln, Chicorée oder mit anderem Gemüse und Kräutern

Salate immer im Wechsel, z.B.:
- Geriebene Möhre oder Rote Bete mit Apfel, Zitrone mit Sonnenblumenkernen und Olivenöl
- Tomatensalat mit Zwiebeln, Gurke und Feta und Kräutern
- Blattsalate und Wildkräuter mit Gurke, Frühlingszwiebel, Tomate, Radieschen, Paprika
- Kartoffelsalat mit Zwiebeln, saurer Gurke, Eiern und Kräutern
- Gartenkräuter wie Brunnenkresse, Schnittlauch, Petersilie, Rucola, Sauerampfer plus Sellerie, Zwiebeln, Käse und gerösteten Sonnenblumenkernen oder Sesam
- 2-3 mal die Woche eine kleinen Portion selbstgemachtes Sauerkraut oder Rotkraut (für Vitamin K und gesunde Darmflora)

Zum Nachtisch abgestimmt aufs Hauptgericht:
- Naturjoghurt/Quark mit Nüssen, frischem oder tiefgefrorenem Obst und Zimt
- Selbstgemachtes Schokoladen- oder Obst-Eis oder Mousse mit Milch/Sahne/Joghurt, Honig, Zimt, Obst oder dunkler Schokolade
- Pfannkuchen aus Dinkelmehl oder mit Haferflocken, Zimt, Rosinen, Bananen, Nussbutter oder Zuckerrübensirup

Einen Großteil der Rezepte kannten mein Mann und ich aus unserer eigenen Kindheit, ansonsten nutzen wir Anregungen aus dem Internet. Ebenfalls hilfreich fand ich die Kochbücher "*Hemsley und Hemsley: Einfach gut essen – jeden Tag*" 2016 und "*Hemsley und Hemsley: Natürlich gut essen*" 2015. Alle dort beschriebenen Rezepte, finden wir sehr lecker. Die Rezepte orientieren sich an dem wissenschaftlich belegten Verständnis rund um essenzielle Nährstoffe und sind meist einfach in der Zubereitung.

Umstellung unserer Ernährung

Bis November 2016 haben wir ca. alle 10 Tage bei Lidl eingekauft und dort den größten Teil unserer Lebensmittel besorgt. Das war für uns logistisch besonders einfach und auch immer recht kostengünstig. Wir haben spontan am Abend etwas zusammengewürfelt und morgens mit Müsli/Cornflakes/gesüßten Joghurts oder Brot mit Marmelade oder Nutella und Obst für uns und die Kinder improvisiert. Wir haben bis zu dem Zeitpunkt keine Lebensmittel aus unserem Garten bezogen oder in der Umgebung gesammelt.

Dann war klar, dass mit unserer Ernährung etwas grundsätzlich nicht stimmte. Was genau, wusste ich zu Anfang aber nicht. Vorsorglich habe ich daraufhin alle unsere

Schränke ausgeräumt und alles, was verarbeitet war und nicht aus biologischem Anbau kam, entsorgt. Das war praktisch alles, was bei uns an Lebensmitteln zu finden war. Ich habe mich dann mit einem leeren Blatt Papier an einen Tisch gesetzt und damit begonnen, Lebensmittel aufzulisten, die uns guttun. Kraftbrühe und Eintöpfe kamen als erstes auf die Liste.

Wir haben also wieder ganz von vorne angefangen. Ich habe dann nach und nach all unsere Bezugsquellen für Lebensmittel ausgetauscht. Mittlerweile habe ich eine recht einfache und praktische Infrastruktur aufgestellt.

- Wir kaufen ca. dreimal in der Woche frische Lebensmittel in einem Bioladen, Hofladen oder auf dem Markt. Dort besorgen wir unser Sortiment an Obst, Gemüse, Getreide, Käse, Nüssen, Trockenobst, Hülsenfrüchten, Schokolade, Fisch und teilweise gefrorenen Beeren und Gemüse, wenn es davon saisonbedingt keine Frischware gibt.
- Rindfleisch, Hühner- und Schweinefleisch kaufen wir alle paar Monate direkt bei einem Biobauern, der ca. 5 km von uns entfernt ist. Die Tiere werden dort in Freilandhaltung in einem Naturschutzgebiet in kleinen Herden gehalten. Das Fleisch frieren wir ein.
- Kräuter und etwas Obst und Gemüse bauen wir nun im Garten an oder sammeln es in der Umgebung.
- Neben allen frisch gekochten Gerichten stelle ich ebenfalls nun folgende Lebensmittel selbst her: Alle Backwaren inklusive Brot und Kuchen, zum Teil Joghurt, Sauerkraut, Nussmus, Knochenbrühe, diverse Soßen und Dips. Das Spektrum wird stetig erweitert.

Die meisten frischen Lebensmittel kommen aus dem Bremer Umland. Ein paar Produkte kommen von weiter her. Doch auch dann fokussieren wir uns auf Produkte aus Europa und, wenn irgend möglich, mit Demeter-, Bioland- oder Naturland-Label. All diese Vereinigungen kontrollieren die zertifizierten Betriebe regelmäßig und haben deutlich höhere Standards als andere EU-Labels. Wir bemühen uns, wenigstens ein paar der Bezugsquellen – also die einzelnen Landwirtschaftsbetriebe – persönlich kennen zu lernen. Wir versuchen insgesamt mehr Klarheit darüber zu erlangen, unter welchen Bedingungen und wie genau die Lebensmittel produziert werden.

Wir kaufen gar nicht mehr in den großen Ketten wie Lidl, Aldi, Rewe oder Edeka ein. In diesen Supermärkten ist es schwer nachzuvollziehen, wo die Lebensmittel wirklich herkommen. Außerdem sind diese Lebensmittelgiganten in der Versorgung mit Nahrungsmitteln Haupttreiber in einem globalen System von menschlicher und ökologischer Ausbeutung, was zu der momentanen Misere stark beigetragen hat. Diese Rolle der Supermarktketten in diesem System war uns vor 2016 nicht bewusst.

Gewürze, Sprossen und Keimlinge

Im Winter, wenn wir weniger frische Kräuter im Garten sammeln können, nutzen wir verstärkt ein breites Spektrum an Trockengewürzen, Sprossen und Keimlingen. Dazu gehören Zimt, Kümmel, Kreuzkümmel, Koriandersamen, Curcuma, Senfsamen, Muskatnuss, Chili, Sternanis, Nelken, Bockshornklee, verschiedene Pfeffersorten und

Paprikapulver. Keimen lassen wir zum Beispiel Hülsenfrüchte wie Linsen oder Bohnen sowie Brokkoli, Senfsamen und verschiedene Getreidesorten. Keimlinge und Sprossen haben eine besonders hohe und für den menschlichen Körper verfügbare Konzentration an Vitaminen und Mineralstoffen. Auch all die Gewürze helfen dabei, das Immunsystem und das Darmmilieu zu stärken.

Produkte aus Übersee

Abgesehen von Kaffee, Tee, Bananen und ein paar Gewürzen, kommt bei uns praktisch nichts mehr aus Übersee. Unser Ziel ist es, dass möglichst wenige Nährstoffe durch unnötigen Transport verlorengehen. Dazu kommt, dass durch Korruption und andere Gepflogenheiten in der Lebensmittelproduktion in manchen Ländern deutlich niedrigere Standards bestehen als bei uns. Selbst wenn "Bio" draufsteht, ist nicht unbedingt Bio drin. Ferner sind wir mittlerweile der Überzeugung, dass die nährstoffreichen Lebensmittel auch in den Ländern bleiben sollten, in denen sie produziert werden. Nur dann bleiben die Menschen dort auch gesund und wir haben eine Chance auf ein globales Gleichgewicht.

Aufgrund des hohen Einsatzes von genveränderten Lebensmitteln und praktisch flächendeckendem Einsatz von Pestiziden, primär Glyphosat, meiden wir jegliche Lebensmittel aus den USA, Kanada, China, Brasilien und Argentinien. Weiterhin meiden wir alle Lebensmittel aus Japan, da die radioaktive Kontamination von Lebensmitteln und deren Auswirkung auf den menschlichen Körper völlig unklar sind. Diese Lebensmittel drängen nach Unterzeichnung des Freihandelsabkommens zwischen der EU und Japan (JEFTA) seit Mitte 2018 verstärkt auf den europäischen Markt. Japan ist ebenso wie Deutschland oder die USA ein stark kapitalistisch getriebenes Land und auch dort stehen staatliche Kontrollfunktionen in der Kritik, sich primär an wirtschaftlichen Interessen und nicht an der Gesundheit von Menschen zu orientieren.

Durch diese Umstellungen sind Belastungen durch Antibiotika, Hormone, Pestizide, genveränderte Lebensmittel, Zusatz- und Farbstoffe sowie Zucker für uns irrelevant geworden. Es bleiben Aluminium und das "Ausbluten" von Plastik. Beides versuchen wir zu minimieren, indem wir nun primär Edelstahl, Glas-, Glaskeramik oder Emaille-Töpfe, Pfannen und Behälter nutzen. Aluminium als Werkstoff rund um Lebensmittel, inklusive Aluminiumfolie, wird bei uns nicht mehr genutzt. Damit sind auch Konserven, die ebenfalls oft mit Weichmachern (BPA) laminiert sind, bis auf sehr wenige Ausnahmen, aus unserem Haushalt verbannt.

Quellen und weitere Informationen zu "Umstellung unserer Ernährung"

- **Deutscher Jagdverband** Eine Option Wildbrett direkt von Jägern und Naturschutzverbänden lokal zu kaufen https://www.wild-auf-wild.de/
- **Oxfam 21.6.2018** "Supermärkte im Check: ein katastrophales Ergebnis. Überall dort, wo Menschen Lebensmittel für Supermärkte in Deutschland und anderen Ländern produzieren, sind Leid und Ausbeutung an der Tagesordnung. Das zeigt der neue Oxfam-Bericht 'Die Zeit ist reif'. Der Bericht enthält neben vielen Fallbeispielen einen Supermarkt-Check, in dem die deutschen Supermarktketten miserabel abschneiden." https://www.oxfam.de/ueber-uns/aktuelles/2018-06-21-supermaerkte-check-katastrophales-ergebnis?utm_campaign=20180702-ox-mtnl&utm_source=nl-mtnl&utm_medium=20180702-ox-mtnl&utm_wec=12867&utm_term=nl-link
- **Handelsblatt 3.9.2018** "Gute Nachricht für Bayer – brasilianisches Gericht hebt einstweilige Verfügung gegen Glyphosat auf. Der umstrittene Unkrautvernichter Glyphosat darf in Brasilien wieder eingesetzt werden. Brasiliens Bauern können aufatmen – Bayer auch."

- https://www.handelsblatt.com/unternehmen/industrie/monsanto-gute-nachricht-fuer-bayer-brasilianisches-gericht-hebt-einstweilige-verfuegung-gegen-glyphosat-auf/22990116.html
- **NCBI November 2016** "The Current Limits for Radionuclides in Food in Japan" by Iwaoka https://www.ncbi.nlm.nih.gov/pubmed/27682906
- **Zentrum Gesundheit 16.7.2018** "RADIOAKTIVITÄT. Radioaktivität erreicht Europa - Warnung vor Milch und Gemüse" https://www.zentrum-der-gesundheit.de/radioaktivitaet-europa-ia.html
- **Bundesamt für Strahlensicherheit** "Lebensmittel aus der Umgebung Fukushimas weitgehend unbedenklich. Bei Wildfleisch aus Japan empfiehlt das BfS jedoch weiterhin Kontrollen und gegebenenfalls Verzicht" https://www.bfs.de/SharedDocs/Stellungnahmen/BfS/DE/2017/0714-lebensmittel-fukushima.html
- **Welt 17.7.2018** "EU und Japan unterzeichnen Freihandelsabkommen" https://www.welt.de/wirtschaft/article179478320/Jefta-EU-und-Japan-unterzeichnen-Freihandelsabkommen.html
- **Biothemen** "Keimlinge und Sprossen - angekeimte Samen" http://www.biothemen.de/Qualitaet/rohkost/keimlinge_sprossen.html

Umstellungen im Haushalt

Haushaltsmittel, Giftstoffe und andere schädliche Einflüsse

Unsere gesamten Putz- und Pflegeprodukte habe ich ebenfalls buchstäblich mit der Lupe durchforstet. Alles, was giftige Substanzen wie BPA, Mikroplastik, Erdöl basierte Substanzen und vieles mehr unter den Inhaltsstoffen aufführte, ist aus unserem Haushalt geflogen. Auch da blieb nicht mehr viel übrig.

Wir nutzen nur noch biologisch produzierte und vollständig abbaubare Produkte. Den Großteil davon stelle ich mittlerweile selbst her. Dazu gehören Cremes und Zahnpasta, Lippenpflege, Shampoo, Raumdüfte, Waschpulver, Badreiniger, Wachstücher, Seifenblasen und Knete. Auch hier habe ich festgestellt, dass man ökologisch, nachhaltig und kostengünstig mit sehr wenig Zeitaufwand ohne die Produktwelt von Henkel und Unilever hervorragend auskommt. Ich nutzte die Tipps und praktischen Anleitungen von unter anderem www.smarticular.net und www.utopia.de.

Bei Kleidung achten wir schon seit Jahren darauf, dass die Produkte aus biologisch hergestellten Naturfasern bestehen und/oder aus zweiter Hand stammen. In beiden Fällen ist die Aufnahme von chemischen Schadstoffen über die Haut, und somit die Belastung des Körpers, deutlich geringer als bei Kleidung von der Stange aus dem Kaufhaus.

All diese Umstellungen bedeutet für uns, dass wir nun praktisch keine Lebensmittelabfälle mehr haben und sich unser zu entsorgender Müll auch sonst deutlich reduziert hat. Küchenabfälle kompostieren wir, das haben wir vorher allerdings auch schon getan, und nutzen die entstehende Erde wieder als Dünger im Garten.

Umbau Garten

Wir haben einen eigenen Garten und haben uns bemüht, unsere Lebensmittelversorgung lokal aufzuwerten. Im ersten Schritt habe ich einen Schwerpunkt auf Nahrungsmittel gelegt, die eine hohe Nährstoffkonzentration bieten, nicht oder nur selten im Supermarkt zu kaufen sind und wenig Platz, Wissen und Zuwendung benötigen. Das waren primär Garten- und Wildkräuter. Ein paar Gemüsesorten und Obst kamen im zweiten Jahr hinzu.

Folgende Pflanzen und Gewürzkräuter wachsen nun bei uns direkt vor der Haustür: Verschiedene Basilikumsorten, Oregano, Petersilie, Rosmarin, Lavendel, Thymian, Vietnamesischer- und Echter Koriander, Bohnenkraut, Lorbeer, Mutterkraut, Schnittlauch, Süßdolde, Pflückkohl, Wasserfenchel, Koreanischer Wassersellerie, Kümmel, Petersilie, Currykraut, Liebstöckel, Estragon, Salbei, Zitronenverbene, Ysop, Brunnen- und Gartenkresse, Taglilie, Rucola, Staudensellerie, Bärlauch, Melisse, Pfefferminze, Katzenminze, Jiougulan, Tomaten, Stangenbohnen, Felsenbirne. Für Salate, Tees und Suppen nutzen wir zusätzlich auch Wildkräuter und -sträucher und Gartenpflanzen wie Brennnessel, Löwenzahn, Wollziest, Waldmeister, Schafgabe, kriechender Günsel, Scharbockskraut, Beifuß, Barbarakraut, Berberitze, Rosen-Hagebutten, Giersch, Blätter von Haselnusssträuchern und Vergissmeinnicht. Von letzteren hatten wir diverse sowieso schon im Garten; wir wussten allerdings nicht, dass man diese Pflanzen essen oder in Smoothies und Tees verarbeiten kann, diese Pflanzen unsere Immunabwehr besonders stärken und meist auch sehr gut schmecken.

Wir sammeln im Garten und auf Spaziergängen, was gerade so wächst. Das Sammeln selbst dauert meist nur wenige Minuten. Mit der Zeit haben wir eine Routine entwickelt; wir können nun einzelne Kräuter gut auseinanderhalten, kennen die Wirkung von einzelnen Pflanzen und wissen, welche gut miteinander harmonieren.

Unsere Kräuter ziehe ich selbst, tausche Ableger mit Freunden oder wir beziehen sie von der Biogärtnerei Rühlemann's, die auch bundesweit ihre Pflanzen versendet (siehe Quellenangaben). Neben Kräutern und ersten Gemüsesorten haben wir mittlerweile auch jeweils zwei Apfel- und Birnenbäume, Heidelbeer- und Himbeersträucher, Johannisbeere, Stachelbeere, Holundersträucher sowie eine Aroniabeere gepflanzt. Dafür sind Ziersträucher gewichen. Jegliche Form von Pflanzenschutzmitteln habe ich entsorgt. Wir düngen unsere Pflanzen kostenfrei mit eigenem Kompost, Pferdeäpfeln, selbstgemachter Brennnesseljauche, Eierschalen und Kaffeesatz. Die gesamte Fläche, die wir nun mit essbaren Pflanzen bestellt haben, beläuft sich auf unter 100 Quadratmeter.

Die Umstellungen in unserem Garten bedeuten ebenfalls, dass wir ein deutlich besseres Nahrungsangebot für Insekten und Bienen haben. Eine leichte Erholung des Bestandes ist inzwischen schon spürbar. Neben vermehrtem Insektenaufkommen beobachten wir eine Reihe von Vogelpaaren, die bei uns auf dem Grundstück nisten sowie Eichhörnchen, Frösche und Echsen. Wir sehen deutlich, wie schnell sich die Natur regeneriert, wenn man wieder die notwendigen Rahmenbedingungen herstellt.

Ende 2018 bekamen unsere Kinder zwei Kaninchen. Die Tiere helfen ihnen – und uns Erwachsenen – dabei, wieder ein Verständnis für das Zusammenspiel von Natur und Lebewesen aufzubauen. Beim Lesen über eine artgerechte Haltung von Kaninchen wurde schnell offensichtlich, dass ein Großteil der Grundlagen von notwendigen Rahmenbedingungen für einen gesunden Stoffwechsel bei Kaninchen und Menschen identisch sind: Beide brauchen die gleichen Pflanzen- und essenzielle Nährstoffe, Bewegung, mindestens ein zweites Tier zum Kuscheln und Wohlfühlen, ein verträgliches Maß an Stress und frische Luft. Für das kommende Jahr planen wir einen Hühnerstall mit ca. 4-6 Hühnern und mehrere Bienenstöcke.

Unterwegs

Generell versuchen wir Convenience-Produkte zu vermeiden. Entsprechend sind wir nun auch bei jedem Familienausflug mit mitgebrachten Lebensmitteln ausgestattet. Geschnittenes Gemüse, Obst, Brote, hartgekochte Eier, Salate, Hafergrütze, Nüsse und Trockenobst sowie in Flaschen abgefülltes Leitungswasser sind in unterschiedlichen Kombinationen nun immer mit dabei. Ebenso besuchen wir fast nur noch Einrichtungen, die entweder gesunde Lebensmittel anbieten, was selten der Fall ist, oder uns erlauben, eigenen Sachen mitzubringen.

Auch unsere Urlaube planen wir nun mit einem genaueren Blick auf Ernährung: Entweder versorgen wir uns selbst, gehen in Hotels, die hochwertige Nahrungsmittel anbieten und auch erlauben, dass wir diese unseren Kindern geben, oder wir bleiben zu Hause und machen Tagesausflüge. Wenn nötig, sagen wir einen Urlaub aufgrund unzulänglicher Lebensmittelangebote auch wieder ab. Das haben wir beispielsweise im April 2017 getan. Wir hatten einen Urlaub mit Freunden in einer Jugendherberge auf einer Nordseeinsel gebucht. Dort war die angebotene Versorgung so schlecht, dass wir unseren Urlaub wieder storniert haben.

In der Zeit unserer Umstellung stellten mein Mann und ich auch fest, dass das Angebot auf Geschäftsreisen beängstigend schlecht ist: hochwertige Nahrung ohne Schadstoffe wird uns fast nirgendwo angeboten. Für uns bedeutet das: Auch auf Geschäftsreisen nehmen wir nun unsere eigenen Brote mit, gegebenenfalls auch Nahrungsergänzungsmittel und verpflegen uns zwischendurch mit Nüssen und Trockenobst. Damit sind wir nicht optimal ernährt, aber für ein paar Tage geht es. Diese Erkenntnis schmälert die Attraktivität von Geschäftsreisen deutlich.

Schutz im öffentlichen Raum

Zum Zeitpunkt der Zahnschmelzdiagnose unseres Sohnes besuchten unsere beiden Kinder eine lokale Kita. Zum Schutz unserer Kinder haben wir auch dort die Ernährung, soweit es ging, anpassen lassen. Ich habe das Gespräch mit der Leitung und den jeweiligen Betreuern gesucht und gebeten, unseren Kindern keine Süßigkeiten oder jegliche Form von Süßspeisen mehr zu geben. Diese Bitte wurde von allen Erzieherinnen erfüllt.

Ebenfalls habe ich mit der Kitaleitung in den ersten Monaten unserer Umstellung etliche Gespräche über den generellen Mangel an Nahrungsmittelqualität geführt. Schnell wurde klar, dass der Kindergarten sich an die Bremer Ernährungspläne hält, welche wiederum auf den Qualitätsstandards der DGE und BMEL aufbauen. Meine Kritik und Sorge, dass mit genau diesen Plänen etwas nicht stimme und Kinder in Tageseinrichtungen nicht gesund versorgt werden, stieß auf recht großes Unverständnis. Verständlicherweise überwog bei der Leitung der Einrichtung die Überzeugung, dass die zuständigen Behörden und Ernährungsexperten wirklich gesunde Pläne ausgearbeitet hatten und meine Kritik somit haltlos war.

Auch diese Diskussionen haben mit dazu beigetragen, dieses Buch zu schreiben. Ohne den Beweis, dass die ausgearbeiteten Ernährungspläne der Bundesregierung sich nicht an dem Wohl von Kindern orientieren, sondern primär durch wirtschaftliche Interessen geleitet sind, sind notwendige Veränderungen auf lokaler Ebene praktisch unmöglich.

Seit Sommer 2017 besucht unser Sohn eine Grundschule. Wir hatten ihn dort ursprünglich für die Ganztagsbetreuung angemeldet. Schnell war klar, dass auch dort die Ernährungspläne alles andere als gesund sind. Wir haben daraus die Konsequenzen gezogen und ihn aus der Ganztagsbetreuung wieder herausgenommen. Er isst nun jeden Mittag zu Hause.

Die Sorgen, die uns zu Anfang ebenfalls beschäftigt haben, waren: Wie verkraften unsere Kinder diese Umstellung – was macht das mit ihnen in Bezug auf Freundschaften und Akzeptanz in der Gruppe? Auch da waren unsere Bedenken zum Glück unnötig. Beide Kinder haben in der Kita und Schule enge Freundschaften geschlossen und eine Ausgrenzung oder negative Konsequenzen scheint es für sie nicht zu geben. Dazu muss man sagen: Es gibt im Umfeld mittlerweile etliche Kinder, die aufgrund von Lebensmittelunverträglichkeiten oder Allergien nur ein eingeschränktes Nahrungsangebot wahrnehmen dürfen. Unsere Kinder fallen also gar nicht besonders aus der Reihe.

Zeit und Bewegung
Neben der Umstellung unserer Ernährung versuchen wir inzwischen auch, die Zeit mit unseren Kindern insgesamt bewusster zu gestalten. Zeitdruck und Hektik waren bei uns früher an der Tagesordnung. Uns war nicht klar, dass auch die ständig mehr oder weniger präsente Eile eine hohe Belastung für den Körper bedeutet. Das gewachsene Verständnis hat uns zum Umdenken gebracht und wir bemühen uns deutlich mehr, Stresssituationen in unserem Alltag, besonders mit den Kindern, zu reduzieren. Wir stehen morgens etwas früher auf, um einfach den Tag nicht mit Hetze und Gereiztheit zu beginnen. Wir planen für das gemeinsame Mittag- und Abendessen und anschließende Bettgehprogramm mehr Zeit ein.

Wir versuchen mehr Ausgleich in unseren Alltag zu integrieren und lesen, basteln und spielen Brettspiele mit unseren Kindern. Wir nehmen uns mehr Zeit für die Bedürfnisse unsere Kinder nach Körperkontakt: Wir kuscheln viel, was ihnen und auch uns sichtlich gut tut.

Ebenfalls hat Bewegung einen deutlich höheren bzw. bewussteren Stellenwert bei uns eingenommen. Wir treiben mit den Kindern mehr Sport und bewegen uns über den Tag verteilt, wenn möglich, draußen. Das tun wir oft in Form von Fangspielen, Toben und "Kitzel-Attacken". Wir animieren die Kinder dazu, zu balancieren und viel zu klettern – im Haus und draußen. An den Wochenenden machen wir gemeinsam häufiger Radtouren, gehen schwimmen, oder fahren Rollerblades; lauter Aktivitäten, die sich wiederum positiv auf unser familiäres Zusammenleben auswirken. Wir bemühen uns Angebote zu finden, die nichts oder sehr wenig Geld kosten, damit unsere Kinder mit dem Verständnis aufwachsen, dass Spaß und ein spannender Tag nicht in Verbindung mit finanziellen Ausgaben stehen.

Im Zuge dieser Veränderungen haben wir festgestellt, dass unsere Kinder ab ca. 2,5 Stunden intensiverer Bewegung über den Tag verteilt spürbar ausgeglichener sind als früher. Da Kita und Schule bei uns in Sachen Bewegung nur einen geringen Beitrag leisten, sind wir auch hier deutlich mehr in der Pflicht, unsere Kinder zu unterstützen, als uns anfangs klar war. Neben mehr Bewegung zu Hause machen unsere Kinder ein bis zweimal pro Woche Sport in einem Verein.

Wir achten ebenfalls mehr darauf, dass unsere Kinder viel selbstbestimmt spielen dürfen. Wir sorgen dafür, dass sie sich mit anderen Kindern am Nachmittag treffen können und dann gemeinsam mit Gleichaltrigen draußen toben. Auch da haben wir festgestellt: Wenn Kinder gemeinsam spielen, erfüllen sie sich den Drang nach Bewegung und geistiger Anregung selbst.

Medienkonsum

Computerspiele und mobile Smartphones/Tablets nutzen unsere Kinder gar nicht. Einen zeitweise ausufernden TV-Konsum mit oft einhergehenden Konflikten haben wir Anfang 2019 stark reduziert. Auch hier war uns nicht klar, wie viel Schädigung der Zellen im gesamten Organismus, Anspannung und Stress, sowie Haltungsschäden und Reizüberflutung die Gegenwart von WLAN-Strahlung, die Benutzung von Handys, Tablets, TV und Spielkonsolen für den wachsenden Kinderkörper bedeuten. Wenn man genau hinschaut, wird auch hier schnell klar: Die Digitalisierung unserer Klassenzimmer, der öffentlichen Infrastruktur und Familien bringt gewissen Unternehmen enorm viel Geld und stört überwiegend die gesunde Entwicklung von Kindern. Ein Verständnis auch dieser Zusammenhänge hat unser Verhalten und unsere Wachsamkeit in Bezug auf Medienkonsum verändert. Wir selbst versuchen ein gutes Vorbild zu sein und nutzen unsere eigenen Handys nicht bei Mahlzeiten oder wenn wir uns mit unseren Kindern beschäftigen. Alle WLAN-Geräte schalten wir nachts aus. Wie wir unsere Kinder vor dem rasant zunehmend und gesetzlich verpflichtenden Medienkonsum im Kindergarten und Schulen schützen können, ist uns allerdings nicht klar.

Sonne

Wir achten heute viel bewusster darauf, dass wir uns alle ausreichend lange in der Sonne aufhalten. Spielen in der Mittagssonne steht bei uns regelmäßig auf dem Programm. Abgesehen von wenigen Ausnahmen im Hochgebirge oder an der Küste schützt uns nun eine gute Nährstoffversorgung und Kleidung vor zu viel Sonne und Zellschäden in der Haut. Besonders eine gute Versorgung mit den Vitaminen A, C, E, D, den Mineralstoffen Selen, Zink und der Fettsäure Omega 3, und gelegentlich ein Hut oder T-Shirt, ersetzen nun bei uns die Palette an käuflichen und oft mit Schadstoffen belasteten Cremes und Sprays. Dass die richtige Nahrung adäquaten Schutz vor zu viel Sonnenstrahlen bietet, ist übrigens auch keine neue Erkenntnis, sondern seit einigen Jahren wissenschaftlich belegt. Zusätzlich schont diese Umstellung unseren Geldbeutel und die Umwelt vor Plastikresten.

Kosten

Unsere monatlichen Ausgaben sind insgesamt deutlich gesunken: Für Lebensmittel geben wir in der Summe zwar ähnlich viel Geld aus wie vorher, bekommen aber eine deutlich bessere Qualität. Gekauftes Obst und Gemüse ist nur geringfügig teurer, besonders wenn man die Lebensmittel saisonal und regional bezieht. Bei Fleisch merken wir eine deutliche Differenz: Ein Bio-Huhn kostet ca. drei- bis viermal so viel wie ein Huhn aus der Massentierhaltung. Wir essen allerdings seltener Fleisch und auch nicht mehr nur die Brust von einem Huhn, sondern das ganze Tier als Suppenhuhn oder im Eintopf. Die Mehrkosten für organisch produzierte Produkte kompensieren wir durch deutlich geringere Ausgaben für industriell hergestellte Produkte. Zu den teuren und wenig wertigen Produkten, die wir gar nicht mehr kaufen gehören: Nutella, Marmeladen, Saft, Pizza, Fertigsoßen, Konserven, teure Süßigkeiten, Kuchen, Kekse und vieles mehr.

Ebenso kaufen wir fast keine industrielle hergestellten Körper-Pflegeprodukte oder Reinigungsmittel für den Haushalt mehr. Diese meist teuren und ebenfalls oft gesundheitlich bedenklichen Produkte stelle ich jeweils in wenigen Minuten selbst her.

Wir haben unseren Konsum insgesamt deutlich verringert und versuchen, wo möglich, gebrauchte Sachen zu kaufen, im Freundeskreis zu tauschen oder Sachen selbst herzustellen. Das gilt für Kleidung ebenso wie für Gartengeräte und andere Gebrauchsgegenstände. Das ist manchmal zeitaufwendig, macht besonders mir aber auch viel Spaß und ermöglicht viele neue Erfahrungen.

Auch Angebote wie Kinos, Freizeitparks und Indoorspielplätze meiden wir. Ich persönlich finde alleine den Geruch von frittiertem Fett und Zuckerprodukten unerträglich und den Anblick von oft beeinträchtigten Kindern, besonders mit meinem heutigen Wissen, zu betrüblich. Insgesamt haben wir festgestellt: Was uns physiologisch gut tut, tut auch der Umwelt und unserem Geldbeutel gut.

Die Reaktionen im Umfeld

Im Umfeld gab es ganz unterschiedliche Reaktionen, besonders zu Anfang, in der Zeit also, in der ich recht viele radikale Umstellungen bei uns eingeführt habe. Ohne die Zusammenhänge wirklich alle zu verstehen und somit auch noch weit entfernt davon, sie erklären zu können, war unser Verhalten für manche Bekannte und Freunde befremdlich. Aber je mehr mein Verständnis über Ernährung, die Auswirkungen im Körper unserer Kinder und die wirtschaftlichen Zusammenhänge wuchs, desto mehr Interesse kam aus dem Umfeld.

Viele der Gespräche, die ich geführt habe, liefen recht ähnlich ab: Sobald ich erklärte, dass generell etwas mit unserer Ernährung nicht stimme, wurde abgewunken und erklärt, dass man sich schon prima ernähren würde. Irgendwann habe ich aufgehört mit den Erklärungen, sondern einfach nur meine Unterlagen geschickt. Dann kamen meistens ein Schock und große Betroffenheit bei den besagten Eltern. Zu realisieren, wie weit wir uns von einer gesunden Ernährung und Lebensweise entfernt haben, ist für praktisch alle – inklusive uns – im ersten Anlauf schwer zu ertragen.

Danach haben die meisten Eltern, mit denen ich gesprochen habe, ihre Ernährung auch umgestellt. Die wenigsten sind so radikal wie wir, aber viele unserer Ansätze wurden übernommen. Das wiederum machte das Zusammensein zwischen uns und unseren Freunden sowie zwischen unseren Kindern einfacher: Essen ist nun weniger ein Aspekt der Sorge. In unserem Freundeskreis kochen immer mehr Menschen mit biologischen Produkten, es wird auf den Konsum von Zucker geachtet und der Konsum von verarbeitetem Essen aus Plastikbechern ist bei vielen gesunken. Auch tauschen wir mit Eltern – Vätern wie Müttern – nun Rezepte aus oder wir unterhalten uns darüber, wie und welches Gemüse im eigenen oder Schrebergarten oder auf einem gepachteten Acker gut wächst. Wir sammeln Fallobst im Park oder bei Nachbarn und suchen gemeinsam nach Kräutern. All das macht Spaß und ermöglicht uns ganz neue gemeinsame Erlebnisse. Wir diskutieren darüber, ob man Hühner oder Bienen halten kann und wie das gehen würde.

Abgesehen von den Eltern in unserem Umfeld, habe ich auch mit vielen Kollegen und Kunden über das Thema Ernährung gesprochen. Da stellte sich zu meinem Erstaunen heraus, dass viele Menschen in der Konzernwelt bereits ein recht differenziertes Bild von Ernährung besaßen und sich mit dem Thema auseinandergesetzt hatten. Diese Personen lassen sich grob in zwei Gruppen einteilen: Ältere Menschen mit erwachsenen- oder ohne Kinder, die oft selbst Gesundheitsprobleme hatten und dann anfingen, sich jenseits der offiziellen Angaben zu informieren. Und junge Kollegen, die noch keine Kinder hatten, aber entweder selbst auch schon unter Gesundheitsproblemen litten oder bei denen im eigenen Bekanntenkreis das Thema Ernährung einen größeren Stellenwert einnahm. In beiden Gruppen wurde nach Erzählungen viel private Zeit und Energie investiert, um sich ein differenziertes Verständnis für die kausalen Zusammenhänge aufzubauen.

Weitere Veränderungen und Planung für die Zukunft

Was sich bei all den Anpassungen verändert hat, ist unser täglicher Zeitaufwand. Für das Einkaufen, Vorbereiten und Kochen brauchen mein Mann oder ich – wir wechseln uns ab, je nachdem, wer beruflich unterwegs ist – zwischen 1,5 und 2,5 Stunden täglich. Hinzu kommt ein größerer Betreuungsaufwand für unsere Kinder und den Garten. Für häusliche Aufgaben ist unser zeitlicher Aufwand im Vergleich zu vorher um ca. 300% gestiegen.

Diese Umstellungen haben uns deutlich gemacht, dass unser vorheriges Modell – beide Elternteile voll berufstätig – gar nicht genug Raum und Zeit lässt, sich um die Gesundheit der Familie zu kümmern. Auch diese Erkenntnis hat bei uns zur Bereitschaft für ein generelles Umdenken geführt.

Mit der logistischen Umstellung unserer Nahrungsversorgung gingen grundsätzliche Gespräche rund um unser eigenes Wertesystem einher. Nicht nur ein hohes Augenmerk auf den gesundheitlichen Schutz unserer Kinder wurde relevant, sondern auch grundsätzliche Fragen der Zukunftsgestaltung standen im Raum:

- Was für eine Welt wollen wir unseren Kindern hinterlassen?
- Welche gesellschaftlichen Entwicklungen wollen wir unterstützen und welche nicht?
- Welche Werte haben unser eigenes Handeln bestimmt und warum?

Leistung und Leistungsbereitschaft haben in meiner eigenen Familie eine große Rolle gespielt. Meine Eltern hatten beide Vollzeitstellen, waren in ihren eigenen Berufen erfolgreich und wurden als Experten angesehen. Bei uns Kindern wurde in den frühen Jahren der Erziehung auf Gesundheit, besonders in Bezug auf Nahrung und Bewegung, geachtet; ansonsten waren wir Geschwister überwiegend uns selbst überlassen.

Anerkennung gab es für schulische und sportliche Leistungen und später für beruflichen Erfolg, finanzielle Unabhängigkeit und eine erfolgreiche Karriere. Genau diese Aspekte waren für mich richtungsweisend. Ich habe die Erziehung unserer Kinder hinter meine Karriere gestellt und häusliche Verantwortung als wenig wertvoll und wichtig erlebt. Nun war für mich dieses gesamte "Wertesystem" ins Wanken geraten. Was macht mich als Mutter, Geschäftsfrau, Ehefrau, Tochter oder Freundin aus? Was ist wichtig und für wen und warum eigentlich? Die Suche nach Antworten ist ein mühsamer und oft aufreibender Prozess.

Zu realisieren, dass wir nicht nur Opfer einer völlig fehlgeleiteten und globalen Informationspolitik, sondern gleichzeitig Triebkräfte in diesem System sind, das unsere Gesellschaft und somit die Zukunft unserer Kinder zerstört, ist bitter. Wie kommen wir aus diesem System wieder heraus? Nach den ersten logistischen Umstellungen der Ernährung, war das die nächste Frage, die uns intensiv beschäftigte.

Mittlerweile engagiere ich mich selbst deutlich seltener für externen Kunden. Mit den wenigen Kunden, mit denen ich weiterhin zusammenarbeite, führe ich nun grundsätzliche Diskussionen über den Sinn von Wachstum, Nachhaltigkeit sowie individueller, organisatorischer und gesellschaftlicher Gesundheit. Die Bereitschaft zu Gesprächen, und der Wunsch gemeinsam über Lösungen nachzudenken, ist hier generell sehr hoch: Auch viele von meinen Kunden hinterfragen den Sinn einer sich immer schneller drehenden Leistungsspirale und überhöhten Anforderungen der Arbeitswelt und leiden oft selbst an chronischen Erkrankungen.

Die restliche Zeit widme ich unseren Kindern, der Haushaltsführung und dem Engagement im Umfeld. Dazu gehören ein Schulspracheramt und lokale Diskussionen, wie wir die gesundheitliche Versorgung unserer Kinder verbessern können. Weitere Sitzungen im Stadtteil ebenso, wie erste Diskurse über mögliche Veränderungen unserer Nahrungsmittelproduktion mit lokalen Landwirten, bestimmen nun ebenso meinen Zeitplan. Nachforschungen und das Schreiben dieses Buches hat in den vergangenen zwei Jahren natürlich auch einen großen Teil meiner Zeit in Anspruch genommen.

Quellen und weitere Informationen zu "Haushaltsmittel, Giftstoffe und andere schädliche Einflüsse"
- **Rühlemanns Kräuter und Duftpflanzen (Bio)** https://www.kraeuter-und-duftpflanzen.de
- **Kaninchenwiese** "Ernährung Grundlagen"
  https://www.kaninchenwiese.de/ernaehrung/grundlagen/
- **KITA BREMEN - ESSEN UND TRINKEN Stand: Juli 2008** "ALS QUALITÄTSMERKMALE IN ZUSAMMENARBEIT MIT DEM BREMER INSTITUT FÜR PRÄVENTIONSFORSCHUNG UND SOZIALMEDIZIN – BIPS" (Broschüre online vorhanden)
- **Bremische Evangelische Kirche Landesverband Evangelischer Tageseinrichtungen für Kinder** "Essen in der Kinderkrippe: Qualitätsstandards und Empfehlungen für die Verpflegung von Kindern in der Krippe. In Zusammenarbeit mit dem Bremer Institut für Präventionsforschung und Sozialmedizin" https://www.kirche-bremen.de/downloads/landesverband_konzept_ernaehrung.pdf
- **ZEIT ONLINE 6.1.2018** "Körperkontakt: Fass mich an. Viele Menschen haben kaum Körperkontakt – dabei würden sie gern mal wieder in den Arm genommen werden. Gute Idee. Berührungen können eine Menge bewirken." https://www.zeit.de/2015/52/beruehrung-koerperkontakt-gesundheit-massage
- **Netdoctor 29.12.2014** "Kuscheln ist gesund. Winterzeit ist Kuschelzeit! Gerade, wenn es draußen kalt ist, verspricht Knuddeln nicht nur Liebesglück und gute Laune – auch unsere Gesundheit profitiert davon." https://www.netdoktor.at/familie/partnerschaft/kuscheln-ist-gesund-6830913
- **Skin Cancer Foundation** "Can your diet can prevent skin cancer?" https://www.skincancer.org/prevention/can-your-diet-help-prevent-skin-cancer
- **Augsburger Allgemeine 27.5.2015** "Kann Sonnencreme schädlich sein?" https://www.augsburger-allgemeine.de/wissenschaft/Kann-Sonnencreme-schaedlich-sein-id29986982.html
- **Buch:** "Giftcoktail Körperpflege – Der schleichende Tod aus dem Badezimmer" 2019, by Marion Schimmelpfennig

Auswirkungen auf unsere Gesundheit

Zahngesundheit

Nachdem bei unserem Sohn die Diagnose Kreidezähne gestellt wurde, war mir, wie bereits erläutert, recht schnell klar, dass es sich bei der Symptomatik mit hoher Wahrscheinlichkeit um eine Unterversorgung mit bestimmten Nährstoffen handeln musste. Wir haben daraufhin unseren Kinderarzt gebeten, bei unserem Sohn den Vitamin-D-Status zu messen und bei einer zweiten Kontrolle auch Calcium, Phosphat, Eisen, Vitamin A und E zu bestimmen. Bei Vitamin D waren die Werte bei der ersten Untersuchung außerhalb des Messbereichs, also extrem niedrig. Als gesund gelten 30 bis 100ng/ml, unser Sohn hatte unter 7ng/ml. Vitamin D ist, wie gesagt, essenziell und unter anderem am Knochenstoffwechsel und dem Aufbau von Zähnen beteiligt. Dieser Prozess war bei unserem Sohn ja gestört, der geringe Vitamin-D-Wert also keine Überraschung.

Ebenfalls wies unser Sohn einen starken Eisenmangel auf. Die Symptome dazu sind unter anderem eingerissene Mundwinkel, Blässe und Abgespanntheit. All diese Symptome wies unser Sohn auf, wir konnten sie aber nicht deuten, unser Kinderarzt anscheinend auch nicht. Die zweite Untersuchung zeigte, dass wir durch unsere Ernährungsumstellung, die Zugaben von Vitamin D und etwas Eisen, erfolgreich waren. Ebenfalls haben wir den Vitamin-D-Spiegel bei unserer Tochter und bei uns Erwachsenen messen lassen. Wir alle litten unter einem signifikanten Mangel.

Aufgrund dieser niedrigen Werte haben wir dann alle eine hochdosierte Vitamin D-Therapie gemacht, mit dem Ziel, unseren Vitamin D-Spiegel auf ca. 50ng/ml anzuheben. Für die Berechnung der Anfangs- und später Erhaltungstherapie habe ich die Umrechnungstabellen von Dr. med. Raimund von Helden genutzt. Diese sind dargestellt in dem Buch "*Gesund in sieben Tagen: Erfolge mit der Vitamin-D-Therapie*" 2015. Von Helden ist ein Experte auf dem Gebiet und Hausarzt, welcher sich seit Jahrzehnten mit dem flächendeckenden Vitaminmangel in der Bevölkerung auseinandersetzt und etliche Aufklärungskampagnen führt.

Die notwendigen Zugaben für eine Korrektur unseres eigenen Vitamin-D-Spiegels bewegten sich pro Person und abhängig von Größe und Gewicht zwischen 140.000 und 400.000 i.E. Diese Mengen haben wir über die Zeitspanne von 5 Tagen eingenommen. Diese Dimensionen von notwendigen Zugaben für eine Korrektur auf ein gesundes Maß, im Vergleich zu den Empfehlungen der DGE und der deutschen Ärzteverbände, haben für uns auch deutlich gemacht, wie absurd die öffentlichen Angaben sind. Die DGE empfiehlt, wie gesagt, 800i.E. pro Tag und pro Erwachsenem.

Wie eingangs beschrieben, war die Störung des Zahnschmelzes bei unserem Sohn sehr gravierend. Bei dem Ausmaß der Schädigung war ein zeitnaher Einbruch des Zahnschmelzes von mindestens einem der Backenzähne zu erwarten. Das ist nicht eingetreten. Im Gegenteil. Der Zahnschmelz ist nach Untersuchungen des Zahnarztes nun, nach über zwei Jahren der Ernährungsumstellung, hart genug und stabil, und die Zähne weisen keinerlei funktionale Schäden oder atypische Empfindlichkeiten auf. Wir waren zu Anfang alle drei Monate bei einer Zahnuntersuchung. Seit Ende 2018 gehen wir wieder einmal im Jahr zur regulären Vorsorgeuntersuchung.

Bemerkenswert ist ebenfalls Folgendes: Einer der bleibenden Schneidezähne unseres Sohnes im Unterkiefer wies eine Fehlstellung von ca. 30 Grad auf. Nach Wegfall der

Eckzähne im Milchgebiss, und folglich mehr Platz im Unterkiefer, hat sich diese Zahnfehlstellung von selbst korrigiert. Die Zahnreihen im Ober und Unterkiefer sind nun gesund ausgeprägt und greifen funktional sauber ineinander. Diese eigenständige Korrektur des Körpers hatte uns zu Anfang überrascht. Nach etlichen Recherchen wurde auch hier klar: Wenn der Körper wieder mit allen lebenswichtigen Bausteinen versorgt wird, korrigieren sich auch solche Missbildungen im Wachstum von alleine.

Erwähnenswert ist weiterhin: Seit der Ernährungsumstellung hat keiner von uns mehr Zahnstein, noch Parodontitis oder Zahnfleischentzündungen. Kostspielige Zahnreinigungen sind in unserer Familie inzwischen überflüssig. Das lässt darauf schließen, dass die Zusammensetzung von Speichel und der Speichelfluss sich bei uns allen verändert haben. Die konsequente Ernährungsumstellung hat auch hier vergleichsweise schnell zu sehr erfreulichen Ergebnissen geführt.

Aber nicht nur unsere Zahngesundheit hat sich deutlich verbessert. Wir haben bei unseren Kindern, und auch uns Erwachsenen, etliche weitere positive Veränderungen beobachtet:

- besseres Hautbild und gesündere Haare
- gesunde Verdauung
- ruhiger Schlaf
- keine Kopf-, Muskel- oder Gliederschmerzen
- starkes Immunsystem und keine Allergien
- emotionale Stabilität und gute Konzentrationsfähigkeit
- gesunde Augen und gute Hörfähigkeit
- gute Beweglichkeit, hohe Körperspannung und Fitness

Insgesamt scheinen sich unsere Kinder ähnlich zu verhalten und weisen einen vergleichbaren physiologischen Entwicklungsstand auf, wie noch der Großteil der Kinder im vergleichbaren Alter in den frühen 1980er Jahren.

Solide Grundlage für eine gesunde Entwicklung

Während meiner beiden Schwangerschaften, und während der gesamten Stillzeit, habe ich keinen Alkohol getrunken, nicht geraucht, habe mich nicht impfen lassen und habe auch keine Medikamente eingenommen. Eine Belastung durch giftige Substanzen war somit bei mir gering. Dafür habe ich das in England häufig empfohlene Breitband-Nahrungsergänzungsmittel "Pregnacare" eingenommen. Hierbei handelt es sich um ein Vitamin- und Mineralstoffpräparat, welches den erhöhten Nährstoffbedarf von Frauen und Säuglingen in dieser kritischen Wachstumsphase bedient.

Ebenso habe ich mich noch nie überwiegend von Convenience-Produkten ernährt und besonders in den Schwangerschaften darauf geachtet viel Obst und Gemüse zu essen. Aus der heutigen Perspektive weiß ich aber, dass meine Ernährung in den beiden Schwangerschaften nicht den erhöhten Nährstoffbedarf decken konnte. Daher bin ich überzeugt, dass dieses Nahrungsergänzungsmittel die gesunde Entwicklung unserer Kinder unterstützt hat – ohne dass ich jetzt explizit für dieses Produkt Werbung machen will. Mit meinem heutigen Wissen hätte ich mich nicht für dieses Produkt entschieden, sondern mich insgesamt anders ernährt und den

Bedürfnissen meines Körpers und meiner heranwachsenden Föten bzw. Säuglingen deutlich mehr Aufmerksamkeit gegeben.

In dieser zusätzlichen Versorgung mag sich aber ein Teil der Antworten finden, warum unsere Kinder generell ein recht robustes Immunsystem haben und alle Organe und einzelnen Körperteile gesund ausgebildet sind. Einen eindeutigen Mangel und eine Fehlernährung haben unsere Kinder nur zwischen dem ersten und knapp sechsten bzw. ersten und knapp vierten Lebensjahr erleiden müssen. Und auch nur in dieser Zeitspanne haben wir bei unseren Kindern auffälliges Verhalten wie anhaltende Wutausbrüche und einen Mangel an Konzentrationsfähigkeit beobachtet. Und auch in dieser Zeitspanne wurden die geschädigten Zähne unseres Sohnes ausgebildet. Die anschließende Umstellung hat die zwischenzeitliche Fehlversorgung wieder korrigiert und erwartungsgemäß hat sich der Organismus unserer Kinder normalisiert.

Die wenigen Krankheitssymptome, die wir gelegentlich noch erleiden, behandeln wir mit natürlichen Heilverfahren. Wir nutzen Hausmittel wie Hühnerbrühe, Kräutertees, Zwiebelsaft, Wadenwickel, sowie viel Schlaf und frische Luft. Als erste Informationsquelle für mögliche Störungen im biochemischen Gleichgewicht nutzte ich das *"Handbuch der Nährstoffe"* 2012 von Burgerstein, Schurgast und Zimmermann.

Käufliche oder verschreibungspflichtige Medikamente nutzen wir nicht mehr. Ärztliche Unterstützung haben wir in den letzten zwei Jahren ebenfalls nicht benötigt. Lediglich eine gesetzlich angeordnete Vorsorgeuntersuchung für unsere Tochter, sowie zahnärztliche Untersuchungen für alle Familienmitglieder, haben wir genutzt. Ob wir diese Leistungen in Zukunft weiter in Anspruch nehmen werden, wage ich zu bezweifeln.

Fazit: Altbewährtes führt zum Ziel
Mit Blick auf alle umgesetzten Veränderungen lässt sich schlussendlich Folgendes feststellen: Die Rahmenbedingungen, die wir für unsere Kinder nun geschaffen haben, sind fast identisch mit denen, die meine Eltern in den 1970er Jahren für uns ermöglicht haben. Und genau in dieser Vielschichtigkeit von Konditionen liegt die Antwort, warum Kinder vor 40 Jahren noch ganz anders aussahen als heute.

Quellen und weitere Informationen zu "Erfassung unseres Gesundheitszustandes"
- **Buch:** "Handbuch der Nährstoffe" 2012, by Uli P. Burgerstein, Hugo Schurgast, Prof. Dr. Michael B. Zimmermann
- **Buch:** "Gesund in sieben Tagen: Erfolge mit der Vitamin-D-Therapie" 2015, by Dr. Raimund von Helden
- **Buch:** "Karies heilen" 2012, by Ramiel Nagel
- **Buch:** "Blut – Die Geheimnisse unseres »flüssigen Organs«: Schlüssel zur Heilung" 2016, by Dr. Ulrich Strunz

DANKSAGUNGEN

Mein Leben war nicht langweilig. Weder wollte ich ein Buch schreiben noch Berge von Fachliteratur wälzen. Aber manchmal kommt alles anders als man denkt.

Dieses Projekt hat nicht nur mir, sondern auch meiner Familie sehr viel abverlangt. Mein Dank gilt daher insbesondere unseren beiden Kindern und meinem Mann Dr. Zareer Dadachanji. Auch wenn es manchmal schwer fiel, haben mir alle drei die Zeit eingeräumt, die es brauchte, um all die Nachforschungen zu bewerkstelligen. Über den gesamten Zeitraum war mein Mann mein wichtigster Gesprächspartner und erster Lektor für alle schriftlichen Fragmente, die ich zusammengetragen habe. Ohne seine unschlagbare Geduld und Rückendeckung hätte ich dieses Buch nicht schreiben können. Sehr dankbar bin ich auch für die Unterstützung meines Vaters, Prof. Dr. Stefan von Aufschnaiter. Er hat das gesamte Manuskript zweimal durchgearbeitet, wichtige Anmerkungen gemacht und Verbesserungen angeregt.

Neben den Menschen, die mich über den Zeitraum von zwei Jahren, zum Teil täglich, unterstützt haben, gibt es viele weitere und sehr wichtige Personen, die zum Gelingen dieses Projektes beigetragen haben. Etliche Freunde, Bekannte sowie mir persönlich zunächst unbekannte Experten, die ich um Unterstützung gebeten habe, standen mir hilfreich zur Seite. Sie haben das ganze Manuskript oder Teile davon gelesen und inhaltliche Ungenauigkeiten und sprachliche Fehler korrigiert. Sie haben geholfen, die einzelnen Kapitel besser zu strukturieren und sie gaben wichtige Hinweise, um den Sprachfluss und die visuelle Gestaltung der Texte zu verbessern. Etliche Personen schickten mir ergänzendes Material und schilderten mir ihre Eindrücke. Oft saßen wir auch einfach nur zusammen und suchten gemeinsam nach Lösungen.

Ich möchte insbesondere den folgenden Unterstützern danken: Dr. Till Markus, Dr. Janna Wolff, Manuela auf der Heide, Annika Speidel, Beryl Hilker, Stefan und Julia König, Jana Schneider, Natalie und Klaas Unteusch, Bettina Curione, Ann-Christin Philip, Gesa Conze, Tina und Carsten Wulf, Julia Gorka, Kathrin Fox, Elke Kolb, Marta Hansen, Dominique Gröne-Streubel, Zoe Cohen, Nadine Bieg, Dr. Karin Bender-Gonser, Thomas Kruchem, Dr. Felix Prinz zu Löwenstein sowie der Journalistin Beate Wiemers, mit der ich während weiter Teile des Prozesses engmaschig in Kontakt stand. Ein ganz besonderer Dank gilt Prof. Dr. Jörg Spitz für sein treffendes und engagiertes Vorwort!

Ebenso gilt: Ohne die vorherige Leistung von unzähligen engagierten Bürgern und Bürgerinnen, die sich weltweit um Aufklärung bemühen, hätte ich dieses Buch nicht schreiben können. Nur dank all dieser oft uneigennützigen Personen, die sich für das schonungslose Aufdecken von Missständen einsetzen, hatte ich Zugang zu den relevanten Informationen. Zu diesem Personenkreis gehören gleichermaßen Ärzte, Wissenschaftler, Journalisten, Aktivisten, Filmemacher und Politiker – alles Menschen, die in vielen Fällen bereit sind, für diese notwendige Aufklärung ihre eigenen beruflichen und manchmal auch privaten Existenzen zu riskieren. Ohne den Mut und das Engagement dieser Personen hätte ich von dem Ort aus, an dem ich dieses Buch geschrieben habe, – meinem Schreibtisch – nichts bewirken können.

Ein großer Dank gilt ebenfalls all den Menschen, die öffentlich über Bücher, Blogs und gut verständliche Videos erklären, wie jeder einzelne Bürger leicht und ohne große Kosten für sich selbst sorgen kann: Mit gesunder Nahrung und Vorsorge für die eigene Gesundheit, mit Pflege- und Haushaltsprodukten ohne Plastik und Chemikalien bis hin zu der Herstellung einer angemessenen Behausung, Kleidung und benötigter Energie. Diese oft einfach umzusetzenden Anleitungen machen den Systemfehler und das gigantische Lügenkonstrukt, dem wir alle – und zwar weltweit – unterliegen, überhaupt erst offensichtlich.

Zuletzt möchte ich meiner 2013 verstorbenen Mutter, Dorit von Aufschnaiter, danken. Meine Mutter war nicht nur eine unglaublich charismatische und patente Frau, sondern auch ein wichtiges Vorbild: Sie hat mir mit dem Vorleben von täglichen und praktischen Umsetzungen gezeigt, wie man eine Familie richtig versorgt. Die Erinnerungen an meine Kindheit haben mir eine Rückbesinnung auf die wirklich wichtigen Dinge im Leben überhaupt erst ermöglicht. So kann ich auch heute noch riechen und schmecken, ob mein gekochter Eintopf mit dem meiner Mutter standhält. Aber nicht nur die handwerklichen Fähigkeiten meiner Mutter dienen mir jetzt als Orientierung. Nein, als Krankengymnastin hat sich meine Mutter auch ihr Leben lang – und das immer mit vollem Einsatz – für den Erhalt und die Wiederherstellung von Gesundheit eingesetzt. Ihr besonderes Augenmerk galt beeinträchtigten Kindern.

Für meine Mutter war es auch immer eine Selbstverständlichkeit, dass Erwachsene gemeinschaftlich die Verantwortung für alle Kinder tragen. Sie wusste, dass eine gesundheitliche Vorsorge und Versorgung der Kleinsten der Gesellschaft der wichtigste Teil dieser Aufgabe sind. Meine Mutter wusste auch noch, wie genau Erwachsene diese Verantwortung in die Tat umsetzen.

Printed in Poland
by Amazon Fulfillment
Poland Sp. z o.o., Wrocław

74013857R00287